U0232494

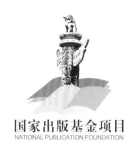

"十二五"国家重点图书

中华临床医学影像学
骨关节与软组织分册

CHINESE CLINICAL MEDICAL IMAGING
MUSCULOSKELETAL

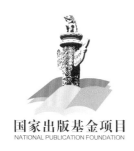

"十二五"国家重点图书

中华临床医学影像学
骨关节与软组织分册

CHINESE CLINICAL MEDICAL IMAGING
MUSCULOSKELETAL

丛书主编　郭启勇

分册主编　孟悛非

北京大学医学出版社

ZHONGHUA LINCHUANG YIXUE YINGXIANGXUE GUGUANJIE YU
RUANZUZHI FENCE

图书在版编目（CIP）数据

中华临床医学影像学. 骨关节与软组织分册 / 孟悛非主编.
—北京：北京大学医学出版社，2015.8

国家出版基金项目　"十二五"国家重点图书

ISBN 978-7-5659-0722-7

Ⅰ．①中… Ⅱ．①孟… Ⅲ．①骨疾病—影像诊断②软组
织—影像诊断　Ⅳ．①R445②R680.4

中国版本图书馆CIP数据核字（2013）第300782号

中华临床医学影像学　骨关节与软组织分册

主　　编：孟悛非
出版发行：北京大学医学出版社
地　　址：（100191）北京市海淀区学院路38号　北京大学医学部院内
电　　话：发行部 010-82802230；图书邮购 010-82802495
网　　址：http://www.pumpress.com.cn
E-mail：booksale@bjmu.edu.cn
印　　刷：北京圣彩虹制版印刷技术有限公司
经　　销：新华书店
责任编辑：陈　奋　　责任校对：金彤文　　责任印制：李　啸
开　　本：889mm×1194mm　1/16　　印张：65　　字数：2013千字
版　　次：2015年8月第1版　2015年8月第1次印刷
书　　号：ISBN 978-7-5659-0722-7
定　　价：569.00元

中华临床医学影像学
编审委员会

骨关节与软组织分册编委会

分册主编　孟悛非

分册副主编　徐文坚

编　　委　（按姓名汉语拼音排序）

陈　爽　　复旦大学附属华山医院

陈　涛　　北京积水潭医院

程晓光　　北京积水潭医院

崔建岭　　河北医科大学第三医院

丁建平　　杭州师范大学附属医院

丁晓毅　　上海交通大学医学院附属瑞金医院

黄仲奎　　广西医科大学第一附属医院

李鹤平　　中山大学附属第一医院

梁碧玲　　中山大学附属第二医院

刘吉华　　青岛大学医学院附属医院

刘斯润　　暨南大学附属第一医院

孟悛非　　中山大学附属第一医院

潘诗农　　中国医科大学附属盛京医院

屈　辉　　北京积水潭医院

宋英儒　　广西医科大学第一附属医院

王德杭　　南京医科大学第一附属医院

王绍武　　大连医科大学附属第一医院

徐文坚　　青岛大学医学院附属医院

岳殿超　　中山大学附属第一医院

张朝晖　　中山大学附属第一医院

分册主编简介

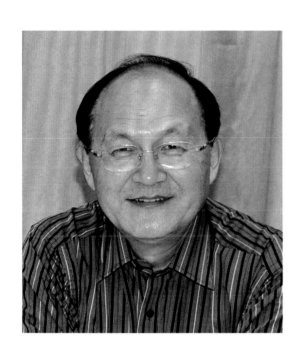

孟悛非，现任中山大学中山医学院医学影像学系主任、中山大学附属第一医院医学影像学教研室主任、医学影像科学学科带头人、二级教授；兼任《中华放射学杂志》编委会顾问。

1969年毕业于北京大学医学部（原北京医学院）医疗系，后获医学硕士学位。自1983年在中山大学附属第一医院放射科工作，历任医师、讲师、副教授、教授和博士生导师。

一直从事医学影像诊断、教学和研究工作，专长于骨关节与软组织、神经系统疾病的影像诊断，特别在骨关节影像诊断方面有较深入的学习和研究。

主要研究工作方向：骨肿瘤影像学征象的病理学基础系列研究；CT、MRI新技术在骨关节和软组织疾病诊断中的应用；外周神经成像的研究。在核心期刊上发表论文、述评60余篇，其中以第一作者或通信作者发表45篇，在SCI杂志上以第一作者或通信作者发表6篇。2010年获《中华放射学杂志》金笔奖，2013年获《中华放射学杂志》创刊60周年金笔奖和特殊贡献奖。在前人工作的基础上，由其牵头的本科生课程"放射诊断学"于2007获国家级精品课程。主编《临床MRI诊断学》《骨关节的影像与临床》《骨关节影像学》《疾病治疗后影像学丛书》，任《临床CT诊断学》副主编，《实用放射学》第3、第4版肌骨系统篇主编。参与编写5种12个版本的影像学教材，参与编写专著多部。主编普通高等教育"十一五"国家级规划教材《医学影像学》，该教材是全国高等学校医学规划教材、国家精品课程教材。

序 1

近年来，医学影像学发展迅速，作为现代临床医学体系的重要组成部分，在传统成像技术基础上新技术、新方法的应用不断涌现，使现代医学影像学内涵不断刷新、扩展。迄今，国内医学影像学著作出版颇多，多属有关专著，尚缺少系统性丛书。欣闻"中华临床医学影像学"丛书问世，倍感欣慰。

"中华临床医学影像学"丛书由新闻出版总署立项，国家出版基金资助，并获批国家"十二五"重点图书。保证了本丛书具有高起点和权威性。丛书总主编、各分册主编、副主编及编著者均为我国当前在医学影像学领域第一线工作的有影响力的专家、学者，通过他们的努力，保证了丛书的专业性和时代性。

这套丛书共十二分册，涵盖传统影像学各系统、各专业领域的内容，同时将全身综合性疾病、分子影像学、医学影像信息学及质量控制等重要内容进行专门编著，对于医学影像学知识体系的阐述更较全面，内容更为充实、完整。另外，丛书的编辑特点可以概括为结合临床、病种齐全、纲领清晰、文图并重、检索方便，做到继承传统和开拓创新的适当结合，具有明显的时代性。

祝愿并相信"中华临床医学影像学"丛书的出版，对我国医学影像学进而临床医学和医学科学的发展将起到积极推进作用，谨此对总主编郭启勇教授、各分册主编、副主编及参与编写的各位专家和同道们的辛勤努力表示衷心敬意和感谢！

中国工程院院士
中国医学科学院阜外心血管病医院放射科　教授　主任医师

序 2

医学影像学诞生已百余年，各种影像学新技术、新方法、新应用日新月异、层出不穷。近年来，影像学已从主要依靠形态学诊断发展为集形态、功能、代谢等信息为一体的综合诊断体系，介入诊疗技术、计算机信息技术、分子影像技术等使影像学的范畴不断发展延伸，医学影像学新知识的更新速度已经到了让人应接不暇的程度，医学影像工作者和相关临床医生对系统、全面、实用的医学影像学工具书的需求已经达到渴望的地步，"中华临床医学影像学"丛书的出版恰逢其时！

"中华临床医学影像学"是由国家出版基金资助，由中华放射学会主任委员、国内影像学知名专家、中华医学会放射学分会专业学组组长组成的专家团队主持撰写的专业影像学丛书。丛书共包括十二分册，内容涵盖神经、头颈、心血管、胸部、乳腺、消化、泌尿生殖、骨关节与软组织、儿科等诸多系统及专业领域，同时涉及全身综合疾病影像学、PET 与分子影像学、医学影像信息学与质量控制等诸多新角度、新内容。在继承传统经典影像学内容的基础上，丛书更体现了影像学的进展和现状，从而保证本丛书的实用性和时代性。

本丛书的特点是传统现代并重，临床影像兼顾，纲领脉络清晰，文字简明扼要，内容充分翔实，典型图像丰富。各分册收录的疾病种类齐全，分类清晰。各疾病相关临床内容全面，包括发病率、病因、临床诊断要点、疾病的演变治疗和随诊等，为读者呈现出立体化的临床诊断思路。影像学表现按检查方法分别阐述，诊断与鉴别诊断要点突出。每节配有大量示范病例图像，以加深理解，方便参考。书后配专业索引，便于根据各种关键词检索到需要的内容。这些特点体现了丛书的系统性、实用性、易读性、方便性。

"中华临床医学影像学"是一套兼顾影像学和临床医学的系统性丛书，以各专业影像学科医生及临床各科室医生为主要读者对象而量身定制的，它同时着眼于目前广大读者在临床工作和拓展学习的实际需求，相信大家会发现这是一部内容丰富、精炼易读、高效实用的影像学丛书，相信它会成为大家爱不释手的重要参考书。

丛书主编

中国医科大学　副校长

中国医科大学附属盛京医院　院长

前　言

骨关节与软组织的结构复杂，病种繁多，其影像诊断有较高的难度。近年来，医学影像学技术获得了飞速发展，各种新技术层出不穷，极大地扩展了骨关节与软组织系统疾病影像诊断的深度和广度，提高了影像诊断的敏感性、特异性和准确性，但同时也对医生的影像诊断水平有了更高的要求。无论是影像科医生还是骨科医生，都需要对骨关节与软组织系统影像诊断的知识进行不断的更新和完善，但面对海量信息，如何迅速而有效地获取所需知识是一个迫切需要解决的问题。

本书作为"中华临床医学影像学"丛书的一个分册，共十七章，内容丰富，而且采用了条目式结构的编写方式，层次分明，条理清晰，便于读者阅读和记忆。本书论述了骨关节与软组织系统影像检查技术、骨关节先天性疾病、创伤、感染、缺血坏死、肿瘤以及血液系统、内分泌、代谢性、自身免疫性疾病相关骨关节病变、理化因素所致骨关节疾病、软组织病变、骨关节疾病治疗后影像学、骨关节与软组织系统疾病的介入放射治疗学等内容；对各种骨关节与软组织系统疾病的概念、命名、分类、病因、病理、遗传、流行病学信息、临床表现和实验室检查、病程与预后、治疗与随访、各种影像学检查表现及比较、诊断与鉴别诊断等知识进行了较全面的介绍。本书力求用丰富的图像、简明精准的语言在传统影像学内容的基础上介绍骨骼肌肉系统影像诊断方面的新知识、新技术，为读者带来全新的阅读感受。

本书邀请了国内十余位骨关节与软组织系统影像诊断方面的知名专家参加编写，书稿凝结着他们的心血，也因他们的无私奉献而增加了价值。本书的编写还得到了北京大学医学出版社的关心和支持，在此表示深深的敬意和感谢。由于编者的知识和水平所限，书中难免有错漏和不全面之处，还请各位同道不吝赐教和指正。

目　录

骨关节与软组织影像检查技术

- 医学影像诊断学开端于骨关节与软组织系统，即骨骼肌肉系统（musculoskeletal system，MSK）
  - 自 1895 年伦琴发现 X 线起，X 线最早的临床应用是诊断骨折和软组织内异物（弹片）
  - 在 X 线诊断学发展的最初十年，实际上几乎完全是 MSK 影像学的内容
- 经过一个多世纪的发展，MSK 影像学仍然是医学影像诊断中最重要和关键的一个亚专科
  - MSK 结构复杂，范围广泛，其疾病症状和体征往往没有特异性，实验室检查的阳性结果也不多，几乎所有的 MSK 疾病都需要影像检查帮助确立和（或）排除诊断
  - MSK 疾病涉及范围宽泛，除了骨外科、风湿科、康复科以外，疼痛、儿科、血液科、妇科、皮肤科等都会有 MSK 影像检查的需要
  - MSK 影像检查方法多样，如何合理、正确的选用影像检查方法帮助解决 MSK 问题已经是接诊医师必须掌握的技能之一
- 强调
  - 平片是所有 MSK 疾病诊断的基础
    - 所有 MSK 疾病都应开始于 X 线平片，不提倡以断面成像作为检查的开端
    - MSK 平片诊断已经积累了丰富的经验
    - 多数 MSK 疾病可以在平片中获得诊断或找到诊断的方向
    - 即便 X 线平片阴性，也可以帮助排除一些疾病诊断，并提供有价值的进一步检查的线索，在此基础上能够有的放矢地选择下一步检查
  - MSK 影像诊断的专业性很强，绕开影像医师自行读片诊断的方法是不可取的
    - 专科医师如骨创伤专科、骨肿瘤专科、风湿科、康复科等医师直接接触患者，详细了解查体结果，具有明确的诊断方向性，有时能够更准确地阅读 MSK 影像图片的某些征象
    - 专科医师往往仅关注其专科所涉及范围的病变，容易出现漏诊或误诊。例如：
      - 骨创伤医师更多关注的是有无骨折，骨折移位情况，如何复位手术等，但是往往会忽略骨折的性质，而实际上病理性骨折的处理方式会截然不同
      - 骨肿瘤专科医师更多关注有无明显骨质破坏，可能忽略骨髓信号的整体异常而耽误白血病患者的及时诊治

第 1 节　X 线摄影检查技术

一、发展简史

- 历史最悠久，始于 1895 年
- 1895 年至 20 世纪 80 年代是 X 线摄影的屏-片时代，球管、胶片、增感屏等技术一直处于不断更新发展中，学者们一直致力于技术改善，辐射剂量减低及诊断图像质量的提高
- 20 世纪 80 年代起，进入了数字化无胶片影像采集技术时代。CR 和 DR 设备以及激光打印机被发明、应用及普及，X 线平片技术经历了

自模拟图像向数字图像的转变。

- 计算机 X 线摄影技术（computed radiography，CR）
  - 诞生于 1981 年
  - CR 系统由影像板（imaging plate）代替传统 X 线摄影的胶片和增感屏，影像板含有二价铕离子的氟卤化晶体（photostimulable phosphor，PSP)，当受到 X 线照射后，影像板中的电子被激励处于高能状态，通过专用读出设备的激光束扫描后获取影像信息并同时将影像板中的电子恢复至原始状态而可以再次使用。PSP 板可以使用上千次
  - CR 图像可在传统胶片上打印出来，但通常是传输到计算机网络，在显示器上进行阅读
- 直接数字化 X 线摄影（direct or digital radiography，DR）技术
  - 诞生于 1997 年前后
  - 可以直接获得数字化图像信息
  - 透过人体后的 X 线模拟影像信息，直接经高分辨的探测器获得并经过模数转换获得数字化的影像信息，而不需要专门的读出设备
- CR 和 DR 的普及，检查效率大大提高
  - 与屏 - 片系统的 X 线摄影相比较，优点为：
    - 辐射剂量明显减低，一般部位辐射剂量减少一半以上
    - 可以通过改变特性曲线斜率来改变影像的对比，通过移动曲线的位置改变影像的光学密度，所以曝光宽容度大，很大程度上克服了曝光不足和过度曝光的限制，避免重复照片
    - 具有多种后处理功能，如测量（大小、面积、密度）、局部放大、改变对比等，更易阅读，满足诊断要求
    - 可以实现数字化存储和传输，在与影像存储和传输系统（picture archiving and communication systems，PACS）兼容后，图像的阅读评价、传递和永久保存更加便利
  - 与屏 - 片系统的 X 线摄影相比较，缺点为：
    - 空间分辨率不如模拟 X 线摄影
      - 屏 - 片系统的 X 线平片的分辨率达

10Lp/mm
  - DR 的分辨率为 3 ~ 5Lp/mm，但高于 CT（1.5 ~ 2.2Lp/mm）

二、X 线平片的优点和缺陷，在骨关节与软组织的应用基础及检查原则

- 优点
  - 快速、便捷、费用低廉
  - 在所有影像技术中，其获得的图像空间分辨率最优良
- 缺陷
  - 是平面投影，所成的影像是在视野内所有结构的重叠像
  - 密度（软组织）分辨率不高
  - 具有电离辐射，但是辐射剂量非常有限
- 在 MSK 的应用基础
  - 由于骨内有矿物质沉积，具有天然高密度，并且可以多体位动态观察，X 线平片尤其适用于骨和关节的检查
  - X 线平片的软组织分辨率不佳，其在软组织病变诊断中的应用比较有限
- MSK 系统，X 线摄影检查的基本原则
  - 任何部位都应当采取至少两个体位投照，一般选正位和侧位
  - 投照野应当完整包括周围的软组织
  - 四肢骨照片要求至少包括一端的完整关节
  - 必要时行对侧照片用于对比

三、骨关节与软组织 -X 线平片检查的主要技术指标和参数

- 摄影参数
  - 管电压 (X-ray tube voltage)、管电流 (X-ray tube current) 和曝光时间 (exposure time) 三个参数的合理选择是获得优质 X 线照片的重要前提保障
  - 数字成像仍以此三个参数为基础，但是后处理可以进行适当调整来改善图像的对比，修正影像的光学密度，曝光宽容度大，可以部分克服曝光不足和过度曝光的限制，避免重复照片
  - MSK 摄片，除非特殊要求，一般取卧位投

照，焦片距 100cm，管电压 50 ~ 70kV，根据照射部位的体厚合理选择管电流及曝光时间
- 投照体位和投照技术学
  - X 线投照技术学是研究通过合理调整人体方位、胶片 / 影像板 / 探测器位置及 X 线投照方向，使得人体各个解剖结构避开重叠得以清晰显示的学科
  - X 线投照技术学是学者们在熟知人体解剖结构及反复实践的基础上总结出来的智慧结晶，在一定程度上弥补了 X 线平片结构重叠的固有不足
  - 与其他系统不同，投照体位在 MSK 的 X 线平片检查中占据非常重要的地位
    - 对于骨关节病变，曝光条件的正确选择仅保障图像能被看见，而准确投照摆位则决定图片能否提供有价值的诊断信息
    - 随着断面成像技术的快速发展，一些复杂的需要患者密切配合的投照体位在临床实践中已经很少使用
    - 一些常用的特殊投照体位例如：肩关节穿胸位、舟骨斜位、髌骨轴位、腰椎斜位等等，对于确定某些部位骨折及脱位仍起着重要作用，且简便、有效、价廉，可以避免进一步的检查，节省医疗成本
- 一些特殊的 X 线摄影技术
  - 体层摄影及融合体层的基本原理和在 MSK 的应用
    - 体层摄影 (X-ray tomography) 技术经历了普通胶片断层技术、数字化 X 线断层技术、融合断层技术 3 个发展时期
    - 融合断层技术也称为三维断层容积成像技术，是 DR 的最新技术。该功能通过一次扫描可以获得检查区域、任意深度的多个层面的高清晰体层图像
    - 在 MSK 该项技术的应用
      - 观察解剖结构复杂的部位，避免结构重叠对病变显示的干扰。如脊柱，可根据需要清晰显示椎体、椎弓根和（或）关节突关节
      - 术后患者的评估。可以有效避开术后金属植入物以及石膏、支具等结构的影响，观察骨质、骨连接、骨折愈合

状况乃至局部软组织的情况
- 图像拼接（imaging pasting）摄影
  - 图像拼接是 DR 在自动控制程序模式下，一次性采集不同位置的多幅图像，然后由计算机进行全景拼接，合成大幅面 X 线图像的技术
  - 突破了单次摄影范围的限制，通过一次检查获得大范围结构的整体影像，一方面可以进行精确的测量，另一方面可以实现整个脊柱（图 1-1-1）、四肢的动态评价，观察生物力轴的变化
  - 在脊柱及四肢关节的术前评估、术后疗效分析等方面具有重要应用价值

四、X 线平片在骨关节与软组织的主要应用优势

- 骨（钙化组织）与软组织的密度差别很大，在 X 线平片上两者间具有天然对比，平片能够清晰显示骨质结构，是观察骨和关节较为理想的检查方法
- 软组织的不同成分在 X 线平片上缺乏天然对比不能加以区分，但是气体、脂肪在 X 线平片上呈现较低的密度，钙化或金属异物等呈现高于软组织的密度，可以在 X 线平片上识别出来，能在软组织病变的诊断中提供一定线索
- 尽管断面成像的发展提供了更多直观评价 MSK 疾患的方法，X 线平片仍然是并将始终是 MSK 影像检查的第一步
- 尤其应当强调在以下方面，X 线平片具有其他影像检查方法所不具有的优势：
  - 管状骨骨折及四肢关节脱位
    - 能够清晰显示管状骨骨折及四肢关节的脱位情况
    - 对于四肢急性创伤的病例，是确立诊断最直接、简便而快捷的方法
    - 在骨折的术后评价、骨折愈合随诊中也起着重要作用
  - 骨肿瘤、肿瘤样病变的定性诊断
    - 是发现和诊断骨肿瘤和肿瘤样病变的好方法，绝大部分骨肿瘤和肿瘤样病变的诊断都是依据平片检查发现并做出定性诊断的

- 可以清晰显示大多数病变的部位、大小、范围、边缘、轮廓、骨膜新生骨、生长方式、周围软组织的情况等，反映出肿瘤和肿瘤样病变的某些特定的组织学特征而帮助确立是否是肿瘤，是良性还是恶性肿瘤乃至判断肿瘤的组织学来源
- 解剖结构复杂，重叠明显的部位发生的肿瘤或肿瘤样病变，如骶骨肿瘤、颅底骨肿瘤可能需要 CT/MR 来发现；一些早期（如多发性骨髓瘤）或体积很小的肿瘤（如：骨样骨瘤）也需要敏感性更高的检查方法才能发现

○ 骨软骨发育障碍、先天性畸形和变异以及全身性骨病的直观评估
- 这几类病变主要表现为骨骼形态和（或）密度的局限性或普遍性异常
- 平片能够提供骨、关节的全貌，观察上述病变更全面、直观、可靠
  □ 举例：活动性佝偻病所出现的先期钙化带模糊，干骺端杯口样、毛刷样外观在 X 线平片上能够清晰显示而确定诊断
- 诊断的关键在于结合病史，选择关键部位检查，局限性病变可以通过双侧对比帮助确立诊断

○ 负重位 / 站立位照片帮助评价关节生物力轴状态
- X 线平片几乎是目前唯一可以站立位或承重状态下进行检查的影像技术
- 可以进行生物力学和关节负重的整合研究，更好地评价承重状态下关节间隙的大小，机械力轴的走向及支点，关节组成骨之间的联结状态等
- 通过 DR 的拼接成像技术，能够整体观察脊柱形态，各节段活动范围，进行脊柱畸形的精确测量，能够评价整个下肢的力轴位置等等，为脊柱、关节外科手术术前评价、手术方案制订及术后疗效观察（图 1-1-2）提供便利，并且为生物力学研究提供了工具

○ 关节置换术后患者的随诊
- 平片是并仍将长期是评价这类假体置换后正常及异常的主要方法
- 关节假体往往较厚，在 CT 和 MR 上伪影比较严重，X 线平片甚至是评价假关节脱位、松动、断裂的唯一有效方法

典型病例

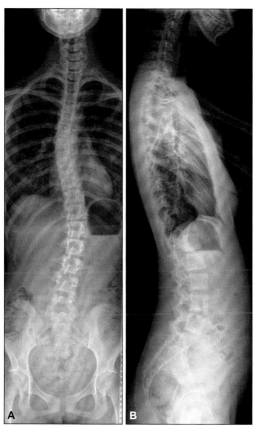

图 1-1-1　脊柱全长拼图
A. 脊柱全长正位拼图 ; B. 脊柱全长侧位拼图。图像拼接技术突破了单次摄影范围的限制，通过一次检查获得整个脊柱的图像，可以更好地观察脊柱弯曲的性质和程度

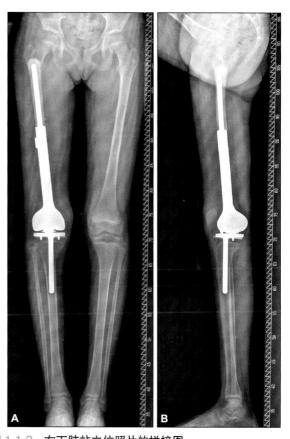

图 1-1-2　右下肢站立位照片的拼接图
右下肢站立位照片的正（A）、侧位 (B) 拼接图可以很直观地显示右股骨远段骨肉瘤切除、右膝人工关节置换术后局部的改变以及假体的位置、术后下肢力轴的状态等情况

（孟悛非　马　玲）

重点推荐文献

[1] Renner JB. Conventional radiography in musculoskeletal imaging. Radiol Clin N Am, 2009, 47: 357-372.

[2] Coris EE, Zwygart K, Fletcher M, et al. Imaging in Sports Medicine An Overview. Sports Med Arthrosc Rev, 2009, 17:

2-12.

[3] Resnick D.Diagnosis of Bone and Joint Disorders. 4th ed. Philadelphia, Pa: WB Saunders; 2002.

第 2 节　CT 检查技术

一、发展简史

- 1972 年 4 月，第一台 CT 诞生
- 1989 年，可以螺旋式运动的 X 线球管及滑环技术的发明，诞生了螺旋 CT
- 1998 年推出了多排螺旋 CT
- 目前多排螺旋 CT（multi detector computed tomography，MDCT）已经广泛应用于临床
  ○ 采用锥形 X 线束，多排探测器，旋转一周

的扫描时间可小于 0.3 秒，同时旋转一周可获得多层图像
- 当前最宽覆盖范围的 CT 探测器有 320 排，旋转一周覆盖范围达 16cm，可作全器官的动态扫描（4D CT）
- 进入 MDCT 时代最大的意义在于能够获得各向同性或接近各向同性的数据及其庞大而丰富的后处理及多种多样的图像重建功能

二、MDCT 的优势、缺陷及其在骨关节与软组织的疾病中的应用价值

- 优势
  - 能够获得断面图像
    - 组织间对比优于 X 线平片
    - 碘对比剂（口服、静脉注射及关节内注射）的应用使其显示软组织的能力进一步提高
  - 具有量化手段——CT 值（CT Values, hounsfield unit），故密度分辨率优于 X 线平片
    - 显示皮质骨和松质骨的细节
    - 区分脂肪、肌肉、气体
    - 显示 X 线平片不能显示的更微细的钙化、骨化
  - 更普及、更友好、快捷，费用低
  - 基本不存在检查禁忌证（碘剂过敏者不能进行增强扫描检查）
- 缺陷
  - 具有辐射损伤是 CT 最大的缺陷
    - 尽管 MDCT 容积扫描有可减少辐射剂量的措施，但辐射剂量仍然远高于 X 线平片，也高于单排 CT 检查
    - 不能作为常规检查措施，往往也不作为疾病的筛查手段
  - 空间分辨率 (spatial resolution) 仅接近于数字 X 线摄影的一半，但优于 MRI
  - 软组织对比远不如 MRI，但优于 X 线平片
- 在 MSK 的应用优势
  - 在 CT 诞生的初期，多作为 X 线平片的辅助诊断手段，X 线平片往往是不可或缺的
    - 提供一些额外的信息
      - 举例：寻找有无微小钙化帮助确定肿瘤的性质，寻找小的死骨帮助诊断骨髓炎、嗜酸性肉芽肿等
    - 主要依靠横断面图像判断疾病，缺少 X 线平片显示病变的直观性和整体感
      - 举例：当骨折线与扫描断面平行时，CT 往往不能显示而延误诊断
  - 进入 MDCT 时代，CT 在 MSK 的应用揭开了崭新的一页
    - 实现了空间分辨率的各向同性，直接提高了 MSK-CT 检查的质量，扩大了 CT

在 MSK 疾病尤其是中轴骨骨创伤评价中的价值
  - 单排 CT，横断面内的分辨率很高，但是层厚太大，在矢状或冠状重建图像上出现明显阶梯样外观（沿长轴方向分辨率低），不能获得满意的图像
  - MDCT 成像像素可为立方体（各向同性），数据不论从哪个方向重建都能够获得较高的空间分辨率，任何方向的断面重建具有同轴位图像同样的分辨率
- 扫描速度大大提高，在 MSK 的检查也极有价值
  - 扫描速度够快，对患者配合度的要求相对减弱，对于严重创伤和（或）疼痛的患者，可以有效避免运动伪影，提高重建图像的质量
  - 例如：外伤后整个脊柱的扫描，可以在 20s 内结束，并且患者也不需要变换体位，获得的图像没有重叠干扰，明显优于 X 线平片检查，后者需要至少 6 次搬动伤者摆位，且图像重叠明显，不利于复杂结构的骨折判断
- 层厚薄，能够有效减少金属条状伪影（streak-artifact artifact）
  - MSK 术后患者的评估，由于往往有内置金属器具，单排 CT 检查会出现明显的金属伪影，钢板或假体周围的组织结构完全被伪影模糊而无法观察
  - 通过合理的扫描参数调整，MDCT 能够获得有效的 CT 图像用于诊断
  - 目前 MDCT 是评价 MSK 放置器具术后有关的并发症以及评价器具放置部位骨质愈合状况非常重要的方法，这一优势甚至淘汰了传统的 X 线体层摄影

三、MDCT 在骨关节与软组织的疾病中的应用

- 发现和诊断骨折
  - 平片是评价骨和关节创伤的首选筛查手段，如果平片结果不确定或发现复杂骨折，MDCT 检查是下一步措施
  - 解剖结构复杂的部位如颅底、颈椎、骨盆

等部位的骨折，MDCT 可以作为首选的检查方法（图 1-2-1）
- 对于四肢骨的一些复杂骨折如腕骨骨折、跟骨骨折等，MDCT 是 X 线平片的必要补充，对于手术方法的制订具有重要指导价值
- 骨关节的一些复杂的先天性异常，MDCT 检查是 X 线平片的必要补充，例如复杂的脊柱侧弯畸形、颌面骨畸形等
- 软组织病变
  - 对于需要依据有无钙化及钙化的形态来确定病变性质的 MSK 疾患，如骨化性肌炎、骨样骨瘤、溶骨性骨肉瘤等，CT 也是必要的和优选的方法
  - 定位软组织内异物（如弹片、玻璃碎片等），CT 的价值优于 MRI
  - 有些情况下，CT 可以作为 MR 的必要补充，帮助解释 MRI 难以解释的某些征象
    - 举例：MRI 上出现不能解释的骨髓水肿时，进一步的 CT 检查可能能帮助确立诸如骨化性肌炎、骨样骨瘤、疲劳性骨折的诊断
  - 存在 MRI 检查禁忌证时，可以选用 CT 评价软组织情况
- 在 MSK 术后（有假体置入）患者的随诊、并发症的发现等方面也担负重要角色
  - 评价内固定后骨折愈合情况
  - 发现关节置换术后的并发症，如假体松动、断裂及假体周围骨折、骨质硬化等
  - 关节翻修手术术前评价假体与宿主骨吻合程度，邻近骨质丢失情况等

四、MDCT 在骨关节与软组织的应用的技术常规及基本原则

（一）基本原则

- 如果不考虑辐射剂量问题，在一定范围内穿透人体的光子量越多（光子流），CT 图像的质量越好
- 但辐射剂量往往是需要认真限定的一个要素，因此应当根据具体的检查部位和目的，合理选择基本扫描参数及数据后处理参数包括重建算法、层厚、层间距等以获得有诊断价值的理想图像
  - 焦点
    - 采用小焦点扫描，可以获得更高的空间分辨率，可以更好地显示骨皮质及骨小梁的细节
    - 对于少于 16 排的 MDCT，小焦点扫描容易造成球管过热
  - 螺距 (pinch)
    - X 线准直器和球管旋转一圈，扫描床推进的距离与探测器宽度的比值称为螺距
    - 螺距 ≥1 时，扫描能够覆盖较大范围，采集时间缩短、辐射剂量减低，获得的图像数据在层面间没有重叠
    - 螺距 <1 时，辐射剂量增加，扫描时间延长，但获得数据层面间有重叠，图像质量提高，噪声和部分容积效应减少
  - mAs 和 kVp
    - mAs 指毫安秒，是管电流与球管工作时间的乘积。在 CT 中指管电流与球管旋转一周所用时间的乘积，间接代表剂量
      - 在一定的范围内 mAs 越大则穿过人体的射线量越多，图像质量越好
    - kVp 指穿透人体的 X 线光子的峰值能量
      - 光子能量越高在被吸收前能够穿透更致密的组织或更厚组织
      - 检查肥胖个体或体厚较厚的解剖区域如骨盆或肩部，增加 kVp 对改善图像质量非常有用
    - 不论是 mAs 增加，还是 kVp 提高，受检者接受到的辐射剂量都会增加
  - 图像重建算法 (imaging reconstruction algorithm)
    - 在 MSK 常用的有边缘锐利（骨）算法或边缘平滑（软组织）算法
    - 观察骨、关节需要采用骨算法，可以更好的观察骨折及骨质的细节

（二）MSK 扫描技巧

- 成角扫描 (angulation scan)
  - 将被检关节关节间隙与扫描断面成某一角度（最好 45°）放置，进行扫描，可以得到更优质的重建图像
    - 当关节间隙与扫描断面平行时，即便采用最薄层数据，也仅有很少几个层面显

示关节

- 如果关节与扫描断面成角，则会有更多层面穿越关节，提供更多数据用于重建
- 在手足小关节检查时尤为重要

- 中心野扫描
  - CT 图像的空间分辨率在扫描视野的中心部位最优质，而在周边由于存在更多的内插值数据而相对空间分辨率减弱，因此扫描时应当尽量将感兴趣的部位放置在扫描视野的中央部位
    - 举例：采用侧卧位将肘关节置于近中央位置扫描较常规平卧位将肘关节置于体侧扫描获得的图像质量更好

- 扫描范围内有金属时
  - CT 图像重建采用滤过反投影法，金属内置物的存在使经过金属的 X 线束衰减剧增，获得的投影数据失真、扭曲而在重建图像上出现条状伪影或日光放射样伪影
  - CT 金属伪影的可能范围和程度有时是可以预测的，有时可以适当避免
  - 影响 CT 金属伪影的因素主要有 5 个
    - 假体材质
      - 金属材质越致密，X 线经过时衰减越多，伪影越严重
      - 镍镉金属伪影最明显，不锈钢次之，钛合金最少
    - 假体的厚度和形状
      - 金属假体越厚，伪影越明显
      - 髓内钉、绞锁螺钉、钢板、假关节的伪影依次明显严重
      - 对于不规则形状假体，扫描平面上沿该假体最厚方向上的伪影最严重
        - 举例：放置于股骨外侧的骨折内固定钢板，伪影在前后方向明显，而左右方向的伪影可以很少而不影响股骨及邻近软组织的观察
    - 位置（与扫描断面的相对关系）
      - 金属伪影出现在含有金属的扫描断面。将髓内钉、内固定钉的长轴与扫描断面平行放置，可以减少受伪影影响的图像层数，邻近组织的条状伪影可以有效减少

- 一般来说越靠近金属的部位伪影越明显，扫描断面内远离金属部位的结构有时是可以观察的
  - 扫描参数（kVp、mAs、层厚）
    - 采用提高 kVp，提高 mAs，缩窄准直器宽度、加大螺距等也都是减少条状伪影的方法，但是会增加辐射剂量
  - 图像重建技术
    - 尽量采用最小的层厚进行扫描和重建，是减少伪影的最有效方法
    - 对于大块金属，重建算法改用软组织算法也能够减轻金属伪影的影响
    - 将 3D 数据进行 MPR 或表面重建能使伪影看起来不那么明显
    - CT 图像后处理功能的发展，有些设备商家会提供一些去除金属伪影的技术（软件），对于提高 MSK 术后患者 CT 检查质量也是很有帮助的

（三）减少辐射剂量

- 医疗辐射剂量应当合理化及最小化，相对而言 MDCT 检查的辐射剂量较高需要引起特别关注
- 应当严格掌握 CT 在 MSK 疾患中的检查适应证，并遵循"在保证图像质量满足诊断要求的前提下使用最低的剂量进行检查"的原则
  - 对于合理的检查，一定要准确界定扫描范围，减少感兴趣范围上下邻近区域的顺带扫描
  - 尽量依据扫描野大小选定 mAs，儿童患者尤其注意选择最低值
  - 扫描过程中应当注意甲状腺（肩关节检查）及性腺（髋关节检查）等射线敏感器官的防护
- 先进的 CT 设备管电流在扫描过程中可以依所扫描的体厚自动进行动态调节，是减少辐射剂量的非常有效的方法
  - 举例：肩部和骨盆的检查，左右方向体厚较前后方向厚，采用呈正弦函数变化的管电流进行扫描，辐射剂量可以减少近 30%，并且还可以改善图像噪声和减少条状伪影

五、CT 容积数据 2D 和 3D 后处理技术在骨关节与软组织的应用

- MSK 是 2D 和 3D 后处理技术最早应用的领域并且也仍然是最常见的临床应用领域
  - 提供特有的显示骨形态的方法。2D 和 3D 图像中整合了数百幅断面图像的信息，病变的显示常较断面图像直观而明显
  - 应用得当时，能够准确评价病变与邻近解剖结构的复杂解剖或复杂空间关系，较单独平面图像提供了更多的信息
- 在很多骨病变包括骨折、脱位、畸形、肿瘤的诊断和外科手术方案的制订中都有重要价值
- 在 MSK 疾病诊断中，最常用的 CT 容积数据重建技术有
  - 多平面重建（multi planaer reconstruction，MPR）
    - 将一组横断面图像的原始数据通过后处理使体素重新排列获得组织器官的冠状、矢状或任意斜面的二维图像的处理方法
    - 有效弥补了 CT 不能按任意角度扫描的缺憾
    - 大大提高了 CT 诊断 MSK 疾病（尤其是骨折、脱位等）的准确性
      - 研究表明 MPR 图像在发现脊柱骨折及骨折类型方面明显优于平片和单纯横轴位 CT 扫描图像，能够显示更多的骨折（尤其是解剖结构复杂部位的骨折）（图 1-2-2）
      - 正是有了 MPR 技术，MDCT 才能够替代 X 线平片而成为部分严重创伤（如颈椎）患者的首选检查手段
  - 曲面重建（multi curved-planar reconstruction，MCR）
    - 是 MPR 的一种特殊形式，在一个指定的参照平面上，由操作者按需要（如某一器官的走行）画一条曲线，计算机将曲线经过的层面的体素数据重建成一幅拉直展开的图像的方法
    - 曲面重建成像可以展示人体曲面结构的全貌
      - 常规 MPR 脊柱冠状重建得到的脊柱图像并不连续，采用曲面重建可将脊柱拉直而获得完整的冠状面图像
      - 脊柱侧弯者同样可通过曲面重建获得矢状面"拉直"的冠状图像，以更好的评价椎体融合及分节异常
    - 曲面重建对于所画曲线准确与否的依赖性很大，有时会造成人为假象，并且由于存在变形操作，曲面重建图像不能反映被显示结构的真实空间位置关系
  - 表面遮盖显示（shaded surface display，SSD）
    - 将物体表面某一确定阈值范围内的所有相关像素自动连接起来，通过预先设定阈值的最高和最低范围，保留所选阈值范围内的像素，非阈值范围的像素透明化，获得物体的三维表面轮廓的影像的一种后处理技术
    - SSD 方法实际上只保留了原始容积数据中感兴趣结构的表面信息
      - SSD 仅显示了骨的外表面，容积数据中的很多信息都被丢失而未能整合在三维图像中
      - 如果病变位于骨皮质下或者被骨遮挡，SSD 就不能显示病变
      - 在 MSK 的应用受到限制
  - 最大密度投影（maximum intensity projection，MIP）
    - 是所有 3D 重建技术中最简单的一个
    - 保留任意投影线路上的最大密度值范围内的像素用于重建二维投影图像
    - 对于密度值高、变化范围小且具有一定体积的结构显示极佳
    - MIP 图像上丢失了解剖结构间的位置关系信息，除非多角度旋转的系列图像连续观察或特别标记，否则难以区分不同结构间的相对位置关系
  - 容积再现（volume rendering，VR）
    - 与表面再现不同，容积再现利用了容积数据的所有信息，通过计算机重组直接投影呈二维图像形式显示的方法，并且可以变换角度观察和显示
    - 该重建方法实现了容积数据的最大保真，可以立体的显示不同结构（如骨和血管）之间的位置关系
    - 不足是对于 X 线易于穿透的结构（如肺、关节内结构等）的立体显示不理想

■ 在 MSK，VR 技术可以立体直观清晰地显示骨的各种正常结构（如骨棘、血管沟及关节面等）及病变（如骨折、脱位、畸形、肿瘤等），关键是能够立体显示病变的位置、范围及其与周围组织器官的毗邻关系，对骨科和整形外科制订手术方案、预测手术的可能性及评估手术的预后等都具有很高的临床应用价值（图 1-2-3、图 1-2-4）

■ VR 技术必须与 2D 断面图像相互结合，单独使用容易获得错误的诊断或遗漏诊断

典型病例

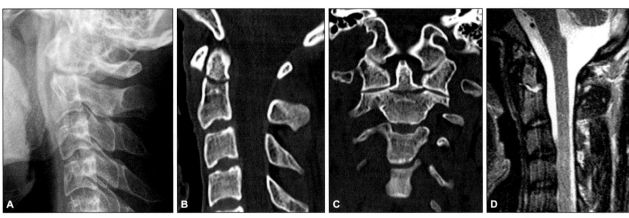

图 1-2-1　齿状突骨折
A. 侧位 X 线平片；B、C. MDCT 矢状、冠状重建；D. MR 矢状 T2WI。MDCT 实现了空间分辨率的各向同性，成像像素为立方体，数据不论从哪个方向重建都能够获得较高的空间分辨率，任何方向的断面重建具有同轴位图像同样的分辨率。并且重建图像避免了结构重叠能较 X 线平片更好地显示齿状突骨折的形态及移位状况。但是观察脊髓有无损伤需要 MR 检查（D）

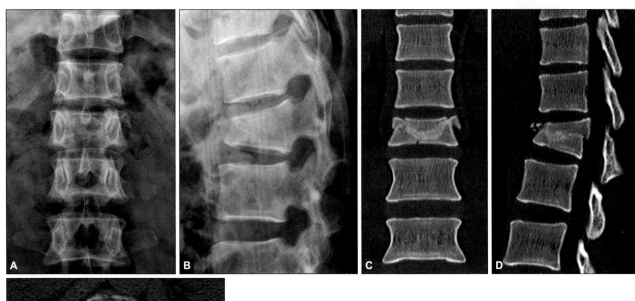

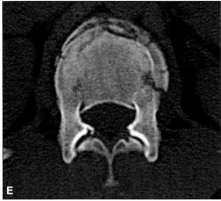

图 1-2-2　腰 1 椎体爆裂性骨折
A. 腰椎正位 X 线平片；B. 腰椎侧位 X 线平片；C、D. 腰椎 MDCT 冠状、矢状重建；E. 横断图像。通过 MPR 重建技术，可以更加直观地观察腰椎骨折碎片移位情况以及椎管狭窄的情况

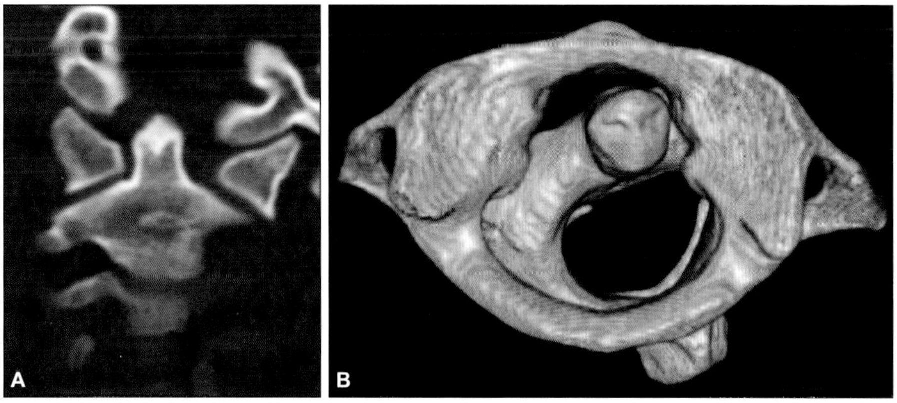

图 1-2-3 寰枢椎旋转性半脱位

A. MDCT 冠状重建；B. VR 重建。尽管 MPR 重建已经显示了寰枢关节位置关系的异常，但是 VR 重建能够更直观地观察寰枢椎的位置关系，了解旋转脱位的方向和程度

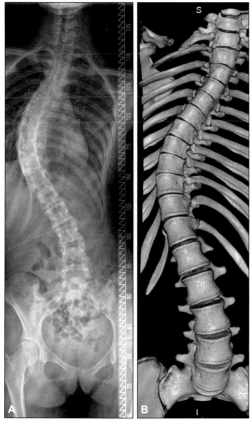

图 1-2-4 脊柱侧弯畸形

A. 前后位平片；B. MDCT VR 重建。图 B 更加直观地显示了椎体旋转的方向、角度和脊柱侧弯的程度

（孟悛非 马 玲）

重点推荐文献

[1] West ATH, Marshall TJ, Bearcroft PW. CT of the musculoskeletal system: What is left is the days of MRI? Eur Radiol, 2009, 19: 152-164.

[2] Buckwalter KA, Current Concepts and Advances Computerized Tomography in Sports Medicine. Sports Med Arthrosc Rev, 2009, 17:13-20.

[3] Morrison WB, Sanders TG. Problem solving in musculoskeletal imaging. 1st ed. Philadelphia, Mosby Elsevier, 2008.

第 3 节　MRI 检查技术

一、发展简史

- 1945 年 12 月珀塞尔和 1946 年 1 月布洛赫分别观测到了磁共振现象
- 1972 年开始利用磁共振信号进行生物体成像的研究
- 1977 年美国纽约州立大学的达马迪安的研究小组研究发明了人类历史上的第一台全身磁共振成像装置并获得了第一幅人活体胸部横轴位及人手腕关节横轴位图像
- 1980 年，FONAR 公司首先推出了世界上第一台商用磁共振系统，场强 0.04T，售价 50 万美元
- 目前高场、超高场设备越来越普及，1.5T 和 3.0T 场强的设备成为主流机型，并且 7T 甚至 9.4T 的机型也已经走向市场，成像时间明显缩短，图像质量显著提高。影像诊断医师也逐步积累了丰富的诊断经验

二、MRI 的优点、缺陷、检查禁忌证及其在骨关节与软组织的应用

（一）磁共振成像的优点

- 多参数、多序列、多方位成像
- 软组织分辨率高
- 无电离辐射，安全可靠
- 无骨伪影干扰
- 基于流空现象，无需对比剂可以直接显示心脏和血管的结构

（二）磁共振检查的限度和不足

- 显示钙化、骨化不敏感
- 检查过程复杂，技术参数繁杂，检查时间较长
- 存在一定禁忌证和相对禁忌证
- 价格昂贵

（三）磁共振检查的禁忌证

- 绝对禁忌证
  - 装有心脏起搏器、胰岛素泵等电子装置
  - 体内置有磁性金属材质的不可卸除的内固定、支具、钳夹或异物（如弹片）等
  - 病情危重并带有生命监护和维持系统者
  - 癫痫发作状态的患者
  - 幽闭恐惧症（claustrophobia）的患者
- 相对禁忌证
  - 无法控制或不自主运动者，不合作者
  - 妊娠 12 周以内
  - 高热或散热障碍
  - 体内检查部位有非磁性金属异物（如人工固定器、假体等），视异物的材质而异
  - 肾功能不全者慎用钆对比剂增强检查

（四）MR 在 MSK 的应用

- 最早期主要用于 MSK 肿瘤和感染的诊断
- 20 世纪 90 年代中期，开始应用于关节内结构的评估。MR 能够很好地显示关节内和关节旁软组织，如关节盘、韧带、肌腱等结构的细节
- 2000 年前后，开始应用于关节软骨的病变评价
  - 高场强设备的普及
  - 关节专用线圈的开发
  - 分辨率提高，层厚缩小
  - 可以早期（发生不可逆损伤前）诊断关节软骨病变，并逐渐得到认可
- 最近 MRI 开始应用于关节置换或假体植入术后患者的评估（之前为检查禁忌证）
  - 开发了某些有效减少金属伪影的技术
  - MSK 手术中置入的金属材质普遍更换（多数改为钛合金）
  - MSK 术后疼痛的病因排查的一项有效工具
    - 假体周围软组织，包括评价肌腱损伤、假体周围感染
    - 骨溶解吸收和无菌性坏死
- 多种功能 MRI 新技术如 MRS、T_2 mapping、T_{1rho} 等也开始用于 MSK 疾病的诊断和评估
  - 能够在微观甚至分子水平诊断 MSK 疾病，特别是关节软骨疾病
  - 为疾病的早期诊断及外科医师临床决策提供非常有价值的信息

三、骨关节与软组织 -MRI 检查技术要点

（一）硬件设备因素对 MR-MSK 成像的影响

- 磁体系统
  - 磁体系统产生 MRI 设备的静磁场（static magnetic field）即主磁场 B0（main magnetic field），是磁共振设备的核心单元
  - 其性能指标包括类别、场强、均匀性、稳定性和磁体有效孔径等
  - 场强高低对 MSK 图像质量的影响尤为重要
    - 低场设备
      - 优势
        - 磁敏感伪影少
        - 化学位移伪影少
        - T1WI 图像对比优良，开放磁体使受检者比较舒适
      - 缺陷
        - 脂肪抑制往往不理想
        - 扫描时间较长
        - 空间分辨率低
      - 低场设备对 MSK 疾病的检出具有很不利的一面
    - 3T MRI 设备
      - 在 MSK 具有比较明显的应用优势
        - 可以获得优良的脂肪抑制图像
        - 可以获得高空间分辨率的图像，而高分辨率是观察 MSK 一些小结构如半月板、关节盘、关节软骨等所必需的
        - 扫描速度加快，使一些疼痛、制动困难患者也可获得满意的图像
      - 缺陷
        - 明显的磁敏感伪影，具有金属假体的 MSK 术后患者的检查受到限制
        - 明显的化学位移伪影
        - 3T 设备尤其需要依据检查目的适当调节成像参数加以避免或减小伪影对图像质量的影响
- 梯度系统
  - 梯度系统产生 MRI 设备的梯度磁场（gradient magnetic field），即 ΔB，其作用在于动态地、依次递增（减）地修改主磁场（B_0）的磁场强度，实现成像体素的空间定位和层面的选择
  - 在梯度回波和其他的快速成像序列中，梯度场的翻转还起着射频激励后自旋系统的相关重聚作用
  - 梯度场的主要性能指标有：有效容积、线性度、梯度场强度、梯度切换率以及梯度场上升时间等
  - 梯度系统作为 MRI 设备的核心和关键部件，其性能高低直接决定着扫描速度（时间分辨率）、最小扫描层厚、XYZ 三轴有效扫描范围、影像的几何保真度。了解设备的梯度系统的性能对于正确选择成像序列和参数调整起着重要的作用
- 接收线圈
  - MSK 成像，拥有尽量多的专用线圈是提高图像质量的最简单直接的方法，如脊柱线圈、膝 / 肩 / 肘 / 踝关节线圈、小关节线圈等
  - 四肢关节的检查，应当尽量选用与被成像部位最匹配的线圈获得满意的 FOV
    - 线圈类似于耳朵，努力倾听获取来自成像部位的"声音"（信号）
      - 距离成像部位越远，接收的信号越微弱（与距离的平方呈反比），而接收的干扰噪声的来源越多
      - 距离成像部位越近，SNR 越高，获得的图像质量越佳
    - 不可取的方法
      - 用大孔径线圈对小器官成像，如直接采用体线圈进行踝关节扫描
      - 左右侧不分别定位扫描，如通过一次定位获得双踝或双膝的检查图像
      - 不同的解剖部位用同一层面来显示，如通过一次扫描同时显示踝和足的结构
      - 应用不适当的线圈，如用头线圈来观察颞颌关节的结构
    - 线圈类别
      - 接收 - 发射型线圈（send-receive coil）优于单纯接收型线圈（receive-only coil），后者依靠体线圈发射射频信号，接受能量激励的范围广，SAR 增加并且容易出现卷折伪影（aliasing artifact）

□ 相位阵列线圈（phased-array coil），属于多通道线圈（multi-channel coil），能够获得高 SNR 的优质图像

（二）依据检查部位和检查目的选取合适的成像序列

- 选择和确定 MSK 成像序列或者序列组合
  - 详细了解设备所具备的各种序列的种类及优势，能够获得的成像范围、SNR、分辨率等
  - 了解受检者接受检查的目的、要解决的问题、能够承受的检查时间等
  - 综合两方面的内容选择个性化的检查方案
- 关键是决定选取高空间分辨率的序列还是高组织对比度的序列
  - 高空间分辨率的序列
    - 可以很好地评价小而精细的结构，例如腕骨间韧带、踝关节周围韧带、肩胛盂唇、髋臼盂唇、关节软骨等
    - SNR 高，FOV 小、矩阵大
    - 一般情况下 GRE 成像序列能够实现的空间分辨率高于 SE 序列
    - SE 序列的质子密度加权成像 SNR 也较高，FOV 和成像矩阵可以比较大，也能获得优良的空间分辨率，但是脂肪和水往往均为高信号而难以区分（组织间对比被削弱）
  - 高组织间对比的序列
    - 不同解剖结构间的具有明显的信号差别
    - STIR 序列的图像具有高组织间对比，但是空间分辨率较低
    - 静脉增强扫描或关节内造影检查是增加组织之间对比的有效方法
  - 举例：膝关节检查（图 1-3-1）
    - 骨肉瘤患者需要确定肿瘤髓内及软组织的浸润范围，应当选取大 FOV（30cm 或以上），多种权重的序列获得高组织间对比，层厚 6～8mm，层间距 20%，层间分辨率达到 mm 级别就可以了
    - 膝关节创伤的患者则需要选取小 FOV、高空间分辨率的序列详细观察膝半月板、交叉韧带的情况，层面间分辨率需要达到 0.3～0.5mm，层间距越小越好

- 在 MSK 的检查中的常用序列
  - 自旋回波序列 (spin echo sequences)
    - MSK 的检查至少需要包括一个非脂肪抑制 T1WI 序列，自旋回波 T1WI 的信噪比高，是最常采用的
      - 评价皮下脂肪和骨髓等结构的病变 T1WI 是必需的
      - 肌肉萎缩、筋膜异常以及关节滑囊内脂肪也同样需要在 T1WI 图像上评价
    - 注射对比剂性增强扫描检查也多数选用自旋回波脂肪抑制 T1WI 来观察组织的强化程度
      - 如果无需考虑磁敏感伪影的干扰，也可采用快速梯度回波序列 T1WI，如扰相 GRE 序列
  - 快速自旋回波序列 (fast spin echo sequences)
    - MSK 检查中占据主导地位的序列
    - 多数利用该序列获得 T2WI 图像
      - 成像效率较自旋回波序列高
      - 成像矩阵可以很大，空间分辨率较高
      - 由于有效 TE 较常规 SE 序列短，FSE-T2WI 上脂肪的信号较常规 SE-T2WI 高，组织与脂肪的对比不够锐利，应当尽量采用长 TR 和 TE 或施加脂肪抑制来弥补
      - 多数学者推荐 MSK 检查，快速自旋回波 T2WI 的 TE 值应当选择在 40～60ms 的范围
        - 尽管此参数已经接近质子加权图像的临界 TE 值，回波链长度也明显减少，但是图像分辨率高，并且具有良好的组织间对比
        - 如果 TE 取 100～120ms，获得的图像 SNR 会很低，且黑白对比过于强烈
    - FFS 序列在回波链较长或 TE 值较短时，容易产生 blur 伪影（blur artifact）
      - 增加接收带宽减少回波间空间间隔是减少模糊伪影的一种有效方法
      - 回波链不大于 4，TE 值不小于 20ms 时这类伪影往往并不明显
      - 需要采用质子加权图像评价病变时（例如膝半月板损伤），应当尽量避免采用快速自旋回波序列

○ 短时翻转恢复序列（shart tau inversion recover sequences）

■ STIR 成像类似于 MRI 骨扫描——敏感性高，但图像分辨率低

■ STIR 序列通过正确选择 TI 值实现脂肪抑制

□ 不同场强下组织的 T1 弛豫率不同，TI 值随设备场强不同而不同

□ STIR 可以获得满意的脂肪抑制效果而在低场设备中具有明显应用优势

□ 在高场设备，当进行大 FOV 检查时（如骨盆、髋关节、锁骨）、成像部位与线圈不太匹配时（如手足）、局部磁场不均匀（设备本身因素或邻近组织内有金属）时，STIR 也能够获得满意的脂肪抑制效果，而可以作为常规 FE 或 FSE 脂肪抑制的替代序列

■ STIR 图像的空间分辨率不高，但是能够突显液体，某些情况下可提供有用的高对比而帮助确定诊断

□ 例如：腕骨周围韧带撕裂时，STIR 能够显示韧带内液体的高亮信号而足以帮助确定诊断

○ 梯度回波序列（gradient echo sequences）

■ GRE 序列同样可以获得相当于 T1W、T2*W（敏感显示液体），PDW 对比的图像

■ TR、TE 对图像的对比起到一定的作用，但 GRE 序列的图像对比的权重主要由翻转角（flip angle，FA）决定

□ 大翻转角（40°～90°），T1 权重加大

□ 小翻转角（20°），T1 权重小

□ TE 时间越长，T2* 权重越大

■ 在 MSK 应用的优势

□ 能够获得高空间分辨率，包括高层面间分辨率（薄层扫描）的图像，非常适于对精细结构的观察，广泛应用于关节内结构及关节软骨的检查中

◆ 对于小而精细的结构，如：腕骨间韧带，常规 SE 序列仅能获得 3～4 层图像，而采用 GRE 序列则可以获得 5～8 层，甚至更多层的图像

□ 能够实现高时间分辨率扫描，动态对比增强评价组织的血液灌注（例如评价肿瘤血管生成或软组织或骨坏死）主要通过 GRE 序列来实现

□ 由于可以选取很短的 TE，GRE 序列还可以实现同相位和反相位图像的信息采集

■ GRE 序列容易受磁化率差别的影响而产生磁敏感伪影

□ 存在气体、钙化或含铁血黄素沉积的部位容易出坝

□ 当成像范围内有金属内置物，甚至微小金属碎片时都会出现明显的伪影而影响图像质量。故 MSK 术后患者的评价很少采用 GRE 序列

□ 钙化和（或）骨化区域也可产生伪影，所以 GRE 序列上骨髓信号强度会受到骨小梁密度的影响，除非有增强前、后的信息进行对比或同、反相位比较，否则单纯依据 GRE 图像评价骨髓往往是不准确的

■ 由于 TE 时间较短，魔角效应（magic angle phenomenan）的影响有时会很突出，影响 GRE 序列对某些关节内结构的评价

（三）合理调节成像参数，实现序列优化

● 选定了扫描序列或序列组合后，还应当进行参数优化

● 参数优化的基本原则是在可以接受的检查时长内，取得空间分辨率及 SNR 的合理组合

○ SNR 低的原因

■ 信号强度低

□ TE 时间太长，尤其对于诸如肌肉等 T2 弛豫时间短的组织，在信号采集时已经接近横向弛豫的 80%～90%，信号强度自然不高

□ 成像体素太小，产生的信号较微弱

■ 噪声高

■ 两者兼有

○ 提高 SNR 的方法

■ 采用合适的适用于目标部位检查的专用线圈（减少噪声）

■ 增加成像体素的大小，但会牺牲图像的空间分辨率

- □ 增加层厚
- □ 减小矩阵
- □ 增大 FOV
- 增加采集次数，但是会增加扫描时间，并且扫描时间的延长会增加肢体运动伪影发生的可能
- 缩窄射频接收的带宽也可以提高 SNR，但扫描时间增加，并且化学位移伪影可能加重

  ○ 2D 序列，层间距太小时，由于剩余失相的影响，邻近层面的交互影响会降低图像的对比
  - 加大层间距（如 20%～25%）可以解决，会牺牲层面间分辨率
  - 间隔交叉错层扫描技术可以有效减少层间的交互影响，而且不需要层间距，但是扫描时间加倍
  - 改用 3D 序列

- 对于完成参数优化的序列或序列组合，可以依据检查部位、目的建立个性化的 MSK 扫描技术策略的数据库，便于规范检查方法，提高工作效率

（四）脂肪抑制技术在 MSK-MR 的应用

- 脂肪抑制（fat suppression）技术在 MSK 检查中非常必要
  ○ MSK 普遍含有脂肪，脂肪抑制，特别是 T2WI 脂肪抑制序列是发现病变（如皮下脂肪的淋巴水肿）和观察病变范围（如肿瘤髓内浸润范围）所必需的（图 1-3-2）
  ○ MSK 检查时扫描范围内骨、骨髓、软骨、肌肉、肌腱等结构的磁化率差异较明显，脂肪抑制是避免化学位移伪影的一个有效手段
- 认识与脂肪抑制有关的伪影也是实现疾病正确诊断的重要前提
  ○ 正确判断图像中脂肪抑制效果是否优良
  ○ 与脂肪抑制有关的图像伪影出现的概率很高，有两种现象
  - 成像区域内脂肪抑制不均匀
    - □ 表现为图像一侧脂肪抑制效果良好，而另一侧脂肪信号没被抑制或抑制不完全

- □ 未被抑制的正常脂肪的高信号误为病变会造成假阳性
  - 部分成像区域的水信号被错误抑制，
    - □ 表现为图像亮度的明显不均匀，但此时本应高亮信号的部位如关节内液体、脑脊液等呈现不正常的低信号
    - □ 被错误抑制的病变被忽略，会造成假阴性

（五）MSK-MR 中不可避免的伪影和利用伪影

- MSK-MR 中不可避免的伪影
  ○ 伪影是指出现在图像中但与被成像体相应区域的特性不相符合的图像表现
  ○ 磁共振是产生伪影最多的医学影像技术
  ○ 磁共振伪影的表现形式
  - 阴影
  - 图像亮度、对比度或层面失真
  - 组织边界信号丢失
  - 图像模糊、网格化、扭曲或变形
  ○ 掌握 MRI 伪影产生的机制、预防措施和克服方法，甚至比了解 MRI 成像原理更为重要
  - 有些伪影仅使图像发生微小变异，而有的能使图像畸变至面目全非。
  - 如果图像中的伪影信号比较容易识别，便不会产生误解；而那些难以捉摸的伪影信号则往往会导致错误的诊断
  ○ 各种伪影中，磁敏感伪影（magnetic susceptibility artifact）和化学位移伪影（chemical shift artifact）是物理相关性伪影，与被检体组织间磁化率差别（磁场均匀性）以及同时含有脂肪和水分子有关，往往很难避免，在 MSK 尤其明显
  - 磁敏感伪影
    - □ 人体的一些顺磁和铁磁性物质如空气、钙化、铁和金属等导致磁场不均匀，使信号丢失，产生黑色无信号区称之为磁敏感伪影，有时也狭义的称为金属伪影
    - □ 磁敏感伪影在 GRE 序列、长 TE 序列及采用脂肪预饱和方法实现脂肪抑制的序列尤为明显，避免这些序列是减少磁敏感伪影的最有效方法

- 增加接收带宽是减少金属伪影的另一种方法
- 金属置入物造成的磁敏感伪影与金属材质、金属表面形态以及金属与主磁场的方向有关
  - 化学位移伪影
    - 水和脂肪分子进动频率存在差别是造成磁共振图像上化学位移伪影的根本原因，场强越高越明显
    - 表现为频率编码方向的空间错位使脂肪和组织交界部位出现条形暗带和（或）亮带或者在脂肪和组织交界部位出现条状黑线
    - 消除化学位移伪影的有效方法是采用脂肪抑制
- MSK-MR 中巧妙利用伪影的方法
  - 利用磁敏感伪影
    - 由于 GRE 序列磁敏感伪影很明显，可以利用 GRE 序列来发现组织内的异物、寻找小的撕脱性骨折碎片，识别关节内游离体，甚至帮助判断组织中有无钙化及出血
      - 异物往往含有产生磁敏感伪影的物质，施加脂肪抑制去除脂肪造成的不均匀性干扰，并采用 T1WI 避免液体高信号，整个图像的背景呈现均匀灰色，而"伪影"（异物）的显示就会异常明显
      - 具有明显滑膜增生的关节炎，如果 GRE 序列相较于 SE 序列出现明显的信号丢失，往往提示存在有含铁血黄素的沉积而帮助建立色素沉着绒毛结节性滑膜炎（PVNS）的诊断，否则 PVNS 的诊断往往可以排除
  - 利用化学位移伪影
    - 同反相位成像序列
      - 脂肪和水进动速率不用，但是其进动速率会出现周期性重叠。当数据在脂水重叠时采集，两者信号叠加，相反当两者进动反相时采集则两者信号相减
      - 该技术在骨髓病变的评价中具有一定价值。如果骨髓在反相位图像上出现信号减低，表明其内含有一定量脂肪

（红骨髓）；而骨髓恶性肿瘤时（骨髓瘤除外），病变内没有脂肪，不会出现信号减低

四、MRI 在骨关节与软组织的疾病诊断中的主要应用范畴

- 目前多数 MSK 疾病类型都可能存在 MRI 检查的需要，并且能够通过有效的 MRI 检查帮助发现和（或）确定诊断，完整显示疾病的程度和状态，在 MSK 疾病的诊治中起着重要作用
- MRI 在 MSK 以下疾病方面的优势尤为明显
  - 骨肿瘤、肿瘤样病变
    - MRI 在骨肿瘤和骨肿瘤样病变的临床决策的全过程中均占据重要地位，尤其是在恶性骨肿瘤的诊断、局部分期、疗效监控和随诊的各个方面都起着重要作用
    - 绝大多数骨肿瘤或肿瘤样病变可以经由 X 线平片获得初步的诊断，并且骨肿瘤或肿瘤样病变诊断的最终确立全部需要依赖病理
      - 恶性骨肿瘤
        - MRI 的首要作用并非确立诊断而是在于评估恶性骨肿瘤髓腔内及软组织内的浸润范围，与邻近血管神经束的关系等而帮助确立肿瘤的局部分期，这是其他任何检查手段所不能办到的
          - 常规 SE-T1WI 和脂肪抑制 T2WI 往往是必需的，对于识别肿瘤组织与骨髓及肌肉水肿非常重要
          - 静脉注射 Gd 对比剂增强扫描检查也是必不可少的，对于鉴别肿瘤坏死、瘤周水肿及存活的肿瘤实质，发现小的残留或复发病灶都有重要作用
        - MRI 检查对于恶性骨肿瘤术前系列化疗疗效的评估、术后肿瘤残留及复发的监控等也都是必需的，其结果往往比 X 线平片及 CT 准确
      - 随着对各种骨肿瘤和肿瘤样病变的 MRI 表现的认识的加深，某些肿瘤会有一些

特征性的 MR 征象帮助提示诊断

- 骨病变很局限而周围骨髓或邻近软组织水肿异常广泛往往需要考虑骨样骨瘤的可能
- 最常见的出现液液平面的病变是动脉瘤样骨囊肿（不论继发抑或原发）
- 软骨来源肿瘤往往在 T2WI 上呈现非常高亮的信号

□ MRI 能够较平片更早期发现骨肿瘤和肿瘤样病变

- 转移瘤往往在发生一定程度骨质破坏后才能在 X 线平片上被识别诊断，而 MRI 则能在骨质破坏尚不十分明显时就能发现癌灶的有无、数目及部位，对于修正肿瘤的正确分期有重要作用
- 通过 MRI 检查，嗜酸性肉芽肿也可以在没有发生病理性骨折以前被诊断

○ 骨感染

- 骨肿瘤和骨感染性病变的鉴别诊断，有时 X 线平片鉴别两者存在困难
- 显示骨膜下脓肿、髓腔内脓肿的有无及范围
- 早期发现和诊断骨感染性病变并监控疗效

○ 关节病变

- MRI 是目前唯一能够评价关节软骨形态和成分的影像检查方法，并且随着磁共振图像分辨率的不断提高，对于关节内结构如半月板、关节盂唇、关节周围韧带、肌腱的评价，其特异性、敏感性和准确性与高分辨超声检查相近，甚至高于后者

  □ 四肢关节的运动创伤

  - 有效诊断关节内及关节周围结构的撕裂
    ◇ MRI 高分辨率成像诊断肩关节盂唇撕裂的敏感性 89%，特异性 97%；诊断髋臼盂唇撕裂的准确性达 87% ~ 88%
    ◇ 诊断膝关节半月板撕裂的准确性达 92% ~ 97%

  □ 骨性关节炎的评价

  - 显示软骨变性的程度和软骨缺失的

部位，为临床早期干预提供依据

○ 骨髓疾病的发现和诊断

- MRI 是目前为止唯一能够发现和评价骨髓病变的影像学检查方法
- 骨髓由造血细胞及脂肪组织构成，松质骨骨小梁构成骨髓中细胞成分的支架。依据骨髓各成分比例不同，可以分为红骨髓和黄骨髓两类

  □ T1WI 上黄骨髓表现为与皮下脂肪相似的高信号，红骨髓信号介于皮下脂肪和肌肉之间
  □ T2WI 上，红、黄骨髓信号相似，其信号高于肌肉而低于水

- MRI 能够发现的骨髓异常包括骨髓逆转换、骨髓水肿、骨髓替代及骨髓局灶性和弥漫性肿瘤等
- MRI 诊断骨髓病变敏感性很高，但特异性并不高
- 对于指导临床正确选择穿刺活检部位、血液系统疾病监控病情发展方面具有重要价值

○ 软组织病变

- 软组织的不同成分如：皮肤、皮下脂肪、肌肉、肌腱、韧带、血管、神经等可以在 MRI 上相互区分开来，也就是说上述结构的异常及病变都可以通过 MRI 进行诊断
- MRI 能够诊断的软组织病变有炎症、肿瘤、创伤、出血及一些先天性异常

○ 脊柱脊髓病变

- MRI 能够直接显示椎间盘，也能够显示椎体及椎小关节，还能够显示脊膜囊、脊髓和脊神经根乃至椎旁肌肉，对于任何脊柱病变的显示和诊断都具有独到的优势（图 1-3-3）
- MRI 是寻找和判断颈肩痛和腰腿痛病因的主要影像检查方法，能够明确椎间盘突出、椎管狭窄、脊椎肿瘤、脊椎椎间盘炎症的诊断

○ MSK 一些早期病变和隐匿性病变

- MR 的敏感性明显高于 X 线平片和 CT，因此对于一些临床症状明显，X 线平片甚至 CT 阴性的患者，MRI 检查往往会提供

有价值的发现例如：骨挫伤，一些早期骨肿瘤、早期缺血性坏死等

五、MRI 新技术在骨关节与软组织的应用进展

- MR 扩散加权成像（diffusion-weighted imaging，DWI）
  - DWI 能够检测组织内水分子（相较于自由水）的随机自由运动受限的程度，间接反映组织的微观结构特点
  - DWI 的实现在于在聚焦射频脉冲的两端施加扩散梯度场
    - 由于施加了扩散梯度场，任何受检体的微小运动都会对 DWI 的图像质量产生致命的影响
    - MSK 本身解剖结构比较复杂，骨、软骨、肌肉、血管等的磁化率差别很大，很多部位不能避免机体的非自主的运动，往往造成 DWI 上严重的运动伪影（ghosting 伪影）和（或）磁敏感伪影（几何畸变伪影），限制了 DWI 在骨关节系统的广泛应用
    - 多数 DWI 序列需要采用额外的技术来避免或校正伪影，才能应用于骨关节系统
    - 目前为止还没有统一的专用于 MSK 的 DWI 序列及参数标准
  - DWI 在 MSK 的应用
    - 鉴别急性椎体骨折的性质
      - 多数学者的研究证实 DWI 是鉴别椎体急性骨质疏松性骨折与肿瘤性病理性骨折的有效手段
      - 大样本研究表明其诊断特异性达 93%，敏感性 100%，优于常规 MRI
      - 在 DWI 上肿瘤性骨折的信号减弱程度明显低于骨质疏松性骨折，而呈相对高信号，定量研究也表明前者的 ADC 值明显低于后者
    - DWI 在确定恶性骨肿瘤的浸润范围，帮助局部分期方面具有重要价值
    - DWI 能比常规 MRI 和对比增强 MR 更准确地区分肿瘤实质和坏死，在化疗疗效评估方面也有较好的应用前景

- MR 动态对比增强成像（dynamic contrast-enhanced MR imaging，DCE-MR）
  - DCE-MR 在骨关节系统应用的报道最早出现于 1989 年
  - 采用快速或超快速序列追踪被研究组织内对比剂通过早期的强化过程，通过信号强度 - 时间曲线上获得的测量数据能够敏感反应组织微血管密度、微血管通透性、细胞外间隙的体积等微观特征，属于功能成像的范畴
  - 这一技术在 MSK 的应用已经比较成熟。目前 DCE-MR 在骨肿瘤良恶性鉴别，肿瘤化疗疗效评估，关节（滑膜）炎病程、活动性及治疗疗效评估以及骨质疏松病因学研究等方面都有大量的应用研究报道
- 氢质子磁共振波谱（1H-MR spectroscopy，1H-MRS）
  - MSK 局部环境的磁化率差别很大，容易产生磁敏感性伪影，直接导致谱线中峰宽增加，频率相近的峰可能相互融合而无法识别；波谱分辨率差，能够检出的代谢物浓度的域值升高，限制了 MRS 在 MSK 的应用
  - 目前仅有单体素 MRS 在 MSK 的应用报道，多体素 MRS 在 MSK 的应用还存在困难
  - MRS 在 MSK 的应用主要有两方面
    - 判断肿瘤的良恶性或确切地说判断肿瘤的生物学侵袭性
      - 研究表明恶性骨肿瘤往往在 3.2ppm 部位出现高大的胆碱峰，而良性骨肿瘤则不会
      - 以出现胆碱峰与否为依据判断良恶性骨肿瘤的敏感性、特异性和准确性分别 95%、82% 和 89%
    - 通过骨髓（多选腰椎）MRS 中脂肪峰和水峰比值了解骨髓脂肪含量，从而了解骨质疏松的程度
      - 由于水和脂肪是在体 1HMRS 中最宽大的两个峰，远远高于其他代谢物峰，且相距较远，因而从技术角度来说简便易行
      - 骨强度不仅与骨矿含量有关，还与骨髓脂肪含量有关
      - 多组对照研究表明 BMD 减少者骨髓脂

肪含量明显增高，骨髓脂肪含量可用于诊断骨强度减弱，与 BMD 诊断效力相当

- 超短 TE 序列（ultrashort echo time sequence）
  - MSK 关注的多数组织结构如韧带、肌腱、半月板、骨膜以及骨皮质都属于短 T2 值的结构。在 MR 传统的成像序列中往往无信号产生而被认为是 MR 不可见的成分
  - 20 世纪 90 年代初期出现了超短回波时间的成像序列
    - TE 时间最短达到 8μs
    - 已经可以在临床检查允许的成像时间内获得与传统序列分辨率相当的图像
    - 这些图像上短 T2 值的组织呈现为有信号的结构而可被详细观察
    - 超短 TE 序列的出现和应用无疑将给 MSK 的 MRI 诊断带来巨大变革，尽管目前还仅限于对正常短 T2 结构的认识阶段
- 小关节线圈（small joint coil）
  - 小关节如腕关节、指（趾）间关节等的 MR 检查的开展和应用远落后于其他大关节，其主要原因是由于这些小而精细的解剖部位要求更高的空间分辨率和图像质量
  - 近年来多家厂家研发了小关节专用线圈，其 FOV 可以很小（4～12cm），成像层厚可以达到 1～2mm，层面内分辨率高达 0.1～0.2mm。甚至出现了内径 1～3cm，分辨率达到微米级别的微小线圈（microscopic coil）
  - 这类线圈体积小，能够紧贴检查部位放置而有效提高接受信号的强度，减少来自非感兴趣部位的噪声，SNR 可较常规线圈提高 2～6 倍。有些小线圈甚至可以进行扩散、灌注成像甚至氢质子波谱的采集等
  - 小关节线圈的出现大大提高了 MRI 对手、足病变（如：指间、掌指间关节关节炎、腕关节盘（韧带）损伤、指（趾）屈（伸）肌腱的损伤等）诊断的准确性

典型病例

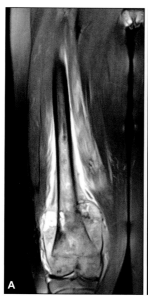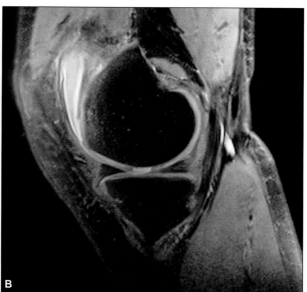

图 1-3-1 合理选择成像参数

A. 股骨下段骨肉瘤的 MR 冠状 T2WI 检查；B. 膝关节创伤的 MR 矢状 T2WI 检查。前者取大 FOV（30cm），层厚 6～8mm，层间距 20%，主要观察肿瘤浸润范围。而后者需要取小 FOV（16cm）、高空间分辨率的序列（3D-SPACE，分辨率 0.5mm），详细观察膝关节内结构及关节软骨的情况，图 B 清晰显示软骨缺损和完整的内侧半月伴的形态，而在图 A 上观察这些结构则很困难

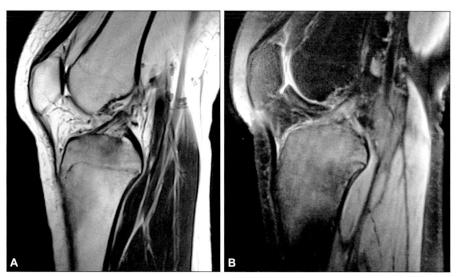

图 1-3-2　**脂肪抑制技术在 MSK 检查中的重要作用**
A. 膝关节 MR 矢状 T2WI；B. 矢状脂肪抑制 T2WI。由于骨髓内含有脂肪，T2WI 脂肪抑制序列是发现骨髓病变及判断其性质、观察病变范围所必需的。图 A 提示胫骨骨髓信号异常，但是不能确定导致信号改变的原因是脂肪减少还是水增加，图 B 表明病变骨髓内水质子含量增高，提示骨髓水肿，并且其范围较图 A 显示得广泛

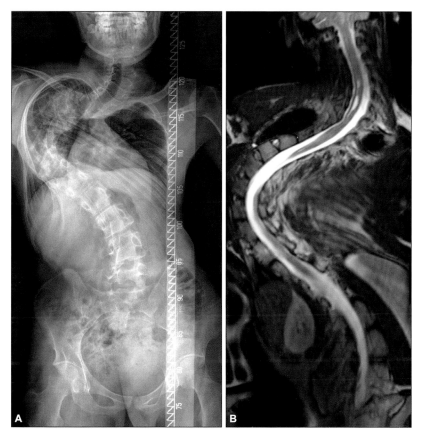

图 1-3-3　**严重的脊柱侧弯**
A. 脊柱正位 X 线平片；B. 脊柱 MR 冠状脂肪抑制 T2WI。图 B 清楚显示脊髓侧弯形态及病变（脊髓空洞）

（孟悛非　马　玲）

重点推荐文献

[1] Koff MF, Potter HG. Noncontrast MR techniques and imaging of cartilage. Radiol Clin N Am, 2009, 47: 495-504.

[2] Hwang S, Panicek DM. The evolution of musculoskeletal tumor imaging. Radiol Clin N Am, 2009, 47: 435-453.

[3] Morrison WB and Sanders TG. Problem solving in musculoskeletal imaging. 1st ed. Philadelphia, mosby Elsevier, 2008.

第 4 节　放射性核素显像技术

一、骨骼显像

【显像剂与显像原理】

将亲骨性（bone-seeking）放射性核素（如 ^{85} 锶、^{18} 氟）或放射性核素标记的化合物，引入人体后，通过单光子断层扫描 (single photon emission tomography，SPECT) 设备或 PET(positron emission tomography，正电子断层扫描) 设备显示骨骼组织的骨代谢情况，进而显示异常病变的部位、范围等

- ^{85} 锶（$^{85}Sr^{2+}$）和 ^{18} 氟（^{18}F）是 Ca^{2+} 和 OH^- 的类似物，在体内随血液流经骨骼时与骨的无机成分羟基磷灰石晶体上的 Ca^{2+} 和 OH^- 进行离子交换，浓聚于骨骼中
- ^{18}F-NaF
  - 与羟基磷灰石晶体上的 OH^- 进行离子交换，有很好的亲骨性
- ^{99m}Tc 标记的膦（磷）酸盐
  - 膦酸盐不同于磷酸盐。膦酸盐是有机盐，磷酸盐为无机盐
- 与无机盐成分羟基磷灰石晶体发生化学吸附、与骨组织中有机成分结合而浓聚于骨组织
  - 未成熟的骨胶原与 ^{99m}Tc 标记的磷（膦）酸盐的亲和力高于羟基磷灰石晶体，磷酸钙高于羟基磷灰石晶体
  - 影响因素：碱性磷酸酶、骨的血流量、骨代谢和成骨活跃程度、破骨程度、支配骨的交感神经
    - 当骨骼局部血流量较多、代谢更新旺盛、成骨活跃时，聚集的显像剂就较多，在图像上呈现为显像剂浓聚区
    - 当骨代谢较低时，如成人附肢骨骨干，骨显像剂聚集相对较少。当骨骼组织血液供应减少，破骨细胞活性增强发生溶骨时，则呈现显像剂分布稀疏或缺损区
- 常用膦（磷）酸盐显像剂

- ^{99m}Tc- 亚甲基二膦酸盐（methylene diphosphonate，MDP）
- ^{99m}Tc- 羟基亚甲基二磷酸盐 (hydroxymethylene diphosphonate，HDP)
- ^{99m}Tc- 羟基乙叉二膦酸（hydroxyethylidene diphosphonate，HEDSPA)
- ^{99m}Tc- 二羧基丙烷 -1,1- 二磷酸盐 (dicarboxypropane diphosphonate，DPD)
- ^{99m}Tc- 焦磷酸盐（pyrophosphate，PYP）

^{99m}Tc- MDP

- 稳定性好、血液清除快、骨骼摄取率高
- 最为常用的骨骼显像剂

【显像方法】

- 局部显像（针对病变部位）：骨动态（多时相）显像 (图 1-4-1)、骨静态显像、骨断层显像
- 全身扫描：扫描范围从头到脚，整个人体
- 融合显像：与局部 CT 等影像学资料匹配融合

【显像剂量】

- ^{99m}Tc- 亚甲基二膦酸盐（methylene diphosphonate，MDP）740 ～ 1110MBq，儿童和青少年的剂量酌减

【显像注意事项】

- 注射显像剂后尽可能多饮水（500 ～ 1000ml），提高骨组织显像的清晰度。不要憋尿，排尿确有困难而又要观察盆腔骨骼时，应行人工导尿
- 排尿时防止尿液污染衣裤和皮肤；上机检查前再次排尿
- 上机检查时，取下衣物上的金玉属物品 / 饰品
- 对疑有衣裤或皮肤尿液污染造成的假阳性，应去掉污染因素后再次显像，或加做侧位与断层显像鉴别
- 显像时应保持放松，体位摆放左右对称或在某一体位保持不动；因疼痛不能完成检查者应预先给予镇痛药或采用缓解疼痛的体位或姿势，如腰背痛可以垫高腘窝

- 局部骨显像时，根据病变部位和观察病变的需要，采取有利于显示病变的体位，如蹲位（tail on detector, TOD 位）可有利于避开膀胱，观察耻骨病变

【检查指征】

- 对临床有恶性肿瘤病史，疑有骨转移的患者，早期发现、诊断骨转移及其并发症；患易发生骨转移的恶性肿瘤的患者，骨显像应是首选的影像学检查
- 原因不明的骨痛或不适、关节痛、碱性磷酸酶升高者
- 判断原发恶性骨肿瘤病灶局部侵及范围，有无骨转移和复发
- 疲劳骨折、隐匿骨折的诊断；鉴别陈旧性或新近发生的骨折
- 临床怀疑代谢性骨病
- 关节疾病的诊断和鉴别诊断，假体合并症的判别
- 骨髓炎的早期诊断和鉴别诊断
- 缺血性骨坏死的早期诊断
- 观察移植骨的血供和成活情况
- 骨活检部位的选择
- 骨、关节疾病的疗效判定
- 诊断正常骨外的骨化组织和病变

【图像分析】

- 正常图像
  - 血流相：显像剂主要集中在大血管和软组织。大血管显影后，随后软组织轮廓影逐渐出现。两侧大血管和软组织显像剂分布对称，显影时间一致，骨骼部位显像剂分布很少。血流相与局部血管血流灌注速率和灌注量密切相关
  - 血池相：软组织显影更加清晰，显像剂分布增多，基本均匀、对称；大血管影继续显示，骨骼影像不甚清晰。血池相与局部血容量密切相关
  - 延迟相（静态显像）：延迟相进一步反映骨的代谢状态。骨骼显影清晰，全身骨骼显像剂分布基本左右对称、均匀。约有 50% 未被骨骼吸收的显像剂经肾排泄。因此，正常骨显像时可见双肾及膀胱不同程度显影
    - 正常成人，因中轴骨骼及附肢骨骺端代

谢较活跃、血供较丰富，使显像剂分布浓于附肢骨骼（图 1-4-2）

- 儿童、少年由于处于生长发育期，骨骺代谢活跃，骨显像时骺端显像剂分布明显增多（图 1-4-3）

- 异常图像
- 骨骼部位或软组织内出现显像剂分布异常浓聚或稀疏缺损改变。
  - 显像剂分布异常浓聚呈"热区"影像，可为全身弥漫性或局灶性。根据"热区"数目多少（单发或多发）、病灶形态（点状、团块状、梭形、不规则形）和排列（随机散在、串珠）、累及骨骼区域（以中轴骨为主还是附肢骨）等特点，对疾病性质进行分析和判别
    - 骨转移瘤：多发浓集灶，随机分布、以椎骨、肋骨多见
  - 骨断层显像和融合显像：提高图像对比度、较小或隐匿病状的检出率，提高骨显像定位的准确度
  - SPECT/CT 或 PET/CT 同机断层图像融合显像。结合 CT 的定位或诊断影像，可有效提高核素骨显像的特异性和准确性
  - 特殊影像特征
    - "超级骨显像"（super bone scan）：骨骼影像异常清晰，肾影和膀胱影像常缺失，显像剂在中轴骨和附肢骨近端几乎呈均匀、对称性异常浓聚，或广泛多发异常浓聚，软组织本底很低（图 1-4-4）。多见于以成骨为主的恶性肿瘤广泛性骨转移（如肺癌、前列腺癌、乳腺癌）、甲状旁腺功能亢进症等患者。产生的可能机制为疾病引起的全身骨骼广泛的反应性成骨，导致显像剂多被代谢旺盛的骨骼摄取，血液循环中放射性明显降低、很少经泌尿系统排泄
    - "闪烁现象"（"flare phenomenon"）：恶性肿瘤骨转移病灶在经过治疗后的几个月内，因局部血供增加、成骨修复活跃和炎性反应，出现病灶部位的放射性浓聚较治疗前更明显，而患者的临床表现则有明显好转。再经过一段时间后（一般约为 6 个月），骨骼病灶的显像剂浓聚

会消退，这种现象称为"闪烁现象"。一般认为，"闪烁现象"是骨愈合和修复的表现。常见于前列腺癌等

- "冷"区：局部骨组织内无或者少放射性摄取，显示为稀疏和缺损区。这是由于骨血流灌注减少、破骨活跃、骨坏死等可使显像剂分布降低或缺如

【Na^{18}F 全身 PET/CT 显像】

- Na^{18}F PET(PET/CT) 显像与 ^{99m}Tc-MDP SPECT (SPECT/CT) 显像的异同点
  - ^{18}F 的半衰期 110 分钟，以正电子发射方式衰变。大约 50% 的注射剂量的 NaF 结合到钙羟基磷灰石晶体上去，^{18}F 与钙羟基交换滞留在骨骼组织中，其余经过肾排泄。Na^{18}F 的骨摄取高，本底清除决，对病灶的识别能力高
  - PET 实际分辨率为 5mm 左右，一体化的 PET/CT 可以发现一些小病灶，如椎骨内、小关节的病灶（图 1-4-5）
  - 同 ^{99m}Tc-MDP 相比，Na^{18}F 具有半衰期短、骨骼系统辐射剂量小、图像分辨率高、对骨转移肿瘤检测灵敏度高的特点（图 1-4-6）
  - ^{18}F-NaF 反映的骨质结构代谢变化，^{99m}Tc-MDP 与骨质结构及一些有机质的变化均相关，所以两者图像反映的意义不同
  - ^{18}F 需要加速器生成，药物制作成本高、价格贵，医疗成本高。^{99m}Tc-MDP 医疗成本相对较低

二、关节显像

【显像原理与显像剂】

- 骨关节疾病可使炎症显像剂、骨骼显像剂在病变局部聚集异常增多，通过动态和多时相、平面和断层显像，可对骨关节病变进行诊断、鉴别诊断，以确认是炎症性关节病还是退行性关节病
- 骨关节显像剂可分为三种类型
  - 第一类为骨显像剂，如 ^{99m}Tc-MDP，可反映关节局部血流和骨代谢改变
  - 第二类为反映滑膜局部血运的显像剂，如 ^{99m}TcO4-、^{99m}Tc- 白蛋白、^{99m}Tc-DTPA 等
  - 第三类为炎症显像剂，可选择地浓聚于炎性病灶，如 ^{67}Ga、^{111}In 或 ^{99m}Tc 标记的白细胞及人免疫球蛋白
- 目前国内常用的骨关节显像剂为 ^{99m}Tc-MDP 和 ^{99m}TcO4-

【显像方法】

- ^{99m}TcO4-：111 ~ 185MBq，检查前 0.5 ~ 1h 口服过氯酸钾 400mg 以封闭甲状腺等器官和组织
- 显像仪探头配置低能通用型或高分辨准直器，较小骨骼或关节可采用针孔型或聚焦型准直器
- ^{99m}Tc-MDP：555 ~ 925MBq 注射后立即按三相骨显像采集
- ^{67}Ga- 枸橼酸 :74 ~ 111MBq 注射后 48 ~ 72h 行关节显像
- ^{111}In 标记的白细胞 :18.5 ~ 37MBq 注射后 4h、24h 分别显像
- ^{99m}Tc- 人免疫球蛋白 740MBq，注射后立即、5min、4h 显像采集
- 根据检查部位的不同采用不同的显像体位

【图像分析】

- 正常图像
  - 两侧关节显影对称。关节显像剂分布相对较浓，关节及关节间隙显示清晰。骨骼边界光滑，轮廓完整
- 异常图像
  - 显像剂分布异常浓聚，可呈对称性或非对称性
  - 当发生骨、滑膜等炎性反应时，骨关节和关节腔可有较明显的关节浓聚表现

典型病例

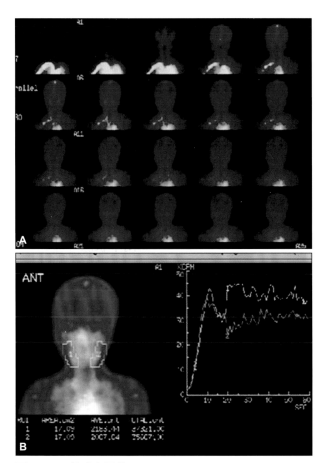

图 1-4-1　**骨动态显像**
A. 下颌骨区域的骨组织血流灌注（灌注相）及血流分布图；
B. 定量观察双侧下颌骨血供情况。图示曲线为灌注曲线，从曲线的走行，可以比较分析双侧血流灌注是否对称一直、有无灌注异常（增高或减低）区域

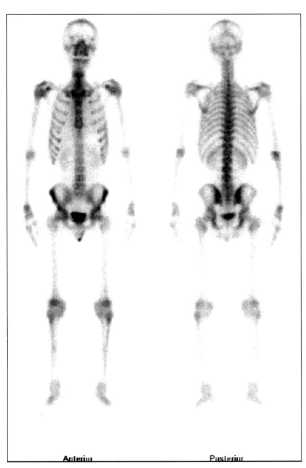

图 1-4-2　**正常成人全身骨扫描**

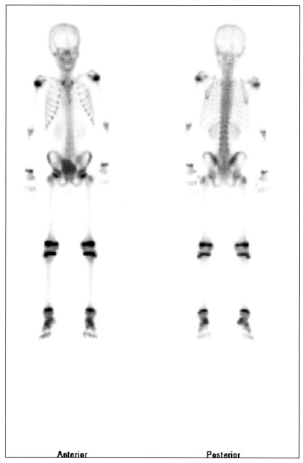

图 1-4-3　正常 8 岁儿童全身骨扫描

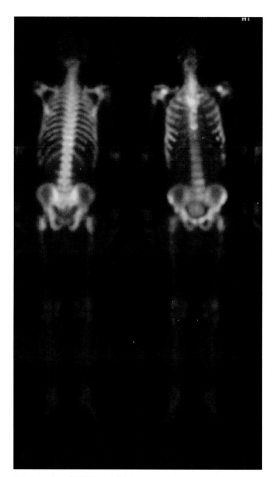

图 1-4-4　超级骨显像 (super bone scan)

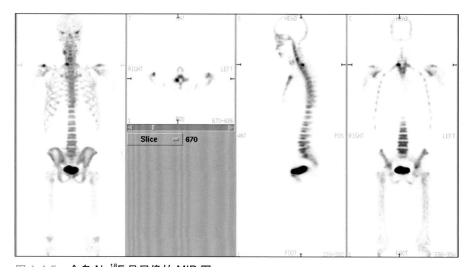

图 1-4-5　全身 Na^{18}F 骨显像的 MIP 图
图像示，T1 胸椎右侧小关节与右肩锁关节可见灶性放射性浓集灶，结合同机 CT，诊断为退行性变

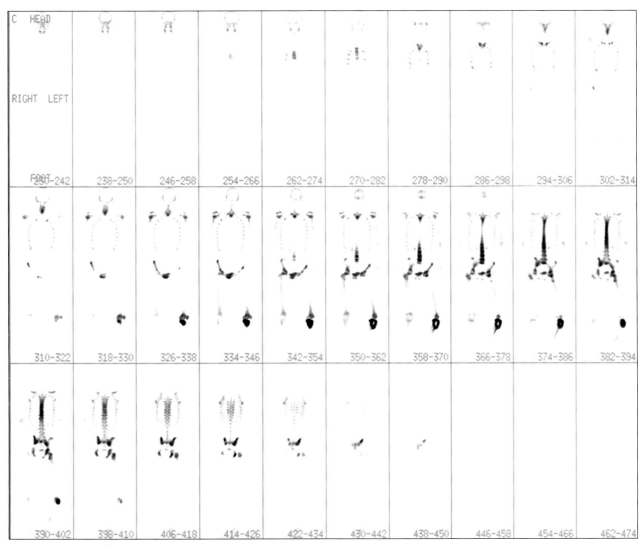

图 1-4-6　**全身 Na¹⁸F 全身骨显像 MIP 图和冠状面断层图像**
该患者为左胫骨骨肉瘤，MIP 和断层显像示，左胫骨可见高浓度放射性聚集，中央为放射性减低区域（提示骨坏死）

（岳殿超）

重点推荐文献

[1] 张永学, 黄钢. 核医学. 2版. 北京: 人民卫生出版社, 2010: 283-297.

[2] 潘中允. 临床核医学. 北京: 原子能出版社, 1994: 271-291.

第 5 节　超声技术

一、超声诊断在骨关节与软组织疾病中的适应证

【适应证】

- 超声影像诊断适用于颈部、躯干及四肢部位肌肉、肌腱等软组织的损伤、炎症及软组织多种良、恶性肿瘤性病变，还可应用于某些良、恶性骨病变

【超声检查注意事项】

- 根据病变的大小及部位不同，可选用频率 3.5 ～ 13MHz 的探头，一般采用直接扫查法。
- 越表浅的病变应选用频率越高的探头，较深处的病变应选用频率较低的探头。
- 检查者应详细了解所需检查的关节等部位解剖结构，注意患侧与健侧对比检查，注意检查时手法尽量一致，注意在患者症状最明显处重点

检查

- 在检查肌肉、肌腱时特别要注意纵切面的方向要与肌肉、肌腱的走行方向保持平行；还要注意应用动态检查法，牵拉活动所检查的肌肉、肌腱，能更清晰显示肌肉、肌腱等的微小损伤等病变
- 某些疾病超声检查时应综合参考其他影像学资料

【局限性】

但由于超声声束穿透力有限，因此对于部分骨病变超声检查无法显示，如骨皮质厚度正常，且骨皮质完整、无缺损时，髓腔内的病变超声不能显示

二、正常骨关节及软组织的超声表现

【正常骨、关节及周围软组织的超声影像表现】

- 骨膜
  - 骨膜为一层致密的结缔组织膜，紧密覆盖于骨皮质的表面。由于其与邻近软组织的声阻抗差异不明显，所以在正常情况下超声检查不能显示骨膜结构。只有在某些病理情况下才能显示骨膜
- 骨皮质
  - 正常骨皮质表面致密，超声声束不能穿透所以超声影像仅能显示骨皮质表面为一平滑的线状强回声，后方为声影
- 软组织
  - 正常的肌肉组织：结构层次清晰，肌肉筋膜呈线状强回声，肌束呈低回声，肌肉纹理呈细线状，排列走行整齐，纹理连续正常肌腱：在超声影像上肌腱长轴表现为一束带状强回声，内由密集的、平行排列的线状强回声构成
  - 神经：高频超声能够清晰显示肢体主要的外周神经干，神经长轴显示为多发平行束状低回声，短轴显示为高回声线状分隔的低回声，似"蜂巢"状结构（图1-5-1）

三、骨关节与软组织基本病变的超声表现

【骨质破坏】

- 某些炎性病变可见骨皮质表面粗糙不光滑、骨皮质连续性中断、骨质微小破损
- 某些肿瘤性病变，骨破坏严重，骨正常结构消失；有些骨肿瘤表现为膨胀性骨破坏，骨皮质膨胀变薄

【骨膜反应】

- 层状骨膜反应：可见病变部位骨膜增厚呈线状强回声
- "Codman征"：在肿瘤边缘与正常骨干交界处可见骨膜逐渐抬高，抬高的骨膜与骨皮质形成超声影像的"Codman征"，它与放射诊断中的"Codman征"成因相同（图1-5-2）
- 针状骨膜反应：在病变骨皮质破坏处，骨膜抬高分离，并且能清晰地显示与骨干垂直排列的细小针状强回声

【软组织变化】

- 软组织水肿、积液、积脓
  - 软组织水肿表现为皮下脂肪层增厚、回声增强
  - 淋巴水肿时皮下软组织内可见迂曲增粗的淋巴管
  - 肌肉软组织炎性改变时回声减低，纹理模糊，层次不清
  - 局限积液、积脓显示为无回声暗区
- 肌肉肌腱损伤
  - 肌腱、肌肉不完整断裂：可见肌腱、肌肉束状强回声变薄，肌腱表面不光滑，局部变细，部分纤维断裂不连续，其周围可见少量出血、渗液形成的液性暗区
  - 肌腱、肌肉完全断裂：可见其连续性中断，断端增粗、回缩，断端之间可见出血暗区（图1-5-3）

典型病例

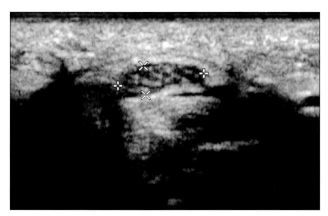

图 1-5-1　测量图标示正常神经横断面声像图
为"蜂巢样"结构

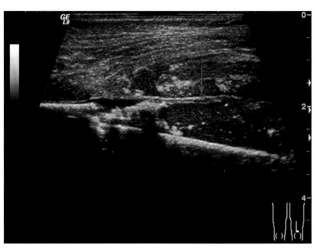

图 1-5-2　成骨肉瘤声像图
箭头示被肿瘤抬高的骨膜与骨皮质形成的 Codman 三角

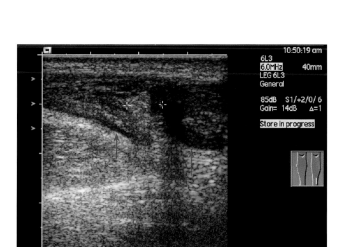

图 1-5-3　跟腱完全断裂声像图
箭头示跟腱断端回缩、增粗

（陈　涛）

重点推荐文献

[1] Carson PL. Imaging soft tissue through bone with ultrasound transmission tomography by reconstruction. Med Phys, 1997, 4: 302-309.

[2] Harcke HT, Grissom LE, Finkelstein MS. Evaluation of the musculoskeletal system with sonography. AJR, 1988,150: 1253-1261.

[3] Vincent LM. Ultrasound of soft tissue abnormalities of the extremities. Radiol Clin North Am, 1988,26: 131-144.

主要参考文献

[1] Buckwalter KA, Current Concepts and Advances Computerized Tomography in Sports Medicine. Sports Med Arthrosc Rev, 2009, 17:13-20.

[2] Carson PL. Imaging soft tissue through bone with ultrasound transmission tomography by reconstruction. Med Phys, 1997, 4: 302-309.

[3] Coris EE, Zwygart K, Fletcher M, et al. Imaging in Sports Medicine An Overview. Sports Med Arthrosc Rev, 2009, 17: 2-12.

[4] Harcke HT, Grissom LE, Finkelstein MS. Evaluation of the musculoskeletal system with sonography. AJR, 1988,150: 1253-1261.

[5] Hwang S, Panicek DM. The evolution of musculoskeletal tumor imaging. Radiol Clin N Am, 2009, 47: 435-453.

[6] Koff MF, Potter HG. Noncontrast MR techniques and imaging of cartilage. Radiol Clin N Am, 2009, 47: 495-504.

[7] Morrison WB, Sanders TG. Problem solving in musculoskeletal imaging. 1st ed. Philadelphia, Mosby Elsevier, 2008.

[8] Renner JB. Conventional radiography in musculoskeletal imaging. Radiol Clin N Am, 2009, 47: 357-372.

[9] Resnick D.Diagnosis of Bone and Joint Disorders. 4th ed. Philadelphia, Pa: WB Saunders, 2002.

[10] Vincent LM. Ultrasound of soft tissue abnormalities of the extremities. Radiol Clin North Am, 1988,26: 131-144.

[11] West ATH, Marshall TJ, Bearcroft PW. CT of the musculoskeletal system: What is left is the days of MRI? Eur Radiol, 2009, 19: 152-164.

[12] 潘中允. 临床核医学. 北京: 原子能出版社, 1994: 271-291.

[13] 张永学, 黄钢. 核医学. 2版. 北京: 人民卫生出版社, 2010: 283-297.

先天性骨与关节疾病

第1节　先天性骨骼畸形

一、躯干畸形

1. 脊椎裂

【概念与概述】

　　脊柱裂（spina bifida），为骨性椎弓的先天性缺陷，如不连接或缺如

- 隐性脊柱裂（spina bifida occulta），脊膜膨出（meningocele），脊髓脊膜膨出（myelomeningocele）

【病理与病因】

一般特征

- 一般发病机制
  - 胚胎期神经管闭合时中胚叶发育障碍至椎管闭合不全，可伴有与神经管同期发育的神经系统、胃肠道、泌尿生殖系统的异常
  - 包括三种类型
    - 隐性脊柱裂
    - 脊膜膨出
    - 脊髓脊膜膨出
- 遗传学
  - 可能与染色体异常（X连锁阴性遗传或常染色体显性遗传）和单基因异常有关
- 病因学
  - 遗传因素和环境因素共同作用的结果
  - 环境因素包括妊娠早期遭受如放射线、激素类药物、缺氧酸中毒等不良刺激
  - 怀孕早期体内维生素缺乏、叶酸缺乏可能是原因之一
- 流行病学
  - 脊膜膨出及脊髓脊膜膨出的发病率为

1/10 000
  - 隐性脊柱裂占普查人数中的 5%~29%
  - 在爱尔兰人、苏格兰和埃及人种中较常见，而在非洲人、犹太人和亚洲人种中较少见

大体病理及手术所见

- 隐性脊柱裂：神经管及周围组织已闭合，局部椎弓有不正常裂隙存在，由纤维组织、软骨组织连接，无脊膜或神经组织膨出
- 脊膜膨出：神经管已闭合，脊髓位置正常，周围组织闭合不全，脊膜从不连接处膨出如囊肿，其内有脑脊液，囊壁由蛛网膜构成，囊壁外有皮肤覆盖
- 脊髓脊膜膨出：神经管已闭合，椎弓存在裂隙，脊膜、脊髓或神经根膨出，囊内有脑脊液、脊髓或神经根，表面有皮肤覆盖

【临床表现】

表现

- 最常见体征/症状
  - 隐性脊柱裂：大多数患者无明显症状
    - 腰骶部皮肤偶有色素沉着，皮肤脐形小凹、毛发过度生长或合并脂肪瘤
    - 少数病例可有腰痛、轻度小便失禁和遗尿
  - 脊膜膨出或脊髓脊膜膨出：婴儿出生后即可发现背部正中囊性肿物
    - 肿物呈囊性感，婴儿哭闹时肿物有冲动感，有压痛，透光试验阳性；挤压肿物时前因有冲击感
    - 常位于腰部或腰骶部，可合并脂肪瘤或血管瘤；极少数在胸内、腹内及盆腔内

形成巨大囊性肿块，压迫周围组织器官而产生症状

- 局部可有毛发增多，色素沉着
- 常有不同程度神经功能障碍或横断性截瘫，如麻痹和大小便失禁、马尾神经症状、下肢感觉及运动功能障碍
- 常有下垂内翻足及高弓足等畸形

流行病学

- 年龄
  - 隐性脊柱裂：可发生于任何年龄
  - 脊膜膨出或脊髓脊膜膨出：婴儿多见
- 性别
  - 隐性脊柱裂：女性比男性多见，女性发病率是男性的2倍
  - 脊膜膨出或脊髓脊膜膨出：无显著的性别差异

自然病史与预后

- 隐性脊柱裂：预后良好，大部分患者无需手术
- 脊膜膨出或脊髓脊膜膨出：预后良好，术后2年生存率达80%～95%

治疗

- 隐性脊柱裂：大部分患者无需手术
  - 对于有大小便失禁或下肢功能障碍者、伴有脊髓栓系、椎管内脂肪瘤等病变的患者，可考虑手术治疗
- 脊膜膨出或脊髓脊膜膨出：宜及早手术

【影像表现】

概述

- 最佳诊断依据：骨性椎弓的先天性缺陷，如不连接或缺如
- 部位
  - 下腰椎和骶骨上部
  - 偶有位于颈胸部
- 大小
  - 椎弓缺陷部位大小不一
  - 合并脊膜膨出或脊髓脊膜膨出时，膨出物大小不一
- 形态学
  - 不连接处可有纤维组织或（和）软骨组织存在
  - 缺陷处可伴有脊膜膨出或脊髓脊膜膨出

X线表现

- X线摄片

- 棘突和椎板缺损（图2-1-1）
- 合并有脊膜膨出或脊髓脊膜膨出时，还可见骨质缺损处软组织肿块影

CT表现

- 平扫CT
  - 可清楚显示椎弓裂（图2-1-2）
  - 脊膜膨出：椎弓缺损处囊性肿块
  - 脊髓脊膜膨出：椎弓缺损处囊性肿块，其内含有移位的脊髓
  - 并发的脂肪瘤
- 增强CT（脊髓造影CT扫描，CTM）
  - 脊膜膨出：膨出囊被造影剂充盈
  - 脊髓脊膜膨出囊内可显示异位的脊髓阴影、脊髓圆锥下移及索条状粘连带
  - 矢状面重建图像可显示脊髓圆锥下移和马尾神经与囊壁的关系等病理改变

MRI表现

- 可清楚显示椎弓裂
- 可显示脊髓、脊神经及脊膜膨出情况，可明确脊膜膨出类型。可发现脊髓病变（如脊髓空洞）；椎管内脂肪瘤、脊髓低位、脊髓栓系、终丝粘连等合并情况
  - 脊膜膨出：膨出物为脑脊液信号，通过一窄或宽的颈与鞘膜囊相通
  - 脊髓脊膜膨出：膨出物的囊状物内含有脊髓或脊神经（图2-1-3）

超声表现

- 产前就可准确检出脊柱裂的部位及程度，特别对于诊断脊膜膨出或脊髓脊膜膨出有价值，最早可在妊娠4个月左右检出
  - 脊膜膨出：脊柱裂处出现肿块，通过裂孔与胎儿椎管相通，其内为脑脊液，呈液体回声
  - 脊髓脊膜膨出：脊柱裂处出现肿块，通过裂孔与胎儿椎管相通，其内有脊髓、神经根及脑脊液

推荐影像学检查

- 最佳检查法：
  - 隐性脊柱裂：X线平片
  - 脊膜膨出或脊髓脊膜膨出：MR检查
- 检查建议
  - 正位片显示脊柱裂较佳，侧位片往往不易显示椎弓中央裂隙

- MR 欠状位图像对显示脊膜膨出或脊髓脊膜膨出非常有价值，并可同时显示合并的其他畸形

【鉴别诊断】

- 骶前脊膜膨出和胸内脊膜膨出需要与盆腔和纵隔内肿瘤鉴别

- 盆腔和纵隔内肿瘤不与与椎管内的蛛网膜下腔相通

- 盆腔和纵隔内肿瘤不含有脊髓、圆锥或马尾神经

诊断与鉴别诊断精要

- 骨性椎弓不连接或缺如，可同时合并脊膜膨出或脊髓脊膜膨出
- 脊膜膨出所形成的囊性肿块与蛛网膜下腔相通，其内为脑积液密度或信号
- 脊髓脊膜膨出所形成的肿块内尚含有脊髓、圆锥或马尾神经

典型病例

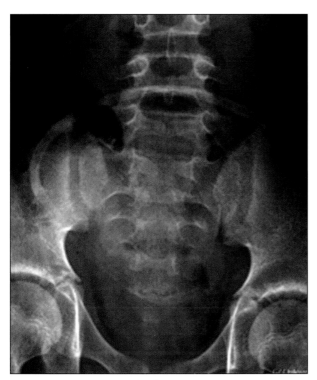

图 2-1-1　腰 5 及骶 1 脊椎隐性裂
腰骶椎正位片显示腰 5 及骶 1 双侧椎弓未融合

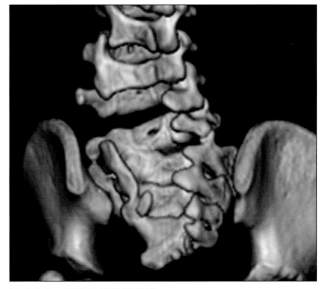

图 2-1-2　腰 5 及骶椎隐性裂
CT 三维重组图像显示右侧腰 5 及骶椎椎板缺如

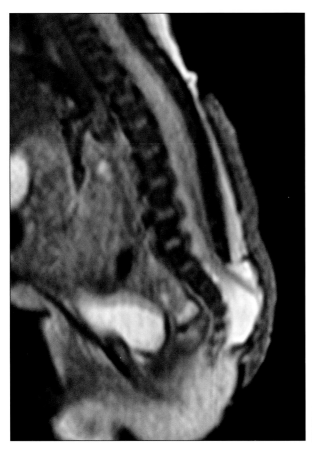

图 2-1-3　**骶尾椎脊髓脊膜膨出**
MR 矢状 T2WI 显示骶尾椎后部结构缺如，局部马尾神经及脊膜膨出，脊髓栓系

重点推荐文献

[1] 梁碧玲. 骨与关节疾病影像诊断学. 北京: 人民卫生出版社, 2006: 164-170.

[2] 李景学, 孙鼎元. 骨关节X线诊断学. 北京: 人民卫生出版社, 1982: 67-68.

[3] 荣独山. X线诊断学. 第三册, 骨、关节、眼、耳、鼻、喉. 上海: 上海科学技术出版社, 2000: 112.

2. 脊椎体畸形

【概念与概述】

　　脊椎体畸形（spinal deformity），为胚胎时椎体发育过程中形成不全所致

- 半椎体畸形（hemivertebra），蝴蝶椎（butterfly vertebra）

【病理与病因】

一般特征

- 一般发病机制
  - 半椎体畸形：椎体成对的软骨中心其中之一没有发育，即一侧生骨节的间叶细胞发育障碍或不向背侧中线侧移动，而对侧者发育和移动正常
  - 蝴蝶椎：椎体的 2 个软骨中心融合不完全，伴它们的连接处发育不全

- 遗传学
  - Winter 报告有家族史者占 1%
- 病因学
  - 可能与常染色体显性和隐性遗传有关
- 流行病学
  - 无相关资料

大体病理及手术所见

- 椎体形成不全
  - 单纯多余半椎体或楔形半椎形：可与相邻一个或两个椎体融合
  - 多个半椎体或多个半椎体伴有一侧椎体融合
  - 平稀半椎体：两侧均有数量相等的半椎体，一般不引起脊柱侧凸
  - 后侧半椎体：易引起后凸畸形
  - 蝴蝶椎

【临床表现】

表现

- 最常见体征 / 症状
  - 先天性脊柱侧凸（congenital scoliosis）
  - 先天性脊柱后凸（congenital kyphosis）
  - 发生在颈段的椎体畸形患者，由于头颈部的倾斜及肩部的降低，使外观畸形不甚严重。发生在腰段者由于骨盆倾斜代偿，一般不引起外观畸形

流行病学

- 年龄
  - 可发生于任何年龄，以青少年多见
- 性别
  - 无明显的性别差异

自然病史与预后

- 引起先天性脊柱侧凸的患者，半椎体位置越靠后方，侧后凸畸形越重，预后越差
- 嵌合半椎体或平衡的半椎体预后良好，而脊柱一侧半椎体伴对侧有未分节骨桥时，畸形往往较严重且进展快
- 位于胸腰段的半椎体畸形预后较差

治疗

- 如脊柱侧弯轻，畸形椎体位于胸段或上腰段，可非手术治疗，例如支具及体表电刺激疗法
- 一旦发现患者侧弯畸形不断进展，应及时手术，手术方式有：后路脊柱融合术、单侧椎体骨骺固定术、半椎体切除术、脊柱截骨等
- 引起脊柱后凸畸形的患者，原则上宜早期行后路脊柱融合术

【影像表现】

概述

- 最佳诊断依据
  - 半椎体畸形：椎体的一半缺如或发育不良
  - 蝴蝶椎：椎体中央部变细或缺如，椎体由 2 个尖端相对的楔形块构成
- 部位
  - 胸椎和腰椎多见，颈椎较为少见
  - 可累及一个椎体，也可同时累及多个椎体
- 形态学
  - 半椎体畸形：出生时，半椎体较正常椎体小，呈圆形或椭圆形，位于中线的一侧；长大以后，由于负重的影响，半椎体逐渐变成楔形
  - 蝴蝶椎：椎体中央矢状裂隙存在，椎体由 2 个尖端相对的楔形块构成

X 线表现

- X 线摄片
  - 半椎体畸形：半椎体较正常椎体小，呈圆形、椭圆形或楔形，位于中线的一侧；胸椎的半椎畸形常合并有并肋畸形（图 2-1-4）
  - 蝴蝶椎：椎体中央矢状裂隙存在，椎体由 2 个尖端相对的楔形块构成，状如蝴蝶的两翼，故名蝴蝶椎（图 2-1-5）；合并有前半椎体缺如或发育不良时，椎体呈前半窄而后半宽或前半椎体缺如

CT 表现

- CT 扫描
  - 所见与 X 线摄片相同
  - CT 的三维重建可清楚脊椎体畸形的部位、程度和性质（图 2-1-4，图 2-1-5，图 2-1-6）
  - 可同时显示合并的其他畸形、例如并肋畸形、椎板畸形、脊椎侧突或后突畸形

MR 表现

- MR 扫描
  - 所见畸形椎体信号正常
  - 可显示脊椎体畸形的部位、程度和性质
  - 显示可能存在的椎管内的异常

超声表现

- 产前超声检查对于筛查半椎体畸形具有重要临床意义
  - 半椎体表现为：脊椎矢状切面病变椎体回声模糊或缺失，冠状切面及横断切面椎体部分缺如、楔形变，可同时有相邻椎间隙增宽或变窄及脊柱不同程度侧弯

推荐影像学检查

- 最佳检查法：X 线平片
  - 由于脊柱侧突或后突畸形，结构重叠，X 线检查可能难以显示畸形椎体的性质及程度，这时 CT 检查非常有检查
  - MR 是了解椎管内结构的最佳影像方法
- 检查建议
  - 对于儿童或青少年，全脊椎 CT 检查需采用低剂量扫描，以减少患者接受的辐射剂量

【鉴别诊断】

- 半椎畸形及蝴蝶椎表现典型，不易与其他脊柱畸形混淆

> **诊断与鉴别诊断精要**
>
> - 半椎体畸形：半椎体较正常椎体小，呈圆形、椭圆形或楔形，位于中线的一侧
> - 蝴蝶椎：椎体中央变细或缺如，椎体由 2 个尖端相对的楔形块构成

典型病例

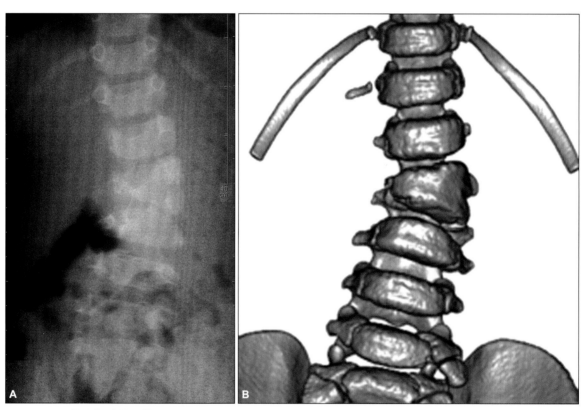

图 2-1-4　**腰椎半椎体并分节不良**
A.腰椎正位片；B.CT 三维重组图像，显示腰 2 左侧半椎体，并与腰 1 椎体融合

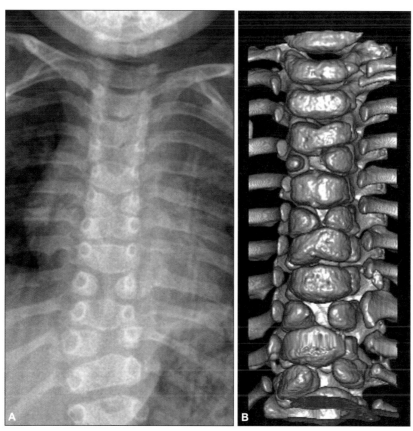

图 2-1-5　多个胸椎蝴蝶椎

A.胸椎正位片；B.CT 三维重组图像，显示胸 4、胸 6、胸 9、胸 11 椎体中央矢状裂隙存在，椎体由 2 个尖端相对的楔形或类圆形块构成

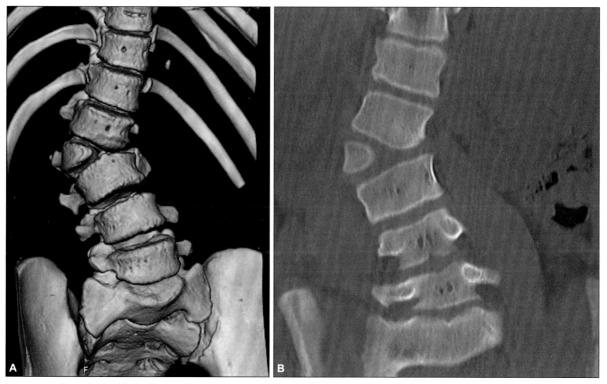

图 2-1-6　腰 2 右侧半椎体畸形

A.CT 三维重组图像；B.CT 冠状面重建图像，显示腰 2 椎体呈楔形，位于中线右侧

重点推荐文献

[1] 李景学, 孙鼎元. 骨关节X线诊断学. 北京: 人民卫生出版社, 1982: 67-68.

[2] 荣独山. X线诊断学. 第三册, 骨、关节、眼、耳、鼻、喉. 上海: 上海科学技术出版社, 2000: 111-112.

[3] 梁碧玲. 骨与关节疾病影像诊断学. 北京: 人民卫生出版社, 2006: 171-172.

3. 椎体分节不良

【概念与概述】

椎体分节不良（vertebra segmentation failure），是一种脊柱先天性畸形，为脊椎的先天性骨性联合

- 同义词：阻滞椎、先天性椎体联合

【病理与病因】

一般特征

- 一般发病机制
  ○ 两个或多个椎体节出现未分节段，形成阻滞椎
- 遗传学
  ○ 与遗传关系尚不明确
- 病因学
  ○ 病因不清楚，多数学者认为是胚胎发育异常所致.
- 流行病学
  ○ 颈椎阻滞椎的发生率为 0.71%

大体病理及手术所见

- 有三种类型
  ○ 单侧分节不良或称单侧不分节骨桥
  ○ 椎体前方分节不良
  ○ 双侧分节不良
- 椎间盘可完全缺如或被发育不完全的不规则钙化结构代替
- 椎间盘水平有呈腰形缩窄的融合结构（形成沙漏形外观）

【临床表现】

表现

- 最常见体征/症状
  ○ 先天性脊柱侧凸
  ○ 先天性脊柱后凸
  ○ 可无外观畸形

流行病学

- 年龄
  ○ 可发生于任何年龄，以婴幼儿、青少年多见
- 性别
  ○ 无明显的性别差异

自然病史与预后

- 出生后即可出现脊柱侧凸或后凸畸形，并不断加重
- 儿童期才表现出脊柱侧弯或后凸畸形，至青春期时迅速加重
- 双侧分节不良的患者一般不会产生侧凸，预后好

治疗

- 支具疗法
  ○ 对尚未发育成熟、畸形逐渐加重，侧弯节段长且柔软的患者可行支具治疗
  ○ 支具治疗是一个长期而困难的治疗方法，必须要求家长及患者合作
- 手术治疗：目的是矫正侧凸或后凸畸形

【影像表现】

概述

- 最佳诊断依据
  ○ 椎间隙变窄或消失
  ○ 椎间盘水平有呈腰形缩窄的融合结构（形成沙漏形外观）
- 部位
  ○ 胸、腰椎多见
  ○ 可累及多个节段
  ○ 可累及单侧或双侧

X 线表现

- X 线摄片
  ○ 椎间隙变窄或消失；椎间盘可完全缺如或被发育不完全的不规则钙化结构所代替
  ○ 椎间盘水平有呈腰形缩窄的融合结构（形成沙漏形外观）
  ○ 阻滞椎的总高度与两个正常椎体加上一个椎间隙的高度相等
  ○ 受累椎体前后径变短，且前面凹陷；椎间孔变小（图 2-1-7）
  ○ 可合并椎弓间的相互融合，如棘突融合、椎板融合
  ○ 可合并其他椎体畸形，形成混合畸形，如单侧不分节骨桥合并有半椎体，也可以是半椎体合并有分节不良

○ 合并的其他畸形：肋骨融合，畸形足、并指畸形等

CT 表现

- CT 扫描
  - CT 所见与 X 线摄片所见相同
  - CT 三维重建可清楚椎体分节不良的部位及程度，并可显示合并的其他畸形

MRI 表现

- MR 扫描
  - 可显示椎体分节不良的部位以及发育不完全的椎间盘结构
  - 术前脊柱 MR 检查有助于明确是否同时合并有脊髓栓系征、脊髓纵裂或硬膜内脂肪瘤等

超声表现

- 三维超声检查有助于产前诊断先天性脊柱侧弯或后凸畸形，及其伴随的椎体分节不良

推荐影像学检查

- 最佳检查法：X 线平片
- 检查建议
  - 对于儿童或青少年，术前全脊椎 CT 检查需采用低剂量扫描，以减低患者辐射剂量
  - 术前脊柱 MR 检查有助于明确是否同时合并有脊髓纵裂、脊髓栓系征及硬膜内脂肪瘤等畸形，这对手术方式的制订有重要意义

【鉴别诊断】

- 椎体结核
  - 相邻椎体骨质破坏
  - 椎间隙变窄
  - 椎旁脓肿形成
- 椎间盘退变或其他感染可导致椎间隙变窄或消失
  - 椎体前后径无缩短
  - 常伴有骨刺，骨桥形成
  - 椎间盘水平无腰形缩窄

诊断与鉴别诊断精要

- 阻滞椎的椎间隙变窄或消失，椎间盘水平呈腰形缩窄，阻滞椎的总高度与两个正常椎体加上一个椎间隙的高度相等
- 常伴有其他畸形，如半椎体、棘突融合、椎板融合、肋骨融合等

典型病例

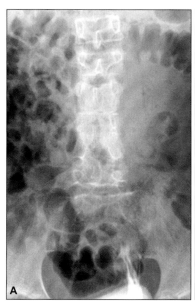 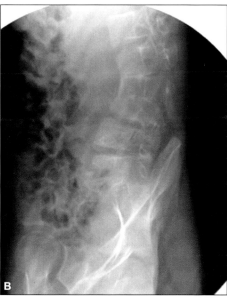

图 2-1-7 腰 2～4 椎体分节不良
A.为腰椎正位片；B.为腰椎侧位片，显示腰 2～4 椎体融合，椎间隙消失，受累椎体前后径变短，且前缘凹陷

重点推荐文献

[1] 李景学, 孙鼎元. 骨关节X线诊断学. 北京: 人民卫生出版社, 1982: 69-70.

[2] 梁碧玲. 骨与关节疾病影像诊断学. 北京: 人民卫生出版社, 2006: 164.

4. Klippel-Feil 综合征

【概念与概述】

Klippel-Feil 综合征 (Klippel-Feil syndrome)，是指颈椎两节或多节融合，该病最早在 1912 年由 Klippel 和 Feil 分别报道

- 同义词：先天性颈椎融合畸形、短颈综合征、先天性骨性斜颈、先天性颈蹼综合征

【病理与病因】

一般特征

- 一般发病机制
  - 胚胎时期颈椎生骨节形成软骨性颈椎后，发生分节不全则可造成颈椎融合
- 遗传学
  - 尚不清楚，少数病例有家族性遗传史
- 病因学
  - 尚不明确，大鼠相关实验模型提示 PAX 基因家族成员及 Notch 信号通路异常可能是其病因
- 流行病学
  - 其发病率约占新生儿的 1/4 200

大体病理及手术所见

- 颈椎两节或多节融合
- 可合并其他部位骨骼、泌尿生殖系统、呼吸循环系统等畸形

【临床表现】

表现

- 最常见体征 / 症状
  - 临床表现因融合颈椎的数目、部位而异
  - 约32% 的患者出现典型的三联症表现：颈部短、后发际低、颈部活动受限
  - 上颈椎融合患者常合并枕颈部畸形（环椎枕化、颅底凹陷等），早期常出现脊髓受压神经症状
  - 中低位颈椎融合患者，早期多不伴有神经症状
  - 合并心脏畸形、肾畸形、内耳畸形者会出现相应的临床症状

流行病学

- 年龄
  - 可见于任何年龄
- 性别
  - 男女发病率大致相同

自然病史与预后

- 本病因为可合并有其他系统病变，其病情严重性差异较大
- 部分颈椎融合患者可无症状，预后好
- 部分患者则表现出颈椎活动受限，患者可在 10 年，甚至 20 年后出现神经系统症状，主要为颈椎不稳、退行性变导致的椎管狭窄所致

治疗

- 对于无症状性的患者一般不需要治疗
- 对于有神经症状的患者，可采用颈椎牵引、颈托保护、理疗等保守治疗
- 对于神经症状明显、保守治疗无效的患者，可考虑手术治疗，以避免神经症状进一步加重，如后路减压 + 植骨融合固定术
- 对于颈蹼外形畸形者，可考虑整形手术

【影像表现】

概述

- 最佳诊断依据：颈椎两节或多节融合
- 部位
  - 可为两节或多节椎体融合
  - 可为连续多节椎体受累，也可以是跳跃式的
- 形态学
  - 椎体融合，附件融合，或者两者同时发生

X 线表现

- X 线摄片
  - 相邻节段颈椎融合，椎体间缺乏正常椎间盘结构（图 2-1-8）
  - 融合可以是部分的或完全的，可累及椎体、椎弓、椎板或棘突
  - 未融合节段可出现颈椎半脱位、椎管狭窄等
  - 其他伴发畸形：蝴蝶椎、半椎、肋骨融合、先天性高肩胛、先天性心脏病、肾异常等
    - 20% ~ 25% 的病例有单侧或双侧 Sprengel

畸形
- 10%～15% 的病例可有颈肋，女性多见
- 15%～20% 的病例可有半椎体畸形

CT 表现
- CT 扫描
  - CT 的三维重建可清楚颈椎融合的部位，特别是对显示环枕、环枢关节的显示更具有优势（图 2-1-9）
  - 其他伴发畸形

MRI 表现
- MR 扫描
  - 可显示颈椎融合部位（图 2-1-8）
  - 可发现合并的中枢神经系统的异常，例如中脑导水管狭窄、Dandy-Walker 畸形、脊髓空洞、Chiair 畸形等

推荐影像学检查
- 最佳检查法：X 线平片
- 检查建议
  - 上位颈椎融合，由于枕骨的影响，常需要拍摄颈椎伸屈位片或进行 CT/MR 检查
  - 椎体未完全骨化的婴幼儿，更需要拍摄颈椎伸屈位片或进行 MR 检查

【鉴别诊断】
- 颈椎椎体结核
  - 相邻椎体骨质破坏
  - 椎间隙变窄
  - 椎旁脓肿形成

诊断与鉴别诊断精要

- 对于有典型的三联症表现（颈部短、后发际低、颈部活动受限）的患者，影像检查发现颈椎融合，则可明确 Klippel-Feil 综合征诊断

典型病例

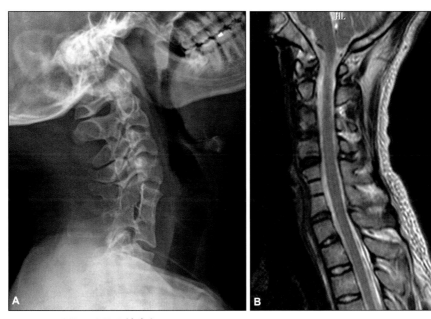

图 2-1-8　Klippel-Feil 综合征
A. 为颈椎侧位片；B. 为颈椎 MR 矢状 T2WI，显示颈 5～7 颈椎融合，椎体间缺乏正常椎间盘结构，受累椎体前后径变短，且前缘凹陷

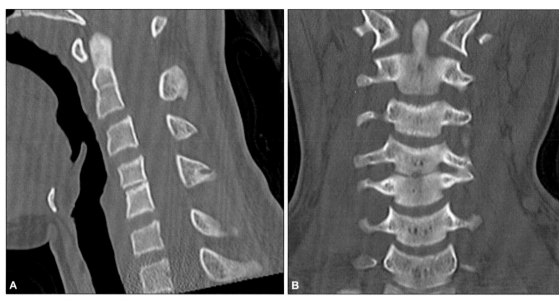

图 2-1-9　Klippel-Feil 综合征
A、B 分别为 CT 矢、冠状重建图像，显示颈 4～5 颈椎融合，椎体间缺乏正常椎间盘结构

重点推荐文献

[1] 邢千超, 冯平勇, 程豪, 等. Klippel-Feil综合征二例. 临床放射学杂志, 2010, 29(9): 1202-1203.
[2] 李景学, 孙鼎元. 骨关节X线诊断学. 北京: 人民卫生出版社, 1982: 71-72.
[3] 梁碧玲. 骨与关节疾病影像诊断学. 北京: 人民卫生出版社, 2006: 164.

5. 脊椎滑脱

【概念与概述】

脊椎滑脱（spondylolisthesis），是指一块椎骨相对于相邻的椎骨发生了向前或向后移位

【病理与病因】

一般特征

- 一般发病机制
  - 可分为六种类型
    - 真性脊椎滑脱：关节间部缺损且有椎体滑动（多由椎弓峡部裂所致）
    - 假性脊柱滑脱 / 关节性脊椎滑脱 / 退行性脊椎滑脱：只有椎体滑动，但椎弓完整；发病多与后天因素有关
    - 发育不良性脊椎滑脱：小关节发育不良所致
    - 外伤性脊椎滑脱（不在本书叙述范围）
    - 手术所致脊椎滑脱（不在本书叙述范围）
    - 病理性脊椎滑脱：骨肿瘤等疾病导致椎骨结构破坏或薄弱所致（不在本书叙述范围）
- 遗传学
  - 尚不明确，可有常染色体的异常
- 病因学
  - 尚未明确，有以下几个方面学说
    - 先天性学说：认为椎弓崩裂为先天性发育所致
    - 创伤学说：认为此病为后天性，与外伤及劳损有关
    - 峡部发育障碍及外伤混合学说：认为峡部局部结构薄弱，外伤易致峡部断裂
- 流行病学
  - 可因年龄、地区种族、职业及性别而异
    - 6 岁时伴有或不伴有脊柱滑脱的峡部裂的发生率为 4.4%，18 岁增至 6%。40 岁后（尤其 40～50 岁以上的患者）发病率有所上升，可能与退变有关
    - 峡部裂导致的滑脱中，欧美白人的发病率为 4%～6%，黑人为 1%～3%，爱斯基摩人可高达 40%～50%
    - 芬兰人发病率男性为 7.7%，女性为 4.6%
    - 运动员的总发病率可高达 20.7%，特别为杂技项目

■ 腰椎滑脱的发病率约为 5%
■ 大体病理及手术所见
- 受累的下关节突及棘突与椎体分离
- 关节间部缺损裂隙为肌腱样结缔组织
- 椎体向前或向后不同程度的滑动

【临床表现】

表现

- 最常见体征 / 症状
  - 腰椎滑脱体征 / 症状
    - 下腰部疼痛：多为腰骶部疼痛，可在劳累后逐渐出现，站立、弯腰时加重，卧床休息后减轻或消失
    - 坐骨神经痛：出现下肢放射痛、麻木
    - 间歇性跛行：为神经受压或合并腰椎管狭窄
    - 马尾神经症状：下肢乏力、鞍区麻木及大小便功能障碍
  - 颈椎滑脱体征 / 症状
    - 颈痛、颈部僵硬
    - 神经根性症状：为单侧上肢的放射性疼痛、麻木
    - 脊髓压迫症状：上肢肌力下降、行走不稳、腱反射亢进、肌张力增高

流行病学

- 年龄
  - 真性滑脱：青壮年多见，30 岁之前发病率随年龄增长而增高
  - 假性滑脱：老年人多见，40 岁以下很少见，随年龄增长，发病率增高
- 性别
  - 真性滑脱：多见于男性
  - 假性滑脱：女性多见，女性患者的发病率是男性的 4~6 倍

自然病史与预后

- 随着年龄的增长，脊椎滑脱可有加重的趋势，症状也会加重
- 预后好

治疗

- 仅有局部疼痛的患者，可采用卧床休息、局部热敷理疗、护腰固定、颈托固定、口服消炎镇痛药物以及活血化淤的中药等非手术治疗方法，能够有效地缓解症状
- 伴椎管狭窄、神经根压迫、脊髓受压患者，经保守治疗治疗无效，可考虑手术治疗，例如：前路减压 + 植骨融合内固定，后路减压 + 横突间植骨或椎间植骨融合，后路减压 + 钉棒系统内固定等

【影像表现】

概述

- 最佳诊断依据：椎体向前或后滑动，伴椎弓峡部、小关节或椎弓根异常
- 部位
  - 绝大多数发生在第 4、5 腰椎，累及第 5 腰椎者占 80% 以上
  - 关节间部的骨缺损可为一侧或两侧，以后者多见
  - 可同时累及数个椎体
  - 发生在颈椎极为少见
- 大小
  - 轻度的椎体滑移 1~2mm，严重者椎体滑移 20mm 以上；滑脱程度可采用 Meyerding 测量法
- 形态学
  - 真性滑脱：椎弓峡部裂
  - 假性滑脱：椎小关节、椎间盘退行性变等

X 线表现

- X 线摄片
  - 椎体滑移：脊柱前、后缘连线的连续性中断、错位（图 2-1-10）
  - 脊椎椎弓峡部、小关节和椎弓根的异常：峡部出现骨缺损性裂隙或小关节退变
  - 脊椎不稳定状态：过伸和过屈侧位片，椎体间有滑动现象
  - 其他脊椎继发性改变：骨刺形成，关节间隙变窄，椎体终板下骨硬化
  - 滑脱程度可采用 Meyerding 测量法：在侧位片上将骶椎上面分为四等份，以此来衡量第 5 腰椎向前滑移的程度。椎体向前滑动超过骶椎上面的 1/4 时为 I 度，超过 1/2 为 II 度，超过 3/4 为 III 度，超过整个骶椎为 IV 度

CT 表现

- CT 扫描
  - 上位椎体向前移位，使椎体后缘与其椎弓的间距增宽，椎管前后径增加；因椎间盘未移位在椎体后缘形成条带影；在椎弓峡部层面可显示峡部不连

- ○ CT 三维重建图像可清楚显示脊椎滑脱及伴随的椎弓裂或小关节退变

MRI 表现

- MR 扫描
  - ○ 矢状面图像可观察峡部裂及脊椎移位
  - ○ 横断面图像可显示椎弓裂或小关节退变

推荐影像学检查

- 最佳检查法：X 线平片

- 检查建议
  - ○ X 线检查除了摄腰椎正位及侧位片外，还应该摄 35°～40° 的左后斜位及右后斜位片，以明确关节间（椎弓峡部、小关节或椎弓根）的骨缺损为一侧性或为两侧性

【鉴别诊断】

- 脊椎滑脱的表现典型，诊断不难

诊断与鉴别诊断精要

- 脊椎滑脱的特点为椎体移位，伴峡部出现骨缺损性裂隙或小关节出现退变

典型病例

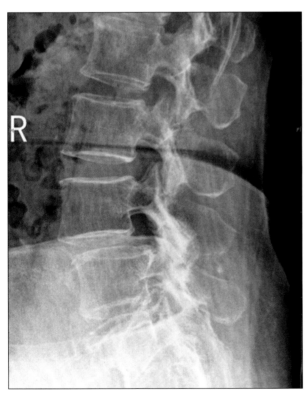

图 2-1-10　**假性脊椎滑脱**
腰椎侧位片显示腰 4/5 椎小关节面硬化，间隙变窄，腰 4 椎体前移位

重点推荐文献

[1] 陈志刚. 崩裂性与退行性腰椎滑脱的 MRI 诊断价值. 南华大学学报（医学版）. 2010, 38(5): 681-683.

[2] 李景学, 孙鼎元. 骨关节 X 线诊断学. 北京: 人民卫生出版

社, 1982: 74-77.

[3] 梁碧玲. 骨与关节疾病影像诊断学. 北京: 人民卫生出版社, 2006: 174.

6. 先天性脊柱侧凸

【概念与概述】

先天性脊柱侧凸（congenital scoliosis），由于脊柱的各种先天性畸形而导致脊柱在冠状面侧向弯曲的畸形

【病理与病因】

一般特征

- 一般发病机制
  - 在脊柱胚胎发育过程中，由于某些因素导致一侧椎体软骨化或骨化障碍，或椎体间分节障碍，导致半椎体畸形或椎体融合畸形，则可产生脊柱侧凸
- 遗传学
  - 在中国汉族人群中 HES7、LMX1A、TBX6 和 WNT3A 基因多态性可能与先天性脊柱侧凸的易感性有一定的关联
- 病因学
  - 其病因尚不清楚，可能与相关基因突变和妊娠中的环境因素异常有关
- 流行病学
  - 在新生儿中的发病率为 0.5 ~ 1/1000
  - 半椎体引起的脊柱侧凸畸形最常见，约占先天性脊柱侧凸畸形的 40%
  - 先天性脊柱侧凸发病率占脊柱侧凸的 3.1% ~ 5.19%

大体病理及手术所见

- 脊柱侧凸，伴有椎体畸形（Winter 分类）
  - 楔形椎型
  - 半椎体或蝴蝶椎型
  - 半椎体 - 分节不全型
  - 侧方骨桥型
  - 分节不全型

【临床表现】

表现

- 最常见体征 / 症状
  - 脊柱侧凸畸形：可在婴幼儿期即可出现，或在以后生长发育的某个时期表现出来
  - 畸形椎体的部位及数目的不同可导致脊柱侧凸表现不同
    - 胸段先天性脊柱侧凸：凸侧肩部高于凹侧肩部，肩胛骨后凸
    - 胸腰段先天性脊柱侧凸：无明显背部畸形；如超过代偿能力时可有骨盆倾斜，肩部不等高，躯干与下肢比例失调等表现
    - 腰段先天性脊柱侧凸：骨盆倾斜，躯干不平衡
    - 胸腰段单纯半椎体畸形：脊柱侧凸一般不明显
    - 颈胸段或腰骶段的半椎体畸形：脊柱侧凸相对显著
  - 合并其他系统畸形：神经系统畸形（发生率为 18% ~ 58%），泌尿系统畸形（发生率为 18% ~ 34%），肋骨及胸壁畸形（发生率约为 19%），先天性心脏畸形（发生率约为 25%）

流行病学

- 年龄
  - 大部分在出生后即可发现脊柱侧凸
  - 部分患者发现较晚，但一般在 5 岁左右被发现
- 性别
  - 多见于女性

自然病史与预后

- 一般 6 ~ 7 岁可显示轻度的侧凸畸形，到 10 岁以后，侧凸畸形可发展迅速，直至生长停止
- 25% 的先天性脊柱侧凸患者其侧弯角度不进展，25% 的患者进展缓慢，50% 患者进展较快

治疗

- 支具治疗：适用于就诊是侧弯轻、畸形逐渐加重，侧弯节段长且柔软的患者
- 手术治疗：应根据患者年龄、畸形部位、侧凸程度、节段长短、畸形类型、可屈性及进展性等情况不同选择手术方式，手术方式有：原位融合术，凸侧骨骺阻滞术，半椎体切除术，内固定矫形融合术等

【影像表现】

概述

- 最佳诊断依据：脊柱在冠状面上的侧凸，同时伴有椎体畸形
- 部位
  - 多发生在胸椎上部，胸腰段次之
- 大小
  - 应用 Cobb 方法测量脊柱侧凸角度
- 形态学
  - 根据 Winter 分类法共有 5 型：楔形椎、半椎体或蝴蝶椎、半椎体 - 分节不全、侧方骨

桥、分节不全

X 线表现

- X 线摄片
  - 椎体畸形：半椎体、蝴蝶椎、椎体融合等；需要注意畸形椎体的数目、部位及类型
  - 脊柱侧凸
    - 脊柱向左或向右偏离了中轴线，并超过 10° 角（图 2-1-11）
    - CT 表现
- CT 扫描
  - CT 的三维重建可准确显示畸形椎体部位、数目、类型及脊柱侧弯程度（图 2-1-12）

MRI 表现

- MR 扫描

- 可显示畸形椎体部位、数目及类型（图 2-1-13）
- 术前脊柱 MRI 有助于发现脊髓畸形，例如脊髓纵裂

超声表现

- 术前超声检查有助于发现心脏及泌尿生殖系统的畸形

推荐影像学检查

- 最佳检查法：X 线平片
- 检查建议
  - X 线检查应包括脊柱全长

【鉴别诊断】

特发性脊柱侧凸

- 无椎体畸形或分节不良

诊断与鉴别诊断精要

- 脊柱侧凸同时合并椎体畸形，常有其他节段的反向弯曲加以代偿，因而摄片时脊柱呈 S 形

典型病例

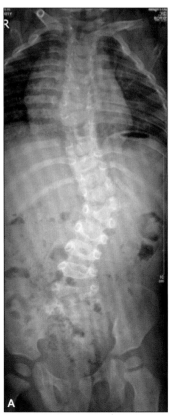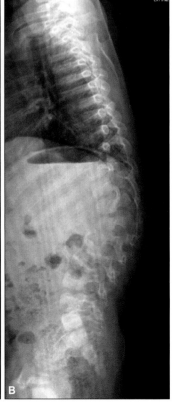

图 2-1-11　**先天性脊柱侧凸伴半椎体畸形**
胸腰椎正（A）、侧位（B）片显示先天性脊柱侧凸伴胸 12 左侧半椎体畸形

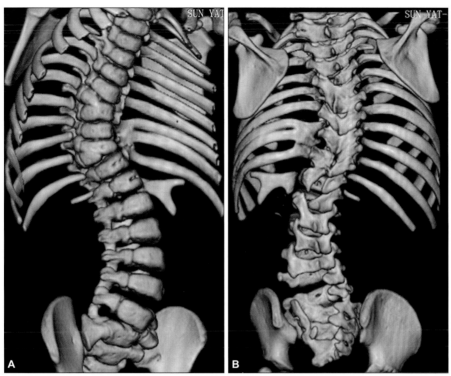

图 2-1-12　胸腰椎 CT 三维重组图像
显示先天性脊柱侧凸伴 2 个胸椎半椎体畸形、胸椎椎板融合、腰骶椎脊柱裂、左侧 9～11 肋骨融合及左侧第 12 叉状肋

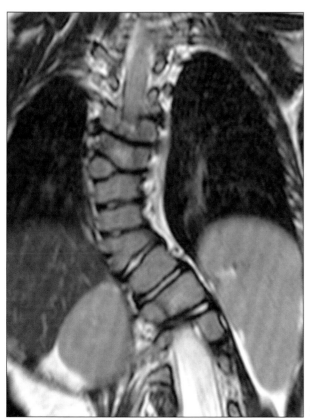

图 2-1-13　先天性脊柱侧凸伴胸椎畸形
MR 冠状 T2WI 显示先天性脊柱侧凸伴 2 个胸椎半椎体畸形

重点推荐文献

[1] 李景学,孙鼎元.骨关节X线诊断学.北京:人民卫生出版社,1982:78-79.

[2] 荣独山.X线诊断学.第三册,骨、关节、眼、耳、鼻、喉.上海:上海科学技术出版社,2000:111.

[3] 李正、王慧贞、吉士俊.先天畸形学.北京:人民卫生出版社,2000:858-861.

7. 骨盆畸形

【概念与概述】

骨盆畸形(pelvic malformation):任何骨盆骨的形成不全及以后的发育障碍,都可以形成骨盆畸形

- Otto 骨盆(Otto pelvis),Nagele 骨盆(Nagele pelvis),Robert 骨盆(Robert pelvis),髂骨角(iliac horns)

【病理与病因】

一般特征

- 一般发病机制
  - 骨盆骨的形成不全或发育障碍
- 遗传学
  - 尚不明确,部分病例有家族性发病的倾向
- 病因学
  - 尚不明确
- 流行病学
  - 缺乏相关统计学资料

大体病理及手术所见

- Otto 骨盆:髋关节内陷
- Nagele 骨盆:一侧髂骨翼发育不良或缺如,伴患侧骶髂关节强直
- Robert 骨盆:两侧髂骨翼发育不良
- 髂骨角:两侧髂骨翼后面有对称性骨质突起,常伴有四肢骨与关节的畸形,指甲畸形多见于拇指,表现为指甲变色,匙状甲,或指甲基底小,远侧逐渐变薄以至消失,没有指甲尖的游离缘

【临床表现】

表现

- 最常见体征/症状
  - Otto 骨盆
    - 髋关节活动受限
    - 髋关节痛,跛行
    - 髋关节屈曲畸形
  - Nagele 骨盆表现
    - 站立时肩胛不平行,脊柱有代偿性弯曲,腰椎向病侧侧弯

- 臀部不对称,患侧臀沟降低,菱形窝变形
- 骨盆偏斜,外测量两侧径线不等,均相差 1cm 以上
- 骨盆侧壁不对称,病侧侧壁内聚,坐骨棘向内后上方移位,骶坐韧带明显缩短

  - Robert 骨盆
    - 患者髋部瘦小,缺乏女性特征
    - 骨盆两侧骶翼缺如,骶髂关节固定,骶骨狭窄
    - 骨盆各平面前后径均长,横径均短,与类人猿型骨盆相似
    - 骨盆较深,骶骨多为 6 节,耻骨弓狭窄
  - 髂骨角
    - 两侧髂骨翼后面有对称性骨质突起

流行病学

- 年龄
  - 可发生于任何年龄,以儿童、青少年多见
- 性别
  - Otto 骨盆以女性多见
  - 髂骨角、Nagele 骨盆及 Robert 骨盆无明显性别差异

自然病史与预后

- 预后好,对于青年女性患者可造成分娩困难

治疗

- Otto 骨盆可采用髋关节置换手术治疗
- 髂骨角、Nagele 骨盆及 Robert 骨盆可无需手术治疗

【影像表现】

概述

- 最佳诊断依据
  - 髂骨角:双侧髂骨后面的骨质突起指向外方,不位于肌肉的起止部位
  - Nagele 骨盆:一侧髂骨翼发育不良或缺如,伴患侧骶髂关节强直
  - Robert 骨盆:两侧髂骨翼发育不良
  - Otto 骨盆:双侧股骨头内突,髋臼壁向内膨出

X 线表现

- X 线摄片
  - 髂骨角表现
    - 髂骨后面的骨质突起指向外方，不位于肌肉的起止部位（图 2-1-14）
    - 常合并骨骼畸形：不同程度的发育不良，常累及膝、肘关节部骨骼，例如髌骨缺失或发育不良
  - Nagele 骨盆表现
    - 一侧髂骨翼发育不良或缺如，伴患侧骶髂关节强直
    - 患侧骨盆向后上方偏斜，髂嵴提高，髂耻线伸直；对侧骶髂关节正常
    - 骨盆入口明显偏斜，横径缩短
    - 下段腰椎向病侧倾斜，骶岬偏向患侧
  - Robert 骨盆表现
    - 两侧髂骨翼发育不良
    - 骨盆入口呈极度狭窄的椭圆形
  - Otto 骨盆表现
    - 双侧髋臼明显增深，将股骨头包围；受累

区骨密度增加，骨盆侧壁内突（图 2-1-15）
- 股骨头的负重部变扁平、不规则
- 髋关节间隙变窄，但不消失
- 髋臼周围见骨刺形成

CT 表现

- CT 三维重建图像可立体直观地显示骨盆畸形的严重程度

推荐影像学检查

- 最佳检查法：X 线检查

【鉴别诊断】

髂骨骨软骨瘤

- 髂骨骨软骨瘤一般单侧发病，且位于肌肉的起止部位

继发性 Otto 骨盆

- 髋关节的类风湿关节炎、化脓性关节炎或损伤等情况，也可引起髋臼向内突出（Otto 骨盆）
- 一般为单侧发病
- 类风湿关节炎、化脓性关节炎或损伤所致骨质改变

诊断与鉴别诊断精要

- 髂骨角：双侧髂骨后面的骨质突起指向外方，不位于肌肉的起止部位
- Nagele 骨盆：一侧髂骨翼发育不良或缺如，伴患侧骶髂关节强直
- Robert 骨盆：两侧髂骨翼发育不良
- Otto 骨盆：双侧髋臼增深，股骨头内陷，髋臼壁向内突出

典型病例

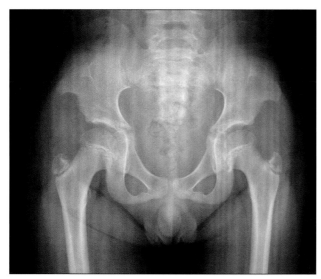

图 2-1-14 髂骨角
骨盆正位片显示两侧髂骨翼后面对称性骨质突起指向外方

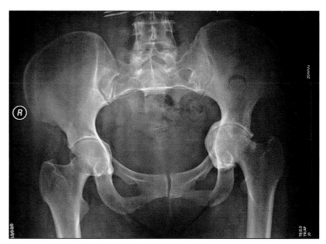

图 2-1-15 Otto 骨盆
骨盆正位片显示双侧髋臼明显增深、内陷，股骨头被包绕，髋关节间隙变窄

重点推荐文献

[1] 荣独山. X线诊断学. 第三册，骨、关节、眼、耳、鼻、喉. 上海：上海科学技术出版社，2000: 112.

[2] 李景学，孙鼎元. 骨关节X线诊断学. 北京：人民卫生出版社，1982: 83-84.

二、上肢畸形

1. 锁颅骨发育不全

【概念与概述】

锁颅骨发育不全（Cleido-cranial dysplasia），是一种极罕见的以骨化不全为特点的畸形，可累及所有的膜内化骨和软骨化骨的骨骼，除发生在锁骨和颅骨以外，还伴有其他骨骼发育不全

- 同义词：Marie-Sainton 综合征、Schenthaurer 综合征、Hulkerantt 骨形成不全

【病理与病因】

一般特征

- 一般发病机制
  - 可能因初级骨化中心化骨障碍所致
- 遗传学
  - 与遗传因素有关，属常染色体显性遗传，约 2/3 有家族史
  - 可分为三类
    - 第 1 类为标准型，有遗传性关系，颅骨锁骨均受累
    - 第 2 类有遗传关系，颅骨不受累
    - 第 3 类为先天性，非家族遗传性
- 病因学
  - 确切病因不明，与遗传因素有关
- 流行病学
  - 罕见，发病率约为百万分之一

大体病理及手术所见

- 锁骨骨化不全：一侧或双侧锁骨的胸骨端或肩峰端缺如，锁骨完全缺如极少见
- 颅骨膜内化骨不全，由纤维组织所代替，但颅底正常

【临床表现】

表现

- 最常见体征 / 症状
  - 头颅大，囟门和颅缝延迟闭合或不闭合
  - 面骨小，眼距增宽，鼻梁塌陷
  - 双肩下垂，肩关节活动范围大；双肩向前胸相互靠拢，可和颌部接触
  - 牙齿发育不良，排列不齐，出牙或脱牙不正常

- 身材矮小，智力正常
- 常伴有其他畸形：如单侧或双侧髋内翻和股骨颈短、胸廓畸形、脊柱侧弯、三角肌的前部和斜方肌的锁骨部缺如等

流行病学

- 年龄
  - 2岁以下畸形最明显，易诊断
  - 多数患者其临床特征要成年后才表现出来
- 性别
  - 男女发病率无差异

自然病史与预后

- 本病虽可造成严重残疾，但预后良好，可正常生活一生

治疗

- 无功能障碍患者，不需特殊处理
- 如锁骨端刺激臂丛神经，可将其残端切除以解除对神经的压迫
- 其他伴有的畸形，可根据病情选择手术

【影像表现】

概述

- 最佳诊断依据：单侧或双侧锁骨部分或全部缺如，颅骨骨化不全

- 部位
  - 累及锁骨及颅骨，可同时合并其他部位畸形

X线表现

- X线摄片
  - 锁骨：外侧端缺如或发育障碍，约10%严重者锁骨可完全缺如（图2-1-16A）
  - 颅骨：颅缝延迟闭合或不闭合，出现缝间骨，前囟增大（图2-1-16B）
  - 颌面骨：上颌骨发育不全，硬腭狭小而高拱，恒牙出牙延迟且易磨损
  - 骨盆：耻骨联合增宽，耻骨缺如，坐骨支钙化延迟，骶髂关节增宽，髋内翻，髋关节脱位等
  - 四肢骨骼：掌、跖骨骨化延迟，末节指、趾骨短小或缺如，桡骨缺如，股骨颈短粗，肩胛骨发育小，关节盂浅小等
  - 其他畸形：如胸骨柄缺如、脊柱裂等

推荐影像学检查

- 最佳检查法：X线摄片

【鉴别诊断】

该病表现典型，不易与其他疾病混淆

诊断与鉴别诊断精要

- 单侧或双侧锁骨部分或全部缺如
- 颅缝延迟闭合或不闭合，前囟增大；上颌骨发育不良

典型病例

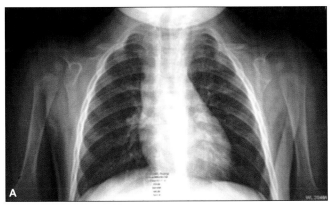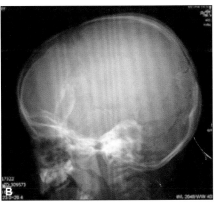

图2-1-16 锁颅骨发育不全
A.为胸正位片；B.为头颅侧位片，显示双侧锁骨中外段缺如，颅缝延迟闭合，前囟增大，上颌骨发育不良

重点推荐文献

[1] 荣独山. X线诊断学. 第三册, 骨、关节、眼、耳、鼻、喉. 上海: 上海科学技术出版社, 2000: 105.

[2] 梁碧玲. 骨与关节疾病影像诊断学. 北京: 人民卫生出版社, 2006: 133.

[3] 李正, 王慧贞, 吉士俊. 先天畸形学. 北京: 人民卫生出版社, 2000: 783-784.

2. 先天性肩关节脱位

【概念与概述】

先天性肩关节脱位（congenital dislocation of shoulder joint），为肩关节先天性形成不全的继发症，为极罕见的肩部畸形。出生时已存在肩关节脱位，多伴有其他畸形

【病理与病因】

一般特征

- 一般发病机制
  ○ 肩关节的骨性结构或周围软组织发育不良或不发育
- 遗传学
  ○ 尚不明确
- 病因学
  ○ 确切病因尚不明确
- 流行病学
  ○ 新生儿肩关节脱位的发病率为 0.018% ~ 0.07%

大体病理及手术所见

- 肩关节由于骨性或周围软组织先天性缺如，可发生肩关节前、后或下三个方向脱位
- 常合并上肢骨畸形

【临床表现】

表现

- 最常见体征/症状
  ○ 肩关节外形及功能受限程度与畸形严重程度有关，肩关节盂或肱骨头发育不良或缺如可使畸形加重，肩关节不稳定性增加
  ○ 患肢短小，有时 Dugas 征阳性
  ○ 常合并上肢骨畸形

流行病学

- 年龄
  ○ 婴幼儿
- 性别
  ○ 发病率无性别差异

自然病史与预后

- 预后良好，可正常生活一生

治疗

- 肩关节功能影响轻者，不必手术治疗，可考虑手法复位，但易发生肩关节再脱位
- 手术治疗则根据不同情况采用肩关节囊内折术、肌腱移位、肩关节功能位融合以及肩峰畸形骨块隆起切除术等
- 严重肩关节发育不良者，手术通常无法改善关节功能

【影像表现】

概述

- 最佳诊断依据：肩关节脱位，伴肩胛颈及关节盂的形成不全，甚至没有关节盂

X 线表现

- X 线摄片
  ○ 肩关节脱位，向前、后或下方脱位，以向后脱位多见（图 2-1-17）
  ○ 肩胛颈及关节盂形成不全，甚至没有关节盂
  ○ 常合并上肢骨畸形，如肱骨头及骨干发育不良、掌指骨缺如、尺桡骨近端骨性融合

CT 表现

- CT 可显示肩关节脱位、肩胛颈及关节盂的发育情况，特别是三维重建图像显示局部畸形更立体、直观

推荐影像学检查

- 最佳检查法：肩关节 X 线正位片
- 检查建议
  ○ 如怀疑有肩关节后脱位，最好加摄肩关节腋下位片，腋下位片能清晰显示肱骨头和肩胛盂之间的相互位置关系，可评价肱骨头有否移位，并能显示肩胛盂的发育情况

【鉴别诊断】

- 分娩过程中所造成的肩关节脱位
  ○ 婴儿有胎位不正或分娩中过程中有牵、拉、拽等暴力动作
  ○ 患儿出生后，患侧肩关节肿胀及压疼，患侧肩关节被动活动时患儿哭闹
  ○ 常发生锁骨及肱骨骨折，其次为股骨骨折

- 麻痹性肩关节脱位
  - 多由于肩部肌肉麻痹所致，如分娩时臂丛

- 神经损伤
  - 无肩胛颈及关节盂发育不良

> **诊断与鉴别诊断精要**
> - 先天性肩关节脱位以向后脱位为主，常伴肩胛颈及关节盂形成不全，甚至关节盂缺如

典型病例

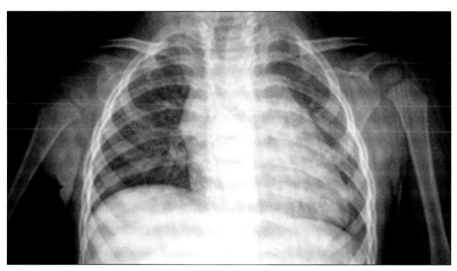

图 2-1-17　**右肩关节先天性脱位**
胸正位片显示右肩关节脱位，右侧肩胛盂浅小

重点推荐文献

[1] Schmelzer-Schmied N, Ochs BG, Carstens C. Shoulder dislocation in the newborn. report of 12 cases and review of the literature. Orthopade, 2005, 34(5): 454-461.

[2] 李景学, 孙鼎元. 骨关节X线诊断学. 北京: 人民卫生出版社, 1982: 86.

3. 肘髌骨

【概念与概述】

　　肘髌骨（patella cubitus），为罕见的肘部发育异常，肘关节后方出现一类似髌骨的骨块

【病理与病因】

一般特征

- 一般发病机制
  - 可能是尺骨鹰嘴二次化骨核未与尺骨融合，遗留在肱三头肌腱内形成的迷走籽骨
- 遗传学
  - 家族性遗传倾向不明确

- 病因学
  - 先天性发育异常，具体病因不明
- 流行病学
  - 罕见，缺乏相关统计资料

大体病理及手术所见

- 尺骨鹰嘴后上方有一椭圆形游离骨块，游离骨块与肱三头肌腱相连
- 肘髌骨完整、光滑、有关节面，与肱骨滑车后上方及尺骨鹰嘴桡背侧形成关节，远、近端皆为肌腱连接

【临床表现】

表现

- 最常见体征 / 症状
  - 尺骨鹰嘴桡侧可扪及一椭圆形骨块,可推动,但向远侧移动的范围不超过肘关节
  - 可引起局部疼痛、活动受限
  - 一般无临床症状,通常是在摄 X 线片时无意中发现

流行病学

- 年龄
  - 可发生于任何年龄
- 性别
  - 无性别差异

自然病史与预后

- 预后良好

治疗

- 一般无需特殊处理;影响肘关节功能时可将肘髌骨手术切除

【影像表现】

概述

- 最佳诊断依据:双侧尺骨鹰嘴后上方出现边缘清晰、光整椭圆形游离骨块
- 部位
  - 尺骨鹰嘴后上方
  - 常为双侧性
- 大小
  - 大小不一,最大直径可达 3.5cm
- 形态学
  - 类圆形、椭圆形

X 线表现

- X 线摄片
  - 尺骨鹰嘴后上方出现类似髌骨的骨块,为游离椭圆形骨块,边缘光滑(图 2-1-18)
  - 常是双侧性

CT 表现

- 对于外伤患者,CT 检查有助于撕脱骨折与肘髌骨的鉴别,并可明确肘髌骨是否伴有骨折

推荐影像学检查

- 最佳检查法:肘关节 X 线摄片

【鉴别诊断】

- 有外伤史的"类肘髌骨"
  - 多有外伤史,单侧发生
  - 外力致尺骨鹰嘴骨骺分离,在肱三头肌腱牵拉作用下移位,使次级骨化中心独立发育成游离骨块
  - 在 X 线片上表现为肘髌骨特征

诊断与鉴别诊断精要

- 无明确外伤史的患者双侧尺骨鹰嘴后上方出现边缘清晰、光整椭圆形游离骨块,应注意肘髌骨的诊断

典型病例

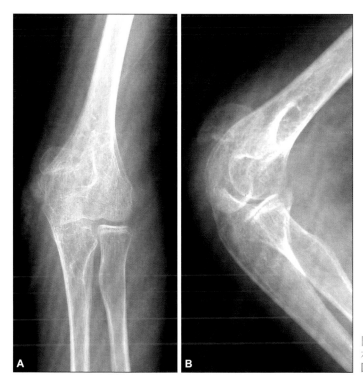

图 2-1-18　**肘髌骨**
右肘关节正（A）、侧（B）位片显示右侧尺骨鹰嘴后上方出现椭圆形骨块，边缘光滑

重点推荐文献

[1] 李景学, 孙鼎元. 骨关节X线诊断学. 北京: 人民卫生出版社, 1982: 87.
[2] Winter M, Balaguer T, Tabutin J. Bilateral patella cubiti. a

case report. J Bone Joint Surg Am. 2006, 88(2): 415-417.
[3] Ahlgren SA, Rydholm A.Patella cubiti. report of an operated case. Acta Orthop Scand. 1975, 46(6): 931-933.

4. 肘内翻、肘外翻

【概念与概述】

　　肘 内 翻（cubitus varus）、肘 外 翻（cubitus valgus），为先天性发育障碍至生理性肘外翻角增大或变小

【病理与病因】

一般特征

- 一般发病机制
  - 先天性发育障碍所致
- 遗传学
  - 不明确
- 病因学
  - 先天性发育障碍所致，具体病因不明
- 流行病学
  - 少见，缺乏相关统计资料

大体病理及手术所见

- 肘内翻：生理性肘外翻角增大（正常为 165° ~

170°）或提携角减小（正常为 10° ~ 15°）

- 肘外翻：生理性肘外翻角变小或提携角增大

【临床表现】

表现

- 最常见体征 / 症状
  - 肘部外观畸形，呈外翻或内翻畸形，常没有症状
  - 畸形严重者，可发生迟发性尺神经损伤，即手部尺神经支配区刺痛和感觉障碍（小指及环指一半），手部肌无力，萎缩
  - 病程长者，可引起肘关节骨性关节炎

流行病学

- 年龄
  - 可发生于任何年龄，以儿童多见
- 性别
  - 无明显性别差异

自然病史与预后
- 预后良好

治疗
- 轻度肘内翻或肘外翻畸形不必矫正或治疗
- 明显畸形或者发生迟发性尺神经损伤者可考虑手术治疗

【影像表现】

概述
- 最佳诊断依据：生理性肘外翻角或提携角大于或小于正常值
- 部位
  - 多为单侧肘关节

X线表现
- X线摄片
  - 正常人上臂长轴与前臂长轴形成一向外开

的角度，即生理性肘外翻角，男性约为170°，女性约为165°。其补角即为提携角，男性为10°，女性约为15°。肘内翻时生理性肘外翻角增大或提携角减小（图2-1-19）；而肘外翻时生理性肘外翻角减小或提携角增大（图2-1-20）
- 先天性肘外翻多见，可单独存在，也并发于先天性综合征，例如：Turner综合征，骨甲发育不全等

推荐影像学检查
- 最佳检查法：肘关节X线摄片

【鉴别诊断】
- 外伤骨折畸形愈合后所形成的肘内、外翻
  - 有明显的外伤病史

> **诊断与鉴别诊断精要**
> - X线检查通过测量生理性肘外翻角或提携角，即能明确肘内、外翻的诊断

典型病例

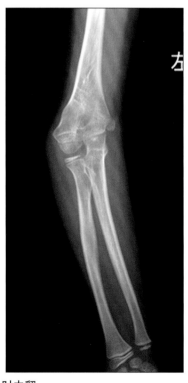

图 2-1-19　**肘内翻**
左肘关节正位片显示肘关节生理性外翻角增大及提携角减小

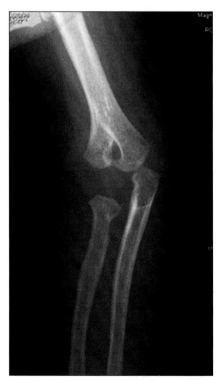

图 2-1-20　**肘外翻**
左肘关节正位片显示肘关节生理性外翻角减小及提携角增大

重点推荐文献

[1] 梁碧玲. 骨与关节疾病影像诊断学. 北京: 人民卫生出版社, 2006: 136.

[2] 李景学, 孙鼎元. 骨关节X线诊断学. 北京: 人民卫生出版社, 1982: 88.

[3] Di Rocco F, Doglietto F, Tufo T, et al. Posttraumatic immobilization in flexion of a congenital valgus elbow and cubital tunnel syndrome-case report. Surg Neurol, 2009, 71(6): 709-712.

5. 先天性尺桡骨缺如

【概念与概述】

先天性尺桡骨缺如（congenital absence of radius or ulna），为先天性尺桡骨不发育及发育不全所致畸形

- 同义词：轴旁性桡侧半肢畸形、轴旁性尺侧半肢畸形、桡骨棒状手、尺骨棒状手

【病理与病因】

一般特征

- 一般发病机制
  - 胚胎期胚芽发育抑制，致桡侧或尺侧部分纵向缺陷
- 遗传学
  - 不明确
- 病因学
  - 确切病因尚不明，可能与胚胎发育异常、环境因素（如化学物质、辐射、病毒感染等）有关
- 流行病学
  - 发生率约10万分之一
  - 先天性桡骨缺如较先天性尺骨缺如多见

大体病理及手术所见

- 可分为三种类型
  - 发育不良
  - 部分缺如
  - 完全缺如

【临床表现】

表现

- 最常见体征/症状
  - 先天性桡骨缺如表现
    - 桡骨发育不良者，症状轻微
    - 桡骨部分或完全缺如：多发生在远端，患儿前臂短缩，向桡侧弯曲。尺骨茎突呈球形突起。腕关节向桡侧偏，拇指或桡侧腕骨发育不良或缺如
    - 77% 的患者伴有其他病变或畸形，如 Fanconi 贫血、TAR 综合征（血小板减少伴桡骨缺失）、心脏先天性畸形（室间隔缺损、房间隔缺损、动脉导管未闭等）、VATER 综合征（脊椎-肛门-气管-食管-桡骨-肾的畸形）
  - 先天性尺骨缺如表现
    - 前臂尺侧弯曲且短
    - 桡骨隆起并弯向尺侧
    - 前臂及手的功能尚好

流行病学

- 年龄
  - 婴幼儿和儿童多见
- 性别
  - 先天性桡骨缺如：男性发病多于女性，男女之比为 1.5：1
  - 先天性尺骨缺如：发病率无显著的性别差异

自然病史与预后

- 随着病程的进展，软组织挛缩、前臂及手的畸形可进一步加重，预后欠佳

治疗

- 应尽早治疗：可先行纵向牵引，使手的纵轴与前臂成一直线，之后可采用夹板或支具固定
- 先天性桡骨缺如：可采用尺骨腕中心成形化手术
- 先天性尺骨缺如：由于功能尚好，故多不需外科手术治疗；如伴有桡骨头脱位或桡骨与肱骨融合，可行手术治疗

【影像表现】

概述

- 最佳诊断依据：尺、桡骨不发育或发育不全
- 部位
  - 先天性桡骨缺如：约一半患者双侧受累；单侧者右侧为左侧的 2 倍
- 形态学
  - 三种主要形态
    - 发育不全
    - 部分缺如
    - 完全缺如

X 线表现

- X 线摄片

- 先天性桡骨缺如表现
  - 可为部分性或完全性缺如：部分缺如常见为桡骨中远端未发育；完全性缺如最常见，约占本畸形的50%（图2-1-21，图2-1-22）
  - 常伴手部畸形：桡侧的腕骨不发育或骨性连合；少指畸形，但一般第5指完整
  - 继发性改变：尺骨变粗、缩短及弯曲，手向桡侧歪斜，尺腕关节脱位，肱骨内、外上髁畸形，肱骨头或结节间沟缺如等
- 先天性尺骨缺如表现
  - 以部分缺如多见，完全缺如非常少见（图2-1-23）

- 手向尺侧屈曲，桡骨正常弯曲弧度增大，向外侧凸出
- 常伴手部先天性畸形：如腕掌尺侧诸骨可融合，尺侧手指缺如，但拇指常完整
- 可合并同侧桡腕关节或肘关节脱位，肱骨滑车形成不全

推荐影像学检查
- 最佳检查法：X线摄片

【鉴别诊断】
- 婴儿尺骨骨髓炎引起的尺骨发育障碍
  - 有发热及局部红肿史
  - 尺骨发育受限可致桡骨小头脱位
  - 无其他伴发畸形

诊断与鉴别诊断精要

- 先天性尺桡骨缺如以尺桡骨不发育或发育不全为特点，常伴有其他畸形

典型病例

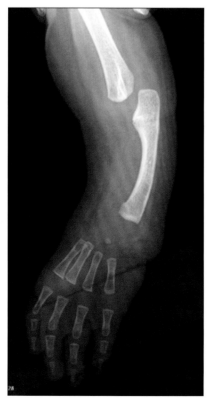

图2-1-21　**先天性桡骨缺如**
左前臂 X 线照片显示左侧桡骨缺如，尺骨变粗、缩短及弯曲

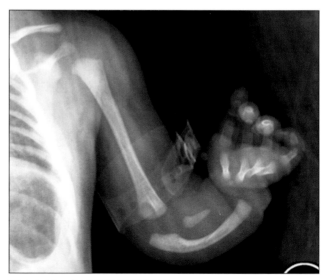

图2-1-22　**先天性桡骨部分缺如**
左上肢 X 线照片左侧桡骨部分缺如，尺骨变粗、缩短及弯曲

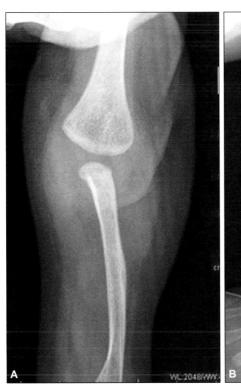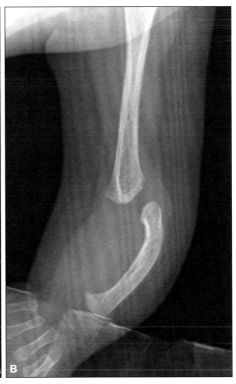

图 2-1-23 先天性尺骨缺如
A.正位片；B.侧位片。右上肢 X 线照片显示右侧尺骨缺如，桡骨变粗、缩短及弯曲

重点推荐文献

[1] 梁碧玲. 骨与关节疾病影像诊断学. 北京: 人民卫生出版社, 2006: 136.
[2] 李景学, 孙鼎元. 骨关节X线诊断学. 北京: 人民卫生出版社, 1982: 87.
[3] 李正、王慧贞、吉士俊. 先天畸形学. 北京: 人民卫生出版社, 2000: 786-790.

6. 先天性尺桡骨联合

【概念与概述】

先天性尺桡骨联合（congenital radionulnar synostosis），为先天性尺桡骨近端连接，前臂固定于旋前位，是一种少见的畸形，是四肢管状骨中先天性骨性融合的好发部位

- 同义词：先天性尺桡骨骨性连接

【病理与病因】

一般特征

- 一般发病机制
  - 尺桡骨起源的同一软骨在发育过程中未分离，或尺桡骨近端的间隙中出现中胚层组织，继而发生骨化所致
- 遗传学
  - 25% 病例有家族史，为常染色体显性遗传
- 病因学
  - 具体病因未明，部分可能与遗传因素有关

- 流行病学
  - 少见，发病率为 0.02%

大体病理及手术所见

- 一般分为两型
  - Ⅰ型：为真正先天性尺桡骨融合，尺桡骨近端融为一起，远端一般不发生融合，桡骨小头与尺骨融合或桡骨小头完全缺如，桡骨干弯曲，比尺骨粗大而长
  - Ⅱ型：桡骨小头向后脱位，近端与尺骨干上部融合，常伴拇多指、拇指缺如、并指等其他畸形

【临床表现】

表现

- 最常见体征 / 症状
  - 前臂固定在旋前位，旋后功能丧失，患儿无自觉症状，常用肩关节的旋转来代偿
  - 35% 患者肘关节伸直受阻，腕关节可自由

活动

- 患肢前臂较瘦，短缩，外形弯曲
- 由于桡骨小头发育不全或前、后脱位，正常部位的桡骨小头可见一小凹陷

流行病学

- 年龄
  - 可发生于任何年龄，以婴幼儿及儿童多见
- 性别
  - 男、女发病率无差别

自然病史与预后

- 该畸形仅仅影响前臂旋转功能，预后好

治疗

- 先天性尺桡骨融合的病变范围广泛，且仅影响前臂旋转功能，不影响肘关节伸展功能，因此对功能影响不大者，一般不需手术治疗
- 前臂固定于旋前位 ≥ 90° 或双侧尺桡骨融合患者，可行尺骨、桡骨截骨术，一般不主张尺桡骨融合部位分离术

【影像表现】

概述

- 最佳诊断依据：尺、桡骨上端骨性联合
- 部位
  - 60% 的患者为双侧受累
- 形态学
  - 两种主要形态
    - 尺桡骨上端融为一起，桡骨小头与尺骨融合或桡骨小头完全缺如
    - 桡骨小头向后脱位，近端与尺骨干上部融合

X 线表现

- X 线摄片
  - 尺桡骨上端融为一起，桡骨小头与尺骨融合或桡骨小头完全缺如，桡骨干弯曲，比尺骨粗大而长（图 2-1-24）
  - 桡骨小头向后脱位，近端与尺骨干上部融合
  - 常伴拇指发育不良、腕关节融合、并指（趾）、Madelung 等其他畸形
  - 也可为作为其他疾病的一部分而出现，例如：尖头并指（趾）畸形、多指（趾）畸形、Klinefelter 综合征

推荐影像学检查

- 最佳检查法：X 线摄片
- 检查建议
  - 投照时务必将两侧病变部摆在相似的位置，尤其对疑有关节脱位者

【鉴别诊断】

- 外伤性尺桡骨间形成的骨桥
  - 有外伤史
  - 尺桡骨形态正常

诊断与鉴别诊断精要

- 先天性尺桡骨联合以尺、桡骨上端骨性联合为特点，常伴有其他畸形

典型病例

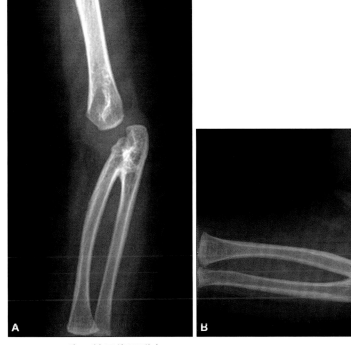

图 2-1-24　**先天性尺桡骨联合**
右肘关节正（A）、侧（B）位片显示右侧尺桡骨上端骨性联合，伴肘关节脱位

重点推荐文献

[1] 梁碧玲.骨与关节疾病影像诊断学.北京:人民卫生出版社,2006: 137.
[2] 李正,王慧贞,吉士俊.先天畸形学.北京:人民卫生出版社,2000: 785-786.
[3] 荣独山.X线诊断学.第三册,骨、关节、眼、耳、鼻、喉.上海:上海科学技术出版社,2000: 106.

7. Madelung 畸形
【概念与概述】

　　Madelung 畸形（Madelung deformity），是桡骨远端尺侧及掌侧骨骺发育障碍引起的先天性下桡尺关节半脱位畸形，由 Madelung 于 1878 年对该畸形作了详细的描述

- 同义词：马德隆畸形、先天性下桡尺关节半脱位

【病理与病因】

一般特征

- 一般发病机制
  - 桡骨远端骨骺内 1/3 软骨发育不良而桡骨远端骨骺外 2/3 及尺骨骨骺发育正常，导致桡骨发育弯曲短缩，桡骨下端关节面倾斜，尺、桡骨间的间隙增宽，尺骨下端向后半脱位

- 遗传学
  - 40% 的病例有遗传史和家族史，为常染色体显性遗传，伴有不完全的外显率
- 病因学
  - 原因不明，可能与外伤、骨软骨发育不良、营养障碍、性腺发育不良、遗传性家族史等有关
- 流行病学
  - 极少见，发病率无相关统计学资料

大体病理及手术所见

- 桡骨远端尺倾角及掌倾角增大，桡骨远端关节面向掌侧倾斜可达 80°，向尺侧倾斜可达 90°
- 近排腕骨的排列失去正常的弧形，变成以月骨为前端的尖顶形排列
- 尺桡下关节因桡骨缩短而呈半脱位
- 桡骨弯曲，凸面向外

- 晚期可出现桡腕关节、下尺桡关节的创伤性关节炎改变

【临床表现】

表现

- 最常见体征 / 症状
  - 腕部畸形：手背向后背屈且尺骨茎突异常突起，致手与前臂的形状呈上了刺刀的步枪
  - 腕部活动受限：以背伸和尺偏明显，而屈腕活动度增加；前臂旋转受限，以旋后受限明显
  - 畸形严重时，腕部出现疼痛、无力及腕关节不稳定

流行病学

- 年龄
  - 儿童、青少年多见
- 性别
  - 多见于女性

自然病史与预后

- 预后良好

治疗

- 多数患儿宜采用保守治疗，例如矫形夹板
- 腕关节疼痛和活动受限是手术的适应证，手术方式有：尺骨下端切除术，尺桡骨干骺端楔形截骨术等

【影像表现】

概述

- 最佳诊断依据：桡骨远端内侧形成不全，桡腕关节面倾斜；桡骨变短，可向后外侧弯曲
- 部位

- 常为双侧发病，两侧发病约占 75%

X 线表现

- X 线摄片
  - 桡骨远端内侧形成不全，桡腕关节面倾斜，腕骨角变小，月骨向桡侧半脱位为其特征性变化（图 2-1-25）
  - 桡骨变短，可向后外侧弯曲
  - 尺骨下端发育较差、较小
  - 尺、桡骨远端分离，且尺骨向背侧脱位
  - 近侧排诸腕骨不能形成正常的新月状排列，月骨嵌在尺、桡骨之间，形成了以月骨为尖端的成角排列

推荐影像学检查

- 最佳检查法：X 线摄片

【鉴别诊断】

- 外伤性的马德隆畸形
  - 腕部或桡骨远端外伤病史
- Leri-Weill 综合征的腕部畸形
  - 桡骨远端骨骺尺侧部分早闭，腕角小
  - 腕部畸形只是肢体短小侏儒的一部分
  - 常有胫骨和腓骨畸形
  - 手指短
- Ollier 病
  - 多发性内生软骨瘤，分布较广泛；肿瘤呈圆形或卵圆形、不规则、结节样骨质破坏灶，内有点状钙化，开始位于干骺端偏骨骺区，随着生长，逐渐位于骨干，一般位于中心，占据整个髓腔
  - 常引起骨骼的短缩、弯曲、增宽、不对称等

诊断与鉴别诊断精要

- 该畸形以桡骨远端内 1/3 发育不良、桡腕关节面倾斜、月骨半脱位、尺骨远端向后脱位、远侧尺桡关节间隙增宽为特点

典型病例

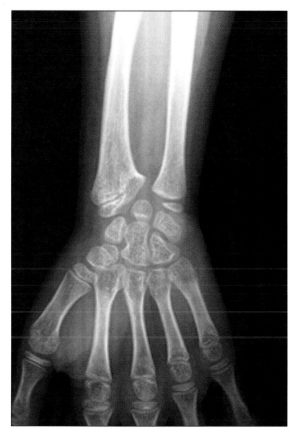

图 2-1-25　**Madelung 畸形**
腕正位片示桡骨远端内 1/3 发育不良，桡腕关节面倾斜，月骨嵌在尺、桡骨之间

重点推荐文献

[1] 梁碧玲. 骨与关节疾病影像诊断学. 北京: 人民卫生出版社, 2006: 137-138.
[2] 李正, 王慧贞, 吉士俊. 先天畸形学. 北京: 人民卫生出版社, 2000: 790-791.
[3] 荣独山. X线诊断学. 第三册, 骨、关节、眼、耳、鼻、喉. 上海: 上海科学技术出版社, 2000: 106.

8. 并指畸形

【概念与概述】

并指畸形（syndactyly），是相邻手指互相融合连为一体，为最常见的手部先天性畸形

- 同义词：蹼状指（webbing of digit）

【病理与病因】

一般特征

- 一般发病机制
  - 胚胎发育过程中手指未能分开
- 遗传学
  - 40% 患者有家族史，多数为常染色体显性遗传，但外显率不完全；少数为常染色体隐性遗传或性染色体遗传
  - 常染色体显性遗传的典型例子：Apert 综合征所致的并指畸形
- 病因学
  - 不明确，部分病例与遗传因素有关
- 流行病学
  - 不同人种发病率不同，白种人最多见，黑种人最少见
  - 在我国较多见，发病率为 1/2000

大体病理及手术所见

- 皮肤并指：仅有皮肤或其他软组织桥接在一起，根据并联程度分为以下几型
  - 部分并指
  - 次全并指
  - 完全并指
- 骨性并指：除皮肤软组织相连外，指骨也相连

- 复合性并指：包括以下几种类型
  - 周缘发育不良
    - 近端并指
    - 指端并指
    - 桥并指
    - 残指远端变小，指端紧靠一起
  - 数目异常并指：可分为减少与增多两种亚型
  - 裂手并指：拇指、示指间完全皮肤并指或指端骨性并指
  - 短指并指：手指的短缩和并指同时存在

【临床表现】

表现

- 最常见体征/症状
  - 相邻手指并指
  - 可伴同侧胸大肌发育不良或缺如
  - 可伴手指、前臂及其他先天性畸形，例如：多指、细指、短指、脊柱畸形、漏斗胸和心脏畸形
  - 可为某些综合征的手部表现，例如：Poland综合征、Apert综合征

流行病学

- 年龄
  - 婴幼儿
- 性别
  - 男性发病率约为女性的2倍

自然病史与预后

- 预后良好

治疗

- 手术治疗
  - 手术时机应根据畸形发展速度、功能障碍程度和对发育影响大小全面考虑。一般应尽量推迟手术，对功能和发育影响大者可适当提早手术
  - 分离手术一般宜在3岁以后至学龄前的期间内进行

【影像表现】

概述

- 最佳诊断依据：手指间有软组织相连或骨性连接
- 部位
  - 最常累及第3、第4指，拇指很少受累
  - 多见于双侧
- 形态学
  - 两种主要形态
    - 软组织型：单纯指间软组织并合
    - 骨性融合型：除了软组织并合处，并有指骨间骨性连接

X线表现

- X线摄片
  - 受累指间仅软组织连接（图2-1-26）
  - 重型患者，除软组织合并外，还有骨及关节连接
  - 多见于双侧
  - 常伴多指畸形，手及足骨缺如，长骨发育障碍（如胫骨、腓骨、尺骨、桡骨缺如），肋骨联合等

推荐影像学检查

- 最佳检查法：X线摄片

【鉴别诊断】

本畸形表现典型，不难诊断

诊断与鉴别诊断精要

- 该畸形临床表现及影像表现典型：受累指间仅软组织连接或同时又有骨及关节连接

典型病例

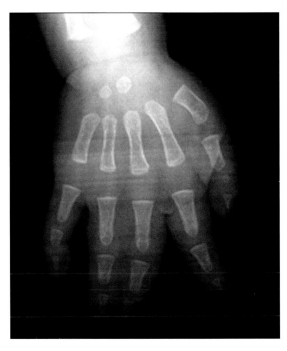

图 2-1-26　**第 3、第 4 指并指畸形**
手正位片显示第 3、第 4 指间以软组织连接

重点推荐文献

[1] 梁碧玲. 骨与关节疾病影像诊断学. 北京: 人民卫生出版社, 2006: 142.
[2] 李正, 王慧贞, 吉士俊. 先天畸形学. 北京: 人民卫生出版社, 2000: 793-795.
[3] 荣独山. X线诊断学. 第三册, 骨、关节、眼、耳、鼻、喉. 上海: 上海科学技术出版社, 2000: 105.

9. 多指畸形

【概念与概述】

　　多指畸形 (polydactyly), 是正常手指以外的手指赘生, 可为手指的指骨赘生或单纯软组织成分赘生, 是最常见的手部先天性畸形

- 同义词: 赘指畸形、重复指

【病理与病因】

一般特征

- 一般发病机制
  - 胚胎时期肢芽胚基分化早期受损害是导致多指畸形的重要原因
  - 拇指多指畸形则是由于外胚层顶脊的发育异常
- 遗传学
  - 部分病例为家族遗传性, 且有隔代遗传现象
  - 中指和小指的赘生指为常染色体显性遗传畸形
- 病因学
  - 病因未明, 环境因素对胚胎发育过程中的影响, 如某些药物、病毒性感染、外伤、放射性物质的刺激、工业的污染都可成为致畸因素
- 流行病学
  - 较常见, 发生率约为 1‰
  - 约占先天性上肢畸形的 39.9%

大体病理及手术所见

- 畸形有三种型:
  - 软组织多指: 多指为软组织赘生物, 没有骨、肌腱等组织
  - 单纯多指: 多指中含有指骨、肌腱和血管神经束, 与正常手指相连
  - 复合性多指: 多指为真正的重复, 不仅含有指骨肌腱等, 而且还包括掌骨

【临床表现】

表现

- 最常见体征 / 症状

- 多指

流行病学

- 年龄
  - 婴幼儿
- 性别
  - 男性多见，男女比例为 3：2

自然病史与预后

- 随着年龄的增长，手指外观畸形的程度无加剧趋势，预后良好

治疗

- 根据畸形的类型和功能障碍程度选择手术方式
- 手术原则：切除副指，保留正指

【影像表现】

概述

- 最佳诊断依据：多指
- 部位
  - 右手多于左手，比例为 2：1
  - 双手发病约占 10%
  - 重复拇指或重复小指者最多见，发病率约占总数的 90% 以上；重复中指少见
- 形态学

- 目前多采用 Wassel 分类法：共分为七型即末节指型、近节指骨型和掌骨型三种，每种畸形又根据重复指的分离程度分为有骨性连结的分叉型和有关节连结的复指型两种，再加上三节指拇指型共 7 型

X 线表现

- X 线摄片
  - 一般可以分为三类
    - 软组织型：多指内为单纯的软组织，而无骨骼、软骨、肌肉及肌腱
    - 多生指型：最多见，多指与正常指完全一样，内有一节或多节指骨，可与掌骨成关节，相应的掌骨呈分叉畸形或呈角样突起，也可为多一掌骨（图 2-1-27）
    - 多指骨型：少见，在正常的掌骨或指骨上发生两指骨或指骨有分叉
  - 常伴有并指（趾）、短指（趾）及其他畸形

推荐影像学检查

- 最佳检查法：X 线摄片

【鉴别诊断】

本畸形表现典型，不难诊断

诊断与鉴别诊断精要

- 多指畸形的表现典型：多指，以重复拇指或重复小指者最多见

典型病例

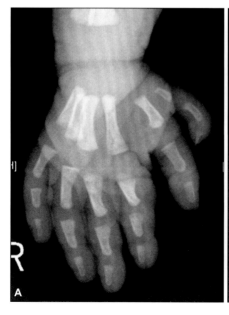
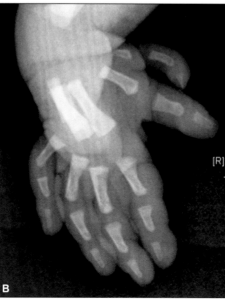

图 2-1-27　**多指畸形（多生指型）**
右手正（A）、斜（B）位片显示桡侧多指，与正常指完全一样，内有 2 节指骨及 1 节掌骨，指骨与掌骨成关节

重点推荐文献

[1] 梁碧玲. 骨与关节疾病影像诊断学. 北京: 人民卫生出版社, 2006: 142.

[2] 李正, 王慧贞, 吉士俊. 先天畸形学. 北京: 人民卫生出版社, 2000: 795-796.

[3] 李景学, 孙鼎元. 骨关节X线诊断学. 北京: 人民卫生出版社, 1982: 93.

10. 手（足）裂畸形

【概念与概述】

手（足）裂畸形（cleft hand,cleft foot），是一种手（足）中部缺损所致的先天性畸形

- 同义词：分裂手、裂掌、龙虾爪手畸形、龙虾钳手、先天性分裂足、龙虾足

【病理与病因】

一般特征

- 一般发病机制
  - 胚胎发育期，原始手（足）芽软组织胚基的楔形缺失或外胚层顶嵴缺陷
- 遗传学
  - 大多数具有常染色体显性遗传特征
  - 典型分裂手的染色体畸变发生在染色体7q21.3 ~ q22.1区。染色体畸变的出现率达96%，且畸变的染色体至少有两区
- 病因学
  - 基因缺陷和环境因素共同作用
  - 5个致病基因位点已被定位，分别是7q2113，Xq26，10q24，3q27，2q31
- 流行病学
  - 罕见，分裂手畸形的发生率为0.011‰ ~ 0.04‰

大体病理及手术所见

- 中心型：由近中心轴线的缺陷所致，一般第3列骨发育抑制最严重，分裂可延伸至掌骨和腕骨
- 中间偏桡侧型：纵裂V型顶点指向第1掌骨，主要累及第2列或第1列的骨骼结构

【临床表现】

表现

- 最常见体征 / 症状
  - 分裂手表现
    - 手指及手掌在手中部分裂为尺、桡侧两部分，多半是双侧受累
    - 手指缺失程度及掌骨发育缺陷程度不一而表现出不同的症状
    - 常伴有不同程度的并指、多趾、掌骨及指骨赘生，或赘生掌骨、指骨之间互相融合
  - 分裂足表现
    - 足部分裂，甚至分裂至跗骨
    - 一个或多个足趾及其跖骨缺如，跗骨也常有异常

流行病学

- 年龄
  - 婴幼儿
- 性别
  - 发病率无性别差异

自然病史与预后

- 预后好

治疗

- 分裂手的治疗
  - 根据分裂手畸形病变表现选择不同手术治疗方法，以改善外观和功能，手术方式有：分裂手合并术，虎口再造及分裂手截骨矫正术，手指整形及手指再造等
  - 手术时间宜在婴幼儿时期完成
- 分裂足的治疗
  - 手术治疗首先要考虑恢复其功能，其次才考虑矫正畸形，手术方法有 Joplin 术等

【影像表现】

概述

- 最佳诊断依据：手（足）中部有明显的"V"字形裂隙，将手（足）分为两部分；伴指（趾）骨及掌（跖）骨缺如
- 部位
  - 一般双侧受累
  - 典型改变为中指（趾）缺失，伴有第3掌（跖）骨发育不良或缺失

X 线表现

- X 线摄片
  - 手（足）中部有明显的"V"字形裂隙，第3掌（跖）骨及第3指（趾）骨常缺如
  - 手（足）中部"V"字形裂隙较浅，有第2掌（跖）骨，但第2指（趾）缺如；常双侧

对称性发病

- 只出现一个或两个手指（足趾）及相应的掌（跖）骨，而其余的手指（足趾）及掌（跖）骨均缺如
- 常合并并指、多趾、掌骨及指骨赘生，或赘生掌骨、指（趾）骨之间互相融合等其他畸形（图 2-1-28）

推荐影像学检查

- 最佳检查法：X 线摄片

【鉴别诊断】

本畸形表现典型，不难诊断

诊断与鉴别诊断精要

- 该畸形以手（足）中部"V"形裂隙伴指（趾）骨及掌（跖）骨缺如为特征，诊断不难

典型病例

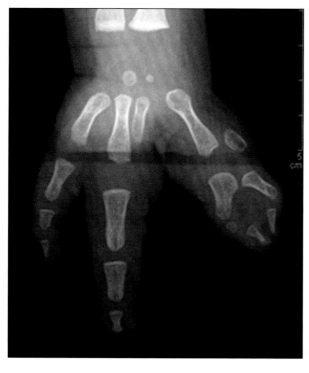

图 2-1-28 **手裂畸形**
手正位片显示手中部"V"形裂隙伴第二掌骨缺如，第2、第3指骨缺如，桡侧见赘生指骨及发育不全掌骨，并合并并指畸形

重点推荐文献

[1] 梁碧玲. 骨与关节疾病影像诊断学. 北京：人民卫生出版社, 2006: 149.

[2] 李正, 王慧贞, 吉士俊. 先天畸形学. 北京：人民卫生出版社, 2000: 796-797.

[3] 李景学, 孙鼎元. 骨关节X线诊断学. 北京：人民卫生出版社, 1982: 92.

---

11. 屈曲指

【概念与概述】

屈曲指（camptodactyly），是指一个或更多的手指的持久性、仅累及近侧指间关节的屈曲畸形，是一种少见的手部畸形

- 同义词：弯指畸形

【病理与病因】

一般特征

- 一般发病机制
  - 手指肌力不平衡，使指屈肌占优势
- 遗传学
  - 多为散发，部分病例有家族遗传史，呈常染色体显性遗传
- 病因学
  - 因素很多，包括指屈肌腱短缩，骨间肌、蚓状肌止点异常，指伸肌腱发育缺陷，指掌侧皮肤、关节囊和侧副韧带挛缩等
- 流行病学
  - 发病率为正常人群的 1%
  - 占先天性手部畸形的 5% 左右
  - 大体病理及手术所见
- 近侧指间关节屈曲挛缩
- 指浅屈肌的短缩或异常附着、蚓状肌异常附着于指浅屈肌腱鞘、指伸肌腱发育缺陷等

【临床表现】

表现

- 最常见体征 / 症状
  - 近侧指间关节屈曲挛缩，可伴有掌指关节或腕部对抗性背伸
  - 手指的屈曲开始不明显，在 10 岁前渐渐屈曲加重
  - 可伴有其他全身性综合征，如 Doun 综合征、Klinefelfer 综合征等

流行病学

- 年龄
  - 婴幼儿及青少年多见
- 性别
  - 男性多见于女性

自然病史与预后

- 随着年龄的增长，手指屈曲畸形可有所加重；一般预后良好

治疗

- 轻度的畸形可保守治疗，例如：可牵引、按摩、弹性夹板固定等
- 重度的畸形可行皮肤松解 + "Z" 字形成形术、局部皮瓣转移、屈指浅肌腱及关节囊松解术等

【影像表现】

概述

- 最佳诊断依据：近侧指间关节屈曲畸形
- 部位
  - 第 5 指最易受累
  - 偶见于环、中、示指，一般不累及拇指
  - 一半以上为双侧发病
  - 20% 的患者单侧手 2 个以上手指同时受累

X 线表现

- X 线摄片
  - 近侧指间关节屈曲畸形，屈曲的角度为 20° ~ 100°（图 2-1-29）
  - 第 5 指受累最常见
  - 多为双侧发病
  - 手指骨骼正常

推荐影像学检查

- 最佳检查法：X 线摄片

【鉴别诊断】

- 其他原因造成的一般性手指屈曲收缩
  - 由创伤、烧伤、伤后固定不当、感染等引起瘢痕挛缩引起，有相应的病史
  - 患指各关节均呈不同程度屈曲挛缩畸形，以近侧指间关节为主
- 掌腱膜挛缩症（contracture of palmar fascia）
  - 好发于中老年男性，60 岁以上者发病率最高
  - 以环指最多见，小指占第二位，中、示、拇指的发病率依次减少
  - 病变处的掌腱膜呈索条状或结节样改变，并累及表层皮肤，导致掌指关节和指间关节屈曲挛缩
- 先天性多关节挛缩（arthrogryposis multiplex congenita）
  - 四肢多关节受累，肘、膝、髋等大关节均可发病
  - 关节的自动与被动运动均受限
  - 体型消瘦，四肢肌肉少
  - 皮肤紧张，正常的皮肤皱褶丧失
  - 肌肉活检表现为肌纤维发育不良，伴随纤维和脂肪组织增生

<table>
<tr><td>
诊断与鉴别诊断精要

● 该畸形以近侧指间关节屈曲畸形、手指骨骼正常为特点，第 5 指受累最常见
● 应注意与小儿掌腱膜挛缩症及先天性多关节挛缩鉴别
</td></tr>
</table>

典型病例

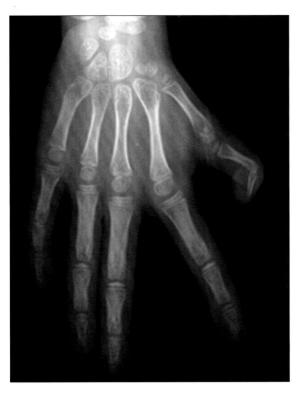

图 2-1-29 **屈曲指**
手正位片显示第 1 指近侧指间关节屈曲畸形

重点推荐文献

[1] 梁碧玲. 骨与关节疾病影像诊断学. 北京: 人民卫生出版社, 2006: 143-144.
[2] 李景学, 孙鼎元. 骨关节X线诊断学. 北京: 人民卫生出版社, 1982: 92.
[3] 刘学军, 陈琦, 陈善明. 屈曲指畸形一家系. 罕见疾病杂志. 2002, 9(6): 54.

12. 倾斜指

【概念与概述】

　　倾斜指（clinodactyly），是指某个手指向尺侧或桡侧的倾斜畸形，一般认为倾斜15°，就可诊断倾斜指

【病理与病因】

一般特征

● 一般发病机制
　　○ 手指发育不良

● 遗传学
　　○ 大部分为散发病例，部分患者有家庭遗传关系，为常染色体显性遗传，50% ~ 60% 的外显率
● 病因学
　　○ 病因不明
● 流行病学
　　○ 约占正常新生儿的 1%
　　○ 约占伴有先天性畸形的新生儿的 12%

大体病理及手术所见

- 手指倾斜
- 患指指骨发育不良，例如：指骨短缩、指骨的桡侧长度短于尺侧长度等

【临床表现】

表现

- 最常见体征/症状
    - 手指倾斜，倾斜角度大于 15°
    - 通常功能无受限
    - 以小指最多见
    - 可同时合并有并指畸形

流行病学

- 年龄
    - 婴幼儿
- 性别
    - 男女发病率无显著差异

自然病史与预后

- 预后良好

治疗

- 该畸形一般无需治疗
- 如对其他手指的功能产生影响，可行手术治疗，例如指骨截骨术、三角形指骨切除术

【影像表现】

概述

- 最佳诊断依据：手指倾斜，伴指骨发育不良
- 部位
    - 可发生在任何手指，以小指末节向桡侧倾斜最为常见
    - 双手发病多见

X 线表现

- X 线摄片
    - 手指倾斜（图 2-1-30）
    - 常合并患指中节指骨短缩，且指骨的桡侧长度短于尺侧长度
    - 指骨甚至可呈三角形畸形
    - 可合并并指畸形
    - 可并发于其他综合征，例如：Down 综合征、Aarskog 综合征、Carpenter 综合征、Seckel 综合征、Cornelia de Lange 综合征、Mohr 综合征、Russell-Silver 综合征

推荐影像学检查

- 最佳检查法：X 线摄片

【鉴别诊断】

本畸形表现典型，不难诊断

诊断与鉴别诊断精要

- 手指倾斜角度超过 15° 伴指骨发育不良是该畸形的特征

典型病例

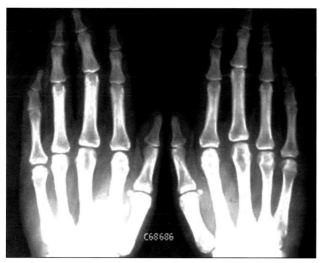

图 2-1-30　**倾斜指**
双手正位片显示双侧中指倾斜角度超过 15°

重点推荐文献

[1] 梁碧玲. 骨与关节疾病影像诊断学. 北京: 人民卫生出版社, 2006: 146.

[2] 李景学, 孙鼎元. 骨关节X线诊断学. 北京: 人民卫生出版社, 1982: 92.

[3] Leung AK, Kao CP.Familial clinodactyly of the fifth finger. J Natl Med Assoc. 2003, 95(12): 1198-1200.

13. 巨指畸形

【概念与概述】

巨指畸形（macrodactyly），为先天性部分性巨大症的一种表现，为指骨过度发育，是最少见的先天性上肢畸形之一，1824 年由 Klein 最早描述

- 同义词：巨指症

【病理与病因】

一般特征

- 一般发病机制
  - 发病机制不明
    - 可能与胚胎发育时局部生长激素过剩，生长限制因子在局部受到干扰有关
    - Brooks 和 Lehman（1924 年）认为：巨指畸形和全身性神经纤维瘤病有关
- 遗传学
  - 大部分为散发病例，个别病例有家族史
- 病因学
  - 病因不明
- 流行病学
  - 少见，占四肢先天性畸形的 0.9%

大体病理及手术所见

- 受累手指神经组织粗大纡曲，神经内膜与神经束膜增厚，骨与脂肪组织增生
- 手术肉眼可见：巨指的皮下脂肪组织明显增厚，呈弥漫性或结节状，无包膜；增粗的神经直径可达 2cm

【临床表现】

表现

- 最常见体征 / 症状
  - 多数患者在出生时或出生后不久即可发现患指粗大，可累及一个或多个手指，可随年龄增长而变粗、变长；当全身发育停止后巨指停止生长
  - 皮肤和皮下组织增厚
  - 可有骨质异常，多见于指骨，较少累及掌骨，血管和肌腱一般正常
  - 可合并神经纤维瘤、淋巴管瘤或血管瘤、并指、多指等畸形

流行病学

- 年龄
  - 婴幼儿
- 性别
  - 男性略多于女性

自然病史与预后

- 随年龄增长巨指变粗、变长，身体发育成熟后巨指停止生长；一般预后好

治疗

- 稳定型的巨指畸形除为了美观需要外，多不需治疗
- 手术治疗方法主要包括：软组织切除术、神经剥离切除及神经减压术、截骨术及骨骺遏止术、截指术等

【影像表现】

概述

- 最佳诊断依据：受累指骨呈巨大畸形，伴有局部软组织肥大
- 部位
  - 可累及一个或数个指，有时可累及一个肢体，甚至是半侧身躯
  - 单指受累常见，以拇指、示指、中指居多，其中示指巨指或两个以上手指巨指较为常见，而发生在小指的极少见

X 线表现

- X 线摄片
  - 受累指骨呈巨大畸形，骨皮质及骨小梁无异常
  - 如数骨受累，位于末梢部位的骨骼，其增大改变越明显
  - 软组织的增厚和骨骼增大相适应（图 2-1-31）
  - 10% 的病例合并其他畸形，如：并指畸形、多指畸形及内脏异常等

推荐影像学检查

- 最佳检查法：X 线摄片

【鉴别诊断】

- 淋巴疾病所造成的手指象皮肿
  - 象皮肿的改变不是局部的，可累及身体其他地方
  - 病变以软组织为主，骨骼不受影响

┌───┐
│　诊断与鉴别诊断精要
│
│　● 巨指畸形的特征为：受累指骨呈巨大畸形，局部软组织相应
│　　　肥大
└───┘

典型病例

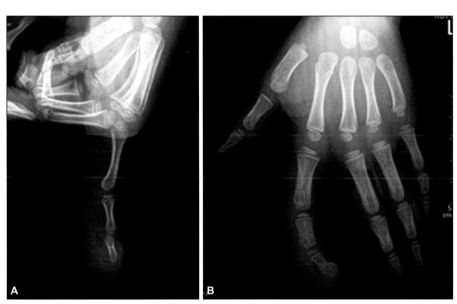

图 2-1-31　**巨指畸形**
A.左手第二指侧位片；B.左手正位片，显示左手第 2 指骨粗大，末节指骨更显著，骨皮质及骨小梁无异常，软组织也相应增厚

重点推荐文献

[1] 梁碧玲. 骨与关节疾病影像诊断学. 北京: 人民卫生出版社, 2006: 147.
[2] 李正, 王慧贞, 吉士俊. 先天畸形学. 北京: 人民卫生出版社, 2000: 797-798.
[3] 李景学, 孙鼎元. 骨关节X线诊断学. 北京: 人民卫生出版社, 1982: 93.

14. 短指畸形

【概念与概述】

　　短指畸形（brachydactyly），是由于手及手指的低度发育造成手指骨短或缺如、掌骨变短所致的一种先天性畸形

【病理与病因】

一般特征

● 一般发病机制

　○ 胚胎中期指骨的软骨内化骨受到干扰，骨化发生障碍而至手指、掌骨变短或缺如

　○ Bell 分型：五种类型

　　■ A 型：中指节骨短，又分 6 个亚型（A1～A6）

　　■ B 型：中指节骨短，伴指骨末端发育不全或缺如，指和趾均受累，可伴有其他畸形

　　■ C 型：可一个或多个手指受累，以第二、第三指骨异常多见，中、近位指骨短，末节指骨正常；小指中位指骨短，远端向桡侧倾斜；第一掌骨短

　　■ D 型：拇指有短而宽的末端指骨

　　■ E 型：掌骨变短，以第四掌骨多见，第三和第五掌骨也可受累，并可伴其他骨骼异常

● 遗传学

- E 型为 X 连锁隐性遗传，其他型为常染色体显性遗传，完全外显
- 各型基因定位：A1 型：5p13.3 ~ p13.2，2q35 ~ q36；B 型：与 9q22 的 ROR2 和 TGFBR1 基因突变有关；C 型：与 12q24 的 GDF5 的基因突变有关；E 型：2q37
- 在中国，A1 型致病基因位点定在 2 号染色体 35 ~ 36 区；人 *IHH* 基因和该基因上的三个突变位点是导致 A1 型短指症的直接原因
- 病因学
  - 遗传因素及环境因素
  - 药物性致畸
    - 60 年代初期德语系国家的孕妇在怀孕早期服用 Thalidomide 镇静剂预防呕吐后导致大量短指、无指畸形患儿
- 流行病学
  - 缺乏相关统计学资料

大体病理及手术所见
- 手指、掌骨变短或缺如，根据短缩的部位可分为短末节指骨、短中节指骨、短近节指骨和短掌骨四种类型，此外还有少节指骨短小畸形，多节指骨短小畸形
- 常合并并指或多指畸形

【临床表现】
表现
- 最常见体征 / 症状
  - 手指、掌骨变短或缺如，具体详见各分型（图 2-1-32，图 2-1-33）

- 患指功能可无影响；部分患者因为末节指骨无肌肉附着或因指间关节僵硬而影响其功能
  - 常伴并指或多指畸形

流行病学
- 年龄
  - 婴幼儿
- 性别
  - 发病率无显著性别差异

自然病史与预后
- 该畸形一般不影响手指功能，预后良好
- 治疗
- 单纯短指通常不需手术治疗
- 如合并多指、并指畸形，应按照多指或并指畸形治疗原则进行治疗

【影像表现】
概述
- 最佳诊断依据：受累骨变短或缺如
- 部位
  - 可累及单指或多指

X 线表现
- X 线摄片
  - 受累手指骨变短或缺如，具体表现见各分型
  - 可伴邻近掌骨短缩、多指畸形、并指畸形等

推荐影像学检查
- 最佳检查法：X 线摄片

【鉴别诊断】
本畸形表现典型，不难诊断

诊断与鉴别诊断精要

- 短指畸形以受累手指骨变短或缺如为特征

典型病例

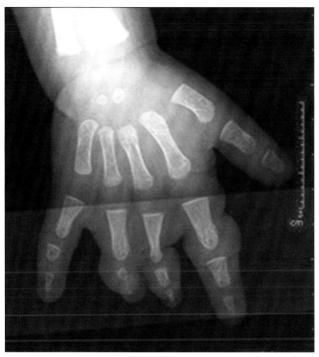

图 2-1-32　**短指畸形**
右手正位片显示第 3、第 4 指变短，合并第 2～4 指并指畸形

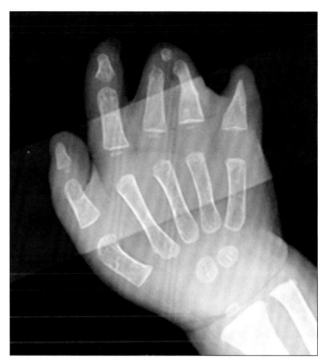

图 2-1-33　**短指、并指畸形**
右手第 2～5 指短小，末节指骨缺如，合并并指畸形

重点推荐文献

[1] 梁碧玲. 骨与关节疾病影像诊断学. 北京: 人民卫生出版社, 2006: 139-141.
[2] 李正, 王慧贞, 吉士俊. 先天畸形学. 北京: 人民卫生出版社, 2000: 798.
[3] 李景学, 孙鼎元. 骨关节X线诊断学. 北京: 人民卫生出版社, 1982: 93-94.

15. 先天性收缩带综合征

【概念与概述】

先天性收缩带综合征（congenital constriction band syndrome），是手指或肢体的皮肤及皮下出现一全周性收缩环，使皮肤形成环形凹陷，是一种罕见的肢体先天性畸形，由 Montgomery 于 1832 年首次报道

- 同义词：Streeter 发育不良症、先天性绞扼轮综合征、先天性环沟畸形、先天性束带综合征、四肢环状收缩

【病理与病因】

一般特征

- 一般发病机制
  - 先天性发育异常
- 遗传学
  - 无家族遗传性
- 病因学
  - 确切病因仍未明，可能与以下因素有关
    - 胎儿在子宫内早期发育受抑制，由羊膜束带缠绕肢体所致
    - 宫内脐带过长缠绕肢体所致
    - 皮下中胚层的发育障碍或是胚芽质的缺陷所致
- 流行病学
  - 较罕见，发病率为 1/（0.5 万～1.5 万）

大体病理及手术所见

- 病理改变因受累器官的部位和环状带挛缩程度不同而有所不同
  - 轻者：环形皮肤浅沟，皮肤弹性差，有硬索感
  - 重者：形成很深的环形缩窄，可深达深筋膜、肌肉乃至骨骼，造成血管和淋巴管发育不充分而影响静脉和淋巴回流，引起远

端肢体水肿和膨大

○ 最严重者：肢（指）体发生宫内截断现象

【临床表现】

表现

- 最常见体征 / 症状
  ○ 肢体上有一个横行的束带，Hennigan 等根据束带嵌入部位及深度将其分为四度
    ■ Ⅰ度：束带仅累及皮肤及皮下组织
    ■ Ⅱ度：束带深入筋膜，不影响远端肢体循环
    ■ Ⅲ度：束带深入筋膜，影响远端肢体循环，可伴神经损伤，肢体出现运动、感觉功能减弱
    ■ Ⅳ度：先天性截肢
  ○ 可伴其他畸形，如马蹄内翻足、并指畸形、短指畸形、脊柱侧弯、平足等

流行病学

- 年龄
  ○ 婴幼儿
- 性别
  ○ 发病率无性别差异

自然病史与预后

- 预后欠佳

治疗

- 单纯累及皮肤的挛缩带无需治疗
- 影响组织及器官发育的挛缩带，应尽早手术，

以学龄前手术为佳，可行挛缩带切除松解术 +"Z"字皮瓣成形术

【影像表现】

概述

- 最佳诊断依据：肢体出现环状缩窄带
- 部位
  ○ 常见于上臂或前臂的下 1/3，手指亦可见，偶见于躯干和颅面部
  ○ 可单发或多发
  ○ 可为单侧肢体受累，也可是双侧受累
- 形态学
  ○ 可环绕肢体 1 周或仅仅是 1/2，或 1/3 周，有四种主要形态
    ■ 存在典型的环状挛缩带
    ■ 环状挛缩带伴远端组织畸形或淋巴水肿
    ■ 环状挛缩带伴并指
    ■ 宫内自截肢（指）

X 线表现

- X 线摄片
  ○ 肢体出现环状缩窄（图 2-1-34，图 2-1-35）
  ○ 位于皮肤、皮下组织，也可深达筋膜和骨骼，在骨骼上可有凹陷性收缩改变
  ○ 可合并其他畸形，如马蹄内翻足、并指畸形、短指畸形、脊柱侧弯、平足等

【鉴别诊断】

本畸形表现典型，不难诊断

诊断与鉴别诊断精要

- 该畸形临床表现典型，以肢体出现环状缩窄为特征

典型病例

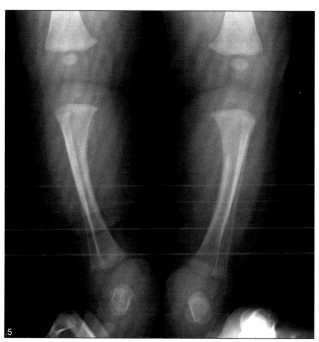

图 2-1-34　**先天性收缩带**
双小腿正位片显示双侧小腿下端环状缩窄，位于皮肤、皮下组织，未累及骨骼

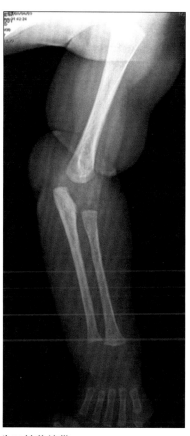

图 2-1-35　**先天性收缩带**
上肢 X 线照片显示上臂下端环状缩窄，位于皮肤、皮下组织，未累及骨骼

重点推荐文献

[1] 梁碧玲. 骨与关节疾病影像诊断学. 北京: 人民卫生出版社, 2006: 150.
[2] 李景学, 孙鼎元. 骨关节 X 线诊断学. 北京: 人民卫生出版社, 1982: 94.
[3] 刘伯龄, 王科文, 张锡庆, 等. 先天性束带综合征. 中华小儿外科杂志. 2005, 26(6): 334-335.

三、下肢畸形

1. 先天性髋关节脱位

【概念与概述】

先天性髋关节脱位（congenital dislocation of the hip），是由于先天发育异常所致的髋关节脱位，是最常见的四肢畸形

- 同义词：发育性髋关节脱位、发育性髋关节发育不良

【病理与病因】

一般特征

- 一般发病机制
  - 发病机制不明
- 遗传学
  - 20% 的病例有家族史，提示可能与遗传因素有关，属于多基因遗传
- 病因学
  - 病因尚不明确，可能与遗传因素、髋臼发育不良、关节韧带松弛及胎儿在子宫内胎位异常等因素有关
  - 臀位妊娠和双下肢捆绑是重要环境危险因素之一
- 流行病学
  - 不同的种族、地区发病情况差别很大

- 一般白种人发病率高，黑种人低，黄种人介于两者之间
- 美国发病率为 9.1‰ ~ 13.3‰，意大利北部为 9‰ ~ 12‰，英国南安普敦为 2.3‰
- 我国平均发病率为 1.1‰ ~ 3.9‰

大体病理及手术所见

- 骨骼改变：髋关节发育不良是根本的变化
  - 髋臼变浅，髋臼倾斜角增加，髋臼内常被大量的脂肪组织和肥厚的圆韧带所充填
  - 股骨头骨骺出现晚，形状不规则；年龄较大的患儿股骨头小、发育不良，呈扁平或不规则球形
  - 股骨颈角度增加，股骨颈变短而粗
  - 髂骨翼倾斜，坐骨结节分开，耻骨联合增宽
- 软组织改变
  - 髋臼盘状软骨增生、肥大
  - 髋关节囊增厚
  - 圆韧带增长增厚，且圆韧带与关节囊粘连成一片，圆韧带内的中心动脉亦因牵位增厚而过早闭塞

【临床表现】

表现

- 最常见体征 / 症状
  - 在站立或步行前，即脱位前期，症状不明显
  - 一旦出现半脱位或全脱位，症状就较明显
    - 患儿走路较晚
    - 一侧病变者呈跛行
    - 双侧病变者，步行左右摇摆如鸭步；臀部后耸，臀纹增多、加深
    - 患肢短缩，会阴部加宽
    - Trendelenberg 征、Barlow 试验及 Ortolani 征或外展试验常阳性

流行病学

- 年龄
  - 婴幼儿多见
- 性别
  - 女性多见，男女发病率之比为 1 ∶ 4.75

自然病史与预后

- 预后好

治疗

- 1 岁以内，使用带蹬吊带法
- 1 ~ 3 岁患儿可采用带蹬吊带法治疗或手法整复
- 4 岁以上患儿可考虑骨盆截骨术或股骨旋转截

骨术

- 成人可考虑作骨盆内移截骨术或股骨转子下截骨术

【影像表现】

概述

- 最佳诊断依据：股骨头离开正常位置，呈半脱位或完全脱位
- 部位
  - 以单侧脱位多见，约占总数的 3/4
  - 左侧较右侧多见

X 线表现

- X 线摄片
  - 脱位前期
    - 正常小儿骨盆前后位片上，可见围绕髋关节间隙外密度稍大的半球形软组织阴影，代表包绕股骨头的关节囊，呈半弧形，其上缘与髋臼顶上缘相接。当髋关节不稳定时，半弧形上缘与髋臼顶上缘不相接，有时在半弧形上方可见三角形透亮区
    - 患侧髋臼发育不良，髋臼角变大，可达 50° ~ 60°
    - 患侧股骨头骨骺出现延迟且发育差，骨盆较健侧细小
  - 髋关节脱位
    - 髋臼发育不良，髋臼变浅，髋臼顶不处于水平位而是向外上方倾斜
    - 股骨头位于 Perkin 方格的外上分区，股骨头骨骺外形小且不规则
    - Shenton 线或 Calve 线的连续性受到破坏（图 2-1-36）
    - 股骨颈短缩，前倾角增大
    - 髋关节全脱位后，还可造成股骨头与髂骨形成假关节，并有肥大增生改变
    - CT 表现
- 明确髋关节脱位的诊断
- 了解髋臼和股骨头的发育，明确有无影响复位的不良因素
- 进行股骨颈前倾角的直接测量，以此指导手术方法的选择

推荐影像学检查

- 最佳检查法：X 线摄片
- 检查建议

○ 对于轻度半脱位患者需双侧髋关节摄片以
资比较和测量

【鉴别诊断】

● 病理性髋关节脱位

○ 新生儿或婴儿有髋部感染的病史

○ 影像学检查有化脓性关节炎或股骨头骨骺

骨髓炎改变

● 麻痹性或痉挛性髋关节脱位

○ 前者多为婴儿麻痹后遗症；后者多为婴幼儿
生后窒息或有脑病病史

○ X线示髋关节脱位多为半脱位

诊断与鉴别诊断精要

● 先天性髋关节脱位患者常伴髋臼发育不良、髋臼角变大、股
骨头骨骺出现延迟且发育差

● 麻痹性或痉挛性髋关节脱位患者病因明确

典型病例

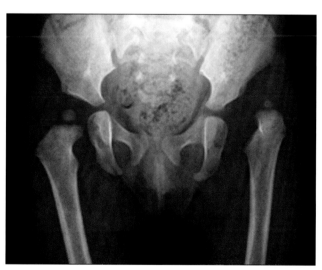

图 2-1-36　**先天性髋关节脱位**
骨盆正位片显示左侧髋臼发育不良，髋关节外上方脱位

重点推荐文献

[1] 梁碧玲. 骨与关节疾病影像诊断学. 北京: 人民卫生出版
社, 2006: 150-151.

[2] 李正, 王慧贞, 吉士俊. 先天畸形学. 北京: 人民卫生出版

社, 2000: 803-819.

[3] 张劲松, 赵黎, 孙晶, 等. 三维CT重建对先天性髋关节脱位
的诊断价值. 第四军医大学学报. 2002, 23 (4): 344-346.

2. 先天性髋内翻

【概念与概述】

先天性髋内翻（congenital coxa vara），是股骨
颈的颈干角减小所致的髋部畸形，是小儿跛行常见
原因之一

● 同义词：发育性髋内翻

【病理与病因】

一般特征

● 一般发病机制

○ 股骨颈内侧骨化过程受到抑制或干扰

● 遗传学

○ 不明确

- 病因学
  - 病因学说较多，意见尚未统一
- 流行病学
  - 约占新生儿的 1/25 000

大体病理及手术所见

- 股骨颈的颈干角减小

【临床表现】

表现

- 最常见体征 / 症状
  - 多在 2 岁开始出现症状
  - 以无痛性跛行或鸭行步态为主要症状
  - 患髋外展、内收、旋转受限
  - 肢体的短缩
  - 患侧大粗隆位置升高
  - Trendelenberg 征常阳性；望远镜试验和 Ortolani 试验均阴性

流行病学

- 年龄
  - 以婴儿、儿童多见
- 性别
  - 女性发病率大于男性

自然病史与预后

- 随着年龄的增长，髋内翻程度日趋加重；预后一般较好

治疗

- 轻度髋内翻可采用非手术治疗

- 颈干角小于 100° 或骨骺角大于 60° 时需手术矫形，增加颈干角，恢复其正常的生理压应力，消除剪应力。手术方式有：Y 形截骨矫形术、Borden 截骨矫形术等

【影像表现】

概述

- 最佳诊断依据：股骨颈干角减小
- 部位
  - 单侧发病多于双侧，约 30% 为双侧性病变

X 线表现

- X 线摄片（图 2-1-37）
  - 股骨颈弯向内翻位及颈干角减小
  - 可用颈干角及骨骺角来测量内翻的程度
    - 股骨颈干角小于 110° 即可诊断髋内翻
    - 骨骺角正常为 20°～35°，内翻时，此角增大
  - 股骨头向下移位，大粗隆位置较高
  - 股骨颈短，在股骨颈内下部分出现三角形骨碎片
  - 髋臼变浅

推荐影像学检查

- 最佳检查法：X 线摄片

【鉴别诊断】

　　先天性髋内翻的影像表现典型，不易与其他疾病混淆

诊断与鉴别诊断精要

- 股骨颈弯向内翻位，颈干角减小及股骨颈内下方三角形骨碎片是诊断先天性髋内翻的主要依据

典型病例

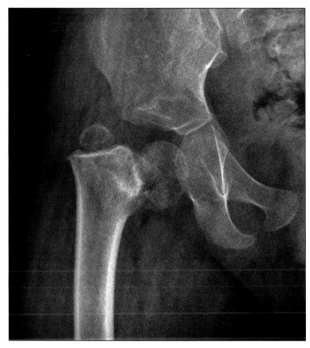

图 2-1-37　**先天性髋内翻**
右髋正位片显示右股骨头向下移位，大粗隆位置较高，股骨颈短，颈干角小

重点推荐文献

[1] 梁碧玲. 骨与关节疾病影像诊断学. 北京: 人民卫生出版社, 2006: 151-152.

[2] 李正, 王慧贞, 吉士俊. 先天畸形学. 北京: 人民卫生出版社, 2000: 819-822.

[3] 荣独山. X线诊断学. 第三册, 骨、关节、眼、耳、鼻、喉. 上海: 上海科学技术出版社, 2000: 108.

3. 先天性髋外翻

【概念与概述】

　　髋外翻（coxa valga），是股骨颈的颈干角增大所致的少见髋部畸形，可见于黏多糖病 I 型、Larsen 综合征、佝偻病及脑瘫患者

【病理与病因】

一般特征

- 一般发病机制
  - 不明确
- 遗传学
  - 无家族遗传性
- 病因学
  - 具体病因不明
- 流行病学
  - 无相关统计学资料

大体病理及手术所见

- 股骨颈干角增大

【临床表现】

表现

- 最常见体征 / 症状
  - 以无痛性跛行为主要症状
  - 患侧肢体短缩

流行病学

- 年龄
  - 以婴儿、儿童多见
- 性别
  - 发病率无显著的性别差异

自然病史与预后

- 随着年龄的增长，髋外翻程度可加重；预后一般好

治疗

- 轻度髋外翻可采用保守治疗
- 截骨矫形术可减小颈干角，恢复髋关节正常的生理压应力

【影像表现】

概述

● 最佳诊断依据：股骨颈干角增大

X 线表现

● X 线摄片

○ 股骨颈弯向外翻及颈干角增大

○ 股骨头位置较高，股骨头更靠近髋臼上缘的外侧部分；股骨颈更近于垂直位（图 2-1-38）

○ 可用颈干角来测量外翻的程度

■ 股骨颈干角大于 125° 即可诊断髋外翻；

通常髋外翻时股骨颈干角大于 135°

○ 可合并股骨头骨骺滑脱

推荐影像学检查

● 最佳检查法：X 线摄片

【鉴别诊断】

● 外伤骨折所致髋外翻

○ 较常见

○ 有明确外伤骨折病史

○ 骨折处有骨痂生长

诊断与鉴别诊断精要

● 股骨颈弯向外翻位，股骨颈干角增大是先天性髋外翻的特征

典型病例

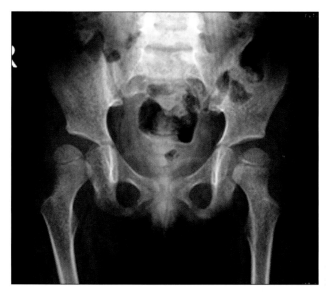

图 2-1-38　**髋外翻**
骨盆正位片显示双侧股骨颈弯向外翻，股骨颈更近于垂直位，股骨颈干角增大

重点推荐文献

[1] 李景学, 孙鼎元. 骨关节X线诊断学. 北京: 人民卫生出版社, 1982: 96.

[2] Finch AD, Roberts WM. Epiphyse coxa valga; report of two cases. J Bone Joint Surg Am, 1946, 28(4): 869-872.

4. 膝内翻

【概念与概述】

膝内翻（genu varus），自然伸直或站立时，两足内踝相接触，而两膝内缘不能并拢的膝部畸形性疾病

● 同义词：弓形腿、O 形腿、罗圈腿、箩筐腿

【病理与病因】

一般特征

● 一般发病机制

○ 胫骨上端骨骺内侧或胫骨干骺端内侧发育

不良所致

- 遗传学
  - 先天性代谢异常性疾病或遗传性骨发育异常疾病所致的膝内翻可有家族遗传性，例如：软骨发育不全、干骺端软骨发育不良、干骺续连症、多发性内生软骨瘤等
  - 后天性疾病所致的膝内翻无家族遗传性，例如：维生素 D 缺乏、小儿麻痹症
- 病因学
  - 多种病因可造成膝内翻，如佝偻病，骨骺被炎症或外伤等破坏，局部骨桥形成，骨骺早闭，微量元素超量（如：氟中毒），骨骺发育异常，干骺端软骨发育不良，干骺续连症等
- 流行病学
  - 无相关统计学资料

大体病理及手术所见

- 双脚踝并拢并伸直膝关节时，两个膝关节不能靠拢

【临床表现】

表现

- 最常见体征 / 症状
  - 两下肢自然伸直或站立时，两足内踝相接触，而两膝内缘不能并拢，从正面看双下肢呈 "O" 形
  - 行走时下肢不稳，左右摇摆，像鸭子一样，也俗称 "鸭步"，在年幼时即可出现，后逐渐加重
  - 膝关节不适，膝关节疼痛及活动受限

流行病学

- 年龄
  - 好发于儿童和青少年
- 性别

- 无显著的性别差异

自然病史与预后

- 随着年龄的增长，膝内翻程度可加重；一般预后良好

治疗

- 首先是针对病因的治疗
- 支具固定治疗
- 截骨手术治疗，适用于膝内翻程度非常重，或者已经并发骨性关节炎、出现关节疼痛的患者

【影像表现】

概述

- 最佳诊断依据：膝关节面倾斜，胫骨角增大
- 部位
  - 双侧受累

X 线表现

- X 线摄片
  - 下肢伸直时，大腿与小腿形成向内展开的角度（即胫骨长轴与股骨长轴形成的外开角大于 180°）
  - 弯曲部位在胫骨，以下 2/3 为著（图 2-1-39）
  - 膝关节面倾斜，股骨内髁发育小
  - 胫骨角增大
  - 通过测量股骨角、胫骨角、股胫角可了解膝内翻的程度

推荐影像学检查

- 最佳检查法：X 线摄片
- 检查建议
  - 应将双侧小腿及大腿下部都包括在同一照片内，以便测量内翻畸形的角度及截骨矫形手术的位置

【鉴别诊断】

膝内翻表现典型，不易与其他疾病混淆

诊断与鉴别诊断精要

- 下肢伸直时，大腿与小腿形成向内展开的角度，即胫骨长轴与股骨长轴形成的外开角大于 180°，就可以诊断膝内翻

典型病例

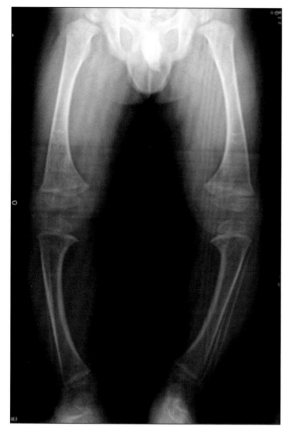

图 2-1-39 　**膝内翻**
双下肢正位片显示双侧胫骨弯曲，大腿与小腿形成向内展开的角度

重点推荐文献

[1] 梁碧玲. 骨与关节疾病影像诊断学. 北京: 人民卫生出版社, 2006: 154-155.

[2] 李景学, 孙鼎元. 骨关节X线诊断学. 北京: 人民卫生出版社, 1982: 99.

[3] Greene WB. Genu varum and genu valgum in children: differential diagnosis and guidelines for evaluation. Compr Ther. 1996, 22(1): 22-29.

5. 膝外翻

【概念与概述】

　　膝外翻（genu valgum），两下肢自然伸直或站立时，当两膝相碰，两足内踝分离而不能靠拢

- 同义词：X形腿、碰腿症、外八字腿

【病理与病因】

一般特征

- 一般发病机制
  - 可因股骨外髁先天性形成不全所致
- 遗传学
  - 先天性代谢异常性疾病或遗传性骨发育异常疾病所致的膝外翻可有家族遗传性，例如软骨发育不全，干骺端软骨发育不良，干骺续连症，多发性内生软骨瘤等
  - 后天性疾病所致的膝外翻无家族遗传性，例如维生素 D 缺乏、小儿麻痹症
- 病因学
  - 多种病因可造成膝外翻，如佝偻病、小儿麻痹症，骨骺被炎症或外伤等破坏引起的后遗症，骨骺发育异常，干骺端软骨发育不良，干骺续连症等
- 流行病学
  - 无相关统计学资料

大体病理及手术所见

- 双膝内侧并拢时，双足内踝分离、不能靠拢

【临床表现】

表现

- 最常见体征 / 症状
  - 两下肢自然伸直或站立时，当两膝相碰，两足内踝分离而不能靠拢，从正面看双下肢呈 "X" 形
  - 膝外翻轻者，步态无明显异常；膝外翻重者，走路时膝关节屈曲，步幅小，频率大且呈左右摇摆状
  - 膝关节不适，膝关节疼痛及活动受限

流行病学

- 年龄
  - 好发于儿童和青少年
- 性别
  - 无显著的性别差异

自然病史与预后

- 随着年龄的增长，膝外翻程度可加重；一般预后良好

治疗

- 首先是针对病因的治疗
- 早期可使用牵引、夹板、支架固定等治疗
- 截骨手术治疗适用于膝外翻程度非常重的患者（踝间距达 7cm 以上者）

【影像表现】

概述

- 最佳诊断依据：膝关节面倾斜，胫骨角减小
- 部位
  - 双侧受累

X 线表现

- X 线摄片
  - 两下肢自然伸直或站立时，当两膝相碰，两足内踝分离而不能靠拢，大腿与小腿形成向外展开的角度（即胫骨长轴与股骨长轴形成的外开角小于 170°）（图 2-1-40）
  - 膝关节面倾斜
  - 胫骨角减小
  - 通过测量胫骨角、股胫角可了解膝外翻的程度

推荐影像学检查

- 最佳检查法：X 线摄片
- 检查建议
  - 应将两侧小腿及大腿下部都包括在同一照片内，以便测量外翻畸形的角度及截骨矫形手术的位置

【鉴别诊断】

膝外翻表现典型，不易与其他疾病混淆

诊断与鉴别诊断精要

- 下肢伸直时，大腿与小腿形成向外展开的角度，即胫骨长轴与股骨长轴形成的外开角小于 170°，就可以诊断膝外翻

典型病例

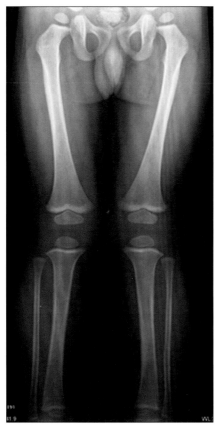

图 2-1-40 **膝外翻**
双下肢正位片显示大腿与小腿间向外展开的角度

重点推荐文献

[1] 梁碧玲. 骨与关节疾病影像诊断学. 北京: 人民卫生出版社, 2006: 154-155.

[2] 李景学, 孙鼎元. 骨关节X线诊断学. 北京: 人民卫生出版社, 1982: 99.

6. 髌骨畸形

【概念与概述】

髌骨畸形（deformity of the patella），是一种少见的畸形或发育变异，分裂髌骨由 Gtuber 在 1883 年首次报道

- 髌骨缺如（absence of patella），二分髌骨（bipartite patella），三分髌骨（tripartite patella），多分髌骨（pluripartite patella）

【病理与病因】

一般特征

- 一般发病机制
  - 髌骨缺如是由于髌骨不发育所致
  - 多髌骨畸形（二分髌骨、三分髌骨、多分髌骨）是由于髌骨出现多个骨化中心，多个髌骨骨化中心未融合所致

- 遗传学
  - 髌骨缺如为常染色体显性遗传，100% 的外显率
  - 多髌骨畸形一般无家族遗传性
- 病因学
  - 髌骨缺如的病因不明，可能与股四头肌发育障碍或膝关节前部在胚胎期受压迫有关
  - 多髌骨畸形的病因尚不明确
- 流行病学
  - 髌骨缺如为少见畸形
  - 多髌骨畸形的发病率为 0.3% ~ 3.6%

大体病理与手术所见

- 髌骨缺如：髌骨缺如，股四头肌发育不良、肌萎缩
- 多髌骨畸形：髌骨分成 2 块或 2 块以上，其间

由纤维软骨相连

【临床表现】

表现

- 最常见体征 / 症状
  - 髌骨缺如
    - 膝关节前方扁平、凹陷，无正常的髌骨隆起，摸不到髌骨
    - 膝部功能与股四头肌的发育情况有关，发育良好者对膝部功能可无影响，发育差时可表现为膝关节伸直困难，股四头肌无力
    - 膝部有皮肤皱纹，膝内、外翻等
    - 可并发于某些综合征，例如髌甲综合征（nail patella syndrome）
  - 多髌骨畸形
    - 一般无特殊的临床症状
    - 可有膝关节疼痛，局部压痛
    - 触诊时可扪及小的骨隆起、骨裂隙或有异常活动的小骨块

流行病学

- 年龄
  - 儿童、青少年多见
- 性别
  - 男性稍多见

自然病史与预后

- 随着年龄的增长，临床症状可越来越明显；一般预后良好

治疗

- 髌骨缺如的治疗
  - 早期可采用支具矫正，并进行膝关节功能训练
  - 肌力不足者，可移植腘绳肌代替股四头肌
  - 膝关节不稳者可采用支架、关节制动手术、关节融合术等
- 多髌骨畸形治疗
  - 对膝关节功能无影响者一般无需手术治疗
  - 有疼痛症状的患者，可考虑局部激素封闭治疗
  - 症状明显者，可考虑切除副髌骨

【影像表现】

概述

- 最佳诊断依据：髌骨缺如，或髌骨由 2 块或 2

块以上骨块组成

- 部位
  - 常为两侧性
- 形态学
  - 根据裂隙的部位多髌骨畸形可分为三型
    - Ⅰ型为髌骨下部横裂，其下方为小骨块，上方为髌骨主体
    - Ⅱ型为外侧矢状裂，其外侧为小骨块，内侧为髌骨主休，此型少见
    - Ⅲ型为外上方斜裂隙，外上方为小骨块，此型多见

X 线表现

- X 线摄片
  - 髌骨缺如表现
    - 患儿年龄达到正常骨化期后，X 线检查仍未见髌骨
    - 髌骨发育不全，发育不全的小髌骨的位置常较高
    - 可伴有其他先天畸形．如足内翻、膝过伸、髋脱位，股骨与胫骨部分缺如、上肢畸形等
    - 可并发于某些综合征，例如髌甲综合征（nail patella syndrome）
  - 多髌骨畸形表现
    - 二分髌骨（图 2-1-41）、三分髌骨为较常见的畸形，分割的部位多见于髌骨的外侧，但也可出现在髌骨的上 1/4 或外 1/4。出现贯通左右或上下方向的横行或纵行分割则很少见

推荐影像学检查

- 最佳检查法：X 线摄片
- 检查建议
  - 应拍摄髌骨正、侧位及轴位片

【鉴别诊断】

- 髌骨骨折
  - 有外伤的病史；局部有明显症状
  - 常为单侧性
  - 裂隙不光滑、不整齐
  - 髌骨骨皮质不完整
  - 有骨片移位

诊断与鉴别诊断精要

● 正常儿童的髌骨骨化中心的出现时间早则 2 ~ 3 岁，迟则 5 ~ 6 岁，因此在 6 岁之前 X 线诊断髌骨缺如应该慎重

● 髌骨由 2 块或 2 块以上骨块组成，多个骨块骨皮质均连续，这是多髌骨畸形的典型表现

典型病例

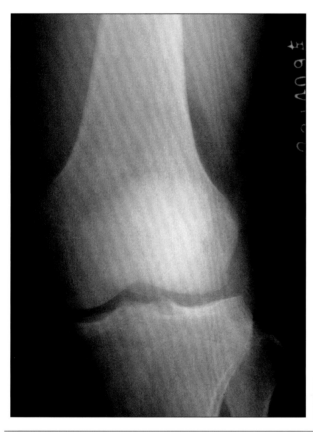

图 2-1-41　二分髌骨
膝关节正位片显示髌骨外 1/4 处自上方斜向外下方的透亮线，将其分割成两块

重点推荐文献

[1] 梁碧玲. 骨与关节疾病影像诊断学. 北京: 人民卫生出版社, 2006: 155.

[2] 李景学, 孙鼎元. 骨关节X线诊断学. 北京: 人民卫生出版社, 1982: 100.

[3] Mavrodontidis AN, Zalavras CG, Papadonikolakis A, et al. Bilateral absence of the patella in nail-patella syndrome: delayed presentation with anterior knee instability. Arthroscopy. 2004, 20(8): e89-93.

7. 先天性胫腓骨缺如

【概念与概述】

先天性胫腓骨缺如（congenital absence of the tibia or fibula），是一种少见的先天性发育异常疾病，Otto 于 1841 年最先描述先天性胫骨缺如

● 同义词：先天性胫骨纵向缺失、先天性胫骨发育不良、轴旁性胫侧半肢畸形、胫骨发育不全、先天性胫骨缺损或缺如、先天性腓骨纵向缺失、先天性腓骨发育不良、轴旁性腓侧半肢畸形、腓骨发育不全、先天性腓骨缺损或缺如

【病理与病因】

一般特征

● 一般发病机制
　○ 胚胎发育缺陷所致

- 遗传学
  - 不明确，有散在家族遗传病例报告
- 病因学
  - 一般多认为是内因所致，可能是胎儿时期受羊膜压迫所致
- 流行病学
  - 先天性胫骨缺如发病率约占活产婴儿的百万分之一，双侧病变占 30%
  - 腓骨缺如在下肢骨缺如中是最常见的

大体病理与手术所见
- 胫骨或腓骨完全缺如，或部分缺如

【临床表现】

表现

- 最常见体征 / 症状
  - 先天性胫骨缺如表现可分为三种类型
    - Ⅰ型为胫骨完全缺如：主要表现为小腿短缩及弯曲畸形；偶有足内侧列的跖趾骨缺如。膝关节屈曲挛缩。腓骨头上移和股骨远端发育不良
    - Ⅱ型为胫骨远端 1/2 缺如：胫骨近端和股骨远端发育较好，腓骨近端后移和膝关节轻度屈曲挛缩
    - Ⅲ型只有胫骨远端发育不良：以下胫腓关节分离、足内翻和外踝突出为特征
    - 该病常常并发一些其他畸形，如髋关节发育不良、股骨近端发育缺陷、腓骨部分缺如、膝关节屈曲挛缩、并趾、多趾、双股骨、跗骨联合、裂手、马蹄足、桡骨发育不良、髋外翻、腰骶椎发育缺陷、半椎体、踇趾发育不良、脊柱侧弯及高肩胛症等
    - 有 4 种少见的综合征存在胫侧半肢畸形，如踇趾三关节趾骨－多趾综合征 (Wemer 综合征)，胫侧半肢与足重复畸形，胫侧半肢 - 裂手足综合征，胫骨半肢 - 短肢 - 三角形短头综合征
  - 先天性腓骨缺如表现可分为三种类型
    - Ⅰ型单侧腓骨部分缺失：小腿中度短缩
    - Ⅱ型腓骨几乎完全缺失：肢体极短，胫骨在中 1/3 和下 1/3 处弓形畸形。足下垂和外翻；同侧股骨短缩
    - Ⅲ型单侧或双侧腓骨缺如并伴有其他严

重异常，如上肢或股骨畸形、脊柱裂等

流行病学
- 年龄
  - 婴幼儿
- 性别
  - 先天性胫骨缺如以男性多见
  - 先天性腓骨缺如以女性患者较多，男女之比为 1：2

自然病史与预后
- 先天性胫骨或腓骨缺如可导致肢体严重畸形，但一般预后好

治疗
- 手术治疗的方法取决于畸形的分型及临床表现，治疗的目标是获得一个与正常侧肢体等长并有功能的肢体
- 先天性胫骨缺如的手术方式有：Brown 股骨和腓骨成形术、踝关节成形术、胫骨和腓骨近端融合术、腓骨和距骨融合术、跟腓融合术等
- 先天性腓骨缺如的治疗方法有：支架、截骨术、距骨胫骨融合术、腓骨延长术等

【影像表现】

概述
- 最佳诊断依据：胫、腓骨缺如或部分缺如

X 线表现
- X 线摄片
  - 胫、腓骨不同程度缺如，或发育不全（图 2-1-42）
  - 先天性胫骨缺如常合并四肢其他畸形，例如：股骨近端发育不良、髋关节发育不良、腓骨部分缺如、并趾、多趾、双股骨、跗骨联合、裂手、马蹄足、桡骨发育不良、腰骶椎发育缺陷等
  - 先天性腓骨缺如可合并足下垂、马蹄外翻足、一排或多排的足骨缺如、跗骨联合或缺如等

超声表现
- 超声检查可在产前明确肢体的缺如

推荐影像学检查
- 最佳检查法：X 线摄片

【鉴别诊断】

表现典型，不易与其他疾病混淆

> **诊断与鉴别诊断精要**
> ● 先天性胫腓骨缺如的表现典型：胫、腓骨缺如或部分缺如

典型病例

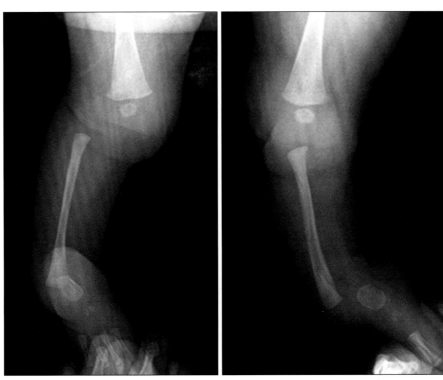

图 2-1-42　先天性胫骨缺如合并马蹄足

重点推荐文献

[1] 李正, 王慧贞, 吉士俊. 先天畸形学. 北京: 人民卫生出版社, 2000: 829-831.

[2] 李景学, 孙鼎元. 骨关节X线诊断学. 北京: 人民卫生出版社, 1982: 100.

[3] Sepulveda W, Weiner E, Bridger JE, et al. Prenatal diagnosis of congenital absence of the fibula. J Ultrasound Med. 1994, 13(8): 655-657.

8. 胫腓骨骨性联合

【概念与概述】

胫腓骨骨性联合（tibiofibular synostosis），是一种罕见的先天性发育畸形

● 同义词：先天性胫腓骨联合

【病理与病因】

一般特征

● 一般发病机制
　○ 不明确
● 遗传学

　○ 大部分为散发病例，部分病例为常染色体显性遗传，伴不同的外显率
● 病因学
　○ 不明确
● 流行病学
　○ 罕见，无相关统计学资料

大体病理与手术所见

● 骨性融合常发生在胫、腓骨的下部，也可发生在上端

【临床表现】

表现

- 最常见体征 / 症状
  - 患者常无症状
  - 对踝关节或膝关节功能影响轻
  - 可有患肢外翻、短缩畸形外观
  - 可有踝部不适、疼痛，或踝关节不稳
  - 膝关节外侧可扪及隆起包块，为粗大的腓骨头

流行病学

- 年龄
  - 儿童多见
- 性别
  - 发病率无显著的性别差异

自然病史与预后

- 预后好

治疗

- 对关节功能影响程度轻者可无需治疗
- 畸形的矫正可采用截骨术、下肢延长术、切除近端腓骨术等

【影像表现】

概述

- 最佳诊断依据：胫、腓骨骨性联合，可发生在下端或上端

X 线表现

- X 线摄片
  - 胫、腓骨骨性联合，可发生在下端或上端（图 2-1-43）
  - 腓骨可呈弓形改变，胫、腓骨间隙增宽

推荐影像学检查

- 最佳检查法：X 线摄片

【鉴别诊断】

胫腓骨骨性联合表现典型，不易与其他疾病混淆

诊断与鉴别诊断精要

- 胫腓骨骨性联合表现典型，不难诊断

典型病例

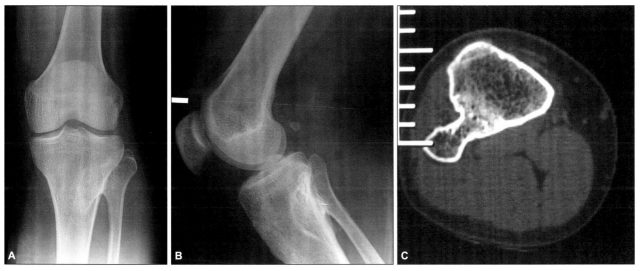

图 2-1-43　胫腓骨上端骨性联合
A. 膝关节正位片；B. 膝关节侧位片；C. 小腿上端轴位骨窗图像，显示胫腓骨上端骨性联合

重点推荐文献

[1] 梁碧玲. 骨与关节疾病影像诊断学. 北京：人民卫生出版社, 2006: 157.

[2] 李景学, 孙鼎元. 骨关节X线诊断学. 北京: 人民卫生出版社, 1982: 100.

[3] O'Dwyer KJ. Proximal tibio-fibular synostosis. a rare congenital anomaly. Acta Orthop Belg. 1991, 57(2): 20 420-428.

9. 先天性胫骨假关节

【概念与概述】

先天性胫骨假关节（congenital psudoarthrosis of the tibia），是一种骨不连接的特殊类型小腿先天性畸形

- 同义词：先天性胫骨骨不连

【病理与病因】

一般特征

- 一般发病机制
  - 发病机制尚未明确，比较合理的学说有神经纤维瘤学说，纤维异样增殖学说，神经学说
- 遗传学
  - 无明确的家族遗传性
- 病因学
  - 病因不明
- 流行病学
  - 发病率约为 25 万分之一
  - 50%～90% 的报道与纤维神经瘤有关

大体病理与手术所见

- 假关节断端骨质有硬化，变细呈圆锥状
- 假关节局部及其周围大量纤维组织增殖，骨膜异常肥厚
- Heyman 分型可分为三型
  - 第一型：胫骨向前外侧突，弯曲变形，其他骨无异常
  - 第二型：有明显的足内翻，胫骨短缩、弯曲变形，凹侧骨质硬化及肥厚，可合并其他畸形，如并趾、腓骨缺如等
  - 第三型：胫骨向后内侧突，弯曲变形，此型极少见

【临床表现】

表现

- 最常见体征 / 症状
  - 典型改变是患儿的小腿中 1/3 处向前弯曲畸形，患肢短缩
  - 患足常呈仰趾外翻畸形，皮肤可有咖啡色素斑或神经纤维瘤结节
  - 假关节形成时，胫骨向前成角，局部活动异常，患侧肢体短，走路有跛行

- 根据胫骨形态，临床上一般分成三型
  - 弯曲型：出生后胫骨下段向前弯曲，但无假关节，胫骨前弓处皮质增厚，髓腔闭塞。发生骨折后，局部不愈合，继而形成假关节
  - 囊肿型：出生后在胫骨中下 1/3 处呈囊性改变，轻微外力造成骨折后出现不愈合，继之形成假关节
  - 假关节型：出生后即发现有胫骨中下段缺损，形成假关节。假关节处有较坚硬纤维组织连接或软骨连接，骨端随生长发育而变细，萎缩，远端更为明显呈笔尖状，皮质菲薄

流行病学

- 年龄
  - 婴幼儿及儿童多见
- 性别
  - 女性多见

自然病史与预后

- 随着年龄的增长，假关节骨端出现骨质硬化、吸收、萎缩，畸形加剧
- 预后欠佳

治疗

- 这是一种极其难治的疾病，手术治疗的原则有
  - 应尽早做植骨手术
  - 植骨以自体松质骨为最好，直系亲属次之，不用骨库骨
  - 植入的松质骨量要足够多，接触须紧密
  - 彻底切除纤维组织、两断端硬化的骨质和骨端增厚的骨膜，打通两断端的骨髓腔
- 手术方式有：Boyd 术，倒转植骨术，短路植骨术，游离腓骨移植术等

【影像表现】

概述

- 最佳诊断依据：胫骨不连接，骨端髓腔封闭而且变细、硬化
- 部位
  - 单侧胫骨的中及下 1/3 交界处，单侧发病率为 95%
  - 对称性双侧病变非常少见

X线表现

- X线摄片
  - 胫骨中下 1/3 处假关节存在，局部骨质吸收、骨不连接，假关节骨端变细呈锥形，骨端硬化髓腔闭锁，骨皮质变薄，骨质细小
  - 病变处常常胫骨弯曲、成角畸形
  - 部分患者在骨受累部存在纤维囊性骨吸收区
  - 同侧腓骨可能正常，或存在同样的不连续现象（图 2-1-44）

推荐影像学检查

- 最佳检查法：X线摄片

【鉴别诊断】

- 小儿外伤性胫骨骨折不愈合
  - 极为罕见
  - 即使产生不愈合，骨折局部有大量骨痂形成
- 脆骨病
  - 全身性疾患，有多次骨折病史
  - 特殊症状如蓝色巩膜、听力障碍、第二性征早期出现及家族遗传史
  - 骨折修复无障碍，骨折端骨痂生长

诊断与鉴别诊断精要

- 对于胫骨不连接，局部无骨痂生长，骨端髓腔封闭而且变细、硬化的患者应考虑先天性胫骨假关节

典型病例

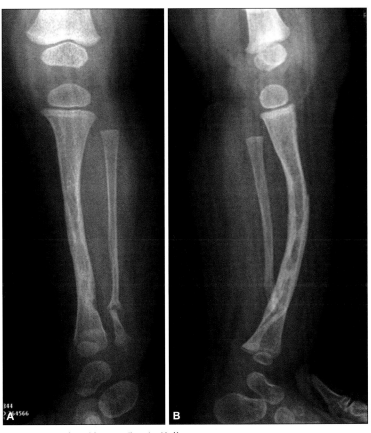

图 2-1-44　先天性胫、腓骨假关节
A.胫腓骨正位片；B.胫腓骨侧位片，显示胫骨向前弯曲，中下段皮质增厚，髓腔部分闭塞，腓骨下端骨不连，局部骨端硬化髓腔闭锁

重点推荐文献

[1] 梁碧玲. 骨与关节疾病影像诊断学. 北京: 人民卫生出版社, 2006: 156.

[2] 李正, 王慧贞, 吉士俊. 先天畸形学. 北京: 人民卫生出版

社, 2000: 826-829.

[3] 荣独山. X线诊断学. 第三册, 骨、关节、眼、耳、鼻、喉. 上海: 上海科学技术出版社, 2000: 108.

10. 先天性胫骨弯曲

【概念与概述】

　　先天性胫骨弯曲（congenital angular deformitities of the tibia），胫骨向前或向后方弯曲，同时合并向内或外侧弯曲，是一种少见的先天性畸形

- 同义词：胫腓骨骨干弓状骨质增厚、Weismann-Netter 综合征

【病理与病因】

一般特征

- 一般发病机制
  ○ 不明确
- 遗传学
  ○ 部分病例有家族遗传性
- 病因学
  ○ 不明确
- 流行病学
  ○ 少见，无相关统计学资料

大体病理与手术所见

- 可分为 5 种类型：前方弯曲；外前或内前弯曲；外后或内后弯曲；外后弯曲合并囊肿及假关节形成；外后弯曲并假关节形成
- 前弯曲常见，可分为三型
  ○ 伴腓骨缺如
  ○ 髓腔硬化、变窄或闭塞
  ○ 伴囊性变，其内为结构不良的纤维组织

【临床表现】

表现

- 最常见体征 / 症状
  ○ 胫骨弯曲，位于中、下段交界处，开始步行后症状逐渐明显. 甚至弯曲呈直角或锐角者，以向前弯曲多见
  ○ 小腿细而短缩

流行病学

- 年龄
  ○ 婴幼儿
- 性别
  ○ 男女发病率大致相同

自然病史与预后

- 随着年龄的增长，胫骨弯曲畸形可加重，并易发生骨折，形成假关节
- 预后欠佳

治疗

- 轻度单纯弯曲型，可考虑矫正支具固定
- 弯曲严重则影响步行者，可考虑行截骨术或骨延长术
- 一旦发生骨折，应按照先天性胫骨假关节处理

【影像表现】

概述

- 最佳诊断依据：胫骨弯曲
- 部位
  ○ 常为单侧性
  ○ 胫骨中下段

X 线表现

- X 线摄片
  ○ 胫骨弯曲，向前或向后方弯曲，同时合并向内或外侧弯曲（图 2-1-45）
  ○ 两干骺端骨质及骨髓形态均正常
  ○ 前弯曲者，凹侧骨皮质因受压而增厚，骨髓腔变窄，凸侧骨皮质因伸长而变薄
  ○ 向内或向后弯曲者，常合并足外翻
  ○ 可出现同侧腓骨细小或部分缺如
  ○ 常合并病理性骨折或因骨折愈合不良所致的假关节

推荐影像学检查

- 最佳检查法：X 线摄片

【鉴别诊断】

- 骨梅毒引起的胫骨弯曲
  ○ 胫骨出现骨膜炎改变，使骨皮质增厚，增厚的骨皮质为均匀致密或分层状，胫骨可呈军刀状弯曲
  ○ 胫骨可出现骨髓炎样改变：骨质破坏、骨质增生
  ○ 血清梅毒试验阳性
- 佝偻病引起的胫骨弯曲
  ○ 常双侧受累，呈 O 形或 X 形腿

- 胫骨临时钙化带模糊或消失
- 干骺端增宽，呈毛刷状改变

- 干骺端中心呈杯口状凹陷

> **诊断与鉴别诊断精要**
> - 先天性、无痛性小腿弯曲是先天性胫骨弯曲的特点，易发生骨折，形成胫骨假关节

典型病例

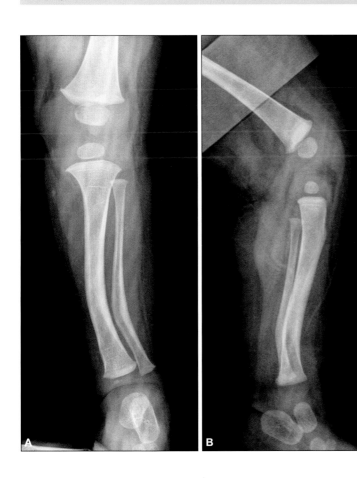

图 2-1-45 先天性胫、腓骨弯曲
胫腓骨正（A）、侧（B）位片显示胫、腓骨弯曲，凹侧骨皮质增厚，凸侧骨皮质变薄

重点推荐文献

[1] 梁碧玲. 骨与关节疾病影像诊断学. 北京: 人民卫生出版社, 2006: 156-157.
[2] 李正, 王慧贞, 吉士俊. 先天畸形学. 北京: 人民卫生出版社, 2000: 830-831.
[3] 李景学, 孙鼎元. 骨关节X线诊断学. 北京: 人民卫生出版社, 1982: 101.

11. 先天性马蹄内翻足

【概念与概述】

先天性马蹄内翻足（congenital talipes equinovarus），是最常见的先天性足畸形

【病理与病因】

一般特征

- 一般发病机制
  - 先天性发育异常，由足下垂、内翻、内收

三个主要畸形综合而成

- 遗传学
  - 绝大多数为散发病例，无家族遗传性
- 病因学
  - 真正病因不清，可能与遗传、原始骨基质发育异常、神经及肌肉病变、足部软组织挛缩、血管异常、宫内发育阻滞等因素有关
- 流行病学
  - 发病率为 1‰
  - 占足部畸形发病的 85%

大体病理及手术所见

- 包括四种畸形
  - 前足内收内旋
  - 后足内翻
  - 踝关节下垂
  - 胫骨内旋

【临床表现】

表现

- 最常见体征/症状
  - 一侧或双侧足显示程度不等跖屈位、内翻、内收畸形
  - 轻者足前部内收、下垂、足跖面出现皱褶，背伸外展有弹性阻力
  - 严重者步态不稳，跛行或走路摇摆，用足背外缘着地，足背负重部位产生胼胝及滑囊，胫骨内旋加重
  - 肌神经功能无损害

流行病学

- 年龄
  - 婴幼儿
- 性别
  - 男性发病较多，男女之比为 2：1

自然病史与预后

- 随着年龄的增长，畸形逐渐加重
- 预后尚好

治疗

- 治疗原则：早期畸形矫正
- 保守治疗方法：适用于新生儿、幼儿期患者
  - 方法有：手法矫正结合胶布固定、石膏逐步矫形、石膏楔形切开逐步矫形、夹板法等
- 手术疗法：适用于保守治疗失败或年龄较大的患者，宜在生后 6 个月后进行
  - 手术方法包括：软组织松解、肌腱移位及跟

骨截骨术、关节融合术等

【影像表现】

概述

- 最佳诊断依据：后足马蹄、内翻及内旋，前足内收、内翻、高弓为主要表现
- 部位
  - 可以单侧，但多为双侧性

X 线表现

- X 线摄片
  - 在正位片上距骨的中轴线远离第一跖骨（正常是指向第一跖骨）；跟骨中轴线与第一跖骨中轴线在跟骨前互相成角；跟骨中轴线与第四跖骨中轴线不一致，相互成角（图 2-1-46）
  - 距骨变宽变平，跟骨内转，向后上方移位，与胫骨接近，跟骨变短、变宽
  - 舟骨移向内上后方，跗骨、跖骨也相互靠近重叠
  - 第五跖骨肥大，第一跖骨较短
  - 可伴有其他畸形，如多指、并指等
  - X 线测量可估计畸形程度
    - 在正位片上距骨与第一跖骨纵轴线交叉成角，正常为 0°～20°
    - 在正位片上测定跟骨轴和距骨纵轴线夹角（跟距角），正常为 30°～35°，马蹄内翻足时小于 30°，甚至为 10°～15°
    - X 线侧位片测量距骨纵轴和跟骨距面所形成的角，正常 35°～55°，如果小于 30°，则表明足下垂

推荐影像学检查

- 最佳检查法：X 线摄片
- 检查建议
  - X 线检查应该包括足的前后位片和侧位片
  - 单侧畸形的患者，应该拍摄对侧以对照

【鉴别诊断】

- 脑性瘫痪、脊髓脊膜膨出、脊髓栓系等引起的马蹄内翻足
  - 脑性瘫痪患者多有缺血缺氧性脑病的病史，肌张力增强，反射亢进，出现病理反射，一般前足无内收
  - 脊髓脊膜膨出、脊髓栓系患者一般有跟腱反射消失，足部感觉障碍，大小便失禁等症状，一般无前足内收畸形

　　○ 脑及脊髓病变的影像表现
　● 脊髓灰质炎后遗马蹄内翻足
　　○ 有发热及一侧肢体瘫痪的病史

　　○ 足部感觉无异常
　　○ 肌电图或体感诱发电位诊断可确定腓骨肌麻痹

> **诊断与鉴别诊断精要**
>
> ● 出生后出现前足内收、跟骨内翻、踝关节马蹄及胫骨内旋畸形的患儿应考虑先天性马蹄内翻足

典型病例

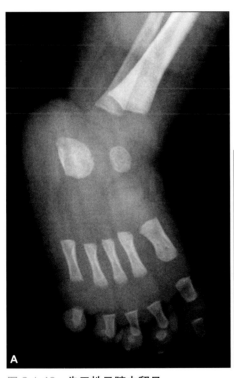
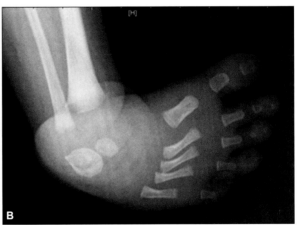

图 2-1-46　先天性马蹄内翻足
足部 X 线照片显示前足内收，跟骨内翻

重点推荐文献

[1] 梁碧玲. 骨与关节疾病影像诊断学. 北京: 人民卫生出版社, 2006: 159.

[2] 李正, 王慧贞, 吉士俊. 先天畸形学. 北京: 人民卫生出版社, 2000: 831-837.

[3] 荣独山. X线诊断学. 第三册, 骨、关节、眼、耳、鼻、喉. 上海: 上海科学技术出版社, 2000: 109.

12. 扁平足

【概念与概述】

　　扁平足（pes planus，plat foot），是足纵弓降低或消失为特征的畸形足

【病理与病因】

一般特征

● 一般发病机制

　○ 先天性结构性扁平足：伴有足骨畸形，例如跗骨桥、垂直距骨、副舟骨等

- 先天性姿态性扁平足：不伴足骨畸形，足部周围韧带松弛，足负重时跟骨在距骨下方发生内旋，其前端向背侧及外侧移位，距骨则向跖侧及内侧移位，导致松弛的跟舟跖侧韧带更加松弛，不能支持距骨头，使足纵弓降低
- 遗传学
  - 先天性扁平足具有明显的遗传倾向
- 病因学
  - 先天性扁平足病因尚未阐明
- 流行病学
  - 扁平足的发病率占人群的 7.1%

大体病理及手术所见

- 先天性姿态性扁平足：足跗骨无发育性畸形，连接距跟、距舟和舟楔关节的关节囊的韧带较正常者松弛
- 先天性结构性扁平足：足跗骨发育性畸形、跗骨桥、垂直距骨、副舟骨等

【临床表现】

表现

- 最常见体征 / 症状
  - 年幼儿童多无症状
  - 久站时，可出现足底疼痛和小腿部不适
  - 不负重时足弓尚存在，但负重检查可发现足纵弓降低或消失

流行病学

- 年龄
  - 可发生于儿童及青壮年，若为先天性者则多在 10 岁以后出现症状
- 性别
  - 发病率无明显的性别差异

自然病史与预后

- 随着年龄的增长症状可加重
- 预后良好

治疗

- 轻、中型无症状者不需要手术治疗，可考虑理疗、按摩、矫形鞋、足弓垫等保守治疗
- 手术治疗方法有：肌腱移位术，韧带紧缩术，跗骨间关节融合术，三关节固定术及跗骨截骨术等

【影像表现】

概述

- 最佳诊断依据：足纵弓下降或消失
- 部位
  - 双侧发病多见

X 线表现

- X 线摄片
  - 足纵弓下降或消失（图 2-1-47）
  - 跗骨正常排列关系发生改变
    - 距骨头下陷，距骨头指向足底
    - 跟骨变平，并向外翻，跟骨上后方与胫骨下端接触
    - 舟状骨、楔骨及骰子骨向下移位，甚至舟状骨位于距骨头之上
  - 侧位片上，距骨长轴与跟骨长轴夹角增大，距骨中轴线与第一跖骨中轴线之间形成向上的开角
  - 可有足骨畸形，如跗骨桥、垂直距骨、副舟骨等

推荐影像学检查

- 最佳检查法：X 线摄片
- 检查建议
  - 应在负重条件下摄足正侧位 X 线片

【鉴别诊断】

- 神经肌肉性疾病（如脊髓灰质炎）及大脑性瘫痪所致的扁平足
  - 根据发病年龄、详细的病史及体格检查，多可做出正确的诊断

诊断与鉴别诊断精要

- 扁平足的诊断根据为足纵弓降低或消失，X 线检查的目的是了解扁平足的程度及有无足骨畸形

典型病例

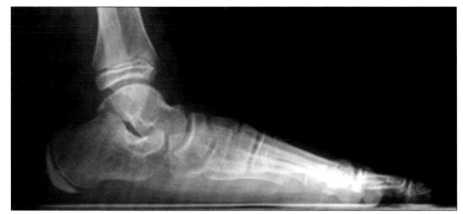

图 2-1-47　扁平足
负重条件下足侧位片显示足纵弓消失

重点推荐文献

[1] 梁碧玲. 骨与关节疾病影像诊断学. 北京: 人民卫生出版社, 2006: 160.
[2] 李正, 王慧贞, 吉士俊. 先天畸形学. 北京: 人民卫生出版社, 2000: 843-846.
[3] 荣独山. X线诊断学. 第三册, 骨、关节、眼、耳、鼻、喉. 上海: 上海科学技术出版社, 2000: 109.

13. 先天性垂直距骨
【概念与概述】

先天性垂直距骨（congenital vertical talus），是一种少见的先天性畸形，属于先天性扁平足的一种类型
- 同义词：畸形性距舟关节脱位、先天性凸形外翻足、舟形足、摇篮足

【病理与病因】

一般特征
- 一般发病机制
  - 距舟关节脱位可能在妊娠 3 个月内就在子宫内形成，舟状骨与距骨背侧形成关节，距骨呈距屈垂直位；而邻近的距骨下关节，跗骨间关节和踝关节半脱位都是继发性
- 遗传学
  - 无家族遗传性
- 病因学
  - 不明确
- 流行病学
  - 发病率极低，为 1/10 000 ~ 1/20 000

大体病理及手术所见
- 骨关节改变
  - 舟骨与距骨颈的背侧形成关节，距骨呈垂直位
  - 距骨头上方呈扁平状或卵圆形，距骨颈短
  - 舟骨近端关节面及跟骨前部向跖侧倾斜，载距突发育不良
- 韧带变化
  - 胫舟韧带、距舟背侧韧带、跟距骨间韧带和跟腓韧带挛缩
  - 跟舟跖侧韧带、距舟跖侧及内侧关节囊拉长

【临床表现】

表现
- 最常见体征 / 症状
  - 足弓消失或足底凸起
  - 足前部呈背伸和外展畸形，足前部的跖屈和内翻受影响
  - 足后部下垂、内翻；踝关节僵硬，活动受限
  - 站立或行走时足跟不能着地，步态不稳，易出现疲劳及疼痛
  - 足内侧及跖侧可扪突出的距骨头；距骨颈背侧可扪及脱位的舟状骨

流行病学
- 年龄
  - 婴幼儿
- 性别
  - 男性多于女性

自然病史与预后

- 预后好

治疗

- 治疗的目的是将垂直变形的距骨复位到正常的解剖位置，尽早开始治疗
  - 治疗方法有手法整位、石膏及克氏针固定术；若手法整复失败，可在 3 岁时行切开复位
  - 6 岁以上儿童，一般不主张手术，因为距骨头出现缺血性坏死的风险高，需待至 10 ～ 12 岁以后再进行三关节融合术

【影像表现】

概述

- 最佳诊断依据：距骨长轴呈垂直状，距舟关节原发性脱位，舟骨与距骨背侧形成关节
- 部位
  - 一般多为单足发病

X 线表现

- X 线摄片
  - 距骨长轴呈垂直状，跟骨与距骨相重叠，足远端呈跖屈畸形（图 2-1-48）
  - 距舟关节脱位，舟骨与距骨背侧形成关节
  - 距骨头发育不良，距骨颈变细
  - 跟骨外翻，前端变尖，似鸟嘴
  - 跟、距骨纵轴所形成的夹角明显增大（正常夹角为 20° ～ 40°），距骨的纵轴延长线不通过第一跖骨
  - 可伴发其他畸形，例如脊髓脊膜膨出、神经纤维瘤病、染色体病等
  - 3 岁以前，由于舟骨骨化中心尚未出现，则需用第一楔骨中轴线来估计舟骨的位置，如该线向后延长在距骨头的背侧，表明舟骨向背侧脱位

推荐影像学检查

- 最佳检查法：X 线摄片

【鉴别诊断】

本畸形表现典型，不难诊断

诊断与鉴别诊断精要

- 先天性垂直距骨的诊断依据主要是距骨长轴呈垂直状，距舟关节脱位，舟骨与距骨背侧形成关节

典型病例

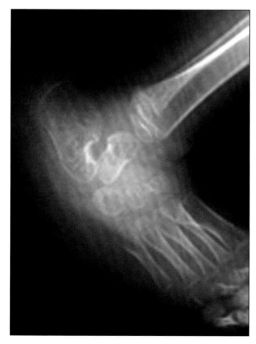

图 2-1-48　**先天性垂直距骨**
踝关节侧位片显示距骨长轴呈垂直状，跟骨与距骨相重叠，距舟关节脱位

重点推荐文献

[1] 梁碧玲. 骨与关节疾病影像诊断学. 北京: 人民卫生出版社, 2006: 160.

[2] 李正, 王慧贞, 吉士俊. 先天畸形学. 北京: 人民卫生出版社, 2000: 838-840.

[3] Thometz JG, Zhu H, Liu XC, et al. MRI pathoanatomy study of congenital vertical talus. J Pediatr Orthop, 2010, 30(5): 460-464.

14. 姆趾外翻

【概念与概述】

姆趾外翻（hallux valgus），是姆趾向外倾斜大于生理角度 15° 的一种畸形

【病理与病因】

一般特征

- 一般发病机制
  - 姆长伸肌、姆长屈肌和姆收肌紧张牵拉，姆趾沿其长轴外旋外翻
  - 姆展肌和姆短屈肌内侧头失去外展作用，而姆收肌与姆短屈肌外侧头挛缩，外侧关节囊挛缩并增厚，姆趾向外半脱位
- 遗传学
  - 50% 患者有家族遗传史
- 病因学
  - 遗传因素
  - 长久站立或行走过久、负重过度
  - 经常穿尖头鞋或高跟鞋
- 流行病学
  - 在人群中的发病率可高达 1%
  - 15 ~ 30 岁的人群发病率为 3%
  - 30 ~ 60 岁的发病率可高达 9%
  - 60 岁以上可高达 16%

大体病理及手术所见

- 姆趾外翻，跖趾关节半脱位
- 第一跖头内翻，姆囊炎
- 第二、三跖骨头处胼胝形成
- 第二趾呈锤状趾
- 第一跖趾关节炎

【临床表现】

表现

- 最常见体征 / 症状
  - 足姆趾外翻畸形，局部疼痛、影响行走，局部可溃烂、感染
  - 第二趾成锤状趾改变
  - 第二、三跖骨头跖面皮肤形成胼胝
  - 第一跖趾关节突出部皮肤增厚，甚至红肿产生足姆囊炎

流行病学

- 年龄
  - 50% 的成年人在青年期出现
  - 40% 的儿童患者的起病年龄平均为 10.5 岁
- 性别
  - 女性多见，女男比例为 2：1 ~ 4：1

自然病史与预后

- 随着年龄的增长，姆趾外翻的程度可加剧、症状加重
- 预后良好

治疗

- 保守治疗，例如做赤足运动、夹板、姆外翻矫形器等
- 手术治疗，可考虑肌腱、韧带的松解术，第一跖趾关节成形术，姆趾近节趾骨截骨术等

【影像表现】

概述

- 最佳诊断依据：姆趾外翻

X 线表现

- X 线摄片
  - 姆趾近节趾骨与第 1 跖骨中轴线交角增大（正常为 10° ~ 12°）
  - 第 1 跖骨头远离第 2 跖骨头
  - 第 1 跖趾关节半脱位，并导致姆趾内收（图 2-1-49）
  - 常合并第 2 跖骨干增大
  - 可合并第 1 跖趾关节创伤性骨关节病

推荐影像学检查

- 最佳检查法：X 线摄片

【鉴别诊断】

本畸形表现典型，不难诊断

> **诊断与鉴别诊断精要**
>
> ● 跗趾外翻的诊断主要依据为跗趾外翻畸形，第1跖趾关节半脱位

典型病例

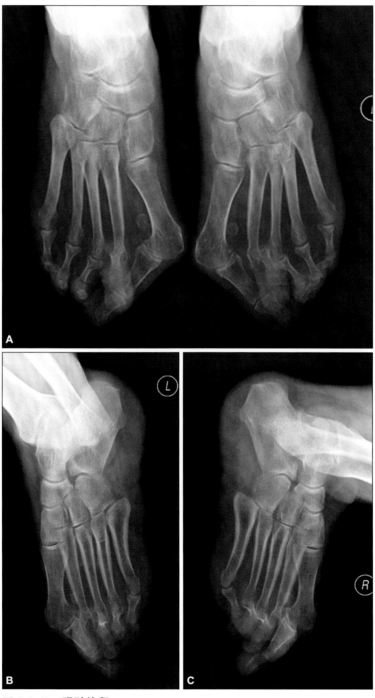

图 2-1-49　**跗趾外翻**
双足正位（A）及斜位（B、C）X线片显示双侧跗趾外翻畸形，第1跖趾关节半脱位

重点推荐文献

[1] 梁碧玲. 骨与关节疾病影像诊断学. 北京: 人民卫生出版社, 2006: 162.

[2] Lieberson S, Mendes DG. Congenital hallux valgus.

Orthopedics, 1991, 14(5): 588-594.

[3] Groiso JA. Juvenile hallux valgus. a conservative approach to treatment. J Bone Joint Surg Am, 1992, 74(9): 1367-1374.

15. 多趾畸形

【概念与概述】

多趾畸形（polydactyly），为婴儿出生时最常见的一种先天性畸形，以足趾数目增多特征，一般仅有 1 个多余趾，偶有多个多余趾

- 同义词：多趾症

【病理与病因】

一般特征

- 一般发病机制
  - 先天性发育异常，可能与胚胎时期肢芽胚基分化早期受损害有关
- 遗传学
  - 本病有家族史，为常染色体显性遗传
- 病因学
  - 病因未明
- 流行病学
  - 总的发病率约为存活婴儿的 2‰

大体病理及手术所见

- 多趾多生长在小趾或𧿹趾旁
- 多趾可仅为软组织赘生物，或其内含有趾骨，也可有单独跖骨

【临床表现】

表现

- 最常见体征 / 症状
  - 多趾
  - 可分为三种类型
    - 多余趾与原有趾大小相同
    - 多余趾较小，有时形成支趾
    - 多余趾发育不全，如一皮赘附着

流行病学

- 年龄
  - 婴幼儿
- 性别
  - 无显著的性别差异

自然病史与预后

- 预后良好

治疗

- 手术治疗原则是切除多余的足趾
- 多趾如果有单独跖骨，则多余的跖骨一并切除
- 偶有多趾与并趾畸形合并存在，这种畸形的矫形手术更为复杂

【影像表现】

概述

- 最佳诊断依据：多趾
- 部位
  - 多趾多生长在小趾或𧿹趾旁，发生在其他趾的多趾畸形极少见

X 线表现

- X 线摄片
  - 一般可以分为三类
    - 软组织型：多趾为单纯的软组织，无骨骼结构
    - 多生趾型：最多见，多趾与正常趾完全一样，内有趾骨；与原有趾一起共同与跖骨构成关节
    - 多趾自身附有一跖骨，足部共有跖骨 6 块（图 2-1-50，图 2-1-51）
  - 可伴有并趾、短趾及其他畸形

推荐影像学检查

- 最佳检查法：X 线摄片

【鉴别诊断】

本畸形表现典型，不难诊断

诊断与鉴别诊断精要

- 多趾畸形以先天性重复趾为特征，常位于𧿹趾或小趾旁

典型病例

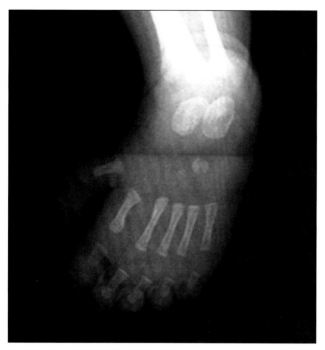

图 2-1-50　多趾畸形（多生趾型）
足正位片显示右侧姆趾旁重复趾畸形，其内含有趾骨及跖骨

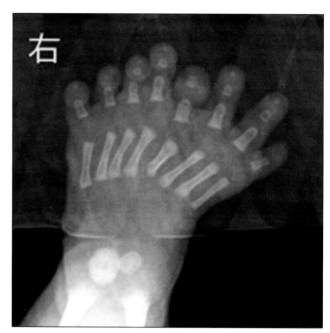

图 2-1-51　多趾畸形（多生趾型）
足正位片显示右侧姆趾发育不良，姆趾旁 3 个重复趾畸形，其内均含趾骨及跖骨

重点推荐文献

[1] 李景学，孙鼎元.骨关节X线诊断学.北京：人民卫生出版社，1982：104.
[2] 李正，王慧贞，吉士俊.先天畸形学.北京：人民卫生出版

社，2000：850-851.
[3] McMahon MS. Understanding the molecular basis of polydactyly. Orthopedics. 2010, 33(10): 709-710.

16. 缺趾畸形

【概念与概述】

　　缺趾畸形（ectrodactyly），为足趾数目减少的先天性畸形

【病理与病因】

一般特征

- 一般发病机制
  - 先天性发育异常，肢芽形成发育过程中遭受抑制，以致形成失败所致
- 遗传学
  - 常常是散发的，部分病例具有遗传性，例如先天性缺指（趾）-外胚叶发育不全-唇/腭裂综合征，为常染色体显性遗传，致病基因定位于染色体 3q27
- 病因学
  - 病因不明

- 流行病学
  - 先天性缺指（趾）-外胚叶发育不全-唇/腭裂综合征的发病率为 1/18 000

大体病理与手术所见

- 分为中央型和边缘型缺趾两种
  - 中央型缺趾为第 2、第 3、第 4 趾缺如
  - 边缘型缺趾为拇趾或第 5 趾缺如

【临床表现】

表现

- 最常见体征/症状
  - 缺趾

流行病学

- 年龄
  - 婴幼儿
- 性别
  - 发病率无明显的性别差异

自然病史与预后

- 预后好

治疗

- 拇趾缺如，可考虑拇趾再造术
- 合并有并趾畸形，可考虑手术分开

【影像表现】

概述

- 最佳诊断依据：缺趾
- 部位
  - 缺趾畸形易见于蹈趾或小趾侧
  - 足趾完全缺如或仅仅有一趾的单趾畸形都

很少见

X 线表现

- X 线摄片
  - 缺趾（图 2-1-52）
  - 部分病例受累趾并非全部缺如，而只是发育障碍，变得短小
  - 可合并下肢骨的其他畸形

推荐影像学检查

- 最佳检查法：X 线摄片

【鉴别诊断】

本畸形表现典型，不难诊断

诊断与鉴别诊断精要

- 缺趾畸形以先天性趾骨缺如为特点

典型病例

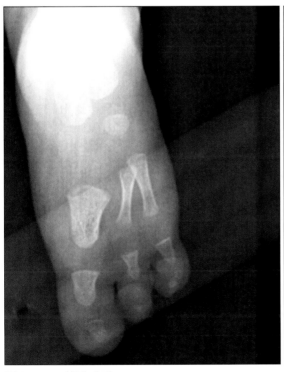
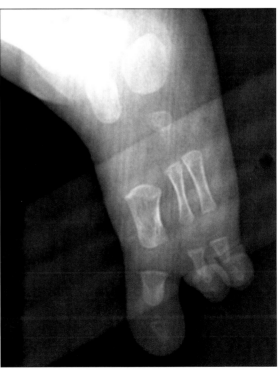

图 2-1-52　**缺趾畸形**
足部照片显示左侧第 4、第 5 趾骨及跖骨缺如

重点推荐文献

[1] 李景学, 孙鼎元. 骨关节X线诊断学. 北京: 人民卫生出版社, 1982: 104-105.

[2] 尹伟, 叶晓茜, 边专. 先天性缺指（趾）-外胚叶发育不全-唇/腭裂综合征的临床和遗传学特点. 国际口腔医学杂志, 2009, 36(2): 243-246.

[3] Paranaíba LM, Martelli-Júnior H, de Miranda RT, et al. Ectrodactyly-Ectodermal Dysplasia-Clefting Syndrome Associated With p63 Mutation and an Uncommon Phenotype. Cleft Palate Craniofac J. 2010, 47(5): 544-7.

17. 巨趾畸形

【概念与概述】

巨趾畸形（macrodactyly），是指一个或多个足趾体积明显增大的畸形

- 同义词：巨趾症

【病理与病因】

一般特征

- 一般发病机制
  - 先天性发育异常，可能是胚胎发育过程中局部生长激素过剩、缺乏生长抑制因子所致
- 遗传学
  - 大部分病例为散发性，无家族遗传性
- 病因学
  - 病因不明，部分病例与全身性神经纤维瘤病或淋巴管增殖有关
- 流行病学
  - 发病率仅为万分之一

大体病理及手术所见

- 巨趾的皮下脂肪组织弥漫性增厚
- 肥厚的皮下组织沿粗大的神经分布
- 有的巨趾伴有足趾骨肥大

【临床表现】

表现

- 最常见体征 / 症状
  - 足趾巨大，功能正常或受限制
  - 可分为 2 种类型
    - 稳定型：巨趾出生后与其他足趾一样按比例生长
    - 进行型：巨趾生长的速度远远超过其他足趾

流行病学

- 年龄
  - 婴幼儿
- 性别
  - 发病率无显著的性别差异

自然病史与预后

- 预后良好

治疗

- 稳定型巨趾多不需要治疗，除非为了美观
- 进行型巨趾需手术治疗
  - 治疗方法包括：肥大的皮肤及皮下组织切除术，趾短缩术、截骨矫正术、截趾术
  - 6 个月至 4 岁是最佳手术年龄

【影像表现】

概述

- 最佳诊断依据：足趾明显增大
- 部位
  - 可累及一个或多个足趾

X 线表现

- X 线摄片
  - 足趾软组织增大，肥厚
  - 足趾节骨也可肥大（图 2-1-53）
  - 可能并发于血管瘤或神经纤维瘤病

推荐影像学检查

- 最佳检查法：X 线摄片

【鉴别诊断】

表现典型，不易与其他疾病混淆

诊断与鉴别诊断精要

- 巨趾畸形以先天性足趾软组织增大、肥厚为特征，可伴有足趾骨肥大

典型病例

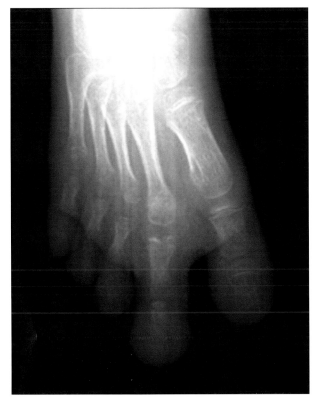

图 2-1-53　**巨趾畸形**
右足正位片显示第 2 趾骨粗大，相应软组织增大、肥厚

（*刘庆余　梁碧玲*）

重点推荐文献

[1] Chang CH, Kumar SJ, Riddle EC, et al. Macrodactyly of the foot. Bone Joint Surg Am, 2002, 84-A(7): 1189-1194.
[2] 李景学, 孙鼎元. 骨关节X线诊断学. 北京: 人民卫生出版社, 1982: 105.
[3] 李正, 王慧贞, 吉士俊. 先天畸形学. 北京: 人民卫生出版社, 2000: 851.

（致谢：本章第一节"先天性骨骼畸形"的部分图片由广东省妇幼保健院放射科叶志球主任医师及广州市儿童医院放射科曾思慧医师提供，在此表示感谢）

第 2 节　骨软骨发育异常

分类

- 致命性骨软骨发育异常
  - 致死性发育异常
  - 软骨发生不全
- 非致命性骨软骨发育异常
  - 失比例身材矮小
    - 软骨发育不全
    - 干骺端发育异常
    - 扭曲性发育异常
    - 肢中部发育异常
    - Weill-Marchesani 综合征
    - 肢端过小发育异常
    - 脊柱骨骺发育异常
    - 脊柱骨骺干骺端发育异常
  - 骨密度增加的骨软骨发育异常
    - 婴儿骨皮质增生症
    - 石骨症

- 致密性骨发育不全
- 骨内膜增生症
- Pyle 病
- 厚皮骨膜增生症
- 进行性骨干发育异常
- 蜡泪样骨病
- 点状软骨发育异常
- 条纹状骨病
- 骨斑点症
  - 骨密度减低的骨软骨发育异常
    - 成骨不全
    - 低磷酸酶症（成人型）
    - 脂质沉积病
    - 脊柱 - 眼发育异常
    - 老年皮肤营养不良骨发育异常
  - 溶酶体储积病
    - 黏多糖病
    - 黏脂糖沉积病

一、软骨发育不全

【概念与概述】

软骨发育不全（achondroplasia），是一种全身性对称性软骨发育障碍

【病理与病因】

一般特征

- 遗传学
  - FGFR3 基因常染色体显性突变，位于 4p16.3
  - 可有家族性，但新突变占 75% ~ 80%
- 流行病学
  - 少见，突变型发病率约 3 例 / 百万
- 病理
  - 软骨内化骨不能正常进行，影响了骨长轴的正常增长，骨皮质、骨髓腔及骨的横径生长仍正常；颅底骨的生长也受阻。膜内化骨正常

【临床表现】

表现

- 最常见体征 / 症状
  - 典型的肢根型短肢侏儒（short limbed dwarfism），四肢粗短，以肱骨和股骨为著
  - 双手第 3、第 4 指自然分开，形成典型"三叉手"畸形
  - 头大，颅底小，腹膨隆，臀翘
  - 智力和性发育正常

流行病学

- 年龄
  - 出生时即出现异常
- 性别
  - 男女发病率相仿

自然病史与预后

- 婴儿期 3% 可死亡，患者成年后多数身体健壮，多不影响寿命

【影像表现】

X 线表现

- X 线摄片
  - 四肢长骨粗短、弯曲，肱骨与股骨变短最显著。干骺端增宽呈"杯口状"，骨骺陷入干骺端。肌肉附着的结节部常明显增大
  - "三叉手"畸形
  - 腰椎椎弓根间距自第 1 至第 5 腰椎逐渐缩小
  - 髋臼扁平
  - 由于颅底软骨化骨障碍，致颅底骨变小；颅盖骨相对较大

【鉴别诊断】

- 软骨发育不良
  - 常在儿童期被发现，四肢短但比例正常，颅骨正常或前额扩大，无"三叉手"畸形
- Schmid 型干骺端软骨发育异常
  - 在 2 岁以后出现下肢弯曲
  - 病变主要侵犯干骺端，而骨骺正常

诊断与鉴别诊断精要

- 肢根型短肢侏儒，颅大面小，"三叉手"畸形
- 四肢骨粗短、弯曲，干骺端增宽呈"杯口状"
- 腰椎椎弓根间距自第 1 至 5 腰椎逐渐缩小
- 坐骨大切迹呈"鱼口"状狭小

典型病例

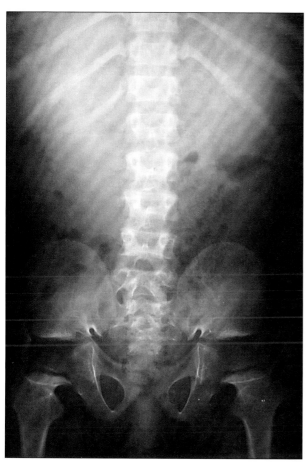

图 2-2-1 软骨发育不全
腰椎及骨盆正位片显示椎弓根间距自第 1 至第 5 腰椎逐渐缩小，髂骨底部显著变短，髋臼扁平，坐骨大切迹呈"鱼口"状狭小，双侧股骨近侧干骺端增宽

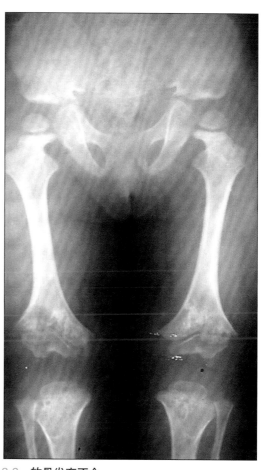

图 2-2-3 软骨发育不全
双侧股骨正位片显示双股骨短，远侧干骺端增宽呈"杯口状"，骨骺陷入干骺端

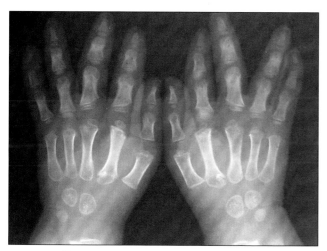

图 2-2-2 软骨发育不全
双手正位片显示双侧三叉手，掌指骨短粗，部分指骨干骺端增宽、倾斜

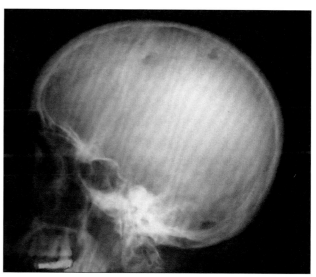

图 2-2-4 软骨发育不全
头颅侧位片显示颅底骨小，枕骨大孔小，颅盖骨相对较大

重点推荐文献

[1] Shirley ED, Ain MC. Achondroplasia: manifestations and treatment[J]. Am Acad Orthop Surg, 2009, 17(4): 231-241.

[2] Baujat G, Legeai-Mallet L, Finidori G, et al. Achondroplasia[J]. Best Pract Res Clin Rheumatol, 2008, 22(1): 3-18.

[3] Silverman FN. Caffey's pediatric X-ray diagnosis[M]. 8rd Edition, Volume 1, Chicago: Year Book Medical Publishers, INC, 1985: 538-545.

二、干骺端发育异常

【概念与概述】

干骺端发育异常（metaphyseal dysplasia，MD），选择性地累及长骨干骺端的一类软骨发育异常

- 分型
  - Schmid 型，最常见
  - Mckusick 型
  - Jansen 型
- 同义词：干骺端软骨发育异常（metaphyseal chondrodysplasia，MCD）

【病理与病因】

一般特征

- 遗传学
  - Schmid 型：为 COL10A1 常染色体显性突变，位于 6q21-q22.3
  - Mckusick 型：为 MRMP 常染色体显性突变，位于 9p13
  - Jansen 型：为 PTHR1（parathyroid hormone-related polypeptide receptor1，PTHR1）常染色体显性突变，位于 3p22-21.1
- 流行病学
  - 少见，6~9 例 / 百万
- 病理
  - 普遍性长骨干骺端骨质结构不规则，有大量不规则钙化；生长板软骨排列不规则，软骨内成骨迟滞

【临床表现】

表现

- 最常见体征 / 症状
  - 短肢侏儒，成人身高多在 110~160cm，长骨弯曲
  - Jansen 型常有前额突出，眼距宽，颏内收，智力低下

流行病学

- 年龄
  - Schmid 型出生时正常，常在 2 岁以后出现长骨弯曲，身材矮小
  - Mckusick 型和 Jansen 型患儿出生时即见异常
- 性别
  - 男女发病率相仿

自然病史与预后

- 寿命正常，成年后身材矮，有髋内翻、下肢弯曲等畸形

【影像表现】

X 线表现

- X 线摄片
  - 主要影响长管状骨，下肢改变较上肢明显
  - 长骨短而弯曲，干骺端边缘不规则，呈杯口状，临时钙化带密度不均匀，可见透亮区，骨骺软骨板增宽，骨骺骨化中心正常

【鉴别诊断】

- 软骨发育不全
  - 干骺端表现与本病表现类似。
  - 但出生时即有异常，肢根型短肢侏儒，颅大面小，"三叉手"畸形
  - 腰椎椎弓根间距自第 1 至第 5 腰椎逐渐缩小
  - 坐骨大切迹呈"鱼口"状狭小
- 脊柱干骺端发育异常
  - 长骨干骺端表现与本病表现类似
  - 有明显的脊柱异常表现，如椎体扁、侧弯和后突畸形等
- 脊柱骨骺干骺端发育异常
  - 长骨干骺端表现与本病表现类似
  - 但有骨骺的发育异常、扁平椎等
- 先天性髋内翻
  - 髋关节改变的 X 线表现与本病相仿
  - 除髋关节改变外，其他骨骼均正常
- 肾性佝偻病
  - 干骺端改变与本病相似
  - 有普遍性骨质密度减低、骨质软化征象
  - 血清学检查血钙减低
- 维生素 D 缺乏性佝偻病
  - 干骺端改变与本病相似
  - 补充维生素 D 及钙盐后可恢复正常

> **诊断与鉴别诊断精要**
>
> ● 主要影响长管状骨，表现为干骺端边缘不规则，呈杯口状，临时钙化带密度不均匀，可见透亮区

典型病例

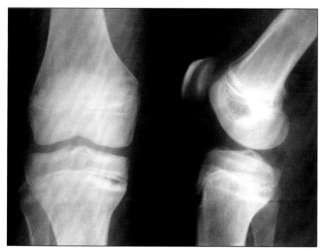

图 2-2-5 干骺端发育异常
右膝正侧位片显示右股骨远侧、胫骨近侧干骺端临时钙化带密度不均匀，骨骺软骨板增宽

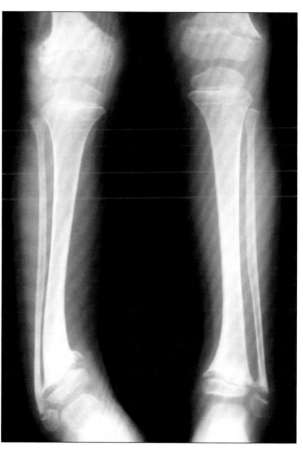

图 2-2-6 干骺端发育异常
双侧胫腓骨正位片显示双侧胫腓骨远侧、股骨远侧干骺端呈杯口状，临时钙化带密度不均匀，骨骺软骨板增宽，右胫骨远端明显弯曲

重点推荐文献

[1] Lachman RS, Rimoin DL, Spranger J. Metaphyseal chondrodysplasia, Schmid type. Clinical and radiographic delineation with a review of the literature[J]. Pediatr Radiol, 1988, 18(2): 93-102.

[2] Kozlowski K, Campbell JB, Azouz ME, et al. Metaphyseal chondrodysplasia, type Jansen[J]. Australas Radiol, 1999, 43(4): 544-547.

[3] Silverman FN. Caffey's pediatric X-ray diagnosis[M]. 8rd Edition, Volume 1, Chicago: Year Book Medical Publishers, INC, 1985: 573-581.

三、肢中部发育异常

【概念与概述】

肢中部发育异常（mesomelic dysplasia），为选择性侵犯四肢中部（前臂和小腿）的骨软骨发育异常

- 同义词：肢中部侏儒 (mesomelic dwarfism)
- 分型：
  - 软骨骨生成障碍（dyschondrosteosis）（Leri-Weill 综合征）
  - Nievergelt 型
  - Langer 型
  - Robinow 型

【病理与病因】

一般特征

- 遗传学
  - 通常为常染色体显性遗传
- 流行病学
  - 少见，其中软骨骨生成障碍型发病率约 3 例 / 百万人口，其他类型更少见

【临床表现】

表现

- 最常见体征 / 症状
  - 轻度身材矮小，小腿和前臂缩短，弯曲变形，肘关节和腕关节活动受限
  - 部分病例可有眼距宽、鼻子短、面部平坦

及外生殖器小等

流行病学

- 年龄
  - 一般在儿童期开始出现异常
- 性别
  - 软骨骨生成障碍型男性＞女性，其他类型男女发病率相仿

自然病史与预后

- 多数寿命正常，可能出现膝、踝早发关节退变

【影像表现】

X 线表现

- X 线摄片
  - 长管状骨变短，尺、腓骨和下颌骨发育不全
  - 腓骨长度仅为胫骨的一半，近段发育不全，胫骨干弯曲及关节面成角
  - 尺骨近侧骨骺缺如，远侧骨骺提前融合，桡骨成角畸形，致手腕向尺侧偏斜，形成 Madelung 畸形
  - 肱骨和股骨变短，但塑型正常

【鉴别诊断】

- 软骨 - 外胚层发育异常
  - 属于肢中、肢远部侏儒
  - 广泛的骨外表现，如毛发、牙齿和指甲等发育异常

诊断与鉴别诊断精要

- 长管状骨短，以尺骨和腓骨缩短明显，桡骨和胫骨弯曲

典型病例

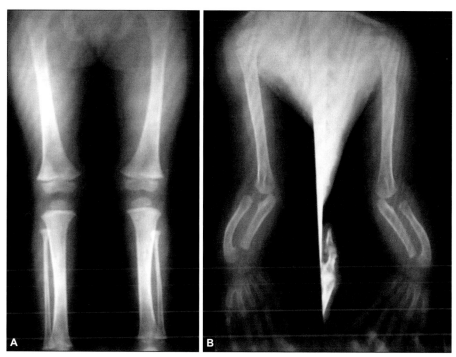

图 2-2-7　肢中部发育异常

双下肢（A）及双上肢（B）正位片显示双侧胫腓骨、尺桡骨明显短小，腓骨近段发育不全，尺骨远端细小，桡骨弯曲；双侧股骨、肱骨相对正常

重点推荐文献

[1] Silverman FN. Caffey's pediatric X-ray diagnosis[M]. 8rd Edition, Volume 1, Chicago:Year Book Medical Publishers, INC, 1985: 561-565.

[2] Flanagan SF, Munns CFJ, Hayes M, et al. Prevalence of mutations in the short stature homeobox containing gene

(SHOX) in Madelung deformity of childhood[J]. J Med Genet 2002; 39: 758-763.

[3] Gahunia HK, Babyn PS, Kirsch S, et al. Imaging of SHOX-associated anomalies[J]. Semin Musculoskelet Radiol, 2009, 13(3): 236-254.

四、脊柱骨骺发育异常

【概念与概述】

脊柱骨骺发育异常（spondyloepiphyseal dysplasia）是一组主要累及脊柱和管状骨骨骺的软骨发育异常

- 分型
  - 早发型脊柱骨骺发育异常（spondylo-epiphyseal dysplasia congenita，SEDC）
  - 晚发型脊柱骨骺发育异常（spondylo-epiphyseal dysplasia tarda，SEDL）
  - 假性软骨发育不全（pseudoachondroplasia）

【病理与病因】

一般特征

- 遗传学
  - 早发型脊柱骨骺发育异常：常染色体显性遗传，*COL2A1* 基因突变引起 Ⅱ 型胶原合成异常，Ⅱ 型胶原为骺板和骨骺软骨的主要基质蛋白
  - 晚发型脊柱骨骺发育异常：伴性隐性遗传，男性发病，*SEDL* 基因突变，位于 X p22 区，至今已发现 30 种以上的突变类型
  - 假性软骨发育不全：常染色体显性或隐性遗传，COMP 常染色体显性突变，位于 19p12-13.1

- 流行病学
  - 少见，其中早发型发病率约 2~4 例/百万，晚发型发病率约 3~4 例/百万

【临床表现】

表现

- 最常见体征/症状
  - 短躯干型侏儒，四肢相对较长，立位双手指尖常达膝部
  - 常有腿弯曲，膝和足的内翻畸形
  - 成年后较早出现退行性骨关节病
  - 早发型还有面部扁平、眼距增宽、腭裂、短颈

流行病学

- 年龄
  - 早发型出生后即见异常；晚发型生后正常，于 6~12 岁开始生长发育迟缓，青春期后更为明显；假性软骨发育不全出生后正常，2 岁后开始发育迟缓，随年龄的增长逐渐加重
- 性别
  - 早发型男女发病率相仿，晚发型男性＞女性

自然病史与预后

- 多数寿命正常，容易早发骨关节炎

【影像表现】

X 线表现

- X 线摄片
  - 脊椎普遍性变扁，椎间隙变窄
  - 长骨骨骺小而不规则，干骺端张开，以股骨和肱骨为著

- 骨盆狭小，髂骨和骶骨发育小
- 晚发型有下胸椎和腰椎椎体的终板中部呈驼峰状圆突，四肢大关节较早发生退行性变
- 假性软骨发育不全有长骨干骺端中央蕈状突出

【鉴别诊断】

- 幼年型类风湿关节炎
  - 血清类风湿因子阳性，红细胞沉降率可加快
  - 关节滑膜有异常表现，MRI 显示关节积液，增强扫描滑膜肥厚、强化
- 多发性骨骺发育异常
  - 多个骨骺变小变扁，但脊柱正常
- 大骨节病
  - 典型表现为跟骨短，距骨扁，脊柱和四肢近侧大关节很少有改变
  - 为地方病
- 黏多糖病Ⅳ型
  - 椎体普遍性扁平，胸 12 及腰 1 椎体前缘呈舌状突出为特征性表现
  - 实验室检查尿中黏多糖增多
- 软骨发育不全
  - 需与假性软骨发育不全鉴别
  - 生后即见异常
  - 腰椎弓根间距变小
  - 干骺端改变喇叭口状扩大，但较光滑，骨骺光整
  - 坐骨大切迹明显变小呈鱼口状
  - 颅底短缩

诊断与鉴别诊断精要

- 短躯干型侏儒，四肢相对较长
- 脊椎普遍性变扁，椎间隙变窄，而椎弓发育正常
- 长骨骨骺小而不规则，干骺端张开
- 晚发型有下胸椎和腰椎椎体的终板中部呈驼峰状圆突，四肢大关节较早地发生退行性变

典型病例

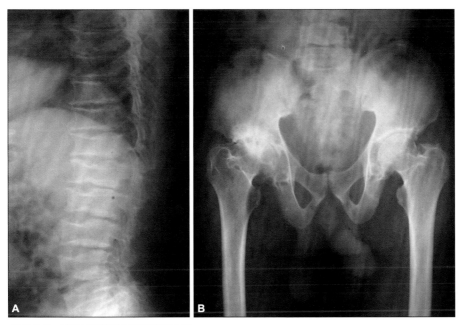

图 2-2-8　晚发型脊柱骨骺发育异常
A. 腰椎及下段胸椎侧位片；B. 骨盆正位片。显示脊椎椎体普遍性变扁，椎间隙变窄，腰椎椎体的终板中部呈驼峰状圆突；右髋关节间隙明显变窄，关节面下可见硬化和囊变

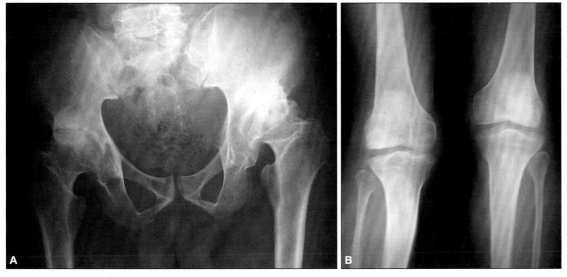

图 2-2-9　晚发型脊柱骨骺发育异常
A. 骨盆正位片；B. 双膝关节正位片。显示双侧股骨头扁，双髋关节间隙窄，关节面硬化；双侧股骨远端、胫骨近端关节面较平

重点推荐文献

[1] Savarirayan R, Thompson E and Ge'cz J. Spondyloepiphyseal dysplasia tarda (SEDL, MIM #313400) [J]. European Journal of Human Genetics, 2003, 11: 639-642.

[2] Bar-Yosef U, Ohana E, Hershkovitz E, et al. X-linked spondyloepiphyseal dysplasia tarda: a novel SEDL mutation in a Jewish Ashkenazi family and clinical intervention considerations[J]. American Journal of Medical Genetics, 2004, 125A: 45-48.

[3] Silverman FN. Caffey's pediatric X-ray diagnosis[M]. 8rd Edition, Volume 1, Chicago: Year Book Medical Publishers, INC, 1985: 557-560, 586-590.

五、婴儿骨皮质增生症

【概念与概述】

　　婴儿骨皮质增生症 (infantile cortical hyperostosis, ICH)

- 同义词：Caffey 病（Caffey disease）

【病埋与病因】

一般特征

- 病理
  - 主要侵及骨干皮质及邻近的肌肉和筋膜，引起骨皮质增厚和硬化，肌肉肿胀
- 流行病学
  - 很少见

【临床表现】

表现

- 最常见体征 / 症状
  - 初发症状为婴儿不安和短暂低热，继而出现四肢、躯干和颜面部肿胀，患部触痛明显
  - 有自限性

流行病学

- 年龄
  - 平均发病年龄为 2 个半月左右，5 个月后少见

- 性别
  - 男性＞女性

自然病史与预后

- 有自限性，一般在 1 周岁内自发消失

【影像表现】

X 线表现

- X 线摄片
  - 主要侵犯长骨，也可累及肩胛骨、髂骨和下颌骨
  - 受累骨骨膜层状增生和骨皮质增厚，似套管状，骨骺、干骺端和关节不受累
  - 恢复期，骨皮质由内向外逐渐变薄，髓腔逐渐扩大，直至正常

【鉴别诊断】

- 佝偻病和坏血病
  - 骨骺和干骺端有病变
- 维生素 A 过多症
  - 见于接近 1 岁的儿童
  - 骨膜增生多见于跖骨，下颌受累罕见
  - 血清学检查提示维生素 A 浓度升高
- 其他骨软骨发育异常

诊断与鉴别诊断精要

- 2.5 个月左右的婴儿发病，有自限性
- 受累骨的骨膜层状增生

典型病例

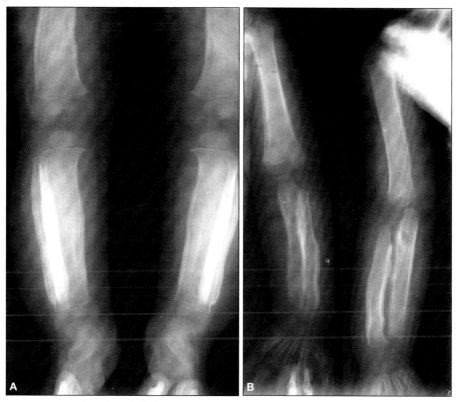

图 2-2-10 婴儿骨皮质增生症
双下肢（A）及上肢（B）正位片显示双侧股骨、胫腓骨、肱骨、尺桡骨骨干增粗，皮质增厚，有层状骨膜反应

重点推荐文献

Kamoun-Goldrat A, le Merrer M. Infantile cortical hyperostosis (Caffey disease): a review. J Oral Maxillofac Surg, 2008, 66(10): 2145-2150.

六、石骨症

【概念与概述】

石骨症（osteopetrosis），是一种泛发性骨质硬化性疾病

- 同义词：Albers-Schonberg 病，大理石骨（marble bone），泛发性脆性骨硬化症，粉笔样骨
- 分两型：轻型、重型

【病理与病因】

一般特征

- 遗传学
  - TC1RG1（16q13）CLCN7（11q13.4-q13.5）基因突变
  - 轻型为常染色体显性遗传，重型为常染色体隐性遗传
- 流行病学
  - 少见，约 3 例 / 百万人口，是先天性全身弥漫骨密度增高疾病中最多见的疾病
- 病理
  - 正常破骨活动减弱，钙化的软骨和骨样组织不能被正常吸收而蓄积，致骨质明显硬化且变脆，骨髓腔减小，甚至闭塞而使造血功能障碍

【临床表现】

表现

- 最常见体征 / 症状
  - 轻型：易骨折，可有轻度贫血，颅底硬化可

引起视力和听力异常

- 重型：症状重，可有进行性贫血，肝、脾、淋巴结肿大，身材矮小，智力减退，视神经萎缩，牙齿发育不良和易骨折；大量出血和反复感染是常见致死原因

流行病学

- 年龄
  - 轻型：症状出现较晚，可发生在任何年龄；重型发病早，多发生在 10 岁以下
- 性别
  - 男女发病率相仿

自然病史与预后

- 轻型一般不影响寿命，重型寿命短，甚至夭折

【影像表现】

X 线表现

- X 线摄片
  - 弥漫骨硬化，皮、髓质界限消失，干骺端可见深浅交替波浪状横纹
  - 椎体的上下终板明显硬化、增宽，而中央相对密度减低，呈"三明治"样表现，或称夹心椎
  - 颅骨以颅底硬化更为显著，鼻旁窦发育小或不发育
  - 髂骨翼可见多条与髂嵴平行的弧形致密线影
  - 在骨内有一雏形小骨（骨中骨）为本病特征之一，多见于椎体、骨盆和短管状骨
  - 骨成型障碍：管状骨干骺端杵状变形，其横径与骺板相同

【鉴别诊断】

- 儿童铅中毒
  - 出现长骨干骺端横行致密带，即"铅线"，

无弥漫骨硬化，无"夹心椎"改变
  - 有铅接触史，血清学检查血铅浓度升高
- 儿童白血病
  - 出现干骺端横行的透亮带，骨硬化较少见，常有溶骨性病变混合存在
  - 血液学检查和骨髓检查可明确诊断
- 硬化性骨转移瘤
  - 多发棉絮状或结节状高密度影，边缘模糊，甚至可融合成较弥漫的骨硬化
  - 无"夹心椎"改变，无干骺端致密带
  - 常有前列腺癌等原发肿瘤病史
- 氟骨症
  - 无"夹心椎"改变，无干骺端致密带
  - 常有胫腓骨、尺桡骨之间的骨间膜骨化及其他韧带的骨化
  - 氟斑牙，血钙、血磷降低，碱性磷酸酶增高，尿氟增高
- 骨内膜增生症
  - 多无症状，或有面神经麻痹，听力和视力障碍
  - 颅骨硬化，内、外板均增厚，以颅底明显，下颌骨大；脊椎硬化，以附件明显；骨盆可有硬化；四肢长骨骨皮质增厚，髓腔变窄但不消失，骨外形正常；手足短管状骨骨内膜增厚
  - 无"骨中骨"现象
- 致密性骨发育不全
  - 身材矮小，下颌角消失
  - 脊椎骨为一致性密度增高，没有中央透亮带
  - 长管状骨皮质向内增厚，髓腔窄但不消失，指骨末端细小，远端部分缺如

诊断与鉴别诊断精要

- 易骨折、贫血及肝脾大
- 泛发性骨硬化，长骨干骺端横行带状硬化，髂骨翼同心圆形硬化，"夹心椎"，"骨中骨"，干骺端增粗，呈杵状

典型病例

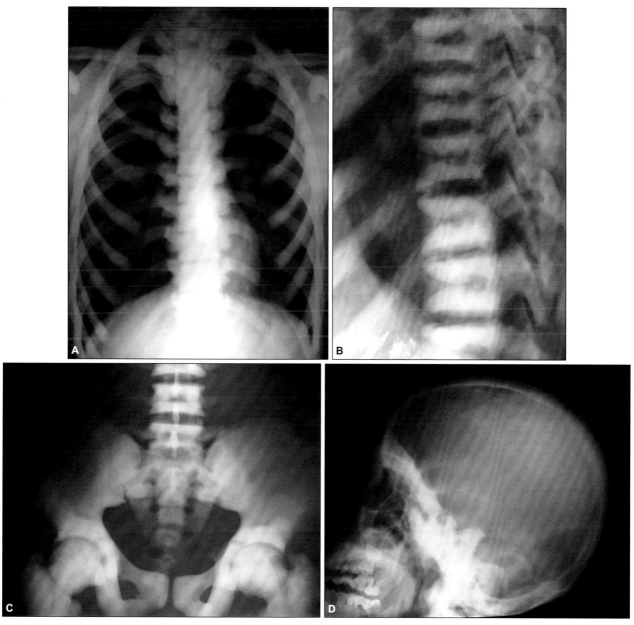

图 2-2-11　石骨症
胸椎正位（A）、胸椎侧位（B）、骨盆正位（C）、头颅侧位片（D）显示双侧肋骨、骨盆、双侧股骨、胸椎、颅底明显硬化，胸椎呈夹心椎

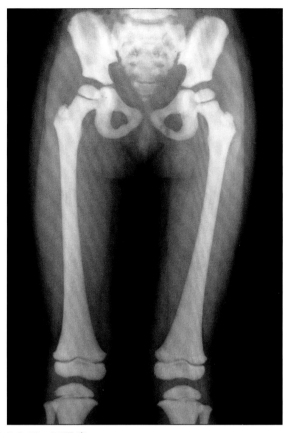

图 2-2-12　石骨症
骨盆、双侧股骨及膝关节正位片显示骨盆、双侧股骨、胫腓骨近端明显硬化

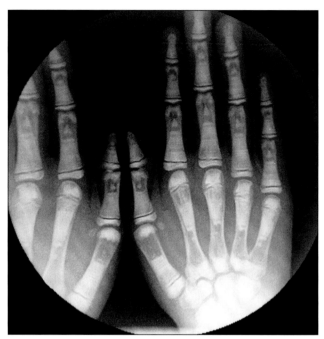

图 2-2-13　石骨症
双手正位片显示多发掌指骨硬化，其内可见"骨中骨"

重点推荐文献

[1] Silverman FN. Caffey's pediatric X-ray diagnosis[M]. 8rd Edition, Volume 1, Chicago:Year Book Medical Publishers, INC, 1985: 623-630.

[2] Stoker DJ. Osteopetrosis [J]. Semin Musculoskelet Radiol, 2002, 6(4): 299-305.

七、致密性骨发育不全

【概念与概述】

致密性骨发育不全（pyknodysostosis）

【病理与病因】

一般特征

- 遗传学
  - 常染色体隐性遗传，组织蛋白酶 K 基因（cathepsin K gene）缺陷
- 流行病学
  - 少见，约 1 例 / 百万

【临床表现】

表现

- 最常见体征 / 症状
  - 身材矮小，下颌角消失，颅面部不相称，颜面小而头颅大，鼻根塌陷，杵状指（趾）

流行病学

- 年龄
  - 多于 5 岁以前出现症状
- 性别
  - 男女发病率相仿

自然病史与预后

- 一般不影响寿命，早发关节退变

【影像表现】

X 线表现

- X 线摄片
  - 全身骨骼均匀性密度增高及骨发育不全
  - 管状骨皮质向内增厚，失去正常骨纹理，髓腔窄但不闭塞，干骺端轻度塑形不良
  - 四肢长骨短，尤以手短骨为著，指骨末节

细小，远端部分缺如（吸收），为特征性改变

- 椎体一致性密度增高，中央无透亮带
- 颅底轻度硬化，颅骨穹隆有轻度硬化，颅缝宽，直到青年时期前囟仍不闭合；下颌骨发育不良，下颌角消失

【鉴别诊断】

其他普遍骨密度增高的骨发育异常

- 石骨症
  - "夹心椎"改变，干骺端横行致密带
  - 无末节指骨远端缺如、颅缝宽、前囟不闭、下颌角消失等表现

诊断与鉴别诊断精要

- 身材匀称性矮小，颅大面小，杵状指（趾）
- 全身骨骼密度增高及骨发育不全
- 管状骨皮质向内侧增厚，但骨髓腔无闭塞，骨干变细，末节指骨远端部分缺如
- 颅缝宽，前囟不闭，下颌角消失

重点推荐文献

[1] Silverman FN. Caffey's pediatric X-ray diagnosis[M]. 8rd Edition, Volume 1, Chicago:Year Book Medical Publishers, INC, 1985: 630-631.

[2] Vanhoenacker FM, De Beuckeleer LH, Van Hul W, et al. Sclerosing bone dysplasias: genetic and radioclinical features[J]. Eur Radiol, 2000, 10(9): 1423-1433.

八、骨内膜增生症

【概念与概述】

骨内膜增生症（endosteal hyperostosis），为一种少见的头颅骨和管状骨骨干硬化性病变，管状骨皮质向内增厚而无外形改变，髓腔狭窄但不消失为特征

- 同义词：泛发性骨皮质增厚（generalized cortical hyperostosis）
- 分型
  - Van Buchem 病
  - 硬化性狭窄（sclerosteosis）
  - Worth 病

典型病例

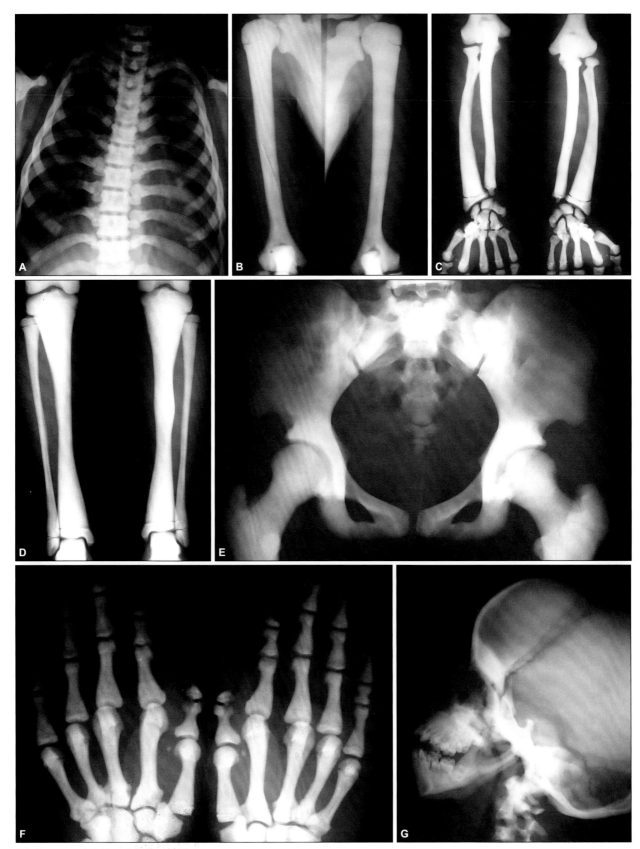

图 2-2-14　致密性骨发育不全

A.双侧肋骨正位；B.双侧肱骨正位；C.尺桡骨正位；D.胫腓骨正位；E.骨盆正位片，显示双侧肋骨、肱骨、尺桡骨、骨盆骨、股骨、
胫腓骨明显硬化，胫腓骨、尺桡骨、肱骨塑形不良；F.双手正位示掌指骨硬化、短小，指骨末节远端缺如；G.颅骨侧位示颅底、颅骨
穹隆硬化，颅缝宽，下颌骨发育不良，下颌角消失

【病理与病因】

一般特征

- 遗传学
  - Van Buchem 病和硬化性狭窄：常染色体隐性遗传
  - Worth 病：常染色体显性遗传
- 病理
  - 过量的新生骨形成，而吸收机制正常
- 流行病学
  - 很少见

【临床表现】

表现

- 最常见体征／症状
  - 多数无症状，为偶然发现
  - 少数可因颅底神经孔狭窄而有面神经麻痹、听力和视力障碍等
  - Van Buchem 病发病最早，下颌骨增大最明显，颅神经受累较多，血清碱性磷酸酶可

升高

自然病史与预后

- 预后良好

【影像表现】

X 线表现

- X 线摄片
  - 对称性骨密度增高，主要累及颅骨、下颌骨、锁骨、肋骨和管状骨干
  - 颅骨硬化，内外板均增厚，以颅底为著，下颌骨增大
  - 管状骨皮质向内增厚而无外形改变，髓腔狭窄但不消失
  - Van Buchem 病骨膜可形成疣状物

【鉴别诊断】

- 石骨症
  - "夹心椎"改变，干骺端横行致密带，髂骨翼同心圆形硬化
  - 很少累及颅盖骨和下颌骨

诊断与鉴别诊断精要

- 头颅骨和管状骨对称性密度增高，主要为骨内膜增厚，多无临床症状

典型病例

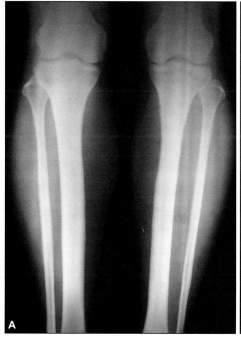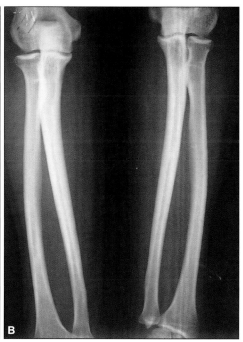

A   B

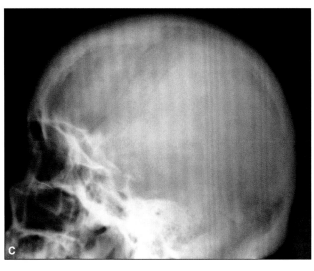

图 2-2-15　**骨内膜增生症**
A. 双侧胫腓骨；B.尺桡骨正位片，显示胫腓骨及尺桡骨皮质向内增厚，髓腔变窄；C.头颅侧位片示颅骨内外板均增厚

重点推荐文献

Vanhoenacker FM, Balemans W, Tan GJ, et al. Van Buchem disease: lifetime evolution of radioclinical features[J]. Skeletal Radiol, 2003, 32(12): 708-718.

九、厚皮骨膜增生症

【概念与概述】

　　厚皮骨膜增生症（pachydermoperiostosis），是一种同时侵犯骨和皮肤的先天性疾病

- 同义词：原发性肥大性骨关节病（primary hypertrophic osteoarthropathy）

【病理与病因】

一般特征

- 遗传学
  - 可能为常染色体显性遗传
- 流行病学
  - 少见

【临床表现】

表现

- 最常见体征 / 症状
  - 手足粗大，杵状指（趾）
  - 颜面部皮肤增厚，额部突出，可呈"狮面"征；四肢皮肤增厚，以下肢为重

流行病学

- 年龄

- 大多在小儿时期发病，青春期症状明显
- 性别
  - 男性＞女性

自然病史与预后

- 30 岁以后趋向稳定，预后良好

【影像表现】

X 线表现

- X 线摄片
  - 主要侵及长管骨、掌、跖骨，以下肢较重
  - 两侧管状骨对称性骨膜增生肥厚，皮质增厚，骨干增粗
  - 关节周围软组织增厚
  - 指趾末端软组织增大呈杵状，可有骨吸收

【鉴别诊断】

骨软骨发育异常

- 继发性肥大性骨关节病
  - 有慢性肺部病变、先天性心脏病、腹部疾病等原发病
- 肢端肥大症
  - 有下颌、眶上嵴及舌、口唇肥厚增大
  - 血清生长激素升高

典型病例

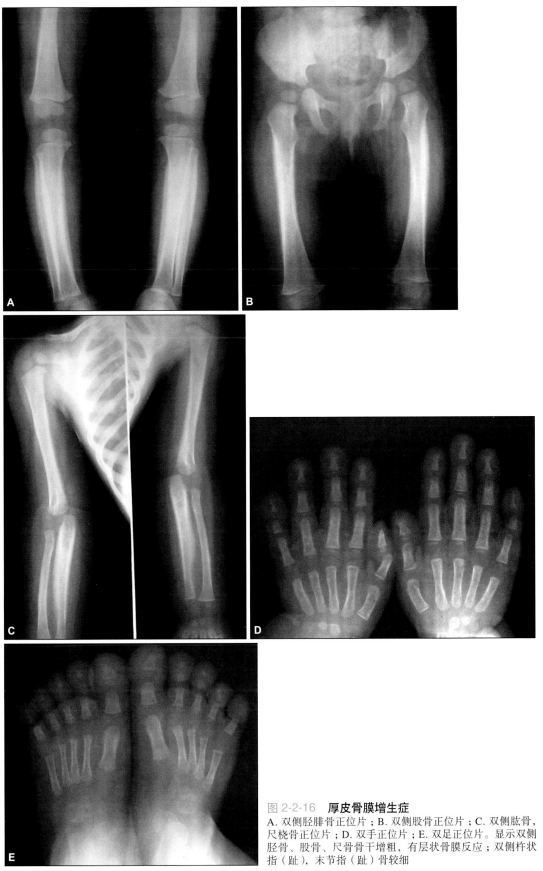

图 2-2-16　**厚皮骨膜增生症**
A. 双侧胫腓骨正位片；B. 双侧股骨正位片；C. 双侧肱骨、尺桡骨正位片；D. 双手正位片；E. 双足正位片。显示双侧胫骨、股骨、尺桡骨骨干增粗，有层状骨膜反应；双侧杵状指（趾），末节指（趾）骨较细

> **诊断与鉴别诊断精要**
> - 杵状指（趾）；颜面部皮肤增厚，呈"狮面"征；四肢皮肤增厚
> - 管状骨对称性骨膜增生肥厚，骨干增粗，骨外膜不规则增生

重点推荐文献

Jajic Z, Jajic I, Nemcic T. Primary hypertrophic osteoarthropathy: clinical, radiologic, and scintigraphic characteristics[J]. Arch Med Res, 2001, 32(2): 136-142.

十、进行性骨干发育异常

【概念与概述】

进行性骨干发育异常（progressive diaphyseal dysplasia），是一种累及长骨骨干的硬化性发育异常
- 同义词：Camurati-Engelmann 病

【病理与病因】

一般特征
- 遗传学
  - 常染色体显性遗传
- 病理
  - 骨内外膜均有骨形成，成骨细胞和破骨细胞活动性均增加
- 流行病学
  - 很少见

【临床表现】

表现
- 最常见体征 / 症状
  - 行走困难，小腿疼痛，走路后加重
  - 神经肌肉营养不良常见

流行病学
- 年龄
  - 4 ~ 10 岁发病多见

自然病史与预后
- 通常青春期后可自发停止；一般预后较好；颅底硬化可致视觉、听觉障碍和面神经麻痹

【影像表现】

X 线表现
- X 线摄片
  - 四肢长骨和颅骨常受累，对称性分布，最易侵犯股骨和胫腓骨，前臂次之
  - 长骨增粗呈梭形，皮质增生硬化，内外缘不规则，以骨干中段为主，髓腔变窄，甚至消失；可发展到干骺端，使干骺端失去正常塑型而呈柱状；骨骺不受侵
  - 颅骨普遍增厚，密度增高，板障消失，以额枕部明显，鼻旁窦和乳突可气化不良或闭塞

【鉴别诊断】
- 慢性骨髓炎
  - 多为单骨发病，多有急性骨髓炎的历史
  - 骨硬化区内可有骨质破坏
- Pyle 病
  - 有显著的干骺端增宽、塑形异常
- 厚皮骨膜增生症
  - 骨膜增生，皮质增厚，但骨髓腔不变窄
  - 多有杵状指（趾）；颜面部、四肢皮肤增厚

┌───┐
│ 诊断与鉴别诊断精要   │
│ ● 长管状骨对称性增粗呈梭形，皮质增生、硬化，内外缘不规则 │
│ ● 颅骨增厚，密度增高   │
└───┘

典型病例

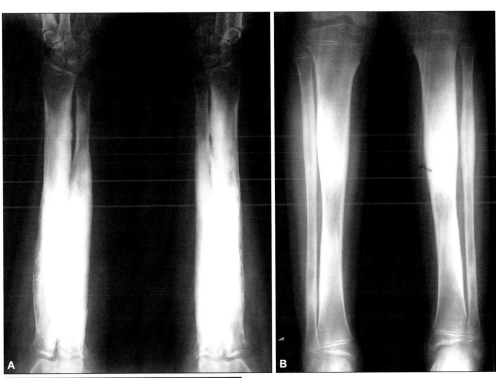

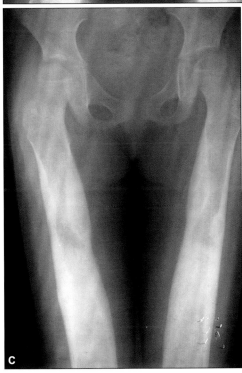

图 2-2-17　进行性骨干发育异常
A. 双侧尺桡骨；B. 胫腓骨；C. 股骨正位片。显示双侧
尺桡骨、胫骨、股骨骨干增粗，皮质增厚，外缘不光滑

重点推荐文献

[1] Vanhoenacker FM, Janssens K, Van Hul W, et al. Camurati-Engelmann disease. Review of radioclinical features[J]. Acta Radiol, 2003, 44(4): 430-434.

[2] 李彦格, 崔建岭, 李渡斌, 等. 进行性骨干发育异常. 中华放射学杂志, 1995, 29(11): 798-800.

十一、蜡泪样骨病

【概念与概述】

蜡泪样骨病（melorheostosis）

- 同义词：Leri 病，肢骨纹状增生症

【病理与病因】

一般特征

- 病理
  - 骨的增生硬化条带由成熟的板层骨与骨样组织、纤维组织混合而成
- 流行病学
  - 少见，约 1 例 / 百万

【临床表现】

表现

- 最常见体征 / 症状
  - 约 1/3 的患者有局部疼痛，肢体僵硬活动受限
  - 患肢常见多种骨骼畸形，如髋膝的屈曲挛缩、髌骨脱位、足外翻、两侧肢体不等长

流行病学

- 年龄
  - 大多数在 5 ~ 20 岁被发现

自然病史与预后

- 成人后病变基本稳定；不影响寿命

【影像表现】

X 线表现

- X 线摄片
  - 单肢多骨的偏侧性骨皮质过度增生，沿骨皮质外或内表面从长骨近侧向远侧蔓延，骨表面高低不平，形如蜡油
  - 增生骨密度呈象牙质样，与正常骨境界清楚；骨松质内亦可有条状、斑块状骨硬化
  - 好发于长管状骨的骨干和干骺端，次为短管状骨，沿四肢神经和大血管的走行分布
  - 病变可跨关节，但关节不受侵犯

【鉴别诊断】

- 慢性骨皮质感染
  - 多为单骨病变
  - 骨质硬化区内常有骨质破坏
- 骨斑点症
  - 松质骨的多发性斑点状骨质硬化，无骨皮质和骨内膜的新骨形成，无突出于骨表面的条形高密度骨质影
- 石骨症
  - 全身普遍骨质硬化，骨皮质增厚
  - 骨轮廓无变形，无突出于骨表面的条形高密度骨质影

诊断与鉴别诊断精要

- 单肢多骨的偏侧性骨皮质过度增生，沿骨皮质外或内表面从长骨近侧向远侧蔓延，骨表面高低不平，形如蜡油流注

典型病例

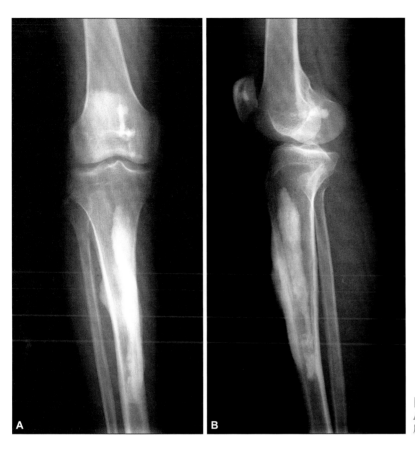

图 2-2-18 **蜡泪样骨病**
A. 右胫腓骨上段正位片；B. 侧位片。显示胫骨骨干皮质内外条片状硬化，表面高低不平

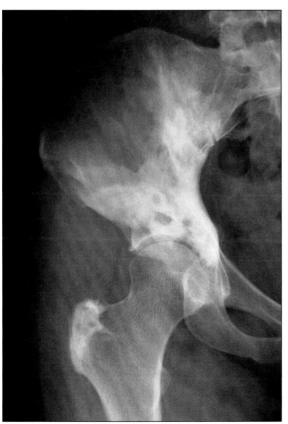

图 2-2-19 **蜡泪样骨病**
右髋关节正位片显示右侧髂骨、右侧股骨大粗隆可见大片状硬化

重点推荐文献

[1] Greenspan A, Azouz EM. Bone dysplasia series. Melorheostosis: review and update[J].Can Assoc Radiol J, 1999, 50(5): 324-330.

[2] Freyschmidt J. Melorheostosis: a review of 23 cases[J].Eur Radiol, 2001, 11(3): 474-479.

十二、点状软骨发育异常

【概念与概述】

点状软骨发育异常（chondrodysplasia punctata）

- 同义词：先天性钙化性软骨营养不良（chondrodystrophia calcificans congenita）
- 分型
  - 肢根型（rhizomelic type）
  - Conradi-Hunermann 型（也称 Conradi 型）
  - X- 性连锁隐性遗传型（X-linked recessive type）
  - 胫 - 跖型（tibial-metacarpal type）

【病理与病因】

一般特征

- 遗传学
  - 肢根型：常染色体隐性遗传
  - Conradi-Hunermann 型：常染色体显性遗传
  - X- 性连锁隐性遗传型（X-linked recessive type）：X- 性连锁隐性遗传
- 病理
  - 长骨的生长板，软骨细胞成熟紊乱，缺乏正常柱状排列，肢根型最严重
  - 原发和继发骨化中心内软骨黏液变性，使骨骺碎裂，继而发生钙化
- 流行病学
  - 少见，约 1.7 例 / 百万

【临床表现】

表现

- 最常见体征 / 症状
  - 非对称性根性短肢畸形
  - 可有先天性白内障
  - 可有皮肤增厚和鳞屑等皮肤疾病
  - 可有先天性心脏病
- 年龄
  - 在婴儿或儿童期被发现

自然病史与预后

- 重型患者预后不良，常夭折；轻型患者仅有短肢等畸形

【影像表现】

X 线表现

- X 线摄片
  - 四肢骨骺增大，轮廓不规则，为多数簇状钙化点或不规则的块状钙化，出生时即出现
  - 约 3 岁时，钙化点可完全消失，或增大、融合形成正常骨化中心，但常有骨骺变形
  - 手、足、脊椎、骨盆、髌骨附近和关节周围的软组织内也可出现点状钙化
  - 常伴有肢体软骨发育不良改变

【鉴别诊断】

- 先天性甲状腺功能减退（呆小病）
  - 骨骺亦可呈点状，但出现较晚，均在 2 岁以后，且分布不广泛，钙化范围较大
- 脊柱骨骺发育异常和多发骨骺发育异常
  - 骨骺改变与本病类似，但无先天性白内障和皮肤病改变

诊断与鉴别诊断精要

- 胎儿期或出生后短时间内即可发现骨骺软骨内不规则钙盐沉着

典型病例

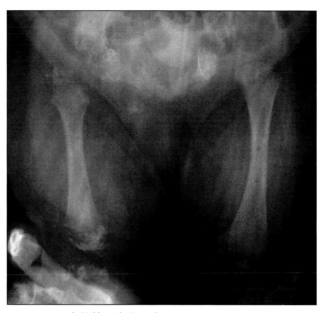

图 2-2-20　点状软骨发育异常
双侧股骨正位片显示双侧股骨、胫骨骺呈多发斑点状，右侧股骨近
端、耻骨下支周围软组织内多发斑点状钙化影，右侧股骨较对侧短

重点推荐文献

[1] Silverman FN. Caffey's pediatric X-ray diagnosis[M]. 8rd
Edition, Volume 1, Chicago:Year Book Medical Publishers,
INC, 1985: 529-535.

[2] Irving MD, Chitty LS, Mansour S, Hall CM. Chondrodysplasia
punctata: a clinical diagnostic and radiological review[J].
Clin Dysmorphol, 2008, 17(4): 229-241.

十三、条纹状骨病

【概念与概述】

条纹状骨病（osteopathia striata），为一种罕见
的硬化型先天性骨发育异常

- 同义词：Voorhoeve 病

【病理与病因】

一般特征

- 遗传学
  - 有家族发病倾向
- 流行病学
  - 很少见，不足 0.1 例 / 百万

【临床表现】

表现

- 最常见体征 / 症状
  - 一般无临床症状，多为偶然发现

自然病史与预后

- 病变一般不随年龄增长而改变

【影像表现】

X 线表现

- X 线摄片
  - 好发于四肢长管状骨，两侧对称受累
  - 长管状骨内粗细不等的线状或条状致密影，
    从干骺端伸向骨干，条纹之间骨质可有疏松
    现象
  - 髂骨病变表现为扇形分布的条纹状致密影
  - 颅底骨可有硬化
  - 可与骨斑点症、蜡泪样骨病或石骨症共存

【鉴别诊断】

- 成骨型转移瘤
  - 好发于躯干骨及四肢骨近端，不对称
  - 可有原发瘤的症状、体征，有的病例临床
    表现患骨疼痛明显

诊断与鉴别诊断精要
- 好发于四肢长管状骨，双侧对称性纵行从干骺端伸向骨干的条纹状骨质密度增高影，骨皮质正常

典型病例

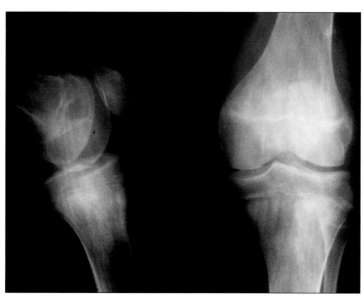

图 2-2-21　**条纹状骨病**
右膝关节正侧位片显示右胫骨、股骨多发条状致密影，从干骺端伸向骨干

重点推荐文献

Vanhoenacker FM, De Beuckeleer LH, Van Hul W, et al. Sclerosing bone dysplasias: genetic and radioclinical features[J]. Eur Radiol, 2000, 10(9): 1423-1433.

十四、骨斑点症

【概念与概述】

骨斑点症（osteopoikilosis），以长骨干骺端、骨骺松质骨内多发散在小圆点高密度影为特征，无临床症状
- 同义词：周身性致密性骨炎（osteitis condensans generalisata），播散性致密性骨病（osteopathia condensans disseminata）

【病理与病因】

一般特征
- 遗传学
  - 可能有家族遗传性

- 病理
  - 松质骨内局限性骨质硬化区，镜下为紧密排列的骨板组成
- 流行病学
  - 少见，约 1 例 / 百万

【临床表现】

表现
- 最常见体征 / 症状
  - 一般无症状，多由 X 线检查偶然发现

流行病学
- 性别
  - 男性＞女性

【影像表现】

X 线表现

- X 线摄片
  - 常对称性分布于手、腕、跗骨和长骨干骺端及骨骺的松质骨内
  - 多个弥漫性圆点状致密影，直径 1 ~ 10mm 不等，边缘光滑锐利
  - 发生在管状骨者，可为与骨干长轴平行的长条状致密影
  - 髂骨和肩胛骨内的病灶以髋臼和关节盂为中心，呈放射状排列

【鉴别诊断】

- 成骨型转移瘤
  - 好发于躯干骨及四肢骨近端，而少累及手、足小骨，非对称分布

- 骨内致密影较大，大小不一，边缘不规则
- 有原发瘤的症状和体征，临床表现疼痛明显
- 肥大细胞增生症
  - 也可表现为弥漫性骨硬化，但有溶骨性骨质破坏、软组织肿块、病理骨折等
- 结节性硬化
  - 骨皮质可有多发硬化病灶，但还伴有溶骨性囊性破坏、不规则的骨膜增生导致骨外形呈波浪状改变
  - 多器官受累，临床上多有癫痫、智力障碍和皮肤错构瘤三联征
  - CT、MRI 可了解颅内情况，有助于鉴别诊断
- 骨岛
  - 骨内致密影数目少，多为 1 ~ 2 个，无对称分布的特点

诊断与鉴别诊断精要

- 一般无症状，多由 X 线检查偶然发现
- 松质骨内多发圆点状致密影，对称分布，骨形态正常

重点推荐文献

徐德永, 王世平, 董泮福, 等. 骨斑点症. 现代医用影像学, 1996, 5(1): 3-7.

十五、成骨不全

【概念与概述】

成骨不全（osteogenesis imperfecta），以多发骨折、蓝巩膜和耳聋为特征

- 同义词：脆骨症，骨膜发育不全，Lobstein 病
- 分型：2001 年的国际分型分为 6 型，前三型较常见

【病理与病因】

一般特征

- 遗传学
  - 常染色体显性遗传

- 骨和器官的包膜、筋膜、角膜、巩膜、肌腱、脑脊膜和皮肤有 I 型胶原纤维，由 pro-α1 和 pro-α2 链缠绕形成左旋螺旋结构；本病为编码此两链的基因位点突变所致（COLIA1，COLIA2）
- 病理
  - 成骨细胞数目过少或活动力障碍，或两者兼备，I 型胶原纤维合成减少或结构异常，致骨膜下和骨内成骨过程障碍
  - 成骨异常，骨皮质缺乏成熟的骨基质，骨质脆
  - 还可以累及含有 I 型胶原纤维的其他组织

典型病例

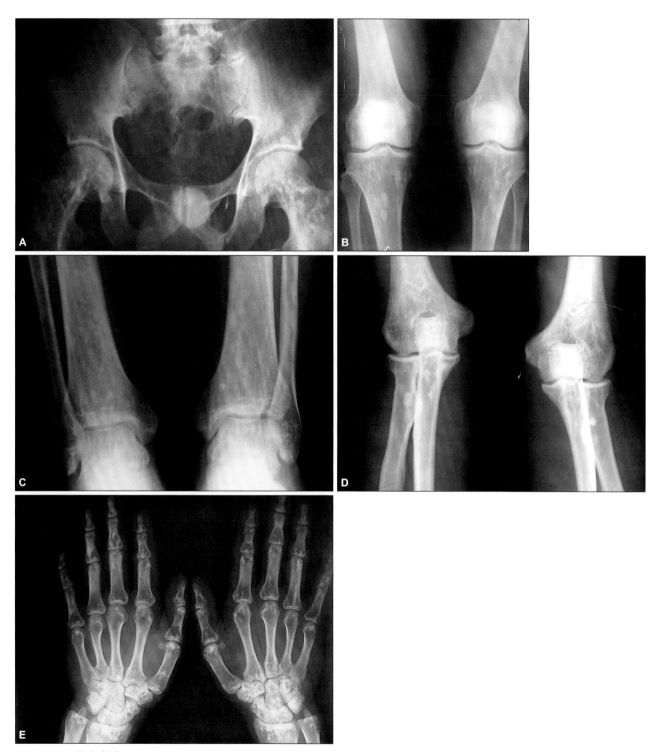

图 2-2-22　**骨斑点症**
A. 骨盆正位片；B. 双膝关节正位片；C. 双踝关节正位片；D. 双肘关节正位片；E. 双手正位片。显示双侧股骨、胫骨、肱骨、尺桡骨、掌指骨多发圆点状或米粒状高密度影，边缘清楚，分布以骨端为主

和器官

- 流行病学
  - 在出生时即能发现者，约占出生儿的 50 例 / 百万；先证患者发病率约 16 例 / 百万，包括受累亲属则为 34 例 / 百万。是先天性全身骨密度减低性疾病中最常见的疾病

【临床表现】

表现

- 最常见体征 / 症状
  - 多发骨折、蓝色巩膜和听力障碍为临床三大特征
  - 骨折以长骨和肋骨为好发部位，反复多次骨折可造成肢体畸形
  - 可有肌肉无力、关节韧带松弛、皮肤薄而透明和生长发育迟缓等
- 年龄
  - Ⅰ型为晚发型，最常见，出生后无症状，至 7 ~ 11 岁开始出现多发骨折
  - Ⅱ型为幼儿型，出生后 1 年以内发病
  - Ⅲ型为胎儿型，在母体内即发生多发骨折，可为死胎或出生后短期内死亡

自然病史与预后

- 少数重型患者预后不良，早亡；轻型患者青春期前后，多不再发生骨折；多数寿命正常

【影像表现】

X 线表现

- X 线摄片
  - 全身骨骼密度普遍性减低，骨小梁稀少和结构不清，骨皮质菲薄
  - 长骨大多骨干纤细，骨骺和干骺端相对扩展，伴有多发骨折

- 颅骨骨化不全

【鉴别诊断】

Ⅰ型和Ⅱ型应与其他引起全身骨质疏松的疾病鉴别，Ⅲ型应与致命性侏儒、软骨发生不全、窒息性胸廓发育不良（严重型）、低磷酸酯酶症（致死型）等其他致死性骨软骨发育障碍鉴别

- 佝偻病
  - 多见于 3 岁以下小儿，以 6 ~ 12 个月发病率最高
  - 临床表现有方颅、鸡胸畸形、串珠肋，无多发骨折，无蓝巩膜
  - 干骺端钙化带模糊，呈杯口状及毛刷状，骨骺小且出现延迟
- 骨质软化症
  - 妊娠及哺乳期女性多见，也可见于肾功能障碍者
  - 临床表现主要为骨质软化引起的疼痛和压痛，以腰和股骨为著，可有低钙性抽搐
  - 实验室检查血钙、磷减低，碱性磷酸酶升高
  - 全身骨质密度减低，骨小梁模糊，骨皮质变薄，脊椎和骨盆表现明显，椎体双凹形，假性骨折是特征性表现
- 维生素 C 缺乏症
  - 可有明显的骨质萎缩，干骺端改变最明显，表现为临时钙化带致密、坏血病带、角征及骨骺板变形，骨骺呈同心环状
  - 常有黏膜及皮下出血
- 呆小病
  - 骨骺出现延迟，呈点状或分节状
  - 有甲状腺功能低下症状
  - 血 T3、T4 低下

诊断与鉴别诊断精要

- 临床特点：易骨折、蓝色巩膜和进行性耳聋
- 全身骨骼密度普遍性减低，骨皮质菲薄，伴有多发骨折

典型病例

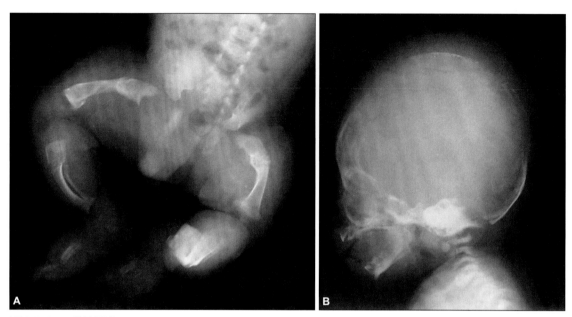

图 2-2-23　成骨不全
A.双下肢正位片；B.头颅侧位片。显示双侧股骨、胫骨多发骨折、弯曲，颅骨骨化不良

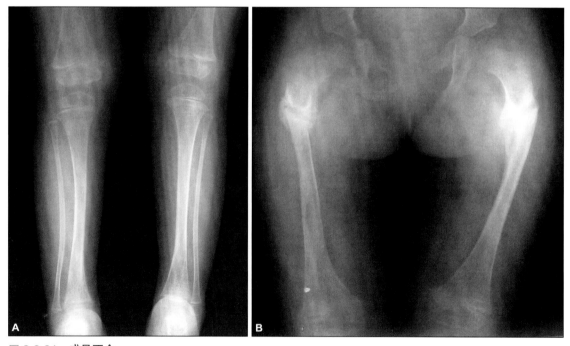

图 2-2-24　成骨不全
A.双侧胫腓骨正位片；B.双侧股骨正位片。显示双侧股骨、胫腓骨细长，皮质薄，双侧股骨多发陈旧骨折

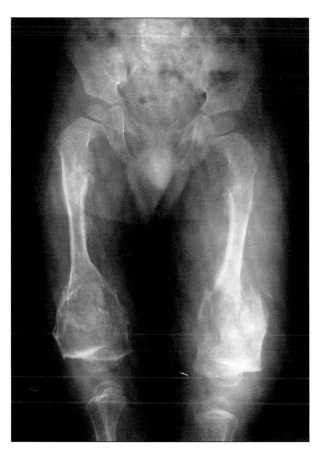

图 2-2-25　**成骨不全**
双侧股骨正位片显示双股骨多发骨折，远端因多次骨折增粗

重点推荐文献

[1] Silverman FN. Caffey's pediatric X-ray diagnosis[M]. 8rd Edition, Volume 1, Chicago:Year Book Medical Publishers, INC, 1985: 617-621.

[2] Evereklioglu C, Madenci E, Bayazıt YA, et al. Central corneal thickness is lower in osteogenesis imperfecta and negatively correlates with the presence of blue sclera[J]. Ophthal Physiol Opt, 2002, 22: 511-515.

[3] Brusin JH. Osteogenesis imperfecta[J]. Radiol Technol, 2008, 79(6): 535-548.

十六、多发性骨骺发育异常

【概念与概述】

　　多发性骨骺发育异常（multiple epiphyseal dysplasia），是主要累及管状骨骨骺的软骨发育异常

- 同义词：Catel 病

【病理与病因】

一般特征

- 遗传学
  - 约 50% 系家族性发病，为常染色体显性遗传
  - 有多个致病基因：如 COMP（oligomeric protein mutation）常染色体显性突变，位于 19p12-13.1；COL9A2、COL9A3（胶原纤维 Ⅸ）、COL2A1（胶原纤维 Ⅱ）等基因突变
- 病理
  - 病变仅侵犯骨骺软骨，为软骨发育过程中先期钙化带的软骨细胞未成熟，各层软骨细胞数量减少，排列不规则，致骨化障碍
- 流行病学
  - 约 11 例 / 百万

【临床表现】

表现

- 最常见体征 / 症状
  - 关节痛、步态异常、跑或爬楼梯时费力
  - 身材较矮小，四肢稍短，手、足粗短

流行病学

- 年龄
  - 一般在 4 岁以后出现症状，至 11 ~ 12 岁症状最明显
- 性别

- ○ 男性＞女性

自然病史与预后

- ● 青春期后随年龄增长，症状可改善；早发关节退变；一般不影响寿命

【影像表现】

X 线表现

- ● X 线摄片
  - ○ 两侧骨骺对称性受累，下肢改变较上肢显著，最常累及髋关节、膝关节和踝关节
  - ○ 骨骺出现延迟，扁、小、形态不规则，有节裂或呈斑点状，轮廓模糊
  - ○ 骨骺愈合时间正常，愈合后骨端小而扁，易发生骨性关节炎

【鉴别诊断】

- ● Ⅳ型黏多糖病
  - ○ 有侏儒和骨骺的发育异常与本病类似
  - ○ 有短颈、鸡胸及颜面丑陋，智力障碍
  - ○ 常侵犯脊椎，表现为扁平椎，胸 12、腰 1椎体前缘呈舌状突出
  - ○ 实验室检查尿中黏多糖增多
- ● 甲状腺功能减退呆小症
  - ○ 可有骨骺不规则，还有骨龄延迟、普遍性骨质疏松、颅骨缝间骨和股骨颈宽等
  - ○ 精神呆滞、发应迟钝、发育迟缓、智力低下
- ● 青少年股骨头骨骺缺血坏死
  - ○ 通常仅侵犯一侧股骨头，约 10% 侵犯两侧，其他骨骺无异常
  - ○ 通常累及股骨头骨骺的上外侧，而多发性骨骺发育异常则累及整个关节面
- ● 点状软骨发育异常
  - ○ 骨骺呈点状，其内有不规则钙化
  - ○ 通常在出生时发现
- ● 脊柱骨骺发育异常
  - ○ 除了多发骨骺发育异常外，脊柱有明显变扁
- ● 骨骺干骺端发育异常
  - ○ 骨骺和干骺端均有发育异常

诊断与鉴别诊断精要

- ● 病变仅侵犯骨骺软骨，表现为多发对称性骨骺受累，骨骺出现延迟但愈合时间正常，骨骺小而不规则

典型病例

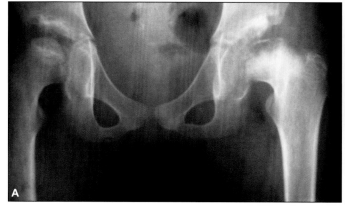
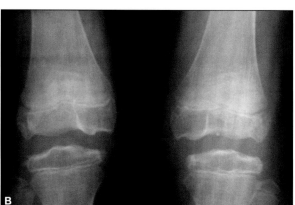

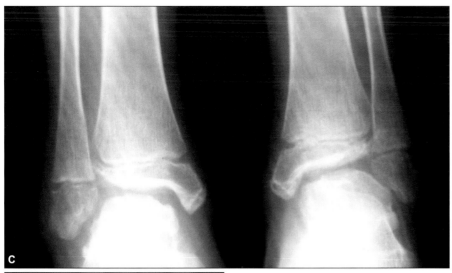

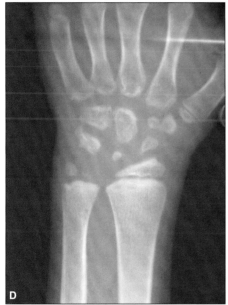

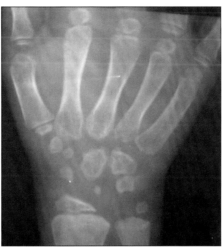

图 2-2-26　多发性骨骺发育异常
A. 双髋关节正位片，示双侧股骨头骨骺小、扁，左侧股骨头可见囊状低密度区；B. 双膝关节正位片，示双侧股骨远端、胫骨近端骨骺外形不规则，关节面不光滑，股骨髁间窝浅，胫骨髁间嵴较平；C. 双踝关节正位片，示双侧胫骨远端骨骺外侧部分扁，呈尖端指向外侧的楔形；D. 双腕关节正位片，示双侧腕骨骨骺较小、不规则

重点推荐文献

Silverman FN. Caffey's pediatric X-ray diagnosis[M]. 8rd Edition, Volume 1, Chicago:Year Book Medical Publishers, INC, 1985: 584-586.

十七、半肢骨骺发育异常

【概念与概述】

半肢骨骺发育异常（hemimelic epiphyseal dysplasia），系单侧肢体骨骺软骨偏心性过度生长，形成额外骨块

- 同义词：Trevor病，单侧骨骺发育异常 (unilateral epiphyseal dysplasia)，良性骨骺骨软

骨瘤 (benign epiphyseal osteochondroma)

【病理与病因】

一般特征

- 病理
  - 典型病例非常像从骨化中心长出的带蒂的骨软骨瘤，四周软骨常有钙化，可部分钙化或骨化
  - 镜下表现与骨软骨瘤相同

- 流行病学
  - 少见，约1例/百万

【临床表现】

表现

- 最常见体征/症状
  - 关节的偏心性不规则肿块，质硬，有轻微疼痛或无疼痛；关节可有内翻或外翻畸形

流行病学

- 年龄
  - 多在10岁以前发病
- 性别
  - 男性＞女性，男女之比约为3：1

自然病史与预后

- 病变在骨骺线闭合后停止发展；受累关节畸形，早发关节退变

【影像表现】

X线表现

- X线摄片

- 单侧肢体的一个或多个骨骺增大，以踝、膝关节最常见
- 若一侧肢体的多个骨骺受累，往往增大的半个骨骺位于同侧，且内侧多见
- 病变早期，骺软骨呈偏心性过度生长，二次骨化中心常较对侧出现早，且不规则增大
- 病灶成熟时，可形成局限性骨性肿块，肿块外缘多较清楚，部分或整个与邻接骨骺融合
- 常引起关节内翻或外翻畸形

【鉴别诊断】

- 多发性骨骺发育异常
  - 两侧肢体骨骺对称性受累，骨骺扁、小
- 多发外生骨疣
  - 好发于长骨干骺端，骨骺形态正常

诊断与鉴别诊断精要

- 儿童期发病
- 单侧肢体骨骺偏心性增大，以踝关节和膝关节常见

重点推荐文献

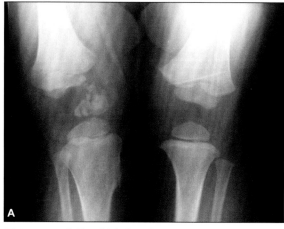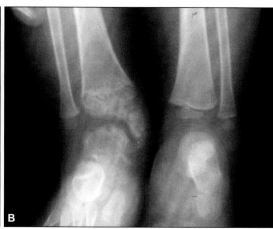

图 2-2-27　半肢骨骺发育异常
A. 双膝关节正位片；B. 双踝关节正位片。显示右侧股骨远端、胫骨远端、距骨骨骺增大，不规则；左侧骨骺正常

典型病例

[1] 李石玲, 程秀珍, 王溱. 半肢骨骺发育异常10例. 河北医科大学学报, 1991, 12(3): 167-168.

[2] Silverman FN. Caffey's pediatric X-ray diagnosis[M]. 8rd Edition, Volume 1, Chicago:Year Book Medical Publishers, INC, 1985: 597-600.

十八、黏多糖贮积症

【概念与概述】

黏多糖贮积症（mucopolysaccharidosis，MPS）为分解黏多糖的酶缺乏、异常等导致黏多糖在体内过度贮积导致的一组疾病

- 同义词：Ⅰ型又称为 Hurler 综合征、α-L- 艾杜糖苷酸酶缺乏症、承雷病；Ⅳ型又称为 Morquio 综合征、畸形性软骨营养不良、非典型性佝偻病
- 分型：根据临床表现、尿中黏多糖的类型及遗传特点等，将 MPS 分为 7 型，其中第 Ⅴ 型现归为第 Ⅰ 型的亚型（MPS-I-S）。Ⅰ 型和 Ⅳ 型较常见

【病理与病因】

一般特征

- 遗传学
  - 除 MPS- Ⅱ 型为 X 链隐性遗传外，其他各型均为常染色体隐性遗传
- 病理
  - 黏多糖因分解代谢障碍而大量贮积在体内各组织器官（骨骼、神经、皮肤、肝、脾、角膜及心脏等处）
- 流行病学
  - 很少见

【临床表现】

表现

- 最常见体征 / 症状
  - 智力障碍，Ⅰ型明显
  - 面容丑陋，表现为舟状头、眼距宽、鼻梁塌陷、嘴唇肥厚等，Ⅰ型明显
  - 肢体畸形，表现为侏儒，鸡胸，驼背，肝脾大，髋、膝内翻或外翻等
  - 角膜浑浊，Ⅰ型明显
- 实验室检查
  - 尿黏多糖增多

流行病学

- 年龄
  - 多在儿童期出现症状

自然病史与预后

- 预后不良，多数夭折

【影像表现】

X 线表现

- X 线摄片
  - Ⅰ 型
    - 头颅增大，蝶鞍增大呈"乙"形
    - 腰 1、2 椎体发育不良，前下部呈鸟嘴状突出
    - 髂骨基底部发育不良、变窄，致髋臼角加大、髋内翻或髋外翻
    - 管状骨骨干成型收缩障碍和变短，骨干增粗
    - 肋骨增宽、脊柱端变细，形如船桨状
  - Ⅳ 型
    - 椎体普遍性变扁，中部呈舌状前突，椎间隙相对增宽
    - 髂骨基底部窄而长
    - 长管骨短粗，干骺端增大、不规整，骨骺小、扁平、分节
    - 掌骨近端及指骨远端变尖，尺桡骨远端关节面相对倾斜

【鉴别诊断】

- 软骨发育不全
  - 智力正常
  - 肢根型短肢侏儒，颅大面小，"三叉手"畸形
  - 四肢骨粗短、弯曲，干骺端增宽呈"杯口状"
  - 腰椎椎弓根间距自第 1～5 腰椎逐渐缩小
  - 尿黏多糖无增多
- 脊柱骨骺发育异常
  - 椎体变扁但椎间隙不增宽，晚发型下胸椎和腰椎椎体的终板中部呈驼峰状圆突
  - 髂骨改变轻微
  - 尿黏多糖无增多

> **诊断与鉴别诊断精要**
> - 智力障碍，面容丑陋，肢体畸形
> - 尿黏多糖增多
> - 椎体鸟嘴状畸形或普遍扁平椎
> - 管状骨短粗，畸形

典型病例

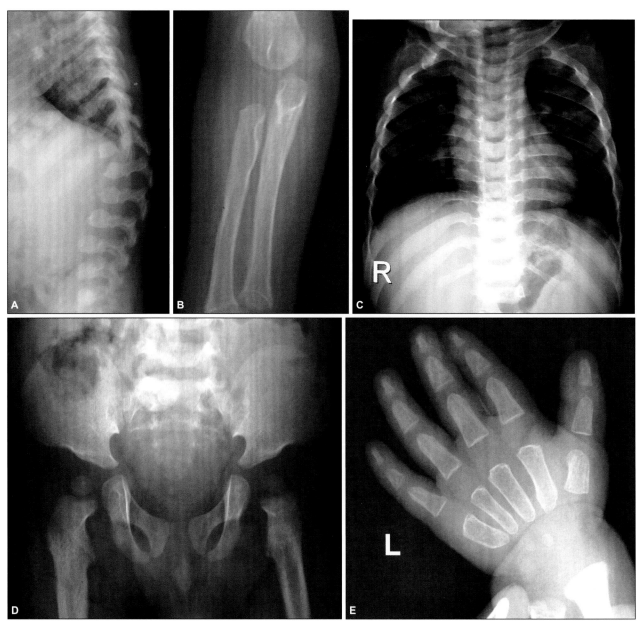

图 2-2-28　黏多糖贮积症 I 型
A.胸腰椎侧位片，显示腰 1、2 椎体后突，前下部呈鸟嘴状突出；B.尺桡骨中上段正位片，显示尺桡骨塑形不良，骨干增粗；C.肋骨正位片，显示双侧肋骨增宽，如船桨状；D.骨盆正位片，显示双侧髂骨基底部发育不良、变窄，髋臼角大，坐骨竖直，闭孔呈长圆形；E.左手正位片，显示掌指骨塑形不良，2~5 掌骨近端细

（崔建岭　刘记存）

重点推荐文献

Silverman FN. Caffey's pediatric X-ray diagnosis[M]. 8rd Edition, Volume 1, Chicago:Year Book Medical Publishers, INC, 1985: 689-699.

第3节　染色体病

一、常染色体异常

1. 先天愚型

【概念与概述】

先天愚型（Down syndrome, 21-trisomy syndrome），是一种常染色体畸变疾病，为一种常见的胚胎性脑发育障碍疾病，由 1959 年 Lejeune 所证实

- 同义词：伸舌样痴呆、21- 三体综合征、Down 综合征（Down syndrome）

【病理与病因】

一般特征

- 一般发病机制
  - 21 号染色体异常，三体性的发生可能是在配子减数分裂时发生染色体不分离
- 遗传学
  - 常见三种核型
    - 标准型：最常见，约占95%，21 号染色体为三体性，核型为 47，XX（XY），+21
    - 易位型：占 2.5% ～ 5%，D/G 易位及 G/G 易位，核型为 46，XX（XY），-14，+t(14q21q)；45，XX（XY），-14，-21，+t(14q21q) 等
    - 嵌合型：占 2% ～ 4%，患儿体内有两种以上的细胞株，一般一种为正常核型，另外一种为 21- 三体型
- 病因学
  - 可能与母亲的妊娠年龄、遗传因素、妊娠时使用了化学药物、放射线照射有关
- 流行病学
  - 在新生儿中发病率为 1 ∶ 1000 ～ 1 ∶ 600
  - 发病率与患者母亲生育年龄有关，随着育龄加大而逐渐增高
    - 育龄为 15 ～ 29 岁者，发病率为 1 ∶ 1500
    - 育龄大于 45 岁时，发病率可高达 1 ∶ 50

大体病理及手术所见

- 主要变化是大脑和小脑的发育异常
  - 大脑可不对称，皮质变薄，视丘下部发育不全，小脑缩小，部分脑沟发育不正常
- 可伴有先天性心脏病、十二指肠闭锁、膈疝、脐疝、隐睾、Hirschsprung 病、气管食管及肛门直肠畸形等

【临床表现】

表现

- 最常见体征 / 症状
  - 智力低下，有特殊面容：短小头型，眼球突出，睑裂歪斜，内眦赘皮，眼距宽，眼球震颤，斜视，可有晶体混浊；脸圆，面部扁平，鼻小，鼻梁低，口半开，舌大而厚，舌伸出，流涎多；耳小，位置低，有耳廓畸形；颈背部大而宽
  - 重症肌张力低下，四肢关节松弛，关节可过度屈曲；掌纹往往只有一条，呈贯通手；四肢短，第 5 指末端常内弯
  - 30% ～ 50% 患儿并发先天性心脏病，约 40% 的患婴有髋关节发育不良，常有胃肠道异常，肺动脉高压及白血病发生率较高

流行病学

- 年龄
  - 婴幼儿
- 性别
  - 男多于女

自然病史与预后

- 预后差

治疗

- 无有效的治疗方法，应加强锻炼，预防感染
- 如伴有其他畸形，可考虑手术治疗

【影像表现】

概述

- 最佳诊断依据：骨盆的表现有特征性，表现为髂翼展开，髋臼浅平，髋臼角变小，坐骨削尖

- 部位
  - 可累及多个系统器官，例如骨骼系统、消化系统、心血管系统等

X 线表现

- X 线摄片
  - 颅面骨：呈短头型，颅缝闭合晚，颅顶骨薄，鼻窦发育不良，腭弓高拱，眼眶距离增宽
  - 四肢长骨短，骨骺愈合迟
  - 小指的中节及末节指骨发育不良，较正常短而宽，且向内弯；掌骨短缩而不规则
  - 骨盆：髂翼展开，髋臼浅平，髋臼角变小，坐骨削尖，髋臼指数小于 68°
  - 90% 的患者胸骨柄可出现额外化骨中心，即有 2~3 个而非一个
  - 肋骨：部分患者仅仅有 11 对肋骨
  - 脊柱：颈椎 1、2 可有脱位；腰椎椎体常高而窄，腰椎指数（第 2 腰椎水平径线与垂直径线之比）缩小；在婴儿期椎体前缘可变

直或凹陷
  - 可并发先天性心脏病：如房间隔缺损、室间隔缺损等
  - 可并发十二指肠狭窄及闭锁

CT/MR 表现

- 可发现小脑、大脑的发育异常

超声表现

- 产前超声检查有助于筛查染色体病

推荐影像学检查

- 最佳检查法：X 线平片

【鉴别诊断】

- 呆小病
  - 嗜睡，哭声嘶哑，喂养困难，腹胀，便秘
  - 二次骨化中心出现更晚，化骨核的骨化呈不规则的斑点状，以后逐渐融合形成一个骨骺，但其边缘仍不整
  - 很少并发其他先天性畸形
  - 最后需要依靠血清 T4、TSH 水平及染色体分析才能明确诊断

诊断与鉴别诊断精要

- 本病一般在临床上即可作出诊断，患儿出生后出现特殊面容：短头型，眼距宽，口半开，舌伸出，流涎，智力低下，关节松弛
- 骨盆的 X 线表现有特征性：髂翼伸展，髋臼扁平，坐骨消尖。小指发育不良，鼻旁窦气化不良，胸骨柄额外化骨中心，肋骨仅有 11 对，脊柱高而窄，前缘凹陷等对诊断有参考价值
- 本病确诊有赖于染色体检查

重点推荐文献

[1] 李景学, 孙鼎元. 骨关节X线诊断学. 北京: 人民卫生出版社, 1982: 113-114.

[2] 荣独山. X线诊断学. 第三册, 骨、关节、眼、耳、鼻、喉. 上海: 上海科学技术出版社, 2000: 131.

[3] 李正, 王慧贞, 吉士俊. 先天畸形学. 北京: 人民卫生出版社, 2000: 93-94.

2. 猫叫综合征

【概念与概述】

　　猫叫综合征（Cri-du-chat syndrome），是一种 5 号染色体短臂部分缺失引起的一种遗传性综合征，由 Lejune 等在 1963 年首先报道

- 同义词：5p 综合征

【病理与病因】

一般特征

- 一般发病机制
  - 5 号染色体短臂部分缺失
- 遗传学
  - 5 号染色体的短臂缺如

- 与哭声相关的区域定位在 5p15.31 远端
- 与学语迟缓相关的区域定位在 5p15.33-p15.32 之间
- 与面部畸形相关的区域定位在 5p15.31-p15.2 之间

- 88% 的患者为散发
- 12% 患者是由于其父亲或母亲染色体易位或重组（包括臂间倒位）引起的不平衡分离而致病
- 常见的核型有：46XX（XY），5p-；46XX（XY），r(5)；46XX（XY），del(5)(p1)；46XX（XY），del(5)(p13) 等
- 病因学
  - 具体病因不明，与环境及遗传因素有关
- 流行病学
  - 在普通人群中发病率为 1/50 000 ~ 1/20 000
  - 在严重智力障碍的患者中（IQ<20）发病率为 1%

大体病理及手术所见
- 身体多个器官和组织可受累
  - 四肢异常：例如长管状骨细长、骨质疏松、并指（趾）畸形等
  - 20% ~ 50% 的患者伴先天性心脏病，例如房间隔缺损和动脉导管未闭等
  - 肾异常：例如马蹄肾等

【临床表现】
表现
- 最常见体征 / 症状
  - 最突出特点为患儿的猫叫样哭声，呈高频哀鸣，哭喊声柔弱而尖细，多在吸气时发生，但随着年龄的长大哭声逐渐变得不典型或消失
  - 严重的智力低下，生长障碍
  - 特殊面容：小头，满月脸，眼距过宽，内眦赘皮，耳低位，斜视，下颌小，舌小且位置偏后；随着年龄增长患者的这些头面部表

型趋向正常化
  - 可有并指（趾），拇指背屈，先天性心脏病等

流行病学
- 年龄：
  - 婴幼儿
- 性别
  - 女孩多于男孩

自然病史与预后
- 40% 的患儿在 3 岁前死亡，少数活至成年
- 预后差

治疗
- 目前无有效治疗方法，可进行早期康复训练和教育诱导

【影像表现】
概述
- 最佳诊断依据：X 线表现无特征性
- 部位
  - 身体多个器官和组织可受累

X 线表现
- X 线摄片
  - 颅骨小，下颌小，眼眶距离加宽
  - 肋骨缺少及发生融合；脊柱侧突或后突改变
  - 长骨发育障碍；长管状骨细小，并有骨质疏松
  - 手指可发生合并指；中掌骨缩短
  - 骨盆：骨盆狭小，髋臼角正常，髋关节脱位，但髂骨角增加，髂骨翼偏小
  - 可合并马蹄肾和先天性心脏病（房间隔缺损、动脉导管未闭等）

超声表现
- 产前超声检查有助于筛查染色体病

推荐影像学检查
- 最佳检查法：X 线平片

【鉴别诊断】
- 猫叫综合征的临床表现典型，不易与其他染色体病混淆

> 诊断与鉴别诊断精要
> - 本病的 X 线表现缺乏特征性，诊断主要根据其特征的猫叫样哭声、细胞遗传学及分子遗传学检查结果

重点推荐文献

[1] 荣独山. X线诊断学. 第三册, 骨、关节、眼、耳、鼻、喉. 上海: 上海科学技术出版社, 2000: 132.

[2] 李正, 王慧贞, 吉士俊. 先天畸形学. 北京: 人民卫生出版社, 2000: 100.

[3] 梁碧玲. 骨与关节疾病影像诊断学. 北京: 人民卫生出版社, 2006: 132.

二、性染色体异常

Turner 综合征

【概念与概述】

Turner 综合征（Turner syndrome），是一种常见的性染色体畸变性疾病

- 同义词：先天性性腺发育不全症、先天性卵巢发育不全症

【病理与病因】

一般特征

- 一般发病机制
  - 减数分裂时配子的性染色体不分离，使一个无性染色体的卵子与一个带有 X 染色体的精子，或一个带有 X 染色体的卵子与一个无性染色体的精子结合而成
- 遗传学
  - 典型核型为 45，XO
  - 嵌合体核型：45，XO/46，XY；45，XO/46，XX；45，XO/47，XYY 或 47，XXX/46，XX/45，XO
  - 等臂 X：46，XO，i（Xq）；46，XO，i（Xp）等
- 病因学
  - 具体病因不明，与环境影响、物理化学因素、遗传因素等多种因素有关
- 流行病学
  - 在女性中发病率为 0.2%～0.4%
  - 占原发闭经患者的 1/3

大体病理及手术所见

- 子宫、双侧卵巢发育不良

【临床表现】

表现

- 最常见体征/症状
  - 个体表现型为女性，原发性闭经，卵巢萎缩，子宫小，外生殖器幼稚形，乳房不发育，腋毛、阴毛稀少，甚至缺如
  - 矮小体型，呆板面容，眼距增宽，斜视，智力大致正常或略低；颈皮呈蹼状，上颌窄，腭弓高，下颌相对小，阔胸，肘外翻，指甲过凸，第 5 指短、内翻
- 可并发心、肾、骨骼的各种先天性畸形
- 口腔颊黏膜涂片检查：大多数性染色质小体为阴性，少数为阳性

流行病学

- 年龄
  - 可发生于任何年龄，以青、中年多见
- 性别
  - 患者为女性

自然病史与预后

- 主要引起女性原发闭经，预后良好

治疗

- 尚无有效的治疗方法，主要治疗措施为性激素替代疗法

【影像表现】

概述

- 最佳诊断依据：影像表现无特征性

X 线表现

- X 线摄片
  - 普遍性骨质疏松，以手足、脊柱明显
  - 骨骺发育迟缓，与骨干闭合延迟
  - 掌骨征阳性，掌骨和跖骨可发生短缩，特别是第四掌骨（图 2-3-1A）
  - 阳性腕征：即腕骨角小于 117°，但并不常见（图 2-3-1A）
  - 指骨优势：即第 4 指近侧与远侧指骨长度之和超过第 4 掌骨长度 3mm 以上（图 2-3-1A）
  - 肘外翻，肘携带角加大（图 2-3-1B，图 2-3-1C）
  - 骨盆入口呈男性化，耻骨弓狭窄，骶坐骨切迹小，髂骨嵴骨骺闭合晚，髂骨翼及骶骨翼均小（图 2-3-1D）
  - 脊柱骨化不良，侧凸或后凸，腰椎呈方形，环椎后弓小，枢椎齿状突发育不良（图 2-3-1E，图 2-3-1F）

- 锁骨远端纤细，肋骨后段变窄，肋骨可有假性切迹（图 2-3-1-G）
- 胫骨平台内侧塌陷，呈唇状或鸟嘴状突起，股骨内髁较正常大，向下移，超过胫骨内平台（图 2-3-1-H）
- 短头畸形，小面骨，下颌骨发育差，蝶鞍小，上有骨桥，颅底基底角加大（图 2-3-1-I）
- 可合并其他畸形：主动脉缩窄、肾异常（如旋转不良和马蹄肾）等

超声表现

- 子宫、卵巢小

推荐影像学检查

- 最佳检查法：X 线平片

【鉴别诊断】

- Noonan 综合征
  - 男女均可患病
  - 核型正常，为 46，XX 或 46，XY
  - 常有智力障碍，牙齿咬合交错
  - 并发先天性心脏病时，常涉及右心，如肺动脉瓣狭窄
  - X 线改变较少，胸骨短，有漏斗胸或鸡胸，骨龄落后，头颅畸形及下颌骨发育不全，骨质疏松，肘外翻，脊柱有侧凸或后凸等

诊断与鉴别诊断精要

- 临床上遇有身材矮小、性发育幼稚的女性患者，且有蹼颈、肘外翻等改变时，应怀疑本病。影像学表现无特征性，确诊主要依靠染色体核型分析

重点推荐文献

[1] 荣独山. X线诊断学. 第三册，骨、关节、眼、耳、鼻、喉. 上海：上海科学技术出版社，2000：130-131.
[2] 李正，王慧贞，吉士俊. 先天畸形学. 北京：人民卫生出版社，2000：105-106.
[3] 梁碧玲. 骨与关节疾病影像诊断学. 北京：人民卫生出版社，2006：126-127.

（致谢：本章第三染色体病的部分图片由广州市儿童医院放射科曾思慧医师提供，在此表示感谢）

典型病例

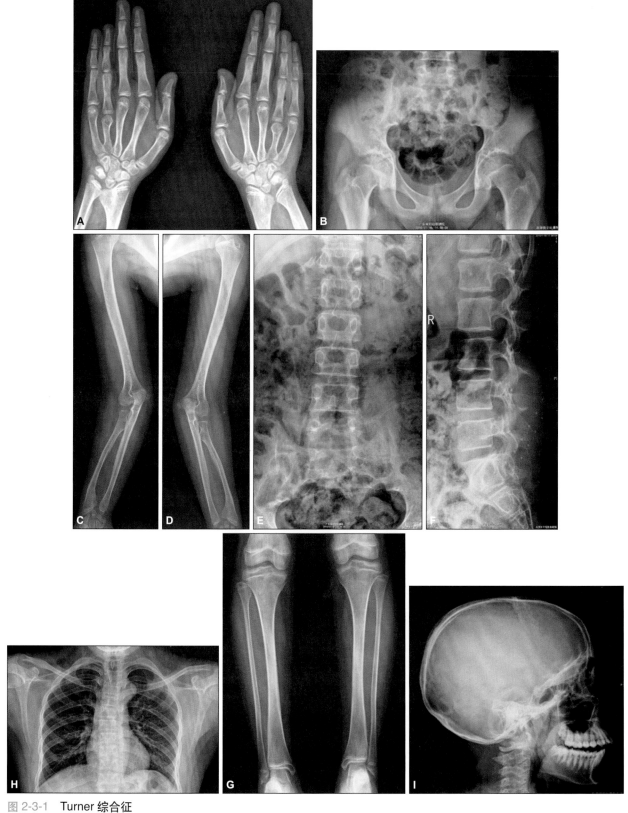

图 2-3-1 Turner 综合征

A.双手正位；C、D.双上肢；B.骨盆；E.腰椎正位；F.腰椎侧位；H.胸部正位；G.双侧胫腓骨正位及头颅侧位片；I.显示双手第四掌骨明显缩短，呈掌骨征阳性；双手阳性腕征（即腕骨角小于117°）；肘外翻，肘携带角加大；耻骨弓狭窄，骶坐骨切迹小；腰椎呈方形；锁骨远端纤细，肋骨后段变窄；胫骨平台内侧塌陷，股骨内髁较正常大，向下移，超过胫骨内平台；面骨偏小，下颌骨发育差

（刘庆余 梁碧玲）

主要参考文献

[1] Offiah AC, Hall CM. Radiological diagnosis of the constitutional disorders of bone. As easy as A, B, C? (Review) [J]. Pediatr Radiol, 2003, 33(3): 153-161.

[2] Rimoin DL. International nomenclature and classification of the osteochondrodysplasias (1997). international working group on constitutional diseases of bone[J]. American Journal of Medical Genetics, 1998, 79(5): 376-382.

[3] Hall CM. International nosology and classification of constitutional disorders of bone (2001) [J]. American Journal of Medical Genetics, 2002, 113(1): 65-77.

[4] 徐爱德. 骨关节疾病影像学图鉴. 济南: 山东科学技术出版社, 2002.

[5] 王云钊, 曹来宾. 骨放射诊断学. 北京: 北京医科大学、中国协和医科大学联合出版社, 1994.

[6] 曹来宾. 实用骨关节影像诊断学. 济南: 山东科学技术出版社, 1998.

[7] 王溱. X线诊断学. 2版, 石家庄: 河北教育出版社, 2001.

[8] 徐德永. 实用体质骨病学. 北京: 人民卫生出版社, 1998.

[9] 王云钊. 中华影像医学（骨肌系统卷）. 北京: 人民卫生出版社, 2004.

[10] Superti-furga A, Bonafeâ L, Rimoin DL. Molecular-pathogenetic classification of genetic disorders of the skeleton[J]. American Journal of Medical Genetics, 2001, 106: 282-293.

[11] 胡亚美, 江载芳, 诸福堂. 实用儿科学. 北京: 人民卫生出版社, 2002: 2001-2007.

[12] Grogan DP, Slanley EA, Bobechko WP. The congenital undescended scapula. Surgical correction by the Woodward procedure[J]. J Bone Joint Surg Am, 1983,65(5):598-605.

[13] Simmons BP, Southmayd WW, Riseborough EJ. Congenital radioulnar synostosis[J]. Journal of Hand Surg, 1983, 8(6): 829-838.

[14] 洪光祥, 王炜, 手部先天性畸形. 北京: 人民卫生出版社, 2004.

[15] 秦泗河. 下肢畸形外科. 北京: 人民卫生出版社, 1998.

[16] 潘少川. 小儿矫形外科学. 北京: 人民卫生出版社, 1987.

[17] Simons GW. Complete subtalar release in club feet[J]. J. Bone Joint Srug Am, 1985, 67(7): 1044-1059.

[18] Newman JS, Newberg AH. Congenital tarsal coalition:multi modality evaluation with emphasis on CT and MR imaging[J]. Radiographics, 2000, 20(2): 321-332.

[19] Maeda T, Hatakenaka M, Muta H, et al. Clinically mild, atypical, and aged craniofacial syndrome is diagnosed as Crouzon syndrome by identification of a point mutation in the fibroblast growth factor receptor 2 gene (FGFR2[J]). Intern Med, 2004, 43(5): 432-435.

[20] Beligere N, Harris V, Pruzonsky S. Progressive bone dysplasia in Apert syndrome[J]. Radiology, 1981, 139(3): 593-597.

[21] Boeck A, Kosan C, Ciznar P, et al. Saethre-Chotzen syndrome and hyper IgE syndrome in a patient with a novel 11 bp deletion of the TWIST gene[J]. Am J Med Genet, 2001, 104(1): 53-56.

[22] Teebi AS, Kennedy S, Chun K, et al. Severe and mild phenotypes in Pfeiffer syndrome with splice acceptor mutations in exon IIIc of FGFR2. Am J Med Genet, 2002, 107(1): 43-47.

[23] Cohen MM Jr. Jackson-Weiss syndrome. Am J Med Genet, 2001, 100(4): 325-329.

[24] Tarhan E, Oguz H, Safak MA, et al. The carpenter syndrome phenotype. Int J Pediatr Otorhinolaryngol, 2004, 68(3): 353-357.

[25] Galera MF, da S. Patrício FR, Cernach MCFP, et al. Clinical, genetical, radiological, and anatomopathological survey of 17 patients with lethal osteochondrodysplasias[J]. Genet Mol Biol, 1998, 21(2): 267-272.

[26] Vanhoenacker FM, Hul WV, Gielen J, et al. Congenital skeletal abnormalities: an introduction to the radiological semiology. EJR, 2001, 40(3): 168-183.

[27] Mortier GR.The diagnosis of skeletal dysplasias:a multidisciplinary approach. EJR, 2001, 40（3）: 161-167.

[28] Sferopoulos NK, Tsitouridis I. Ischiopubic hypoplasia: a rare constituent of congenital syndromes. Acta Orthopedica Belgica, 2003, 69(1): 29-34.

[29] 孙惠苗. 小儿腰骶部脊膜膨出及脊髓脊膜膨出的CT和磁共振成像表现. 中国药物与临床, 2010, 10(3): 344-345.

[30] 王平均, 杨小龙, 胡强, 等. 腰椎滑脱的治疗策略和术式选择. 颈腰痛杂志, 2010, 31(5): 353-355.

[31] 张雪松, 王岩, 张永刚, 等. X线平片与三维CT重建对先天性脊柱侧凸患者半椎体畸形的诊断价值. 中国脊柱脊髓杂志, 2004, 14(9): 534-537.

[32] 刘军, 陈炜, 刘进, 等. 颅骨锁骨发育不全的影像学诊断. 中国医学影像学杂志, 1998, 6(4): 294-295.

[33] James MA, McCarroll HR Jr, Manske PR. The spectrum of radial longitudinal deficiency: a modified classification. J Hand Surg Am, 1999, 24(6): 1145-1155.

[34] Yammine K, Salon A, Pouliquen JC. Congenital radioulnar synostosis. Study of a series of 37 children and adolescents. Chir Main, 1998, 17(4): 300-308.

[35] 吴广智, 杨军, 李伊, 等. 6例先天性分裂手畸形的分型与治疗. 中国妇幼保健, 2006, 21(19): 2748-2749.

[36] Strauss NL, Goldfarb CA.Surgical correction of clinodactyly: two straightforward techniques. Tech Hand Up Extrem Surg, 2010, 14(1): 54-57.

[37] 马骏葱, 常剑虹, 梁炳生, 等. 先天性巨指（趾）畸形-附8例报告. 医学影像杂志, 1998, 2(2): 20-23.

[38] 李强, 黄永平, 李振坚, 等. 短指(趾)畸形合并并指家系的调查与分析. 中国矫形外科杂志, 2008, 16(17): 1359-1360.

[39] 李军章, 薛克修, 王起印. 先天性束带症16例临床分析. 新乡医学院学报, 2006, 23(2): 184-185.

[40] 姜俊, 麻宏伟, 戴晓梅, 等. 先天性髋关节脱位的遗传流行病学研究. 中国医科大学学报, 2006, 35(5): 514-517.

[41] 张景霞, 郝杰兵, 金辉喜, 等. 先天性缺指（趾）-外胚叶发育不良-唇/腭裂综合征的病例研究. 口腔医学研究, 2007, 23(1): 73-75.

[42] Jerome JT, Varghese M, Sankaran B, et al. Bilateral congenital absence of patella. Indian J Orthop, 2008, 42(2): 228-230.

[43] Berenter R, Morris J, Yee B. Bilateral congenital absence of the fibula. J Am Podiatr Med Assoc, 1990, 80(6): 325-328.

[44] Christini D, Levy EJ, Facanha FA, et al. Fibular transfer for congenital absence of the tibia. J Pediatr Orthop, 1993, 13(3): 378-81.

[45] Lenin Babu V, Shenbaga N, Komarasamy B, et al. Proximal tibiofibular synostosis as a source of ankle pain: a case report. Iowa Orthop J, 2006; 26: 127-129.

[46] 钟鸣, 吴欣乐. 先天性马蹄内翻足病因学研究进展. 临床小儿外科杂志, 2005, 4(2): 123-125.

[47] Lee JH, Sung IY, Yoo JY. Clinical or radiologic measurements and 3-D gait analysis in children with pes planus. Pediatr Int, 2009, 51(2): 201-205.

[48] McKie J, Radomisli T. Congenital vertical talus: a review. Clin Podiatr Med Surg, 2010, 27(1): 145-156.

[49] Thul JR, Stone ML, Gilarski CK. Congenital hallux valgus occurring with the windswept deformity. A case report. J Am Podiatr Med Assoc, 1985, 75(10): 544-547.

[50] Phadke SR, Sankar VH. Polydactyly and genes. Indian J Pediatr, 2010 , 77(3): 277-281.

3

骨与关节创伤

第 1 节 概 述

一、骨与关节创伤的分类

骨折（fracture）的分类

- 骨折机制分类
  - 创伤性骨折、疲劳骨折、病理性骨折
- 骨折程度分类
  - 完全性骨折、不完全性骨折（包括青枝骨折）
- 骨折时间分类
  - 新鲜骨折（2~3周以内）、陈旧骨折（3周以上）
- 解剖部位分类
  - 骨干骨折、干骺端骨折、关节内骨折、软骨损伤和骨骺损伤
- 骨折形态分类
  - 横行骨折、纵行骨折、斜行骨折、螺旋形骨折和粉碎骨折，以及压缩骨折、嵌入骨折、凹陷骨折等
- 骨折处软组织完整性分类
  - 开放性骨折、闭合性骨折
- 骨折特殊类型
  - 隐匿性骨折、撕脱骨折、连枷骨折等
- 骨骺损伤的类型
- 采用 Salter-Harris 分型（图 3-1-1）
  - Ⅰ型：骨骺与干骺端分离
  - Ⅱ型：骨骺分离伴干骺端骨折
  - Ⅲ型：骨骺骨折
  - Ⅳ型：骨折线穿过干骺端、骺板和骨骺
  - Ⅴ型：骨骺与干骺端纵向压缩骨折

关节脱位的分类

- 发病机制分类
  - 创伤性脱位、病理性脱位、先天性脱位和习惯性脱位
- 脱位程度分类
  - 完全性脱位、部分脱位
- 解剖部位分类
  - 前方脱位、后方脱位、侧方脱位、中央脱位、上方脱位和下方脱位

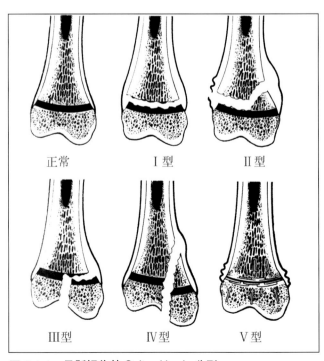

正常　　Ⅰ型　　Ⅱ型

Ⅲ型　　Ⅳ型　　Ⅴ型

图 3-1-1　**骨骺损伤的 Salter-Harris 分型**

二、骨折愈合与并发症

- 骨干骨折的愈合
  - 肉芽组织修复期：受伤初期
  - 原发骨痂连接期：1~2周开始，临床愈合一般需3周
  - 骨性愈合期：需3个月
  - 骨痂塑形期：儿童需1~2年，成人需2~4年或更长时间
- 松质骨骨折的愈合
  - 部位：不规则骨、扁骨、长骨骨端
  - 愈合方式：主要依靠内骨痂
- 骨折的后遗症和合并症
  - 迟缓愈合和不愈合
  - 畸形愈合
  - 骨质疏松
  - 骨关节感染
  - 骨缺血坏死
  - 骨化性肌炎
  - 关节强直
  - 创伤性骨关节病
  - 周围神经血管损伤
  - 假体及固定物骨折

三、各种影像学检查的应用与选择

- X线平片
  - 最基本的常规方法
  - 骨骼外伤首选方法
  - 多体位投照避免漏诊
  - 空间定位好
  - 细微损伤不易显示
  - 软组织损伤不能显示
- CT检查
  - 密度分辨率高
  - 显示无错位细微骨折
  - 显示复杂重叠部位的骨折
  - 空间定位不如平片
  - 易漏平行于扫描线的骨折

- 多方式重建提高诊断
  - 对症状明显平片检查阴性者补充检查
  - 软组织损伤不能显示
- MR检查
  - 组织分辨率高
  - 多方位、多序列成像
  - 易检出隐匿性骨折、骨挫伤
  - 显示软骨、韧带、肌腱、神经损伤
  - 显示细微骨折不如CT
  - 术后内固定物影响检查
  - 对症状明显CT检查阴性者作为补充检查
- 易误诊的因素
  - 血管沟
  - 骨骺线
  - 籽骨与副骨
  - 多骨化中心
  - 颅缝与缝间骨
  - 骨骼变异
  - 永存骨骺
  - 伪影
- 影像学检查方法的选择
  - 首选多体位X线平片检查
  - 对症状明显X线平片检查阴性者CT进一步检查
  - 复杂部位、重叠部位CT检查结合两维、三维重建
  - 对症状明显CT检查阴性者MR进一步检查
  - 仅怀疑肌腱、韧带、关节软骨损伤和骨挫伤者直接MR检查

四、骨与关节创伤的治疗

  - 对于没有错位的骨折可以石膏或夹板等外固定
  - 对于错位的骨折手法整复后外固定
  - 不易手法复位的骨折手术治疗内固定
  - 一般脱位可以通过手法复位
  - 合并骨折的复杂脱位可以手术治疗

（丁建平　李玉清　张泽坤）

重点推荐文献

[1] 荣国威, 王成武. 骨折. 北京: 人民卫生出版社, 2004.
[2] 王云钊, 李国珍. 骨关节创伤X线诊断学. 北京: 北京医科大学、中国协和医科大学联合出版社, 1994.
[3] 荣独山. X线诊断学. 2版. 上海: 上海科学技术出版社, 2000.

第2节　上肢创伤

一、肩部创伤

（一）常见骨折

1. 锁骨骨折（fracture of the clavicle）

【临床特征】

一般特征

- 一般发病机制
  - 直接外力或跌到后暴力传导
- 流行病学
  - 约占肩部骨折的 53%，全身的 4%

临床表现

- 最常见体征 / 症状
  - 局部疼痛、压痛、畸形

流行病学

- 儿童、青壮年多见

【影像表现】

概述

- 最佳诊断依据：锁骨骨质断裂、形态异常
- 部位
  - 锁骨中 1/3 和外 1/3 多见
  - 锁骨内 1/3 和两端少见

X 线表现

- 锁骨骨质中断或形态异常
- 可见断端错位、分离、成角
- 陈旧骨折可见骨痂形成和愈合情况

推荐影像学检查

- 最佳检查法：X 线平片检查

诊断与鉴别诊断精要

- 骨折多位于锁骨中 1/3 和中外 1/3
- 内侧骨骺不要误诊为骨折

典型病例

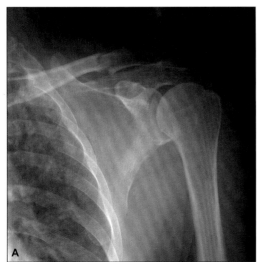 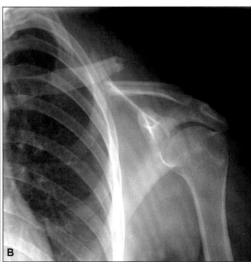

图 3-2-1　锁骨骨折
A. 左侧锁骨中外段骨质断裂不连，断端未见明显错位；
B. 锁骨中段皮质不连、断端上下错位重叠

2. 肩胛骨骨折（fracture of scapula）

【临床特征】

一般特征

- 一般发病机制
  - 直接高能创伤或外伤后肌肉收缩所致
- 流行病学
  - 约占肩部骨折的 5%，全身的 1%

表现

- 最常见体征 / 症状
  - 局部疼痛、压痛、畸形

流行病学

- 成年人多见

【影像表现】

概述

- 最佳诊断依据：肩胛骨骨质断裂不连
- 部位
  - 肩胛体部、颈部及肩胛盂多见
  - 肩峰、喙突、肩胛冈少见

X 线表现

- 体部骨折多为粉碎性、可见骨折断端错位、分离
- 无明显错位的骨折线有时重叠、嵌插表现为致密白线

CT 表现

- 利于显示肩胛盂碎片骨折或无明显错位的骨折

MRI 表现

- 可显示肩关节肩袖、关节盂唇、韧带和肌腱的损伤

推荐影像学检查

- 最佳检查法：X 线平片检查
- 检查建议
  - CT 三维重建可以观察骨折后的形态变化

诊断与鉴别诊断精要

- 肩胛体骨折常见，多为粉碎骨折
- 注意是否合并肋骨骨折和血气胸

典型病例

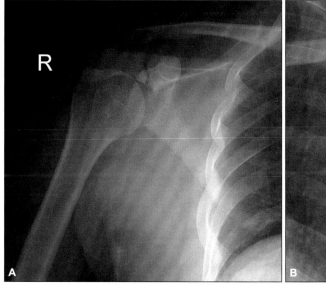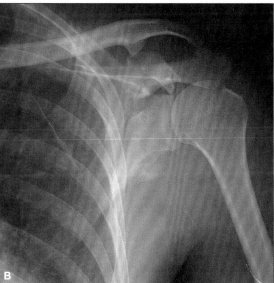

图 3-2-2　肩胛骨骨折
A. 右侧肩胛骨肩峰线样骨折；B. 左侧肩胛骨体部及肩胛盂骨质断裂、断端错位

3. 肱骨近端骨折

（1）肱骨外科颈骨折（fracture of the surgical neck of the humerus）

【概念】

外科颈骨折：大结节与胸大肌止点之间，解剖颈下 2～3cm 处的骨折

【临床特征】

一般特征

- 一般发病机制
  - 多为间接外力所致，如车祸
- 流行病学
  - 肱骨近端骨折约占肩部的 20%～25%，全身的 5%

表现

- 最常见体征/症状
  - 局部疼痛、肿胀、较大血肿
- 人口统计学
  - 老年人多见，其次为中青年，儿童少见

【影像表现】

概述

- 最佳诊断依据：肱骨外科颈骨质断裂
- 类型
  - 外展型、内收型、粉碎性、无错位骨折

- 可合并肩关节脱位、半脱位，大结节撕脱骨折

X 线表现

- 无错位骨折：裂缝骨折和断端嵌插
- 外展骨折：骨折端外侧嵌插上移，远段外展成角
- 内收骨折：大结节与肩峰靠近，内侧嵌插，远段内收成角，少见
- 粉碎性骨折：常合并大、小结节骨折
- 儿童多为骨骺分离和青枝骨折

CT 表现

- 可显示轻微或无错位骨折
- 可显示前后错位
- 可观察肩关节对应关系

MRI 表现

- 可显示隐匿性骨折
- 可显示软组织损伤

推荐影像学检查

- 最佳检查法：X 线平片检查

【鉴别诊断】

肱骨解剖颈骨折

- 骨折线接近关节面，位于关节面边缘与结节间的浅沟

诊断与鉴别诊断精要

- 多为外展型骨折，注意肩关节脱位
- 不要把骺线前后重叠误诊为骨折线

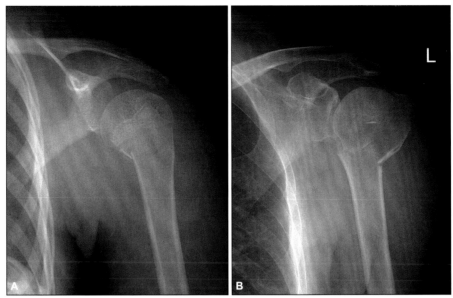

图 3-2-3　肱骨外科颈骨折
A. 左侧肱骨外科颈骨质断裂，断端嵌插；B. 左侧肱骨外科颈骨质断裂，断端嵌插，大结节分离

（2）肱骨大结节骨折（fracture of greater tuberosity of humerus）

【临床特征】

一般特征

- 一般发病机制
  - 多由于直接暴力或由冈上肌撕脱所致

【影像表现】

概述

- 最佳诊断依据：肱骨大结节骨质断裂不连
- 类型
  - 单纯骨折、复合骨折

X 线表现

- 单纯骨折：大结节常向上错位
- 复合骨折：常合并肱骨外科颈骨折或肩关节脱位

推荐影像学检查

- 最佳检查法：X 线平片检查

【鉴别诊断】

软组织钙化

- 钙化性肌腱炎不要误诊为撕脱骨折

诊断与鉴别诊断精要

- 大结节骨折要注意观察外科颈和肩关节
- 钙化性肌腱炎不要与大结节骨折混淆

典型病例

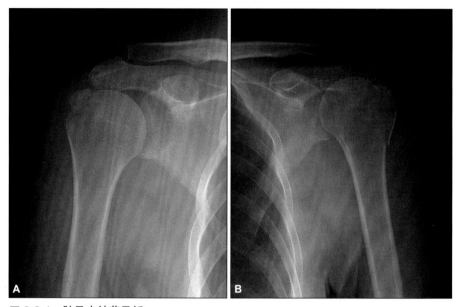

图 3-2-4　肱骨大结节骨折
A.右侧肱骨大结节骨质断裂，骨块稍错位；B.左侧肱骨大结节纵行劈裂，可见线样透亮影，断端错位不明显

4. 肱骨近端骨骺分离（epiphyseal separation of proximal humerus）

【病因】

一般特征

- 一般发病机制
  - 直接外力或外伤后暴力传导

【临床表现】

表现

- 最常见体征/症状
  - 局部疼痛、压痛、肿胀、畸形
- 人口统计学
  - 见于儿童、青少年

【影像表现】

概述

- 最佳诊断依据：肱骨近端骨骺错位或合并骨骺

及干骺端骨折

- Ⅱ型骨折较常见

X 线表现

- 骨骺向内或外移位
- 干骺端骨折

CT 表现

- Ⅴ型骨折的显示优于平片

MRI 表现

- 可显示隐匿性骨折
- 可显示骺板损伤

推荐影像学检查

- 最佳检查法：X 线平片检查
- 检查建议
  - 对怀疑Ⅴ型骨折者可以 CT 或 MR 检查

诊断与鉴别诊断精要

- 肱骨骨骺损伤以Ⅱ型骨折较常见
- 怀疑Ⅴ型骨折可以 CT 或 MR 检查

典型病例

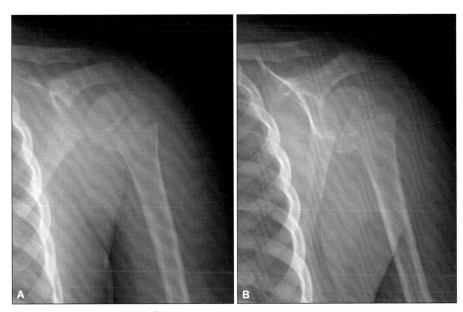

图 3-2-5　**肱骨近端骨骺分离**
A，B.左肩关节平片显示肱骨近端骨骺分离，干骺端向外后方移位，干骺端内缘可见小骨片影

重点推荐文献

[1] 吴在德.外科学.北京:人民卫生出版社,2001.
[2] 曹来宾.骨与关节X线诊断学.济南:山东科学技术出版社,1991.
[3] 冯传汉,张铁良.临床骨科学.2版.北京:人民卫生出版社,2004.

（二）常见脱位

1. 肩锁关节脱位 (dislocation of the acromioclavicular joint)

【病因】

一般特征

- 一般发病机制
  - 直接创伤或肩锁韧带、喙锁韧带撕裂导致
- 流行病学
  - 约占肩部脱位的 12%，占肩部损伤的 3.25%

【临床表现】

表现

- 最常见体征 / 症状
  - 局部肿胀、压痛、畸形

【影像表现】

概述

- 最佳诊断依据：肩锁关节间隙增宽或上下移位
- 部位
  - 全脱位：肩锁关节上下完全分离
  - 半脱位：锁骨外端上移较少，关节稍分离

X 线表现

- 锁骨远端向上移位
- 肩锁关节间隙大于 5mm
- 改变不明显时投照对侧或双手下垂持重物双侧投照以资对比

CT 表现

- 重建图像可显示清晰关节上下移位

MRI 表现

- 半脱位可以观察肩锁韧带撕裂
- 全脱位还可同时显示喙锁韧带断裂

推荐影像学检查

- 最佳检查法：X 线平片检查
- 检查建议
  - 欲了解韧带损伤时行 MR 检查

【鉴别诊断】

正常结构

- 平片投照体位不正时，肩锁关节两侧不等宽

157

诊断与鉴别诊断精要

● 肩锁关节间隙大于 5mm

● 锁骨远端向上移位

典型病例

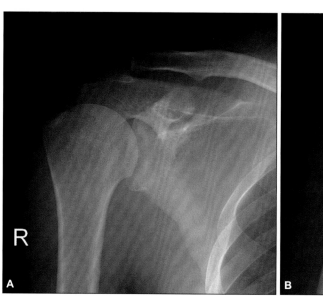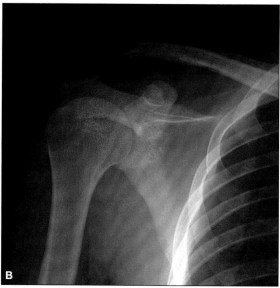

图 3-2-6　肩锁关节脱位
A.右侧肩锁关节对位欠佳，锁骨远端位置抬高；B.右侧肩锁关节间隙明显增宽，锁骨远端位置抬高

2. 肩关节脱位（dislocation of the shoulder joint）

【病因】

一般特征

● 一般发病机制

○ 多为间接外力导致，如跌倒

● 流行病学

○ 约占人体所有脱位的 45%

【临床表现】

表现

● 最常见体征 / 症状

○ 肩关节不能活动、方肩畸形

● 人口统计学

○ 青壮年或老年人

【影像表现】

概述

● 最佳诊断依据：肱骨头与肩胛盂失去正常对应关系

● 类型

○ 全脱位（前脱位、后脱位）和半脱位

○ 喙突下、锁骨下、盂下和胸廓内脱位

X 线表现

● 肱骨头向前、内、外或后方移位

● 肱骨头错位于喙突下、锁骨下、胸廓内或肩胛盂下

● 肱骨头与肩胛骨重叠

● 常伴大结节、肩胛盂及肱骨头骨折

CT 表现

● 可显示平片不明显的后脱位

推荐影像学检查

● 最佳检查法：X 线平片检查

● 检查建议

○ 怀疑前后脱位者 CT 检查

【鉴别诊断】

正常结构

● 前臂骨折石膏外固定时肱骨头下移勿误诊半脱位

诊断与鉴别诊断精要

- 肱骨头与肩胛骨失去正常对应关系
- 注意合并肱骨大结节骨折
- 肩关节间隙大于 6mm 时注意后脱位

典型病例

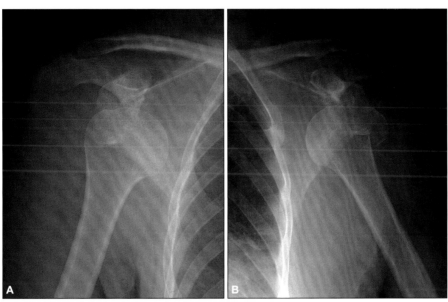

图 3-2-7　肩关节脱位
A.右侧肩关节脱位，肱骨头向内下方移位；B.左肩关节脱位，肱骨头向内下方移位，肱骨大结节骨质断裂、分离

重点推荐文献

[1] 聂中阶,易祥林,占晨光,等.肩关节后脱位2例报告.罕见疾病杂志, 2001, 4(8): 56.
[2] Chen MR, Huang JI, Victoroff BN, et al. Fracture of the clavicle does not affect arthritis of the ipsilateral acromioclavicular joint compared with the contralateral side: An osteological study. Bone Joint Surg Br, 2010, 92 (1): 164-168.
[3] Davies D, Longworth A, Amirfeyz R, et al. The functional outcome of the fractured clavicle. Arch Orthop Trauma Surg, 2009, 129(11): 1557-1564.

二、肘部创伤

（一）常见骨折

1.肱骨远端骨折

- 流行病学
  - 占骨折的 2% ~ 3%
- 人口统计学
  - 常见于 3 ~ 10 岁的儿童
- 类型
  - 关节外骨折：肱骨髁上骨折、内上髁骨折和外上髁骨折
  - 关节内骨折：肱骨髁间骨折、外髁骨折和内髁骨折

（1）肱骨髁上骨折（humeral supracondylar fracture）

【病因】

一般特征

- 一般发病机制

- ○ 跌倒时直接或间接外力作用于肘关节
- 流行病学
  - ○ 占肱骨骨折的 31.30%

【临床表现】

表现

- 最常见体征/症状
  - ○ 局部疼痛、肿胀、畸形，活动受限
- 人口统计学
  - ○ 儿童，10 岁以下多见

【影像表现】

概述

- 最佳诊断依据：肱骨髁上骨质断裂

- 部位
  - ○ 肱骨内、外髁上方 2~3cm 的骨折
- 类型
  - ○ 伸展型、屈曲型和粉碎性

X 线表现

- 伸展型：远折段向后移位，向前成角
- 屈曲型：远折段向前错位，向后成角
- 粉碎性：有骨折片、常合并肘关节脱位

推荐影像学检查

- 最佳检查法：X 线平片检查

诊断与鉴别诊断精要

- 髁上骨折依据远折段向前、后错位、成角确定屈曲型和伸展型
- 干髁角改变时提示无错位髁上骨折

典型病例

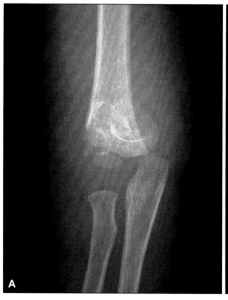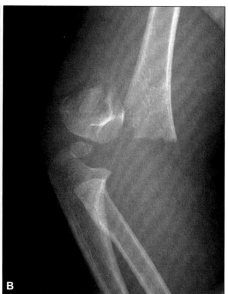

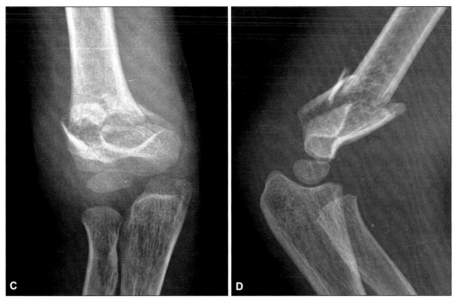

图 3-2-8　**肱骨髁上骨折**
A，B. 右侧肱骨髁上骨质断裂，远折端向后移位，有旋转；C，D. 右侧肱骨髁上骨质断裂，远折端向前移位

（2）肱骨内上髁骨折（humeral media epicondyle fracture）

【病因】

一般特征

- 一般发病机制
  - 多为前臂屈肌猛烈收缩的间接暴力所致
- 流行病学
  - 约占肱骨骨折的 5.28%

【临床表现】

表现

- 最常见体征 / 症状
  - 局部疼痛、压痛、畸形
- 人口统计学
  - 青少年多见，以 11 ~ 20 岁多见

【影像表现】

X 线表现

- 内上髁皮质不连或骨折块移位
- 可伴肘关节外后侧脱位或半脱位

推荐影像学检查

- 最佳检查法：X 线平片检查

> **诊断与鉴别诊断精要**
> - 内上髁皮质不连或分离错位
> - 注意与正常骨骺和局部钙化区分

典型病例

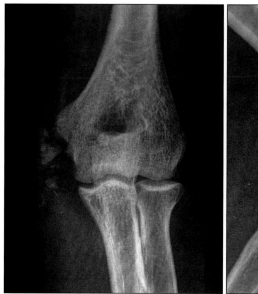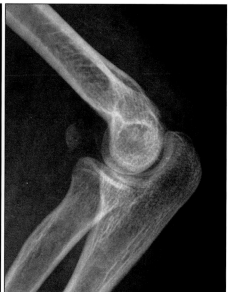

图 3-2-9　**肱骨内上髁骨折**
左侧肱骨内上髁骨质碎裂，断端错位；侧位可见骨片位于肘关节前方

（3）肱骨髁间骨折（intercondylar fracture of humerus）

【病因】

一般特征

- 一般发病机制
  - 多为肘后部着地的直接暴力所致
- 流行病学
  - 约占肱骨骨折的约 2.81%

【临床表现】

表现

- 最常见体征 / 症状
  - 局部疼痛、肿胀、畸形

流行病学

- 儿童、青壮年多见

【影像表现】

概述

- 最佳诊断依据：肱骨髁间骨质断裂

- 部位
  - 肱骨内、外髁间的骨折
- 类型
  - Riseborough Radin 四型
  - Ⅰ型：髁间骨折，内外髁无错位
  - Ⅱ型：内外髁分离，无旋转
  - Ⅲ型：内外髁分离，有旋转
  - Ⅳ型：髁间骨折，关节面粉碎，骨片分离

X 线表现

- 骨折线常呈 T、Y、V 形，少数为粉碎性
- 骨折块多向两侧分离、旋转

推荐影像学检查

- 最佳检查法：X 线平片检查

诊断与鉴别诊断精要

- 内外髁间骨折
- 注意判定骨折块有无旋转

典型病例

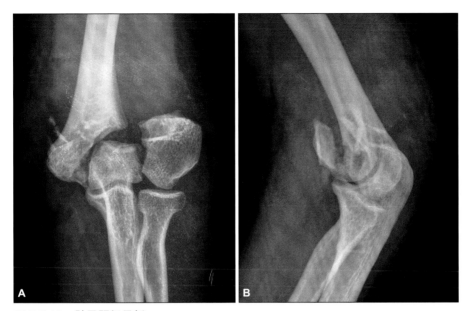

图 3-2-10　**肱骨髁间骨折**
A.左侧肱骨髁间骨质碎裂，骨折线呈"T"形；B.骨折断端错位，关节面不规则

（4）肱骨内髁骨折（fracture of medial condyle of humerus）

【病因】

一般特征

- 一般发病机制
  - 直接或间接暴力致尺骨滑车与内髁撞击所致
- 流行病学
  - 约占肱骨骨折的 3.39%

【临床表现】

表现

- 最常见体征 / 症状
  - 可触及活动骨块、肘关节不稳

- 人口统计学
  - 以 10 岁以下多见

【影像表现】

概述

- 最佳诊断依据：肱骨内髁骨质断裂

X 线表现

- 内髁斜行骨折线
- 断端无错位或向侧方移位
- 严重时可出现肘内翻

推荐影像学检查

- 最佳检查法：X 线平片检查

> **诊断与鉴别诊断精要**
>
> - 内髁皮质不连或错位
> - 注意关节面错位和肘内翻

典型病例

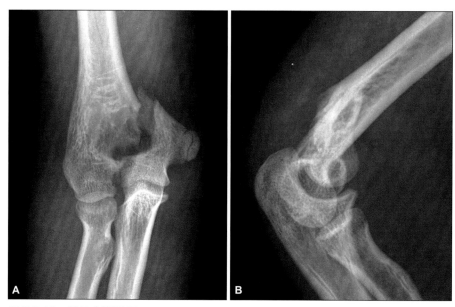

图 3-2-11　**肱骨内髁骨折**
A，B.右肱骨内髁骨质断裂，骨折断端错位，斜形骨折线累及肱骨滑车

（5）肱骨外髁骨折（fracture of lateral condyle of humerus）

【病因】

一般特征

- 一般发病机制
  ○ 多为间接外力所致
- 流行病学
  ○ 约占肱骨骨折的 9.55%

【临床表现】

表现

- 最常见体征 / 症状
  ○ 外髁触及活动骨块、肘关节不稳

流行病学

  ○ 儿童多见，以 10 岁以下高发

【影像表现】

概述

- 最佳诊断依据：肱骨外髁骨质断裂
- 类型
  ○ 稳定型：骨折块较小、无尺桡骨错位
  ○ 不稳定型：骨折块较大，肘关节部分脱位

X 线表现

- 骨折线从外上髁到肱骨小头或滑车关节面
- 可伴发桡骨小头骨折或肘关节脱位

推荐影像学检查

- 最佳检查法：X 线平片检查

诊断与鉴别诊断精要

- 肱骨外髁皮质不连或错位
- 注意肘关节脱位及桡骨小头骨折

典型病例

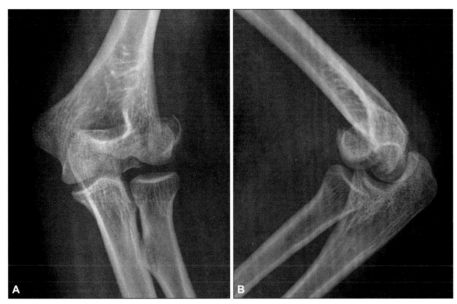

图 3-2-12　肱骨外髁骨折
A. 左侧肱骨外髁骨质碎裂（A）；B. 骨折块明显错位，关节面不光整

2. 肱骨远端骨骺分离（epiphyseal separation of distal end of humerus）

（1）肱骨远端全骨骺分离

【概念】

肱骨远端的肱骨小头、滑车、内上髁骨化中心有时还有外上髁骨化中心都位于同一个肱骨远端骨骺内，儿童在外伤时此骨骺可发生整体性分离错位

【病因】

一般特征

● 一般发病机制

○ 多为旋前位手掌着地传导暴力所致

【临床表现】

表现

● 最常见体征 / 症状

○ 局部疼痛、肿胀，活动受限

○ 肘后三角正常

流行病学

○ 仅见于儿童

【影像表现】

概述

● 最佳诊断依据：肱骨远端全部骨骺分离移位

● 类型

○ 横断型：骨折线横穿肱骨小头和滑车的干骺端

○ 外侧倾斜型：骨折线通过外上髁

○ 内侧倾斜型：骨折线从外上髁下部到内上髁上部

X 线表现

● 全骨骺分离常并内、外侧干骺端碎片骨折

● 常向尺侧移位

● 移位的肱骨远端骨骺与尺、桡骨对应关系不变

推荐影像学检查

● 最佳检查法：X 线平片检查

● 检查建议

○ X 线平片检查要正侧位观察

○ 轻微损伤可以 MR 检查明确

○ 在骨化中心尚未出现时，应以 MR 明确诊断

【鉴别诊断】

单纯的肱骨小头骨骺分离

● 肱骨远端内侧干骺端无骨折片

● 肱骨小头与桡骨小头对应关系发生改变

肘关节脱位（dislocation of the elbow）

儿童很少发生肘关节脱位

● 注意桡骨小头与肱骨小头、尺骨半月切迹与滑车的对应关系是否保持

● 如骨化中心尚未出现或很小时应以 MR 来确认

诊断与鉴别诊断精要
- 肱骨远端全骨骺分离常合并内外髁碎片骨折
- 肱骨小头与桡骨小头对应关系正常

典型病例

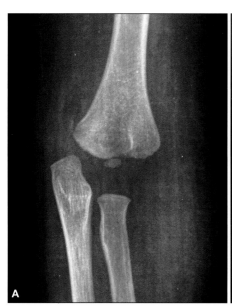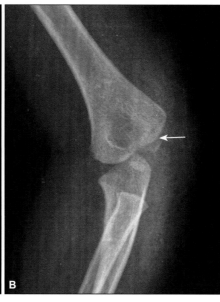

图 3-2-13 **肱骨远端全骨骺分离**
A.左侧尺桡骨近端与肱骨小头骨骺作为一个整体内侧移位，肱骨小头骨骺位于鹰嘴窝下方但肱骨小头与桡骨近端关系正常；B.肱骨远侧干骺端不规则，可见小骨片影（箭头处）

（2）肱骨小头骨骺分离（epiphyseal separation of capitellum）

【病因】

一般特征

- 一般发病机制
  - 肘外侧着地或肘半屈曲位前臂旋前跌倒所致

【临床表现】

表现

- 最常见体征/症状
  - 局部疼痛、肿胀，活动受限

【影像表现】

概述

- 最佳诊断依据：肱骨小头骨骺分离移位

- 类型
  - Ⅰ型、Ⅳ型骨骺损伤常见

X线表现

- 肱骨小头骨骺分离，多向外下方移位，可有旋转
- 常伴干骺端条形及三角形骨折片
- 移位明显时桡骨纵轴线不能通过肱骨小头骨骺中心

推荐影像学检查

- 最佳检查法：X线平片检查

诊断与鉴别诊断精要
- 肱骨小头骨骺分离常伴干骺端骨折片
- 桡骨纵轴线不能通过肱骨小头骨骺中心

典型病例

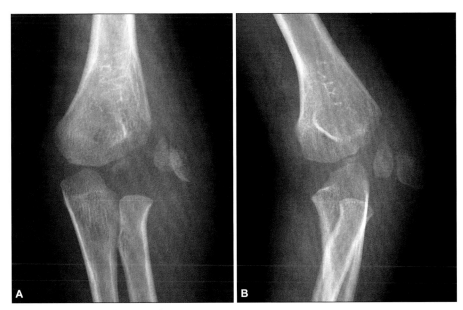

图 3-2-14　肱骨小头骨骺分离
A. 左侧肱骨小头骨骺分离，伴有干骺端骨质劈裂；B. 分离骨骺明显移位、有旋转（B）

（3）肱骨内上髁骨骺分离（epiphyseal separation of medial epicondyle of humerus）

【病因】

一般特征

- 一般发病机制
  - 以肘伸直位跌倒间接暴力所致多见

【临床表现】

表现

- 最常见体征 / 症状
  - 内髁处疼痛、肿胀，活动受限

流行病学

  - 青少年多见

【影像表现】

概述

- 最佳诊断依据：内上髁骨骺分离移位
- 类型
  - I 型、II 型骨骺损伤常见

X 线表现

- 肱骨内上髁骨骺分离，常向下移位
- 可伴干骺端骨折片

推荐影像学检查

- 最佳检查法：X 线平片检查
- 检查建议
  - 轻微骨折需和对侧比较确定
  - 内上髁骨骺未骨化时怀疑损伤行 MR 检查

诊断与鉴别诊断精要

- 肱骨内上髁骨骺分离错位
- 注意区别永存骨骺和局部钙化

典型病例

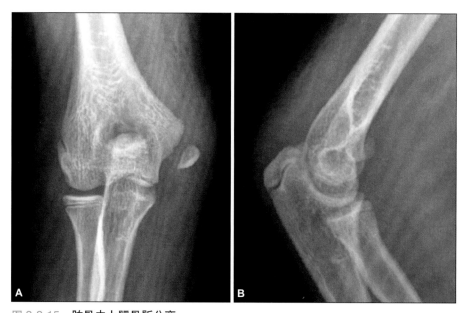

图 3-2-15　肱骨内上髁骨骺分离
A，B. 右侧肱骨内上髁骨骺线增宽，骨骺向内下方移位，干骺端不规则，可见小骨片影

3. 尺骨近端骨折

（1）尺骨鹰嘴骨折（fracture of olecranon process of ulna）

【病因】

一般特征

- 一般发病机制
  - 多以肘屈曲位后伸跌倒肘部撞击地面所致

【临床表现】

表现

- 最常见体征 / 症状
  - 局部疼痛、肿胀，伸肘困难
  - 肘三角失常

【影像表现】

概述

- 最佳诊断依据：尺骨鹰嘴断裂分离
- 类型

- I 型：尺骨鹰嘴撕脱骨折
- II 型：尺骨鹰嘴横断骨折
- III 型：尺骨鹰嘴粉碎骨折
- IV 型：鹰嘴骨折合并肘关节脱位

X 线表现

- 尺骨鹰嘴碎片骨折，或为横行、斜行及粉碎性骨折
- 骨折块可有分离移位
- 可合并肘关节脱位

推荐影像学检查

- 最佳检查法：X 线平片检查

【鉴别诊断】

正常结构

- 尺骨鹰嘴骨化中心：正常结构，可对侧比较
- 肘髌骨：边缘光滑，多为双侧性

诊断与鉴别诊断精要

- 尺骨鹰嘴断裂、分离
- 注意区别尺骨鹰嘴多骨化中心及肘髌骨

典型病例

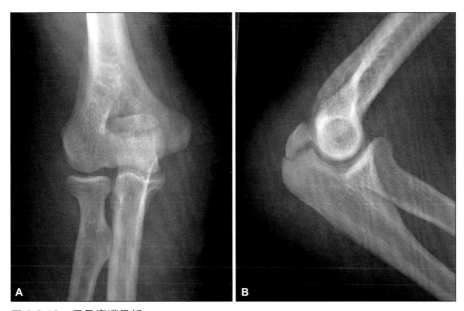

图 3-2-16　尺骨鹰嘴骨折
A，B.右侧尺骨鹰嘴骨质断裂，断端稍错位，关节面不规则，周围软组织明显肿胀

(2) 尺骨冠突骨折 (fracture of coronoid process of ulna)

【病因】

一般特征

- 一般发病机制
  - 肘关节伸直或微屈位跌倒所致

【临床表现】

表现

- 最常见体征 / 症状
  - 局部疼痛、肿胀、活动受限

【影像表现】

概述

- 最佳诊断依据：冠突断裂错位

- 类型
  - Ⅰ型：冠突尖撕脱骨折
  - Ⅱ型：冠突中部骨折，肱尺关节不稳
  - Ⅲ型：冠突基底骨折，肘关节后脱位

X 线表现

- 尺骨冠突断裂
- 骨折块可有分离移位
- 肘关节后脱位

推荐影像学检查

- 最佳检查法：X 线平片检查

诊断与鉴别诊断精要

- 尺骨冠突断裂、错位
- 可合并肘关节脱位

典型病例

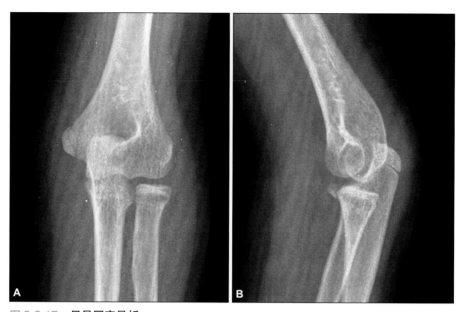

图 3-2-17　尺骨冠突骨折
A，B.左侧冠突撕脱骨折，骨折块稍向前移位，软组织肿胀

4. 桡骨近端骨折

【病因】

一般特征

- 一般发病机制
  - 肘关节伸直位旋前跌倒所致

【临床表现】

表现

- 最常见体征 / 症状
  - 局部疼痛、前臂旋后时加剧，活动受限

【影像表现】

概述

- 最佳诊断依据：桡骨头或颈断裂、移位

- 部位
  - 桡骨小头骨折（fracture of capitulum radius）
  - 桡骨颈骨折
  - Essex-Lopresti 骨折脱位

X 线表现

- 桡骨小头或颈部见骨折线

- 桡骨小头关节面倾斜出现"歪戴帽"征或上下错位

- Essex-Lopresti 骨折脱位：桡骨小头粉碎骨折、下尺桡关节脱位

推荐影像学检查

- 最佳检查法：X 线平片检查

诊断与鉴别诊断精要

- 桡骨头或颈部断裂不连
- 桡骨小头"歪戴帽"征

典型病例

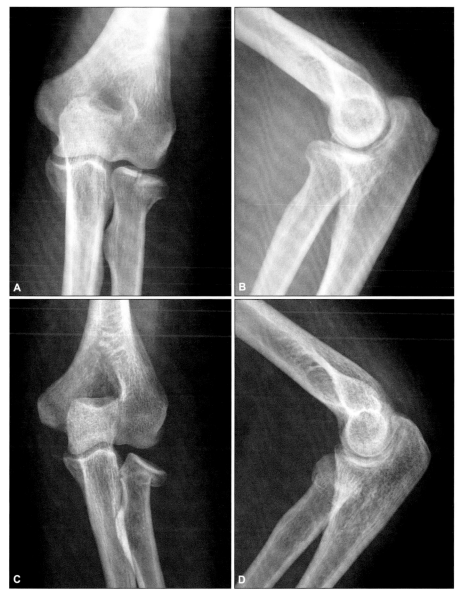

图 3-2-18　**桡骨近端骨折**
A，B.左侧桡骨小头纵行劈裂，断端错位，关节面不平；C，D.左侧桡骨颈骨质断裂，断端错位、稍嵌插，桡骨小头呈"歪戴帽"征

重点推荐文献

[1] 李学文,徐建高.骨科创伤性疾病.北京:北京科学技术文献出版社,1999.
[2] 毛宾尧.肘关节外科学.上海:上海科学技术出版社,2002.
[3] 闻善乐,闻亚飞.肘关节损伤.北京:北京科学技术出版社,2005.

（二）常见脱位

1. 肘关节脱位 (dislocation of the elbow)

【病因】

一般特征

- 一般发病机制

- 跌倒或扭转暴力所致

【临床表现】

表现

- 最常见体征 / 症状
  - 疼痛、畸形，弹性固定，肘后三角失常
  - 侧方脱位可伴神经牵扯症状

【影像表现】

概述

- 最佳诊断依据：肘关节失去正常的对应关系
- 类型
  ○ 后脱位、前脱位、侧方脱位和爆裂性脱位

X 线表现

- 尺桡骨近端相对于肱骨远端向前、后或侧方移位
- 可伴有肱骨远端、尺骨近端骨折
- 肘关节间隙消失或失常
- 爆裂性脱位可见肘部三个关节联合脱位

推荐影像学检查

- 最佳检查法：X 线平片检查

诊断与鉴别诊断精要

- 肘关节失去正常的对应关系
- 可合并关节组成骨骨折

典型病例

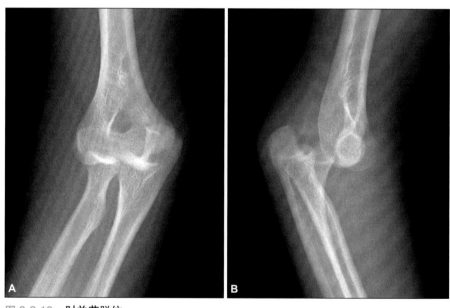

图 3-2-19　肘关节脱位
A，B.右肘关节脱位，尺桡骨向后方移位，局部可见小骨片影，软组织肿胀

2. 桡骨小头脱位（dislocation of capitulum radius）

【病因】

一般特征

- 一般发病机制
  ○ 上肢突然被牵拉，前臂外旋所致

【临床表现】

表现

- 最常见体征 / 症状
  ○ 前臂位于旋前及微屈位，旋后受限
  ○ 桡骨小头处压疼、肿胀
- 人口统计学
  ○ 半脱位多见于 4 岁以下儿童

【影像表现】

概述

- 最佳诊断依据：桡骨小头向前、外移位
- 类型
  ○ 半脱位：也称牵拉肘，常见
  ○ 脱位：单纯脱位少见

X 线表现
- 桡骨小头中心线不再通过肱骨小头中心
- 桡骨小头向外或（和）向前移位

- 可合并尺骨近端骨折

推荐影像学检查
- 最佳检查法：X 线平片检查

诊断与鉴别诊断精要
- 桡骨小头向前、外移位
- 4 岁以下半脱位多见

典型病例

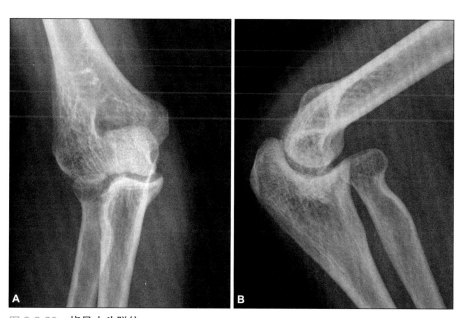

图 3-2-20　**桡骨小头脱位**
A，B.肱桡关节对位欠佳，桡骨小头向前方移位

重点推荐文献

[1] Van Reit RP, Morrey BF, Oqriscoll SW, et a1. Associated injuries complicating radial head fractures:a demographic study. Clin Orthop Relat Res, 2005, 441:35l-355.
[2] Erie Stuffmann, Amanda Gannon, Jill Clemente, et a1.

Radial Head Prosthesis Update. Techniques in Shoulder Elbow Surgery, 2009, 10(1): 31-38.
[3] Murphy BJ. MR imaging of the elbow. Radiology, 1992, 184 (2): 525-9.

三、腕部创伤

（一）常见骨折

1. Colles 骨折（Colles fracture）
【病因】

一般特征
- 一般发病机制
  - 跌倒时前臂旋前，腕关节背伸，手掌部着地所致
- 流行病学
  - 约占尺桡骨骨折的 29.55%
  - 约占总骨折的 4.61%

【临床表现】

表现
- 最常见体征 / 症状

- ○ 正面呈枪刺样畸形
- ○ 侧面呈银叉样畸形
- 人口统计学
  - ○ 以 11~20 岁和 51~60 岁为多

【影像表现】

概述

- 最佳诊断依据：桡骨远端骨折，前倾角变小
- 类型
  - ○ 横形骨折、嵌插骨折、粉碎骨折

X 线表现

- 骨折位于桡骨远端距关节面 2~3cm 处

- 远折端向桡背侧移位，向掌侧成角
- 桡骨前倾角变小或变负
- 常伴尺骨茎突骨折

推荐影像学检查

- 最佳检查法：X 线平片检查

【鉴别诊断】

Smith 骨折

- 桡骨骨折位置相同，但移位成角情况与 Colles 骨折相反，桡骨前倾角增大

诊断与鉴别诊断精要

- 桡骨远端距关节面 2~3cm 处骨折
- 桡骨前倾角变小或变负
- Smith 骨折位置相同，移位、成角情况相反

典型病例

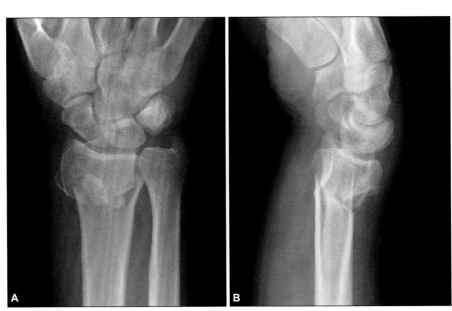

图 3-2-21 **Colles 骨折**
A、B.右桡骨远端骨质断裂，远折端向背侧移位，前倾角变负，软组织肿胀

2. Smith 骨折（Smith fracture）

【病因】

一般特征

- 一般发病机制
  - 跌倒时前臂旋后，腕掌屈
  - 手背着地所致
- 流行病学
  - 约占尺桡骨骨折的 2.75%
  - 约占总骨折的 0.43%

【临床表现】

表现

- 最常见体征 / 症状
  - 腕肿胀、疼痛
  - 呈刺刀样畸形
- 人口统计学
  - 11 ~ 20 岁和 61 ~ 70 岁为多

【影像表现】

概述

- 最佳诊断依据：桡骨远端骨折，前倾角增大
- 类型
  - 横形骨折、斜形骨折、嵌插骨折、粉碎骨折

X 线表现

- 骨折位于桡骨远端距关节面 2 ~ 3cm 处
- 桡骨远折端向掌侧移位，向背侧成角
- 桡骨前倾角增大
- 常伴尺骨茎突骨折

推荐影像学检查

- 最佳检查法：X 线平片检查

【鉴别诊断】

Colles 骨折

- 桡骨远端骨折、骨折线位置相似但移位、成角情况相反，前倾角变小或为负

诊断与鉴别诊断精要

- 桡骨远端距关节面 2 ~ 3cm 处骨折，远折端向掌侧移位
- 桡骨远端向背侧成角，前倾角增大
- 桡骨远折端前倾角变小时应考虑 Colles 骨折

典型病例

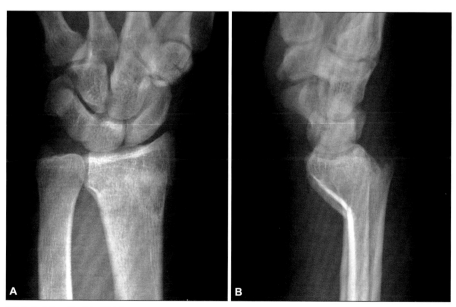

图 3-2-22　Smith 骨折

A，B. 右桡骨远端骨质断裂，远折端向掌侧移位，前倾角变大，软组织肿胀

3. Barton 骨折（Barton's fracture）

【概念】

　　Barton 骨折为桡骨远端冠状走行的斜行骨折

【病因】

一般特征

- 一般发病机制
  - 跌倒后手掌或手背着地，近排腕骨撞击桡骨关节面所致
- 流行病学
  - 约占尺桡骨骨折的 0.66%
  - 约占总骨折的 0.06%

【临床表现】

表现

- 最常见体征 / 症状
  - 腕肿胀、疼痛，压疼

- 人口统计学
  - 以青壮年及老年人多见
  - 31～40 岁和 61～70 岁为多

【影像表现】

概述

- 最佳诊断依据：桡骨远端冠状面骨折，可伴腕关节脱位
- 类型
  - 背侧 Barton 骨折、掌侧 Barton 骨折

X 线表现

- 桡骨远端掌侧缘或背侧缘冠状面骨折
- 骨折块较大时伴有腕关节掌侧或背侧脱位
- 可合并尺骨茎突、桡骨茎突骨折

推荐影像学检查

- 最佳检查法：X 线平片检查

诊断与鉴别诊断精要

- 桡骨远端冠状面骨折
- 可伴腕关节半脱位

典型病例

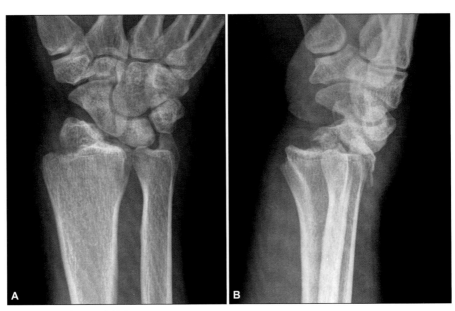

图 3-2-23　Barton 骨折

A，B.桡骨远端关节面部分骨折，远折端向背侧移位，桡腕关节半脱位

4. 舟骨骨折（fracture of scapoid bone）

【病因】

一般特征

- 一般发病机制
  - 典型机制为跌倒时腕背伸位着地所致
- 流行病学
  - 约占腕骨骨折的 84%

【临床表现】

表现

- 最常见体征 / 症状
  - 鼻烟窝变浅、压痛
  - 拇指纵向叩击疼痛加重
  - 腕背伸及桡偏时疼痛明显
- 人口统计学
  - 中青年多见

【影像表现】

概述

- 最佳诊断依据：舟状骨皮质断裂
- 类型
  - 腰部骨折、近端骨折、远端骨折、结节部骨折

X 线表现

- 骨折线呈横行、斜行或粉碎性
- 陈旧骨折注意观察骨折近端有无缺血坏死
- 可疑骨折，一周后复查帮助确诊

推荐影像学检查

- 最佳检查法：X 线平片检查
- 检查建议
  - 舟状骨位、前后位、侧位、旋前及旋后 25° 位便于显示骨折线

诊断与鉴别诊断精要

- 舟状骨皮质不连
- 多体位投照有利于显示骨折线

典型病例

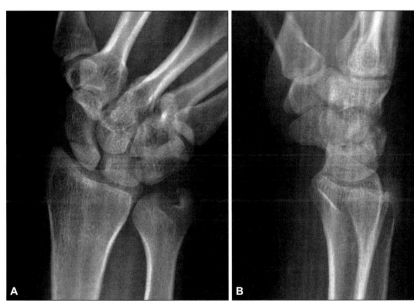

图 3-2-24　舟骨骨折
A，B.舟骨位投照示舟骨腰部横行骨质断裂，可见线样骨折线影，断端未见明显错位

重点推荐文献

[1] 闻善乐,闻亚非.腕关节损伤.北京:北京科学技术出版社,
1998.
[2] 胥少汀,葛宝丰,徐印坎,等.实用骨科学.2版.北京:人民

军医出版社,2004.
[3] 施永彦,邹海兵,王波,等.新鲜不稳定腕舟骨骨折的治疗.
中华手外科杂志,2000,16(3):168.

（二）常见脱位

1.月骨脱位（dislocation of lunate bone）

【病因】

一般特征

- 一般发病机制
  - 手在外撑位跌倒所致

【临床表现】

表现

- 最常见体征/症状
  - 局部疼痛、压疼、肿胀

【影像表现】

概述

- 最佳诊断依据：侧位片月骨向掌侧脱位

X线表现

- 正位片月骨旋转与头骨重叠
- 月骨周围关节间隙显示不清
- 侧位片月骨向掌侧脱位，月骨窝状关节面对向掌侧
- 舟状骨、头骨与桡骨关系保持原位不变
- 可伴有桡骨茎突、舟骨骨折

推荐影像学检查

- 最佳检查法：X线平片检查

诊断与鉴别诊断精要

- 月骨向掌侧脱位，月骨窝状关节面对向掌侧
- 月骨周围关节间隙紊乱或消失

典型病例

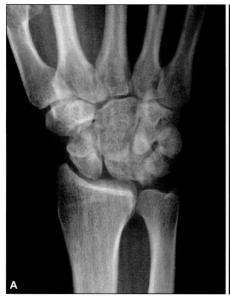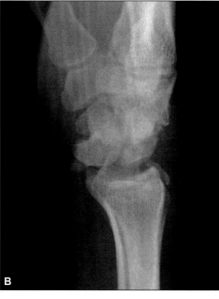

图 3-2-25　**月骨脱位**
A.月骨周围关节间隙紊乱，月骨向掌侧移位，有旋转；B.月骨窝状关节面对向掌侧，桡骨背缘撕脱骨折

2. 月骨周围脱位（perilunar dislocation）

【病因】

一般特征

- 一般发病机制
  - 手在背伸、尺偏和旋前位时摔倒着地所致

【临床表现】

表现

- 最常见体征 / 症状
  - 局部疼痛、肿胀向背侧突出

【影像表现】

概述

- 最佳诊断依据：桡月关节正常，头状骨及舟骨向背侧脱位，合并相应骨折
- 类型
  - 月骨周围脱位
  - 经舟骨月骨周围脱位
  - 经茎突和舟骨月骨周围脱位
  - 三角骨月骨周围脱位

X 线表现

- 正位片头状骨、月骨重叠，关节间隙消失或变窄
- 侧位片桡月关节正常，月骨上关节面空虚
- 头状骨、舟骨向背侧脱位
- 可伴有茎突、舟骨、三角骨骨折
- 三角骨月骨周围脱位时三角骨钩骨间脱位

推荐影像学检查

- 最佳检查法：X 线平片检查

诊断与鉴别诊断精要

- 桡月关节正常，月骨窝状关节面空虚，头状骨、舟骨等向背侧脱位
- 可合并舟骨、茎突骨折

典型病例

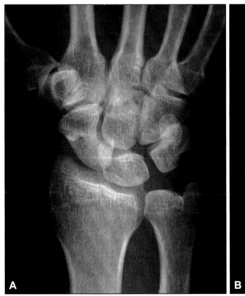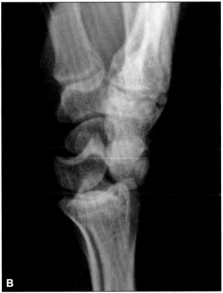

图 3-2-26　月骨周围脱位
A. 桡月关节对位可；B. 月骨窝状关节面向上，舟骨、头状骨、三角骨向背侧移位

3. 下尺桡关节脱位（dislocation of distal radioulnar joint）

【病因】

一般特征

- 一般发病机制
  - 前臂过度旋前或旋后

【临床表现】

表现

- 最常见体征/症状
  - 局部疼痛、肿胀、旋转受限
  - 下尺桡关节活动度加大

【影像表现】

概述

- 最佳诊断依据：下尺桡骨关节间隙增宽，大于2mm

X线表现

- 下尺桡骨关节间隙增宽，大于2mm
- 尺骨小头向背侧或掌侧突起
- 可伴有尺骨茎突基底骨折
- 可伴有桡骨远端、舟骨骨折

推荐影像学检查

- 最佳检查法：X线平片检查

诊断与鉴别诊断精要

- 下尺桡骨关节间隙增宽，大于2mm即可诊断
- 注意排除体位因素所致关节间隙增宽

典型病例

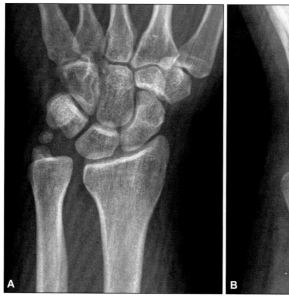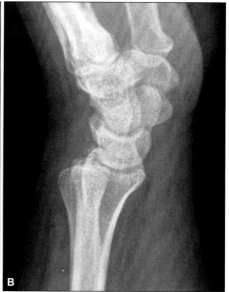

图 3-2-27　下尺桡关节脱位
A.下尺桡关节间隙增宽，大于2mm；B.尺骨小头向背侧突起

---

4. 桡腕关节脱位（dislocation of wrist joint）

【病因】

一般特征

- 一般发病机制
  - 多由直接暴力作用所致

【临床表现】

表现

- 最常见体征/症状
  - 腕部疼痛、肿胀、活动受限
  - 腕部畸形明显

　　○ 神经刺激症状

【影像表现】

概述

- 最佳诊断依据：桡腕关节对应关系失常
- 类型
  - 按部位：背侧脱位、掌侧脱位
  - 按程度：全脱位、半脱位

X 线表现

- 桡腕关节对应关系失常
- 腕骨向掌侧或背侧移位
- 可伴有桡偏或尺偏畸形
- 可伴有尺、桡骨茎突骨折

推荐影像学检查

- 最佳检查法：X 线平片检查

诊断与鉴别诊断精要

- 桡腕关节结构失常
- 可合并尺骨、桡骨茎突骨折

典型病例

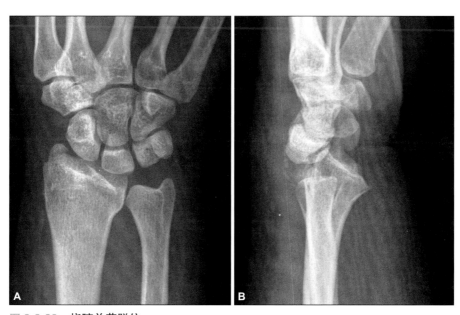

图 3-2-28　**桡腕关节脱位**
A，B.桡腕关节失去正常关系，腕骨向背侧移位，桡骨茎突可见小骨片影

重点推荐文献

[1] 王澍寰.手外科学.北京：人民卫生出版社，2000.

[2] 李承球.月骨脱位.手外科杂志，1988，3：9.

[3] 田文，杨友乐，杨克菲.腕关节不稳定的一些概念.中华手外科杂志，1994，9：18.

四、手部创伤

（一）常见骨折

1. 掌骨骨折（fracture of metacarpal bone）

【病因】

一般特征

- 一般发病机制
  ○ 多由挤压暴力或扭转暴力所致

【临床表现】

表现

- 最常见体征 / 症状
  ○ 局部疼痛、肿胀、活动受限
  ○ 局部畸形

【影像表现】

概述

- 最佳诊断依据：掌骨骨质断裂部位
  ○ 掌骨头部、颈部、掌骨干及掌骨基底

X 线表现

- 掌骨头骨折可累及关节面或合并脱位
- 掌骨颈骨折斜位易显示
- Bennett 骨折为第 1 掌骨基底内侧骨折、骨折线累及关节面伴有腕掌关节脱位
- Rolando 骨折为第 1 掌骨基底粉碎骨折、关节半脱位
- Winterstein 骨折第 1 掌骨基底横行骨折，远折端内翻

推荐影像学检查

- 最佳检查法：X 线平片检查

诊断与鉴别诊断精要

- 掌骨骨质断裂
- 可合并关节脱位

典型病例

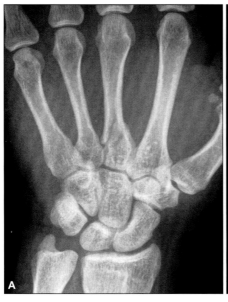 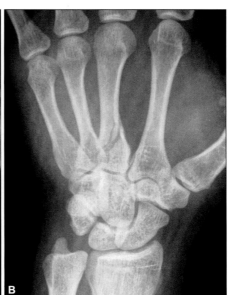

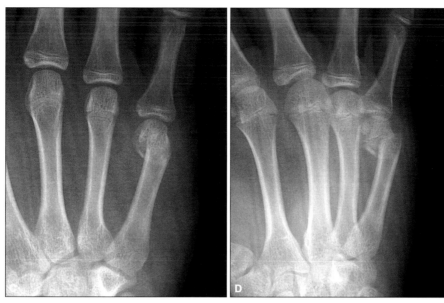

图 3-2-29　掌骨骨折
A，B.左手第 3 掌骨基底斜形骨质断裂，断端未见明显错位；C，D.右手第 5 掌骨颈骨质断裂，断端明显错位

2. 指骨骨折（fracture of phalanx of finger）

【病因】

一般特征

- 一般发病机制
  - 多由直接外伤暴力所致

【临床表现】

表现

- 最常见体征 / 症状
  - 局部疼痛、肿胀、畸形、异常活动

【影像表现】

概述

- 最佳诊断依据：指骨皮质断裂
- 部位：指骨头部、指骨干及指骨基底

X 线表现

- 远节指骨骨折错位较少
- 指骨基底骨折为关节内骨折

推荐影像学检查

- 最佳检查法：X 线平片检查

诊断与鉴别诊断精要

- 指骨皮质断裂
- 指骨骨折注意与副骨和骨骺区分

典型病例

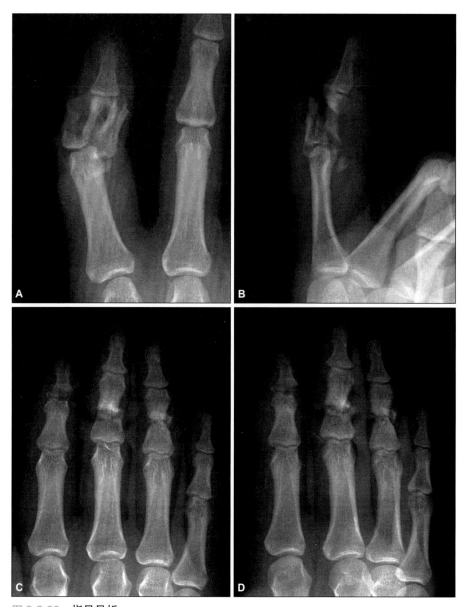

图 3-2-30　**指骨骨折**
A，B.右手示指中节指骨骨质碎裂，断端错位，骨折线累及关节面；C，D.右手示指、中指、环指骨质断裂，断端稍错位

重点推荐文献

[1] 杨渠平, 黄荣初, 于登海. Rolando骨折2例报告.中国矫形杂志, 1995, 2(2): 135.
[2] 唐献忠, 曹雷, 付光敏, 等. 中节指骨基底部骨折分类及远期疗效分析. 实用手外科杂志, 2000, 14(03): 154-156.
[3] 李学文, 徐建高.骨科创伤性疾病.北京:科学技术文献出版社, 2000.

（二）常见脱位

1. 掌指关节脱位（dislocation of metacarpophalangeal joint）

【病因】

一般特征

- 一般发病机制
  - 直位时，暴力作用于掌指关节所致

【临床表现】

表现

- 最常见体征 / 症状
  - 局部疼痛、肿胀、活动受限
  - 局部畸形

【影像表现】

概述

- 最佳诊断依据：掌指关节失去正常对应关系

X 线表现

- 示指多见
- 常向背侧脱位
- 可伴有指骨及掌骨骨折

推荐影像学检查

- 最佳检查法：X 线平片检查

诊断与鉴别诊断精要

- 掌指关节失去正常的对应关系

典型病例

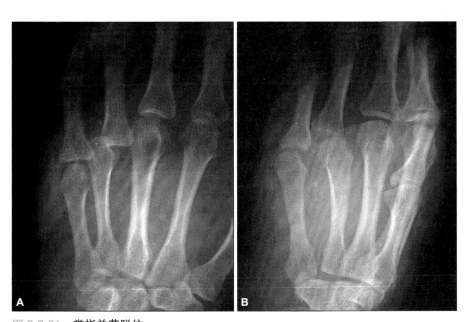

图 3-2-31　掌指关节脱位
A，B.左手第 4 掌指关节失去正常对应关系，掌骨头与指骨基底部分重叠，指骨向桡侧移位

2. 指间关节脱位（dislocation of interphalangeal joint）

【病因】

一般特征

- 一般发病机制
  - 多数由于手指过度伸展损伤或侧方外力所致

【临床表现】

表现

- 最常见体征 / 症状
  - 局部肿胀、畸形

○　远位指间关节脱位呈锤状指畸形

【影像表现】

概述

● 最佳诊断依据：指间关节失去正常对应关系

X 线表现

● 近位指间关节脱位常见

● 常向背侧脱位，并伴侧方移位

推荐影像学检查

● 最佳检查法：X 线平片检查

诊断与鉴别诊断精要

● 指间关节对应关系失常即可诊断

典型病例

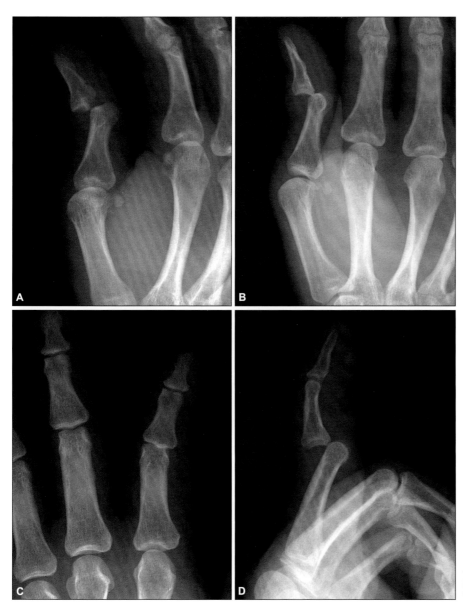

图 3-2-32　**指间关节脱位**

A，B. 右手拇指指间关节脱位，远节指骨向背侧移位；C，D. 左手示指近位指间关节脱位，中节指骨向背侧移位

3. 腕掌关节脱位（dislocation of carpometacarpal joint）

【病因】

一般特征

- 一般发病机制
  - 多由强大外力直接作用所致

【临床表现】

表现

- 最常见体征/症状
  - 局部肿胀、畸形、活动受限

【影像表现】

概述

- 最佳诊断依据：腕掌关节对应关系失常
- 类型
  - 掌侧脱位、背侧脱位

X线表现

- 腕掌关节对应关系失常
- 多向背侧或掌侧脱位
- 多伴有掌骨基底及腕骨骨折
- 以第1腕掌关节脱位多见

推荐影像学检查

- 最佳检查法：X线平片检查

诊断与鉴别诊断精要

- 腕掌关节失常
- 体位原因导致的关节非完全对应，不要误诊

典型病例

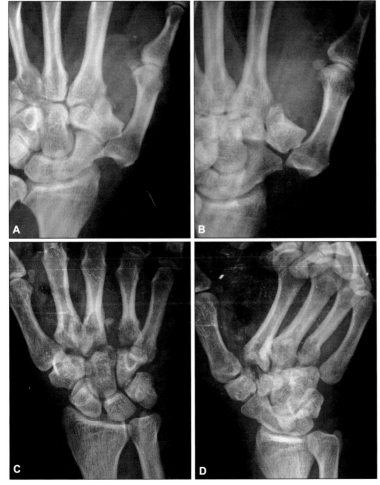

图 3-2-33　**腕掌关节脱位**
A，B.左手第1腕掌关节脱位，第1掌骨基底向外上方移位；C，D.右手第2～5腕掌关节脱位，掌骨向背侧、内侧移位，局部伴骨碎片

重点推荐文献

[1] 王云钊, 李果珍. 骨关节创伤X线诊断学. 北京: 北京医科大学、中国协和医科大学联合出版社, 1994.

[2] 顾玉东. 手外科手术学. 上海: 上海医科大学出版社, 1999.
[3] 王澍寰. 手部创伤的修复. 北京: 北京出版社, 1997.

五、上肢骨干创伤

1. 肱骨干骨折（fracture of the shaft of the humerus）

【病因】

一般特征

- 一般发病机制
  - 肱骨中、上段骨折多有直接暴力所致
  - 肱骨下段骨折多有间接暴力所致
- 流行病学
  - 占全身骨折的 3% ~ 5%

【临床表现】

表现

- 最常见体征 / 症状
  - 局部疼痛、肿胀
  - 畸形、异常活动和骨擦音、肢体缩短

流行病学

- 中青年多见

【影像表现】

概述

- 最佳诊断依据：肱骨骨质断裂

X 线表现

- 肱骨骨质中断
- 骨折断端错位、成角

推荐影像学检查

- 最佳检查法：X 线平片检查

诊断与鉴别诊断精要

- 肱骨骨质断裂
- 断端错位成角

典型病例

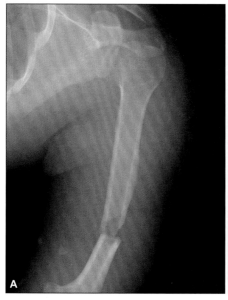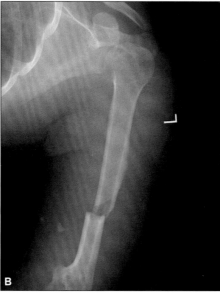

图 3-2-34　**肱骨干骨折**
A，B. 左侧肱骨干骨质断裂，断端稍错位，软组织内可见高密度异物影

2. 尺桡骨骨干骨折（fracture of the ulna and radius）

【病因】

一般特征

- 一般发病机制
  - 暴力直接作用于骨干
  - 跌倒后暴力传导或旋转

【临床表现】

表现

- 最常见体征 / 症状
  - 局部疼痛、肿胀、活动受限
  - 局部畸形、骨擦音

【影像表现】

概述

- 最佳诊断依据：骨干骨质断裂
- 部位
  - 尺桡骨双骨折、桡骨干骨折、尺骨干骨折

X 线表现

- 尺桡骨双骨折断端在同一平面或高低不平
- 桡骨下 1/3 骨折可伴有下尺桡关节脱位
- 尺骨干骨折多位于下 1/3
- 尺骨上 1/3 骨折可伴有上尺桡关节脱位

推荐影像学检查

- 最佳检查法：X 线平片检查

诊断与鉴别诊断精要

- 尺桡骨骨质断裂
- 骨折线注意与血管沟区分

典型病例

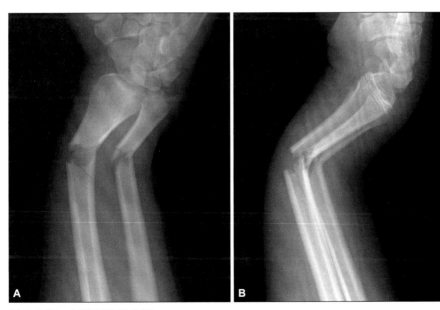

图 3-2-35　**尺桡骨骨干骨折**
A，B. 右侧尺桡骨中下段骨质断裂，断端错位，明显成角

3. Monteggia 骨折（Monteggia's fracture）

【病因】

一般特征

- 一般发病机制
  - 跌倒后前臂强力旋前或旋后所致
- 流行病学
  - 约占尺桡骨骨折的 2.65%
  - 约占总骨折的 0.41%

【临床表现】

表现

- 最常见体征 / 症状
  - 肘关节疼痛、肿胀、
  - 前臂上段畸形、骨擦音及异常活动

流行病学

- 儿童多见，以 10 岁以下为多

【影像表现】

概述

- 最佳诊断依据：尺骨上 1/3 骨折伴桡骨小头

脱位

- 类型
  - 伸直型、屈曲型、内收型、特殊型

X 线表现

- 伸直型
  - 尺骨骨折断段向前成角
  - 桡骨小头前脱位
- 屈曲型
  - 尺骨骨折断段向后成角
  - 桡骨小头后脱位
- 内收型
  - 尺骨骨折断段向外成角
  - 桡骨小头外脱位
- 特殊型
  - 尺骨和桡骨中 1/3 或中上 1/3 骨折
  - 桡骨小头前脱位

推荐影像学检查

- 最佳检查法：X 线平片检查

诊断与鉴别诊断精要

- 尺骨上 1/3 骨折
- 桡骨小头脱位

典型病例

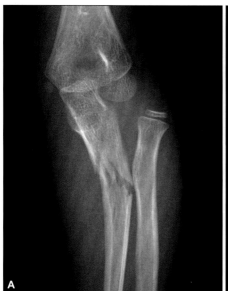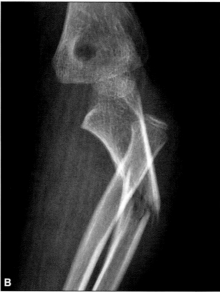

图 3-2-36　**Monteggia 骨折**
A，B. 左侧尺骨上段骨质断裂，断端稍错位，有成角，桡骨小头向外后方脱位

4. Galeazzi 骨折（Galeazzi's fracture）

【病因】

一般特征

- 一般发病机制
  - 多因直接外力
  - 或为跌倒时前臂旋后、腕部着地所致
- 流行病学
  - 约占尺桡骨骨折的 0.73%，
  - 约占总骨折的 0.11%

【临床表现】

表现

- 最常见体征 / 症状
  - 局部肿胀、疼痛，
  - 桡侧短缩畸形，尺骨小头向背侧突出

流行病学

- 青少年多见，以 10 ~ 20 岁为多

【影像表现】

概述

- 最佳诊断依据：桡骨中下 1/3 骨折伴尺骨小头

脱位

- 类型
  - Ⅰ 型、Ⅱ 型、Ⅲ 型

X 线表现

- Ⅰ 型
  - 桡骨远端青枝骨折
  - 尺骨小头骨骺分离
- Ⅱ 型
  - 桡骨干下 1/3 骨折
  - 下尺桡关节脱位
  - 可伴尺骨茎突骨折
- Ⅲ 型
  - 尺桡骨下 1/3 骨折
  - 下尺桡关节脱位

推荐影像学检查

- 最佳检查法：X 线平片检查

诊断与鉴别诊断精要

- 桡骨中下 1/3 骨折
- 合并尺骨小头脱位

典型病例

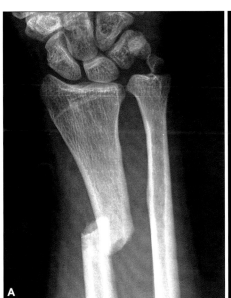
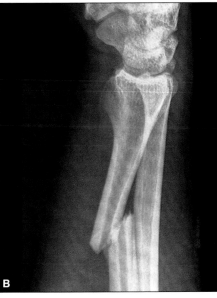

图 3-2-37　**Galeazzi 骨折**
A，B. 右桡骨下段骨质断裂，断端明显错位、成角，下尺桡关节脱位，尺骨茎突骨折

（丁建平　李玉清　张泽坤）

重点推荐文献

[1] 李学文, 徐建高. 骨科创伤性疾病. 北京: 科学技术文献出版社, 1999.
[2] 雍易民. 实用骨科临床. 北京: 北京出版社, 1997.

[3] Livani B, Dias Belangem W. Bridging plate osteosynthesis of humeral shaft fractures. Injury, 2004, 35: 587-595.

第 3 节　下肢损伤

一、髋部创伤

（一）常见骨折

1. 髋臼骨折（fracture of acetabulum）

【病因】

一般特征

- 一般发病机制
  - 大多是高能暴力通过股骨颈的传导所致
  - 大腿屈曲内旋位易产生后柱骨折
  - 大腿外旋伸展位易产生前柱骨折

【临床表现】

表现

- 最常见体征 / 症状
  - 患髋肿胀、疼痛，活动受限，轴向叩击痛

流行病学

- 中青年多见，以 31～40 岁为多

【影像表现】

概述

- 最佳诊断依据：髋臼骨质断裂
- 类型
  - 简单骨折、复杂骨折

X 线表现

- 简单骨折
  - 髋臼处骨折累及一个壁或一个柱
  - 双柱横断走向的骨折
- 复杂骨折
  - 髋臼骨折累及几个壁或柱
  - 可伴有髋关节脱位或骶髂关节受累

推荐影像学检查

- 最佳检查法：X 线平片检查

诊断与鉴别诊断精要

- 髋臼骨质断裂
- 可伴有髋关节脱位或骶髂关节受累

典型病例

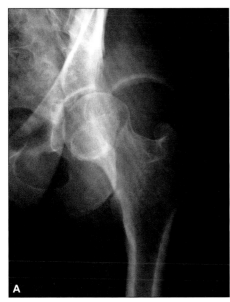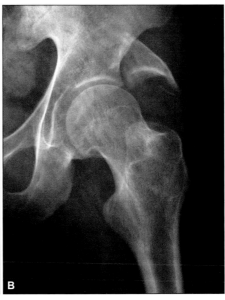

图 3-3-1　**髋臼骨折**
A，B.左侧髋臼后柱骨质断裂，髋臼后缘骨折块明显错位，股骨头位置可

2. 股骨头骨折（fracture of femoral head）

【病因】

一般特征

- 一般发病机制
  - 大多是坐位屈曲的膝部受撞击通过股骨长轴传导所致

【临床表现】

表现

- 最常见体征 / 症状
  - 患髋压痛，轴向叩击痛，活动受限

【影像表现】

概述

- 最佳诊断依据：股骨头骨质断裂、错位

- 类型
  - Pipkin 分类法：Ⅰ型、Ⅱ型、Ⅲ型、Ⅳ型

X 线表现

- Ⅰ型：骨折块在圆韧带下方
- Ⅱ型：骨折块在圆韧带上方
- Ⅲ型：Ⅰ型、Ⅱ型伴股骨颈骨折
- Ⅳ型：Ⅰ型、Ⅱ型伴髋臼骨折
- 可伴髋关节脱位或髋部其他部位骨折

推荐影像学检查

- 最佳检查法：CT 检查、平片

诊断与鉴别诊断精要

- 股骨头骨质断裂、错位
- 常合并其他骨折或脱位

典型病例

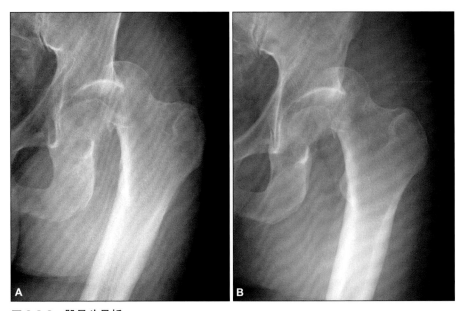

图 3-3-2 股骨头骨折
A，B.左侧股骨头骨质断裂，断端错位，股骨头向外上方移位，脱出髋臼

3. 股骨颈骨折（fracture of the femoral neck）

【病因】

一般特征

- 一般发病机制
  - 多因事故、意外等突发事件的暴力所致

【临床表现】

表现

- 最常见体征 / 症状
  - 髋部疼痛，股骨短缩及外旋
  - 不能站立或行走

流行病学

- 老年人多见

【影像表现】

概述

- 最佳诊断依据：股骨颈骨质断裂
- 类型
  - 部位分型：股骨头下型、头颈型、颈中型及基底型
  - Linton 分型：外展型、中间型、内收型

X 线表现

- 外展型：股骨干与骨折线交角小于 30°
- 中间型：股骨干与骨折线交角在 30° ~ 50°
- 内收型：股骨干与骨折线交角大于 50°

推荐影像学检查

- 最佳检查法：X 线平片检查

诊断与鉴别诊断精要

- 股骨颈骨质断裂
- 骨折线角度不同、稳定性不同

典型病例

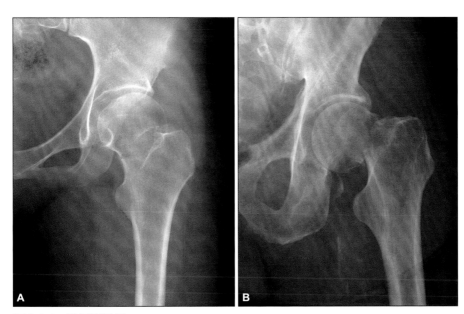

图 3-3-3　股骨颈骨折
A. 左侧股骨颈外展型骨折，断端嵌插，颈干角增大；B. 左侧股骨颈内收型骨质断裂，断端错位，颈干角变小

4. 股骨粗隆间骨折

【病因】

一般特征

- 一般发病机制
  - 直接着地或受打击
  - 间接外力如跌倒时肌肉牵拉所致
- 流行病学
  - 男性多于女性

【临床表现】

表现

- 最常见体征 / 症状
  - 患髋疼痛，压痛，轴向叩击痛
  - 下肢短缩，内收外旋畸形

【影像表现】

概述

- 最佳诊断依据：股骨粗隆间皮质断裂及转子

分离

- 类型（Evans 分类）
  - Ⅰ 型：稳定骨折，占 11.14%
  - Ⅱ 型：稳定骨折，占 17.37%
  - Ⅲ 型：不稳定骨折，占 45.07%
  - Ⅳ 型：不稳定骨折，占 20.14%
  - Ⅴ 型：不稳定骨折，占 6.29%

X 线表现

- Ⅰ 型：粗隆间骨折，无移位
- Ⅱ 型：粗隆间骨折，轻度移位
- Ⅲ 型：粗隆间骨折，小粗隆骨折
- Ⅳ 型：Ⅲ型加上大粗隆骨折
- Ⅴ 型：大粗隆向下斜向小粗隆上骨折

推荐影像学检查

- 最佳检查法：X 线平片检查

诊断与鉴别诊断精要

- 股骨粗隆间骨折可合并大、小粗隆骨折
- 骨折断端错位程度决定其稳定性

典型病例

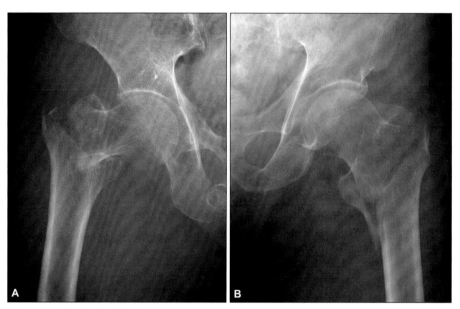

图 3-3-4　股骨粗隆间骨折
A.右侧股骨粗隆间骨质断裂，断端嵌插，颈干角变小；B.左侧股骨粗隆间斜形骨折，断端稍错位，小粗隆有分离

重点推荐文献

[1] 毛宾尧. 髋关节外科学. 北京：人民卫生出版社, 1998.
[2] 王亦璁, 张卫, 李平元. 骨与关节损伤. 3版. 北京：人民卫生出版社, 2005.
[3] Mafia JM, Merritt PO. Displaced acetabular fractures. Clin Orthop Relat Res, 1988, (230): 83-97.

（二）常见脱位

髋关节脱位（dislocation of the hip joint）

【病因】

一般特征

- 一般发病机制
  - 直接或间接外力所致

【临床表现】

表现

- 最常见体征/症状
  - 患髋疼痛、畸形、活动受限，患肢短缩

【影像表现】

概述

- 最佳诊断依据：股骨头与髋臼对应关系失常

- 类型
  - 后脱位、前脱位、中心脱位

X 线表现

- 股骨头向前、后或盆腔内移位
- 可伴有髋臼、股骨头及骨盆环其他位置骨折

CT 表现

- 更清晰显示前、后脱位的程度及方向
- 显示平片不易发现的髋臼缘骨折

推荐影像学检查

- 最佳检查法：CT 检查、X 线平片检查
- 检查建议
  - 怀疑前、后脱位者首选 CT 检查

诊断与鉴别诊断精要

- 股骨头与髋臼对应关系失常
- 髋臼及邻近骨骼骨折

典型病例

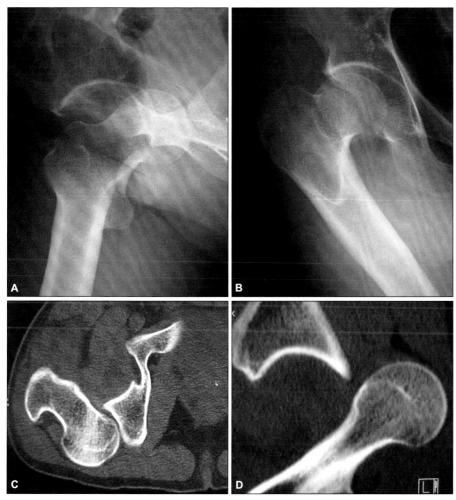

图 3-3-5 髋关节脱位
A，B. 平片；C. CT 横断面；D. 矢状面重建显示右髋关节脱位，股骨头向后方移位，髋臼内空虚

重点推荐文献

[1] 董天华. 髋关节外科学. 郑州：郑州大学出版社, 2005.
[2] 李世民, 李德达. 小儿骨折与脱位处理. 北京：人民卫生出版社, 1995.
[3] 丁建平, 李石玲. 骨与关节损伤影像诊断图谱. 北京：人民卫生出版社, 2006.

二、膝关节创伤

（一）常见骨折

1. 股骨髁骨折（fracture of condyles of femur）

【病因】

一般特征

- 一般发病机制
  - 直接暴力或间接扭转力所致
- 流行病学
  - 约占成人股骨骨折的 9.45%

【临床表现】

表现

- 最常见体征 / 症状
  - 患膝肿胀、疼痛，偶有骨擦感，可出现膝内外翻畸形

流行病学

- 髁上骨折多见于儿童
- 髁间骨折多见于中青年

【影像表现】

概述

- 最佳诊断依据：股骨髁骨质断裂不连

- 类型
  - 髁上骨折：伸直型、屈曲型
  - 髁间骨折：
  - 单髁骨折：矢状面、冠状面、混合型

X 线表现

- 髁上伸直型：远折段向前错位成角
- 髁上屈曲型：远折段向后错位成角

- 髁间骨折可伴发髁上骨折，折线呈 T、Y、V 形
- 矢状面骨折，正位片可见明显的骨折线
- 冠状面骨折，侧位片可见骨折线，正位片有时显示股骨关节面双重影
- 混合形骨折，骨折线介于矢状面与冠状面之间

推荐影像学检查

- 最佳检查法：X 线平片检查

诊断与鉴别诊断精要

- 髁上骨折注意成角错位方向
- 无错位单髁骨折要多体位观察

典型病例

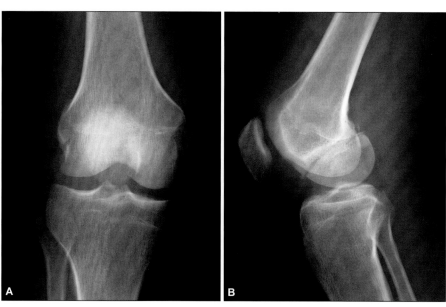

图 3-3-6　**股骨髁骨折**
A，B.右侧股骨内髁骨质断裂，断端稍错位，关节面欠规则

---

2. 胫骨髁骨折（fracture of condyles of tibia）

【病因】

一般特征

- 一般发病机制
  - 多为垂直压迫所致
  - 或为旋转、内翻或外翻应力

【临床表现】

表现

- 最常见体征 / 症状
  - 局部疼痛、压痛、畸形

流行病学

- 儿童、青壮年多见

【影像表现】

概述

- 最佳诊断依据：胫骨髁骨质断裂不连
- 类型
  - 单髁骨折：纵形劈裂骨折、平台塌陷骨折、粉碎性骨折

○ 髁间骨折

○ 双髁骨折

X 线表现

- 胫骨平台塌陷以外髁常见，约 80%
- 可合并腓骨小头骨折
- 髁间骨折时骨折线呈倒 T、Y 形，骨折片可分离移位
- 髁间嵴骨折多向上后轻度移位

CT 表现

- 可显示轻微或无错位骨折

MRI 表现

- 可显示隐匿性骨折、骨挫伤
- 可显示软组织损伤

推荐影像学检查

- 最佳检查法：X 线平片检查
- 检查建议
  ○ MR 检查可以显示骨挫伤和韧带损伤

诊断与鉴别诊断精要

- 胫骨髁骨折注意腓骨头骨折
- 骨挫伤和韧带损伤需要 MR 检查

典型病例

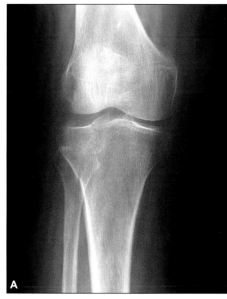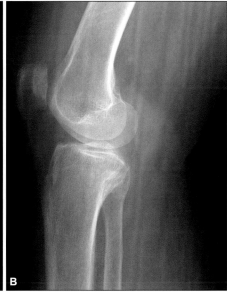

图 3-3-7　**胫骨髁骨折**
A，B.右侧胫骨外髁骨质断裂，可见斜形骨折线影，关节面欠光整

3. 髌骨骨折（fracture of patella）

【病因】

一般特征

- 一般发病机制
  ○ 直接外力或股四头肌猛力收缩形成的牵拉性损伤

【临床表现】

表现

- 最常见体征 / 症状
  ○ 局部压疼，膝关节不能伸直，有时可触及髌骨裂开

流行病学

- 20 ～ 40 岁多见

【影像表现】

概述

- 最佳诊断依据：髌骨骨质断裂不连
- 类型
  ○ 横行骨折、纵形骨折、粉碎性骨折、软骨

骨折

X 线表现

- 骨折线呈横行、纵行或粉碎性
- 横行骨折多位于中部
- 纵行骨折需正位、轴位显示
- 下极套袖壳样改变提示软骨套袖样骨折
- 侧位髌骨上下移位、前后倾斜

CT 表现

- 可显示髌骨边缘骨折及骨软骨袖套状骨折

MRI 表现

- 可显示软骨骨折及软骨套袖样骨折
- 可显示隐匿性骨折

- 可显示软组织损伤

推荐影像学检查

- 最佳检查法：X 线平片检查
- 检查建议
  - 软骨骨折需要 MR 检查

【鉴别诊断】

正常变异

- 二分髌骨（patella bipartita）
  - 多位于髌骨外上极，外缘及下缘少见
  - 副髌骨与主髌骨之间的间隙整齐、皮质边硬化
  - 50% 为双侧性

诊断与鉴别诊断精要

- 髌骨无移位的骨折易漏诊
- 二分髌骨不要误诊为骨折

典型病例

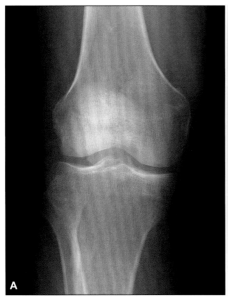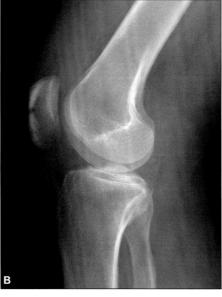

图 3-3-8　**髌骨骨折**
A，B.右侧髌骨骨质碎裂，断端未见明显错位，骨折线累及关节面

4. 股骨远端骨骺分离（epiphyseal separation of distal femur）

【病因】

一般特征

- 一般发病机制
  - 直接或间接外力所致

【临床表现】

表现

- 最常见体征 / 症状
  - 局部疼痛、压痛、可有畸形

流行病学

- 仅见于儿童

【影像表现】

概述

- 最佳诊断依据：股骨远端骨骺分离、移位

X 线表现

- 骨骺分离、移位
- 骺线增宽或变窄

MRI 表现

- 骨骺损伤表现为片状长 T1 长 T2 异常信号
- 累及骨骺软骨板时可见到骨骺软骨板中断

推荐影像学检查

- 最佳检查法：X 线平片检查

诊断与鉴别诊断精要

- 骨骺分离、移位 X 线可明确诊断
- 无错位轻度损伤需 MR 显示

典型病例

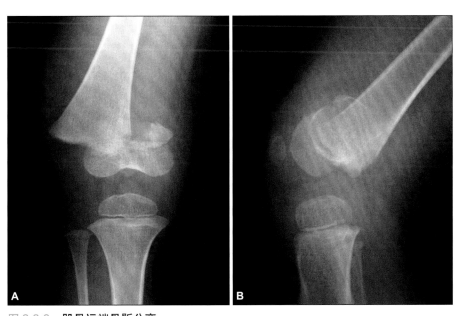

图 3-3-9　**股骨远端骨骺分离**
A，B.右侧股骨头骨骺分离，股骨头骨骺向内前方移位，伴有干骺端楔形骨折

5. 软骨骨折（fracture of cartilage）

【病因】

一般特征

- 一般发病机制
  - 直接或间接外力作用于膝关节软骨面所致
- 流行病学
  - 股骨远端关节面多见

【临床表现】

表现

- 最常见体征 / 症状

- 关节主动或被动活动时疼痛

流行病学

- 青少年多见

【影像表现】

概述

- 最佳诊断依据：关节软骨断裂或缺损

X 线表现

- 无阳性表现

CT 表现

- 伴有软骨下骨损伤时可显示

MRI 表现

- 关节软骨断裂或缺损
- 邻近部位出现长 T1 长 T2 信号的骨髓水肿

推荐影像学检查

- 最佳检查法：MR 检查
- 检查建议
  - 对症状明显 X 线、CT 检查阴性者 MR 检查

诊断与鉴别诊断精要

- 软骨断裂或缺损
- MR 检查注意与软骨分层区别

典型病例

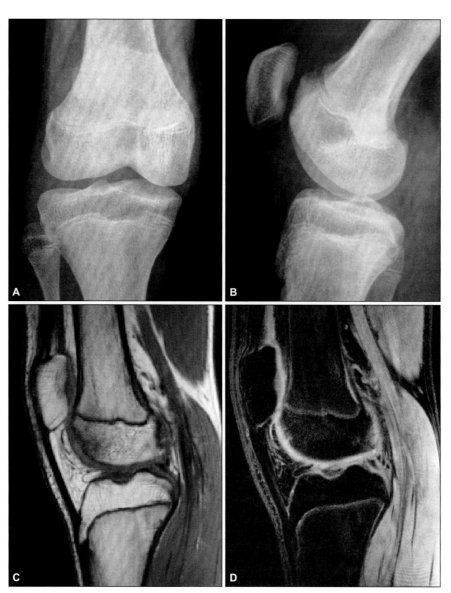

图 3-3-10　**软骨骨折**
A，B. 平片显示右侧股骨外髁前缘关节面不规则；C. MRI 矢状面 T1WI；D. T2WI 股骨外髁前缘关节软骨及软骨下骨局限性缺损，关节囊处可见游离骨片影

重点推荐文献

[1] 陈炽贤. 实用放射学. 北京: 人民卫生出版, 1998.
[2] Eustace S, Adams J, Assof A. Emergency MR imaging of orthopedic trauma: current and future directions. Radiol Clin North Am, 1999, 33: 975-994.
[3] 潘诗农,刘兆玉,吴振华,等.隐性骨折的MRI分析.中华放射学杂志, 2001, 35(11): 806-808.

（二）常见脱位

1. 膝关节脱位（dislocation of knee）

【病因】

一般特征

- 一般发病机制
  - 直接暴力引起膝关节强力过伸、侧屈或扭转所致

【临床表现】

表现

- 最常见体征 / 症状
  - 膝关节畸形、肿胀

【影像表现】

概述

- 最佳诊断依据：膝关节对应关系失常
- 类型
  - 前脱位：前交叉韧带断裂、胫骨前移
  - 后脱位：后交叉韧带断裂、胫骨后移
  - 内、外侧脱位

X 线表现

- 前脱位：股骨髁后缘至胫骨平台之垂线，超过平台后缘之后 5mm
- 后脱位：上述垂直交点在平台后缘之前 5mm
- 内、外侧脱位多伴有前后脱位或旋转脱位

CT 表现

- 除显示脱位外，可显示伴有的关节内骨折

MRI 表现

- 显示前后交叉韧带及内外侧副韧带损伤
- 显示半月板损伤

推荐影像学检查

- 最佳检查法：X 线平片检查
- 检查建议
  - CT 检查有助于显示伴随的关节内骨折
  - MR 检查有助于显示软组织损伤

诊断与鉴别诊断精要

- 膝关节有前、后、侧方脱位
- 脱位多合并韧带损伤和骨折

典型病例

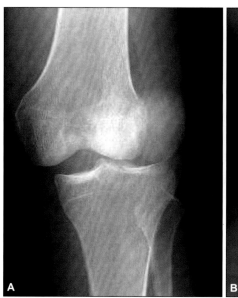

图 3-3-11　**膝关节脱位**
A，B.左膝关节脱位，胫骨、髌骨向外侧移位

2. 髌骨脱位（dislocation of the patella）

【病因】

一般特征

- 一般发病机制
  ○ 外力致股内侧肌及支持带撕裂

【临床表现】

表现

- 最常见体征 / 症状
  ○ 膝部肿胀、疼痛，膝关节呈半屈曲位，膝前平坦

【影像表现】

概述

- 最佳诊断依据：髌骨位置异常

- 类型
  ○ 上方脱位、下方脱位、侧方脱位

X 线表现

- 髌骨向外或上下移位

CT 表现

- 显示髌股关节对应关系及伴随骨软骨异常

MRI 表现

- 显示髌韧带、支持带等损伤

推荐影像学检查

- 最佳检查法：X 线平片检查
- 检查建议
  ○ CT 检查有助于显示关节对应关系、碎片骨折
  ○ MR 检查可显示髌韧带、支持带等损伤

> **诊断与鉴别诊断精要**
>
> - 髌骨向上下侧方移位，失去正常对应
> - MR 检查可明确韧带损伤

典型病例

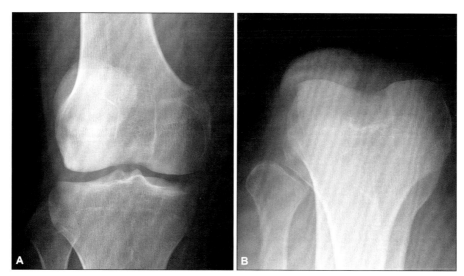

图 3-3-12　髌骨脱位
A. 右膝关节正位显示髌骨位置偏外；B. 髌骨轴位显示髌骨向外侧移位

重点推荐文献

[1] 王宁, 陈为军, 张林医, 等. 膝关节损伤的MRI诊断. 临床军医杂志, 2005, 33(05): 588-590.

[2] Rstan H, Kapukaya A, Kesemenli CC, et a1. The floating knee in adults: twenty four cases of ipsilateral fractures of the femur and the tibia. Acta Orthop Tmumatol Turc, 2003, 37(2): 107-112.

[3] Jung JY, Yoon YC, Kwon JW, et al. Diagnosis of internal derangement of the knee at 3.0-T MR imaging: 3D isotropic intermediate-weighted versus 2D sequences. Radiology, 2009, 253 (3): 780-7.

三、踝关节创伤

（一）常见骨折

1. 踝关节骨折

【病因】

一般特征

- 一般发病机制
  - 踝关节扭伤时间接暴力或直接暴力导致
- 流行病学
  - 单踝骨折约占 2/3
  - 双踝骨折约占 1/4
  - 三踝骨折占 5% ~ 10%

【临床表现】

表现

- 最常见体征 / 症状
  - 踝关节肿胀、疼痛，压痛明显
  - 局部畸形，行走困难

流行病学

- 青壮年、老年女性最常见

【影像表现】

概述

- 最佳诊断依据：外、内或后踝皮质断裂
- 类型
  - 单踝骨折、双踝骨折、三踝骨折
  - 特殊类型骨折

X 线表现

- 外踝骨折多位于胫腓联合部或外踝末端
- 内踝骨折（fracture of medial malleolus）多位于滑车角处
- 后踝骨折（fracture of ventral condyle）多为胫骨后唇垂直骨折
- Pott 骨折：内踝骨折合并腓骨下 1/3 骨折
- 三踝骨折常合并踝关节半脱位
- 可合并胫骨前结节及距骨撕脱骨折

MRI 表现

- 可显示骨间膜及下胫腓联合韧带损伤
- 可显示胫距前韧带等踝部韧带损伤

推荐影像学检查

- 最佳检查法：X 线平片

- 检查建议
  - 怀疑特殊损伤的骨间膜或韧带损伤时首选 MR 检查
  - 怀疑后踝骨折平片显示不清时补充 CT 检查

诊断与鉴别诊断精要

- 内踝、外踝、后踝皮质断裂
- 胫骨前结节或距骨撕脱骨折时注意韧带损伤
- 区别胫下小骨、腓下小骨等正常变异

典型病例

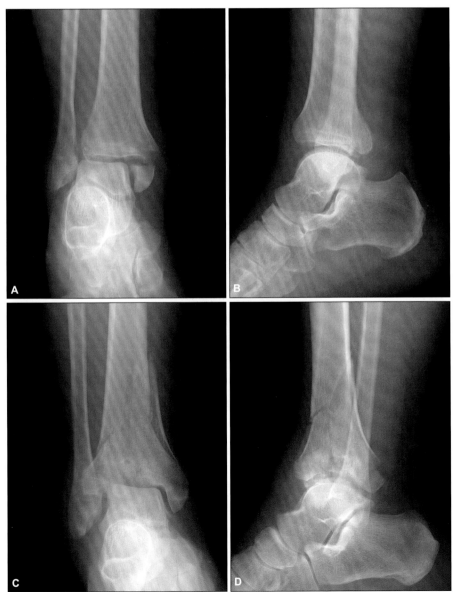

图 3-3-13 踝关节骨折
A，B.右内踝、外踝及后踝骨质断裂，断端稍错位，距骨向外侧稍移位，胫腓下关节轻度分离；C，D.右胫骨远端骨质碎裂，断端稍嵌插，胫骨远端关节面塌陷

2. 距骨骨折（talus fracture）

【病因】

一般特征

- 一般发病机制
  - 足内翻或高处跌落损伤所致
- 流行病学
  - 5%～7% 的足外伤伴距骨骨折

【临床表现】

- 最常见体征 / 症状
  - 踝部疼痛，功能障碍
  - 肿胀迅速且严重

流行病学

- 以 31～40 岁男性多见

【影像表现】

概述

- 最佳诊断依据：距骨皮质断裂

- 类型
  - 距骨颈骨折、距骨头骨折、距骨体骨折、后突骨折、外侧突骨折

X 线表现

- 距骨头骨折：侧位距骨头可呈双边影
- 距骨颈骨折：多见，距骨体常向后向内错位，可合并内踝骨折
- 距骨体骨折：距骨体后部压缩、塌陷，滑车后部关节面下陷
- 距骨后突骨折：骨折片后上移位
- 距骨滑车骨折：多位于滑车内上角

推荐影像学检查

- 最佳检查法：X 线平片

诊断与鉴别诊断精要

- 距骨皮质断裂或合并周围脱位
- 距骨后突骨折要注意与三角骨区分

典型病例

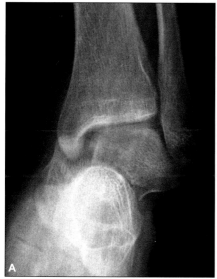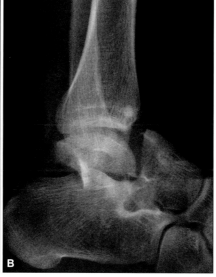

图 3-3-14　**距骨骨折**

A，B. 左侧距骨颈骨质断裂，断端明显错位，远折端向前内侧移位

重点推荐文献

[1] HugheJ L, Weber H, Allgower M, et al. Evaluation of ankle fracture. Clin Orthop, 1979, 138: 11.

[2] 王岩, 王满意, 蒋协远, 等. 距骨颈骨折的治疗. 中华外科杂志, 2002, 40(5): 366-368.

[3] 王怀星译. 骨折与脱位图解-诊断分型与治疗. 济南: 山东科学出版社, 2001.

（二）常见脱位

1. 踝关节脱位（dislocatin of ankle joint）

【病因】

一般特征

- 一般发病机制
  - 背伸或跖屈位状态下受暴力造成前后脱位
  - 外翻旋前或内翻旋后状态下受暴力造成侧方脱位

【临床表现】

表现

- 最常见体征 / 症状
  - 踝关节畸形、肿胀、活动受限

【影像表现】

概述

- 最佳诊断依据：距骨相对于胫骨远端向前方、后方、侧方或近端移位

- 类型
  - 前脱位、后脱位、侧脱位、上脱位

X 线表现

- 前脱位：距骨向前移位，常伴有单踝、双踝或胫骨前唇骨折

- 后脱位：距骨向后移位，常伴有内、外踝及后踝骨折

- 侧脱位：距骨向外、内侧移位，常伴双踝骨折，并有明显错位

- 上脱位：距骨向近端移位，常伴有胫骨远端粉碎骨折、腓骨骨折及下胫腓关节完全分离

推荐影像学检查

- 最佳检查法：X 线平片检查

诊断与鉴别诊断精要

- 踝关节对应关系失常，外力不同脱位方向各异
- 常伴随内、外、后踝骨折

典型病例

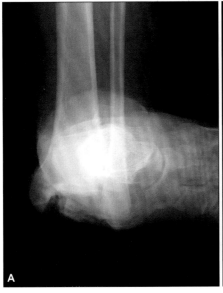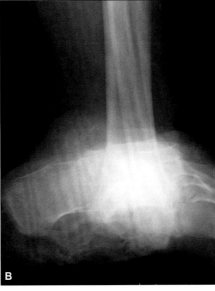

图 3-3-15　**踝关节脱位**
A，B.左踝关节脱位，距骨向外后方移位，周围软组织肿胀

A　　　　　　　　　　B

重点推荐文献

[1] 王亦璁. 骨关节创伤. 3版. 北京: 人民卫生出版社, 2001.
[2] 黄耀华. 骨关节创伤X线诊断图谱. 北京: 人民卫生出版社, 2003.

[3] 丁建平, 李石玲. 骨与关节损伤影像诊断图谱. 北京: 人民卫生出版社, 2006.

四、足部创伤

（一）常见骨折

1. 跟骨骨折（fracture of calcaneus）

【病因】

一般特征

- 一般发病机制
  ○ 高处坠落足跟着地
  ○ 高处坠落足尖着地腓肠肌突然收缩或跟骨前部扭转
- 流行病学
  ○ 约占跗骨骨折的60%，其中60%～70%为关节内骨折
  ○ 约占全部骨折的2%

【临床表现】

表现

- 最常见体征/症状
  ○ 足跟疼痛、肿胀，不能负重，跟骨轴心扣痛

流行病学

- 21～45岁男性约占90%

【影像表现】

概述

- 最佳诊断依据：跟骨皮质断裂或压缩变形
- 部位
  ○ 关节内骨折：无移位骨折、舌状骨折、压缩骨折及粉碎骨折
  ○ 关节外骨折：前结节、结节、结节内外侧突、载距突及跟骨体骨折

- 解剖
  ○ 跟距角：跟骨前突、跟距关节高点、跟骨结节三点连线交角，25°～42°
  ○ 跟结节角：轴位跟骨内外缘切线交角，17°
- 合并症
  ○ 腰椎骨折约10%，下肢其他骨折约25%

X线表现

- 跟骨关节内骨折：累及关节面，跟距角变小，跟骨体增宽
- 跟骨前结节骨折：三角形骨折块，多无错位
- 跟骨结节骨折：纵形骨折轴位易显示，横形骨折侧位见骨折片翘起如鸭嘴状
- 跟骨载距突骨折：横断面显示载距突纵形骨折线，骨折块向下错位
- 跟骨体骨折：粉碎骨折多见，距下后关节骨块下陷，关节面呈台阶状

CT表现

- 更清楚显示无移位骨折线及骨折块

推荐影像学检查

- 最佳检查法：X线平片检查
- 检查建议
  ○ 跟骨关节内骨折，补充CT平扫
  ○ 跟骨隐匿性骨折，MR平扫

【鉴别诊断】

- 正常结构
- 腓骨长肌腱的籽骨
  ○ 在侧位片上似撕脱骨折，但其形态细长，两端光滑，正位片不显示

诊断与鉴别诊断精要

- 跟骨皮质断裂或压缩变形
- 跟距角变小或跟结节角增大

典型病例

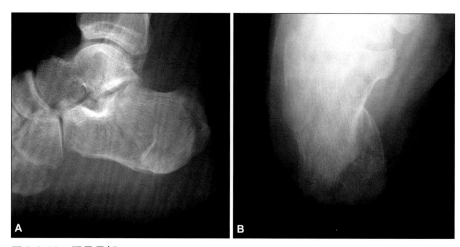

图 3-3-16　跟骨骨折
A，B.右侧跟骨后跟距关节面塌陷，断端嵌插，后跟距关节面不规则，跟距角变小

2. 足舟骨骨折（fracture of navicular bone）

【病因】

一般特征

- 一般发病机制
  - 距舟韧带牵拉及胫骨后肌收缩可造成撕脱骨折
  - 前足强力背伸或重物挤压可造成横断及粉碎骨折

【临床表现】

表现

- 最常见体征/症状
  - 局部肿痛，内收受限

流行病学

- 男性多见，高发年龄是 21~40 岁

【影像表现】

概述

- 最佳诊断依据：舟骨皮质断裂
- 部位
  - 舟骨背侧缘骨折最多见，其次为舟骨结节及舟骨体部骨折

X 线表现

- 撕脱骨折，一般无明显移位
- 舟骨体骨折，可合并其他跗骨骨折或脱位

推荐影像学检查

- 最佳检查法：X 线平片检查

【鉴别诊断】

正常结构

- 外胫骨
  - 舟骨结节撕脱骨折与之相似，后者多为双侧，外形椭圆形、边缘光滑

诊断与鉴别诊断精要

- 舟骨皮质断裂
- 舟骨结节骨折需与外胫骨鉴别

典型病例

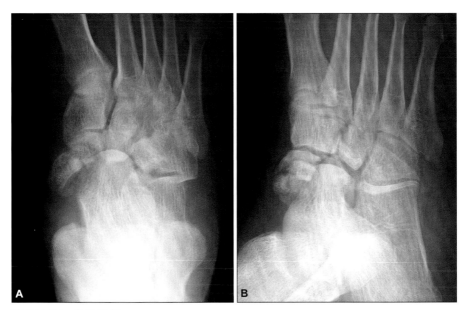

图 3-3-17　舟骨骨折
A，B.右足舟骨骨质碎裂，断端错位，关节面不规则

3. 跖骨骨折（fracture of the metatarsal）

【病因】

一般特征

- 一般发病机制
  - 多由扭伤、压伤等直接暴力引起
  - 第 5 跖骨基底骨折多由腓骨短肌猛烈收缩所致

【临床表现】

表现

- 最常见体征 / 症状
  - 足背肿胀、疼痛，皮下淤血
  - 可有畸形及不同程度活动受限

流行病学

- 高发年龄是 31 ~ 50 岁

【影像表现】

概述

- 最佳诊断依据：跖骨皮质断裂

- 部位
  - 跖骨基底部骨折最多见，干部次之，颈部最少

X 线表现

- 基底骨折以第 5 跖骨多见，横行或斜行，一般无明显移位
- 跖骨干骨折，多向背侧成角
- 跖骨颈部骨折后，跖骨头多向跖侧移位，向背侧成角

推荐影像学检查

- 最佳检查法：X 线平片检查

【鉴别诊断】

正常结构

- 第 5 跖骨基底骨骺
  - 第 5 跖骨基底骨折骨折线与该骨长轴垂直，而骺线与该骨长轴平行
  - 此骨骺可为一永存骨骺

> 诊断与鉴别诊断精要
>
> - 跖骨皮质断裂
> - 第 5 跖骨基底骨折需与骨骺区分

典型病例

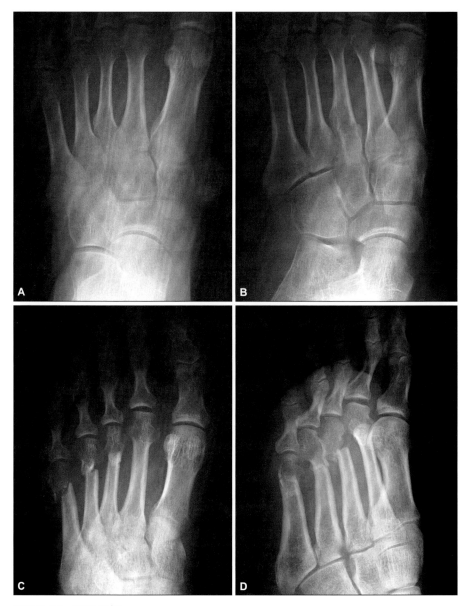

图 3-3-18　跖骨骨折
A，B. 左足第 3 跖骨基底斜形骨质断裂，断端稍错位；C，D. 左足第 3 ～ 5 跖骨颈部骨质断裂，断端错位

4. 趾骨骨折（fracture of phalanx）

【病因】

一般特征

- 一般发病机制
  - 多由重物砸伤所致
- 流行病学
  - 占足部损伤的第 2 位

【临床表现】

表现

- 最常见体征 / 症状
  - 足趾疼痛、肿胀、皮下淤斑或畸形

流行病学

- 高发年龄是 21 ～ 40 岁

【影像表现】

概述

- 最佳诊断依据：趾骨皮质断裂、畸形
- 部位
  - 趾骨头下、趾骨干和趾骨基底骨折

X线表现

- 骨折线可呈横形、斜形、纵形或粉碎性
- 单发或多发

推荐影像学检查

- 最佳检查法：X线平片检查

诊断与鉴别诊断精要

- 趾骨皮质断裂、错位

典型病例

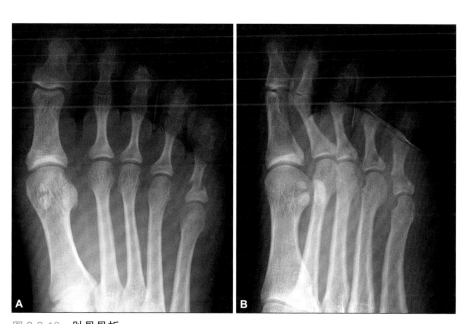

图 3-3-19　**趾骨骨折**
A，B.右足第5趾近节趾骨近端骨质断裂，断端错位

---

5. 跖骨疲劳骨折（fatigue fracture）

【病因】

一般特征

- 一般发病机制
  - 低于骨骼强度极限的应力反复、持久地作用于正常骨
  - 局部骨质累积性结构断裂引起微损伤

【临床表现】

表现

- 最常见体征 / 症状
  - 活动后局部疼痛，休息后即缓解
  - 局部可隆起，肿胀、压痛

流行病学

- 军人或学生多见

【影像表现】

概述

- 最佳诊断依据：垂直于骨皮质的低密度线，周围见硬化
- 部位
  - 第 2、第 3 跖骨最多见

X线表现

- 跖骨局部密度增高，其内常见线形低密度影

- 周围皮质外有骨痂包绕

推荐影像学检查

- 最佳检查法：X线平片检查
- 检查建议
  - CT、MRI可以进一步观察局部细节、有助于鉴别诊断

【鉴别诊断】

肿瘤

- Ewing肉瘤

- 局部骨质破坏伴葱皮样骨膜反应
- 周围可伴软组织肿块

感染

- 骨髓炎
  - 虫蚀状骨质破坏
  - 周围可伴软组织弥漫肿胀

诊断与鉴别诊断精要

- 长期行走史
- 垂直于骨皮质的低密度骨折线周围有骨膜新生骨围绕
- 与Ewing肉瘤、骨髓炎的区别是没有骨质破坏

典型病例

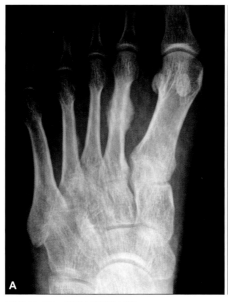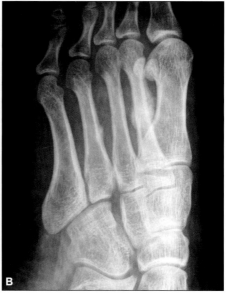

图3-3-20 **跖骨疲劳骨折**
A，B.左足第2跖骨干增粗，可见垂直于骨皮质骨折线影，周围有明显骨膜反应

重点推荐文献

[1] 刘云鹏, 刘沂. 骨与关节损伤和疾病的诊断分类及功能评定标准. 北京: 清华大学出版社, 2002.
[2] 唐光健译. 骨放射科学. 3版. 北京: 中国医药科学出版社, 2003.
[3] 邓玉梅, 许建中, 王旭全. 跟骨骨折的手术治疗. 临床骨科杂志, 2001, 5(4): 254-255.

（二）常见脱位

1. 距跟舟关节脱位（dislocation of talocalcaneo-navicular joint）

【病因】

一般特征

- 一般发病机制
  - 足内翻外旋使足全部向内侧脱位
  - 足的外翻内旋可使足全部向外侧脱位
  - 足的强力跖屈可使足全部向后方脱位

【临床表现】

表现

- 最常见体征/症状
  - 以内侧脱位多见，足呈内翻状，外踝向外侧突起

【影像表现】

概述

- 最佳诊断依据：距舟关节及跟距关节分离移位

- 部位
  - 内侧脱位多见，外侧脱位、前侧脱位及后侧脱位相对少见

X 线表现

- 正位片见前足内翻，舟骨关节窝空虚，舟骨向内脱位
- 侧位示舟距关节脱位后关节重叠、间隙消失，距下关节分离、间隙增宽
- 可合并其他跗骨骨折或脱位
- 可合并舟骨和内踝骨折

推荐影像学检查

- 最佳检查法：X 线平片检查
- 检查建议
  - CT 可以更清晰显示关节分离移位情况及伴随的骨折

诊断与鉴别诊断精要

- 跟距关节及距舟关节对应关系失常
- 可合并其他跗骨骨折或脱位

典型病例

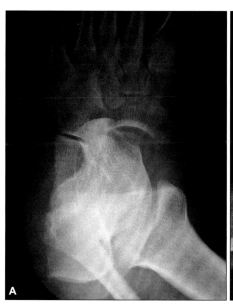
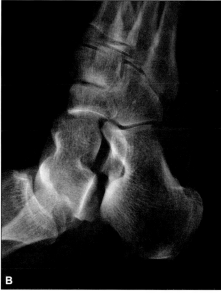

图 3-3-21　**距跟舟关节脱位**
A，B.左足距舟关节脱位，舟骨向内侧移位，跟距关节脱位，跟距关节间隙增宽，跟骨向内侧移位

2. 跗跖关节脱位（dislocation of tarsometatarsal joint）

【病因】

一般特征

- 一般发病机制
    - 高处坠下时，足呈跖屈内翻位着地所致

【临床表现】

表现

- 最常见体征 / 症状
    - 患足缩短，足背隆起呈弓形，足心凹陷

【影像表现】

概述

- 最佳诊断依据：跗跖关节对应关系失常

- 部位
    - 同向性脱位、单纯性脱位、分离性脱位

X 线表现

- 同向性脱位：全部跖骨同向脱位，常伴有第二跖骨基底或骰骨骨折
- 单纯性脱位：只有 1 个或 2 个跖骨脱位，以第 4、第 5 跖骨外侧脱位多见
- 分离性脱位：第一跖骨和其他四个跖骨向相反方向移位

推荐影像学检查

- 最佳检查法：X 线平片检查

诊断与鉴别诊断精要

- 跗跖关节部分或全部失去正常对应关系
- 可合并邻近骨骼骨折

典型病例

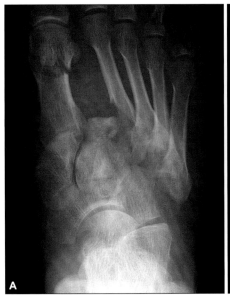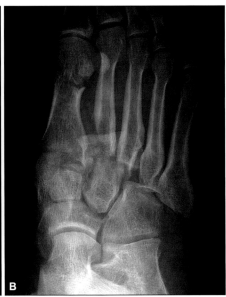

图 3-3-22　**跗跖关节脱位**
A，B. 右足第 2 ~ 5 跗跖关节脱位，跖骨基底向背侧、外侧移位，跖骨基底骨质断裂

3. 跖趾关节脱位（dislocation of metatarsophalangeal joint）

【病因】

一般特征

- 一般发病机制

    - 间接外力迫使足趾过度背伸所致

【临床表现】

表现

- 最常见体征 / 症状
    - 跖趾关节过伸位，趾间关节屈曲，趾短缩

　　　　○ 畸形明显，功能丧失

【影像表现】

概述

- 最佳诊断依据：跖趾关节对应关系失常
- 部位
  - ○ 第1跖趾关节脱位多见

X线表现

- 近节趾骨与跖骨重叠
- 脱位多位于其背侧

推荐影像学检查

- 最佳检查法：X线平片检查

诊断与鉴别诊断精要

- 跖趾关节相互重叠，对应不良
- 注意因位置不当造成的假象

典型病例

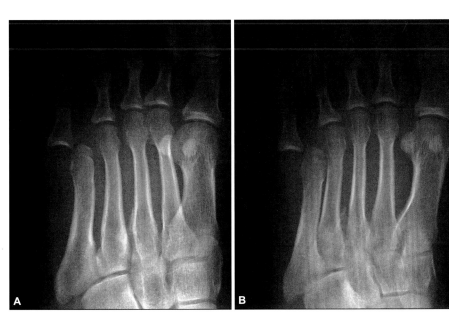

图 3-3-23　跖趾关节脱位
A，B.左足第5跖趾关节脱位，趾骨向背侧、外侧移位

4. 趾间关节脱位（dislocation of interphalangeal joint）

【病因】

一般特征

- 一般发病机制
  - ○ 多为间接扭曲暴力或直接暴力所致

【临床表现】

表现

- 最常见体征/症状
  - ○ 前足疼痛、肿胀、畸形

【影像表现】

概述

- 最佳诊断依据：跖趾关节对应关系失常

X线表现

- 趾间关节对应关系紊乱
- 关节间隙增宽、变窄或消失

推荐影像学检查

- 最佳检查法：X线平片检查

诊断与鉴别诊断精要

● 趾间关节失常正常对应关系
● 关节间隙增宽、变窄或消失

典型病例

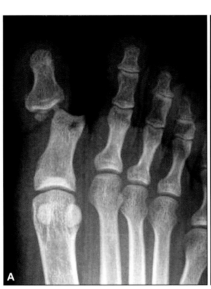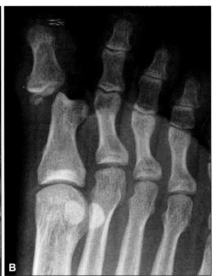

图 3-3-24　趾间关节脱位
A，B.右足第 1 趾间关节脱位，远节趾骨内侧移位，外侧软组织损伤

重点推荐文献

[1] 张勇胜.三踝骨折脱位24例.中国骨伤, 1999, 12(6): 26.
[2] 唐光健译.骨放射学.3版.北京: 中国医药科学出版社, 2003.
[3] 程敬亮, 祁吉, 史大鹏译.骨骼肌肉系统磁共振成像.郑州: 郑州大学出版社, 2004.

五、下肢骨干创伤

1. 股骨干骨折（fracture of the shaft of the femur）

【病因】

一般特征

● 一般发病机制
　○ 直接外伤如交通事故
　○ 间接暴力如高处摔下
● 流行病学
　○ 约占成人股骨骨折的 36.27%

【临床表现】

表现

● 最常见体征 / 症状
　○ 疼痛、肿胀、畸形、异常活动及骨擦音
　○ 功能障碍或丧失

流行病学

● 中青年，以 20～40 岁多见

【影像表现】

概述

● 最佳诊断依据：股骨干皮质断裂
● 部位
　○ 上 1/3 骨折、中 1/3 骨折、下 1/3 骨折

X 线表现

● 中 1/3 骨折常见
● 断端多有错位、成角

推荐影像学检查

● 最佳检查法：X 线平片

诊断与鉴别诊断精要
● 股骨干皮质断裂
● 注意与血管沟区分

典型病例

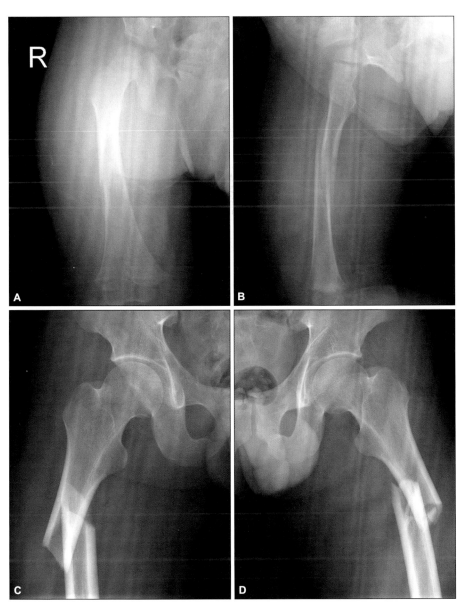

图 3-3-25 **股骨干骨折**
A，B.右侧股骨干螺旋形骨折，断端稍错位，周围软组织肿胀；C.右侧股骨中上段斜行骨折，断端错位、成角；D.左侧股骨中上段横行骨折，断端错位、成角

2. 胫腓骨干骨折（fracture of the tibia and fibula）

【病因】

一般特征
● 一般发病机制
○ 多为直接暴力所致

流行病学
○ 胫骨骨干骨折约占成人胫腓骨骨折的 7.86%
○ 胫腓骨干双骨折约占成人胫腓骨骨折的 36.27%

【临床表现】

表现

- 最常见体征/症状
    ○ 疼痛、肿胀、畸形、异常活动及骨擦音
    ○ 活动障碍，不能行走

流行病学

- 中青年，以 20～40 岁多见

【影像表现】

概述

- 最佳诊断依据：骨干骨质断裂
- 部位
    ○ 胫骨干骨折、腓骨干骨折、胫腓骨干双骨折

X 线表现

- 胫腓骨双骨折较常见，胫腓骨折线同平面或高

低不一

- 胫骨骨折中段多见
- 腓骨骨折上段多见

推荐影像学检查

- 最佳检查法：X 线平片

【鉴别诊断】

- 发育畸形
- 胫骨假关节：与胫骨下 1/3 骨折鉴别，前者断端多变尖、硬化
- 损伤
- 胫骨疲劳骨折：与胫骨上 1/3 骨折鉴别，前者断端局部硬化，骨膜包绕

诊断与鉴别诊断精要

- 股骨干皮质断裂
- 注意与血管沟区分

典型病例

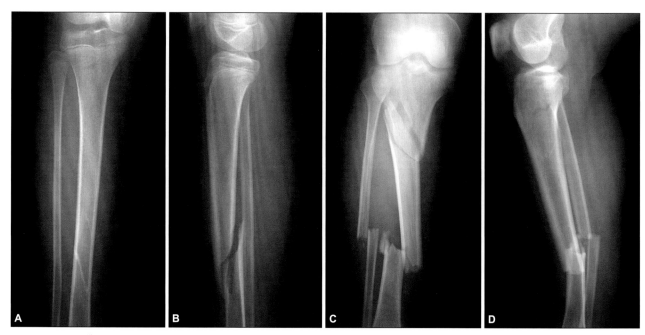

图 3-3-26　胫腓骨干骨折

A，B.右胫骨中下段螺旋形骨折，断端稍错位；C，D.右胫腓骨中段横行骨折，断端错位、成角，右胫骨上段斜行骨折

3. 胫、腓骨疲劳骨折

【临床表现】

表现

- 最常见体征 / 症状
  - 活动后出现局部疼痛，休息后即缓解
  - 局部可隆起，肿胀、压痛

【影像表现】

概述

- 最佳诊断依据：垂直于骨干皮质的硬化带，其内见线形低密度影
- 部位
  - 胫骨中上段及腓骨下段多见

X 线表现

- 局部横行带状骨质密度增高影，其内或可见线形低密度影
- 周围可见骨痂

CT 表现

- 多平面重组多能清晰显示骨折线和骨痂，骨折断端无骨质破坏

MRI 表现

- 骨折线和骨膜增生在 T1WI、T2WI 上呈低信号
- 周围软组织和骨髓在 T2WI 上信号增高
- 软组织轻度肿胀无肿块形成

推荐影像学检查

- 最佳检查法：CT 多平面重组、X 线平片
- 检查建议
  - CT 检查不能确诊者行 MR 检查

【鉴别诊断】

- 骨肿瘤：有骨质破坏和软组织肿块
- 骨髓炎：骨质破坏、骨髓水肿和邻近软组织肿胀

诊断与鉴别诊断精要

- 垂直于骨皮质的低密度线，周围有硬化，无骨质破坏、无软组织肿块，临床有典型长期运动病史
- 注意与骨肿瘤区分，必要时定期复查

典型病例

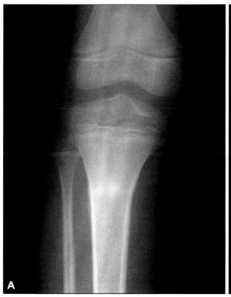
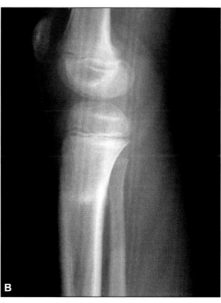

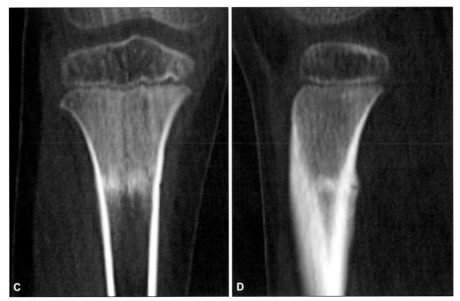

图 3-3-27　**胫骨疲劳骨折**
A，B. 右胫骨上段可见横行致密带，胫骨后方可见少量骨膜增生；C. CT 冠状面；D. 矢状面重建显示胫骨上段横行高密度带，胫骨后方骨皮质处可见低密度骨折线影，胫骨后方可见骨膜增生

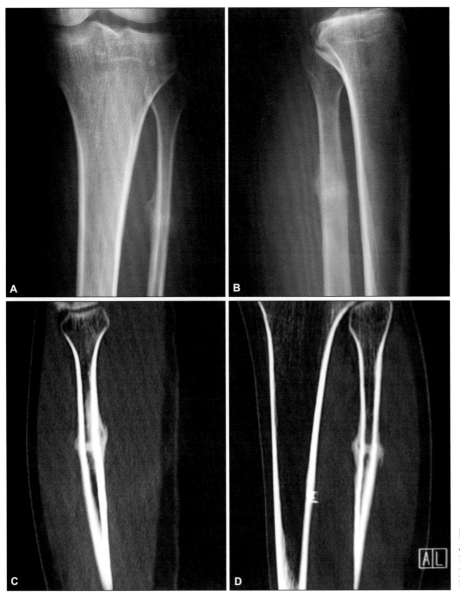

图 3-3-28　**腓骨疲劳骨折**
A，B. 左腓骨上段可见横行致密带，周围可见骨膜增生；C. CT 矢状面；D. 冠状面重建显示腓骨上段低密度骨折线影，周围可见骨膜增生

（丁建平　李玉清　张泽坤）

重点推荐文献

[1] 李景学, 孙鼎元. 骨关节X线诊断学. 北京: 人民卫生出版社, 1982.
[2] 郑木林, 罗佛标. 疲劳骨折128例X线表现分析. 人民军医, 2000, 43(10): 573.
[3] 丁建平, 李石玲. 骨与关节损伤影像诊断图谱. 北京: 人民卫生出版社, 2006.

第4节 胸廓骨关节创伤

一、常见骨折

1. 肋骨骨折（fracture of rib）及肋软骨骨折（fracture of costal cartilage）

【病因】

一般特征

- 一般发病机制
  - 直接打击或间接挤压暴力导致
  - 偶为自发性骨折或病理性骨折

【临床表现】

表现

- 最常见体征/症状
  - 局部疼痛、胸闷
  - 咳嗽、深呼吸和活动时症状加重
  - 骨擦感、反常活动
  - 气胸、皮下气肿

流行病学

  - 老年人多见

【影像表现】

概述

- 最佳诊断依据：肋骨皮质断裂不连或错位

- 类型
  - 单发骨折、多发骨折、自发性骨折

X线表现

- 第3~10肋骨腋部及背部多见
- 第1、2肋骨折少见
- 自发骨折多见于第6~9肋骨腋部
- 出现连枷胸时，常合并气胸、血胸等
- 伴胸腹内脏损伤及邻近骨折
  - 上胸肋骨常合并肩胛骨、锁骨骨折、气胸或纵隔气肿
  - 下胸肋骨常合并肝脾破裂、腹腔积液

CT表现

- 横断面及三维重建可以显示肋软骨骨折
- 横断面及曲面重建可以显示轻微无错位骨折
- 显示伴随胸腹脏器损伤

推荐影像学检查

- 最佳检查法：X线平片检查、CT二维或三维重建
- 检查建议
  - 对怀疑肋软骨骨折的直接CT检查
  - 疑似骨折1~2周后复查

诊断与鉴别诊断精要

- 一般骨折多见于3~10肋腋部及背部
- 10~12肋骨折注意脏器损伤
- 1~2肋骨折注意肩胛带骨折和胸内损伤
- 自发骨折多发生于6~9肋腋部

典型病例

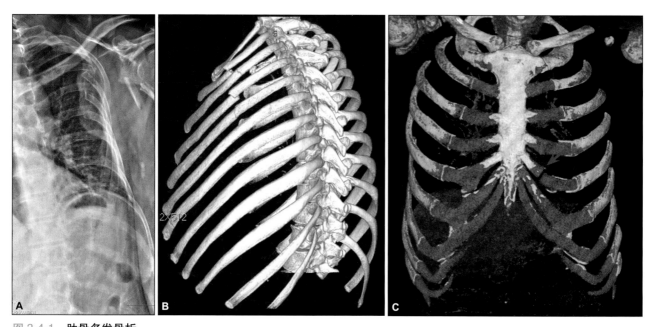

图 3-4-1　**肋骨多发骨折**
A. 左侧第 4 ~ 7 后肋断裂，断端错位；B. CT 三维重建显示左侧第 2 ~ 5 肋骨骨折，部分断端错位；C. CT 三维重建显示左侧第 5 肋软骨骨骨折，断端轻度错位（箭头）

2. 胸骨骨折（fracture of sternum）

【病因】

一般特征

- 一般发病机制
  - 多为车祸、牛顶马踢等直接暴力
  - 其次为火器伤或锐器伤

【临床表现】

表现

- 最常见体征 / 症状
  - 胸痛、压痛
  - 可触及局部变形及骨擦感
  - 胸内伴随损伤的相关症状
- 人口流行病学
  - 任何年龄，老年人多见

【影像表现】

概述

- 最佳诊断依据：胸骨皮质断裂或变形

X 线表现

- 胸骨体上段多见
- 下骨折端多向前上错位
- 方向盘骨折时，远折端多向后上错位
- 可合并肋骨骨折、胸内损伤

CT 表现

- CT 二维或三维重建骨折显示清晰
- 显示伴随胸部损伤

推荐影像学检查

- 最佳检查法：HRCT 检查

诊断与鉴别诊断精要

- 胸骨体上段骨折常见
- CT 二维或三维重建便于显示骨折

典型病例

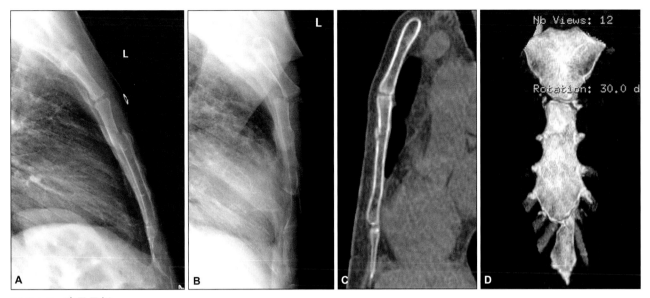

图 3-4-2　**胸骨骨折**
A.胸骨体中上部断裂，断端错位；B.胸骨柄体脱位伴骨折；C.CT 正中矢状面二维重建显示胸骨体中上部骨折；D.CT 三维重组（VR）显示胸骨体中上部骨折

重点推荐文献

[1] 高燕，陈新晖，徐均超，等.胸部创伤的X线CT诊断.中华放射学杂志，1998, 32(3): 179-181.
[2] 李帆，朱索英.多层螺旋CT三维成像与X线平片在肋骨骨折诊断方面的应用比较.河北医药，2010, 32(5): 567-568.
[3] 严振球，贺端清，袁延才，等.创伤性胸骨骨折20例诊断与治疗分析.临床军医杂志，2005, 33(5): 650-651.

二、常见脱位

1.胸锁关节脱位（dislocation of sternoclavicular joint）

【病因】

一般特征

- 一般发病机制
  - 直接或间接较大的外力所致

【临床表现】

表现

- 最常见体征 / 症状
  - 局部疼痛、压痛、活动时加剧
  - 可触及锁骨突出或不可触及

【影像表现】

概述

- 最佳诊断依据：胸锁关节对应关系紊乱
- 类型
  - 前脱位、后脱位、上脱位

X 线表现

- 胸锁关节间隙增宽或显示不清
- 前后脱位需两侧对照

CT 表现

- 可清晰显示关节脱位的程度及方向

推荐影像学检查

- 最佳检查法：CT 检查

诊断与鉴别诊断精要

- 胸锁关节对应失常
- CT 扫描容易显示脱位的程度及方向

典型病例

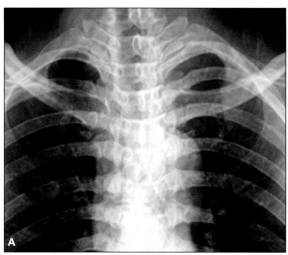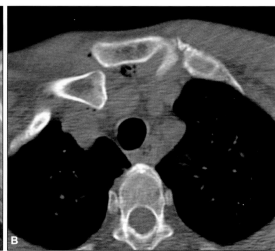

图 3-4-3　胸锁关节脱位
A. 左侧胸锁关节间隙明显增宽；B. CT 显示右侧胸锁关节脱位伴周围积气

2. 肋椎关节脱位（dislocation of costovertebral joint）

【病因】

一般特征

- 一般发病机制
  ○ 多有直接的交通事故或较大的间接暴力所致

【临床表现】

表现

- 最常见体征 / 症状
  ○ 局部疼痛、压痛、畸形
  ○ 常为椎体及附件骨折的症状

【影像表现】

概述

- 最佳诊断依据：肋椎关节对应失常

X 线表现

- 轻微的脱位难以显示

CT 表现

- 可显示肋椎关节对应不良
- 常合并相邻椎体爆裂骨折

推荐影像学检查

- 最佳检查法：CT 检查

诊断与鉴别诊断精要

- 肋椎关节对应失常
- CT 常合并邻近椎体爆裂骨折

典型病例

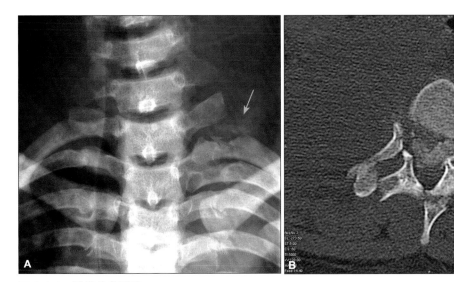

图 3-4-4　肋椎关节脱位
A. 左侧第 1、2 后肋下移，第 1 后肋与横突关节间隙明显增宽（红箭头），第 1 胸椎横突外下可见小骨片影（绿箭头）；
B. 胸椎体后缘、双侧椎弓根、右侧横突骨折伴肋椎关节脱位

（丁建平　陈小启）

重点推荐文献

[1] Rockwood c A Jr, Groh G I, Wirth M A, et a1. Resection aahoplasty of the stemoclavieularjoint. J Bone Joint Surg Am, 1997, 79(3): 387-393.

[2] Medvecky MJ, Zuckerman JD. Stemoclavicular joint injuries

and disorders. InstrCourse Lecl, 2000, 49: 397-406.

[3] 高艳, 陈新晖, 徐均超, 等. 胸部创伤的X线-CT诊断. 中华放射学杂志, 1998, 32(3): 179-181.

第 5 节　骨盆创伤

一、常见骨折

1. 髂骨骨折（fracture of ilium）

【病因】

一般特征

- 一般发病机制
  - 急性剧烈运动时肌肉收缩或直接撞击所致

【临床表现】

表现

- 最常见体征 / 症状
  - 局部疼痛，压痛明显，活动受限
  - 触诊局部塌陷或中断
- 人口统计学
  - 轻度骨折多见于老年人
  - 复杂骨折多见于青年人

【影像表现】

概述

- 最佳诊断依据：髂骨骨质断裂
- 部位
  - 髂棘骨折、髂嵴骨折、髂骨翼骨折

X 线表现

- 髂棘骨折
  - 髂前上棘或髂前下棘外形不完整
  - 髂棘附近可见骨折片
- 髂嵴骨折
  - 髂嵴轮廓中断
  - 髂嵴骨折片分离
- 髂骨翼骨折

- ○ 髂骨翼横行、斜行、粉碎性骨质断裂
- ○ 髂骨翼轮廓中断、局部塌陷
- ○ 骨折重叠可形成致密白线影

推荐影像学检查
- ● 最佳检查法：X线平片检查

诊断与鉴别诊断精要

- ● 髂骨骨质断裂
- ● 髂骨嵴和髂前下棘骨折注意与骨骺区别
- ● 髂骨翼骨折形成的白线样高密度影要注意与髂骨角区别

典型病例

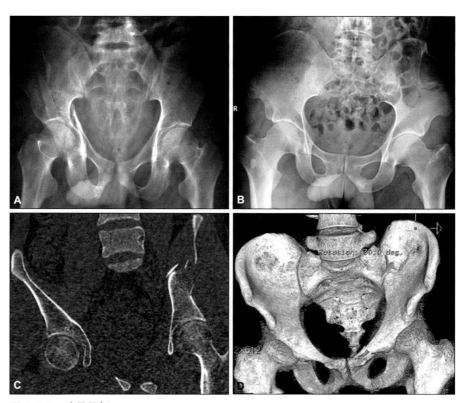

图 3-5-1　髂骨骨折
A. 右侧髂骨断裂，可见多条骨折线影，断端轻度错位，并见右耻骨下支骨折；B. 左侧髂骨骨折，局部塌陷；C. CT 冠状面重建左侧髂骨粉碎性骨折，部分骨片移位；D. CT 三维重建左侧髂骨骨折，双侧耻骨上支、左侧耻骨下支骨折

---

2. 耻骨骨折（fracture of pubis）

【病因】

一般特征

- ● 一般发病机制
  - ○ 急性剧烈运动时肌肉收缩或挤压伤所致

【临床表现】

表现

- ● 最常见体征 / 症状

- ○ 局部压痛明显，伸屈腿活动受限
- ○ 触诊局部凹凸不平

【影像表现】

概述

最佳诊断依据：耻骨骨质断裂

- ● 部位
  - ○ 耻骨结节、耻骨支

X 线表现

- 耻骨结节撕脱骨折
  - 耻骨结节骨质断裂分离
- 耻骨支骨折

- 耻骨支骨质中断、骨盆前环变形
- 单侧单支、单侧双支、双侧多支骨折

推荐影像学检查

- 最佳检查法：X 线平片检查

> **诊断与鉴别诊断精要**
>
> - 耻骨骨质断裂
> - 骨盆前环变形
> - 注意尿道和膀胱损伤

典型病例

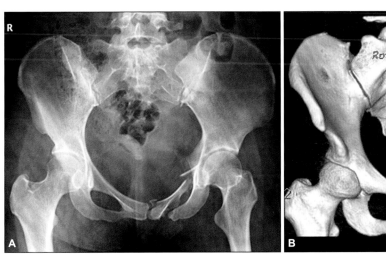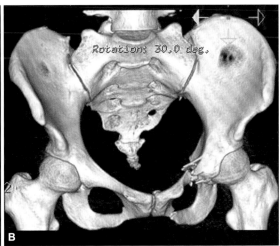

图 3-5-2　**耻骨骨折**
A.左侧耻骨上下支骨折，耻骨联合上下错位；B.CT 三维重建显示左侧耻骨上下支骨折

3. 坐骨骨折（fracture of ischium）

【病因】

一般特征

- 一般发病机制
  - 急性剧烈运动时肌肉收缩或挤压、撞击伤所致

【临床表现】

表现

- 最常见体征 / 症状
  - 局部压痛明显，活动受限

【影像表现】

概述

- 最佳诊断依据：坐骨骨质断裂

- 部位
  - 坐骨结节、坐骨支

X 线表现

- 坐骨结节撕脱骨折
  - 坐骨结节断裂、分离
- 坐骨支骨折
  - 单侧坐骨支、双侧坐骨支皮质断裂、错位

推荐影像学检查

- 最佳检查法：X 线平片检查

典型病例

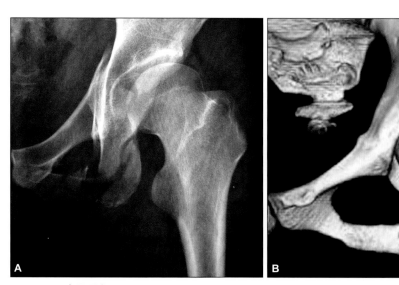

图 3-5-3　坐骨骨折
A.左侧坐骨体及坐骨支骨质碎裂，断端错位；B.CT 三维重建左侧坐骨支骨折

4. 骨骺分离（epiphyseal separation）

【病因】

一般特征

● 一般发病机制
　○ 髂嵴、髂棘、坐骨结节处的骨骺在外伤或剧烈运动时由于附着处肌肉的强烈收缩可导致骨骺分离或骨骺骨折

【临床表现】

表现

● 最常见体征 / 症状
　○ 局部疼痛，压痛明显，活动受限
　○ 触诊局部肿胀隆起或变形
● 人口统计学

　○ 15～20 岁的青少年多见

【影像表现】

概述

● 最佳诊断依据：骨骺分离、移位，骺线增宽
● 部位
　○ 髂棘骨骺分离、髂嵴骨骺分离、坐骨结节骨骺分离

X 线表现

　○ 髂前上棘、髂前下棘、髂嵴或骨骺断裂移位
　○ 骺线增宽
　○ 可合并骨折片或邻近骨骺骨折

推荐影像学检查

● 最佳检查法：X 线平片检查

诊断与鉴别诊断精要

- 骨骺断裂、分离
- 骺线间距增宽
- 可合并骨骺旁碎片骨折或邻近骨骺骨折

典型病例

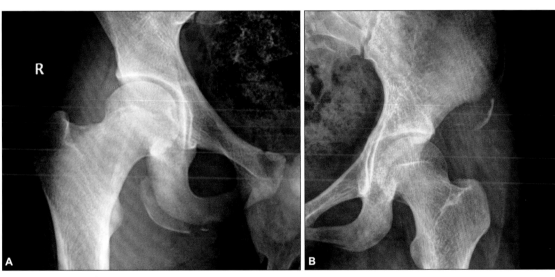

图 3-5-4　骨骺分离
A. 右侧坐骨骨骺分离伴碎片骨折；B. 左侧髂骨骨骺撕脱骨折，向外下方移位

重点推荐文献

[1] 丁汇清, 张群, 姜冬新. 骶骨冠状位CT扫描方法及临床初
　　步应用. 临床放射学杂志, 2000, 19(4): 250-251.
[2] Blake LC, Robertson WD, Hayes CE. Sacral plexus optimal
　　imaging planes for MR assessment. Radiology, 1996, 199(3):
767-772.
[3] 马梦昆, 孙勇, 陈相奇. 三维CT成像在骨盆骨折治疗中的
　　指导意义. 实用放射杂志, 1999, 15(2): 73-75.

二、常见脱位

1. 耻骨联合分离、脱位（diastasis of the symphysis pubis）

【病因】

一般特征

- 一般发病机制
  - 骨盆前方或侧方外力挤压
  - 妇女分娩挤压

【临床表现】

表现

- 最常见体征 / 症状
  - 局部疼痛，压痛明显
  - 触诊局部中空

【影像表现】

概述

- 最佳诊断依据：耻骨联合间隙增宽
- 类型
  - 左右分离、上下脱位、前后脱位

X 线表现

- 耻骨联合间隙增宽
- 两侧支前后、上下错位
- 可合并耻骨联合碎片骨折
- 可合并骶髂关节分离

推荐影像学检查

- 最佳检查法：X 线平片检查

诊断与鉴别诊断精要

- 耻骨联合间隙增宽
- 耻骨联合前后、上下错位
- 合并骶髂关节分离、耻骨联合碎片骨折

典型病例

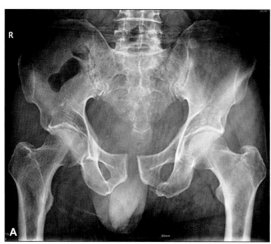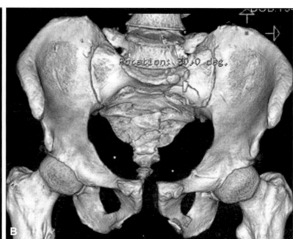

图 3-5-5　**耻骨联合分离**

A. 耻骨联合间隙明显增宽，轻度上下移位；B. CT 三维重建耻骨联合间隙增宽，并见骶骨、腰 5 椎体左侧横突、双侧耻骨上支及左侧耻骨下支骨折

2. 骶髂关节分离、脱位（dislocation of sacroiliac joint）

【病因】

一般特征

- 一般发病机制
  - 骨盆前后方向挤压暴力
  - 骨盆内部旋转或剪切暴力

【临床表现】

表现

- 最常见体征 / 症状
  - 局部疼痛，压痛明显，活动受限
  - 骨盆倾斜、骶髂关节后部畸形

【影像表现】

概述

- 最佳诊断依据：骶髂关节间隙增宽、分离

- 部位
  - 单侧、双侧

X 线表现

  - 骶髂关节间隙增宽或上下间隙宽窄不一
  - 髂骨向上移位
  - 骶骨侧块、髂骨翼骨折
  - 耻坐骨骨折、耻骨联合分离

CT 表现

  - 关节内碎片骨折

MRI 表现

  - 骶棘韧带损伤

推荐影像学检查

- 最佳检查法：X 线平片检查

> 诊断与鉴别诊断精要
> - 骶髂关节间隙增宽，骶、髂骨相对移位
> - 可合并骶骨、髂骨、耻坐骨骨折
> - 可合并耻骨联合分离

典型病例

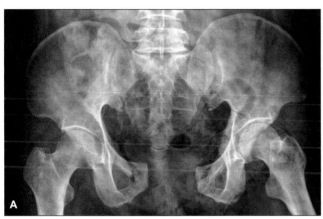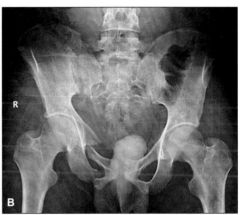

图 3-5-6　骶髂关节分离
A. 左侧骶髂关节间隙及耻骨联合间隙增宽；B. 右侧骶髂关节间隙增宽，右侧髂骨向外上移位，右侧耻骨上下支骨折

3. 骨盆环多发骨折伴脱位

【病因】

一般特征

- 一般发病机制
  - 骨盆复合型损伤
  - 交通事故 60%、高处坠落 30%
- 流行病学
  - 占所有骨折的 3% ~ 8%

【临床表现】

表现

- 最常见体征 / 症状
  - 局部疼痛，活动受限
  - 触诊骨盆变形

【影像表现】

概述

- 最佳诊断依据：骨盆组成骨多发骨折、骶髂关节脱位

- 类型
  - 前环分离伴单侧骶髂关节分离
  - 前环多发骨折伴单侧髂骨骨折、骶髂关节脱位
  - 前环多发骨折伴单侧或双侧骶髂关节压缩骨折
  - 前环骨折分离伴双侧骶髂关节分离
  - 前环多发骨折伴单侧骶髂关节分离及对侧骶髂关节压缩骨折
  - 前环多发骨折分离伴单侧骶髂关节骨折、半骨盆脱位
  - 单侧前环骨折伴单侧髂骨骨折、骶髂关节分离
  - 前环分离伴单侧骶骨骨折、骶髂关节分离
  - 前环多发骨折伴单侧骶髂关节、髋关节脱位

推荐影像学检查

- 最佳检查法：X 线平片检查

> **诊断与鉴别诊断精要**
> - 骨盆组成骨多发骨折
> - 骨盆环断裂、不整
> - 骶髂关节脱位

典型病例

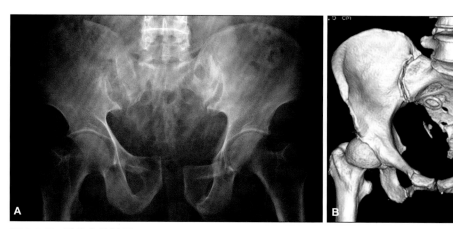

图 3-5-7　**骨盆多发骨折**
A. 骨盆环变形，双侧骶髂关节间隙及耻骨联合间隙增宽，右侧髂骨、左侧耻骨上下支骨质断裂；B. CT 三维重建显示左侧骶骨、髋臼、双侧耻骨上下支多发骨折

（丁建平　陈小启　王冬梅）

重点推荐文献

[1] 王亦璁. 骨与关节损伤. 北京: 人民卫生出版社, 1998.
[2] Young JW, Burgess AR, Brumback RJ, et al. Pelvic fractures: value of plain radiography in early assessment and management. Radiology, 1986, 160(2): 445-51.
[3] Maglinte DD, Bartram CI, Hale DA, et al. Functional imaging of the pelvic floor. Radiology, 2011, 258(1): 23-39.

第 6 节　颅面骨创伤

一、常见骨折

1. 颅盖骨骨折（fracture of cranium）

【病因】

一般特征

- 一般发病机制
  - 直接打击、撞击等外力所致

【临床表现】

表现

- 最常见体征 / 症状
  - 局部疼痛、压痛、肿胀、畸形

- 人口流行病学
  - 青壮年多见

【影像表现】

概述

- 最佳诊断依据：颅盖骨骨质断裂、错位
- 类型
  - 线样骨折、凹陷骨折、粉碎骨折、穿入骨折、颅缝分离

X 线表现

- 线样骨折：骨折线走行僵直、边缘锐利
- 凹陷骨折：颅骨内陷，呈环形或星形

- 粉碎骨折：多条骨折线，碎片分离或错位
- 穿入骨折：碎片进入颅内或伴有异物
- 颅缝分离：小儿，人字缝常见，超过2mm

CT 表现
- 可显示轻微或无错位骨折
- 较平片显示清晰

MRI 表现
- 显示颅内脑组织损伤
- 显示软组织损伤

推荐影像学检查
- 最佳检查法：CT检查
- 检查建议
  - 对神经症状明显者MR检查

【鉴别诊断】
正常结构
- 血管沟、颅缝、缝间骨
  - 血管沟、颅缝：部位特定，走形柔和有分支
  - 缝间骨：位置固定，颅缝延续

诊断与鉴别诊断精要

- 颅盖骨骨质断裂、变形
- 注意与血管沟、颅缝、缝间骨鉴别
- 注意颅内脑组织损伤

典型病例

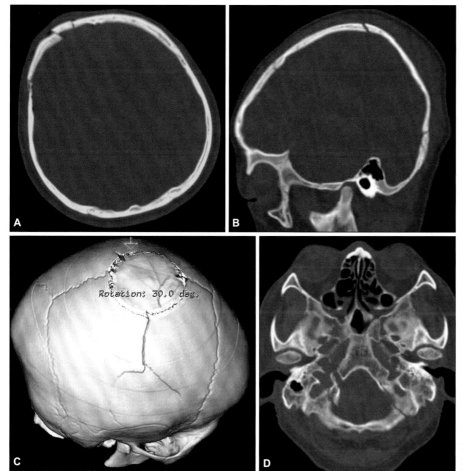

图 3-6-1　颅盖及颅底骨骨折
A. CT 轴位显示右侧额骨多发骨折，部分断端错位；B，C. 分别为CT矢状位二维重建及三维重建（VR）右侧顶骨线样骨折；D. 双侧枕骨可见骨折线

2. 颅底骨骨折

【病因】

一般特征

- 一般发病机制
  - 多为间接外力所致

【临床表现】

表现

- 最常见体征 / 症状
  - 头痛、软组织出血、肿胀
  - 脑脊液鼻漏、耳漏

【影像表现】

概述

- 最佳诊断依据：颅底骨骨质断裂

CT 表现

- 多为线样骨折或粉碎骨折
- 前、后颅窝多为纵行骨折
- 中颅窝多为横行骨折
- 常累及鼻窦、乳突，引起积液、积气

MRI 表现

- 显示颅内脑组织及周围软组织损伤

推荐影像学检查

- 最佳检查法：HRCT 检查
- 检查建议
  - 对神经症状明显者 MR 检查

诊断与鉴别诊断精要

- 颅底骨骨质断裂、不连
- 鼻窦、乳突积液和颅内积气提示颅底骨折

典型病例

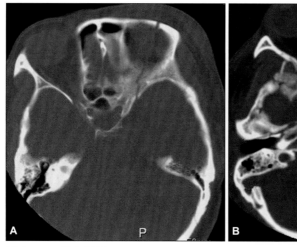

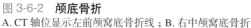

图 3-6-2　颅底骨折
A. CT 轴位显示左前颅窝底骨折线；B. 右中颅窝底骨折

（丁建平　陈小启）

重点推荐文献

[1] Stein sc, Spettell C, Young G, et al. Delayed and progressive brain injury in dosed-head trauma: radiological demonstratio. Neuro-surgery, 1993, 32(1): 25-31.

[2] T. Flohr, K. Stierstorfer. Image reconstruction and image quality evaluation for a 16-slice CT scanner. Medical Physics, 2003, 5: 832-845.

[3] 刘凯，柳澄，陈青华，等. 颞骨高分辨CT各方向同性的研究. 中华放射学杂志，2005, 39(1): 96-100.

第7节　颌面部损伤

一、常见骨折

1. 眼眶骨折（fracture of orbit）和视神经管骨折

【病因】

一般特征

- 一般发病机制
  - 直接骨折：暴力作用于眼眶
  - 爆裂骨折：间接暴力通过框内压力作用于眶壁

【临床表现】

表现

- 最常见体征 / 症状
  - 眶周软组织肿胀
  - 眼球运动障碍、眼球内陷或突出
  - 视神经管骨折表现为视力下降或失明
- 人口流行病学
  - 儿童、青壮年多见

【影像表现】

概述

- 最佳诊断依据：眼眶骨质断裂、中断
- 类型
  - 眼眶骨折：爆裂骨折、直接骨折、复合型骨折
  - 视神经管骨折：管外型、管内型、混合型
- 部位
  - 眼眶骨折：眶内壁、下壁多见，眶顶壁及外壁较少

- 视神经管骨折
  - 管内型为眶尖和（或）蝶窦外侧壁骨折
  - 管内型为视神经管内侧壁骨折
  - 混合型为管内、管外型共存

（1）眼眶爆裂骨折

X 线表现

- 眶壁中断、错位成角或塌陷变形

CT 表现

- 骨壁连续性中断
- 眼肌增粗、移位及眶内容物疝入鼻窦
- 眶内物突向邻近鼻窦，或鼻窦积血
- 可合并上颌窦、颧弓、额骨等骨折

MRI 表现

- 眼肌、视神经损伤
- 眶内容物疝入邻近鼻窦内

（2）眼眶直接骨折

- 骨折发生于眼眶各壁
- 发生于内壁、下壁必有眶前缘骨折

（3）眼眶复合型骨折

- 爆裂和直接骨折共存
- 可合并视神经管骨折

推荐影像学检查

- 最佳检查法：HRCT 检查
- 检查建议
  - 观察眶内壁骨折选择横断面
  - 观察眶下壁骨折选择冠状面
  - 观察视神经管骨折选择横断面

诊断与鉴别诊断精要

- 眶壁骨质中断、错位
- 合并眼肌肿胀、内容物疝出，鼻窦积血
- 合并鼻窦、颧骨、额骨骨折

典型病例

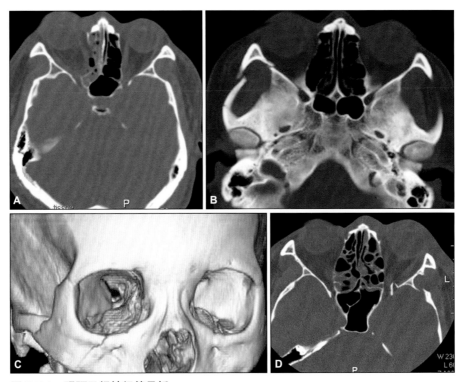

图 3-7-1　眼眶及视神经管骨折
A. CT 轴位右侧眼眶内壁骨折凹陷，眶内积气，邻近鼻窦密度增高；B. 右侧眼眶外壁骨折合并右颧弓骨折；C. CT 三维重建（VR）右侧眼眶下缘骨折；D. CT 轴位左侧视神经管骨折

2. 鼻骨及鼻窦骨折

【病因】

一般特征

- 一般发病机制
  - 多为直接撞击所致
- 流行病学
  - 鼻骨是面部常见骨折部位
  - 约 50% 伴发邻近结构骨折

【临床表现】

表现

- 最常见体征 / 症状
  - 局部疼痛、压痛、出血、畸形
  - 功能障碍、皮下淤血或积气
- 人口流行病学
  - 成年人多见

【影像表现】

概述

- 最佳诊断依据：鼻骨或鼻窦骨质断裂不连
- 部位

- 鼻骨：双侧多见
- 鼻窦骨折发生率：上颌窦 > 额窦 > 筛窦 > 蝶窦

CT 表现

- 鼻骨骨折（fracture of nasal bone）好发于中下部
- 上颌窦骨折常见于前壁、顶壁
- 额窦骨折常见于前壁
- 筛窦骨折常见于外壁、常合并窦腔积血
- 蝶窦骨折多为筛窦、颅底骨折的延续
- 可合并颅内或眶内积气

MRI 表现

- MR 水成像显示脑脊液鼻漏的漏口

推荐影像学检查

- 最佳检查法：HRCT
- 检查建议
  - 对怀疑视神经损伤、脑膜撕裂、脑脊液鼻漏可选 MR 检查

典型病例

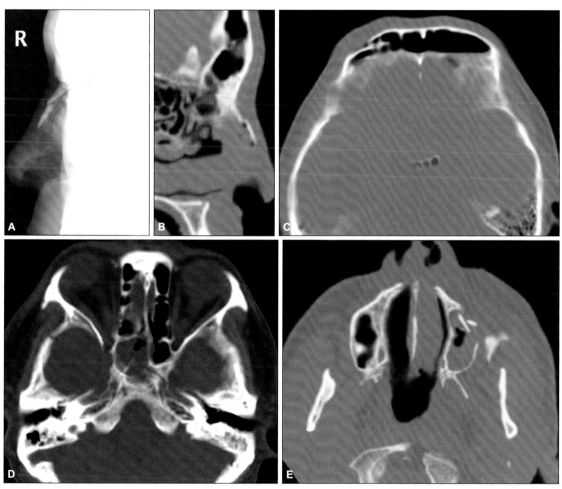

图 3-7-2　鼻骨及鼻窦骨折
A. 鼻骨中部骨质断裂；B. CT 矢状位二维重建显示鼻骨骨折；C. 右侧额窦前部骨折；D. 右侧蝶窦左后壁可见骨折线伴窦腔积液，右蝶骨大翼骨折；E. 左上颌窦粉碎性骨折，部分骨片陷入窦腔伴窦腔积液

3. 耳、颞骨和颧骨骨折（fracture of zygomatic bone）

【病因】

一般特征

● 一般发病机制

○ 多为直接外力所致

【临床表现】

表现

● 最常见体征 / 症状

○ 耳部骨折：

◆ 耳出血、听力下降

◆ 面神经麻痹和脑脊液耳漏

○ 颧骨骨折
- 局部肿胀、疼痛、塌陷畸形
- 张口受限、眼睑闭合不全、眶周淤斑

人口流行病学
○ 青壮年人多见

【影像表现】

概述
- 最佳诊断依据：颞骨、颧骨骨质断裂不连
- 类型
  ○ 颞骨骨折：
    - 纵行骨折（约占80%）
    - 横行骨折
    - 混合型骨折
  ○ 颧骨骨折：Zingg分为
    - 部分骨折（A型）
    - 单一骨折（B型）
    - 多发粉碎骨折（C型）
- 部位
  ○ 外耳道骨折
    - 外耳道前壁，鼓部多见
    - 常累及颞颌关节
  ○ 乳突部骨折：最为常见
    - 纵性骨折易累及外耳道后壁、鼓室盖、面神经膝部
    - 横行骨折较累及面神经管鼓室段
  ○ 迷路骨折
    - 骨折线常贯穿岩部
    - 累及耳蜗、前庭、半规管、内听道等
  ○ 听小骨外伤：纵性骨折最常见

- 锤砧关节脱位、砧镫关节脱位
- 镫骨前庭中断
○ 面神经管骨折
- 纵行骨折常累及面神经膝部或鼓室段前部
- 横行骨折较易累及迷路段

CT表现
- 听小骨
  ○ 锤砧关节脱位：部分或完全脱位
    - 横断位"冰淇淋"（锤骨头）与"圆锥"（砧骨短脚）分离
    - 冠状位显示外侧脱位的砧骨与锤骨头形成"Y"字形
  ○ 砧镫关节脱位：砧镫关节异常增宽和（或）缩窄
  ○ 镫骨前庭中断：镫骨移位突入到前庭内
- 颧骨
  ○ A型：颧骨部分骨折
  ○ B型：颧骨体断裂移位
  ○ C型：多发粉碎性骨折
  ○ 多伴发邻近颅缝分离

MRI表现
- 观察面神经损伤
- 硬脑膜撕裂时脑脊液漏、颅内积气

推荐影像学检查
- 最佳检查法：HRCT
- 检查建议
  ○ 首选HRCT检查，横断面、冠状面、斜矢状面
  ○ 增强MR显示面神经损伤较佳

诊断与鉴别诊断精要

- 颞骨纵行骨折多累及乳突部
- 颞骨横行骨折多累及耳道、鼓室盖、前庭、耳蜗及半规管
- 颧骨骨折多伴有邻近颅缝分离

典型病例

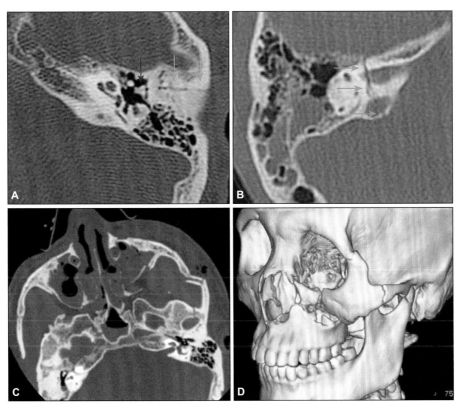

图 3-7-3　耳、颞骨及颧部骨折
A. 左颞骨纵行骨折（白箭头）伴锤砧关节脱位（红箭头）；B. 右颞骨横行骨折（绿箭头）伴中耳乳突积液；C. 左侧颧弓多发骨折及周围皮下积气，左侧上颌窦骨折伴鼻窦积液；D. CT 三维重建（VR）左侧颧弓骨折，上颌骨及颧骨骨折

4. 上、下颌骨骨折

【病因】

一般特征

- 一般发病机制
  - 多由于直接暴力或由邻近肌肉牵拉所致
- 流行病学
  - 下颌骨骨折较上颌骨和面部其他骨骨折常见

【临床表现】

表现

- 最常见体征 / 症状
  - 下颌骨骨折（fracture of mandible）
    - 软组织肿胀、疼痛、麻木
    - 张口受限、咬合与咀嚼障碍
  - 上颌骨骨折（maxillary fracture）
    - 软组织肿痛、眶下神经分布区麻木
    - 咬合错乱、眼运动及功能障碍
- 人口流行病学
  - 青壮年多见

【影像表现】

概述

- 最佳诊断依据：上、下颌骨骨质断裂、错位
- 部位
  - 下颌骨骨折
    - 可单发或多发、可单侧或双侧，
    - 常见部位为颏孔区、正中联合部、下颌角及髁状突
  - 上颌骨骨折
    - 易发生于牙槽突、上颌窦及邻近骨缝的薄弱区
    - 眼眶、筛窦及前颅窝底易波及
    - 分为 Le Fort Ⅰ 型、Le Fort Ⅱ 型及 Le Fort Ⅲ 型

CT 表现

- 颌骨骨折可伴牙齿脱落
- 下颌骨折可累及颞颌关节脱位
- 上颌骨折常累及鼻窦引起积血或眶内异常

推荐影像学检查
- 最佳检查法：首选 CT 检查

- 检查建议
  - CT 三维重建可显示骨折移位的外部改变

诊断与鉴别诊断精要

- 上颌窦骨折可引起鼻窦、眶内异常
- 下颌骨骨折可累及颞颌关节和牙齿

典型病例

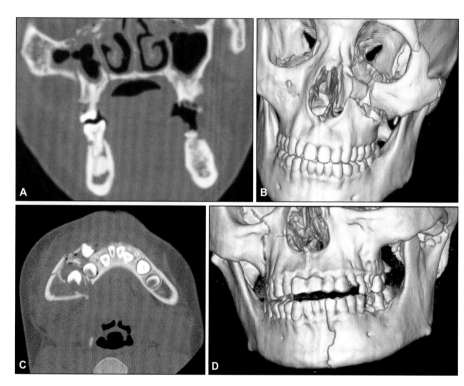

图 3-7-4　上、下颌骨骨折
A.右侧上颌骨腭突及上颌窦上壁与前外壁骨折；B.左上颌骨额突、眶突、颧骨及左眶缘骨折；C.下颌骨体部牙槽骨骨折伴牙齿脱落；D.下颌骨体部骨折

重点推荐文献

[1] 张云亭, 袁韦德. 医学影像检查学技术. 北京: 人民卫生出版社, 2006.
[2] 候开渝, 肖德贵, 王锡增, 等. 鼻骨细微解剖结构和鼻骨折的高分辨CT研究. 中华放射学杂志, 2005, 39(5): 527-530.
[3] 朱越, 丁世斌, 李家栋. 螺旋CT多平面容积重建在眼外伤诊断中的应用. 中国实用眼科杂志, 2003, 21(7): 15-16.

二、常见脱位

1. 颞颌关节脱位（dislocation of temporomandibular joint）

【病因】

一般特征
- 一般发病机制

- 直接外力或外伤后暴力传导
- 习惯性脱位

【临床表现】

表现
- 最常见体征 / 症状
  - 局部疼痛、压痛
  - 张闭口困难、颞颌关节畸形

- 人口流行病学
  - 青壮年多见

【影像表现】

概述

- 最佳诊断依据：髁状突脱出关节凹外且不能自行复位
- 部位
  - 单侧或双侧脱位
- 类型
  - 前方脱位、后方脱位、上方脱位及侧方脱位
  - 完全脱位、半脱位、习惯性脱位

X 线表现

- 完全脱位：闭口时髁状突不能复位

- 半脱位：闭口时髁状突部分复位
- 习惯性脱位：张口时髁状突活动过大，闭口不能自行恢复

CT 表现

- 髁状突脱出关节凹外
- 可见伴发髁状突及周围骨折

MRI 表现

- 显示关节盘损伤

推荐影像学检查

- 最佳检查法：CT 检查
- 检查建议
  - 轴位薄层、冠状面、三维重建

> **诊断与鉴别诊断精要**
>
> - 颞颌骨关节活动时不能恢复原位
> - 前脱位多见

典型病例

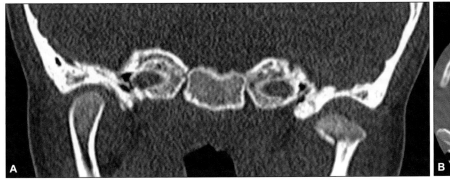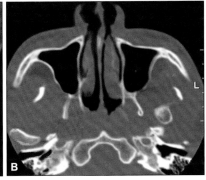

图 3-7-5　颞颌关节脱位伴髁状突骨折
A.CT 冠状面重建显示左侧颞颌关节脱位伴髁状突骨折，轻度成角；B.左侧颞颌关节脱位

（丁建平　陈小启）

重点推荐文献

[1] 张震康,俞光岩.口腔颌面外科学.北京:北京大学医学出版社,2007.

[2] 邱蔚六,张震康,张志愿,等.口腔颌面外科学.6版.北京:人民卫生出版社,2008.

主要参考文献

[1] 徐朝霞, 李哲, 强万本, 等. 鼻骨骨折的X线、CT检查技术. 实用放射学杂志, 2002, 18(3): 170-172.

[2] Diatlov MM. Radiographic diagnosis of injuries of the pelvic ring in acute trauma. Vestn Rentgenol Radiol, 2000, 76(4): 34-42.

[3] 李学文, 徐建高. 骨科创伤性疾病. 北京: 科学技术文献出版社, 2000.

[4] 周东生. 骨盆创伤学. 济南: 山东科学技术出版社, 2003.

[5] 秦维昌. 医学影像技术的现状与发展. 中华放射学杂志, 2007, 41(2): 113-114.

[6] Kehdy Farid, Richardson J, David. FACS the Utility of 3-D CT scall in the diagnosis and evaluation of sternal fractures. Journal of trauma-Injury Infection Critical Care, 2006, 60(3): 635-663.

[7] Resonance imaging in acute knee injuries. Clin J Sport Med, 2000, 10(1): 34-39.

[8] DC Templeman, RA Marder. Injuries of the knee associated with fractures of the tibial shaft, Detection by examination under anesthesia: a prospective study. Bone Joint Surg Am, 1989, 71(9): 1392-1395.

[9] 冯传汉, 张铁良. 临床骨科学. 2版. 北京: 人民卫生出版社, 2004.

[10] Bukata SV. Short-term and long-term orthopaedic issues in patients with fragility fractures. Clin Orthop Relat Res, 2011, 469 (8): 2225-2236.

[11] Schanz S, Fierlbeck G, Ulmer A, et al. Localized Scleroderma: MR Findings and Clinical Features. Radiology, 2011, 260(3): 817-24.

[12] 侯树勋. 现代创伤骨科学. 北京: 人民军医出版社, 2002.

[13] Tadros AM, Lunsjo K, Czechowski J, et al. Usefulness of different imaging modalities in the assessment of scapular fractures caused by blunt trauma. Acta Radiol, 2007, 48(1): 71.

[14] Rydberg J, Buckwalter KA, Caldemeyer KS, et al. Multisection CT: scanning techniques and clinical applications. Radiographics, 2000, 20(6): 1787.

[15] Ross GJ, Love MB. Isolated avulsion fracture of the lesser tuberosity of the humerus, report of two cases. Radiology, 1989, 172 (3): 833-834.

[16] Hindman BW, Schreiber RR, Wiss DA, et al. Supracondylar fractures of the humerus: prediction of the cubitus varus deformity with CT. Radiology, 1988, 168 (2): 513-515.

[17] Imaeda T, Nakamura R, Shionoya K, et al. Ulnar impaction syndrome: MR imaging findings. Radiology, 1996, 201(2): 495-500.

[18] Grampp S, Majumdar S, Jergas M, et al. Distal radius: in vivo assessment with quantitative MR imaging, peripheral quantitative CT, and dual X-ray absorptiometry. Radiology, 1996, 198(1): 213-218.

[19] 王亦璁. 骨与关节损伤. 3版. 北京: 人民卫生出版社, 2005.

[20] Memarsadeghi M, Breitenseher M, Occult scaphoid fractures: comparison of multidetector CT and MR imaging-initial experience. Radiology, 2006, 240(1): 169-176.

[21] Tiel-van Buul MM, van Beek EJ. Value of MR imaging in the detection of occult scaphoid fractures. Radiology, 1998, 206 (1): 291-292.

[22] Wayne M. Open and arthroscopic treatment of perilunate injuries. Clinical Orthopaedics and Related Research, 2006, 445: 120-132.

[23] Jiang R, Luo CF, Zeng BF, et a1. Minimally invasive plating for complex humeral shaft fractures. Arch Orthop Trauma Surg, 2007, 127(7): 531-535.

[24] Pospula W, Abu Noor T. Percutaneous fixation of comminuted fractures of the humerus: initial experience at AI Razi hospital, Kuwsit. Med Prine Praet, 2006, 15(6): 423-426.

[25] 杨冬凝. 胫骨平台骨折的治疗——附126例报告. 中国矫形外科杂志, 2006, 14(10): 740-742.

[26] Virolainen H, Visuri T, Kuusela T. Acute dislocation of the patella: MR findings. Radiology, 1993, 189(1): 243-246.

[27] 荣国威. 踝关节骨折. 中华骨科杂志, 1987, 1(5): 395.

[28] 曾柄芳, 张长青, 王坤正, 等. 2004创伤骨科新进展. 北京: 人民卫生出版社, 2003.

[29] 王溱. X线诊断学. 石家庄: 河北教育出版社, 2001.

[30] 丁建平, 李石玲. 骨与关节损伤影像诊断图谱, 北京: 人民卫生出版社, 2006.

骨与关节感染性疾病

4

第 1 节　化脓性感染

一、急性化脓性骨髓炎

【概念与概述】

　　急性化脓性骨髓炎（acute pyogenic osteomyelitis）是化脓菌侵入骨和骨髓引发的骨和骨髓的急性化脓性炎症

- 同义词：急性骨髓炎

【病理与病因】

一般特征

- 一般发病机制
  - 可由血源性感染或外源性感染引起，以血源性感染最多
  - 儿童血行感染时，细菌经滋养动脉进入骨髓，较多停留在干骺端临近骺板的松质骨区域，形成局部化脓性炎症
- 病因学
  - 常见的致病菌为金黄色葡萄球菌
  - 其他少见的有溶血性链球菌、大肠埃希菌和肺炎链球菌等
  - 除病原菌的种类和毒力大小外，机体对感染的敏感性，人体的抵抗力和局部抵抗力低下均与发病关系密切

大体病理及手术所见

- 炎症先在骨髓腔内蔓延，可在很短的时间内使骨干的髓腔充满脓液
- 炎症渗出物不断增多导致髓腔内压升高，扩延至哈氏管并穿过骨皮质，形成骨膜下脓肿使骨外膜与骨皮质分离，甚至穿破皮肤，形成脓性瘘管

- 由于骨膜掀起和血栓性动脉炎，使骨质血供发生障碍而形成死骨

显微镜下特征

- 早期病灶细小，明显充血、渗出及多量中性粒细胞浸润
- 骨髓炎发病 10 天后开始出现修复改变，坏死骨吸收和新生骨形成
  - 坏死骨吸收是通过肉芽组织从其表面开始
    - 坏死松质骨可较迅速地完全吸收，形成空腔，而后被新生骨或纤维组织所填充
    - 坏死皮质骨吸收缓慢，若死骨与肉芽组织分离不接触，则不被吸收而长期存留在脓腔内

【临床表现】

表现

- 全身症状因感染程度不同而异
- 轻者有低烧、局部疼痛症状
- 严重者，发病突然，为暴发性高热、寒战，体温急剧升高，达 39～40℃，可有脓毒血症
- 部分患儿高热、抽搐、腹胀、腹泻、皮下出血点、多发性脓疱及肺炎等
- 局部症状为患肢局部红、肿、热、痛，肌肉痉挛，邻近关节屈曲，可有积液
- 若感染穿破骨皮质和骨膜形成软组织脓肿，则局部疼痛可减轻，但肿胀更明显，触之有波动感

实验室检查

- 血中白细胞计数和中性粒细胞升高，红细胞沉降率增快，早期血细菌培养阳性

245

流行病学
- 年龄
  - 好发于儿童

病程与预后
- 急性期未发生骨内破坏以前
  - 哪里有骨膜下脓肿，哪里必将发生骨破坏
  - 哪里有骨膜剥离或破裂，哪里必将发生骨坏死
- 当大部骨干形成死骨时
  - 死骨周围如有骨包壳连接，手术取出死骨后，骨包壳可在将来改建成为新的骨干
  - 如死骨周围无骨包壳形成，死骨取出或吸收后，将发生骨不连，造成残疾

治疗
- 目的是中断骨髓炎由急性向慢性阶段演变，早期诊断与治疗是关键
- 未形成骨膜下脓肿时，以抗生素为主的保守治疗、支持疗法和对症治疗为宜
- 发病 3～4 天后，形成骨膜下脓肿，应及时手术切开引流排脓，患肢抬高、制动，可免于进一步骨质破坏，预后较佳
- 发病 7～8 天后，骨膜穿破，脓液流入软组织内，骨膜不同程度坏死，骨内血运已遭到广泛破坏，这时虽切开引流排脓，也必将转为慢性骨髓炎，甚至造成永久畸形

【影像表现】

概述
- 最佳诊断依据：骨质破坏，骨膜增生和死骨
- 部位
  - 常见于下肢长骨干骺端和骨干，以干骺端多见

X 线表现
- 软组织肿胀：多在发病后 7～10 天出现，骨质改变常不明显，主要为肌肉间隙模糊、消失（图 4-1-1），皮下组织与肌肉间的分界不清，皮下脂肪层内出现致密的条纹状和网状阴影
- 骨质破坏：约在发病 15 天后，出现多数分散的斑点状边缘模糊的骨质破坏区，骨小梁模糊、消失（图 4-1-1）。以后骨质破坏向骨干发展，范围扩大，融合形成大片状骨质破坏区，但很少跨过骺板累及骨骺或穿过关节软骨侵入关节（图 4-1-2）
- 死骨形成：为小片或长条状高密度影周围可见低

密度影围绕，死骨多与周围活骨不相连。少数病例可大部骨干形成死骨，易并发病理性骨折
- 骨膜增生：骨膜下脓肿刺激骨膜，在骨皮质表面形成葱皮状、花边状或放射状密度不均、边缘不整的骨膜新生骨，多与骨长轴平行（图 4-1-1，图 4-1-2）
  - 病变早期骨膜增生量较少，密度较淡，病程越长，骨膜增生越显著
  - 骨膜新生骨围绕骨干全部或大部，形成骨包壳。包壳被穿破，出现骨包壳缺损（图 4-1-2）
  - 少数化脓性病变穿过骨骺软骨板累及骨骺，或穿过关节软骨而侵入关节
  - 关节软骨破坏表现为骨性关节面中断、消失，关节间隙变窄或增宽
  - 骺板软骨破坏表现为干骺端先期钙化带消失、骨骺骨中心骨质出现破坏
- 骨质增生：初常较轻微，表现为骨质破坏区周围密度增高影，随病期延长骨质增生也趋明显

CT 表现
- 平扫 CT
  - 软组织肿胀：肢体增粗，皮下脂肪层增厚出现网状影，脂肪与肌肉界面变模糊，肌束间脂肪层移位、模糊或消失，肌肉组织肿胀，密度均匀减低（图 4-1-3）
  - 软组织脓肿：中心为低密度脓腔，周围是由炎性肉芽组织和纤维组织构成的脓肿壁。软组织内泡状含气影是脓肿的重要表现，位于低密度网状组织和脓肿之间
  - 骨质破坏和死骨：因发病部位不同而异。在干骺端，松质骨的破坏为小片状低密度影（图 4-1-3）。骨皮质的破坏表现为骨皮质中断、缺失，常与髓腔内的破坏灶相邻。死骨常表现为为低密度影（脓腔、肉芽组织）包绕的较高密度的骨片
  - 骨膜新生骨：在与长骨长轴垂直的层面上表现为环绕或靠近骨皮质的或宽或窄、单层或多层的弧线样高密度影（图 4-1-4），略低于正常骨皮质密度；在 MIP 上所见与平片相似
- 增强 CT
  - 能清晰显示骨破坏区、骨膜下和软组织内的脓肿。脓肿形成后增强扫描脓肿壁呈不

规则环形强化，中央脓腔部位则不强化

MRI 表现

- T1 加权
  - 骨质增生硬化表现为骨髓腔内外低信号区，骨皮质增厚
  - 骨质破坏区呈低信号（图 4-1-5A）
  - 死骨表现为均匀或不均匀低信号，周围绕以肉芽组织和脓肿形成的低信号带
  - 骨髓的充血、水肿、渗出和坏死在 T1WI 上信号强度减低，受累骨周围软组织肿胀，肌间隙和皮下脂肪模糊不清（图 4-1-5A）
- T2 加权
  - 骨质增生硬化为低信号区
  - 骨质破坏区表现为高信号区，脂肪抑制序列有利于小的骨质破坏区的显示（图 4-1-5B，C）
  - 死骨呈小片或长条状低信号，周围肉芽组织和脓肿呈高信号
  - 骨髓的充血、水肿、渗出和坏死信号强度增高（图 4-1-5B，C）
  - 骨膜反应表现为与骨皮质相平行的细线状高信号，外缘为骨膜新生骨的低信号线，外围高信号为相邻软组织广泛水肿
- T1 增强
  - 炎性病灶信号增强，坏死液化区不强化，脓肿壁可出现明显不规则环形强化（图 4-1-5D）。脓肿周围的水肿区可见轻度强化

核医学表现

- SPECT 骨三相 ^{99m}Tc-MDP（^{99m}锝 - 亚甲基二磷酸盐）扫描结果
  - 骨代谢增高及局部血流量增多均可导致其浓聚（图 4-1-6）
  - 急性化脓性骨髓炎早期（24 小时以内）因病变部位血管扩张和炎性细胞浸润，病变部位骨代谢增高，血流量增多，从而导致 ^{99m}Tc-MDP 在病变部位浓聚

推荐影像学检查

- 首选检查法：X 线平片；但早期平片中尚未见

骨改变时以 MRI 最佳

- 检查建议
  - X 线平片是最基本的检查方法，对进展期的急性化脓性骨髓炎有重要诊断价值，还可评价疗效
  - CT 对软组织改变、小骨质破坏和死骨的显示明显优于 X 线片，有助于早期诊断和确定隐匿性病变。对细微的骨膜增生显示能力不如 X 线
  - 早期急性化脓性骨髓炎应首选 MRI，对骨髓水肿和软组织改变非常敏感，在确定骨髓炎和软组织感染方面明显优于 X 线片和 CT。MRI 易于显示髓腔内的炎症浸润范围，可确定骨质破坏前的早期感染，并能清楚反映病理改变过程

【鉴别诊断】

肿瘤

- Ewing 肉瘤
  - 好发于骨干，中心破坏，骨膜增生呈葱皮状较局限，病程较慢，一般以月计算；但也有进展较快的，甚至出现局部红、肿、热、痛
  - 肿瘤广泛破坏骨质，但也可能引起明显的反应性骨质增生和骨膜新生骨，但骨增生与破坏在空间上和时间上无一致性，这是肿瘤和炎症的最大区别点
  - 有较广泛的软组织肿块，但其内不会出现骨化影
- 骨肉瘤
  - 进展较急性炎症缓慢，一般无炎性症状。骨破坏和骨质增生、骨膜新生骨的关系同上所述。更重要的是常可在骨肉瘤的软组织肿块内发现瘤骨影

感染

- 儿童骨骺、干骺端结核
  - 局部疼痛、肿胀，但少见红、热；以骨质破坏或骨质疏松为主，沙粒样死骨，少见骨质增生硬化。病程进展相对缓慢

诊断与鉴别诊断精要

- 发生于儿童下肢长骨干骺端的骨质破坏，骨质增生和死骨考虑急性化脓性骨髓炎
- 进展较快，多有局部红、肿、热、痛，骨增生与破坏在空间和时间上具有一致性

典型病例

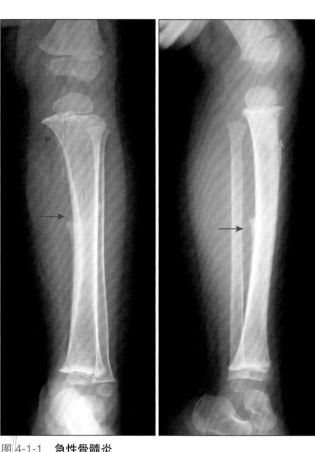

图 4-1-1 急性骨髓炎
女性，2 岁，左小腿肿胀，发热 2 周。X 线示左胫骨干骺端骨质破坏（绿箭头），骨膜新生骨（红箭头），周围软组织肿胀、间隙模糊

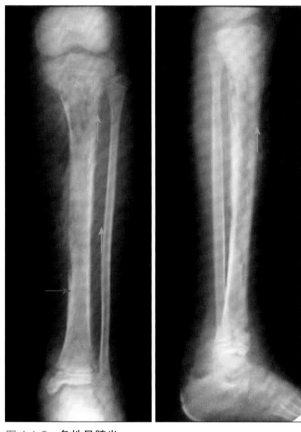

图 4-1-2 急性骨髓炎
男性，12 岁，左小腿肿胀，发热 20 天。X 线示左胫骨弥漫性骨质破坏（绿箭头），轻微骨膜新生骨（红箭头），周围软组织肿胀、间隙模糊

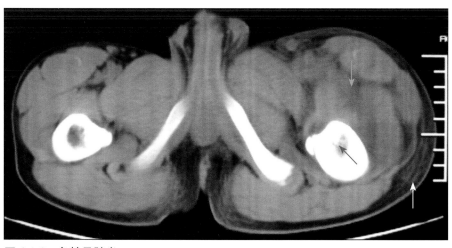

图 4-1-3　急性骨髓炎
男性，13 岁，左大腿红肿发热 6 天。CT 示左股骨近端骨髓腔密度增高（绿箭头），骨皮质增厚，周围的肌肉组织肿胀、间隙模糊（红箭头），局部的皮下脂肪组织肿胀（白箭头）

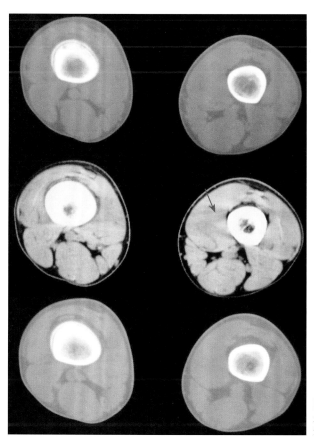

图 4-1-4　急性化脓性骨髓炎
男性，15 岁，右大腿肿痛 2 周。CT 横断面平扫：显示骨膜下脓肿（红箭头），骨皮质破坏，层状骨膜新生骨（绿箭头）

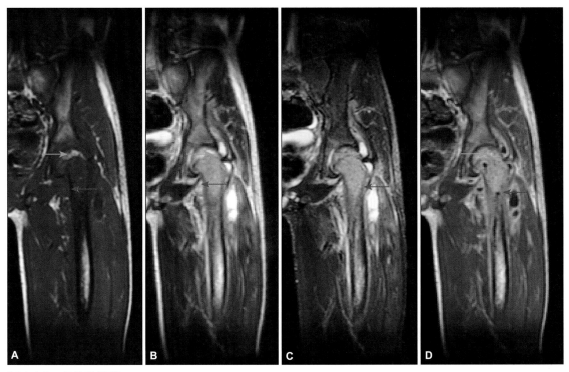

图 4-1-5　急性骨髓炎
男性，13 岁，左大腿红肿发热 6 天。A. T1WI 示左股骨近端骨髓腔信号减低（绿箭头）、外侧见低信号的脓腔（红箭头）；
B、C. T2WI 和 STIR 示左股骨近端骨髓腔中高信号（绿箭头）、外侧见高信号的脓腔（红箭头），周围软组织肿胀；D.
T1WI 增强扫描示左股骨近端骨髓腔轻度强化（绿箭头）、外侧的脓腔呈环形强化（红箭头）

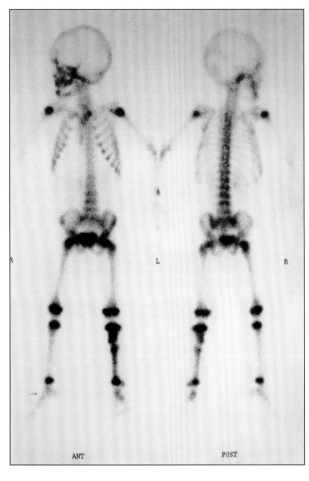

图 4-1-6　急性化脓性骨髓炎
同图 4-1-2 病例。ECT 示左胫骨近段放射性核素浓集

重点推荐文献

[1] 郭启勇. 实用放射学. 北京: 人民卫生出版社, 2007: 1148-1150.

[2] Unger E, Moldofsky P, Gatenby R, et al. Diagnosis of osteomyelitis by MR imaging. AJR, 1988, 150 (3):605-610.

二、慢性化脓性骨髓炎

【概念与概述】

慢性化脓性骨髓炎（chronic pyogenic osteomyelitis）大多数由于急性化脓性骨髓炎未得到及时而充分治疗的结果。急性骨髓炎治疗不彻底，引流不畅，在骨内遗留感染性病变、死骨或脓腔时，即转为慢性化脓性骨髓炎

【病理与病因】

一般特征

- 一般发病机制
  - 急性期如果修复不彻底便会演变成慢性骨髓炎
  - 死骨处于四周完全游离的空隙内，浸泡在脓液中，吸收非常缓慢，甚至停止吸收。为了使感染局限化，周围的骨骼逐渐致密硬化，外周骨膜亦不断形成新骨而使骨皮质增厚、骨干增粗变形。骨髓腔和皮质形成窦道，脓液及死骨碎屑可经窦道排出体外
  - 软组织损毁严重而形成瘢痕，表面皮肤菲薄，极易破损，窦道经久不愈，表皮会内陷生长，深入窦道内
  - 死骨排净后，窦道口闭合，儿童病例：小的腔隙可由新骨或瘢痕组织所填充。成人病例：腔隙内难免会有致病菌残留，在适当时候都可以复发
- 病因学
  - 急性感染期未能彻底控制，反复发作演变成慢性骨髓炎
  - 低毒性细菌感染，在发病时即表现为慢性骨髓炎

大体病理及手术所见

- 死骨与骨性包壳
- 显著的骨质修复

显微镜下特征

- 骨质破坏区周围大量骨质增生，骨小梁增粗、紊乱，密度明显增高

- 骨膜反应显著，骨膜新生骨呈密实的致密影，与残存的骨皮质融合
- 髓腔骨质破坏趋于局限，内部充满脓液和肉芽组织

【临床表现】

表现

- 最常见体征/症状
  - 在病变不活动阶段可无症状，骨失去原有的形态，肢体增粗及变形
  - 皮肤菲薄色泽暗，有多处瘢痕，稍有破损即引起经久不愈的溃疡。或有窦道口长期不愈合，窦道口肉芽组织突起，流出臭味脓液
  - 肌肉纤维化可以产生关节挛缩
  - 急性感染发作表现为局部红、肿、热、痛。患者可有发热
  - 在体质不好或身体抵抗力低下情况下，可以诱发急性发作
- 临床病史：多有急性化脓性骨髓炎病史

病程与预后

- 长期多次反复发作使骨骼变形，增粗，皮肤色素沉着，因肌肉挛缩出现邻近关节畸形，窦道口皮肤反复受到脓液刺激会癌变
- 儿童往往因骨骺破坏而影响骨骼生长发育，使肢体出现缩短畸形，偶有发生病理性骨折

治疗

- 治疗原则以手术治疗为主，尽可能彻底清除病灶，摘除死骨，清除增生的瘢痕和肉芽组织，消灭死腔，改善局部血液循环，为愈合创造条件。为达到此目的，单用药物常不能奏效，必须采用手术和药物综合治疗

【影像表现】

概述

- 最佳诊断依据：骨质增生、硬化，死骨，窦道形成
- 部位
  - 常见于下肢长骨干骺端和骨干，以干骺端

多见

X 线表现

- 软组织肿胀：除非是急性发作期，一般无明显的软组织肿胀
- 骨质破坏：除死骨周围和骨瘘管外，骨质破坏也多不明显，但在高电压摄影的片上可见骨质增生区中的大小不等的较低密度区（图 4-1-7）
- 骨质增生硬化：是慢性骨髓炎修复过程中的必然反应，也是最重要的影像学表现
  - 病灶周围新生的骨组织，骨小梁密集，排列紊乱，呈均匀骨化阴影，无骨纹结构。这种新生骨的中心常有活动病灶存在。骨皮质增厚，骨干增粗变形（图 4-1-7）
  - 当炎性病灶完全吸收后，则周围的新生骨经过改建吸收，变为有骨纹结构
  - 病变治愈后，增生的骨组织可完全吸收，髓腔再通
- 骨膜新生骨、骨包壳与死骨形成：骨膜新生骨与骨包壳都是由于慢性炎症所引起的骨膜反应、骨化所致
  - 骨膜反应是在存活的骨皮质外面形成的，在骨髓炎治疗修复过程中，可逐渐成熟并与骨皮质融合（图 4-1-7）
  - 骨包壳是在大块坏死骨干的周围被剥离的骨膜形成的。只要死骨存在（图 4-1-7），这种骨包壳会越来越厚
  - 死骨清除后或吸收后，骨包壳经过改建和塑形，可代替坏死的骨干最终形成接近正常的皮质骨
  - 婴幼儿和儿童骨髓炎，骨内脓肿广泛扩散至骨膜下，造成骨膜广泛剥离，形成大段骨干坏死而外有包壳则形成所谓"骨柩"；如骨膜广泛破坏，无法形成包壳，当死骨吸收或手术摘除后，将造成骨质缺损、骨缩短畸形
  - 青少年骨髓炎多为弥漫性骨质破坏，形成多发小块死骨，在修复过程中小块死骨可被吸收，由新骨填充

CT 表现

- 平扫 CT
  - 以上平片所见 CT 均可显示
  - 残留骨破坏灶表现为硬化区中低密度灶，边缘不规整，断面呈类圆形或不规则形（图 4-1-8）

- 骨破坏周围广泛的骨质增生硬化，骨小梁粗密模糊，皮质变厚，密度增高（图 4-1-8）
- 骨内膜增生使骨髓腔变窄或消失，骨外膜增生使骨干增粗，骨外缘不规则（图 4-1-8）

MRI 表现

- T1 加权
  - 受侵骨髓出现炎性渗出、纤维化及部分组织坏死呈低信号（图 4-1-9A）
  - 脓肿区的信号则接近液体，呈长 T1 信号
  - 不均匀增厚的骨皮质为低信号（图 4-1-9A）
  - 水肿的肌肉组织呈略低信号
- T2 加权
  - 炎性渗出、纤维化、出血及部分组织坏死呈高信号，脓肿区呈长 T2 信号
  - 正常骨髓、软组织与病变累及区的界限相当清楚，可有明显的骨皮质增厚，呈低信号（图 4-1-9B）。感染的肌肉组织呈高信号改变（图 4-1-9B）
- T1 增强
  - 肉芽组织强化呈高信号强度
  - 脓肿区呈环形强化，脓腔无对比增强

推荐影像学检查

- 首选检查法：X 线平片
- 检查建议
  - X 线平片可以了解有无死骨，了解其形状、数目、大小、部位以及骨包壳情况
  - 一般病例不需要作 CT 检查，因骨质密度增高难以显示死骨者可作 CT 检查。CT 能更好地发现死骨和脓腔，明确有无小的活动性病灶
  - MRI 对慢性化脓性骨髓炎的诊断和鉴别诊断价值高于 X 线平片和 CT，对病变的范围界定和病变性质的判断有较大作用

【鉴别诊断】

肿瘤

- 硬化型骨肉瘤
  - 病变快速进展，局部出现间歇性或持续性剧痛
  - 可见骨膜反应，无死骨，骨质增生硬化呈斑片状，可见针状瘤骨
  - 周围软组织肿块内可有瘤骨
  - 骨质破坏与骨质增生（包括反应骨、骨膜新生骨和瘤骨）无空间和时间上的一致性

诊断与鉴别诊断精要

- 多在急性骨髓炎后，出现广泛骨质增生硬化，大块死骨和窦道形成
- 临床常反复发作，局部窦道流脓

典型病例

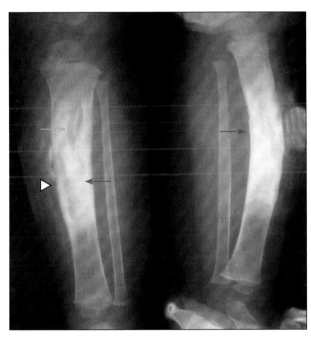

图 4-1-7 慢性化脓性骨髓炎
女性，6 岁，左小腿反复肿痛。X 线平片：胫骨干骨皮质广泛性增生硬化（红箭头），髓腔变窄，骨轮廓增粗变形，近侧干骺端可见骨破坏区，其内长条状高密度影为死骨（绿箭头），外侧缘仍见骨膜新生骨（△）

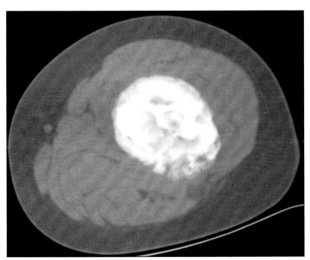

图 4-1-8 慢性化脓性骨髓炎
女性，23 岁，左大腿疼痛不适 3 年。CT 横断面平扫：股骨干骨质密度增高、骨皮质增厚、边缘不规则，髓腔变窄，软组织无明显肿胀

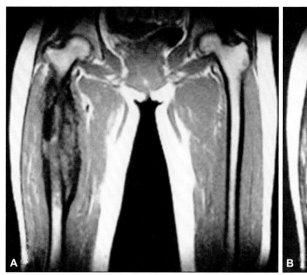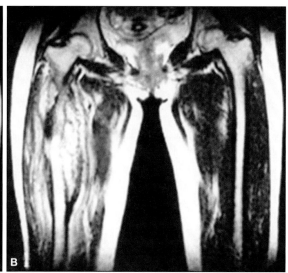

图 4-1-9 慢性化脓性骨髓炎
同图 4-1-8 病例。A，B. MRI 冠状面平扫：右股骨增生、硬化的骨质在 T1WI 和 T2WI 上均为低信号。肉芽组织和水肿的肌肉为 T1WI 低或稍高信号，T2WI 为中高信号

重点推荐文献

[1] 赵炬才，张铁良. 骨与关节感染外科学. 北京：中国医药科技出版社，1991: 447-448.

[2] 陈星荣，沈天真，段承祥. 全身CT和MRI. 上海：上海医科大学出版社，1994: 758-759.

三、化脓性关节炎

【概念与概述】

化脓性关节炎（suppurative arthritis）是指化脓性细菌引起的关节内感染，是一种对关节危害较严重的疾患

【病理与病因】

一般特征

- 一般发病机制
  - 常见的是细菌从身体其他部位的感染灶经血循环播散至关节
  - 关节邻近的化脓性骨髓炎也可直接蔓延引起关节炎，细菌也可由关节开放性损伤直接进入关节腔
  - 各种关节手术、关节穿刺、关节镜检查引起的继发性感染
  - 除细菌毒力外，机体抵抗力低下是导致关节感染的又一重要因素，使在一般情况下不易致病的细菌也可乘虚而入引起发病
- 病因学
  - 病菌主要为金黄色葡萄球菌，约占80%左右
  - 其他有大肠埃希菌、肺炎链球菌、铜绿假

单胞菌等
  - 婴幼儿化脓性关节炎常为溶血性链球菌引起

大体病理及手术所见

- 大致可分为 3 个阶段，即浆液性渗出期、浆液纤维蛋白性渗出期、脓性渗出期
  - 浆液性渗出期
    - 此期关节软骨尚未遭受损害
  - 浆液纤维蛋白性渗出期
    - 滑膜炎症继续发展，渗出液增加
    - 纤维蛋白沉着物黏着在关节软骨表面，影响滑液内营养进入软骨和软骨代谢产物的释出，使软骨代谢发生障碍
    - 脓细胞释放出的大量蛋白分解酶破坏软骨基质，关节表面失去滑润的表面，关节滑膜逐渐增厚，关节内发生纤维性粘连
  - 脓性渗出期
    - 关节液呈黄白色，死亡的多核白细胞释放出蛋白分解酶，使关节软骨溶解破坏，炎症侵入软骨下骨质，关节滑膜肿胀、肥厚、白细胞浸润，形成局灶性坏死
    - 脓液穿破关节囊时，可使关节周围软组织发生蜂窝织炎，形成关节周围软组织

脓肿
■ 如脓肿穿破皮肤，则形成窦道

- 无论机体抵抗力的强弱、细菌毒力的大小和病程的长短，病变的发展为逐渐演变过程，分期无明显界限，有时某一阶段可独立存在，每一阶段的长短也不尽一致

显微镜下特征

- 浆液性渗出期：滑膜充血、水肿、白细胞浸润，关节腔内为淡黄色较清晰的浆液性渗出，渗出液内含有大量白细胞。细菌涂片及培养检查可能均为阴性
- 浆液纤维蛋白性渗出期：滑膜增厚，因细胞成分增加，渗出液外观黏稠、混浊，内含脓细胞、细菌及纤维蛋白性絮状物。关节抽出液细菌涂片及培养检查多为阳性。关节软骨未受累
- 脓性渗出期：关节渗出液转为脓性，脓液中含有大量细菌及脓细胞，蛋白溶解酶破坏关节软骨，滑膜破坏加重。毁损严重的关节将发生骨性强直

【临床表现】

表现

- 最常见体征/症状
  - 起病急骤，寒战高热，体温可达39℃以上，甚至出现谵妄与昏迷
  - 病变关节迅速出现疼痛与功能障碍
  - 患者因剧痛往往拒作任何检查
  - 关节腔内积液在膝部最为明显，可见髌上囊明显隆起，浮髌试验可为阳性，张力高时使髌上囊甚为坚实，因疼痛与张力过高有时难以作浮髌试验
  - 关节囊坚厚结实，脓液难以穿透，一旦穿透至软组织内，则蜂窝织炎表现严重
  - 深部脓肿穿破皮肤后会成为瘘管，此时全身与局部的炎症表现都会迅速缓解
- 临床病史：一部分病例发病与外伤有关

实验室检查

- 血中白细胞升高
- 血及关节抽出液细菌培养阳性

流行病学

- 年龄
  - 可发生于任何年龄，以儿童和婴儿多见

病程与预后

- 起病急骤，病变进展快

- 浆液性渗出期控制感染，可保存关节功能
- 浆液纤维蛋白性渗出期愈合后关节内粘连，关节部分功能受损
- 脓性渗出期关节软骨和滑膜已破坏，治愈后关节发生纤维性或骨性强直

治疗

- 全身治疗
  - 尽早、有效、足量应用抗生素，疗程要充分，待到临床症状控制，开始向正常转化时，再改口服药物，抗生素使用宜持续到症状消退后2周
- 局部治疗
- 急性期：固定，关节穿刺和冲洗，关节切开引流术
- 恢复期：功能锻炼，牵引
- 后遗症期：关节强直于功能位者不需治疗。关节强直于非功能位、陈旧性病理性脱位者需手术治疗

【影像表现】

概述

- 最佳诊断依据：关节承重部分软骨及关节面下广泛骨破坏，关节间隙由宽到窄，甚至消失
- 部位
  - 一般病变多系单发，在儿童亦可累及多个关节。最常发生在承重大关节，以髋、膝多发，肘、肩、踝次之

X线表现

- 早期关节周围软组织肿胀，软组织密度增加；由于关节积液可见关节间隙增宽
- 骨骼改变的第一个征象为骨质疏松；接着关节软骨破坏而出现关节间隙进行性变窄；软骨下骨质破坏使骨面毛糙，并有虫噬样骨质破坏，以关节负重区软骨破坏严重处最明显（图4-1-10A，4-1-11）
- 一旦出现骨质破坏，进展迅速并有骨质增生使病灶周围骨质密度增高
- 严重时，干骺端亦可受累。可发生受累关节病理性脱位（图4-1-10A）
- 后期可出现关节挛缩畸形，关节间隙狭窄，关节强直，甚至有骨小梁通过关节骨端成为骨性强直（图4-1-10B，4-1-11）

CT表现

- 平扫CT

- 关节周围软组织肿胀表现为与病灶相邻的肌肉水肿，密度下降，脂肪间隙模糊或消失（图 4-1-12）
- 关节间隙变窄，因关节积脓和关节半脱位亦可表现为关节间隙增宽
- 关节面模糊不光整，可见片状低密度骨质破坏区
- 骨小梁稀疏，皮质变薄（图 4-1-12）
- 少数病例可见骨内积气（图 4-1-12）
- 随访观察中，CT 可清楚显示骨质破坏的进展、死骨吸收情况以及关节周围软组织内有无脓肿残留

MRI 表现

- T1 加权
  - 早期滑膜充血水肿，不均匀增厚，内壁毛糙不整，呈片状长 T1 信号，边界不清
  - 关节软骨破坏呈长 T1 信号的虫噬样或小片状软骨缺损
  - 骨端水肿呈片状长 T1 信号。关节积液、关节囊积液为关节腔内或关节囊内见液体样信号，呈较均匀的长 T1 信号（图 4-1-13A）
  - 受累的肌腱及关节内韧带呈模糊、片状的长 T1 信号
  - 晚期关节软骨大量破坏，正常软骨消失，为纤维组织和肉芽组织取代，关节间隙变窄
- T2 加权
  - 滑膜充血水肿呈片状长 T2 信号（图 4-1-12B，C）
  - 关节软骨破坏呈等 T2 信号的软骨缺损
  - 关节面下骨质破坏为极低信号的骨皮质内出现斑点状、斑片状及横穿骨皮质的线状

异常信号
  - 骨端水肿呈长 T2 信号。关节积液、关节囊积液为长 T2 信号（图 4-1-12B，C）
  - 关节周围软组织肿胀增厚，层次模糊不清，信号增高（图 4-1-12B，C）
  - 关节周围肌腱及关节内韧带的受累呈长 T2 信号

核医学表现

- 感染后数小时至数日就可显示局部核素聚集增加

推荐影像学检查

- 最佳检查法：MRI
- 检查建议
  - X 线平片仍是基本和首选的检查方法
  - CT 检查显示关节肿胀、积液较 X 线平片清晰，但显示关节软骨病变不力
  - MRI 检查是早期诊断化脓性关节炎的最重要手段

【鉴别诊断】

感染

- 关节结核
  - 发病隐匿，病程较长，邻近骨疏松而较少骨质硬化，滑膜型关节结核的骨破坏始于关节边缘的非承重部位
  - 晚期骨端可破坏严重，关节半脱位或全脱位，但很少发生骨性强直

慢性关节病变

- 类风湿关节炎
  - 起病隐袭，病程长达数年，多关节对称性发病，局部骨质疏松明显，关节面边缘虫噬状、小囊状破坏，多侵犯手足小关节

诊断与鉴别诊断精要

- 起病急，进展快。患者发热，局部红、肿、热、剧痛
- 早期关节肿胀，关节间隙狭窄，骨端破坏多见于承重大关节的承重面，累及范围广，晚期关节骨性强直

典型病例

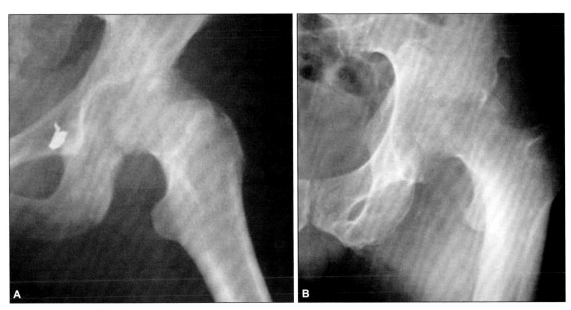

图 4-1-10　化脓性关节炎
A. X 线平片：活动期关节囊肿胀，关节间隙变窄，关节承重面骨质破坏、半脱位；B. 恢复期关节间隙消失，关节破坏，关节骨端斑片状骨质增生

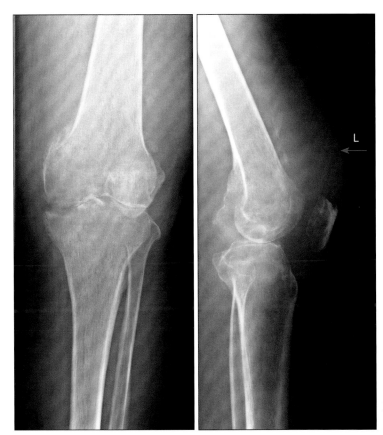

图 4-1-11　化脓性关节炎
男性，65 岁。左膝关节红肿热痛并发热 2 周，加重 3 天。左膝关节正侧位示左膝关节肿胀（红箭头），关节间隙变窄

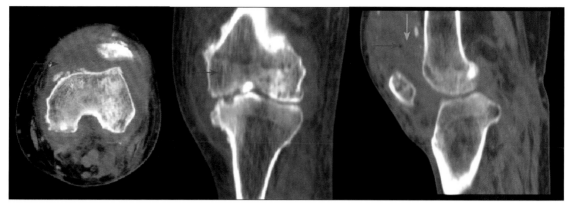

图 4-1-12　化脓性关节炎
同图 4-1-11 病例。左膝关节 CT 平扫＋二维重建图像示左膝关节囊肿胀积液、周围软组织肿胀、髌上囊积液（红箭头）并见一低密度的小气泡（绿箭头），关节间隙变窄

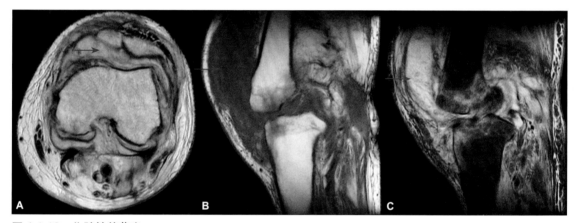

图 4-1-13　化脓性关节炎
同图 4-1-11 病例，左膝关节 MRI 平扫（A. T2WI；B. T1WI；C. STIR）示左膝关节囊肿胀积液、周围软组织肿胀（红箭头），关节间隙变窄，关节骨端骨髓水肿

重点推荐文献

[1] 吴恩惠. 医学影像学. 北京:人民卫生出版社, 2005: 94-95.
[2] 白人驹. 医学影像诊断学.北京:人民卫生出版社, 2006: 690-692.
[3] 刘子君. 骨关节病理学. 北京: 人民卫生出版社, 1996: 392-394.

四、沙门菌骨关节感染

【概念与概述】

　　沙门菌骨关节感染（salmonellal infection of bone and joint）是由属于沙门菌属的伤寒、副伤寒杆菌引起的骨和（或）关节感染，本病少见

- 沙门菌的分类主要以抗原构造为依据
- 这些年来，已发现千余种菌株，其中只有伤寒和甲、乙、丙型副伤寒沙门杆菌对人有致病力

【病理与病因】

一般特征

- 一般发病机制

　　○ 致病的主要因素是菌体裂解时释放的内毒素，致病菌经口入消化道进入血液导致菌血症或败血症，引起骨关节感染

- 病因学
　　○ 伤寒和副伤寒等沙门菌
- 流行病学
　　○ 沙门菌主要通过污染食品和水源经口感染，该病菌属多存在于煮熟的蛋类、奶类、肉类食品中
　　○ 沙门菌导致的骨髓炎临床上少见，一般在地中海贫血引起多部位骨梗死基础上继发，我国因极少地中海贫血患者，亦极少见这

类疾病的报道

大体病理及手术所见

- 发病初期侵犯肠壁集合淋巴结，局部病变肿胀、坏死和增生，亦可侵犯肝、脾、骨髓等处
- 骨组织则呈弥漫性炎症，可有化脓和组织坏死，无特异性病理改变

显微镜下特征

- 伤寒杆菌侵入骨组织引起大量巨噬细胞、浆细胞和淋巴细胞浸润，骨组织可呈陷窝性骨吸收并有死骨形成，骨小梁有代偿性骨质增生，骨膜增生和骨膜新生骨形成
- 骨内感染病变常有坏死和脓肿形成，周围有上皮样细胞、淋巴细胞及单核细胞浸润

【临床表现】

表现

- 伤寒、副伤寒及其他沙门菌感染后，潜伏期为7～14天
- 随后有持续高热，食欲不振、腹痛、腹胀、肝脾大，可持续发热10～14天。有时出现腹泻、肠道出血
- 临床表现可不一致，有以胃肠症状为主的胃肠炎型及菌血症型、败血症型，后两者可引起骨关节感染，出现四肢关节肿痛，甚至溃烂
- 侵犯脊柱时可引起腰背疼痛，关节肿痛消失后可造成关节僵直，活动障碍及关节变形
- 骨关节感染灶可以长期潜伏于骨内，数年后仍可急性发作或多次反复发作

实验室检查

- 血培养：为最常用的确诊依据。病程第1～2周的阳性率最高（80%～90%），第3周约为50%，第4周后不易检出。复发时可再度阳性
- 肥达反应：通常在病后1周左右出现抗体，第3～4周的阳性率可达70%以上，效价亦较高，并可维持数月。有10%～30%患者始终为阴性

人口统计学

- 年龄
  - 多发生于10岁以下儿童，青年亦有感染者
  - 成人沙门菌骨关节感染多自幼发病

病程与预后

- 发病10天后，即可发生四肢多发骨关节肿胀、疼痛，甚至溃烂
- 消肿后可造成四肢手足关节僵直，功能障碍，

关节变形

- 骨关节感染可长期潜在骨内，数年、十数年后仍可急性发作或多次反复发作

治疗

- 主张保守处理，采取制动和静脉注射抗生素，长期大量应用敏感的抗生素，沙门菌一般对青霉素类及头孢菌素类较为敏感，根据药敏试验选择药物，在药敏试验结果出来之前，可选择较为广谱的抗生素
- 手术治疗仅限于在经2～3周静脉注射抗生素症状不改善者

【影像表现】

概述

- 最佳诊断依据：多骨、多关节、多发小脓肿
- 部位
  - 常多骨发病

X线表现

- 病变分布广泛，不论四肢长骨与关节、手足诸骨与关节及脊椎骨和椎间盘均可同时受累
- 沙门菌骨髓炎主要是骨髓内多发脓肿形成，很少发生大块死骨，亦无骨包壳形成
- 骨内小脓肿初期表现为多发斑片状骨质破坏。修复期，骨质破坏周围骨质增生。发生于手足骨的骨端可呈穿凿样骨质破坏或形成瘘管
- 沙门菌关节炎更易侵犯手、足、腕、踝部
  - 初期，关节软骨广泛破坏，关节狭窄
  - 晚期，可发生关节融合，以致手足关节屈曲畸形或发生关节脱位，骨性关节面破坏、缺损、硬化或凹凸不平
- 沙门菌脊柱病变可以很广泛，累及多个椎体、椎间隙狭窄、椎旁脓肿，以致晚期多个椎体融合

【鉴别诊断】

肿瘤

- 多发性骨髓瘤
  - 常见于中老年人，表现为多发性骨破坏多见于红髓丰富的部位，破坏区邻近骨质无明显增生反应
  - 血中球蛋白异常增高，尿中可出现本-周蛋白

炎症

- 慢性化脓性骨髓炎
  - 一般有明显的急性骨髓炎病史，多可见死

骨及骨包壳形成

- ○ 病史可有反复的发热等，一般无合并疾病

骨坏死

- ● 缺血性坏死

- ○ 病变好发于股骨头，多骨发病的较少见
- ○ 骨内有囊性变，周边可见骨硬化带，但是不会有骨皮质增厚、髓腔变窄和骨膜新生骨

诊断与鉴别诊断精要

- ● 发生于手足短骨与小关节和脊柱的多骨多关节多发小脓肿
- ● 胃肠炎病史、肝脾大，血培养和肥达反应阳性

重点推荐文献

[1] Atkins BL, Price EH, Tillyer L, et al. Sahnonella osteomyelitis in sickle cell disease children in the east end of London. J Infect, 1997, 34(2): 133-138.

[2] Chambers JB, Forsythe DA, Bertrand SL, et al. Retrospective review of osteoarticular infections in a pediatric sickle cell age group. J Pediatr Orthop, 2000, 20(5): 682-685.

五、布氏杆菌骨关节感染

【概念与概述】

布氏杆菌骨关节感染（Brucella infection of bone and joint）是由各型布氏杆菌侵入血流在淋巴结或骨髓中引起炎性反应，随后在关节囊韧带附近或关节软骨下及骨髓内形成感染病灶引起的以长期关节痛和慢性化为特征的传染病

【病理与病因】

一般特征

- ● 一般发病机制
  - ○ 本病发病机制较为复杂，细菌和毒素作用，以及变态反应均不同程度地在发病中起作用
  - ○ 侵入人体的布氏杆菌经淋巴管进入局部淋巴结，在此大量繁殖成为原发病灶。当大量病原菌冲破淋巴屏障进入血流则成为菌血症；受机体多种免疫因素作用，菌体破坏释放出内毒素和其他物质，导致毒血症
  - ○ 部分病原菌被单核 - 吞噬细胞吞噬后可在其中繁殖，并随血流播散至骨髓等处进一步繁殖，引起组织细胞的变性、坏死
  - ○ 当病灶部位的 T 淋巴细胞被细菌致敏并再次接触抗原后，能释放细胞因子，趋化和激活巨噬细胞聚集于布氏杆菌周围，不断吞噬和杀灭布氏杆菌，形成包裹感染灶的肉芽肿

- ○ 未被巨噬细胞清除的布氏杆菌，可以寄生于单核 - 吞噬细胞内，在一定情况下大量繁殖，并再次冲破所寄生细胞，引起复发
- ● 病因学
  - ○ 分为牛羊猪三型
    - ■ 羊型布氏杆菌感染率最高，对人的感染危险最大，可暴发流行
    - ■ 亦有报告流产型牛型布氏杆菌感染人体最多
    - ■ 乙型猪布氏杆菌常发生化脓性骨髓炎，特别是椎体
- ● 流行病学
  - ○ 流行范围广，遍布世界各地
  - ○ 我国以东北、内蒙古及西北地区农牧区为主要疫区，主要为三类人群感染
    - ■ 农牧区有病畜接触史人员
    - ■ 与含菌培养标本接触的实验室工作人员
    - ■ 饮用过未经消毒灭菌达标的乳品或牛羊肉人群
  - ○ 根据以前我国调查，在牧区 100 万人中平均感染率为 6% 左右
  - ○ 20 世纪 80 年代以来，随着预防免疫、综合治疗等措施的大力开展，大多数地区疫情已得到控制，难得见到初染急性病例

大体病理及手术所见

- ● 通常分为急性期、亚急性期和慢性期
- ● 急性期为炎性细胞渗出，仅见滑膜、关节囊和

关节周围组织水肿

- 亚急性和慢性期主要形成滑膜型局部病灶，基本病理改变是局限性非特异性感染性肉芽肿，关节滑膜增生肥厚，有浆液渗出，继而关节软骨破坏，发生退行性变，关节间隙变窄
- 骨性关节面发生表浅性侵蚀，同时伴有修复反应而出现骨质硬化，偶见死骨形成。后期可发生关节强直
- 原发骨型病灶较少见，先在关节缘附近骨内产生布氏杆菌性肉芽肿，形成局部骨质破坏灶，周围有骨质增生硬化带围绕

显微镜下特征

- 病变区组织细胞增生，增殖性结节和肉芽肿形成
- 骨髓腔内肉芽组织增生，其内单核细胞、淋巴细胞、中性粒细胞、嗜酸性粒细胞浸润，可见成片类上皮细胞组成的结节性病灶

【临床表现】

表现

- 最常见体征 / 症状
  ○ 本质上是一种反复发作的菌血症，易转为慢性，并累及多个器官系统，临床上比较常见的是肝、脾、淋巴结等单核 - 巨噬系统、骨关节及神经系统
  ○ 儿童或成人感染后均可引起全身不适。大部分患者的精神状态良好，与其发热程度及热程不一致
  ○ 急性期以细菌性、毒素性因素为主。病原体进入人体后，在局部淋巴结内繁殖，达到一定数量后，引起菌血症、毒血症而出现发热、多汗等症状
  ○ 早期主要表现为多发游走性大关节炎。以后表现为骨骼受累，其中脊柱受累最常见，尤其是腰椎。受累后出现持续性腰痛及下背痛，局部压痛、叩击痛，伴相应神经根放射痛或脊髓受压症状，肌肉痉挛，脊柱活动受限，常处于固定姿势，有时局部淋巴结破溃后，出现腰大肌脓肿
  ○ 中期为亚急性期，发病 3 ~ 4 个月后，临床症状逐渐减轻，肝脾大
  ○ 慢性期以乏力伴多系统损害为主要表现，病变以超敏反应为主
- 临床病史：疫区生活史

实验室检查

- 大部分患者有肝功能变化
- 病原体分离、试管凝集试验、补体结合试验、抗人球蛋白试验阳性

病程与预后

- 急性发作时，呈波浪热，四肢大关节肿胀疼痛，关节积液，适当治疗可治愈
- 病菌被带到肝、脾、骨髓等处形成新的病灶，寄生于吞噬细胞内，可反复入血，故一般药物难以奏效，病情长期反复
- 慢性者较多，常迁延数年至数十年，以骨关节系统症状、体征为主者占 80% ~ 90%

治疗

- 主要采用药物治疗，少数在药物控制下行手术治疗
- 抗生素治疗原则：依药敏结果选择长期、足量、联合、多途径给药的抗生素
- 抗菌药物对急性期和急性发作者疗效佳，对慢性期及有顽固病灶者疗效较差
- 四环素 + 链霉素 + 利福平可增强杀菌作用，宜用于有严重并发症的病例
- 菌苗有脱敏及激发机体特异性抵抗力的作用，可用于慢性病例，宜与抗生素同时应用，以静脉注射疗效好
- 经过正规保守治疗无效，症状逐渐加重者，应选择手术治疗，术中病灶清除后投放敏感抗生素

【影像表现】

概述

- 最佳诊断依据：骨性关节面下松质骨的多发、周边有明显硬化带环绕的局灶性破坏，多与关节腔不相通，增生骨赘内可见松质骨结构
- 部位
  ○ 大关节、负重关节为主，最易受累的是脊柱，以腰椎居多

X 线表现

- 骨性关节面下局灶性骨破坏
  ○ 此征象较特异，表现在脊椎者好发于下腰椎椎体上下缘，多为直径 2 ~ 5mm 类圆形低密度灶，多发，周围有明显硬化带（图 4-1-14A）。椎弓也可有类似表现
  ○ 发生于骶髂关节者多为耳状面中下部串珠状骨破坏，周围有明显骨硬化，也可有死

骨（图 4-1-14B）
- 发生于四肢大关节者表现为骨性关节面及其下方多发类圆形骨破坏。重者呈蜂窝状，有的相互融合成较大的不规则骨破坏，可有死骨

● 骨膜骨化及增生硬化
- 发生在脊柱者表现为受累椎体边缘喙突状突出、甲胄状包壳，少数可累及附件。反应性新生骨内也可见到骨破坏
- 累及四肢关节者表现为骨端关节面下灶性骨破坏区周边有明显的骨硬化及关节面周边骨赘形成，骨赘内可有小破坏区，继而进一步刺激反应性骨增生。形成巨大骨赘，使整个关节密度明显增高
- 骨破坏灶无修复可能，且破坏灶越多、越明显，其周围的骨膜骨化及增生硬化越明显

● 关节间隙改变
- 慢性布氏杆菌病常见受累关节间隙变窄，但亦可正常、增宽或宽窄不等（图 4-1-14A）
- 变窄往往发生在负重部，年龄越大越明显

● 关节囊骨化及游离体
- 累及滑膜、滑囊、腱鞘等可致关节积液、囊肿等
- 反复发作、经久不愈的慢性布病可见关节囊、滑囊钙化骨化及关节腔骨性游离体，多见于肘关节与膝关节
- 椎旁韧带及关节周围软组织骨化率亦较高

CT 表现

● 平扫 CT
- 慢性布氏杆菌性骨关节病的特点如下
  - 基本稳定或缓慢进展的多部位、多关节、多组织受累
  - 大关节骨端骨性关节面下松质骨的多发、周边有明显硬化带环绕的局灶性破坏是其典型表现
  - 骨破坏灶有自限性，但常无修复可能。周围有明显的反应性骨硬化和（或）骨膜增生，新生骨内可有新的破坏灶
  - 受累关节可见间隙变窄、增宽、融合，关节软骨骨化，关节内游离体及关节囊、滑囊钙化等

MRI 表现

● T1 加权

- 除 CT 表现特征外，可早期发现骨和周围累及的软组织信号异常
- 椎间隙狭窄，椎体呈不均匀信号（图 4-1-15）。椎管内硬膜外脓肿、破坏的椎间盘或炎性肉芽组织突入椎管或后纵韧带钙化所致的相应平面脊髓受压
- 厚而不规则的脓肿壁呈界限不清脊柱旁稍低信号改变

● T2 加权
- 脓肿壁为稍高信号，其内的脓液为明显高信号
- 骨破坏明显时，脂肪抑制序列见椎体、椎间盘、附件及椎管内呈不均匀高信号（图 4-1-15B，C）

推荐影像学检查

● 首选检查法：X 线平片
● 检查建议
- 复杂、疑难病例参照 X 线平片，可行 CT 检查，以提高检查阳性率、降低假阳性率。CT 对复杂解剖结构的显示及对微小病变的发现有独到之处
- 累及脊柱者主要依靠 MRI 检查，显示椎间盘和邻近椎体炎症改变较 X 线和 CT 敏感

【鉴别诊断】

感染

● 骨关节结核
- 往往继发于肺及胸膜结核，多单发，其骨破坏范围较布病者大、不规则、死骨多、进展相对较快
- 周围骨疏松而无增生硬化、关节软骨破坏快，常有关节间隙变窄，关节面破坏，可伴有寒性脓肿

慢性关节病变

● 类风湿关节炎
- 四肢小关节多对称受累，骨质疏松，关节间隙窄，关节面有小的灶性骨破坏而无明显的增生硬化

● 退行性骨关节病
- 好发于 40 岁以上中老年人，男多于女，常见于负重大关节，多发，有关节间隙变窄，关节面增厚硬化，边缘性骨赘
- 可有关节囊钙化，关节腔内骨性游离体，甚至髋、膝等关节负重面也可见囊状透亮区

● 强直性脊柱炎
  ○ 好发于青年男性，首先累及两侧骶髂关节中下部，关节面毛糙、间隙窄，可有小的多发的类圆形破坏灶

○ 骨质疏松而无明显增生硬化
○ 脊柱受累时明显脱钙，多有对称性自下而上的椎旁韧带、椎弓关节囊骨化

诊断与鉴别诊断精要

● 多有疫区生活史，实验室检查病原体分离、试管凝集试验、补体结合试验、抗人球蛋白试验阳性
● 发生于大关节、负重关节的骨性关节面下松质骨的多发、周边有明显硬化带环绕的局灶性破坏

典型病例

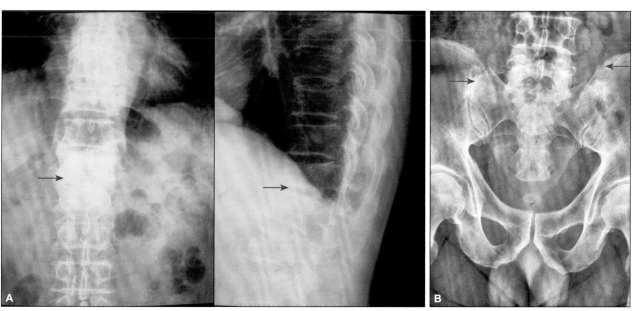

图 4-1-14　**布鲁菌骨感染**
男性，68 岁，内蒙古籍，与动物有密切接触史，急性起病，主要的症状为定时发热、腰背痛、乏力和大汗。A.腰椎正侧位示：T_{12} 和 L_1 椎体骨性关节面下多发、周边有明显硬化带环绕的局灶性破坏，T_{12} 椎体前缘稍塌陷，受累椎体边缘喙突状突出，椎旁韧带骨化，T_{12} 至 L_1 椎间隙狭窄（红箭头）。B.骶髂关节正位片示：双侧骶髂关节上半部骨质破坏，周围有明显骨硬化（红箭头）。（本图片由北京军区总医院骨科赵广民博士提供，特此致谢）

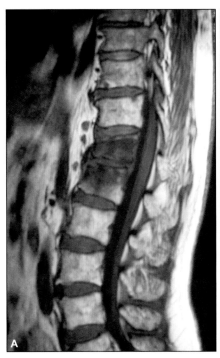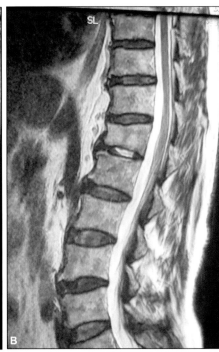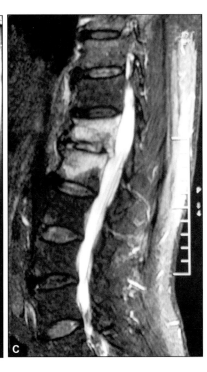

图 4-1-15 布氏杆菌骨感染

与图 4-1-14 为同一患者。MRI 矢状位平扫（A. T1WI，B. T2WI，C. STIR）：T_{12} 和 L_1 椎体信号不均匀，局部骨质破坏，T_{12} 椎体前缘稍塌陷，受累椎体边缘喙突状突出。破坏的椎间盘、炎性肉芽组织和椎体边缘突入椎管，相应平面硬膜囊轻度受压，STIR 见椎体及椎间盘呈不均匀高信号，$T_{12} \sim L_1$ 椎间隙狭窄（本图片由北京军区总医院骨科赵广民博士提供，特此致谢）

（丁晓毅）

重点推荐文献

[1] Pina MA, Modrego PJ, Uroz JJ, et al. Brucellar spinal epidural abscess of cervical location: report of four cases[J]. Eur Neurol, 2001, 45(4): 249-253.

[2] Tali ET. spinal infections[J]. Eur J Radiol, 2004, 50(2): 120-133.

[3] Ledermann HP, schweitzer ME, Morrison WB, et al. MR imaging findings in spinal infections: rules or myths? [J]. Radiology, 2003, 228(2): 506-514.

第 2 节　骨关节结核

一、骨结核

【概念与概述】

骨结核（tuberculosis of bone）多是结核分枝杆菌经呼吸道感染，经淋巴、血行播散到骨所引起的慢性感染性疾病，发病与免疫力低下有关

● 同义词：结核性骨髓炎

【病理与病因】

一般特征

● 一般发病机制

○ 大多起始于骨松质或骨髓组织，该处系红骨髓组织，血管丰富，血流缓慢，为发病提供了有利条件

大体病理及手术所见

● 结核病变最初为非特异性的炎症反应，随后可出现结核性肉芽组织增生，形成结核结节

● 随着结核结节的增大和融合，周围组织被破坏并产生干酪样坏死，液化后即形成脓肿

● 结核在病理上可分为三型：以渗出性病变为主型，以增殖性病变为主型和以干酪样坏死为主型，这三种病理类型交错存在，而且在一定条件下可以互相转化

○ 结核性肉芽组织首先引起骨小梁萎缩和破坏，最后形成空洞或骨疡

○ 病变多较局限，好发于长骨骨骺。少数侵及干骺端或破入关节腔而形成关节结核

- 病变进展迅速易发生干酪样坏死，病灶内无真正的结核结节。干酪样物质可呈沙粒状钙化，密度高于死骨。液化的干酪样物质常向关节方向破坏或穿破皮肤形成窦道
- 儿童期骨结核，不论长、短管状骨或扁骨，在结核病变的刺激下骨膜均可不断增生骨化，甚至骨干膨胀增粗。成人则较少发生骨膜新生骨

显微镜下特征

- 渗出性病变为主型：以大量巨噬细胞或中性粒细胞浸润为主，纤维蛋白渗出
- 增殖性病变为主型：病变以肉芽组织增生为主，以形成多个结核结节为特征。结核结节为上皮样细胞、朗格汉斯细胞，周围有大量淋巴细胞环绕
- 干酪样坏死为主型：在骨内可形成富有蛋白的渗出物，常迅速发生广泛的干酪样变并形成骨疡和不同程度钙化

1. 长骨骨骺与干骺端结核

【临床表现】

- 初期，患者常主诉邻近关节活动受限，酸痛不适，尤以负重、活动后、夜间和睡前加重。局部肿胀，但热感不明显
- 若体质较弱或治疗不及时，则常向关节方向发展而成为关节结核，但较少穿破皮肤形成窦道

【影像表现】

概述

- 最佳诊断依据：早期骨质疏松，随后出现骨质破坏，破坏灶常横跨骨骺线，内可见沙粒状死骨
- 部位
  - 长骨结核以骨骺、干骺结核最多见
  - 好发于股骨近端、尺骨近端及桡骨远端，其次为胫骨近端、肱骨远端及股骨远端

X 线表现

- 骨骺和干骺结核通常均为单发，少数可有多个病灶
- 骨骺、干骺结核可分为中心型和边缘型两种。骨骺结核多为中心型，干骺结核可分为边缘型或中心型
  - 中心型
    - 早期表现为局限性骨质疏松，骨小梁变细、模糊或不连续

- 随后可出现弥散的点状骨质吸收区，后者逐渐扩大并互相融合，形成小的圆形、椭圆形或不规则形破坏区（图 4-2-1）。病灶边缘多较清晰，邻近无明显骨质增生现象，骨膜反应亦较轻微
- 在骨质破坏区内有时可见沙粒状死骨（图 4-2-1），密度不高，边缘模糊
- 破坏灶常横跨骨骺线，此系骨骺、干骺结核的特点（图 4-2-1）
- 小儿的中心型骨骺、干骺结核可见有局限性的骨膜增生。5 岁以内，骨质破坏出现较晚，常迟于局限性的骨膜增生
  - 边缘型
    - 病灶多见于骺板愈合后的干骺端，特别是长骨的骨突处
    - 早期表现为局部骨质糜烂，病灶进展，可形成不规则的骨质缺损，可伴有薄层硬化边缘，并逐渐移行于正常骨组织，周围软组织肿胀
    - 少数骨破坏边缘破碎不整或呈蜂窝状
    - 一般较少出现死骨

【鉴别诊断】

肿瘤

- 成软骨细胞瘤
  - 症状轻微或无，好发于 10 ~ 20 岁的青少年，发病于骨骺区，多呈圆形或卵圆形囊状破坏，可见分叶状轮廓，病灶边缘硬化，瘤内有时可见钙化或骨化影。局部一般无骨质疏松
- 骨巨细胞瘤
  - 好发于干骺愈合后的长骨骨端，常呈偏心性、多房性、膨胀性生长，边缘多较清晰，多无硬化边，无骨膜增生或死骨。邻近骨质多无骨质疏松
- 软骨黏液样纤维瘤
  - 常见于干骺端或相当于干骺端的部位，呈偏心性、膨胀性生长，在分叶状或蜂窝状的破坏区内可有骨崤，边缘硬化并呈波浪状，无软组织肿块

肿瘤样病变

- 骨囊肿
  - 好发于骨干或干骺端中部，多为卵圆形透亮区，长径与骨干长轴一致，边缘清晰锐利，由一完整菲薄骨壳所围绕

○ 较大的囊肿常呈对称性膨胀生长，骨皮质亦薄，腔内无死骨，亦无骨膜增生，但易

并发病理性骨折
○ CT、MRI 表现为典型的含液囊性病变

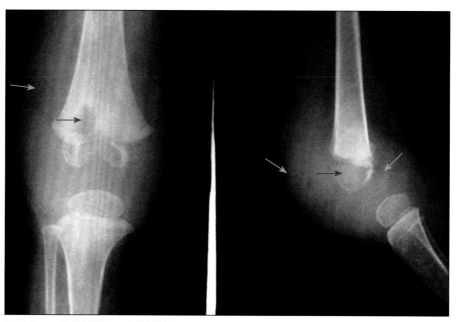

图 4-2-1　长骨骨骺、干骺端结核
X 线平片：膝关节骨骺、干骺端松质骨内局限性骨质破坏（红箭头），内见"泥沙样"死骨，关节囊及周围软组织肿胀（绿箭头）

2. 长骨骨干结核

【临床表现】

表现

- 起病较急，有结核中毒症状，体温升高
- 局部肿痛或有波动感，可形成寒性脓肿，破溃形成瘘管。有的发病轻微，仅患处隆起
- 由于病灶离骨骺线和关节较远，一般不影响骨的发育和关节功能

流行病学

- 年龄
  - 多见于儿童和少年

【影像表现】

概述

- 部位
  - 在骨关节结核中，长骨骨干结核发病率最低
  - 好发于无或少有肌肉附着的骨干如前臂和小腿骨等

X 线表现

- 多稍偏于骨干一侧。早期呈局限性骨质吸收或点状弥散性稀疏区，继续进展则可出现单个或多个圆形或椭圆形的破坏区（图 4-2-2），其长径与骨干纵轴一致，边缘清晰，并有硬化表现

（图 4-2-1）

- 病变进行缓慢者，骨内膜明显增生，骨质硬化（图 4-2-1）。发生于儿童者，骨质增生表现更为明显
- 病变发展侵及骨皮质，可呈囊状膨胀性骨质破坏，并引起骨膜增生，病骨稍膨隆，呈梭形增粗（图 4-2-1）。病变亦可向骨干两端延伸，但很少侵犯关节
- 死骨少见。偶有穿破皮肤形成窦道、并发化脓性感染者

CT 表现

- 平扫 CT
  - 对骨内外脓肿和干酪钙化显示较好

推荐影像学检查

- 检查建议
  - 应以 X 线平片诊断为主，CT 扫描为辅助诊断手段

【鉴别诊断】

感染

- 硬化性骨髓炎
  - 骨质增生硬化极为突出，密度较高，范围广泛

- 骨皮质增厚、硬化，骨干增粗，髓腔变窄或完全消失，骨膜增生和硬化区的骨质破坏均不明显
- 邻近软组织多无肿胀
- 慢性局限性骨脓肿

- 好发于干骺端，骨质破坏周围常伴有较广泛的骨质增生硬化，与邻近正常骨组织无明显界限，少有骨膜反应，软组织无明显肿胀

典型病例

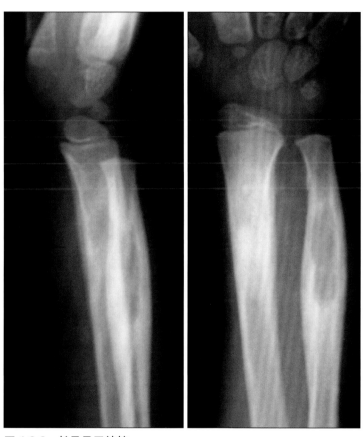

图 4-2-2　长骨骨干结核
X 线平片：尺骨远段骨质破坏，周围骨质硬化，局部稍膨隆，呈梭形增粗

3. 短骨结核
【概述】
- 短骨结核包括指（趾）骨、掌（跖）骨结核
- 指（趾）骨结核亦称结核性指（趾）骨炎或骨气鼓，常与掌（跖）骨结核同时发生

【病理】
一般特征
- 一般发病机制
  - 小儿的短骨内仍为红骨髓，血运充沛，为骨结核的好发部位

大体病理
- 短骨结核可分为肉芽肿型和干酪型

- 肉芽型：开始于骨松质和髓腔，可引起骨皮质吸收和破坏。病变向外蔓延可引起骨膜增生和骨皮质增厚，使骨干呈梭形膨胀
- 干酪型：坏死的骨组织发生干酪样变，甚至液化，形成骨质缺损，其内可有小死骨。液化的干酪样物质穿破骨皮质、骨膜和皮肤，可形成瘘管

【临床表现】
表现
- 患骨局部软组织呈梭形肿胀，肤色正常或稍变红，多无痛感或压痛，活动不受限或稍感不适
- 有的可全无症状，是无意中发现的

流行病学

- 年龄
  - 多见于 5 岁以下儿童，成人少见。在现时条件下，该病罕见

病程与预后

- 本病大多可自愈，预后良好，偶有破溃形成窦道者

【影像表现】

概述

- 最佳诊断依据：骨内形成囊性破坏，骨皮质变薄，骨干膨胀
- 部位
  - 病变常为双侧多发，好发于近节指（趾）骨，很少侵及末节指（趾）骨
  - 指骨发病多于趾骨，以第 2、3 掌指骨、拇指（趾）骨及第 1 跖骨尤为多见

X 线表现

- 本病常双侧累及多指和多骨，但同一骨很少发生多处病灶
  - 病变早期仅见软组织肿胀，手指呈梭形增粗和局部骨质疏松
  - 继而骨干内出现圆形、卵圆形骨质破坏，或呈多房性并向外膨隆，大多位于骨中央，长径与骨干长轴一致（图 4-2-3）
  - 病灶内有时可见粗大而不整的残存骨嵴（图 4-2-3），但很少见有死骨
  - 病灶大多比较清楚，可有轻度硬化，并可见有层状骨膜新生骨或骨皮质增厚（图 4-2-3）
  - 严重的骨质破坏可延及整个骨干，但很少侵及关节
- 成人指（趾）骨结核
  - 病变范围较局限，多靠近干骺端，呈蜂窝状骨质破坏，局部皮质稍膨胀
  - 破坏区周围可有不同程度的骨质硬化
  - 破坏严重者可并发病理性骨折，但较少出现骨膜增生，个别病变广泛可累及整个骨干，呈杵状增粗，可见有小死骨
- 修复期，软组织肿胀消退，破坏区逐渐缩小并趋硬化
  - 小儿的短骨结核痊愈后可不留任何痕迹。

有的仅遗留有轻微的骨结构异常，如骨小梁紊乱粗大，骨密度增高

- 成人的较大的骨质破坏则难以完全修复

CT 表现

- 显示软组织较 X 线好，影像表现同 X 线类似

MRI 表现

- T1 加权
  - 以肉芽肿为主的病变呈稍低信号，周围常绕以 2～5mm 长 T1 信号水肿带
  - 以干酪坏死为主的病变呈均匀低信号
- T2 加权
  - 肉芽肿为等高低混杂信号，周围水肿带呈长 T2 信号
  - 干酪样坏死轻 T2WI 呈较明显的高信号，重 T2WI 信号出现衰减
- T1 增强
  - 肉芽组织呈明显不均匀强化，边界多清楚；骨髓水肿部分及干酪性脓疡无强化而呈低信号

推荐影像学检查

- 首选检查法：X 线平片
- 检查建议
  - 根据临床表现及 X 线其特殊性表现，一般可作出诊断
  - CT 及 MRI 对本病早期较敏感，但一般不做常规检查

【鉴别诊断】

肿瘤

- 多发性内生软骨瘤
  - 好发于骨骺端或骨干，呈偏心性膨胀性生长，与正常骨组织分界清楚，瘤区内可见有条状骨嵴及斑点状、环形钙化影，骨皮质变薄
  - 单侧发病倾向，可在其他长骨发现类似病变，一般均无骨膜反应

感染

- 骨梅毒
  - 常为双侧对称发病，骨皮质增厚和骨膜增生，一般无明显骨质破坏，亦无死骨形成

诊断与鉴别诊断精要

- 95% 以上的骨结核继发于肺结核。多见于儿童和青少年
- 骨骺与干骺端结核出现骨质破坏伴沙粒状死骨，破坏灶常横跨骨骺线；长骨骨干结核以偏侧性骨质破坏为主；短骨结核骨内形成囊性破坏，骨皮质变薄，骨干膨胀，即"骨气鼓"
- 临床起病缓慢，病程较长。多有结核中毒症状

典型病例

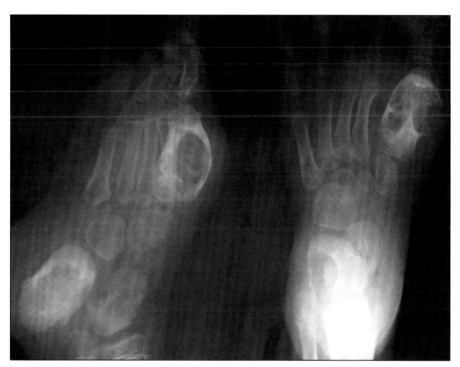

图 4-2-3　短骨结核

X 线平片：第一跖骨类椭圆形多房囊状破坏区，骨皮质变薄，见粗大而不整的残存骨嵴，骨干膨胀形成"骨气鼓"，见骨膜新生骨，周围软组织梭形肿胀

（丁晓毅）

重点推荐文献

[1] 吴在德. 外科学. 北京: 人民卫生出版社, 2001: 984-996.

[2] 吴阶平, 裘法祖. 黄家驷外科学. 6版. 北京: 人民卫生出版社, 2004: 2101-2108.

[3] 曹来宾, 徐爱德, 徐德永. 实用骨关节影像诊断学. 济南: 山东科学技术出版社, 1998: 281-286.

二、关节结核

【概念与概述】

- 关节结核（tuberculosis of joint）是结核分枝杆菌主要经血行播散引起继发性关节感染性疾病，常继发于肺结核或其他部位结核
- 占全身骨关节结核的30%～40%，多见于儿童和少年
- 大多累及持重的大关节，以髋关节和膝关节最为常见，共占关节结核的80%左右，其次为肘、腕和踝关节。病变常先开始于不持重的关节边缘部分
  - 可继发于骺、干骺端结核，进而蔓延至关节，侵犯滑膜及关节软骨，为骨型关节结核
  - 也可是细菌经血行先累及滑膜，再波及关节软骨及骨端，为滑膜型结核
  - 晚期关节组织和骨质均有明显改变时，则无法分型，称为全关节结核

【病理与病因】

一般特征

- 一般发病机制
  - 结核感染是血行播散的结果，结核感染从关节的滑膜或邻近的骨骺、干骺端开始，继而向关节方向蔓延，引起关节结核
  - 原发病灶一般在幼年时期产生，通过治疗病变可基本吸收，大部分细菌被机体免疫系统消灭，少数未被消灭的病菌在有利的条件下繁殖，形成微小病灶，纤维包裹，呈静止状态
  - 一旦出现机体抵抗力下降等原因，潜伏的病菌繁殖，炎症扩大，则可产生症状

大体病理及手术所见

- 关节结核从病理上分为滑膜型结核及骨型结核
  - 滑膜型关节结核，临床上稍多见
    - 开始时关节滑膜充血水肿、关节囊肿胀、关节腔渗液，滑膜增生形成结核性肉芽肿、干酪性坏死，关节腔内充满肥厚的滑膜和纤维素性渗出液
    - 之后滑液增多并变浑浊，内含有多量的淋巴细胞及纤维素，在关节内沉积并钙化
    - 而后出现关节面边缘部软骨破坏，致骨性关节面及其下方骨质破坏

- 骨型关节结核
  - 感染发生于骨骺、干骺端，形成结核性脓肿，常侵蚀少有软骨覆盖的边缘部分或非接触面
  - 骨破坏表现为骨边缘糜烂，或向软骨下骨组织深入蔓延
  - 合并有结核性干酪物栓塞动脉时，可发生大块死骨
  - 原发于骨松质的结核，小的死骨常被肉芽组织吸收，局部形成不规则的破坏或缺损，一般无新骨增生
  - 最后侵及邻近关节，因为关节软骨及骨骺软骨板对结核感染无阻挡作用，因此骨骺、干骺端结核感染病变很容易破坏软骨侵及关节
  - 如发展为全关节结核，关节软骨及软骨下骨质均破坏，则易形成窦道或合并化脓性感染

显微镜下特征

- 滑膜有巨噬细胞、中性粒细胞和淋巴细胞浸润
- 由上皮细胞、朗罕巨细胞、淋巴细胞和纤维组织组成的结核结节
- 抗酸染色见结核分枝杆菌

1. 髋关节结核

【病理与病因】

一般特征

- 流行病学
  - 占全身骨关节结核的10%～20%，仅次于脊柱结核而居第二位，居关节结核首位。多为单侧发病

大体病理及手术所见

- 滑膜型结核：病变仅限于滑膜，表现为充血、水肿、渗出以及纤维组织增生
- 骨型结核：病变限于骨内，可发生在股骨头骨骺内，亦可发生在股骨近端干骺端之边缘
- 全关节结核：由单纯性结核发展而来，其特征是关节软骨遭到破坏
  - 若只有部分软骨游离坏死，即为早期全关节结核
  - 如全部关节软骨坏死脱落，则为晚期全关节结核，此时多有严重骨质破坏、病理性

脱位

【临床表现】

表现

- 疼痛：表现为髋部酸痛、刺痛或胀痛，并可放射至膝部，常在疲劳后出现并加重。小儿常有夜间哭闹。检查时髋部有明显的冲击痛
- 跛行：早期因肢体肌肉保护性痉挛，患肢屈曲或呈半脱位。晚期由于患肢增长、缩短或脱臼致跛行
- 肢体姿势改变：早期多呈前屈、外展状态。晚期则常呈前屈、内收及内旋位。检查时Thomas试验阳性
- 软组织改变：关节附近软组织肿胀，有时可扪及包块，晚期常出现肌肉萎缩

流行病学

- 年龄
  - 好发于儿童和少年，半数以上在10岁以内，2岁以下和25岁以上少见

治疗

- 保守治疗：适用于单纯性滑膜结核等早期病变
  - 包括抗结核治疗、关节穿刺关节腔内用药、适当制动，以及全身营养支持等
- 手术疗法：适用于保守治疗无效者、全关节结核，尤其有脓肿，甚至窦道形成者
  - 手术方式有滑膜切除或（和）病灶清除术等
  - 术前应抗结核治疗2～3周；术后应继续服药，并定期到医院复诊

【影像表现】

X线表现

- 软组织肿胀
  - 如多次复查仅为软组织肿胀，但无明显骨质破坏，而有结核感染的确切证据时常提示滑膜结核
  - 滑膜结核进展缓慢，可在一年内不出现骨质破坏
  - 髋关节邻近的软组织肿胀而稍远处的臀肌萎缩（图4-2-4）
- 关节改变
  - 关节间隙增宽或变窄
    - 早期可因滑液增多和滑膜肥厚，关节间隙可稍增宽
    - 关节软骨破坏，则关节间隙逐渐变窄（图4-2-4）

- 关节脱位
  - 髋臼变浅或变平，常致关节脱位或半脱位
  - 轻微的改变不易发现，应测量髋臼内缘泪痕与股骨头内缘的距离
  - 距离增宽常提示有半脱位（图4-2-4）。半脱位时常伴骨盆向上倾斜。如伴有骨质软化，则髋臼向盆内陷入（图4-2-4）
- 骨质改变
  - 常出现于关节软骨破坏后，早期为骨质疏松
  - 年龄越小，发病越急，骨质疏松越明显
  - 骨质疏松最敏感区是髋臼上缘及"Y"形软骨附近，表现为关节面下的带状低密度区，或髋臼上方半月形或卵圆形的骨质吸收区。而后可于髋臼缘出现局限性或弥漫性的溶骨性骨质破坏，髋臼加深、变大，有时可见大死骨
  - 股骨头可糜烂、模糊或不规则
- 骨型髋关节结核
  - 病灶多位于股骨头骨骺、颈部和髋臼上方
  - 病变易向关节内扩展，侵蚀关节软骨而致关节间隙变窄和骨性关节面破坏
- 小儿的骨骺可因骨质疏松、破坏而缩小、不整，甚至消失，严重者可伴有股骨颈近段的吸收变细。此外，还可影响骨生长，患肢变短。长期慢性炎症刺激，化骨核可早出现或骨骺增大。晚期，关节囊附近可见残余脓肿呈点片状钙化

CT表现

- 平扫CT
  - 早期可见关节囊增厚及肿胀积液，软骨全层受侵后关节面广泛骨质破坏，并可见形成的小死骨，邻近软组织肿胀或寒性脓肿形成（图4-2-5），可向腹股沟区或大粗隆处穿破引起窦道和合并感染，关节囊附近可见点、片状钙化
  - 患侧臀部、下肢肌肉萎缩，关节间隙增宽或狭窄，骨质疏松（图4-2-5）
  - 由于股骨头、髋臼进行性破坏和屈曲、内收痉挛，可使关节发生病理性脱位，病变静止后，纤维组织增生使关节强直

MRI表现

- T1加权
  - 早期可显示髋臼、股骨头颈骨髓炎性浸润

水肿及关节内外脓肿，呈低信号（图4-2-6A）

- T2加权
  - 炎性浸润水肿及关节内外脓肿呈高信号强度（图4-2-6B，C）。晚期骨质硬化区内的活动病灶显示清楚，呈高信号强度
- T1增强
  - 炎性肉芽组织及活动性病灶明显强化，脓肿不强化（图4-2-6D）。寒性脓肿见于关节周围，有时可沿大腿的肌群沉降到膝部

推荐影像学检查

- 首选检查法：X线平片
- 检查建议
  - 应以X线平片检查为主
  - CT、MRI能显示X线不能发现的早期病理改变，以MRI检查最佳
  - CT可早期发现死骨，MRI可在晚期发现活动病灶和小的脓肿

【鉴别诊断】

炎症

- 化脓性髋关节炎
  - 起病急，病程短，症状明显且较严重
  - 关节软骨和关节面迅速破坏，关节间隙均匀性狭窄或消失，最后多形成骨性强直

- 骨质破坏同时多伴有骨质增生硬化，骨质疏松不明显

慢性关节病变

- 类风湿关节炎或强直性脊柱炎的髋关节受累
  - 多为双侧性，骨质疏松，关节间隙狭窄，关节边缘骨质侵蚀
  - 类风湿关节炎常有多发对称性的小关节改变；强柱有双侧骶髂关节受累
  - 类风湿关节炎患者实验室检查血清类风湿因子阳性；强柱者HLA-B27多为阳性

骨软骨缺血坏死

- 股骨头骨骺缺血坏死
  - 常见于3~14岁儿童，X线上出现骨骺密度升高或同时出现扁平、节裂或囊变，关节间隙增宽和股骨头外移
  - MR显示骺骨化中心呈长T1、长T2信号改变和骺软骨增厚

骨关节发育畸形

- 先天性髋关节脱位
  - 女孩多见，可单侧或双侧发病，髋臼变浅，股骨头（骺）出现晚且较小，并向后上方脱位，可形成假关节
  - 无骨质破坏或明显骨质疏松

典型病例

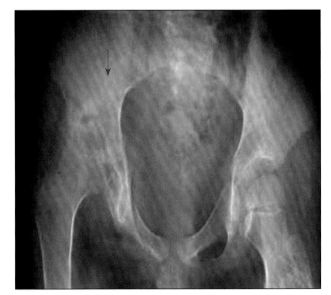

图4-2-4　髋关节结核
X线平片：右股骨上段骨质疏松，右股骨头及髋臼见广泛骨质破坏，仅持重部有局部骨质增生（箭头），关节间隙消失，周围软组织肿胀，但见臀肌萎缩，右髋关节半脱位、股骨上移

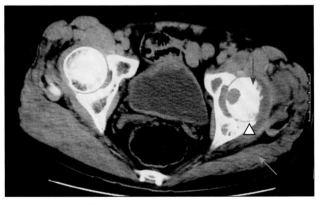

图4-2-5　髋关节结核
CT横断面平扫：左髋关节囊增厚及肿胀积液（红箭头），关节面骨质破坏，邻近软组织肿胀，左侧臀部肌肉萎缩（绿箭头），关节间隙狭窄（△）

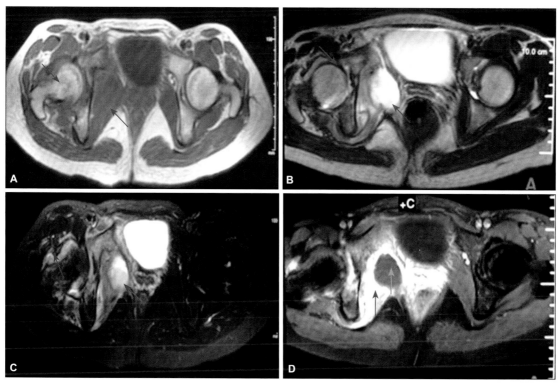

图 4-2-6　髋关节结核

MRI 横断面平扫 + 增强，女性，31 岁。A. 右髋臼、股骨头颈骨髓炎性浸润水肿及关节内外脓肿，T1WI 呈等或低信号（红箭头）；B. T2WI　C. 脂肪抑制序列呈高信号强度（红箭头）；D. 增强后 T1WI，炎性肉芽组织及活动性病灶明显强化（红箭头），脓肿不强化（绿箭头）

2. 膝关节结核

【病理与病因】

一般特征

- 流行病学
  - 发病率仅次于脊柱和髋关节结核而居第三位，占骨关节结核的 6%~15%，30 岁以上多于髋关节

大体病理及手术所见

- 80% 以上为滑膜型，发展缓慢，病程较长，可长期仅限于关节软组织
- 滑膜结核的肉芽组织形成后，首先在关节边缘的滑膜肉芽组织接触部分开始破坏，并逐渐侵蚀关节软骨及其覆盖的骨性关节面
- 还可开始于交叉韧带表面的滑膜组织，进而破坏软骨下骨质
- 无论滑膜型或骨型，发展为全关节结核后，均易发生关节脱位、窦道形成或合并感染，严重者可形成关节强直

【临床表现】

表现

- 初期症状不明显，逐渐出现局部肿胀和疼痛，继而跛行和肌肉萎缩，最后发生关节畸形

流行病学

- 年龄
  - 多在 30 岁以下发病，儿童亦不少见

治疗

- 明确诊断后宜早期治疗，防止病变由单纯结核发展为全关节结核，防止由早期全关节结核发展为晚期全关节结核，以达到缩短疗程，简化治疗措施，减少残废和预防畸形发生的目标
- 全身状况的好坏与病灶好转与恶化有密切关系，所以全身治疗及局部治疗同样重要。采用全身支持、药物治疗，局部关节腔内注射药物
- 对保守治疗无效或病情加重的可依据病情行滑膜切除病灶清除，关节融合术

【影像表现】

概述

- 部位
  - 骨型关节结核的骨破坏灶多发生于股骨下端或胫骨上端的骨骺和干骺端，极少数可原发于髌骨

X 线表现

- 滑膜型
  - 早期关节间隙常增宽，周围软组织肿胀，

而后逐渐出现关节间隙不均匀狭窄并模糊（图4-2-7），以及病变局部骨质疏松和萎缩（图4-2-7），较少出现硬化

- ○ 儿童患者，骨骺出现较早，较健侧大，并可提前闭合
- ○ 关节软骨破坏后，于关节边缘处可见弧形或鼠咬状骨质破坏，边缘锐利而圆钝，多无小死骨
- ○ 骨质破坏范围较大同时伴血栓形成，新的血运尚未建立，则于关节边缘可出现大块死骨，常呈三角形，其底即关节面，位于关节的一侧或同时出现在关节对面，即所谓"吻形死骨"

- ● 骨型
  - ○ 病灶起自骨骺或干骺的松质骨内，初期仅为局部骨质疏松，而后呈现骨质破坏，并逐渐向关节内发展（图4-2-1）
  - ○ 首先侵及关节面下，进而破坏关节面和关节软骨，致关节间隙宽窄不一，关节面不规则，关节边缘模糊不清
  - ○ 后期，常形成关节半脱位。较少出现骨膜增生，但较易穿破皮肤形成窦道
  - ○ 愈合期，狭窄的关节间隙逐渐变清晰，破坏区边缘有骨质增生硬化，并形成纤维性强直

- ● 髌骨结核：可分为原发性和继发性两类，前者来自血行感染，后者多系膝关节结核侵及髌骨
  - ○ 原发性又分为中心型和边缘型
    - ■ 中心型：病灶开始于髌骨中心的松质骨，呈溶骨性骨质破坏，严重者大部骨质破坏，仅残留骨外壳。有时可呈单囊或多囊状并伴有膨胀性改变，可单独存在，或与膝关节结核并发
    - ■ 边缘型：病灶位于髌骨的表面，呈糜烂或不规则骨质破坏，最终发展为膝关节结核
  - ○ 继发性髌骨结核，呈侵蚀性骨质破坏，主要在髌骨的股骨面，此面呈浅弧状凹陷和不规则骨质破坏，晚期可有硬化边，一般见不到死骨

CT 表现

- ● 平扫CT
  - ○ 表现为关节囊增厚、关节腔积液、软组织

肿胀及骨质破坏、周围冷脓肿，病灶内片状坏死死骨和点状、沙粒样钙化影（图4-2-8）

MRI 表现

- ● T1 加权
  - ○ 早期见关节囊及其周围软组织肿胀，增厚的滑膜呈等信号；关节腔内积液呈均匀低信号；软组织脓肿呈低信号
  - ○ 病变进展，关节软骨、骨性关节面及其下骨松质可见破坏区，病变内的肉芽组织呈均匀低信号（图4-2-9）
  - ○ 关节软骨破坏，则见中高信号带状软骨影不连续，碎裂或大部分消失，关节间隙不对称狭窄（图4-2-9）
  - ○ 儿童骨骺和骺板常被破坏，破坏区呈不均匀低信号

- ● T2 加权
  - ○ 增厚的滑膜呈稍高信号；关节腔内积液呈均匀高信号；软组织脓肿呈高信号（图4-2-9）
  - ○ 病变内的肉芽组织呈等、高混杂信号；干酪性坏死呈高信号（图4-2-9）
  - ○ 儿童骨骺和骺板破坏呈不均匀高信号

- ● T1 增强
  - ○ 关节滑膜明显强化，关节囊内积液不强化，二者形成鲜明对比
  - ○ 结核性肉芽组织和冷脓肿的壁部分也出现明显强化，干酪性坏死则无强化

推荐影像学检查

- ● 首选检查法：X 线平片
- ● 检查建议
  - ○ 应以 X 线平片为主要诊断手段
  - ○ CT 扫描是对 X 线平片的重要补充
  - ○ MRI 在显示膝关节结核各阶段发展的病理解剖方面显示最佳，特别是结合 X 线平片时，MR 成像诊断价值更高

【鉴别诊断】

肿瘤

- ● 滑膜肉瘤
  - ○ 关节附近软组织肿块，界限清楚，可呈分叶状，密度多较均匀，少数可有钙化点
  - ○ 病变多位于关节附近并可跨越关节，但关节多正常
  - ○ 邻近骨质可无异常或呈压迫侵蚀破坏，无死骨亦很少有骨膜增生

炎症

- 化脓性关节炎
  - 起病急，症状体征明显且较严重
  - 病变进展快，关节软骨较早破坏而出现关节间隙狭窄，常为匀称性狭窄
  - 骨质破坏发生在承重面，骨质破坏同时多伴有骨质增生硬化，骨质疏松不明显。最后多形成骨性强直

其他关节病变

- 色素沉着绒毛结节性滑膜炎
  - 局部软组织肿胀，穿刺可见血性或咖啡色液体。还可触及大小不等的结节
  - 关节边缘可见压迫性骨质缺损，多有硬化

边，无死骨或骨膜反应

  - 关节间隙正常，一般无骨质疏松
- 类风湿关节炎
  - 大关节受累较少见。即使受累多为双侧性并有多发对称性小关节受累。表现为关节边缘小囊状骨缺损
- 血友病及其他出血性关节病
  - 关节腔内反应出血，滑膜增厚、含铁血黄素沉着及血肿机化等可致关节间隙增宽
  - 关节软骨破坏后则见关节间隙变窄及髁间窝加深，以及骨端膨大
  - 诊断时需结合临床症状、出血史及家族史

典型病例

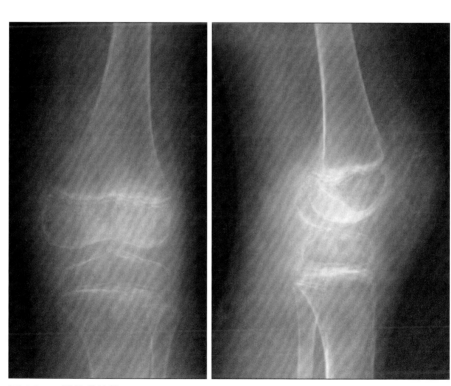

图 4-2-7　膝关节结核
X 线平片：膝关节组成骨骨质疏松，关节面下骨质破坏，关节面不规则，边缘模糊不清，关节间隙宽窄不一，关节周围软组织肿胀

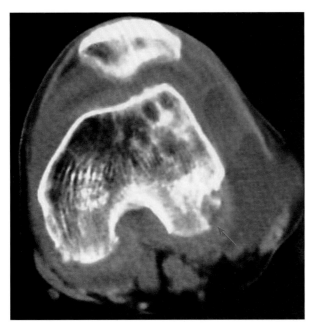

图 4-2-8　膝关节结核
CT 横断面平扫：表现为关节囊肿胀、滑膜增厚、关节腔积液、关节周围软组织肿胀、关节边缘骨质破坏及死骨形成、外侧冷脓肿及窦道形成（箭头）

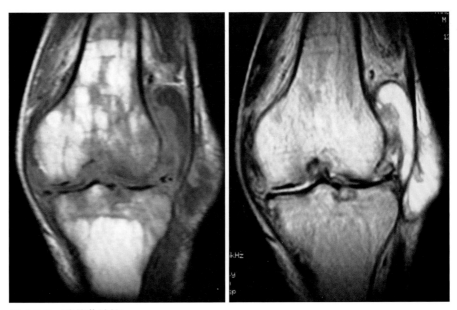

图 4-2-9　膝关节结核
MRI 平扫：表现为关节囊肿胀、滑膜增厚、关节腔积液、关节周围软组织肿胀、关节间隙狭窄、关节边缘骨质破坏、关节外侧冷脓肿形成

3. 踝关节结核

【临床表现】

- 表现
- 占全身关节结核的 1%～5%，病变起始于滑膜、骨骺或干骺的骨松质
- 早期有肿胀、跛行及疼痛
- 晚期常发生瘘管

流行病学

- 年龄
  - 好发于青壮年，30 岁以内多见

病程与预后

- 由于踝关节负重较大和滑膜囊间的沟通较多，较难治愈

治疗

- 采用抗结核药物及手术治疗，目的是缩短病程，提高治愈率，减少病残病
  - 抗结核药物应用注意早期、联合、足量、规律、全程
  - 手术治疗前必须大剂量应用抗结核药物至少 2 周，采用冲击疗法常选择 3 种药物联

合应用，药物控制红细胞沉降率降至正常时进行手术，有活动性肺结核或其他部位结核，经治疗后红细胞沉降率仍过快，须延迟手术

- 手术治疗方法可分为结核性脓疡引流术，病灶清除术及关节融合术
  - 对软骨面无明显破坏者，可采用病灶清除术，切除病变滑膜，及软骨面上肉芽组织，术后练习踝关节活动
  - 一旦关节面被破坏，就应当采用病灶清除关节融合术

【影像表现】

概述

- 部位
  - 早期可分为滑膜型和骨型，后期均可发展为全关节结核
  - 易多关节累及，经常累及距下、跟距、舟骰关节形成三关节结核
  - 骨型病灶多见于胫骨下端，外踝次之，内踝与距骨最少

X 线表现

- 单纯滑膜结核
  - 有明显的骨质疏松及关节囊肿胀，以足骨和小腿骨的下段显著
  - 关节囊前方的带状和后下的三角形脂肪透亮影被推压变窄或模糊不清，甚至完全消失
  - 积液较多时，关节间隙可增宽
  - 全关节受累则显示关节间隙变窄、关节下骨板模糊和边缘性骨质破坏（图 4-2-10）
- 骨型结核可分为边缘型和中心型
  - 边缘型：多为糜烂或单纯融骨性骨质破坏，一般无死骨
  - 中心型：呈圆形或不规则形骨质缺损，一般无硬化边，死骨常见。死骨吸收后的残腔可并发病理性骨折。近干骺者可有骨膜增生。合并感染可有明显骨质硬化
- 继发于距骨体结核者由于病灶多靠近关节边缘，极易累及关节而成为全关关节结核。位于距骨中部的结核灶常呈囊状缺损，并有硬化边。病灶扩大，可侵及颈部，距骨头变扁塌陷，跟骨亦可受累而下陷，足弓变浅。破坏严重者可发展为跗骨间关节结核。踝关节结核还可蔓延至跗跖关节，形成跗跖关节结核

CT 表现

- 平扫 CT
  - 骨质破坏
    - 表现为骨性关节面模糊、不规则或边缘骨质破坏
    - 骨型关节结核松质骨内的破坏灶呈圆形或穿凿样
  - 骨质疏松
    - 是常见表现，由于踝部肿痛症状，从而造成肢体废用
  - 骨膜反应
    - 病情严重者，胫腓骨远端可见广泛骨膜新生骨，呈葱皮样、花边样改变
  - 关节间隙改变
    - 早期关节囊积液明显，关节间隙变宽
    - 随病程进展，滑膜增厚加重，肉芽组织增生充填关节腔。有时关节囊尚有少量至中量不等的积液，与增生的纤维肉芽组织相混杂。随时间延长，关节间隙不均匀狭窄，骨质破坏区边缘硬化
    - 晚期破坏区骨质硬化关节部分骨性融合，骨性强直，关节广泛破坏
  - 冷脓肿和窦道形成
    - 表现为单囊或多囊状低密度，个别呈蜂窝状
    - 关节周围软组织薄，易形成窦道

MRI 表现

- T1 加权
  - 滑膜增生呈较为均一中低信号
  - 骨质破坏以及骨髓水肿呈低信号
- T2 加权
  - 滑膜增生呈中高低混杂信号
  - 骨质破坏及骨髓水肿等改变在脂肪抑制序列可更清晰显示，骨质破坏可见关节液及滑膜浸入，骨髓水肿可见骨髓内部的局限性或弥漫性高信号

推荐影像学检查

- 首选检查法：X 线平片
- 检查建议
  - X 线平片是诊断踝关节结核的主要检查方法
  - CT 可显示关节积液、远端胫腓关节分离、骨质破坏和死骨
  - MRI 对病变的大体病理解剖，特别在显示

肌腱、腱鞘和关节周围韧带的损害是X线和CT不可比拟的。增强扫描对病变的修复和活动病灶的显示最佳

【鉴别诊断】

炎症

- Brodie脓肿
  - 多见于儿童和青年胫骨下端，有急性感染史及不当治疗史，一般无死骨和瘘管形成，临床症状多不明显，平片示椭圆形低密度区边缘有一硬化带

创伤

- 陈旧性踝关节扭伤
  - 有反复扭伤及非正规治疗史，压痛和肿胀

范围较踝关节结核局限

- CT或X线检查无软骨下骨板模糊及骨质破坏

慢性关节病变

- 类风湿关节炎
  - 常为对称性、多关节受累，较少单纯侵犯踝关节，四肢小关节受累及晨僵为其特点

骨软骨缺血坏死

- 足舟状骨无菌性坏死
  - 有创伤史
  - 影像学检查可见舟状骨变形，骨化中心比健侧体积小，边缘不整齐，骨质密度均匀增高，附近软组织阴影增宽

典型病例

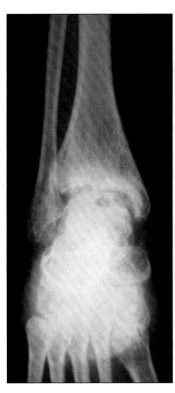
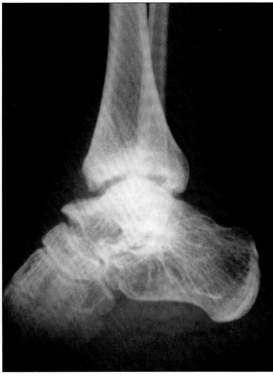

图 4-2-10　踝关节结核
X线平片：关节面下骨质破坏、部分囊变，关节间隙狭窄，关节囊肿胀

4.骶髂关节结核

【病理与病因】

一般特征

- 一般发病机制
  - 结核分枝杆菌可经血行到达肌肉附着较少而血管丰富的骨松质、关节滑膜内引起骶髂关节结核，亦可继发于附近骨关节结核

大体病理及手术所见

- 滑膜、软骨及骨质破坏，向邻近穿破时见冷脓肿及窦道形成

【临床表现】

表现

- 病程进展缓慢，一般症状轻微，早期有局部疼痛，常因行动或翻身而加剧，坐立过久或登高

时加重。此外，尚有髋关节和下肢坐骨神经痛
- 检查时，伸膝屈腰受限，并可发现脓肿或窦道
- 当脓液穿破关节囊后，关节内压力下降，疼痛反而减轻
- 晚期发生纤维性或骨性强直
- 患侧的分髋试验和骨盆挤压试验常为阴性

流行病学
- 年龄
  - 好发于青壮年，半数以上发病于 16～30 岁，小儿极少发病

治疗
- 包括：全身治疗（休息、营养、一般支持疗法）、局部制动，药物化疗及外科治疗等
- 化疗应遵循从早期、规律、全程、适量、联用的原则，并强调全程督导
- 对于脓肿和死骨比较明显或有久治不愈窦道的患者，可行病灶清除术

【影像表现】
概述
- 部位
  - 多位于骶髂关节的中下部。一般为单侧发病，极少数见于两侧，病变常不对称

X 线表现
- 早期表现为关节面模糊、边缘糜烂及关节间隙增宽（图 4-2-11）
- 骶髂骨常同时出现骨质破坏，于关节中间可见长圆形骨质缺损，关节间隙不规则增宽
- 严重的骨质破坏可引起关节脱位，一侧耻骨向上移位
- 有较大范围的骨质破坏者，可发生死骨
- 骨质疏松不如其他关节明显，且常伴有骨质硬化
- 易形成冷脓肿和窦道，多见于臀部、腹股沟或骨盆腔内
- 最后多发生骨性关节强直

CT 表现
- 平扫CT
  - 滑膜型结核早期关节囊肿胀，关节间隙增宽，继而侵及关节软骨和关节面；骨型结核早期在骶髂关节的骶骨或髂骨端见到孤立的圆形或椭圆形破坏区（图 4-2-12），边缘清楚，继而病变累及关节软骨和滑膜，导致关节边缘模糊、毛糙，骶髂关节前下部

受累最早，且以髂骨侧破坏最严重
  - 随着病变的进展，滑膜被增生的肉芽组织替代，干酪样坏死物聚集、侵蚀，死骨形成，最终使全关节受累，韧带软化、松弛，关节间隙增宽
  - 骨质疏松常不如其他关节明显，而往往显示有骨质增生硬化征象
  - 关节破坏严重者，可造成病理性半脱位
  - 大多有冷脓肿形成，多发生在臀部，有时在腹股沟、髂窝区，当脓肿增大，张力增高时，常自行破溃沿着薄弱的组织间隙蔓延形成窦道

推荐影像检查
- 首选检查法：CT
- 检查建议
  - X 线平片可作双侧骶髂关节的对比观察，但对于骶髂关节面的微细变化的观察却不甚清楚
  - CT 密度分辨率高，有助于鉴别传统的 X 线检查难以发现的生理性骨化与可能的病理性改变，是检查骶髂关节的理想方法

【鉴别诊断】
炎症
- 化脓性骶髂关节炎
  - 症状急剧，病情进展快
  - 早期关节囊肿胀，关节间隙增宽，随后骨质疏松或皮质下线状疏松带，局部软组织肿胀
  - 晚期关节间隙变窄，骨质破坏、增生，骨性关节周围软组织钙化

关节病变
- 强直性脊柱炎
  - 常见于青年男性，多双侧对称发病
  - 表现为关节间隙不规则变窄或伴有关节骨质硬化，边缘可有小囊状缺损

其他
- 髂骨致密性骨炎
  - 多见于成年女性，常对称侵犯骶髂关节的中下 2/3 的髂骨部分
  - 表现为髂骨耳状面均匀性密度增高硬化区，上宽下窄，外缘模糊不清，不累及骶髂关节，无骨质破坏，也无软组织肿块

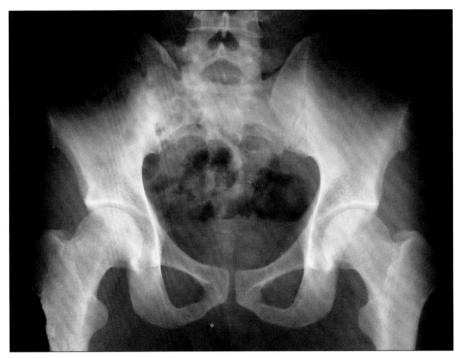

图 4-2-11　右侧骶髂关节结核

X 线平片：右侧骶髂下 2/3 关节面模糊，关节面下出现不规则骨质破坏，关节面下骨质硬化明显

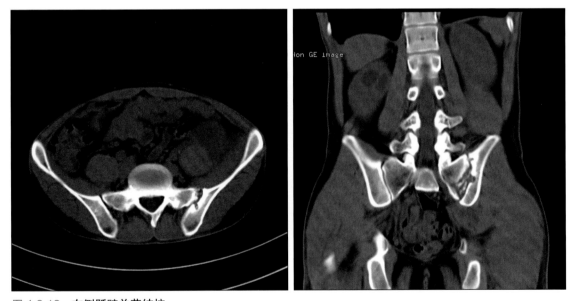

图 4-2-12　左侧骶髂关节结核

男性，32 岁，有右肾结核病史。CT 横断面平扫及冠状面重建：左骶髂关节间隙增宽，关节的骶骨和髂骨侧见到多个孤立的圆形或椭圆形破坏区，边缘清楚。关节面显示骨质增生硬化

5. 肘关节结核

【临床表现】

表现

- 本病居上肢关节结核的首位，大多为骨型，滑膜型较少
- 早期主要为鹰嘴突及外上髁附近软组织肿胀，发展为全关节结核则呈梭形肿胀。此外，尚有关节活动受限及轻微疼痛
- 晚期肌肉萎缩明显，较易发生窦道

流行病学

- 年龄
  - 半数以上为成人，10岁以下少见

【影像表现】

概述

- 部位
  - 骨型病灶常位于尺骨鹰嘴突及肱骨内、外髁，尤以外髁多见，桡骨小头较少受累

X线表现

- 滑膜型结核：关节周围软组织肿胀伴骨质疏松，渐进性关节间隙狭窄和关节边缘骨质破坏
- 骨型病灶可分为中心型及边缘型
  - 中心型呈局限性骨质破坏，常有死骨，并可有边缘硬化的脓腔，或可呈膨胀性改变。近干骺端的病变易有骨膜增生，尤多见于儿童。合并感染时骨膜反应更为广泛
  - 边缘型多以溶骨性骨质破坏为主，周围骨质稍致密。骨型病灶较易侵及骨膜。尚可引起关节肿胀，关节面模糊（图4-2-13）。此时与单纯滑膜结核累及软骨和骨组织不易区别。一般认为，来自滑膜的全关节结核，软骨下骨质破坏常较均匀，而骨型则局部骨质破坏较严重

CT表现

- 平扫CT

  在显示软组织脓肿和骨质破坏中的死骨优于X线平片

MRI表现

- T1加权
  - 肘部软组织水肿，关节囊积脓，屈伸肌腱受侵，鹰嘴三头肌腱和鹰嘴滑囊结核以及骨破坏区的活动病灶，均表现为低信号（图4-2-14A）
- T2加权
  - 肘部软组织水肿，关节积脓以及骨破坏区的活动病灶呈高信号强度（图4-2-14B，C）
  - 晚期关节内和骨破坏区中的纤维组织和骨质增生信号强度降低

推荐影像学检查

- 首选检查法：X线平片
- 检查建议
  - X线平片可以整体显示病变部位和范围，观察骨质病变的细微结构
  - CT对破坏区内的死骨显示清楚
  - MRI对肘关节内积液、肌腱受侵和骨破坏区的活动病变显示最佳

【鉴别诊断】

肿瘤

- 滑膜肉瘤
  - 下肢多见，肿瘤一般生长缓慢，临床体征为部位深在的无痛性软组织肿块
  - 多位于关节附近并可跨越关节，但关节多正常
  - 肿块界限清楚，可呈分叶状，密度多较均匀，少数可有钙化点
  - 邻近骨质可无异常或呈压迫侵蚀性破坏，无死骨形成，很少有骨膜增生

炎症

- 化脓性关节炎
  - 起病急，症状与体征明显
  - 病变进展迅速，较早破坏关节软骨而致关节间隙变窄
  - 承重面最早破坏且显著，骨质破坏同时多伴骨质增生硬化，无明显骨质疏松

典型病例

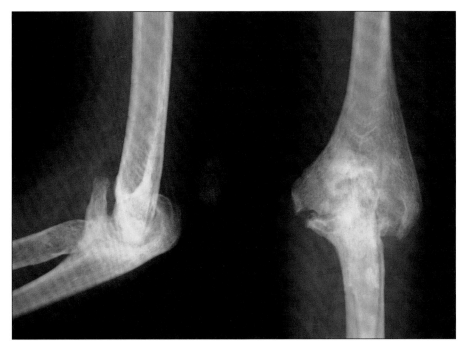

图 4-2-13　肘关节结核
X 线平片：肘关节面下骨质破坏，内隐约可见死骨，并有边缘硬化的脓腔形成。关节周围骨质增生致密，关节面模糊。关节变形，间隙变窄消失，关节周围软组织肿胀

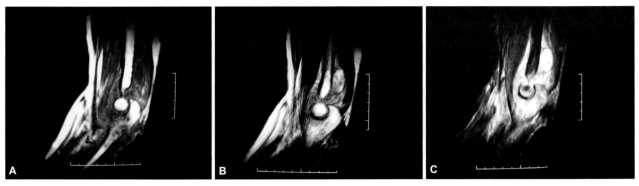

图 4-2-14　肘关节结核
女性，75 岁，MRI 矢状位平扫（A. T1WI，B. T2WI，C. STIR）：肘部软组织水肿明显，关节囊肿胀积脓，屈伸肌腱受侵，鹰嘴三头肌腱和鹰嘴滑囊以及尺骨近端骨破坏区的活动病灶，均表现为 T1WI 低信号，T2WI 和 STIR 呈高信号

6. 肩关节结核

【病理】

大体病理及手术所见

● 肩关节结核分为滑膜型及骨型结核，以骨型多见，滑膜型非常少见

● 病理上病变趋向于结缔组织性关节萎缩及特异性的肉芽组织增生，肉芽组织常自关节囊附着处侵蚀软骨及骨组织，渗液较少，多不形成脓肿，故有"干性骨疡"之称

【临床表现】

表现

● 病程进展较缓慢，逐渐现出症状

● 常以疼痛，功能障碍为初发症状。疼痛常出现在三角肌下方，尤其在外展及外旋时。三角肌部位肿胀最为明显

● 窦道形成为晚期表现，常于关节囊最弱部位穿

破，极易于腋窝或三角肌前缘附近穿破

流行病学

- 年龄
  - 多为儿童和青少年

治疗

- 治疗关键在于早期诊断，早期治疗
- 滑膜结核通过保守治疗，可使病灶逐渐吸收而愈
- 骨性结核或全关节结核仍以病灶清除为妥，通常术前必须化疗 2～4 周，待结核静止后再行手术，术后再行化疗，化疗方案必须按联合、规律、全程的要求进行，以提高治愈率并减少结核的扩散和复发

【影像表现】

概述

- 部位
  - 骨型病灶常见于肱骨头、解剖颈及肩胛盂边缘

X 线表现

- 肱骨的病灶无论自边缘或中心发病，常呈深浅不一的溶骨性骨质破坏，表现为单个或多个圆形透光区（图 4-2-15），或为弥漫性小病灶融合成大的破坏区，于肱骨头关节面下形成大块死骨。有时结核灶可由肱骨大结节向肱骨颈方向蔓延
- 由于关节软骨的破坏、关节囊萎缩、纤维性粘连以及三角肌的挛缩、萎缩等，关节间隙可变窄或消失（图 4-2-15）。但较少发生脓肿或窦道，即使发生脓肿及坏死物，也可被吸收
- 在腋窝附近偶可见有脓肿钙化斑。当病变累及肩锁关节并形成三角肌下滑囊炎时，也可出现钙化斑

CT 表现

- 平扫 CT
  - 可显示关节周围结核性脓肿，可清晰显示骨质破坏和小块死骨

MRI 表现

- T1 加权

- 滑膜型表现为肩关节周围软组织内单发或多发囊性低信号灶
- 骨型为肩关节间隙变窄，肱骨头变形。骨质破坏、关节周围软组织肿胀及关节囊积液呈低信号（图 4-2-16A）

- T2 加权
  - 滑膜型为肩关节周围软组织内单发或多发囊性高信号灶
  - 骨型的骨质破坏、关节周围软组织肿胀及关节囊积液呈高信号（图 4-2-16B，C）
- T1 增强
  - 滑膜型周围软组织内囊状影边缘环形强化（图 4-2-16D）

推荐影像检查

- 首选检查法：X 线平片
- 检查建议
  - X 线平片为首选检查方法，但对早期肩关节结核不能显示其病理变化
  - CT 对观察软组织脓肿，关节积液和破坏区内死骨较为敏感。晚期，对观察有无活动病变优于 X 线平片
  - MRI 对关节周围水肿、关节腔和关节周围滑囊、肌腱的病理改变显示最佳

【鉴别诊断】

感染

- 布氏杆菌性肩关节炎
  - 多见于牧区，有病畜接触史，常多关节对称发病
  - 病后两个月即可出现 X 线改变，主要在肌腱、滑囊及韧带附着处的肱骨头外缘、大结节、肩峰及喙突
  - X 线表现为局限表浅的小囊状骨质破坏，边缘硬化。关节面及关节间隙可正常，亦无脓肿或死骨。有时于肩峰下囊、三角肌下囊及肌腱韧带处见有钙化
  - 布氏杆菌补体结合试验或冷凝集试验均为阳性

典型病例

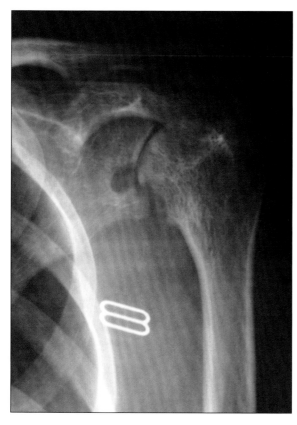

图 4-2-15　肩关节结核
女性，21 岁，外伤后左肩关节疼痛并上举困难 2 个月余。X 线平片：肱骨头
及关节盂关节面下见深浅不一的多个溶骨性骨质破坏，伴骨质疏松。关节囊萎
缩、三角肌萎缩，关节间隙变窄

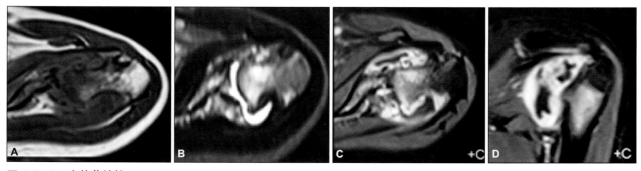

图 4-2-16　肩关节结核
与图 4-2-15 为同一患者。MRI（A.横断面 T1WI，B.横断面 T2WI，C.横断面增强扫描，D.冠状面增强扫描）：肩关节周围软组织内多发
囊性长 T1 长 T2 信号灶，关节间隙变窄，肱骨头及关节盂骨质破坏、关节周围软组织肿胀及关节囊积液呈长 T1 长 T2 信号。增强扫描关
节周围软组织内囊状影边缘环形强化

7. 腕关节结核

【临床表现】

表现

● 开始表现腕部肿痛，疼痛并不明显。病情加
重，肿胀越明显，疼痛越严重

● 混合感染后，病变沿肌腱蔓延则引起全手腕肿
胀，关节活动受限，手指屈伸障碍，腕下垂，
手指屈曲畸形

● 亦常见指骨结核和结核性腱鞘炎

流行病学

● 年龄

○ 多见于青少年，10 岁以下较少发病

病程与预后

● 病程较上肢其他关节短，病变很快及蔓延至整
个关节以至全部腕骨

● 腕关节囊薄弱，周围软组织亦较单薄，伸、屈
侧均有多条肌腱通过，故关节结核较易侵犯腱
鞘而影响手的功能

- 脓肿易破出皮外形成窦道

【影像表现】

X 线表现

- 滑膜型
  - 早期可见腕骨小梁模糊，皮质变淡，轮廓不完整
  - 晚期由于骨皮质消失、腕骨可变小
- 骨型
  - 病灶多开始于桡骨远端，次为腕骨，很少继发于尺骨
  - 病灶常多发，呈类圆形或不规则形骨质缺损。晚期关节间隙变窄
  - 病变严重者可侵及第 2、3 掌骨基底部，甚至可达骨干，并轻度骨质增生和骨膜反应（图 4-2-17）。病骨往往呈膨胀性改变
  - 腕骨结核常合并腱鞘结核，有时可见斑点状钙化
  - 儿童的腕关节结核，患侧化骨核可早出现

CT 表现

- 平扫 CT
  - 在显示腕部软组织肿胀，骨质破坏中的死骨和腕骨缺损是 X 线平片的重要补充
  - 对手掌腱鞘结核，可显示肌腱周围脓肿

MRI 表现

- T1 加权
  - 从冠状、矢状和轴位观察，对腕骨和尺桡骨骨质破坏，软组织肿胀，关节积液、积脓、腱鞘炎和肉芽组织等均为低信号
- T2 加权
  - 骨质破坏，软组织肿胀，关节积液、积脓、腱鞘炎和肉芽组织等为中高或高信号强度

- T1 增强
  - 充血性多血管肉芽组织明显强化，而关节积液，积脓不强化但脓肿壁常有明显强化

推荐影像检查

- 首选检查法：X 线平片
- 检查建议
  - X 线平片不仅为首选检查手段，而且一般平片即可确诊
  - CT 扫描可补充 X 线所见的不足，如对死骨的检查颇为敏感
  - MRI 检查则可确切地显示腕关节结构的大体病理解剖，对估计病变的活动与否有很高的诊断价值

【鉴别诊断】

关节病变

- 类风湿关节炎
  - 常对称侵及多个关节，主要累及滑膜及软骨
  - 表现为骨质疏松、关节面糜烂及小囊状骨质缺损，多出现在骨的边缘，无脓肿和窦道
  - 严重者腕关节可半脱位，向尺侧偏斜
  - 晚期腕关节强直和肌肉萎缩
- 痛风性关节炎
  - 疼痛明显，常突然发作
  - 可见关节旁的痛风结节，关节骨边缘有斑点状或小囊状骨质缺损
  - 无明显骨质疏松，血尿酸升高

骨软骨缺血坏死

- 腕月、舟状骨缺血性坏死
  - 骨密度增高，有时可见囊变，或呈不规则碎裂
  - 腕关节一般不狭窄，亦无骨质破坏

诊断与鉴别诊断精要

- 滑膜型关节结核：关节周围软组织肿胀伴骨质疏松、渐进性关节间隙狭窄和边缘性骨质破坏
- 骨型关节结核：骨骺和骨端结核伴关节破坏
- 可出现纤维性关节强直
- 一般单关节发病，好发于承重大关节，常先开始于不持重的关节边缘部分
- 临床起病缓慢，病程可长达数年。常继发于肺结核，有结核中毒症状

典型病例

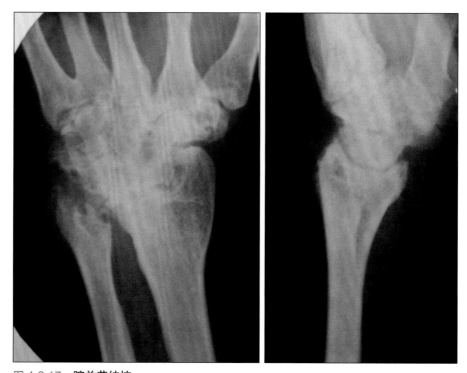

图 4-2-17　腕关节结核
X 线平片：病灶多发，呈类圆形或不规则形骨质缺损。关节间隙明显变窄，腕骨间及桡腕关节间隙模糊不清，受累骨质硬化、融合，关节周围软组织肿胀

（丁晓毅）

重点推荐文献

[1] 刘子君. 骨关节病理学. 北京: 人民卫生出版社, 1992: 91-92.
[2] Iagnocco A, Coari G, Buzzi G, et al. Magnetic resonance imaging of peripheral osteoarticular tuberculosis compared with sonography and standard radiographs[J]. Rheumatol Int, 2003, 23(4): 195-197.
[3] 曹来宾. 实用骨关节影像诊断学. 济南: 山东科学技术出版社, 1998: 297-300.

三、脊柱结核

【概念与概述】

脊柱结核（spine tuberculosis）

- 脊椎是骨关节结核最易累及的部位（约 50%）
- 也称作结核性脊椎炎（Tuberculous spondylitis）或 Pott 病（Pott's disease）
- 依据病变累及部位主要分为边缘型、韧带下型及中心型

【病因与病理】

- 通过脊椎周围供血动脉及静脉丛血行播散，最先累及脊椎前部近终板处
- 所有脊椎节段均可累及，下部胸椎及上部腰椎多见，颈椎与骶尾椎少见，可多节段累及相邻

或远隔椎体

- 早期多为终板水肿，逐渐蔓延至椎间盘及相邻椎体，骨质坏死塌陷可至脊柱后凸畸形，并可形成椎旁冷脓肿

【临床表现】

症状与体征

- 发病隐匿，病程缓慢，症状较轻
- 低热、盗汗、乏力、消瘦等结核中毒症状
- 逐渐加重的颈、背、腰痛，局部僵直，进行性加重的脊柱后凸畸形
- 双侧或单侧肢体放射性疼痛，截瘫或偏瘫，咽后壁脓肿可妨碍吞咽与呼吸
- 查体有时可在颈部、腰部或腹股沟等区域发现肿块（冷脓肿）

临床病史
- 部分患者有活动性肺结核病史

疾病人群分布
- 年龄：好发于青年与儿童，老年人的发病比例呈上升趋势
- 性别：发病无性别差异

治疗
- 早期病情较轻可行抗结核药物治疗
- 外科手术治疗（病灶清除/植骨、脓肿引流、截骨矫形术等）
- 手术指征
  - 明显神经系统损害
  - 巨大冷脓肿症状明显
  - 脊柱畸形或不稳

【影像表现】
概述
- 骨质破坏
  - 边缘型（最常见）：骨质破坏开始于椎间盘周围椎体上下缘，病变向椎体和椎间盘蔓延（图4-2-18）
  - 韧带下型：又称椎前型，病变发生于前纵韧带下方，常累及相邻椎体，椎体前缘骨质破坏，早期椎间盘常不受累及（图4-2-19）
  - 中心型：较少见，骨质破坏发生于椎体中央，早期椎间盘不受累及，椎体常塌陷变扁或呈楔形
  - 脊柱结核累及附件少见，单纯附件结核罕见
- 椎间隙变窄或消失：椎间盘直接受侵犯或者疝入椎体中（图4-2-18至图4-2-20）
- 冷脓肿（寒性脓肿）
  - 颈椎结核可形成咽后壁脓肿
  - 胸椎结核可致纵隔脓肿及胸腔积液
  - 腰椎结核可形成腰大肌脓肿（图4-2-21B），可蔓延至腹股沟、大腿、臀部
- 脊柱后凸畸形：脊椎破坏、塌陷所致（图4-2-20）
- 少见征象
  - 累及多个不相邻椎骨
  - 累及附件或肋椎关节
  - 病变不累及椎间盘
  - 明显增生硬化及局部骨膜反应
  - 死骨，多见于中心型结核，多为沙粒样死骨

X线表现
- 病变早期可不见明显异常
- 终板模糊或虫蚀样改变，骨质疏松，不规则骨质破坏
- 椎间隙狭窄或消失（图4-2-20）
- 椎旁软组织肿胀（图4-2-20B）
- 椎体变扁或楔形变（图4-2-20）

CT表现
- 能清晰地显示骨质变化，可发现小的骨质破坏、死骨及脓肿的细小钙化（图4-2-21），可较平片更好地显示病变范围及其与周围组织结构的关系
- 增强扫描显示骨质破坏区及脓肿呈边缘强化
- 可进行CT介导下穿刺活检

MRI表现
- 早期终板及骨髓水肿，T1WI呈低信号，T2WI及脂肪抑制T2WI呈高信号，增强扫描可见不均匀强化
- 可见椎间盘直接受侵犯或者疝入椎体中，T1WI多呈低信号，T2WI呈不均匀高信号，椎间盘髓核内"裂隙"样结构消失，增强扫描呈不均匀强化或周边环形强化（图4-2-18）
- 骨质破坏及脓肿多呈长T1长T2信号改变，增强扫描可见边缘强化，冷脓肿上下多跨越一个或多个椎间隙（图4-2-18，图4-2-19），范围可较病变椎体大
- 可很好地显示病变侵犯范围及椎管内结构受侵情况

推荐影像学检查
- 首选检查法：X线平片
- 检查建议
  - 应以X线平片为主要诊断手段
  - CT扫描是对X线平片的重要补充，可更好地显示骨质变化情况
  - MRI可很好地显示病变范围，尤其有助于显示椎管内结构受侵的情况

【鉴别诊断】
- 脊柱转移瘤
  - 原发肿瘤病史
  - 常累椎体及椎弓根，椎间盘一般不受累及
  - 很少沿前纵韧带蔓延，无椎旁脓肿形成
- 脊柱多发性骨髓瘤

○ 中、老年多见，椎间盘一般不受累

○ 常见普遍性骨质疏松，无脓肿形成

○ 尿本 - 周蛋白阳性

● 化脓性脊柱炎

○ 病变进展快，全身中毒症状重

○ 骨质增生硬化较明显，椎间隙狭窄较脊柱结核发生早

● 椎体压缩性骨折

○ 有明确外伤史

○ 多累及一个椎体，无骨质破坏及椎间隙狭窄

诊断与鉴别诊断精要

● 慢性病程，两个或两个以上相邻椎体溶骨性骨质破坏，椎间隙变窄或消失，脊柱后凸畸形，椎旁冷脓肿形成及脓肿内钙化为脊柱结核的特点

● 脊柱结核很少侵犯附件，而脊柱转移瘤常累及椎弓根

● 鉴别脊柱结核与化脓性脊柱炎，临床表现与影像学特征同样重要

典型病例

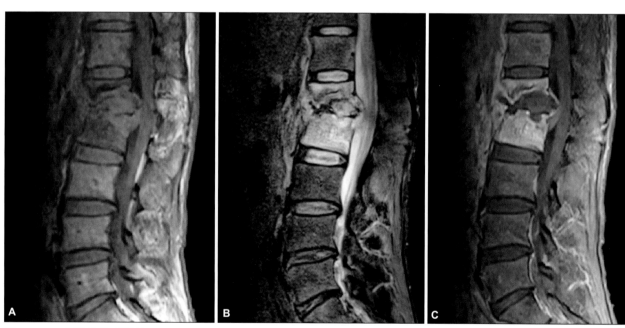

图 4-2-18　**腰椎边缘型结核**

A. T1WI；B. 脂肪抑制 T2WI；C. 脂肪抑制增强 T1WI。腰 1、2 椎体相对缘骨质破坏，以腰 1 椎体为著，在 T1WI 呈等和稍低低信号，在脂肪抑制 T2WI 呈不均匀高信号，增强扫描病变周围可见环形强化；腰 1/2 椎间盘破坏，椎体前后可见冷脓肿，部分突入椎管内，相应水平脊膜囊稍受压

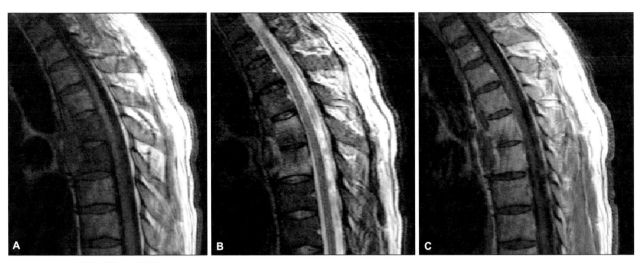

图 4-2-19　**胸椎韧带下型结核**
A. T1WI；B. T2WI；C. 增强 T1WI。胸 7、8、9 椎体前方可见冷脓肿形成，在 T1WI 呈稍低信号，在 T2WI 呈不均匀较高信号，增强扫描可见环形强化，胸 7、8、9 椎体前缘部分可见骨质破坏

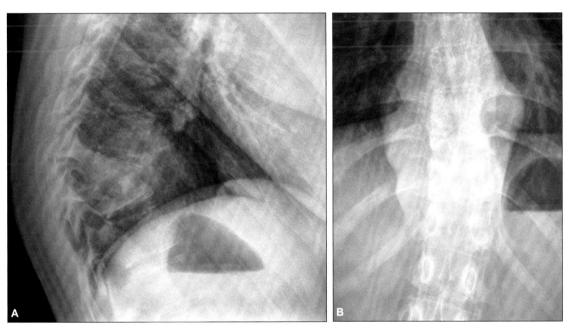

图 4-2-20　**胸 9、10 椎体结核**
A. 胸椎侧位；B. 胸椎正位。脊柱以胸 9、10 椎体为中心后凸，胸 10 椎体明显变扁，胸 9/10 椎间隙显示不清，胸 6～12 两侧椎旁见梭形软组织密度影，外缘清晰，右侧为著

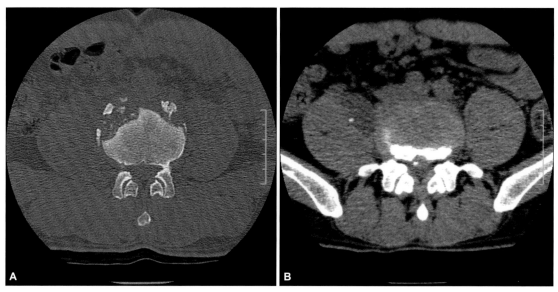

图 4-2-21　腰椎结核并右侧腰大肌冷脓肿形成
A. CT 骨窗，腰椎体前部可见不规则骨质破坏，其内可见细小的死骨及钙化。B. CT 软组织窗，椎体前方可见软组织肿块，右侧腰大肌肿胀，其前内侧呈稍低密度，内并见斑点状钙化

（张朝晖　王霁胐）

重点推荐文献

[1] Currie S, Galea-Soler S, Barron D, et al. MRI characteristics of tuberculous spondylitis[J]. Clin Radiol, 2011, 66(8): 778-787.

[2] Burrill J, Williams C J, Bain G, et al. Tuberculosis: a radiologic review[J]. Radiographics, 2007, 27(5): 1255-1273.

[3] De Vuyst D, Vanhoenacker F, Gielen J, et al. Imaging features of musculoskeletal tuberculosis[J]. Eur Radiol, 2003, 13(8): 1809-1819.

第 3 节　特殊骨感染

一、骨梅毒

【概念与概述】

骨梅毒（syphilis of bone）系由梅毒螺旋体引起的特殊感染

- 分类：因感染途径和发病时间不同，分为两种
  - 先天性骨梅毒（congenital syphilis of bone）：母体血液中的螺旋体通过胎盘传入胎儿引起感染，其感染多在妊娠 4 个月后。按发病时间不同，分为两型
    - 早发型
    - 晚发型
  - 后天性骨梅毒（acquired syphilis of bone）：因性接触或输入梅毒患者的血液或其他方式接触感染后而发病

（一）先天性骨梅毒

【病理与病因】

一般特征

- 一般发病机制
  - 孕妇患梅毒，梅毒螺旋体经胎盘进入胎儿后到达软骨膜、骨膜、软骨、骨髓腔及软骨骨化活跃处，尤其是长管状骨干骺端等处
- 流行病学
  - 由于抗生素的发展和广泛应用，目前我国先天性骨梅毒很少见到，发生率也不清楚，严重先天梅毒感染的胎儿可发生流产或生后死亡

大体病理及手术所见

- 病理上，骺的软骨内骨化过程异常，表现为骺

板增厚、不平直，先期钙化带增宽和其下方出现稀疏带

- 髓腔内炎性肉芽组织增生，灶性坏死，偶见有树胶肿形成，引起骨质破坏，周围骨质增生硬化，骨膜增生
- 病变为多发性并常为对称性。四肢长骨受累最为常见，在骨内形成梅毒性肉芽肿，并引起特异性炎症，使干骺端、骨干破坏及损害软骨的骨化过程，先期钙化带因软骨钙化后骨化过程发生障碍，肉芽组织、纤维组织和骨样组织增生，干骺端松质骨破坏，骨膜破坏和增生，从而引起骨软骨炎、干骺端炎、骨髓炎（骨干炎）、骨膜炎，可伴病理性骨折

显微镜下特征

- 干骺端骺软骨骨化受阻，伴血管、淋巴细胞和中性粒细胞浸润
- 骨膜炎、骨髓炎

1. 早发型先天性骨梅毒

【临床表现】

表现

- 一般在出生后 2～3 周内出现临床症状
- 皮肤黏膜症状包括梅毒性皮疹，主要表现为四肢末端脱屑，大泡性皮损
- 梅毒性鼻炎，病理性黄疸，肝、脾、淋巴结肿大，白色肺炎，各受累关节肿胀，肢体不能自主活动，在被动活动时，婴儿可啼哭，即所谓的"Parrot 假性瘫痪"
- 部分患儿骨骼病变与其临床症状可不相一致，在出生后 6 个月内虽出现广泛性骨改变，而临床症状却不明显或仅有轻微皮疹

实验室检查

- 血清梅毒 VDRL、USR、RPR 试验多为阳性

流行病学

- 年龄
  - 从出生到 4 岁小儿发病，一般在出生后 2～3 周内发病

治疗

- 诊断明确后，即进行驱梅和抗梅毒治疗
- 合并多系统损害及重症患者，应给予保肝护肾，纠正贫血，加强支持及对症处理

【影像表现】

概述

- 最佳诊断依据
  - 多骨对称发病，干骺炎为重要诊断依据，Wimberger 征（见下），先期钙化带增宽增浓，常有骨膜炎。不累及骨骺
- 部位
  - 常多发对称，胫骨、股骨、肱骨为好发部位，但极少累及骨骺骨化中心

X 线表现

- 干骺炎、骨髓炎、骨膜炎。以干骺炎最为重要，为本病最早出现的征象
- 干骺炎
  - 一般在出生后 6 个月内出现，以尺桡骨远端（图 4-3-1）和胫腓骨近端最明显
  - 早期因软骨化骨过程障碍，骺板增厚，先期钙化带增厚增浓、不规整（图 4-3-2）
  - 在先期钙化带下方可出现一层不规则的透亮区，类似坏血病和佝偻病（图 4-3-1）
  - 骺板近骺缘侧可呈现锯齿状突起
  - 随病变进展，干骺端可产生局限性骨质破坏（图 4-3-2），胫骨近端的骨质破坏几乎全在内侧，如两侧对称出现，则称为 Wimberger 征，颇具特征性
  - 有时干骺端骨质破坏可引起病理性骨折，或骺板和骺骨化中心的移位
- 骨髓炎
  - 多为干骺炎向骨干蔓延所致，多见于长骨，病变可呈散在的局限性骨皮质破坏，呈虫蚀状骨质疏松区，或呈广泛的骨质破坏与骨质增生，很少出现死骨
  - 干骺端骨质破坏缺损，常为一侧性，边缘清楚，称为"猫咬征"（图 4-3-1）（图 4-3-2），"猫咬征"是早发型先天性骨梅毒较特征的 X 线改变，婴儿期的"猫咬征"常常提示梅毒性骨炎
  - 或者干骺端无异常，而表现为骨皮质增厚，髓腔变窄，骨干增粗
  - 梅毒性骨炎极少累及短骨
- 骨膜炎
  - 为最常见征象，常与干骺炎同时存在，范

围比较广泛，有双侧对称倾向

- 骨膜新生骨最初数月内呈平行的线条状
- 晚期，骨膜新生骨与骨皮质融合致骨干增粗

【鉴别诊断】

见晚发型先天性骨梅毒

典型病例

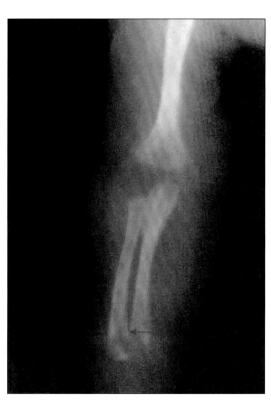

图 4-3-1　**早发型先天性骨梅毒**
右尺桡骨 X 线平片：尺桡骨远端局限性骨质破坏，形成"猫咬征"（箭头），边缘不规则，周围软组织肿胀（本图由吉林市儿童医院放射科单建伟副主任医师提供，特此致谢）

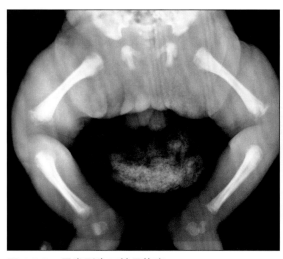
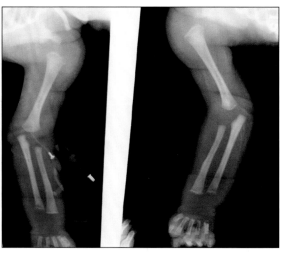

图 4-3-2　**早发型先天性骨梅毒**
X 线平片：多骨对称发病的干骺炎，先期钙化带增宽增浓、不规整，在先期钙化带下方出现不规则的透亮区。双侧股骨远端干骺端一侧性骨质破坏缺损，形成"猫咬征"（本图由复旦大学附属儿科医院放射科谢婵来医师提供，特此致谢）

2. 晚发型先天性骨梅毒

【临床表现】

表现

可能由侵入胎儿骨骼内的潜在感染再活动所致

临床上常见有角膜炎、耳聋、郝氏（Hutchinson）齿、马鞍鼻、军刀腿和间歇性骨痛等

流行病学

- 年龄
  - 4 岁以后发病，一般见于 5 ~ 15 岁之间

【影像表现】

概述

- 最佳诊断依据
  - 骨破坏和骨硬化，骨膜炎，胫骨干前面骨膜增生形成典型"军刀"状腿
- 部位
  - 为多骨病灶，但以胫骨最常受累

X 线表现

- 骨髓炎
  - 表现为不同程度的骨硬化伴有破坏区
  - 病变侵犯骨干，范围可较局限，由树胶肿引起的不规则骨质破坏，伴轻度硬化；亦可呈弥漫性，主要表现为骨质硬化，骨小梁增粗致密、骨皮质增厚，在骨硬化区内见有较小的斑点或斑片状骨质破坏
- 骨膜炎
  - 多见于幼年患者，骨膜呈层状与骨干平行
  - 在年龄较大的儿童，仅侵及少数骨骼，尤以双侧胫骨多见，胫骨前缘骨皮质增厚，致胫骨干增粗前凸伴弯曲变形，形成军刀状畸形

【鉴别诊断】

炎症

- 化脓性骨髓炎
  - 起病急，骨破坏由干骺端迅速向骨干蔓延，引起大面积骨破坏及大块死骨坏死，骨质增生明显，形成骨包壳

感染

- 骨结核
  - 呈囊状破坏，骨质疏松，很少伴有骨质增生

营养障碍性疾病

- 佝偻病
  - 骨干表现为一般的骨质软化，骨密度降低，干骺端呈杯形，干骺端破坏虽呈锯齿状，但呈多而细，不像骨梅毒呈少而粗

（二）后天性骨梅毒

【病理与病因】

一般特征

- 一般发病机制
  - 在梅毒原发感染灶形成 1 ~ 3 个月后，即可出现梅毒螺旋体血症，病原体通过血行播散至全身各处
  - 骨骼病变多为梅毒的晚期表现

大体病理及手术所见

- 梅毒螺旋体可先到骨膜深层，引起血管周围炎症浸润及形成肉芽组织，然后穿过骨皮质的哈氏管，延及骨髓腔形成梅毒性肉芽肿，又蔓延至皮质及骨膜，在骨膜下形成梅毒性肉芽肿，掀起骨膜，以致引起反应性新骨增生
- 抑或相反，病变先发生在骨髓腔，而后累及骨皮质及骨膜
- 在血管周围产生反应性肌肉萎缩及动脉内膜炎性梗阻导致骨炎、骨膜炎、骨髓炎及骨软骨炎，还可伴继发性贫血、树胶肿、病灶干酪样坏死及修复性硬化
- 病变可分为树胶肿及非树胶肿炎两种，可同时合并存在
- 树胶肿可达 10cm 以上，可侵蚀骨质，最后突破皮肤形成溃疡

显微镜下特征

- 骨膜炎，骨皮质和髓腔炎性细胞浸润和树胶肿性肉芽肿

【临床表现】

表现

- 最常见体征 / 症状
  - 临床上分为三期，Ⅰ 期为下疳期，无骨关节改变，Ⅱ、Ⅲ 期可出现骨关节改变
  - 主要症状为骨骼受累部位有疼痛及压痛，伴有局部软组织肿胀，尤其在颅骨额部、胫骨和锁骨等处
  - 疼痛在活动时较轻，休息和睡眠时反而加重

- 临床病史：多有不洁性交史

实验室检查

- 梅毒血清反应阳性

【影像表现】

概述

- 最佳诊断依据：双侧对称性的胫骨骨膜炎，呈层状或花边状增生
- 部位
  - 病变常多发，以长骨骨干多见，很少波及骺端及关节。其次为颅骨、脊柱、胸骨、锁骨及肋骨等处

X 线表现

- 骨骼病变以骨膜炎最为常见，其次是骨炎或骨髓炎
- 双侧对称性的胫骨或锁骨的骨膜炎一般多由梅毒引起。骨膜呈层状或花边状增生，后者为本病的重要特征。胫骨前缘骨膜增生常较后缘明显而致军刀样改变，与先天性梅毒相似，但不伴弯曲变形
- 骨炎和骨髓炎多见于Ⅲ期梅毒，主要表现有两种

- 弥漫型：长骨广泛性骨质增生硬化，骨皮质增厚致密，有时髓腔消失。骨干粗大变形，可见局限的骨质破坏透光区，边界清楚，一般无死骨
- 局限型：树胶肿引起局限性骨质破坏，大多位于长骨的骨膜下层或皮质内，亦可见于中央的髓腔内，周围有骨质硬化和骨膜增生。透光区内少有死骨
- 少数情况下，病变可侵犯脊柱、颅骨和关节，颅骨病变多见于额、顶骨，多侵及外板，而内板较少累及。病变常以骨质增生硬化为主，亦可由树胶肿致骨质破坏，一般无死骨形成

【鉴别诊断】

炎症

- 硬化性骨髓炎
  - 常有炎症病史，疼痛较重，且骨硬化增生常围绕骨干
- 化脓性骨髓炎
  - 病变起自干骺端向骨干进展，破坏区内常有大块死骨形成

诊断与鉴别诊断精要

- 先天性梅毒：干骺端增宽，不规则，骨软骨炎、骨膜炎、骨炎及骨髓炎
- 后天性梅毒：长骨骨干、颅骨和脊柱的骨质破坏，梅毒性树胶肿
- 先天性梅毒患儿父母及后天性梅毒患者多有冶游史
- 梅毒血清反应阳性

重点推荐文献

[1] 王云钊,曹来宾.骨放射诊断学.北京：北京医科大学、协和医科大学联合出版社,1994:200.
[2] 王侠生,廖康煌,杨国亮.皮肤病学.上海：上海科学技术文献出版社,2005:362.
[3] 曹来宾.实用骨关节影像诊断学.济南：山东科学技术出版社,1998:306-308.

二、关节梅毒

【概念与概述】

关节梅毒（arthral syphilis）可由梅毒螺旋体直接侵入关节或由于脊髓痨后发生神经营养性关节病。

可发生于先天性或后天性梅毒

- 同义词：梅毒性关节炎

【病理与病因】

大体病理及手术所见

- 先天性梅毒可发生双侧对称性无痛性浆液性滑

膜炎，称为 Clutton 关节
- 后天性Ⅱ期梅毒的早期，多数大关节可发生关节肿胀，关节间隙增宽
- Ⅲ期梅毒时，梅毒性骨炎和树胶肿可蔓延至骨端而引起关节改变，关节囊和滑膜增厚肿胀

【临床表现】

表现
- 关节周围软组织肿胀
- 后天性Ⅲ期梅毒时，关节有波动感，但局部皮肤不红

流行病学
- 年龄
  - 任何年龄均可发病

【影像表现】

概述
- 部位

- 多为单发，常见于膝关节

X线表现
- 关节囊和滑膜受累时，表现为关节软组织肿胀，关节间隙增宽
- 梅毒性骨炎或树胶肿侵及骨端而累及关节时，可产生关节软骨破坏和软骨下骨质不规则缺损，关节间隙变窄，关节可发生半脱位或 Charcot 关节

【鉴别诊断】

感染
- 关节结核
  - 关节部普遍骨质脱钙，有局限性骨质破坏缺损区，晚期可有硬化环围绕，一般无骨膜增生，少数病变近骨表面有少量骨膜反应，患骨无增厚

诊断与鉴别诊断精要
- 早期无特异性。当病变累及关节软骨及破坏关节软骨下骨质后，可造成关节间隙狭窄，骨性关节面的模糊、中断、消失。累及骨端向骨干发展可引起骨干广泛骨质增生与破坏
- 病史与实验室检查同骨梅毒

重点推荐文献

[1] 曹来宾. 实用骨关节影像诊断学. 济南: 山东科学技术出版社, 1998: 308-309.
[2] 王云钊, 曹来宾. 骨放射诊断学. 北京: 北京医科大学、协和医科大学联合出版社, 1994: 200.
[3] 李景学, 孙鼎元. 骨关节X线诊断学. 北京: 人民卫生出版社, 1996: 245-249.

三、骨包虫病

【概念与概述】

骨包虫病（osseous hydatid disease）是棘球绦虫的幼虫（棘球蚴）寄生于骨骼的骨寄生虫病
- 同义词：棘球蚴病，骨包虫囊肿（osseous echinococcosis）

【病理与病因】

一般特征
- 一般发病机制
  - 虫卵在肠道内孵化形成六钩蚴，侵入肠壁淋巴管，经血流至肝、肺及骨骼内，而后逐渐发育成为包虫
- 病因学
  - 棘球绦虫的幼虫（棘球蚴）感染
- 流行病学
  - 包虫病是一种人畜共患的地方性寄生虫病，好发于畜牧地区
  - 近来由于旅游业的迅速发展及人口流动性的增加，包虫病在非流行区的发病率也逐渐增高
  - 包虫病在人体好发于肝和肺，骨骼受累较罕见
  - 骨包虫病是由消化道感染六钩蚴经血液循

环寄生于骨组织所致的疾病，占所有包虫病的 0.5% ~ 4.0%，可单独发生，但常伴发肝、肺包虫病

大体病理及手术所见

- 六钩蚴在骨松质内发育时，由于骨骼组织致密坚硬，骨小梁间隙较小，包虫不能像在肝、肺等软组织中均衡生长，形成球形大囊肿
- 骨包虫发育过程中向阻力小的骨质薄弱处扩展、蔓延而引起囊性骨质破坏，沿着骨髓腔向骺板、关节软骨方向生长，若穿破骨皮质可导致病理性骨折或脱位，病变还可穿破骨皮质侵入周围软组织，其在软组织内的生长方式与肝、肺组织中生长方式基本相同，形成继发性包虫囊肿
- 骨外的包囊可以钙化，而骨内病变很少钙化
- 骨包虫囊肿的特点是包囊的外围无附加的纤维包膜，内面亦无典型的胚叶层

【临床表现】

表现

- 最常见体征 / 症状
  - 骨包虫病的潜伏期长，常在幼年时感染，由于其生长缓慢，早期可毫无自觉症状，多到成年后才出现症状，患者多因疼痛就诊
  - 四肢病变的主要表现为局部疼痛，部分患者可发现局部包块，疼痛往往不明显，运动或外伤后加重
  - 脊柱包虫病患者多以胸背部疼痛伴双下肢无力、感觉减退就诊
  - 包虫病变侵犯胸椎表现为双下肢肌力减弱，感觉减退或下肢瘫痪、大小便失禁，膝腱及跟腱反射亢进，双侧 Babinski 征阳性；腰骶部病变多表现为腰骶部疼痛，一侧或双侧下肢及会阴部感觉减退、排尿无力等神经损害的表现
  - 如病灶继发感染，可伴有脓肿或窦道形成
- 临床病史：多有疫区生活史

实验室检查

- 血液包虫补体结合试验及包虫液皮肤试验可呈阳性

治疗

- 目前骨包虫病以手术切除为主
  - 因其容易复发，手术时最好采用整段切除，但为避免肢体骨缺损，仍以病灶清除植骨

融合术为主

- 手术前后使用阿苯达唑杀死头节，预防复发
- 术中在清除包虫囊时一定要保护好周围组织，再清除包虫囊壁及子囊，用石炭酸处理残腔，然后用 20% 高渗盐水浸泡 10 分钟以上
- 药物治疗方面，阿苯达唑是抗包虫病的首选药物之一，但其难溶于水和大多数有机溶剂，在胃肠道的吸收差，血药浓度低，影响疗效

【影像表现】

概述

- 部位
  - 常发生在血运丰富的骨松质或长骨的干骺端，最常见的发病部位是脊椎和骨盆，其次是股骨、胫骨、肱骨、颅骨和肋骨

X 线表现

- X 线表现分为早期、中期、晚期改变
- 早期病变
  - 仅可见骨髓质内局限性骨小梁吸收而稀疏，骨质破坏，密度减低，显示局限性类圆形空腔，逐渐出现多个连接的圆形或不规则的囊状透光区，边缘锐利，呈葡萄状排列，各囊腔之间的骨纹理粗大紊乱，但无侵蚀性破坏，无骨质硬化和骨膜反应，骨外形尚无明显改变
- 中期病变
  - 病变骨内形成多个大小不等、彼此相连的囊状膨胀性骨质缺损，其间无正常骨纹理，囊状透光空腔的边缘骨小梁纹理增粗、紊乱，囊壁骨质硬化，形如中空的囊状骨壳，边缘清晰锐利
  - 囊状空腔逐渐扩大，压迫骨皮质，使其萎缩变薄，骨皮质表面凹凸不平性骨质局限性缺损，少数患者可见囊壁的弧线状钙化影，部分表现为多囊骨质破坏，其内可见骨嵴
  - 长管状骨外形增粗，不规则膨隆畸形
  - 扁平骨增厚，表面隆起，影像显示如破渔网状，并可见粗乱硬化的骨壳及大小不等的囊腔
- 晚期病变
  - 囊状空腔扩大增多，侵及全骨块，骨皮质表面的大泡形突起畸形尤其明显，可形成边界不整的分离骨片

- 由于囊腔扩大，骨质减少，易导致病理性骨折
- 侵犯关节时，可蔓延全关节而累及对端骨质，由于关节面破坏可致病理性脱臼
- 在病变发展过程中，除非发生病理性骨折，继发感染，一般无骨膜反应
- 脊柱发病时椎体呈囊状破坏，因压缩骨折呈楔形状变形，病变可侵入椎弓或椎板，但早期一般不累及椎间盘，中晚期可见不同程度的椎间隙狭窄
- 脊柱病变侵入周围软组织形成对称或不对称的椎旁球形阴影，有时可见囊壁钙化

CT 表现

- 平扫 CT
  - 松质骨内可见多个大小不等的囊状膨胀性低密度骨缺损，呈圆形或椭圆形。病灶边缘清晰锐利，周边有硬化
  - 骨质破坏区内可见不完整的环形、弧形高密度线条状骨嵴将其分隔成蜂窝状或多房状
  - 病变骨皮质膨隆、变薄、断裂或缺损，椎体及椎弓被破坏呈膨胀性和多房性改变，有时 CT 影像可看到破裂的折叠内囊
  - 如果骨包虫突破被膜进入周围软组织，则软组织内可见囊状低密度区。其 CT 值接近水样密度，病灶边界清晰，壁光滑。有时内壁塌陷，与外囊剥离漂浮在囊液中呈"双环征"
  - 当病变首先累及软组织时，尤其是椎管内包虫，CT 表现无特异性
- 增强 CT
  - 骨包虫突破被膜进入周围软组织，则软组织内可见囊状低密度区，增强扫描不强化

MRI 表现

- T1 加权
  - 由于包虫呈多囊性生长，呈囊性、多房性低信号，其囊壁与肌肉等信号或略呈低信号，而子囊呈明显低信号，使囊壁信号高于囊内容物
  - 长 T1 信号的母囊内见更长 T1 信号小囊泡
  - 当包虫囊肿合并感染后，T1W 信号增高
- T2 加权
  - 多囊性骨包虫病呈高信号，与脑脊液相似，簇集呈"葡萄串样"，其囊壁与囊内容物均呈高信号，且囊内容物信号明显高于囊壁，当囊内充满大小不等的子囊或排列于囊壁周边时，整个病灶呈玫瑰花状或车轮状
  - 长 T2 信号的母囊内见更长 T2 信号小囊泡
  - 合并感染后 T2W 信号明显增高

推荐影像学检查

- 最佳检查法：MRI
- 检查建议
  - X 线检查能够充分反映骨包虫病的基本病理特征，在包虫病诊断上较充分而且廉价方便，适合普查及早期发现病灶
  - CT 具有精确定位和确定病变范围的价值，能够最好地发现钙化及显示骨包虫的内部结构，尤其对于颅骨及肋骨的病变，比普通 X 线检查更具有优势
  - MRI 在所有的影像检查中对诊断骨包虫病最有意义。在 MRI 上包虫呈多房性，囊壁显示清晰，并能清楚地显示病变与邻近组织的关系

【鉴别诊断】

肿瘤

- 骨巨细胞瘤
  - 好发于长骨骨端，呈偏心性膨胀性溶骨破坏，其内可见分房样改变

肿瘤样病变

- 骨囊肿
  - 呈卵圆形边界清晰的透光区，MRI 表现为 T1W 呈中等信号，T2W 为高信号。多位于长骨干骺端，与骺板的距离与年龄俱增。一般为单发，无成串囊样改变，无子囊
- 动脉瘤样骨囊肿
  - 发生于干骺端的膨胀性骨破坏，边缘多有硬化，可出现多个阶梯状液 - 液平面

感染

- 脊椎结核
  - 侵及相邻椎体同时累及椎间盘，椎旁两侧同时可见软组织肿胀影或椎旁脓肿

诊断与鉴别诊断精要

- 骨松质或长骨的干骺端多个大小不等的囊状膨胀性骨质破坏，边缘锐利，可见不完整的环形、弧形线条状骨嵴将其分隔成蜂窝状或多房状
- 如果突破被膜进入周围软组织，则软组织内可见囊状病灶呈水样密度或信号。有时内壁塌陷，与外囊剥离漂浮在囊液中呈"双环征"
- 多有疫区生活史，血液包虫补体结合试验及包虫液皮肤试验可呈阳性

重点推荐文献

[1] Torricelli P, Martinelli C, Biagini R, et al. Radiographic and computed tomographic findings in hydatid disease of bone[J]. Skeletal Radiol, 1990, 19（6）: 435-439.

[2] 温浩, 徐明谦. 实用包虫病学. 北京:科学出版社, 2007:116-118.

四、骨麻风病

【概念与概述】

麻风病（leprosy）系由麻风分枝杆菌所引起的慢性传染病

【病理与病因】

一般特征

- 病因学
  - 麻风分枝杆菌感染
- 流行病学
  - 病变可累及全身，但主要侵犯皮肤、神经、血管及单核吞噬细胞系统，15%～30%侵犯骨与关节

大体病理及手术所见

- 病理上主要分为瘤型和结核型两型
- 瘤型可直接侵犯骨骼，主要在松质骨内形成肉芽肿
- 最多见的骨骼改变是由于神经血管损害所引起的继发性改变，在两型内均可见到，以末梢神经受影响最显著，大多数累及短管骨
- 在感觉及营养障碍的基础上，又可附加外伤及继发感染，使病变更为复杂
- 按照骨质病变发生的机制不同，可分为两类
  - 特殊性损害：麻风菌常经血行播散至骨内或骨膜下，形成特殊的麻风小结，引起骨炎及骨膜炎
  - 非特殊性损害：由于外周神经病变后，骨的滋养血管功能障碍，致骨萎缩和骨质吸收，吸收的骨质由纤维组织取代

显微镜下特征

- 麻风小结由含麻风菌的麻风细胞、异物巨细胞、淋巴细胞及少许浆细胞构成

【临床表现】

表现

- 常见症状为红色或淡红色斑状皮疹，皮肤感觉丧失，无冷热、痛感
- 周围神经绳索样增粗
- 常合并感染，形成手足溃疡
- 晚期由于骨质损害严重而出现手足畸形，如垂腕、垂足，甚至指趾脱落

【影像表现】

概述

- 最佳诊断依据：骨质萎缩与骨质吸收
- 部位
  - 病变主要累及手足短管状骨、鼻骨、偶尔可侵犯长骨及其他扁骨等

X线表现

- 麻风骨髓炎多位于干骺端，亦可见于骨干
  - 表现为溶骨性骨质破坏，周围无硬化。开始为局灶性，而后互相融合扩大致髓腔扩

张。骨皮质变薄，骨干膨胀增粗

○ 病变侵及骨膜可引起骨膜增生及骨皮质表面粗糙不平
- 骨质萎缩与骨质吸收为本病的主要表现
  ○ 骨质萎缩表现为骨皮质变薄，骨小梁纤细疏松，髓腔增宽，骨密度减低
  ○ 骨质吸收常见于手足短骨。可表现为末端性吸收与向心性吸收两种
    ■ 末端性吸收常见于手指骨，吸收先从指端开始，甲粗隆轮廓模糊、消失，继而

指骨远端吸收，末节指骨变短变尖。骨质大部吸收，残端呈按钮状。最后可完全吸收，并可向近节指骨进展（图4-3-3）
    ■ 向心性吸收常见于趾骨，病变多自趾骨干远端开始，向心性骨质吸收，使局部骨皮质变薄，周径变细，进而引起病理性骨折，断端不愈合并骨质吸收，致两断端呈尖形。最后该趾骨可完全吸收消失
- 骨营养血管病损可引起骨营养孔增大，边缘略不规则。常见于手腕，可为比较早期的改变

诊断与鉴别诊断精要

- 临床上主要表现为周围神经受损症状，如痛觉和温度觉丧失，神经呈绳索样增粗
- 骨病变多累及手足骨，主要表现为由神经血管营养障碍引起的骨萎缩、骨吸收和骨质疏松，末节指骨丛状膨大吸收变尖，或骨干大部吸收致残端呈按钮状。手腕骨营养孔增大

典型病例

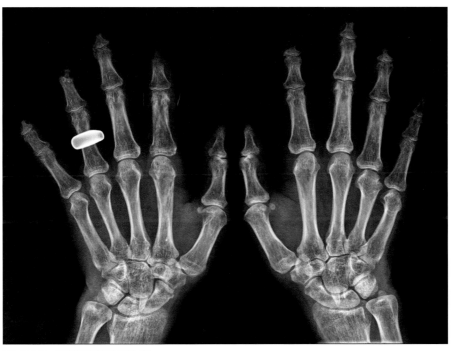

图 4-3-3 双手骨麻风病表现
双手第2～4指及左手第5指末节指骨大部分骨质吸收，长度变短，末端变尖，部分残端呈按钮状（本图由东莞虎门医院张礼鹃医师提供）

重点推荐文献

[1] 吴恩惠, 张景荣, 曹来宾. 放射学（下册）. 北京: 人民卫生出版社, 1996:140-141.

[2] 吴恩惠. 医学影像诊断学. 北京: 人民卫生出版社, 2001: 353-354.

五、艾滋病患者的骨关节感染

【概念与概述】

感染是艾滋病（获得性免疫缺陷综合征，AIDS）患者最常见的软组织和骨骼系统并发症。免疫损害患者易感于对皮肤、软组织、骨骼和关节造成损害的各种机会性感染

- 骨骼和关节的感染有骨髓炎和脓毒性关节炎等

【病理与病因】

一般特征

- 一般发病机制
  - 骨髓炎常由血行播散、邻近感染灶的直接蔓延和血管功能不全引起，是 AIDS 患者发生骨感染的常见并发症
  - 关节内感染可通过血行播散、邻近感染的软组织或骨髓炎的直接蔓延引起。发生在 HIV 阳性患者的这种感染常见于毒品静脉注射者
- 病因学
  - 现认为是多因素原因，不仅包括患者的免疫状态，还有细菌病毒本身、环境和基因的内在作用
  - 骨髓炎最常见的致病菌为金黄色葡萄球菌和链球菌
  - 关节内感染常见致病菌为金黄色葡萄球菌和结核分枝杆菌

【临床表现】

表现

- 骨髓炎包括疼痛、软组织红肿和红细胞沉降率升高等
- 脓毒性关节炎有发热、疼痛、红斑、关节肿胀和关节活动受限等

治疗

- 早期骨髓炎治疗包括外科刮除术和静脉给予抗生素以降低严重的后遗症
- 脓毒性关节炎临床处理包括针吸、关节积液培养确定致病菌，以及利用抗生素治疗

【影像表现】

概述

- 部位
  - 骨髓炎最常累及的部位有胫骨、腕骨、股骨、肋骨和脊柱的胸腰段

X 线表现

- 侵犯脊柱的骨髓炎可显示因椎体受侵而出现的骨缺损及邻近的软组织肿胀
- 脓毒性关节炎 X 线表现包括关节渗出、关节周围的骨质疏松、骨皮质侵蚀和硬化等。根据相应的软骨破坏和渗出的程度，关节间隙可正常、狭窄或增宽

CT 表现

- 平扫 CT
  - 包括软组织肿胀、骨膜反应、骨髓密度变化、局部的骨皮质侵蚀、骨小梁粗糙及钙化和死骨
  - 侵犯脊柱的骨髓炎可发现椎体骨皮质的破坏，椎旁脓肿和钙化

MRI 表现

- T1 加权
  - 在继发于骨髓炎的骨髓水肿和相关软组织炎性改变表现为低信号。AIDS 合并脊柱感染显示水肿导致的椎体信号强度降低。软组织和感染过程中的硬膜外蔓延表现为鞘囊后移和脊髓变形
  - 脓毒性关节炎可显示骨髓和软组织的水肿，呈低信号。感染从关节腔向周围囊腔的蔓延易于识别
- T2 加权
  - 骨髓水肿和相关的软组织炎症表现为高信号
  - 合并脊柱感染时相应部位为高信号
  - 脓毒性关节炎所致的骨髓和软组织异常为高信号
- T1 增强
  - 合并脊柱感染所致的蛛网膜炎表现为增粗的神经根在增强后可出现强化

推荐影像学检查

- 主要检查法：X 线平片
- 检查建议
  - 不论是病灶的发现或病情的动态观察，常规 X 线摄影依然是有效的检查手段。但普通 X 线对早期病变不敏感
- CT 和 MR 检查可很好地显示水肿和骨髓损伤、骨膜反应、皮质破坏、关节损伤和软组织受累，尤其是早期病变的发现
- MRI 增强扫描可提高对骨和关节感染范围的显示，并对确认坏死组织、鉴别血管形成和炎性组织脓肿有帮助

诊断与鉴别诊断精要

- 软组织肿胀、骨膜反应、骨髓密度 / 信号变化、局部的骨皮质侵蚀、骨小梁粗糙及钙化、死骨
- 侵犯脊柱的骨髓炎表现为椎体骨质破坏，硬膜囊受压变形，椎旁脓肿形成和钙化
- HIV 阳性的基础上继发细菌感染

（丁晓毅）

重点推荐文献

[1] Restrepo CS, Lemos DF, Gordillo H, et a1. Imaging findings in musculoskeletal complications of AIDS[J]. Radiographics, 2004, 24(4): 1029-1049.

[2] Burke S, Healy J. Museuloskeletal manifestations of HIV infection[J]. Imaging, 2002, 14(1): 35-47.

[3] Steinbach LS, Tehranzadeh J, Fleckenstein JL, et a1. Human immunodeficiency virus infection: musculoskeletal manifesta-tions[J]. Radiology, 1993, 186(3): 833-838.

主要参考文献

[1] 郭启勇. 实用放射学. 北京: 人民卫生出版社, 2007: 1148-1150.

[2] Unger E, Moldofsky P, Gatenby R, et al. Diagnosis of osteomyelitis by MR imaging[J]. AJR, 1988, 150(3): 605-610.

[3] 赵炬才, 张铁良. 骨与关节感染外科学. 北京: 中国医药科技出版社, 1991: 447-448.

[4] 陈星荣, 沈天真, 段承祥. 全身CT和MRI. 上海: 上海医科大学出版社, 1994: 758-760.

[5] 吴恩惠. 医学影像学. 北京: 人民卫生出版社, 2005: 94-95.

[6] 白人驹. 医学影像诊断学. 北京: 人民卫生出版社, 2006: 690-692.

[7] 刘子君. 骨关节病理学. 北京: 人民卫生出版社, 1996: 392-394.

[8] Atkins BL, Price EH, Tillyer L, et a1. Sahnonella osteomyelitis in sickle cell disease children in the east end of London[J]. J Infect, 1997, 34(2): 133-138.

[9] Chambers JB, Forsythe DA, Bertrand SL, et a1. Retrospective review of osteoarticular infections in a pediatric sickle cell age group[J]. J Pediatr Orthop, 2000, 20(5): 682-685.

[10] Pina MA, Modrego PJ, Uroz JJ, et al. Brucellar spinal epidural abscess of cervical location: report of four cases[J]. Eur Neurol, 2001, 45(4): 249-253.

[11] Tali ET. spinal infections[J]. Eur J Radiol, 2004,50(2): 120-133.

[12] Ledermann HP, schweitzer ME, Morrison WB, et al. MR imaging findings in spinal infections: rules or myths. [J]. Radiology, 2003, 228(2): 506-514.

[13] 赵广民, 李放, 孙天胜, 等. 布鲁氏菌性脊柱炎的诊断和治疗. 中国脊柱脊髓杂志, 2007, 17(6): 437-439.

[14] 吴在德. 外科学. 北京: 人民卫生出版社, 2001: 984-996.

[15] 吴阶平, 裘法祖. 黄家驷外科学. 6版. 北京: 人民卫生出版社, 2004: 2101-2108.

[16] 王溱. X线诊断学. 石家庄: 河北教育出版社, 1994: 246-251.

[17] 王云钊, 曹来宾. 骨放射诊断学. 北京: 北京医科大学、协和医科大学联合出版社, 1994: 200-205.

[18] 曹来宾, 徐爱德, 徐德永. 实用骨关节影像诊断学. 济南: 山东科学技术出版社, 1998: 281-309.

[19] 曹来宾. 骨与关节X线诊断学. 济南: 山东科学技术出版社, 1981: 285-290.

[20] 上海第一医学院. X线诊断学. 上海: 上海科学技术出版社, 1982: 420-517.

[21] Iagnocco A, Coari G, Buzzi G, et al. Magnetic resonance imaging of peripheral osteoarticular tuberculosis compared with sonography and standard radiographs[J]. Rheumatol Int, 2003, 23(4): 195-197.

[22] Ludwig B, Lazarus A A. Musculoskeletal tuberculosis[J]. Dis Mon, 2007, 53(1): 39-45.

[23] 王侠生, 廖康煌, 杨国亮. 皮肤病学. 上海: 上海科学技术文献出版社, 2005: 362.

[24] 李景学, 孙鼎元. 骨关节X线诊断学. 北京: 人民卫生出版社, 1996: 245-249.

[25] Torricelli P, Martinelli C, Biagini R, et al. Radiographic and computed tomographic findings in hydatid disease of bone[J]. Skeletal Radiol, 1990, 19(6): 435-439.

[26] 温浩, 徐明谦. 实用包虫病学. 北京: 科学出版社, 2007: 116-118.

[27] 吴恩惠, 张景荣, 曹来宾. 放射学（下册）. 北京: 人民卫生出版社, 1996: 140-141.

[28] 吴恩惠. 医学影像诊断学. 北京: 人民卫生出版社, 2001: 353-354.

[29] Restrepo CS, Lemos DF, Gordillo H, et a1. Imaging findings in musculoskeletal complications of AIDS[J]. Radiographics, 2004, 24(4): 1029-1049.

[30] Burke S, Healy J. Museuloskeletal manifestations of HIV infection[J]. Imaging, 2002, 14(1): 35-47.

[31] Steinbach LS, Tehranzadeh J, Fleckenstein JL, et a1. Human immunodeficiency virus infection: musculoskeletal manifestations[J]. Radiology, 1993, 186(3): 833-838.

骨坏死和骨软骨炎

5

第1节　概　述

【定义】

骨坏死（osteonecrosis）和骨软骨炎（osteochondritis）指与缺血、异常应力作用或发育变异相关的不同骨骼或部位呈现骨质硬化或伴有碎裂为主的一组疾病

- 骨坏死主要指缺血所致的骨骼部分坏死，可伴有多种疾病或由创伤引起，亦可为特发（无明确原因）
- 骨软骨炎主要指发生于未成年人骨骺、骨骺样骨或骨突部位且以骨质硬化或伴塌陷和碎裂表现为主的病变，可能为缺血性骨坏死、创伤或异常应力性骨改变或正常骨化变异

【命名】

因发病机制尚不明确，除骨坏死和骨软骨炎外又称为骨缺血坏死（ischemic necrosis, ischemic necrosis of bone）、骨无菌性坏死（aseptic necrosis, aseptic necrosis of bone）、骨软骨病（osteochondrosis），或以最初报告者的姓氏命名

【病因和病理】

病因

- 骨坏死
  - 血供减少或中断
    - 特发性或原发性，即不伴有明确的原发病
    - 继发性，即伴发创伤、酗酒、医源性大量皮质激素应用、内源性皮质激素增加、胰腺炎、血红蛋白病、减压病、戈谢病等
- 骨软骨炎
  - 缺血
  - 创伤或异常应力性损伤
  - 正常骨化变异

病理

- 骨缺血坏死
  - 早期，骨髓细胞和骨细胞坏死崩解，骨细胞所在的骨陷窝变空，形成坏死骨
  - 病程进展
    - 坏死骨周围正常骨内肉芽组织增生，并沿骨小梁间隙向死骨浸润
    - 肉芽组织一方面可于坏死骨小梁表面形成新骨，另一方面可将坏死骨和骨髓组织吸收
    - 应力作用下部分吸收的坏死骨或边缘区发生骨折和塌陷
    - 骨坏死区表面软骨改变轻微，多因软骨下骨质塌陷而发生皱缩和裂缝，偶可呈现坏死改变
    - 病变邻近的关节，可有滑膜增厚，关节腔积液
  - 晚期
    - 侵入坏死区的肉芽组织，可化生成骨并重建为正常骨结构，亦可形成瘢痕组织
    - 所在或相邻关节较早发生退行性变
- 慢性创伤并修复性改变

【临床表现】

病程

- 进展较缓慢

症状和体征

- 早期可无任何症状
- 病程进展
  - 受累部位或所在关节不同程度的疼痛、肿

303

胀、跛行、活动受限

○ 所在关节周围肌肉痉挛和萎缩

【影像学检查】

X 线

- 为简单易行的首选检查方法

CT

- 可明确 X 线可疑或阴性的早期骨坏死征象，做出诊断
- 显示关节囊腔的异常

- 骨缺血坏死的 CT 表现与 X 线大致相同

MR

- 易显示松质骨小梁间隙内骨髓组织异常
- 为早期诊断骨缺血坏死的敏感和可靠方法

核素扫描

- 与 MR 类同，对病变的显示具有很高的敏感性
- 对多数部位病变诊断特异性较差，不易与单纯创伤、退变等进行鉴别

（刘吉华）

重点推荐文献

[1] 曹来宾. 实用骨关节影像诊断学. 济南: 山东科学技术出版社, 1998. 247-267.
[2] 梁碧玲. 骨与关节疾病影像诊断学. 北京: 人民卫生出版

社, 2006. 580-608.
[3] 张雪哲. 骨坏死的影像学表现. 中华放射学杂志, 2004, 38(8): 99-101.

第 2 节 上肢骨

一、肱骨头缺血坏死

【概念与概述】

肱骨头缺血坏死（osteonecrosis of humeral head）少见，常为右侧发病

【临床表现】

流行病学

- 年龄
  ○ 好发于青壮年
- 性别
  ○ 男性多见

病史

- 多有创伤、脱位、酗酒和服用类固醇激素史
- 偶有减压病、镰状细胞性贫血等

症状和体征

- 肩关节活动受限，疼痛和压痛

【影像表现】

概述

- 最佳诊断依据
  ○ 早期
    ■ 肱骨头近关节面处边缘模糊的条带状或斑片状骨质硬化
    ■ 伴囊状或不规则软组织低密度区
    ■ 肱骨头塌陷、碎裂

  ■ 关节间隙正常
  ○ 晚期
    ■ 肩关节退变，肩胛骨关节盂和肱骨头改变不均等
    ■ 肱骨头塌陷、囊变、增生和肥大为主

分期（Neer）

- Ⅰ期：无临床症状，X 线平片正常，MR 软骨下骨髓异常
- Ⅱ期：临床表现为疼痛，肱骨头外形正常，关节软骨轻度变薄
- Ⅲ期：关节软骨表面不规则，关节软骨下骨质塌陷
- Ⅳ期：肱骨头变形，严重影响关节结构的协调性

X 线和 CT 表现

- 比较
  ○ X 线检查是诊断和分期的主要方法，但难以显示早期病变
  ○ CT 可显示 X 线可疑或难以显示的坏死骨早期修复改变
- 表现
  ○ 早期，可无异常
  ○ 病程进展
    ■ 最早出现肱骨头近关节面处骨质硬化

- 继而，囊状或不规则软组织低密度区，部分伴硬化边缘（图 5-2-1）
  - 晚期
    - 肱骨头塌陷、碎裂、游离骨块形成
    - 肩关节退变，肱骨头改变为主

MRI 表现

- 评价
  - 可显示骨坏死早期异常，对平片和 CT 阴性患者做出诊断
- 表现
  - T1WI 软骨下局限性或条带状低信号区，常位于含脂肪髓的中心高信号区周围
  - T2WI 线样异常信号（线样征），低信号代

表骨硬化，高信号为坏死和存活骨髓之间的反应带
  - 关节软骨轻微变薄或表面不规则
  - 中晚期，肱骨头关节面塌陷

【鉴别诊断】

肩关节退变

- X 线和 CT 表现
  - 肱骨头和肩胛盂关节面硬化增生程度基本一致
  - 无明显肱骨头塌陷、碎裂和广泛松质骨硬化

MRI 表现

  - 缺乏线样征

诊断与鉴别诊断精要

- 早期
  - 肱骨头边界模糊的硬化区或混杂高低密度区
  - 关节间隙正常
- 中期
  - 肱骨头塌陷并密度异常
  - 关节间隙正常或局部增宽
- 晚期
  - 肱骨头塌陷、囊变、增生和肥大较肩胛盂明显的肩关节退变

典型病例

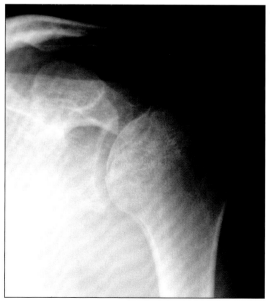

图 5-2-1 **肱骨头缺血坏死**

肩关节 X 线正位片示肱骨头密度不均匀增高并条带状透光区，肩关节间隙正常

重点推荐文献

[1] 刘淑坤, 张忠杰, 王清, 等. 骨微损伤致青少年肱骨头骺缺血性坏死5例报告. 中国矫形外科杂志. 2006, 14(19): 1448-1452.

[2] 刘尚桥. 肩关节负重实验诊断早期肱骨头缺血坏死. 中国

现代医学杂志, 2006, 16(15): 2393-2395.

[3] Resnick D, Kransdorf MJ. Bone and joint imaging[M]. 3rd ed. [S.1.]: Beijing/People's Military Medical Press, 2007. 1076-1077.

二、腕月骨缺血坏死

【概念与概述】

腕月骨缺血坏死（osteonecrosis of lunate bone）又称 Kienböck 病（Kienböck disease）、月骨骨软化症、月骨无菌坏死等，为上肢骨中最常见的缺血坏死

【病因】

- 特发性
- 创伤性
  - 月骨居近排腕骨中心，稳定性差，活动度和受力最大
  - 月骨大部分由关节软骨所包裹，仅掌背两侧较小区域由滑膜被覆，内有营养血管通入
  - 掌腕前韧带内血管为月骨血供的主要来源
  - 当手腕背伸 90°，腕前韧带紧抵于舟骨掌面突起部，易受损伤导致缺血
  - 腕部创伤亦可导致附着于月骨的关节囊和韧带剥离，引起血供中断

【临床表现】

流行病学

- 年龄
  - 好发于 20 ~ 30 岁
- 性别
  - 男女相近
- 职业
  - 好发于手工劳动者，洗衣工、熨烫工、纺织工及风镐手等

病史

- 长期手工操作
- 腕部急性创伤和月骨骨折脱位

症状和体征

- 多单侧发病，右侧多见
- 早期，腕部疼痛、无力，持续数日或数周后缓解，数月后又可复发并逐渐加重
- 晚期，腕部疼痛剧烈而持续，活动障碍，局部有压痛和肿胀
- 可自愈，数年后症状体征消失

【影像表现】

概述

- 最佳诊断依据
  - 月骨大部或全部密度和信号异常，早期周围关节间隙正常或增宽，晚期月骨周围间隙变窄

X 线分期（Decoulx 等）和表现

- Ⅰ期
  - 月骨密度均匀或不均匀增高
  - 极少数可见线状高密度影（骨折线）
  - 月骨外形正常（图 5-2-2，图 5-2-3）
- Ⅱ期
  - 密度增高的月骨内出现斑点状低密度区
  - 外形大致正常
- Ⅲ期
  - 月骨塌陷
  - 头状骨向近侧移位（图 5-2-4）
  - 舟骨可复性或不可复性半脱位
- Ⅳ期
  - 月骨周围退行性关节炎
    - 关节间隙变窄
    - 骨性关节面硬化
    - 骨性关节面边缘骨赘形成
    - 骨性关节面下囊变

CT 表现

- 早期
  - 月骨皮质下软组织密度裂隙
- 随后
  - 月骨密度增高，正常骨小梁结构模糊或消失
  - 可伴有裂隙样及囊状软组织密度区
  - 月骨变小，外形异常，上下缘趋向平行
  - 周围相邻关节间隙常增宽，直接冠状扫描显示更好
- 晚期
  - 退行性骨关节病改变

MRI 分期和表现

- Ⅰ期

○ T1WI 月骨内局限或弥漫性低信号区，T2WI 信号略增高

○ 桡腕关节积液 T2WI 呈明显高信号

○ 增强扫描，月骨中等度均匀增强

○ 合理治疗后，月骨 T1WI 低信号区可消失

○ 亚期

■ Ⅰa 期，X 线表现正常

■ Ⅰb 期，X 线摄片示均匀硬化

● Ⅱ期

○ T1WI 明显低信号区，T2WI 呈高信号，STIR 序列高信号更明显

○ Gd-DTPA 静脉注射后扫描

■ 多无强化

■ 若有强化，表明新生血管存在，预后较好

○ 可伴有月骨桡侧端变平

● Ⅲ期

○ 冠状面，月骨塌陷或节裂

○ 矢状面，月骨于前后方向增长，头状骨向近侧移位

○ T2WI 月骨局限或弥漫性高信号区

○ 增强扫描，强化出现于周边部或呈点状弥散分布

○ 亚期

■ Ⅲa 期，伴舟骨可复性半脱位

■ Ⅲb 期，伴舟骨不可复性旋转性半脱位、头状骨近侧移位致腕高度减低

● Ⅳ期

○ 月骨和其他腕骨退行性关节病改变

○ 月骨 T1WI 和 T2WI 弥漫性低信号，明显塌陷，甚至碎裂

○ 矢状面，增长的月骨推压屈指肌腱向掌侧移位，可致腕管综合征

【鉴别诊断】

月骨结核

● 常同时侵犯其他腕骨并伴有关节间隙变窄

单纯月骨骨折

● 软组织密度骨折线

● 骨折线相邻骨质早期密度降低及随后高密度硬化

● MRI

○ 骨折线较长时间内呈线样长 T1、长 T2 或（和）长 T1、短 T2 信号

○ 骨折线周围大片状长 T1、长 T2 信号，并随病程进展逐渐消失

二分月骨

● 为正常变异，无任何症状

● 常双侧对称发生

● 两骨块边缘光整锐利，并有皮质围绕，对应良好

● 密度和信号均正常

诊断与鉴别诊断精要

● 早期

○ X 线摄片和 CT

■ 月骨边缘模糊斑片状骨质硬化或全部密度增高

■ 伴囊状、不规则或条状软组织低密度区、体积缩小或塌陷

○ MRI 示月骨全部或大部分信号异常

○ 关节间隙正常或增宽

● 晚期

○ 月骨密度及信号改变并关节面边缘增生

○ 月骨周围关节间隙变窄，腕关节其他间隙大致正常

典型病例

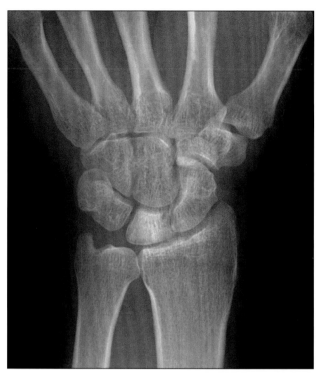

图 5-2-2　腕月状骨缺血坏死
腕关节 X 线正位片示月骨密度不均匀增高，外形大致正常

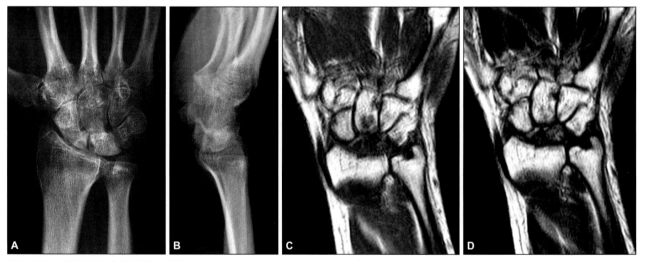

图 5-2-3　腕月骨和舟状骨缺血坏死
A，B.腕关节 X 线正、侧位片示月骨和舟状骨内部密度不均匀增高，月骨外形大致正常；C，D.腕关节冠状位 T1WI 和 T2WI 舟状骨见上下斜形的低信号骨折线，月骨和舟状骨内侧部呈长 T1 和不均匀长 T2 信号，舟状骨内侧部外形略变小。头状骨近段亦呈长 T1 和长 T2 信号，考虑为创伤所致的骨挫伤

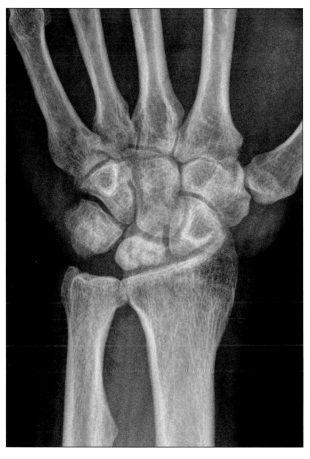

图 5-2-4 **腕月状骨缺血坏死**
腕关节 X 线正位片示月骨塌陷、密度增高，内有裂隙样和斑点状透光区，头状骨轻度近侧移位

（刘吉华）

重点推荐文献

[1] 田光磊,王澍寰,韦加宁,等.尺、桡骨远端解剖变异与月骨缺血性坏死关系的研究.中华手外科杂志,1997,13(3): 150-153.
[2] 鲁强,王平凡,李吉臣,等.16层螺旋CT在足、腕骨病变诊断中的临床应用.放射学实践,2007,22(6): 600-602.
[3] 毕前航,牟宇科.职业与骨骼因素所致月骨缺血坏死.实用骨科杂志,2002,8(4): 307-308.

三、腕舟状骨缺血坏死

【概念与概述】

腕舟状骨缺血坏死（osteonecrosis of scaphoid）又称 Preiser 病（Preiser disease）

【病因】

几乎所有患者均继发于舟状骨骨折，特别是近侧部的骨折

- 舟状骨的血供主要由远端而来，近端血供较差
- 骨折时，近端因失去来自远端的血供而发生坏死
- 10%～15% 骨折患者并发缺血坏死

【临床表现】

病史

- 明显创伤和骨折史

症状和体征

- 骨折后腕部疼痛、无力、肿胀持续半年或数年以上
- 局部有压痛和（或）活动受限

【影像表现】

概述

- 最佳诊断依据
  - 密度和信号异常，早期周围关节间隙正常或增宽，晚期舟骨周围间隙变窄
- 部位
  - 腕舟骨近侧部或大部
- 与腕月骨缺血坏死大致相同

X 线和 CT 表现

- 坏死区骨密度增高，正常骨小梁结构模糊或消失（图 5-2-3）

- 裂隙样及囊状软组织密度透光区
- 塌陷变小
- 骨折延迟愈合或不愈合
- 关节可有少量积液
- 关节退变

MRI 表现

- 骨折近侧部 T1WI 呈低信号，T2WI 信号略增高但仍明显低于正常骨髓信号

- 骨折远侧部因反应性充血水肿，T1WI 呈高信号
- 骨折近侧部体积缩小，外形不规则（图 5-2-3）
- 增强扫描，月骨中等程度均匀增强，晚期强化不明显
- 桡腕关节少量积液 T2WI 呈明显高信号

【鉴别诊断】

包括二分舟状骨变异和单纯舟状骨骨折

诊断与鉴别诊断精要

- 早期
  - X 线和 CT
    - 舟骨近侧部或全部密度增高，或伴囊状、不规则或条状软组织低密度区、体积缩小或塌陷
  - MR 舟骨近侧部或全部信号异常
  - 关节间隙正常或增宽
- 晚期
  - 舟骨密度及信号改变并关节面边缘增生
  - 舟骨周围关节间隙变窄，腕关节其他间隙大致正常

（刘吉华）

重点推荐文献

[1] 徐毅. 腕骨骨折的影像学诊断和治疗. 医学信息，2010, 23(11): 107-107.
[2] 路来金. 腕月骨无菌性坏死病的临床诊治和进展. 实用手

外科杂志, 2004, 18(1): 3-4.
[3] 马玉海，张少成. 手舟骨骨折的诊断和治疗. 中国矫形外科杂志, 2003, 11(19): 1402-1404.

第 3 节　下肢骨

一、成人股骨头缺血坏死

【概念与概述】

成人股骨头缺血坏死（avascular necrosis of femoral head in adult）近年来日趋增多，为下肢骨中最常见的缺血坏死

【病因和病理】

病因学

- 特发性
- 继发性
  - 与 40 多种因素或疾病有关
    - 常见于酒精中毒、皮质激素治疗和外伤

- 其次为血液系统疾病、戈谢病、减压病、妊娠、放射线照射、胶原血管病、肾移植、化疗、慢性胰腺炎和痛风等

病理过程

- 坏死期
  - 骨髓内造血细胞坏死形成不定形坏死细胞碎片
  - 髓腔内坏死脂肪细胞早期仍可保持正常形态和脂肪结构
- 修复期
  - 坏死周围骨形成的纤维肉芽组织
    - 自股骨头基底或股骨颈开始沿骨小梁间

隙向死骨渗透

- 同时于坏死骨小梁表面形成新骨
  - 纤维肉芽组织到达并吸收皮质骨时
    - 重力作用致股骨头内形成多条微骨折线
    - 微骨折线以应力传递较大的股骨头前上部边缘最多
    - 沿微骨折线出现股骨头塌陷和骨质压缩
  - 病程进展，微骨折线所在处纤维肉芽组织大量增生形成条带
    - 继续吸收皮质骨
    - 吸收微骨折线相邻松质骨
    - 纤维肉芽组织条带外围成骨
    - 缓慢向所包绕的死骨区进展

流行病学

- 发病率远远超过儿童股骨头骨骺缺血坏死

【临床表现】

流行病学

- 年龄
  - 好发于 30 ~ 60 岁
- 性别
  - 男女之比约为 5 ：1

病史

- 继发性坏死有原发病病史或因素

症状和体征

- 单侧或双侧发病，约 60% 最终累及双侧
- 髋部疼痛、压痛、活动受限、跛行及 "4" 字试验阳性
- 晚期，肢体短缩、肌肉萎缩和屈曲内收畸形，关节活动受限加重
- 早期，亦可无任何症状

【影像表现】

概述

- 最佳诊断依据
  - 股骨头密度增高或伴混杂骨吸收区，MR 线样信号异常，股骨头承重区塌陷，早期关节间隙正常或增宽，晚期间隙变窄
- 部位
  - 单侧或双侧股骨头，股骨头前上部或前上部在内的股骨头大部，可延伸至股骨颈

X 线表现

- 初期
  - 股骨头外形正常
  - 股骨头密度

- 斑点状骨质疏松（早期）
- 皮质下新月形透光区（新月征）
- 斑片状致密影，边缘模糊
- 条带状致密影，多包绕股骨头前上部
- 邻颈部横行硬化带（颈横线）（图 5-3-1）

- 中期
  - 股骨头外形异常
    - 塌陷扁平，轮廓不规则
    - 股骨头皮质成角
    - 股骨头皮质断开（台阶征）（图 5-3-2）
    - 股骨头基底外侧平行的双皮质线影（双边征）
    - 碎裂或基底部骨折并断端移位（图 5-3-3）
  - 股骨头密度
    - 条片状骨质硬化并斑片状或囊状透光区（混合硬化）
    - 并行透光带和硬化带包绕的硬化区或混合硬化区（死骨）（图 5-3-2，图 5-3-4）
    - 少数为单纯条片状和（或）条带状骨质硬化（单纯硬化）
    - 内部裂隙样透光线（裂隙征）
  - 股骨颈
    - 股骨颈下方皮质增厚或骨膜增生
  - 关节
    - 间隙大致正常
    - 半脱位
    - Shenton 线不连续
    - 关节内游离体（股骨头碎裂）
- 晚期
  - 股骨头外形
    - 明显变扁、不规则或蕈状变形
  - 股骨头密度
    - 硬化区和透光区混杂密度
    - 可伴囊状透光区
  - 股骨颈
    - 股骨颈下方皮质增厚或粗短
  - 关节
    - 间隙变窄
    - 退变征象
    - 半脱位
    - 关节内游离体

CT 表现

- 股骨头密度

- 早期为单独或交织融合的簇状、条带状和斑片状高密度硬化，边缘较模糊（图 5-3-5，图 5-3-6）
  - 条带状硬化粗细不均，主要有三种走行
    - 沿正常股骨头星芒结构，自股骨头中心向周围延伸
    - 与正常股骨头星芒结构交叉走行
    - 伴行于股骨头边缘皮质下或表现为皮质增厚
    - 围绕成环状或地图状
    - 三种走行方式可单独或合并存在
  - 斑片状高密度硬化区
    - 多呈扇形或地图形
    - 内正常骨小梁结构模糊或消失，可呈磨玻璃样改变
    - 周围多有更高密度硬化条带和（或）皮质围绕，颇具诊断特征（图 5-3-7）
  - 病程进展前上部周围和边缘部出现条带状或类圆形软组织密度区
    - 条带状低密度区包绕部分即为死骨
    - 条带状低密度区外侧多伴并行的高密度硬化带（图 5-3-8）
    - 类圆形低密度区周围可伴有硬化缘和相邻骨皮质的局限性吸收缺失
    - 少数类圆形低密度区内含气体（图 5-3-9）
  - 晚期
    - 前上部的高密度死骨区逐渐吸收变小
    - 死骨内可出现圆形或不规则形软组织低密度区，呈高低混杂密度
    - 死骨周围仍包绕条带状低密度区（图 5-3-10）
- 股骨头塌陷
  - 发生于股骨头低密度区出现之前、之后或同时
  - 多以承重的顶部明显
  - 表现为
    - 股骨头皮质成角
    - 股骨头皮质下线形或新月形软组织低密度区（新月征）
    - 股骨头皮质断开呈台阶样（台阶征）
    - 股骨头边缘出现双皮质线影（双边征），多位于前外侧
    - 股骨头前上部高密度硬化区内条状软组织密度线（裂隙征）
    - 股骨头碎裂
- 股骨颈
  - 下方皮质增厚或骨膜增生
  - 股骨颈增粗
- 关节囊腔异常
  - 可见于股骨头塌陷后
  - 关节腔积液
    - 股骨头颈和关节囊之间液性低密度区
    - 关节内侧间隙略增宽
  - 关节内钙化游离体
  - 关节囊肥厚钙化
  - 髂腰肌囊扩张
    - 多发生在关节腔积液基础上
    - 圆形、卵圆形或倒水滴状薄壁水样低密度囊腔
- 关节退变
  - 见于本病晚期
  - 关节间隙变窄
  - 股骨头和髋臼关节面硬化，关节面边缘增生肥大

MRI 表现

- 早期
  - 股骨头内可为大片状长 T1、长 T2 信号
  - 弥漫于头颈全部或大部，并可延伸至粗隆间
  - Gd-DTPA 静脉注射后动态扫描示轻微灌注减低区
- 病程进展，股骨头前上部全部或部分边缘异常信号影（线样征）
  - T1WI 多为条带状低信号
  - T2WI 或脂肪抑制 T2WI
    - 多呈内外并行的高信号带和低信号带（图 5-3-11，图 5-3-12）
    - 少数为单一低信号带或高信号带
    - 偶尔为三条并行异常信号带，高信号带居两条低信号带中间或相反（图 5-3-11）
  - CT 上对应高密度硬化带或并行软组织低密度带及高密度硬化带（图 5-3-12）
  - 为较特异的诊断征象
- 线样征及邻近区伴随类圆形异常信号区，呈现
  - 与关节腔内液体相似的长 T1 长 T2 信号（图 5-3-13）

- 长 T1 混杂 T2 信号，脂肪抑制 T2WI 略高于正常骨髓信号
- 呈与肌肉相似的长 T1 短 T2 信号
- 中心呈长 T1 短 T2 信号（CT 上为气体样密度），周围伴长 T1 长 T2 信号
- 线样征所包绕的股骨头前上部呈现
  - 正常骨髓信号，出现率最高，多见于病变较早期
  - 短 T1、长 T2 信号，罕见，可出现于修复早期
  - 长 T1、长 T2 信号，出现于修复中期
  - 长 T1、短 T2 信号，出现于病变早期或晚期
  - 混合信号，即以上四种信号混合存在，多见于病变中晚期（图 5-3-11）
- 线样征远侧区
  - 可呈现长 T1、长 T2 信号
    - 多呈大片状，边界不清（图 5-3-11）
    - 可经股骨颈延伸至转子间髓腔（图 5-3-14）
    - 由骨髓水肿或肉芽组织增生所致
  - 可呈现长 T1、短 T2 信号
    - 由局灶性成骨或髓腔钙化所致

核医学表现

- 局限性稀疏
  - 见于病变早期
- 不典型"炸面圈征"和"炸面圈征"
  - 发生于局限性稀疏之后
  - 弧形或环形宽带状浓集区（图 5-3-15）
    - 对应 MRI 上股骨头前上部病变周围的"线样征"
- 股骨头上方轻度浓集、基底部（或）和颈部带状明显浓集
- 局限性浓集
  - 多为病变较早期
  - 对应面积较小的"线样征"包绕区
- 股骨头或头颈部弥漫性浓集（图 5-3-15）

- 多见于病变较晚期

检查途径

- X 线检查简单易行，作为首选的检查方法
- X 线检查确诊者，若无特殊要求，无需进一步检查
- X 线检查正常的非高危患者，可停止检查
- 高危患者（长期大量服用糖皮质激素药物、长期酗酒、外伤和对侧已确诊坏死者）和有髋关节症状的患者
  - X 线检查正常者，直接行 MRI 检查
  - X 线检查可疑者，行 CT 检查
- 首诊核素骨扫描检查
  - 特异性征象可确诊
  - 可疑或高危阴性患者，行 MRI 检查
- 极少数 MRI 检查可疑者，随访观察

【鉴别诊断】

退行性骨关节病

- 多见于老年人或原发性髋关节病病史
- 早期即有关节间隙变窄、关节软骨变薄、关节面边缘增生、关节面硬化
- 股骨头囊变多局限于承重区骨性关节面下，形态规整
- 无明显股骨头塌陷、硬化和透光条带及双线征

短暂性骨质疏松

- 临床症状较明显
- 股骨上段长 T1、长 T2 信号区，短期随访可消失
- 不出现双线征

骨岛

- 多为孤立的圆形或星芒状硬化区，密度较高，边缘较清楚锐利
- 无股骨头塌陷和软组织密度透光区

股骨头转移瘤

- 局部疼痛进展迅速
- X 线和 CT 上不规则形骨质破坏为主

诊断与鉴别诊断精要

- X 线和 CT 表现
  - 早中期
    - 股骨头内不同形态边缘模糊的密度增高影
    - 可伴有条带状、类圆形软组织密度区，"死骨"形成
    - 股骨头塌陷
    - 关节间隙大致正常
  - 晚期
    - 股骨头密度混杂或早中期改变，塌陷明显
    - 关节间隙变窄
- MRI 表现
  - 线样征

典型病例

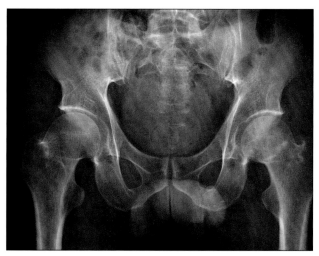

图 5-3-1　双侧股骨头缺血坏死
骨盆正位 X 线平片显示右侧股骨头内条带状致密影，左侧股骨头条带状和斑片状致密影并股骨颈横行硬化带（颈横线）。双侧股骨头外形未见明显塌陷

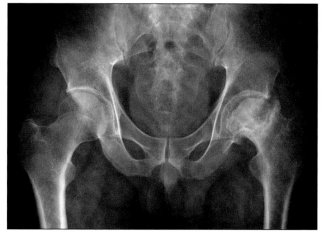

图 5-3-2　左侧股骨头缺血坏死
骨盆正位 X 线平片显示左侧股骨头，密度增高，塌陷并形成台阶征，近颈部见包绕股骨头大部（死骨）的并行透光带和硬化带

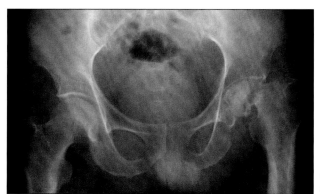

图 5-3-3　左侧股骨头缺血坏死
骨盆正位 X 线平片显示左侧股骨头密度增高并塌陷，近头颈交界处见骨折线及远折端外上移位

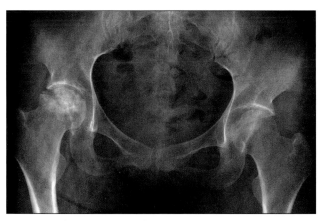

图 5-3-4　右侧股骨头缺血坏死
骨盆正位 X 线平片显示右侧股骨头上部呈扇形混杂密度（死骨），周围由并行透光带和硬化带包绕

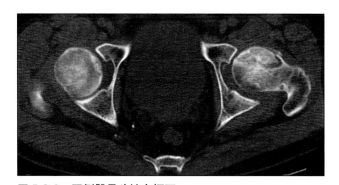

图 5-3-8　双侧股骨头缺血坏死
CT 骨窗显示左侧股骨头塌陷，前上部周围并行的软组织密度条带和高密度硬化条带，其包绕的磨玻璃样高密度区即为死骨。右侧股骨头斑片状硬化和皮质的不均匀增厚

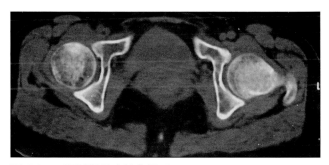

图 5-3-5　双侧股骨头缺血坏死
CT 骨窗显示双侧股骨头斑片状高密度硬化及右侧股骨头簇集的斑点状高密度硬化

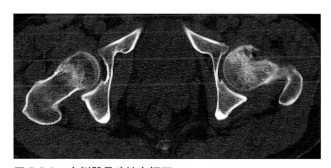

图 5-3-9　左侧股骨头缺血坏死
CT 骨窗显示左侧股骨头前边缘部类圆形软组织密度区并气泡，相邻骨皮质局限性吸收

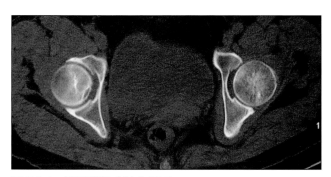

图 5-3-6　双侧股骨头缺血坏死
CT 骨窗显示右侧股骨头条状高密度硬化条带，左侧股骨头斑片和斑点状高密度硬化

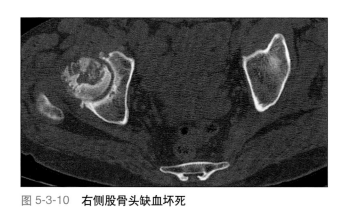

图 5-3-10　右侧股骨头缺血坏死
CT 骨窗显示右侧股骨头前上部的高密度死骨区边缘吸收并呈混杂密度，周围仍见软组织密度条带和高密度硬化条带围绕

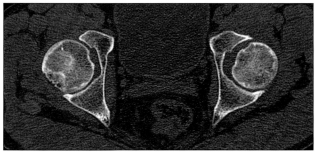

图 5-3-7　双侧股骨头缺血坏死
CT 骨窗显示双侧股骨头内部分区域正常骨纹模糊，呈淡片状磨玻璃样硬化，周围大部或全部由条状高密度硬化条带和皮质环绕呈地图状

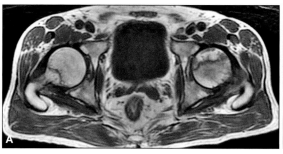
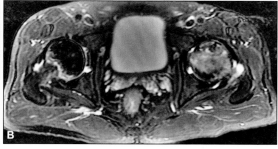

图 5-3-11　双侧股骨头缺血坏死

A. MR 横轴位 T1WI 显示双侧股骨头线样低信号，左侧股骨头异常信号线前后伴斑片状较低信号；B. MR 横轴位脂肪预饱和 T2WI 显示双侧股骨头 T1WI 上的低信号线呈现三条或两条并行的高低信号线，左侧股骨头异常信号线前后斑片状长 T1 信号区呈现边缘模糊的高信号

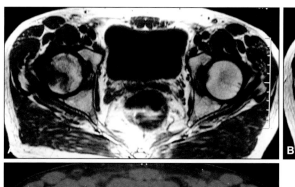
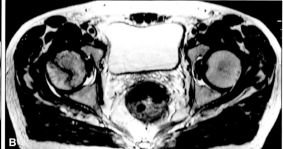
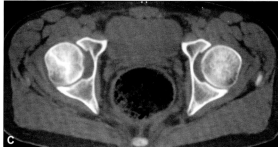

图 5-3-12　右侧股骨头缺血坏死

A. MR 横轴位 T1WI 显示右侧股骨头内环形低信号；B，C. 横轴位 T2WI 显示 T1WI 上的低信号线呈现两条并行的高低信号线，大部对应 CT 骨窗上的高密度硬化带

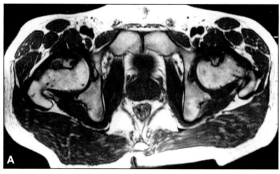
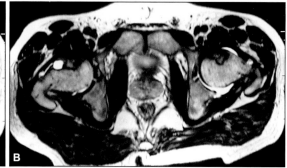

图 5-3-13　双侧股骨头缺血坏死

A，B. MR 横轴位 T1WI 和 T2WI 显示双侧股骨头低信号线，右侧低信号线处见类圆形水样长 T1 长 T2 信号

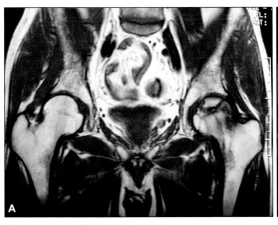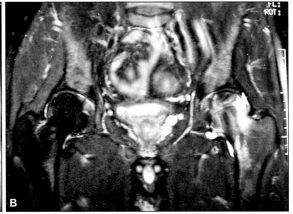

图 5-3-14　左侧股骨头缺血坏死
A. MR 冠状位 T1WI；B. 脂肪抑制 T2WI 显示左侧股骨头内线样征，线样征远侧边界不清的大片状长 T1 长 T2 信号，经股骨颈延伸至转子间

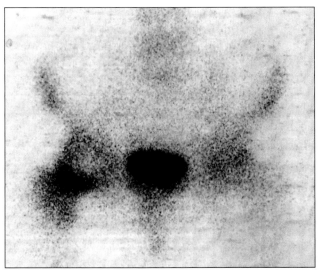

图 5-3-15　双侧股骨头缺血坏死
核素骨扫描像显示右侧股骨头不均匀的环形宽带状浓集区，左侧股骨头弥漫性浓集

（刘吉华）

重点推荐文献

[1] 曹来宾, 刘吉华, 徐德永, 等. 成人股骨头缺血坏死的X线诊断（附310例分析）. 中华放射学杂志, 1991, 25(5): 342-344.
[2] 刘吉华, 杜玉清, 徐爱德. 成人股骨头缺血坏死的CT研究. 中华放射学杂志, 2000, 34(4): 265-267.
[3] 刘吉华, 高振华, 徐爱德, 等. 早期成人股骨头缺血坏死的影像学对比研究及检查途径. 中华放射学杂志, 2004, 38(3): 244-248.

二、股骨头骨骺缺血坏死

【概念与概述】

　　股骨头骨骺缺血坏死（osteochondrosis of femoral head）又称 Legg-Perthes 病或扁平髋，是较常见的骨软骨缺血坏死

【病因和病理】

病因学

- 发育过程中解剖缺陷
  - 5 岁以前，股骨头骨骺的血液供应主要依靠外骺动脉和下干骺动脉
  - 9 岁以后则由外骺动脉和经圆韧带的内骺动脉供血
  - 5～9 岁时，外骺动脉为仅有的供血血管
- 多与外伤有关

病理过程

- 坏死期
  - 骨骺软骨下骨质缺血
    - 骨髓细胞坏死崩解
    - 骨细胞坏死解体，骨细胞所在的骨陷窝

变空，骨小梁坏死

- ○ 髋关节滑膜增厚、变性和渗出
    - 关节积液，关节囊内压增高
    - 继而压迫关节囊内血管，加重骨骺缺血
- 修复期
    - ○ 坏死周围正常骨组织反应性充血，肉芽组织增生
    - ○ 肉芽组织内的巨细胞、吞噬细胞及破骨细胞吸收死骨
    - ○ 股骨头骨骺内出现囊状或不规则低密度透光区
    - ○ 重力作用骨骺化骨中心发生压缩性骨折，骨小梁相互嵌插，骨骺扁平
    - ○ 肉芽组织经纤维和软骨成骨重建化骨中心骨结构
    - ○ 骨质坏死、再生及修复反复交替进行
    - ○ 骺软骨可因软骨下骨质的压缩而发生表面皱缩和裂缝及继发性斑块状坏死
- 晚期
    - ○ 骨骺骨软骨结构可完全恢复
    - ○ 股骨头骨骺可留有扁平畸形
    - ○ 关节的早发性退变
    - ○ 骨骺密度趋于均匀一致并骨小梁结构正常，为本病愈合的主要标志

【临床表现】

流行病学

- 年龄
    - ○ 好发于 3～14 岁，5～9 岁最多见
- 性别
    - ○ 男女之比约为 4：1

病程

- 进展缓慢，从发病至完全恢复大致需要 1～3 年

症状和体征

- 多单侧受累，亦可两侧先后发病
- 髋部疼痛、乏力和跛行，可有间歇性缓解
    - ○ 疼痛常向膝内侧和腰部放射
- 髋部压痛、外展与内旋活动受限、跛行及"4"字试验阳性
- 患侧下肢稍短、轻度屈曲或并有内收畸形
- 患肢肌肉轻度萎缩

【影像表现】

概述

- 最佳诊断依据

- ○ 股骨头骨骺密度体积异常
- 部位
    - ○ 单侧或双侧股骨头骨骺

X 线表现

- 初期（Ficate Ⅰ期）
    - ○ 股骨头骨骺
        - 轻度外移
        - 前外侧密度减低
    - ○ 髋关节间隙轻度增宽
    - ○ 关节囊轻度肿胀，臀肌脂肪线轻度膨隆外移
- 早期（Ficate Ⅱ期）
    - ○ 股骨头骨骺
        - 变小，较正常延迟 3 个月至 3 年
        - 密度增高，正常骨纹难以显示（图 5-3-16，图 5-3-17）
        - 前上部节裂，轻度扁平，内有一条或多条透光线
        - 塌陷扁平，轮廓不规则
        - 骨性关节面下纤细的新月形透光线（新月征）
    - ○ 股骨干骺端和骺板
        - 股骨颈粗短、骨质疏松
        - 近骺板干骺内类圆形囊状透光区（图 5-3-18）
        - 骺板不规则增宽
    - ○ 关节内侧和承重区间隙均增宽，股骨头外侧移位
    - ○ 患侧闭孔较小
- 进展期（Ficate Ⅲ期）
    - ○ 股骨头骨骺
        - 节裂成多个致密骨块或致密骨骺伴有不规则或囊状透光区
        - 明显变扁
    - ○ 股骨干骺端和骺板
        - 股骨颈粗短和骨质疏松更明显
        - 近骺板干骺内类圆形囊状透光区，多有硬化边围绕
        - 骺板不规则增宽、模糊
        - 干骺骨骺有时过早闭合
    - ○ 关节间隙增宽或正常
    - ○ 患侧闭孔较小
- 晚期（Ficate Ⅳ期）
    - ○ 若及时治疗

- ■ 骨骺和干骺骨结构和外形均恢复正常
- ○ 若治疗延迟或不当，常遗留各种畸形
  - ■ 股骨头呈蕈样或圆帽状畸形
  - ■ 股骨颈粗短，大粗隆升高，头部缩入颈内或偏斜于前下方
  - ■ 颈干角缩小而致髋内翻
  - ■ 髋臼增大且扁而浅平，外形不规则
  - ■ 髋关节半脱位
  - ■ 继发性关节退行性变，骨质增生和关节间隙变窄

CT 表现

- ● 初期（Ficate Ⅰ期）
  - ○ 关节腔少量积液
    - ■ 股骨头骨骺、干骺与关节囊之间水样低密度影
  - ○ 关节滑膜增厚
  - ○ 股骨头骨骺
    - ■ 轻度外移
    - ■ 前外侧密度减低
  - ○ 髋关节内侧间隙轻度增宽
- ● 早期（Ficate Ⅱ期）
  - ○ 股骨头骨骺
    - ■ 体积变小
    - ■ 密度增高
    - ■ 前上部节裂，内有一条或多条骨折线
    - ■ 塌陷扁平，轮廓不规则
    - ■ 前上边缘下纤细的新月形透光线（新月征）（图 5-3-18）
    - ■ 骨骺周围软骨较正常侧增厚
  - ○ 股骨干骺端和骺板
    - ■ 股骨颈粗短、骨质疏松
    - ■ 近骺板干骺内类圆形囊状透光区，周围多有硬化边围绕
    - ■ 骺板不规则增宽
- ● 进展期（Ficate Ⅲ期）
  - ○ 股骨头骨骺
    - ■ 呈高密度
    - ■ 内伴多发、大小不等的囊样、条带状或不规则软组织密度区
    - ■ 软组织密度区周围因新生骨形成，可伴有更高密度硬化缘
    - ■ 节裂成多个高密度骨块
    - ■ 明显变扁

- ○ 股骨干骺端和骺板
  - ■ 干骺端粗短和骨质疏松更明显
  - ■ 近骺板干骺内类圆形囊状透光区，多有硬化边围绕
  - ■ 骺板不规则增宽、模糊
- ● 晚期（Ficate Ⅳ期）
  - ○ 完全恢复
    - ■ 骨骺和干骺骨结构和外形均恢复正常
  - ○ 若治疗延迟或不当
    - ■ 股骨头呈蕈样或圆帽状畸形
    - ■ 股骨颈粗短，大粗隆升高，头部缩入颈内或偏斜于前下方
    - ■ 颈干角缩小而致髋内翻
    - ■ 髋臼增大且扁而浅平，外形不规则
    - ■ 髋关节半脱位
    - ■ 继发性关节退行性变，骨质增生和关节间隙变窄

MRI 表现

- ● 早期
  - ○ 关节积液
    - ■ 髋臼关节软骨之间和骺软骨及干骺与关节囊之间线样长 T1、长 T2 信号
    - ■ 髋臼边缘处可为三角形水样信号
  - ○ 股骨头骨骺
    - ■ 出现延迟或变小
    - ■ 信号正常
    - ■ 亦可见 T1WI 低信号，T2WI 边缘模糊的高信号区（图 5-3-16）
    - ■ 前上部边缘可见线样征
  - ○ 骺软骨及骺板软骨增厚
- ● 病程进展
  - ○ 股骨头骨骺
    - ■ 变扁
    - ■ 呈长 T1、混杂 T2 信号
  - ○ 干骺端
    - ■ 干骺端大部可呈长 T1、等长 T2 信号
    - ■ 近骺板处示类圆形长 T1、长 T2 信号结节，伴长 T1、短 T2 信号缘
  - ○ 骺软骨及骺板软骨厚薄不均
- ● 中晚期
  - ○ 股骨头骨骺
    - ■ 骨骺信号可逐渐恢复正常
    - ■ 可遗留扁平畸形

- ○ 骺软骨可较长时间保持增厚
- ○ 关节囊亦较健侧增厚 3mm 左右
- ○ 骺板软骨不均匀变窄或提早消失

核素骨扫描

- 动脉相血供低于健侧，呈现放射性核素稀疏
- 血池相患侧放射性上升明显
- 静态相放射性核素浓聚
  - ○ 典型者坏死部位放射性稀疏区周围伴放射性浓聚

【鉴别诊断】

髋关节结核

- 局限性骨骺骨质破坏，进行性加重，周围极少伴有硬化带
- 骺软骨变薄或消失，无增厚
- 邻关节骨质疏松广泛
- 可有关节纤维强直

- 无明显骺板和干骺增宽
- 多伴有关节间隙狭窄

化脓性髋关节炎

- 起病急，症状和体征明显
- 骨骺及关节面破坏
- 骺软骨破坏、变薄或消失，无增厚
- 承重区关节间隙狭窄
- 晚期可发生关节骨性强直
- 无明显骺板和干骺增宽

先天性髋关节脱位

- 多有明确的症状和体征
- 早期即有髋臼平浅
- 各种脱位征象
- 多有髋外翻
- 股骨头骨骺骨质结构和信号正常
- 无明显干骺增宽

诊断与鉴别诊断精要

- 单侧或双侧股骨头骨骺变小、扁平或塌陷
- 骨骺密度增高（可伴多发、大小不等的囊样、条带状或不规则软组织密度区）或信号异常，累及全部骨骺或边界模糊
- 骨骺周围软骨增厚或变化不明显
- 关节间隙多增宽，晚期可轻微变窄

典型病例

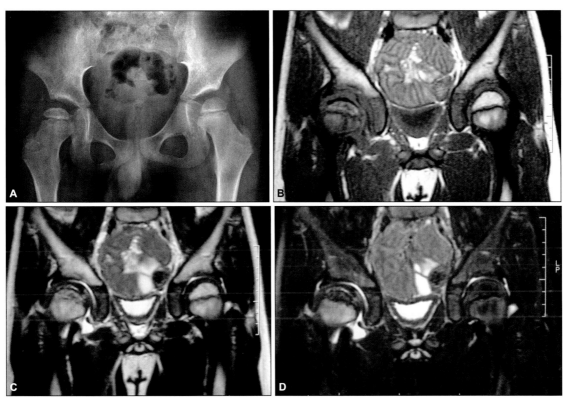

图 5-3-16　右侧股骨头骨骺缺血坏死
A. X 线平片显示右侧股骨头骨骺小而扁，周边部密度增高，股骨颈干骺增粗；B，C，D. MR T1WI、T2WI 和脂肪预饱和 T2WI 显示右侧股骨头骨骺内条状长 T1 和混杂 T2 信号

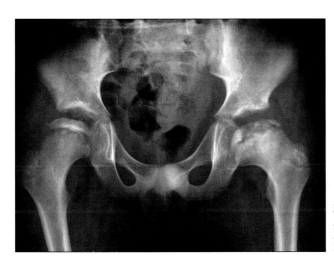

图 5-3-17　双侧侧股骨头骨骺缺血坏死
X 线平片显示右侧股骨头骨骺小而扁，密度增高，股骨上端干骺增粗。左侧股骨头骨骺明显扁平，密度增高伴不规则透光区及碎裂，股骨干骺明显增粗。双侧髋关节间隙增宽

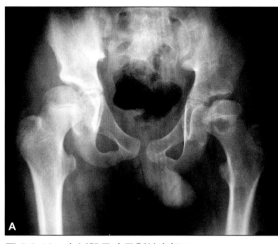
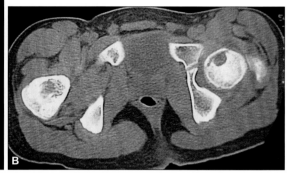

图 5-3-18　左侧股骨头骨骺缺血坏死

A. X 线平片显示左侧侧股骨头骨骺小而扁，密度增高，边缘轻度不规则，干骺近骺板囊状透光区伴硬化边；B. CT 显示股骨头密度不均匀增高，前内侧边缘见线样低密度区（新月征）

（刘吉华）

重点推荐文献

[1] Jaramillo D, Kasser JR, Villegas-Medina OL, et al. Cartilaginous and growth disturbances in Legg-Calve-Perthes'disease: evaluation with MR imaging. Radiology, 1995, 197(3): 767-773.

[2] 王云钊, 宋新春, 肖正权. 小儿股骨头骨软骨炎分型. 中国中西医结合影像学杂志, 2006, 4(6): 404-406.

[3] 王云钊, 宋新春, 张秀英. 小儿股骨头骨软骨炎伴有软骨内成骨障碍. 中国中西医结合影像学杂志, 2007, 5(3): 164-167.

三、髌骨缺血坏死

【概念与概述】

髌骨缺血坏死（osteochondrosis of patella）又称 Kohler 病，非常少见

【病因】

- 多与外伤有关

【临床表现】

流行病学

- 年龄
  - 好发于 7~14 岁儿童，5~9 岁最多见

病程

- 多具有自限性，一般 4~6 个月后自愈

症状和体征

- 单侧或双侧发病
- 常有疼痛、跛行和局部压痛

【影像表现】

概述

- 最佳诊断依据
  - 髌骨密度和信号异常，周围软骨厚度改变
- 部位
  - 单侧或双侧

X 线表现

- 骨骺
  - 密度增高，边缘模糊
  - 间有条带状、类圆形或不规则形透光区
  - 局限性塌陷、皮质断开或碎裂（图 5-3-19）

CT 表现

- 骨骺
  - 缩小或增大，边缘模糊，密度增高
  - 间有条带状、类圆形或不规则形软组织密度区
  - 局限性塌陷、皮质断开或碎裂
- 骨骺周围软骨不规则增厚
- 髌上囊少量积液

MRI 表现

- 骨骺
  - 缩小或增大，边缘模糊
  - T1WI 和 T2WI 信号减低，脂肪抑制 T2WI 呈高信号
  - 间有条带状、类圆形或不规则形软组织密度区更长 T2 信号区
- 骨骺周围软骨不规则增厚
- 髌上囊少量积液

【鉴别诊断】

正常儿童生长期髌骨

- 类同点
  - 形态可不规则，两侧大小不等，多骨化中心存在

- 不同点
  - 信号正常
  - 少见圆形、类圆形、不规则形低密度区或异常信号区

诊断与鉴别诊断精要

- X 线和 CT 表现
  - 骨骺全部密度增高或大部边缘模糊的密度增高区，间有条带状、类圆形或不规则形软组织密度透光区
- MRI 表现
  - 骨骺全部或大部信号异常，间有条带状、类圆形或不规则形透光区
- 体积缩小、皮质断开或碎裂，边缘模糊
- 骨骺周围软骨不规则增厚
- 随访病变修复或无明显进展

典型病例

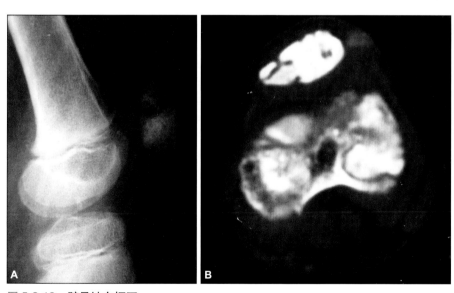

图 5-3-19　髌骨缺血坏死
A. X 线平片显示髌骨，密度不均匀增高，并碎裂；B. CT 骨窗显示股骨头密度增高，伴条带状、类圆形软组织低密度区

（刘吉华）

重点推荐文献

[1] 康鹏德，裴福兴. 膝关节骨坏死. 中华骨科杂志，2010，30(12): 1235-1240.

[2] 吴志宏，邱贵兴. 骨关节炎髌骨软骨中Ⅱ型胶原的表达和超微结构研究. 中华骨科杂志，2005, 25(5): 311-317.

[3] Aigner N, Meizer R, Meraner D, et al. Tapping test in patients with painful bone marrow edema of the knee. Clin J Pain, 2008, 24(2): 131-134.

四、胫骨结节骨软骨炎

【概念与概述】

　　胫骨结节骨软骨炎（osteochondrosis of tibial tuberosity）又称 Osgood-Schlatter 病

【病因和病理】

病因学

- 多认为系髌韧带慢性牵拉性损伤所致

病理

- 胫骨结节撕脱骨折和髌韧带的骨化
- 胫骨结节处成骨细胞增生成骨
- 病变晚期胫骨结节常有增大

【临床表现】

流行病学

- 年龄
  - 好发于 10～13 岁的青少年
  - 亦见于成人
- 性别
  - 男性居多

病史

- 爱好体育运动
- 反复局部创伤或髌韧带损伤

症状和体征

- 多单侧受累，以右侧更常见
- 局部轻度疼痛，股四头肌用力收缩加剧
- 局部多有肿胀，髌韧带部软组织亦增厚
- 胫骨结节明显突出
- 髌韧带胫骨结节附着处压痛显著

【影像表现】

概述

- 最佳诊断依据
  - 胫骨结节形态、密度或信号异常并周围软组织肿胀
- 部位
  - 单侧或双侧

X 线和 CT 表现

- 早期
  - 髌韧带增粗
  - 髌韧带下可见多个骨片
  - 髌韧带和胫骨结节前软组织增厚
- 病程进展
  - 髌韧带内可见游离的圆形、卵圆形或三角形钙质样高密度影（图 5-3-20）
  - 胫骨干骺端前缘较大的软组织密度骨质缺损区
  - 胫骨结节骨骺
    - 不规则增大，密度不均
    - 节裂成大小形态不一，排列不整的骨块，并常向上方移位
  - 骨骺后方胫骨可见囊状透光区，呈现软组织密度
- 修复期
  - 胫骨结节骨质结构和密度可恢复正常
  - 移位的骨骺
    - 因软骨化骨可继续增大，并与胫骨结节愈合形成较大的骨性密度隆起
    - 亦可长期游离于髌韧带内或下方

MRI 表现

- 胫骨结节
  - 长 T1、长 T2 信号
  - 外形增大或节裂成大小形态不一，排列不整的骨块（图 5-3-21）
- 髌韧带和胫骨结节前软组织
  - 增厚
  - 长 T1、长 T2 信号

核医学表现

- 胫骨结节区放射性浓聚

【鉴别诊断】

正常发育的胫骨结节

- 类同点
  - 多骨化中心存在
- 不同点
  - 排列规整
  - 胫骨结节前软组织无肿胀
  - 胫骨结节及周围软组织信号正常

诊断与鉴别诊断精要

- 胫骨结节骨骺
  - 不规则增大，密度不均或信号异常
  - 节裂成大小形态不一，排列不整的骨块，并常向上方移位
- 髌韧带内和下方游离的圆形、卵圆形或三角形钙质样高密度影
- 髌韧带增粗和髌韧带和胫骨结节前软组织增厚

典型病例

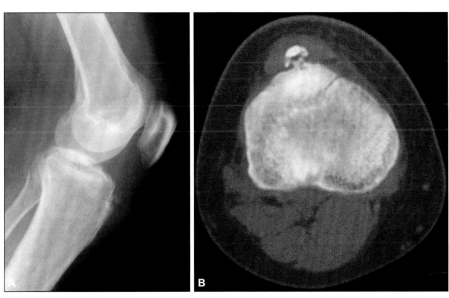

图 5-3-20　**右侧胫骨结节骨软骨炎**
A，B.X 线平片和 CT 骨窗显示胫骨结节前软组织增厚，髌韧带内后颗粒状高密度骨块影

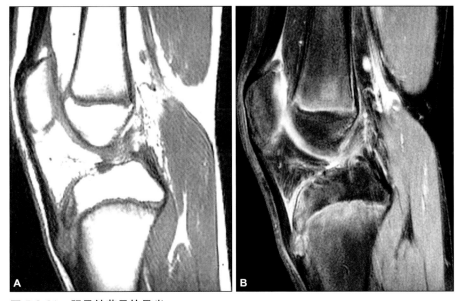

图 5-3-21　**胫骨结节骨软骨炎**
A. MR T1WI 和脂肪预饱；B. PDWI 显示胫骨结节增厚，T1WI 呈低信号，脂肪预饱和 PDWI 呈高信号

（刘吉华）

重点推荐文献

[1] Hirano A, Fukubayashi T, Ishii T, et al. Magnetic resonance imaging of Osgood-Schlatter disease: the course of the disease. Skeletal Radiol, 2002, 31(6): 334-342.
[2] 张伟. 胫骨结节骨软骨炎放射线表现. 中外医疗, 2010,
29(2): 178-178.
[3] 陈永强, 罗泽斌, 郁成. 胫骨结节骨软骨炎的X线诊断. 实用诊断与治疗杂志, 2007, 21(7): 497-498.

五、胫骨内髁骨软骨炎

【概念与概述】

胫骨内髁骨软骨炎（osteochondrosis of medial condyles of tibia）又称 Blount 病、胫骨畸形性骨软骨炎（osteochondrosis deformans tibia）和胫内翻（tibia vara）

【病因和发病机制】

病因学

- 发育异常
- 创伤
- 应力改变

发病机制

- 骺板内侧生长抑制

【临床表现】

分期

- 婴儿型
- 青少年型
  ○ 少见，与婴儿型发患者数比例为 1 :（5 ~ 8）

流行病学

- 年龄
  ○ 婴儿型
    ■ 1 ~ 3 岁
  ○ 青少年型
    ■ 好发于 8 ~ 15 岁
- 性别
  ○ 男女发病率无明显差别

症状和体征

- 婴儿型
  ○ 50% ~ 70% 双侧受累
  ○ 多有肥胖
  ○ 局部明显畸形
  ○ 小腿内侧弯曲

  ○ 无明显疼痛和压痛
- 青少年型
  ○ 90% 单侧发病
  ○ 局部疼痛和压痛
  ○ 局部畸形较轻
  ○ 下肢轻中度短缩

【影像表现】

概述

- 最佳诊断依据
  ○ 胫骨内侧干骺和相邻骨骺形态异常
- 部位
  ○ 双侧或单侧

X 线表现

- 胫骨内髁增大，并向内下后方倾斜呈鸟嘴状
- 干骺端内侧下陷，可向内尖角状突出
- 骺线邻近干骺骨骺松质骨斑点状或不规则硬化
- 骨干内侧弯曲，膝内翻，内侧皮质增厚（图 5-3-22）
- 胫骨干骺轴线与骨干轴线夹角 ≥ 11°
- 骺线与干骺端轴线夹角 >20°

MRI 表现

- 内侧骨骺骨化延迟
- 骺板内侧凹陷变宽，局限性软骨突入干骺端
- 胫骨内侧骨骺和干骺水肿信号
- 股骨内侧髁亦可见骺板软骨增厚，信号异常

【鉴别诊断】

小腿生理性弯曲

- 胫骨上段内侧弧形弯曲而非成角

Turner 综合征

- 胫骨内侧髁明显增大并下移，超过胫骨平台
- 骨化中心出现时间正常，闭合可延迟
- 骨质疏松
- 掌骨征阳性

诊断与鉴别诊断精要

- 胫骨内髁增大，并向内下后方倾斜呈鸟嘴状
- 干骺端内侧下陷，可向内尖角状突出
- 骨干内侧弯曲，膝内翻，内侧皮质增厚

典型病例

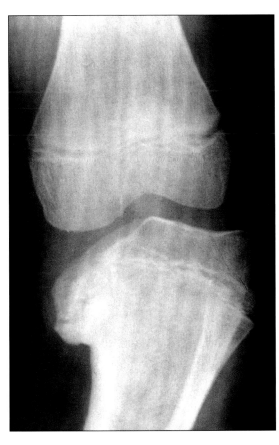

图 5-3-22　**胫骨内髁骨软骨炎**
X 线正侧位显示胫骨内髁骨骺和干骺增大，并向内下后方倾斜，干骺向内尖角状突出，干骺端近骺板不规则硬化，内侧皮质增厚，膝内翻

（刘吉华）

重点推荐文献

[1] 孙金霜, 姚安晋, 王万里, 等. 膝关节骨坏死的MRI诊断. 中华放射学杂志, 1996, 16(8): 489-491.

[2] 戴景儒, 戴世鹏, 庞军. 3.0T超高场强磁共振成像对膝关节早期剥脱性骨软骨炎的临床研究. 实用放射学杂志, 2010, 26(12): 1785-1788.

[3] 李健辉, 冯世庆, 李建伟, 等. 髌内侧滑膜皱襞与对应股骨内侧髁软骨损伤关系的探讨. 中国矫形外科杂志, 2009, 17(16): 1217-1220.

六、距骨缺血坏死

【概念与概述】

距骨缺血坏死（osteonecrosis of talus）又称 Diaz 病（Diaz disease）

【病因和发病机制】

- 距骨为下肢承重支撑点，易受损伤
- 创伤、结缔组织病、激素应用等引起供血障碍
  - 见于 40%～50% 的距骨颈骨折并距下关节脱位患者

【临床表现】

流行病学

- 年龄
  - 青壮年
- 性别
  - 男性居多

症状和体征

- 多单侧受累
- 踝关节疼痛、压痛，活动受限

【影像表现】

概述

- 最佳诊断依据
  - 距骨大部或全部密度和信号异常，滑车塌陷，早期周围关节间隙正常或增宽

X 线和 CT 表现

- 距骨关节面下松质骨不均匀硬化
- 可伴有透光线、囊状透光区和死骨片
- 距骨关节面塌陷、不规则或中断
- 距骨滑车低平（图 5-3-23）
- 晚期，关节退变

MRI 表现

- 早期，距骨骨性关节面下局灶性长 T1 长 T2 信号
- 随后，骨性关节面下骨质混杂信号，关节面塌陷，关节软骨骺厚薄不均匀
- 晚期，关节退变
- 踝关节内少量积液

【鉴别诊断】

原发性踝关节退变

- 早期即有关节间隙变窄
- 距骨和胫骨骨性关节面硬化、增生程度大致相同

诊断与鉴别诊断精要

- X 线和 CT 表现
  - 距骨硬化或伴有透光线、囊状透光区和死骨片
- MRI 表现
  - 距骨全部或大部信号异常
- 距骨滑车塌陷

典型病例

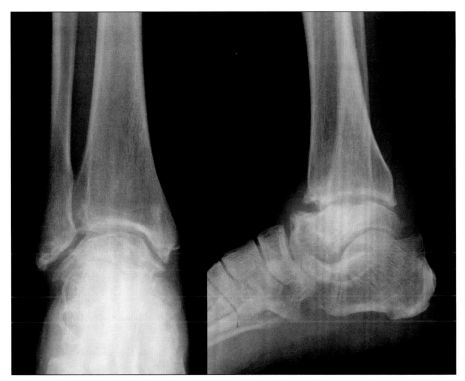

图 5-3-23　距骨缺血坏死
X 线正侧位显示距骨关节面下松质骨不均匀硬化，距骨关节面塌陷并不规则，距骨滑车低平

（刘吉华）

重点推荐文献

[1] 孙佼, 张春林. 第二跖骨头、舟状骨和距骨坏死的研究进展. 中国修复重建外科杂, 2010, 24(10): 1261-1264.
[2] 刘新平, 王柳青. 距骨缺血坏死的临床X线表现（附9例

报告）. 医学影像学杂志, 2005, 15(3): 233-234.
[3] 韩宝忠, 靳玉普. 距骨缺血性坏死9例分析. 中国误诊学杂志, 2003, 3(11): 1730-1731.

七、跟骨结节骨软骨炎

【概念与概述】

跟骨结节骨软骨炎（ostechondrosis of calcaneum apophysis）又称 Sever 病

【病因和发病机制】

- 可能与应力和创伤有关
- 亦可能为正常的发育过程

【临床表现】

流行病学

- 年龄
  - 好发 8 ~ 12 岁儿童

症状和体征

- 多双侧受累
- 足跟疼痛和压痛，可自愈

【影像表现】

概述

- 最佳诊断依据
  - X 线跟骨骨骺密度、外形异常
  - 足跟疼痛和压痛

X 线

- 跟骨结节骨骺变小，扁平不规则
  - 体积变小，外形扁平不规则
  - 密度增高或伴有不规则透光区而呈现碎裂（图 5-3-24）
- 骺线不规则增宽
- 跟骨其他部分和相邻跗骨轻度骨质疏松

【鉴别诊断】

正常儿童跟骨结节骨骺

- 8 岁左右出现，约 16 岁闭合

- 早期可呈现密度增高、分节、边缘不整相同改变
- 缺乏相应症状和体征

- 随访
  - 形态、密度均恢复正常
  - 闭合时间正常

诊断与鉴别诊断精要

- 跟骨结节骨骺密度增高，体积变小，扁平不规则或碎裂
- 跟骨其他部分和相邻跗骨轻度骨质疏松
- 局部疼痛、压痛

典型病例

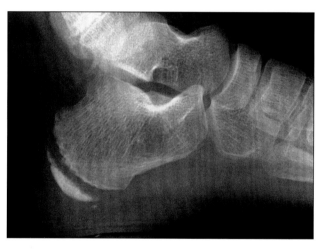

图 5-3-24　左侧跟骨结节骨软骨炎
左足跟疼痛半年，X 线平片显示跟骨结节较对侧变小，密度增高并边缘部斑点状透光区和游离骨影

（刘吉华）

重点推荐文献

[1] 尚克中, 季博青, 孙鼎元. 对骨缺血坏死或骨软骨炎的新认识及早期诊断方法. 国外医学临床放射学分册, 1990, (4): 207-209.
[2] 黄强, 杨锦彪, 柴恒, 等. 体操运动员跟骨骨软骨病的综合

治疗. 中国中医药咨询, 2010, 2(34): 364-364.
[3] Shopfner CE, Cion CG.effect of weight-bearing on the appearance and development of the secondary calcaneal epiphysis. Radiology, 1966, 86: 201.

八、足舟骨骨软骨炎

【概念与概述】

　　足舟状骨骨软骨炎（ostechondrosis of tarsal scaphoid）又称 Köehler 病

【临床表现】

流行病学

- 年龄
  - 好发 3 ~ 10 岁儿童，5 ~ 6 岁患儿占 2/3
  - 成人亦可发病，好发年龄 20 ~ 50 岁
- 性别
  - 儿童发病，男孩多见
  - 成人发病，女性居多

病史

- 多有外伤史

症状和体征

- 70% ~ 80% 单侧受累
- 局部疼痛、压痛、肿胀和活动受限，可自行恢

复正常

【影像表现】

概述

- 最佳诊断依据
  - 足舟骨密度和体积改变，周围关节间隙早期正常或增宽

X 线表现

- 幼儿期
  - 舟骨骨骺密度增高、碎裂
  - 周围跗骨骨质疏松
  - 相邻软组织肿胀
  - 晚期多完全恢复正常
- 儿童期
  - 早期
    - 舟骨骨骺骨密度不均匀增高
    - 相邻软组织肿胀
  - 随后
    - 舟骨骨骺体积变小，明显扁平，厚度为正常 1/2 ~ 1/4（图 5-3-25）
    - 边缘不规则，可伴有裂隙
  - 晚期（发病 2 ~ 4 年）
    - 形态密度可完全恢复正常
    - 少数骨外形轻度不规则
- 成人
  - 骨骺密度增高、扁平或节裂并外形轻度不规则

【鉴别诊断】

正常儿童足舟骨骨骺

- 可呈现密度增高、多点骨化、边缘不整等相同改变
- 缺乏相应症状和体征

诊断与鉴别诊断精要

- 足舟骨密度增高，体积变小，扁平不规则或节裂
- 相邻跗骨轻度骨质疏松
- 局部疼痛、压痛

典型病例

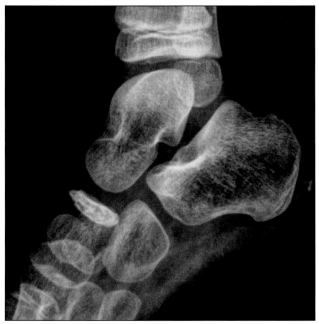

图 5-3-25　右侧足舟骨骨软骨炎
X 线平片显示舟骨体积变小，密度增高，边缘轻度不规则

（刘吉华）

重点推荐文献

[1] Naran KN, Zoga AC. Osteochondral lesions about the ankle. The Radiologic Clinics of North America, 2008, 46(6): 678-686.

[2] 尚克中, 季博青, 孙鼎元. 对骨缺血坏死或骨软骨炎的新认识及早期诊断方法. 国外医学临床放射学分册, 1990,

(4): 207-209.

[3] Resnick D, Kransdorf MJ. Bone and joint imaging[M]. 3 rded. [S.1.]: Beijing/People's Military Medical Press, 2007. 1096-1098.

九、跖骨头骨骺骨软骨炎

【概念与概述】

跖骨头骨骺骨软骨炎（osteochondrosis of metatarsal head）系指跖骨二次骨化中心的缺血坏死，又称 Freiberg 病

【病因和发病机制】

病因学

- 与外伤、职业和劳动体位密切相关

发病机制

- 创伤或应力性损伤致跖骨头骨骺供血障碍
  - 好发于第 2 跖骨头
    - 第 2 跖骨最长，负重较大
- 经骺软骨板分布于干骺端的骨骺动脉分支血供中断
  - 致干骺端呈现缺血坏死改变

【临床表现】

流行病学

- 年龄
  - 好发于 13～20 岁
- 性别
  - 女性多见
- 职业
  - 多见于纺织工人、柜台服务员和护士

症状和体征

- 多单侧受累
- 局部疼痛、压痛，活动后加重，明显足趾纵向撞击痛
- 病趾短而粗大
- 1～2.5 年后局部症状逐渐消失，仅在剧烈活动后轻微疼痛不适

【影像表现】

概述

- 最佳诊断依据
  - 跖骨头（骨骺）密度和信号异常
  - 关节面塌陷，早期关节间隙正常或增宽

X 线表现

- 早期
  - 跖骨头（骨骺）外形正常、变扁或略增粗
  - 密度均匀增高或伴有不规则小透光区
  - 跖趾关节间隙正常或增宽
- 病程进展
  - 跖骨头（骨骺）明显增粗、扁平
  - 跖骨头（骨骺）密度
    - 骨密度增高伴斑点状、类圆形透光区
    - 以软组织密度区为主伴密度增高的骨块影
  - 跖骨头（骨骺）关节面平直、凹陷、中断、缺失或不规则
  - 病变区与正常骨交界处模糊或存有高密度硬化带
  - 跖骨长度变短，骨干增粗
  - 跖趾关节间隙不规则增宽（图 5-3-26）
  - 相对的趾骨关节面边缘可增生和肥大
- 晚期
  - 退行性骨关节病

【鉴别诊断】

原发性退行性骨关节病

- 早期即可出现关节间隙变窄和关节边缘骨赘
- 跖骨头和相对的趾骨关节面改变程度类同
- 无明显跖骨变短及跖骨头关节面平直和凹陷

诊断与鉴别诊断精要

- 密度均匀增高或斑点状、类圆形、不规则透光区
- 跖骨头（骨骺）关节面平直、塌陷、成角
- 跖趾关节间隙正常或增宽，晚期可变窄

典型病例

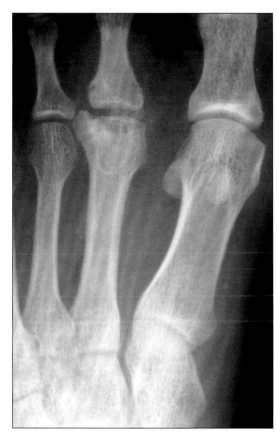

图 5-3-26　第二跖骨头骨骺骨软骨炎
X 线平片显示跖骨头明显增粗并条带状硬化和透光区，关节面中断、塌陷，关节间隙增宽

（刘吉华）

重点推荐文献

[1] 徐爱德. 骨关节疾病影像学图鉴. 济南: 山东科学技术出版社, 2002. 187-188.
[2] 张爱梅, 张登武. 跖骨头籽骨骨软骨炎1例报告. 中国疗养医学, 2006, 15(6): 471-471.
[3] 郝茂荣, 郝吉林. 王煜, 等. 第一跖骨头籽骨骨软骨炎2例报告. 中国矫形外科杂志, 1997, 4(5): 399-399.

第4节　脊　椎

一、椎体骺板骨软骨炎

【概念与概述】

椎体骺板骨软骨炎（spinal osteochondrosis）又称 Scheuermann 病（Scheuermann's disease）、青年驼背症（juvenile kyphoscoliosis），是一种常见的缺血坏死

【病因和病理】

病因
- 可能为常染色体变异有关的发育性疾病
- 亦可发生于外伤和手术后

病理
- 髓核穿破软骨和骨性终板的薄弱处进入椎体，形成休莫结节
- 位置偏前的髓核突入胸椎椎体后，影响椎体骨骺发育或导致缺血
  - 椎体楔状变形
  - 继发性脊椎以及椎间盘明显退变

【临床表现】

流行病学
- 年龄
  - 好发于 10～18 岁青少年，14～16 岁最常见

333

- 性别
  - 男性居多

病史

- 部分有未成年参加重体力劳动病史

症状和体征

- 常为多椎体受累
- 腰背疲劳感和疼痛，卧位休息后好转
- 下胸段脊柱呈典型的圆驼状，可合并侧弯

预后

- 常遗留脊柱圆驼状后突畸形

【影像表现】

概述

- 最佳诊断依据
  - 椎体二次化骨中心形态和密度改变
  - 多发休莫结节
- 部位
  - 多椎体

X 线表现

- 好发于胸椎下段和腰椎上段
  - 最多见生理后突明显且负重较大的 $T_8 \sim T_{11}$ 椎体
- 椎体骨骺
  - 出现迟缓
  - 密度增高或不匀，轮廓不清
  - 形态不规则或呈分节状
- 椎体
  - 骨骺对应边缘不规则、轮廓不清或硬化
  - 前窄后宽呈楔形

- 前部上下缘局限性凹陷，呈阶梯状变形
- 椎体前缘亦可不整齐
- 椎体上下缘常见椎间盘疝入之压迹和软组织密度透光区（Schmorl 结节）
  - 多位于椎体前中部，边缘硬化
- 骺板与椎体间匀称透明线不规则增宽
- 脊柱胸段圆驼状后突
- 椎间隙正常或前部加宽
- 成年后遗留多个椎体楔状变形、Schmorl 结节和脊柱后突

MRI 表现

- Schmorl 结节
  - 多位于椎体前中部
  - 多呈长 T1 长 T2 信号，亦可为长 T1 短 T2 信号，类似相邻髓核
  - 边缘有更长 T1 更短 T2 信号线围绕
- 病椎相邻椎间隙正常、略变窄或前部加宽（图 5-4-1）

【鉴别诊断】

脊椎结核（边缘型）

- 椎体骨性终板和相邻松质骨破坏，破坏区 T2WI 多呈高信号
- 破坏区周围脂肪抑制 T2WI 呈高信号
- 椎间盘破坏，T2WI 可呈高信号
- 椎间隙变窄
- 椎旁脓肿
- 脊柱后突成角

诊断与鉴别诊断精要

- 椎体骨骺
  - 出现迟缓
  - 密度增高或不匀，轮廓不清
  - 形态不规则或呈分节状
- 椎体
  - 骨骺对应边缘不规则、轮廓不清或硬化
  - 楔形变形或前部上下缘局限性凹陷，呈阶梯状变形
  - 椎体上下缘 Schmorl 结节

典型病例

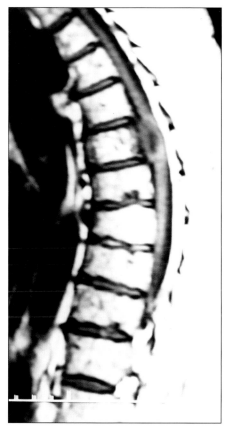

图 5-4-1　**椎体骺板骨软骨炎**
MRI T1WI 显示下胸椎多椎体上下边缘不规则，楔形变形或前部上下缘局限性凹陷，椎体上下缘多发 Schmorl 结节

（刘吉华）

重点推荐文献

[1] Blumenthal SL. Lumar Scheuermann's disease. a clinical series and classification. Spine, 1987, 12: 929-932.
[2] 刘善平. 椎体终板骨软骨炎的低场MR表现及分析. 实用

放射学杂志, 2009, 25(6): 846-847.
[3] 田建红, 王夏武, 胡秋善. 椎体终板骨软骨炎磁共振成像特征及临床价值. 数理医学杂志, 2011, 24(2): 234-235.

二、成人椎体缺血坏死

【概念与概述】

　　成人椎体缺血坏死（osteonecrosis of the vertebral body in adult），又称 Kummell 病，为椎体压缩骨折的并发症

【病因和发病机制】

病因
- 椎体压缩骨折后
  - 常见骨质疏松患者
    - 老年性
    - 应用皮质激素

病理
- 骨折后未进行适当固定和休息
  - 压缩椎体血供难以重建
    - 骨质缺血坏死

【临床表现】

流行病学
- 年龄
  - 好发于老年人
- 性别
  - 女性居多

病史
- 轻微外伤史

- 伤后未能及时卧位休息和固定

症状和体征
- 单或多椎体受累
- 腰背疼痛和压痛
- 脊柱轻微后突成角

【影像表现】

概述
- 最佳诊断依据
  ○ 椎体形态及其内气体液体空洞形成

X 线和 CT 表现
- 好发于胸腰椎
- 椎体楔状或均匀变扁
- 前中部椎体内示类圆形、不规则形液性或（和）含气空洞，伴硬化边缘
- 液性空洞 CT 值 15～35Hu 不等，含气者多在 -700Hu 以下

MRI 表现
- 急性椎体压缩后
  ○ 椎体变扁，多呈楔形
  ○ 椎体内横行的长 T1、短 T2 信号条带，周围大片状长 T1、长 T2 信号区
  ○ Gd-DTPA 静脉注射后远离平扫异常信号条带周围不同程度强化
    ■ 表明骨折线及周围区处于缺血状态
- 若得以适当固定和休息

- 压缩椎体血供由边缘向骨折线慢慢恢复
- 若固定不良
  ○ 骨折数周后 Gd-DTPA 静脉注射后脂肪抑制 T1WI
    ■ 仅椎体前 2/3 无任何强化
  ○ 病程进展
    ■ 椎体前部内出现圆形、卵圆形或横行宽带状液性或（和）气体空洞
    ■ 液性空洞呈明显长 T1、长 T2 信号（图 5-4-2）
    ■ 含气空洞 T1WI 和 T2WI 均为似骨皮质的低信号
    ■ 液体和气体同时存在时，二者位置可随扫描时患者的体位变化而变化
    ■ 椎体压缩更明显
    ■ 脊椎后方手术固定后或卧位时，压缩椎体上下缘可分开
- 病椎相邻椎间隙正常或前部不均匀加宽

【鉴别诊断】

肿瘤性椎体压缩骨折
- 椎体明显骨质破坏
- MRI 示椎体前后缘明显膨隆
- 椎体周围明显软组织肿块
- 相邻附件破坏
- 多为气体和液体空洞

诊断与鉴别诊断精要

- 椎体楔状或均匀变扁
- 前中部椎体内示类圆形、不规则形液性或（和）含气空洞

典型病例

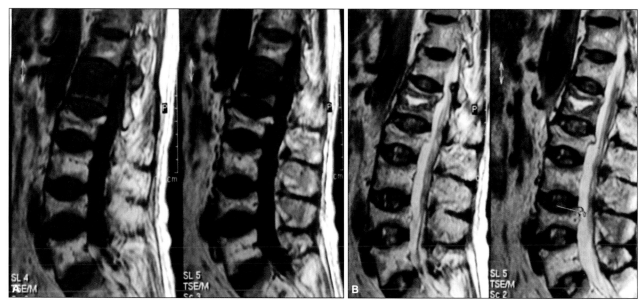

图 5-4-2 成人椎体缺血坏死
A，B.MRI T1WI、T2WI 显示第一腰椎椎体轻度变扁，前中部见不规则形类液体信号区

（刘吉华）

重点推荐文献

[1] Yu CW, Hsu CY, Shih TT, et al. Vertebral osteonecrosis: MR imaging findings and related changes on adjacent levels. AJNR Am J Neuroradiol, 2007, 28(1): 42-47.

[2] Dupuy DE, Palmer WE, Rosenthal DI. Original report.Vertebral fluid collection associated with vertebral collapse. AJR, 1996, 167:

1535-1538.

[3] 杨圣，芦建民，赵德伟，等. 聚甲基丙烯酸甲酯骨水泥结合椎体成形重建非感染性缺血坏死的椎体. 中国组织工程研究与临床康复，2010, 14(51): 9683-9686.

第 5 节 骨 盆

一、髋臼骨骺骨软骨炎

【概念与概述】

　　髋臼骨骺骨软骨炎（osteochondritis of acetabular epiphysis）又称 Brailsford 病

【病因和发病机制】

病因

- 髋臼骨和软骨发育障碍可能为发病基础
- 局部轻微外伤后血循环障碍可能为诱发因素

【临床表现】

流行病学

- 年龄
  - 好发于 12～15 岁青少年

症状和体征

- 单侧或双侧发病
- 髋部和下肢疼痛，活动后加重
- 病侧髋关节常有跛行、活动受限和臀肌萎缩

【影像表现】

概述

- 最佳诊断依据
  - 髋臼关节面及相邻骨质结构异常
  - 髋臼窝形态异常

X 线表现

- 髋臼宽而浅，倾斜度增大，形态不规则
- "Y" 形软骨所成骨质
  - 硬化、增厚、碎裂

○ 呈分叶状、花边状或锯齿状

○ 囊状透光区伴硬化边（图 5-5-1）

● 髋关节不同程度半脱位

● 病程进展

○ 股骨头骨骺增大、扁平或呈新月状，内伴囊变区

○ 少数股骨头骨骺轻度滑脱

○ 骺板变水平

○ 股骨颈粗短、颈干角增大，髋外翻

○ 股骨干变细、骨盆前倾、髂骨翼外展、闭孔变小

● 晚期，髋关节退变

【鉴别诊断】

先天性髋关节脱位

● 幼年发病

● 髋臼 "Y" 形软骨形成骨质无增厚、硬化和碎裂

● 股骨头变小

● 股骨颈部无增粗

诊断与鉴别诊断精要

● 髋臼宽而浅，髋臼角增大，形态不规则

● 髋臼关节面及相邻骨质硬化、增厚、碎裂，可伴有囊状透光区，顶部明显

典型病例

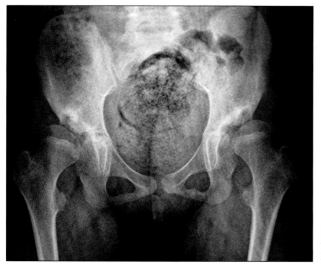

图 5-5-1　双侧髋臼骨骺骨软骨炎
骨盆正位 CR 片显示双侧髋臼角增大，髋臼顶部关节面及相邻骨质边缘不规则，硬化，碎裂

（刘吉华）

重点推荐文献

[1] 彭明惺, 刘利君, 王惠成. 儿童髋关节剥脱性骨软骨炎. 中华小儿外科杂志, 2000, 21(3): 177-178.

[2] 曾祥永, 朱勇军. MRI在诊断股骨髋臼撞击综合征中的应用. 中国骨伤, 2011, 24(5): 441-444.

[3] Schenck RC Jr Goodnight JM. Osteochondritis dissecans. Bone Joint Surg Am, 1996, 78(3): 439-456.

二、耻骨联合骨软骨炎

【概念与概述】

耻骨联合骨软骨炎（osteochondritis of pubic symphysis）又称非化脓性耻骨骨炎、耻骨联合关节炎、Pierson 病

【病因和发病机制】

病因

- 多因素综合作用
  - 直接外伤和手术损伤致缺血
  - 体质异常
  - 内分泌异常
  - 妊娠生理性变化
    - 松弛素分泌增加
    - 盆腔充血
    - 韧带和关节松弛

【临床表现】

流行病学

- 好发人群
  - 男性泌尿系手术后
  - 30 岁以下孕产妇

症状和体征

- 耻骨联合及相邻耻骨区剧痛并局限性压痛
- 下肢活动受限

病程和预后

- 病程长短不一
- 具有自限性，数月或数年后症状逐渐减轻消失

【影像表现】

概述

- 最佳诊断依据
  - 耻骨联合关节面下松质骨硬化为主改变

X 线表现

- 与临床症状可不一致
- 早期
  - 耻骨联合间隙增宽（0.6～4.8cm）
  - 间隙内中心或偏一侧纵行长条状、分叉状或水滴状透光影
- 病程进展
  - 耻骨联合骨面下局限性骨质硬化并小囊状透光区
  - 耻骨联合骨面及相邻骨质虫蚀样破坏
    - 骨破坏开始于耻骨上下缘或联合处
    - 周围伴轻微骨质硬化并移行为正常骨质（图 5-5-2）
    - 部分呈边缘锐利的弧形骨质缺损
- 晚期（数月或数年后）
  - 破坏区骨结构逐渐恢复正常
  - 破坏区边缘可残留有骨质硬化
  - 耻骨联合间隙变窄或趋于正常

【鉴别诊断】

耻骨结核

- 骨质破坏多呈囊状，部分破坏边缘轻度膨胀
- 可伴有骨膜增生
- 周围软组织肿胀明显或伴有脓肿和窦道
- 骨破坏区或周围肿胀软组织内可有沙粒状死骨

耻骨化脓性骨髓炎

- 局部红、肿、热、痛明显
- 多单侧发病，较少跨越耻骨联合侵及对侧耻骨
- 广泛骨质破坏，并非开始于耻骨上下缘或联合处
- 多有明显骨膜增生
- 明显软组织肿胀，并可伴脓肿或瘘管

诊断与鉴别诊断精要

- 耻骨联合骨面下边缘模糊的局限性骨质硬化
- 可伴有耻骨联合骨面及相邻骨质虫蚀样破坏，联合骨面下松质骨小囊状透光区

典型病例

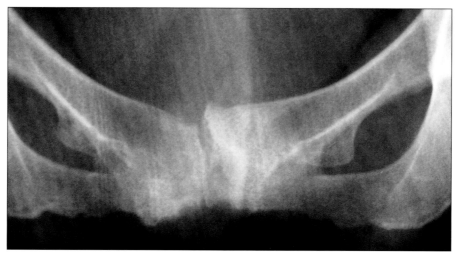

图 5-5-2　耻骨联合骨软骨炎
X 线平片显示耻骨联合间隙不规则增宽、耻骨联合骨面及相邻骨质侵蚀破坏并硬化

（刘吉华）

重点推荐文献

[1] 高树明, 兰燕, 霍志毅, 等. 芭蕾舞学员耻骨联合骨软骨炎的CT诊断. 中国医学影像技术, 2008, 24(6): 808-810.
[2] 杜琪峰, 刘禄明. 耻骨联合骨软骨炎1例. 中国医学影像技术, 2005, 21(10): 1542-1542.
[3] 戴景儒, 戴世鹏, 张兆福. 剥脱性骨软骨炎的MRI诊断研究. 放射学实践, 2006, 21(8): 810-812.

第 6 节　剥脱性骨软骨炎

【概念与概述】

剥脱性骨软骨炎（osteochondritis dissecans）又称 König 病，为关节软骨下骨质的局限性缺血坏死

【病因和病理】

病因

- 主要为创伤
- 偶见大量皮质激素使用者

病理

- 创伤或其他因素致局限性关节软骨和软骨下骨组织损伤，形成坏死骨片
- 损伤的骨软骨组织逐渐由修复性纤维肉芽组织所包饶
  - 可通过爬行取代于原位逐渐被修复
  - 亦可与周围正常骨相分离，落入关节腔内，形成关节内骨软骨游离体
    - 遗留下的骨缺损被骨髓或滑膜产生的结缔组织所覆盖

- 最后，变为纤维软骨或经纤维化骨而愈合
- 关节内游离体形成后，常伴有少量关节积液

【临床表现】

流行病学

- 年龄
  - 好发于 16～25 岁
- 性别
  - 男性居多

病史

- 多有外伤史
- 偶尔大量使用皮质激素史

受累部位

- 多见股骨内外侧髁
- 其次股骨髌骨关节面、肱骨小头、距骨滑车等处

症状和体征

- 多单部位受累

- 常见症状为关节疼痛、作响、绞锁和运动障碍

【影像表现】

概述

- 最佳诊断依据
  - 骨性关节面在内或紧邻骨性关节面局灶性骨片或信号异常
  - 周围伴异常密度或信号条带围绕

X 线和 CT 表现

- 不同关节有不同的好发部位
  - 肱骨头为关节面中部
  - 肱骨下端多为肱骨小头
  - 股骨头为承重区
  - 股骨下端为内外侧髁
  - 髌骨为下极后方关节面
  - 距骨为滑车上关节面
- 早期
  - 关节软骨下数毫米至数厘米大小的卵圆形或不规则形密度略高的骨块
  - 周围骨质疏松
- 病程进展
  - 骨块可碎裂,周围形成环行透光带
  - 透光带外围骨质可有轻度硬化(图 5-6-1)
  - 病变修复,透光带可因新骨形成而消失
  - 病变进展,骨块脱落形成关节内游离体
  - 原骨块所在处多长期留有局限性凹陷缺损,亦可成骨愈合(图 5-6-2)
  - 关节内游离体可持续存在或短暂增大,亦可吸收变小或消失
- 晚期
  - 病变关节继发不同程度的退变
  - 肱骨小头病变
    - 可并发桡骨头外形增大和关节面不规则
    - 肱骨下端和桡骨上端干骺骨骺过早闭合
- CT
  - 应与关节面垂直扫描或重建
  - 与 X 线平片相比,易清楚显示骨端小病灶及关节内游离体
  - 关节积液表现

MRI 表现

- 坏死病灶
  - 多呈与关节面平行的卵圆形
  - T1WI 呈低信号、混杂信号或正常骨髓信号
  - T2WI 信号强度不均匀增高、与正常骨髓信

号相似或仍呈低信号
  - 周围为并行的肉芽组织带和(或)骨增生硬化形成的异常信号条带
    - 肉芽组织带呈更长 T1、长 T2 信号,扫描扫描呈现条带状强化
    - 骨硬化条带呈 T1WI 和 T2WI 均呈类皮质样低信号
    - 外侧可有片条长 T1、长 T2 信号区(骨髓水肿所致)(图 5-6-3)
  - 晚期,坏死病灶髓腔侧边缘可出现明显的长 T2 信号线
- 关节造影示滑液和造影剂可渗透到坏死骨片和宿主骨之间
- 坏死病灶表面软骨可变薄、翘起或中断分离
- 关节内通常伴有少量积液
- 增强扫描可用于鉴别坏死骨块的存活情况,以决定治疗方案
  - 若坏死病灶较明显强化,表明已有血供存在,可考虑保守治疗
- 多方位成像可显示 X 线和 CT 难以发现的病变
- Kramer 分型
  - Ⅰ 型
    - T1WI 软骨下病变呈豆状或横卵圆形,信号降低
    - 关节软骨完整,关节镜和 X 线难以发现异常
  - Ⅱ 型
    - 软骨下病变周围出现低信号线
  - Ⅲ 型
    - 病变骨组织及表面软骨与宿主骨分离
    - 边缘部可伴有小的长 T1、长 T2 信号囊肿
    - MR 关节造影示滑液和造影剂可渗透到坏死骨片和宿主骨之间
    - 病变为关节镜所显示
  - Ⅳ 型
    - 死骨软骨碎片完全与宿主骨分离
    - 由长 T1、长 T2 信号带所包绕
  - Ⅴ 型
    - 坏死骨软骨碎片自宿主骨脱落形成关节内游离体
- Nelson 分级
  - Ⅰ 级
    - 关节软骨完整

- 病变区 T1WI 为低信号，T2WI 呈高信号或低信号
- 反应性骨髓水肿 T2WI 斑片状高信号，STIR 序列明显
  - II 级
    - 坏死骨片借反应性骨硬化和血管丰富的纤维肉芽组织与周围骨分开
    - 骨硬化所有序列上均为低信号
    - 富含血管的纤维肉芽 T2WI 呈高信号
    - 增强扫描，结缔组织常有明显强化，液体无强化
  - III 级
    - 来自关节内的液体通过关节软骨裂隙包饶坏死骨软骨片段
    - 为骨软骨碎片不稳的间接征象
  - IV 级
    - 坏死骨软骨片段脱离宿主骨，形成关节内游离体
    - 缺损处由关节内液体充填

【鉴别诊断】

关节结核
- 骨质破坏所致骨缺损区以关节面的边缘多见
- 常有关节间隙变窄、关节半脱位

诊断与鉴别诊断精要

- 关节软骨下数毫米至数厘米大小的略高密度、正常或异常信号骨块
  - X 线摄片和 CT：周围骨质疏松或软组织密度透光带包绕
  - MRI：周围异常信号带包绕
- 关节软骨及相邻骨性关节面和松质骨局限性缺损，可伴有关节内相应游离骨块

典型病例

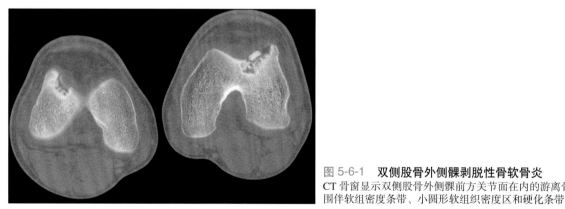

图 5-6-1　**双侧股骨外侧髁剥脱性骨软骨炎**
CT 骨窗显示双侧股骨外侧髁前方关节面在内的游离骨块并部分吸收，周围伴软组织密度条带、小圆形软组织密度区和硬化条带

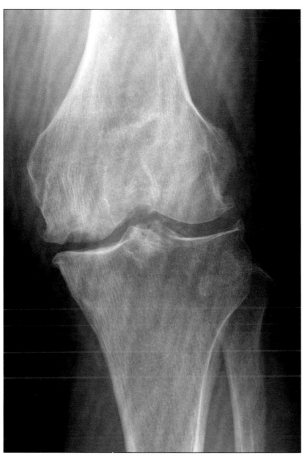

图 5-6-2　左侧股骨内髁剥脱性骨软骨炎
X 线正位片显示左侧股骨内髁骨性关节面及相邻骨质局限性缺损并边缘硬化，关节内多发散在游离体，关节面边缘增生

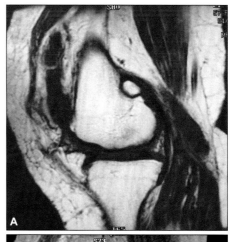

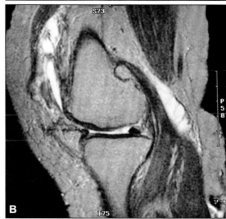

图 5-6-3　股骨髁剥脱性骨软骨炎
MR T1WI（A）和 T2WI（B）显示股骨髁坏死灶呈类圆形正常骨髓信号，周围伴低信号带，关节腔积液

（刘吉华）

重点推荐文献

[1] 戴景儒, 戴世鹏, 庞军. 3.0T 超高场强磁共振成像对膝关节早期剥脱性骨软骨炎的临床研究. 实用放射学杂志, 2010, 26(12): 1785-1788.

[2] Sales de Gauzy JC. Natural course of osteochondritis dissecans in children. J Pediatr Orthop, 1999, 8(1): 26-28.

[3] Mitsuoka T, Shino K, Hamada M, et al. Osteochondritis dissecans of the lateral femoral condyle of the knee joint. Arthroscopy, 1999, 15: 20-22.

第 7 节　骨梗死

【概念与概述】

　　骨梗死（bone infarction）指发生于（骨端）干骺部松质骨的弥散性或局灶性缺血坏死，可同时累及（骨端）骨骺部和骨干，极少伴有骨端关节面受累和塌陷

【病因和病理】

病因

- 减压病
- 胰腺炎、脂代谢紊乱、高-雪病、Niemann-Pick 病

- 镰状细胞贫血、血红蛋白 S-C 病
- 动脉硬化
- 大量应用激素和免疫抑制剂
- 酗酒、创伤和接触溴等化学物质
- 特发性（无明显诱因）

发病机制

- 血供障碍
  - 骨内血管气栓、血栓、痉挛、压迫和狭窄
  - 血液黏度增大或流动性减低
- 致病因素直接作用导致骨细胞和骨髓组织坏死

病理

- 缺血和直接作用导致松质骨局灶性坏死
- 随后,梗死灶及其周围骨髓组织不同程度的水肿
- 修复期,梗死灶周围正常骨形成纤维肉芽组织
  - 于病灶边缘部不断增生并吸收坏死骨组织
  - 沿骨小梁间隙向死骨爬行并在坏死骨小梁表面成骨
  - 同时通过纤维化骨在正常骨侧成骨
  - 纤维肉芽组织和坏死骨髓组织内亦可发生斑点状钙化
- 长期慢性或反复皮质缺血引起骨内外膜增生成骨

【临床表现】

流行病学

- 年龄
  - 好发于 20~60 岁
- 性别
  - 男女无差异

病史

- 多有导致本病病史

症状和体征

- 多见股骨上下端,其次肱骨上端、胫腓骨骨干及肱骨和桡骨下端
- 单发或多发
- 急性骨梗死时四肢肌肉关节剧痛,活动障碍
- 慢性梗死呈现肢体酸痛,软弱无力,下肢不能抬高并跛性,相邻关节活动受限
- 不同病因尚有各自原发病的表现

【影像表现】

概述

- 最佳诊断依据
  - 松质骨以硬化为主的密度改变,伴较为清楚边界
- 部位和数目
  - 多见四肢长骨的骨端或干骺松质骨
  - 单骨单灶
  - 一骨多灶或多骨受累
    - 左右对称或不对称

X 线表现

- 早期表现正常或边界模糊的略低密度区
- 病程进展
  - 呈现圆形、椭圆形或不规则形斑片状致密

硬化

- 内骨小梁粗大
- 周围条状硬化线包绕（图 5-7-1）

CT 表现

- 骨端松质骨
  - 病灶大小不一,数毫米或延伸至骨的大部
  - 条带状及斑块（点）状钙质样高密度影伴骨小梁粗大
    - 斑块（点）高密度硬化,呈圆形、椭圆形、地图状或不规则形
    - 斑块（点）高密度硬化内骨小梁粗大或显示不清
    - 条带状高密度硬化多位于斑块（点）高密度硬化边缘或围绕正常松质骨
    - 条带状高密度硬化亦可呈直线或不规则走行
    - 条带状高密度硬化偶有软组织低密度条带和（或）囊腔相伴
    - 半月形硬化区伴类圆形软组织密度区多见于潜水病的肱骨头和股骨头关节软骨下
- 骨干
  - 骨干髓腔钙化多呈斑点状,可分布于骨干大部
  - 骨内膜钙化或骨化
    - 沿骨干皮质内侧的钙质样高密度线
    - 髓腔变窄
  - 骨外膜增生
    - 多覆盖长骨骨干
    - 早期示环绕骨皮质的钙质样高密度线
    - 晚期与皮质融合,表现为皮质增厚,骨干增粗

MRI 表现

- 早期
  - 松质骨内类圆形或不规则地图状梗死灶
    - T1WI 多呈等信号,亦可为低或等低混杂信号
    - T2WI 多呈等信号,少数为低或略高信号
    - 边缘 T1WI 低信号,T2WI 为低信号、高信号或 2~3 条内外并行的高低信号线
    - 周围骨髓水肿 T1WI 斑片状等或略低信号区,T2WI 等或略高信号
- 晚期
  - 梗死灶可呈现明显长 T1、长 T2 信号区

- 边缘异常条带因纤维化或钙化，T1WI 和 T2WI 均呈低信号
- 周围异常骨髓水肿信号多消失

- 骨干髓腔钙化以及增生骨膜和增厚皮质，T1WI 和 T2WI 呈低信号

诊断与鉴别诊断精要

- 多见四肢长骨的（骨端）干骺松质骨，可累及骨骺或骨干
- CT
  - 圆形、椭圆形或不规则形斑片状正常或轻微高密度硬化区
    - 周围条状硬化线包绕
- MR
  - 圆形、椭圆形或不规则形斑片状正常或轻微异常信号区
    - 边缘异常信号条带包绕
- 少累及骨性关节面

典型病例

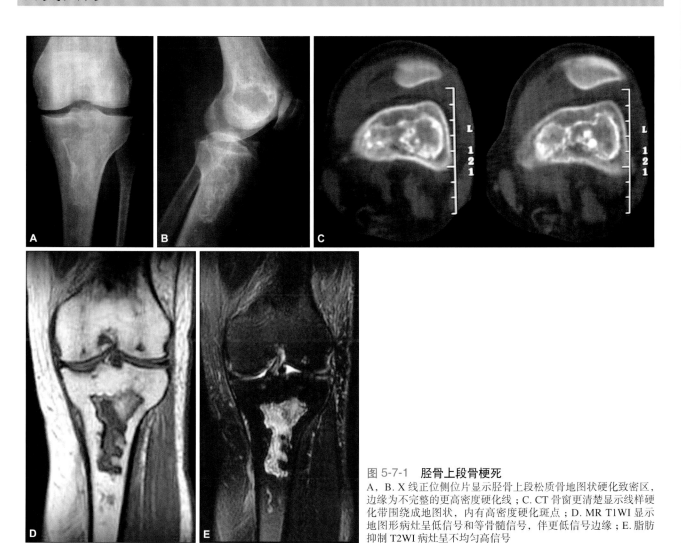

图 5-7-1 胫骨上段骨梗死
A，B. X 线正位侧位片显示胫骨上段松质骨地图状硬化致密区，边缘为不完整的更高密度硬化线；C. CT 骨窗更清楚显示线样硬化带围绕成地图状，内有高密度硬化斑点；D. MR T1WI 显示地图形病灶呈低信号和等骨髓信号，伴更低信号边缘；E. 脂肪抑制 T2WI 病灶呈不均匀高信号

（刘吉华）

重点推荐文献

[1] 黎昌华, 丽萍员, 红卫圆, 等. 骨梗死MRI影像学表现. 临床军医杂志, 2010, 38(4): 651-653.

[2] Munk PL, Helms CA, Holt RG. Immature bone infarcts: findings on plain radiographs and MR scans. AJR Am J Roentgenol,

1989, 152: 547-549.

[3] 张志宏, 孙志强, 齐文玉. 骨梗死的临床表现及数字X线机CT和磁共振成像诊断. 实用医技杂志, 2010, 17(11): 1029-1030.

第8节　致密性骨炎

【概念与概述】

　　致密性骨炎（condensing ostitis）系骨性关节面或骨边缘皮质下松质骨硬化性病变，可伴有病变区骨髓纤维化，好发于髂骨、腰椎和骶骨

【病因和发病机制】

病因

- 可能与身体负重劳损、血供异常、分娩期外伤有关

【临床表现】

流行病学

- 年龄
  - 好发于 20～25 岁的青年人
- 性别
  - 女性多于男性

症状和体征

- 多为腰部或骶髂区疼痛，劳累后加重
- 局部可有肌肉紧张

【影像表现】

概述

- 最佳诊断依据
  - 骨性关节面或骨边缘皮质下松质骨硬化区

X 线和 CT 表现

- 腰椎
  - 椎体骨质内紧邻上下缘的局限性高密度硬化区
  - 大小范围不一，边界欠锐利，内正常骨纹

　消失
  - 椎体无变形，边缘无增生
- 髂骨
  - 单侧或双侧
  - 三角形或长梨形高密度硬化区，尖端指向前上
  - 内缘以髂侧关节面为界，边界清楚，不侵犯关节
  - 自上至下扫描层面上高密度硬化区范围逐渐扩大
  - 少数同时伴有骶骨关节面下的高密度硬化（图 5-8-1）

【鉴别诊断】

骶髂关节结核

- 多单侧发病
- 骨性关节面和关节面骨质破坏
- 关节间隙增宽
- 关节周围软组织肿胀或脓肿
- 关节破坏区和周围软组织颗粒状钙化或死骨

强直性脊柱炎

- 骨性关节面和关节面骨质破坏
- 关节间隙增宽或变窄
- 脊柱韧带骨化

成骨性转移瘤（osteoblastic metastases）

- 硬化多呈类圆形或片状，边缘模糊
- 极少对称性发生于骶髂关节髂骨关节面下

诊断与鉴别诊断精要

- 骨性关节面或骨边缘皮质下松质骨硬化
- 无关节面或相邻骨皮质破坏
- 相邻关节间隙正常

典型病例

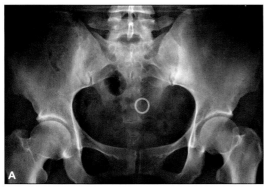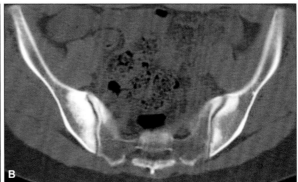

图 5-8-1　双侧髂骨致密性骨炎
A. 骶髂关节 X 线正位片显示双侧髂骨三角形高密度硬化区，尖端向上，骶髂关节面光整；B. CT 骨窗显示双侧髂骨和骶骨前部紧邻骶髂关节部分斑片状高密度硬化，关节面光整连续

（刘吉华）

重点推荐文献

[1] 刘悦震，朝瑞. 致密性骨炎的骶髂关节CT表现. 现代医用影像学，2009，18(2)：126-127.
[2] 王庆文，曾庆馀，肖征宇. 早期骶髂关节炎和致密性髂骨炎的鉴别. 中国实用内科杂志，2006，26(2)：130-132.

[3] Yoshioka H, Nakano T, Kandatsu S, et al. MR imaging of radiation osteitis in the sacroiliac joints. Magn Reson Imaging, 2000, 18(2): 125-128.

主要参考文献

[1] 曹来宾. 实用骨关节影像诊断学. 济南：山东科学技术出版社，1998. 247-267.
[2] 徐爱德，徐文坚，刘吉华. 骨关节CT和MRI诊断学. 济南：山东科学技术出版社，2002. 315-345.
[3] 江浩. 骨与关节MRI. 上海：上海科学技术出版社，1999. 227-345.
[4] 陈志刚. 关节病影像诊断学. 西安：陕西科技出版社，1999. 352-353.
[5] 梁碧玲. 骨与关节疾病影像诊断学. 北京：人民卫生出版社，2006. 580-608.
[6] 严学君，刘兆玉，吴振华，等. 成人股骨头缺血坏死的MRI表现与病理对照研究. 中华放射学杂志，1995，29(5)：327-330.
[7] 刘吉华，徐爱德，汪敬群，等. 髂腰肌囊扩张的影像学诊断. 中华放射学杂志，2003，37(2)：140-143.
[8] 张伟，王燕，李石玲，等. DR平片上股骨头密度改变与早期股骨头缺血坏死关系的研究. 实用放射学杂志，2010，26(7)：993-997.
[9] 党国际，高再荣. X线、CT、MRI及SPECT对诊断早期股骨[头缺血坏死的对比研究. 实用放射学杂志，2008，24(1)：70-72.
[10] 王武，张雪哲，卢延，等.MR观察SARS患者激素治疗后骨缺血坏死改变. 中华放射学杂志，2004，38(3)：12-15.
[11] 刘吉华，纪清连，左书耀，等. 早期成人股骨头缺血坏死骨显像与MRI和X线平片的对比研究.中华核医学杂志，2004，24(4)：199-202.
[12] 程晓光，屈辉，刘薇，等. 严重急性呼吸综合征康复患者骨缺血性坏死患病率的MR筛查研究. 中华放射学杂志，2005，39：791-797.

[13] 高振华，孟悛非，刘吉华，等. 骨髓水肿在股骨头缺血坏死中的临床意义. 中华放射学杂志，2005，39(8)：24-28.
[14] Linden B. Osteochondritis dissecans of the femoral condyles. A long-term follow up study. J Bone Joint Suog(Am), 1977, 59: 769-776.
[15] Mitchell DG, Rao VM, Dalinka MD.Femoral head avascular necrosis: correlation of MR imaging, radiographic staging, radionuclide imaging and clinical findings. Radiology, 1987, 162: 709-715.
[16] Sweet DE, Madewell JE. Pathogenesis of osteonecrosis. In: Resnick D, Niwayama, eds. Diagnosis of bone and joint disorders. Philadelphia: W.B.Sarnders, 1988, 3188-3237.
[17] Jaramillo D, Kasser JR, Villegas-Medina OL, et al.Cartilaginous abnormalities and growth disturbances in Legg-Calve-Perthes disease: evaluation with MR imaging. Radiology, 1995, 197(3): 767-773.
[18] Styles LA, Vichinsky EP. Core decompression in avascular necrosis of the hip in sickle-cell disease. Am J Hematol, 1996, 52: 103-107.
[19] Lahdes VT, Lamminen AE, Marttinen EJ, et al. MRI in late sequelae of Perthes' disease: imaging findings and symptomatology in ten hips. Pediatr-Radiol, 1996, 26(9): 640-645.
[20] Sebag G, Ducou Le, Pointe H, et al. Dynamic gadolinium-enhanced subtraction MR imaging-a simple technique for the early diagnosis of Legg-Calve-Perthes disease: preliminary results. Pediatri Radiol, 1997, 27(3): 216-220.
[21] Paton RW, Evans DK. Silent AVN of the femoral head in hemophilia. J Bone Joint Surg(Br), 1998, 70: 737-739.

[22] Pettersson H. The encyclopaedia of medical imaging(Ⅲ), Musculoskeletal and soft tissue imaging. Oslo: Elanders Publishing AS, 1999: 228-229.

[23] Lecouver FE, Vande Berg BC, Maladague E, et al. Early irreversible osteonecrosis versus transient lesions of the femoral condyles: prognostic value of subchondral bone and marrow changes on MR imaging. Am J Roentgenol, 1998, 170: 71-77.

[24] Gruess RL. Osteonecrosis of bone: current concept as to etiology and pathogenesis. Clin Orthop, 1986, (208): 30.

[25] Imaeda T, Nakamura R, Miura T, et al. Magnetic resonance imaging in Kienbock's disease, J Hand Surg(Br), 1992, 17: 12-19.

[26] Szabo R, Greenspan A. Diagnosis and clinical findings of Kienbock's disease. Hand Clin, 1993, 9:399-407.

[27] Bhalla S, Reinus WR. The linear intravertebral vacuum: a sign of benign vertebral collapse. AJR, 1998, 170: 1563-1570.

[28] Dupuy DE, Palmer WE, Rosenthal DI. Original report. Vertebral fluid collertion associated with vertebral collapse. AJR, 1996, 167: 1535.

[29] Naul LG, Gary JP, Maupin WB. Avascular necrosis of the vertebral body: MR imaging. Radiology, 1989, 172: 219-222.

[30] Goswami R, Shah P, Ammini AC, et al. Healing of osteoporotic vertebral compression fractures following cure of Cushing's syndrome. Arstralas Radiol, 1995, 39: 195-197.

[31] Scully SP, Aaron RK, Urbaniak JR.Survival analysis of hips treated with core decompression of bascularized fibular grafting because of avascular necrosis. J Bone Joint Surg(Am), 1998, 80: 1270-1275.

[32] Lahdes-Vasama T, Lamminen A, et al.The value of MRI in early Perthes' disease: an MRI study with a 2-year follow-up. Pediatr Radiol, 1997, 27: 517-522.

[33] Sales de Gauzy J, Kerdiles N, et al. Imaging evaluation of subluxation in Legg-Calve-Perthes disease: magnetic resonance imaging compared with the plain radiograph. J Pediatr Orthop B, 1997, 6: 235-238.

[34] Hochbergs P, Echerwall G, Egund N, et al. Synovitis in Legg-Calve-Perthes disease. Evaluation with MR imaging in 84 hips. Acta Radiol, 1998, 39: 532-537.

[35] Delanois RE, Mont MA, Yoon TR, et al. A traumatic osteonecrosis of the talus. J Bone Joint Surg(Am), 1998, 80: 529-536.

[36] Mitsuoka T, Shino K, Hamada M, et al. Osteochondritis dissecans of the lateral femoral condyle of the knee joint. Arthroscopy, 1999, 15: 20-22.

[37] Clanton DO, DeLee JC.Osteochondritis dissecans: history, pathophysiology and current treatment concepts. Clin Orthop, 1982, 167:50-64.

[38] Mesgarzadeh M, Sapega AA, Bonakdarpour A.Osteochondritis dissecans: analysis of mechanical stability with radiography, scintigraphy and MR imaging. Radiology, 1987, 165: 775-780.

[39] De Smet AA, Ilahe OA, Graf BK. Untreated Osteochondritis dissecans of the femoral condyles: prediction of patient outcome using radiographic and MR findings. Skeletal Radiol, 1997, 26: 463-467.

[40] Schneider T, Fink B, Jerosch J, et al. The value of magnetic resonance imaging as postoperative control after arthroscopic treatment of osteochondritis dissecans. Arch Orthop Trauma Surg, 1998, 117: 235-239.

[41] Adam G, Bühne M, Prescher A, et al. Stability of osteochondral fragments of the femoral condyle: magnetic resonance imaging with histopathologic correlation in an animal model. Skeletal Radiol, 1991, 20: 601-606.

[42] Steiner RM, Mitchell DG, Rao VM, et al. Magnetic resonance imaging of diffuse bone marrow disease. Radiol Clin North Am, 1993, 31: 383-409.

[43] Rao VM, Fishman M, Mitchell DG, et al. Painful sickle cell crisis: bone marrow patterns observed with MR imaging. Radiology, 1986, 161: 211-214.

[44] Boutin RD, Januario JA, Newberg AH, et al. MR imaging features of osteochondritis dissecans of the femoral sulcus. Am J Roentgenol, 2003, 180(3): 641-645.

[45] Kim Y-M, 0h HC, Kim HJ. The pattern of bone marrow oedema on MRI in osteonecrosis of the femoral head. J Bone Joint Surg Br, 2000, 82: 837.

[46] Lecouvet FE, Van de Berg BC, Maldague BE, et al. Early irreversible osteonecrosis versus transient lesions of the femoral condyles: Prognostic value of subchondral bone and marrow changes on Mrimaging. Am J Roentgenol, 1998, 170: 71.

[47] Mont MA, Baumgarten KM, Rifai A, et al. A traumatic osteonecrosis of the knee. J Bone Joint Surg Am, 2000, 82: 1279.

[48] Griffith JF, Antonio GE, Kumta SM, et al. Osteonecrosis of hip and knee in patients with severe acute respiratory syndrome treated with steroids. Radiology,2005, 235: 168-175.

[49] Graig JG, van-Holsbeeck M, Zaltz I. The utility of MR in assessing Blount disease. Skeletal Radiol, 2002, 31(4): 208-231.

[50] Gustavel M, Beals RK. Scheumermann's disease of the lumbar spine in identical twins. Am J Roentgenol, 2002, 179(4):1078-1079.

骨与关节肿瘤和肿瘤样病变

第1节 概 述

骨肿瘤与肿瘤样病变比其他系统肿瘤和肿瘤样病变发病率低，且肿瘤本身成分多样化，同一肿瘤影像表现多样性，不同肿瘤影像表现又具有同一性。影像学检查除对少数典型疾病易于诊断外，大多数影像学表现缺乏特征性；临床表现更不具特异性；病理学上，多数疾病有时单凭病理学检查其定性诊断也有一定困难。

尽管影像学表现有时不能做出准确诊断，但可根据形态学特征获得侵袭性或非侵袭性等重要信息，再结合发病部位、年龄等资料，可对大部分病变做出合理诊断。在影像学上多数情况下可判别肿瘤的良恶性，但许多良性肿瘤或肿瘤样病变（如动脉瘤样骨囊肿）具有生长迅速、侵袭性的表现。同样，骨硬化边除常见于良性肿瘤外，有时也可见于恶性肿瘤。

因此，对于骨与关节肿瘤和肿瘤样病变的诊断，临床、影像学检查和病理检查三结合才是做出诊断的正确途径。

一、检查方法

【X线】

- 1895年伦琴发现X线并被用于医学成像以来，在疾病诊断方面积累了丰富的经验并形成了成熟地理论体系。另外，X线检查费用低，使用方便，成为最常用和首选的检查方法
- 检出和显示病变，确定病变位置
- 病变定量诊断，包括大小、数目等
- 病变定性诊断，如良恶性肿瘤的诊断与鉴别诊断，尤其是成骨或成软骨性肿瘤的定性诊断
- 评价治疗后反应及是否复发，如骨肉瘤治疗后髓腔硬化、骨膜新生骨形成、软组织肿块变小等，可提示病变好转
- 结构相互重叠，解剖结构复杂的部位病变显示欠佳，小病灶可能被掩盖
- X线表现比临床表现及病理表现出现晚，肿瘤早期X线检查可无明显异常，需进一步CT、MRI或核素扫描

【CT】

- 组织密度分辨率高、无重叠，具有图像后处理技术，如多平面重组、曲面重组、表面遮盖显示、容积再现技术等，可立体观察病变大小、形态、位置等信息，显示骨质破坏的整体情况、范围及骨表面受侵情况
- 有助于病变定位、定量和定性诊断
  - CT值可区分液体、纤维及脂肪组织
  - 发现多个液 - 液平面，提示可能是动脉瘤样骨囊肿或毛细血管扩张型骨肉瘤
- 判定肿瘤来源（骨或软组织）、病变范围、观察病变与周围神经血管的关系，为术前诊断提供准确信息
- CT引导下细针抽吸活检可帮助定性或介入治疗

【MR】

常规MR

- 具有其他检查方法无可比拟的组织分辨率、多平面任意方位成像技术，使MR在骨肿瘤诊断、分期、治疗后评估的作用越来越大

- 多参数成像，获取组织信息丰富多样，利于诊断与鉴别诊断
  - 自旋回波序列：应用不同 TR 和 TE 组合（以短 TR 短 TE 的 T1WI、长 TR 长 TE 的 T2WI 最常用）使肿瘤和正常组织的区别最大化
  - 脂肪抑制技术：频率选择性脂肪抑制技术和短时翻转恢复序列，可去除含有脂质组织的高信号，使病变显示更加清晰
  - 对比增强和动态增强：对比剂可缩短 T1 弛豫时间，有助于鉴别肿瘤内坏死和水肿，了解病变血液供应信息
- 定性诊断
  - MRI 上，软骨类病变常表现为分叶状、长 T2 信号，有助于确定病变的组织来源
  - T2WI 上测量骨软骨瘤软骨帽厚度，有助于判断是否恶变
  - T2WI 示液 - 液平面，高度提示动脉瘤样骨囊肿和毛细血管扩张型骨肉瘤
  - T2WI 示骨病变周围环状高信号（晕轮征），高度提示转移瘤
  - T2WI 示骨病变周围大片骨髓水肿，提示骨母细胞瘤、骨样骨瘤、软骨母细胞瘤、朗格汉斯组织细胞增生症等
  - 软组织肿块显示敏感，结合增强扫描，可判断肿块囊性、黏液性或实性，有助于定性诊断
- 判断疗效：肿瘤治疗后局部结构复杂、紊乱，增强扫描有助于识别肿瘤残留或复发

MR 新技术及展望
- 动态 MRI
  - 由于肿瘤实性成分强化程度大于坏死成分，可定量分析坏死成分所占比例，有助于评价治疗效果（坏死成分越多，预后越好）
- 弥散加权成像（diffusion-weighted imaging，DWI）
  - 由于水分子在肿瘤内弥散受限，DWI 可提供关于肿瘤细胞构成及细胞完整性的定量和定性信息
  - 在脊柱，DWI 可用于鉴别良、恶性压缩骨折
  - 在软组织肿块，DWI 可用于区分良、恶性
  - 有效的治疗可导致肿瘤细胞破坏，水分子弥散受限减弱，DWI 信号变化可用于治疗后效果监测
- MR 波谱
  - 可测量不同代谢产物的水平，从而反映肿瘤的分子构成
  - 单体素和多体素 MR 波谱，骨恶性肿瘤胆碱水平增高
  - 治疗前后胆碱峰变化可用于监测治疗效果
- MR 灌注成像
  - 主要反映组织中微观血流动力学信息
  - 对比剂首次通过法和动脉自旋标记法
    - 对比剂首次通过法最常用
    - 对比剂快速注入周围静脉，对比剂峰值通过微循环时，检测对比剂首次通过受检组织时的信号强度变化（信号强度 - 时间曲线），并计算血容量、血流量等数值
  - 灌注成像主要用于骨肿瘤良恶性的鉴别、骨肿瘤与感染的鉴别
    - 恶性肿瘤边缘区域的血管化程度高于中心区域
    - 良性肿瘤边缘和中心血流灌注率较一致

二、骨肿瘤与肿瘤样病变诊断方法

【骨质破坏】
- 地图样骨质破坏
  - 边界清楚，局限性骨内病变
  - 骨破坏区与正常骨移行带较窄（图 6-1-1）
  - 周围有硬化边者，通常表示生长速度缓慢，多见于良性病变
  - 周围无硬化边者，通常表示生长速度较快，多见于恶性病变或急性炎症
- 虫蚀状骨质破坏
  - 比地图样骨质破坏侵袭性高
  - 表现为皮质骨或松质骨内多发、大小不一的"小洞"
  - 骨破坏区与正常骨移行带较宽
  - 多见于骨髓炎、恶性骨肿瘤、部分良性肿瘤样病变，如嗜酸性肉芽肿也可
- 浸润性骨质破坏
  - 比虫蚀状骨质破坏侵袭性更高
  - 沿骨皮质走行的多发长条状"空洞"
  - 骨破坏区与正常骨移行带很宽（图 6-1-2），实际体积大于影像所见

○ 多见于 Ewing 肉瘤等，骨髓炎、骨质疏松、反射性交感神经营养不良也可

【骨膜反应】

- 层状骨膜反应
  ○ 单层、连续
  ○ 生长或变化较慢
  ○ 良性病变多见，如肥大性肺性骨关节病、动脉粥样硬化、外伤、炎症等
- 侵袭性骨膜反应
  ○ 葱皮样骨膜反应
  ○ Codman 三角
  ○ 细针状、日光样、毛发状骨膜反应
  ○ 恶性骨肿瘤多见，如骨肉瘤、Ewing 肉瘤等

【病变边缘】

- 较厚硬化边，病变多为良性、生长速度较慢，如非骨化性纤维瘤、骨瘤、骨脓肿、骨纤维异常增殖症等
- 薄层硬化边或无硬化边，表示病变生长较活跃
- 斑点状改变，可能混有浸润性或虫蚀状骨质破坏，表示为侵袭性病变

【（肿瘤）病变基质】

- 骨样基质
  ○ 并非总有矿化
  ○ 矿化通常表现为均匀致密、云絮状（图 6-1-3）
  ○ 良性肿瘤或肿瘤样病变多见于骨样骨瘤、骨母细胞瘤、骨软骨瘤、骨岛等
  ○ 恶性肿瘤：骨肉瘤
- 软骨样基质
  ○ 并非总是钙化
  ○ 钙化通常表现为点状、拱形、弧形或环形（图 6-1-4）
  ○ 良性肿瘤：内生软骨瘤、骨软骨瘤（软骨帽）、软骨母细胞瘤、软骨黏液样纤维瘤
  ○ 恶性肿瘤：软骨肉瘤
- 间叶基质
  ○ 弥漫性、不均匀矿化：磨玻璃样（图 6-1-5）
  ○ 良性肿瘤或肿瘤样病变：骨纤维异常增殖症、骨母细胞瘤等
  ○ 恶性肿瘤：骨肉瘤
- 细胞基质
  ○ 无钙化的透光性（低密度）病变
  ○ 良性肿瘤：纤维瘤类（如非骨化性纤维瘤）

（图 6-1-6）
  ○ 恶性肿瘤：小圆细胞类肿瘤、纤维肉瘤等

【病变部位与分布】

- 病变部位

  总体而言，原发骨肿瘤好发于骨骼生长较快的部位（如股骨远端、胫骨近端、肱骨等），而转移瘤好发于富血管、红骨髓丰富部位（脊柱、骨盆等），下列病变常有典型的发病部位：
  ○ 内生软骨瘤：多见于指骨
  ○ 骨肉瘤、骨巨细胞瘤：多见于膝关节周围
  ○ 血管瘤：多见于颅骨和脊柱
  ○ 软骨肉瘤：多见于骨盆
  ○ 脊索瘤：多见于骶骨和蝶枕交界区
  ○ 釉质瘤：多见于胫骨中段
- 病变分布
  ○ 纵向分布
    ■ 骨骺区：多见软骨类病变，如软骨母细胞瘤，以及骨嗜酸性肉芽肿等
    ■ 干骺端：血供丰富，是多数病变好发部位，如肿瘤、炎症、结核等
    ■ 骨端：骨巨细胞瘤、骨母细胞瘤等
    ■ 骨干：多见于 40 岁以后，侵犯骨髓的肿瘤
  ○ 横向分布
    ■ 中心型：通常为良性，如内生软骨瘤、单纯性骨囊肿、骨嗜酸性肉芽肿等
    ■ 偏心型：动脉瘤样骨囊肿、骨肉瘤、非骨化性纤维瘤、骨巨细胞瘤、软骨黏液样纤维瘤等
    ■ 皮质型：通常为良性，如纤维骨皮质缺损、硬纤维瘤、骨样骨瘤、骨膜软骨瘤
    ■ 骨膜型：见于所有骨源性、软骨源性、纤维源性恶性肿瘤，骨软骨瘤等

【病变数目】

- 单发：见于大多数原发性良性、恶性肿瘤及肿瘤样病变
- 多发
  ○ 良性：血管瘤、骨纤维异常增生症等
  ○ 恶性：
    ■ 原发性：骨髓瘤、淋巴瘤、白血病等
    ■ 继发性：转移瘤

【年龄】

多数肿瘤有特定的发病年龄
  ○ 单纯骨囊肿和软骨母细胞瘤，好发于青少

年期

- ○ Ewing 肉瘤，好发于 10 ~ 20 岁
- ○ 骨肉瘤，两个发病高峰：10 ~ 20 岁及 50 岁左右
- ○ 恶性骨肿瘤：如转移瘤、骨髓瘤、淋巴瘤等多见于 40 岁以上

【结合临床】

- ● 良性肿瘤或肿瘤样病变：无症状，病程长（按年计）
- ● 恶性肿瘤：有或无症状，消瘦，病程短（按月计），转移瘤有原发肿瘤病史

典型病例

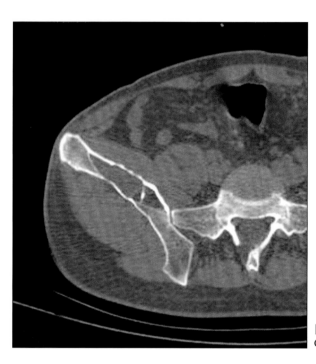

图 6-1-1　地图样骨质破坏（右侧髂骨脂肪瘤）
CT 示右侧髂骨骨质破坏，边缘示薄层硬化边，移行带较窄，边界清楚

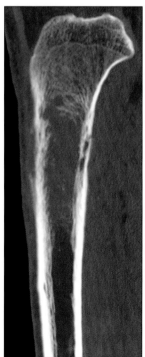

图 6-1-2　浸润性骨质破坏（肉瘤）
CT 矢状位重组示右胫骨上段骨质破坏，与正常骨间移行带较宽，界限不清，骨皮质前缘见骨膜三角

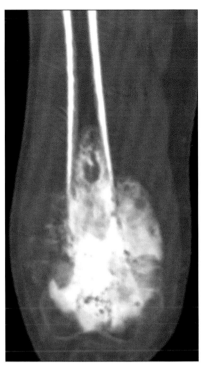

图 6-1-3　瘤骨（骨肉瘤）
CT 冠状位重组示股骨远侧干骺端及周围大量肿瘤骨呈致密棉絮状，并见日光放射状骨膜反应

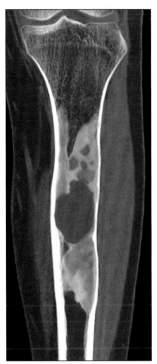

图 6-1-5　骨纤维异常增殖症
CT 冠状位重组示胫骨上段骨髓腔内磨玻璃样密度影，骨皮质内缘呈扇贝样改变

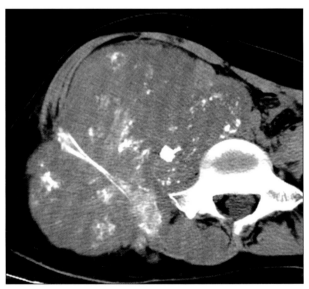

图 6-1-4　软骨钙化（软骨肉瘤）
CT 横断面示髂骨骨质破坏并周围巨大软组织肿块，肿块内见多发斑点状、环状钙化影

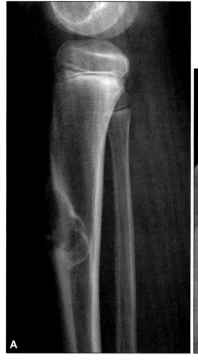 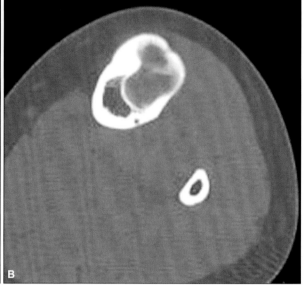

图 6-1-6　左侧胫骨非骨化性纤维瘤

A. X 线侧位示左侧胫骨中上段骨皮质前部见膨胀性骨质破坏区，向内突入骨髓腔，周围见硬化边；B. 同一患者 CT 示病变内部密度均匀，周围硬化边，皮质侧较厚，突入骨髓腔侧较薄

（徐文坚　崔久法）

重点推荐文献

[1] David W. Stoller. Diagnostic Imaging: Orthopaedics[M]. 世界图书出版公司, 2004.

[2] Resnick D. 骨与关节影像学. 北京：人民军医出版社,

2007: 1009-1119.

[3] Ralph Weissleder, Jack Wittenberg, Mukesh G. Harisinghani. Primer of Diagnostic Imaging[M]. 4thed. Mosby, 2006.

第 2 节　成骨性肿瘤

一、骨样骨瘤

【概念与概述】

骨样骨瘤（ostemoid osteoma，OO）是一种病因未明的良性骨肿瘤，肿瘤细胞可以生成类骨质和编织骨

- 关于 OO 究竟属肿瘤还是炎症性病变仍存在争论
  - 非典型性细胞和类骨质的存在支持其为肿瘤
  - 体积小，自限性病程，电镜下可见细胞内病毒包涵体支持其为炎性过程
- 在病理上 OO 与骨母细胞瘤的鉴别有时也很困难

【病理与病因】

一般特征

- 发病机制
  - 瘤巢（nidus）是引起疼痛的根本原因，有时骨增生肥大及反应性增生的纤维结构内的神经递质也是引起疼痛的原因
  - 血管扩张和水肿导致瘤巢内压力增高，直接刺激骨内神经末梢，产生疼痛
  - 研究发现瘤巢内前列腺素含量高于正常骨质的 100 ~ 1000 倍，在 OO 疼痛中起重要作用
    - 口服水杨酸或 NSAIDs 可以缓解疼痛，后者能够抑制前列腺素的合成，支持这一观点

■ 瘤巢切除后疼痛消失
● 病因学：尚不明确
● 流行病学
　○ 据国内统计，骨样骨瘤占骨良性肿瘤的1.66%，发病率较国外低
　○ 国外报道 OO 占有临床症状的良性骨肿瘤的1/10 ~ 1/8，占所有原发性骨肿瘤5%

大体病理及手术所见
● 典型者中央为质地松软的瘤巢，边界清楚，多数直径 1cm 左右，切面呈樱桃红色，很容易自周围骨质中剥离出来
● 瘤巢周围是不同厚度的反应性增生硬化的致密骨质
● 瘤巢多见于皮质内，或者位于骨外膜或骨内膜下，较少完全位于松质骨内
● 手术刮除标本中瘤巢周围可见大量血管甚至有骨膜覆盖

显微镜下特征
● 光镜下，富血管的结缔组织基质中可见散在肥胖的骨母细胞（瘤细胞）及不规则形状类骨质分布。病变成熟程度不同，镜下表现会有差别
　○ 肿瘤早期，骨母细胞和梭形成血管细胞明显增殖而类骨质较少
　○ 中期肿瘤基质中片状类骨质内出现钙质沉积
　○ 成熟期，出现聚集分布的不典型骨小梁，而血管和基质成分减少
● OO 中新生的骨质不会变为成熟的板层骨，这是与骨瘤不同的形态特点
● 瘤巢周围由增生致密的反应性骨质包绕，属于成熟骨质，可形成哈弗系统
● 肿瘤可产生前列腺素，后者诱导周围骨质和软组织内出现炎症反应

【临床表现】
表现
● 最常见体征 / 症状
　○ 疼痛
　　■ 表现为自隐痛至剧痛的不同程度和类型的疼痛
　　■ 位于肿瘤部位，有固定的压痛点
　　■ 位于关节内的病变，可以出现放射痛
　　■ 明显夜间痛（95% 以上），夜间加剧，白

天缓解
　　■ 活动后加剧
　　■ 疼痛可早于 X 线征象出现。
　　■ 服用水杨酸类药物可缓解疼痛（50% ~ 75%），为本病的特点
　○ 发生于脊柱时，可因肌肉痉挛引起脊柱侧弯
　　■ Pettine 等报道 50% 颈椎 OO 和 78% 腰椎 OO 会出现疼痛性脊柱侧弯改变
　○ 发生于表浅部位如指、趾骨者，可出现局部皮肤肿胀甚至发红，类似关节炎
　○ 发生于骨干的病灶有时仅表现为局部肿胀

流行病学
● 年龄
　■ 10 ~ 30 岁青少年多见
　■ 90% 病例发生于 25 岁以前，70% 病例发生于 20 岁以前；5 岁前发病者仅仅 3%
　■ 文献报道最小发病年龄 8 个月，最大 70 岁
● 性别
　男性多见，男女发病率比为 2.3 ：1

自然病史与预后
● 一般在疼痛发生后数周至数年后就诊
● 可以自然消退，原因未明，可能与瘤内发生梗死有关
● 对 OO 的自然病程仍存在争论
　○ 如果不经干预，至疼痛完全缓解时间可达 6 ~ 15 年之久
　○ Atar 等（1992）将 OO 病程分为两期
　　■ 急性疼痛期：约持续 18 ~ 36 个月，需要镇痛药
　　■ 恢复期：瘤巢愈合消失，常需要 3 ~ 7 年

治疗
● 阿司匹林或其他 NSAIDs 保守治疗是可行的，很多患者能够长期缓解疼痛
● 保守治疗不能够缓解疼痛、不能耐受药物不良反应或者患者本人要求积极治疗的，可以选用手术治疗
　○ 完全切除瘤巢是治愈 OO 的根本方法，疼痛往往立即缓解，肿瘤治愈
　○ 开放性手术方法有大块切除和肿瘤剜除，微创手术有经皮激光电凝和经皮消融术等

【影像表现】

概述

- 最佳诊断依据
  - 发现瘤巢：骨内直径不大于 1.5cm 骨质破坏区
  - 瘤巢内出现钙化或骨化影更支持该项诊断
- 部位
  - 任何骨均可发生，四肢骨（以胫骨和股骨多见）占 2/3，其次发生于颅面骨
  - 肿瘤多发生于长管状骨骨干，85% 发生于骨皮质，其次为松质骨和骨膜下，少数发生于关节囊内骨（骨骺或干骺）
  - 最典型发病部位为股骨粗隆间或股骨包绕于髋关节囊内部分以及胫骨骨干
  - 脊椎 OO 以腰椎最多，约 59%。且脊椎 OO 多位于附件（约 75%），尤其是椎板（33%）
  - 偶尔 OO 可以多发
- 大小：肿瘤直径通常小于 1.5cm
- 形态学：小瘤巢，大反应（骨质反应性增生、硬化，明显的骨膜反应甚至广泛的骨膜新生骨形成）是其特征性改变

X 线表现

- OO 的 X 线表现特征依据其发生部位、发病时程及患者年龄不同而有差别
- 典型表现为瘤巢所在部位的骨破坏区以及周围不同程度的反应性骨硬化（75%），骨质破坏区直径一般小于 1.5cm，常可见瘤巢内的钙化或骨化影（图 6-2-1，图 6-2-6，图 6-2-7）
- 据瘤巢所在部位大致可分为皮质型、松质型（图 6-2-8）和骨膜下型
- 发生骨硬化的程度与肿瘤的部位有关
  - 松质骨内肿瘤，硬化轻微或没有
  - 皮质或骨膜下型会激发明显硬化
  - 病程越久往往骨质硬化越明显，儿童病患的骨质增生硬化量较成人多
  - 关节下或关节囊内病灶，往往缺少或没有反应性骨质增生硬化，或者可能在距离肿瘤一段距离的部位发生（图 6-2-2）
    - 常见于股骨颈，因为关节软骨及颈的囊内段表面没有骨膜覆盖
- 脊椎发生的病变，可出现明显侧弯、后突和（或）前突等
- 辅助 X 线摄影检查方法，例如过度曝光或薄层

体层摄影，有助于复杂解剖结构部位肿瘤定位

CT 表现

- 瘤巢表现为类圆形低密度骨质破坏区，其中央可见瘤巢的不规则钙化和骨化影，周边密度较低为肿瘤未钙化的部分（图 6-2-2，图 6-2-3，图 6-2-7）
- 骨破坏区周围有不同程度的硬化环、皮质增厚和骨膜反应。
- 增强扫描瘤巢发生明显强化

MRI 表现

- 瘤巢
  - 未钙化的部分在 T1WI 上呈低到中等信号、T2WI 上呈高信号（图 6-2-4，图 6-2-5，图 6-2-9）
  - 钙化部分在 T1WI 和 T2WI 上均呈低信号
  - 增强后强化明显
- 瘤巢周围骨质硬化呈低信号
- 肿瘤周围的骨髓和软组织常有明显充血和水肿，呈长 T1、长 T2 信号，并可有一定程度的强化（图 6-2-5，图 6-2-9）
- 部分肿瘤甚至伴有邻近关节积液和滑膜炎性改变（图 6-2-4）

核医学表现

- 瘤巢部位会出现明显放射性 ^{99} 锝浓集
- 可用于术前肿瘤定位，术后即刻利用小型便携式放射剂量探测器计数确定肿瘤是否完全切除
- 核素扫描敏感性很高，可以在 X 线平片出现明显改变之前就出现异常

推荐影像学检查

- X 线平片是首选的检查手段，绝大多数（约 75%）OO 可以确定诊断而不需要后续检查
  - 解剖结构复杂或重叠明显部位的病变有时难以发现，如：脊柱、股骨颈、手足的不规则骨
- CT 检查主要用于帮助结构复杂或重叠明显部位病灶的检查
  - 可以发现和精确定位瘤巢部位（图 6-2-7）
  - 可以帮助引导经皮消融治疗
- MRI 也是有效的方法之一，但是寻找瘤巢远不如 CT 精确，并且往往由于瘤周水肿异常广泛而被误诊为其他病变

【鉴别诊断】

- 应力性骨折（疲劳性骨折）

- 有长期的劳损史、有特定的好发部位
- 高电压摄影、体层摄影、CT 或多方向切面 MRI 都不能发现类圆形骨破坏区而可能发现条状骨折线
- 慢性骨脓肿
  - 多见于干骺端
  - 有反复发生的炎性症状
  - 骨破坏区可较大，内无钙化或骨化影

- 骨母细胞瘤
  - 骨质破坏区较大，大于 1.5cm
  - 一般不出现夜间痛，疼痛往往不能被阿司匹林缓解
- 有时 OO 的病史不典型，或者病灶发生于非常见部位时，往往需要和嗜酸性肉芽肿、良性囊肿、剥脱性骨软骨炎（关节内病变）等鉴别

诊断与鉴别诊断精要

- OO 是一种病因未明的良性骨肿瘤，多见于 10～30 岁青少年
- 临床症状往往很典型（即具有明确压痛点的疼痛，夜间痛和口服水杨酸类药物可以缓解疼痛），具有提示诊断的作用
- X 线平片发现骨内直径不大于 1.5cm 骨质破坏区，内出现钙化或骨化影可以支持该 OO 的诊断，如果周围出现明显增生硬化表现为"小病灶、大反应"时更可以建立该诊断
- 找到"瘤巢"是确定诊断的关键，对于小瘤巢和解剖结构复杂部位的病变需要 CT 检查帮助诊断
- 诊断 OO，CT 往往较 MRI 更有效

典型病例

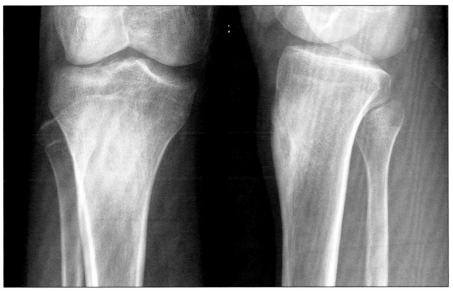

图 6-2-1　骨样骨瘤
胫骨上段正位、侧位片。胫骨上段前部皮质内可见类圆形骨质破坏区（瘤巢），边界清楚，大小约 12mm×8mm，中央可见斑点状高密度钙化，骨质破坏区周围骨质见较大范围明显增生硬化

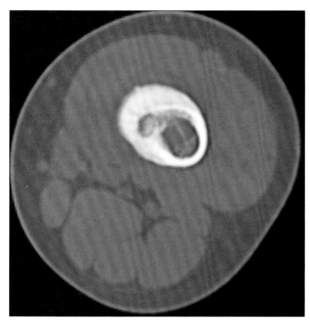

图 6-2-2   骨样骨瘤
股骨中段横轴位 CT，可见骨内膜下瘤巢，边界清楚，中央见高密度骨化影，邻近骨皮质明显增生硬化

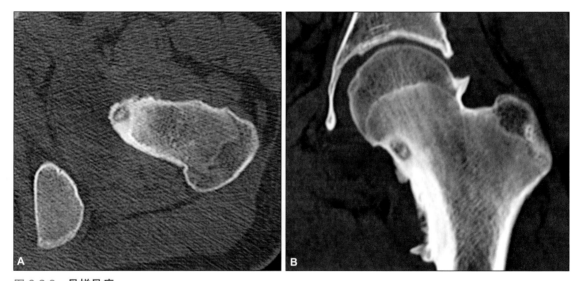

图 6-2-3   骨样骨瘤
A. CT 横轴位；B. CT 冠状重建。可见股骨颈内侧骨皮质内类圆形瘤巢，边界清楚，中央见钙化 / 骨化，邻近骨质见明显增生硬化。因瘤巢位于关节囊部内，骨质增生硬化在关节囊附着处以远部位更明显

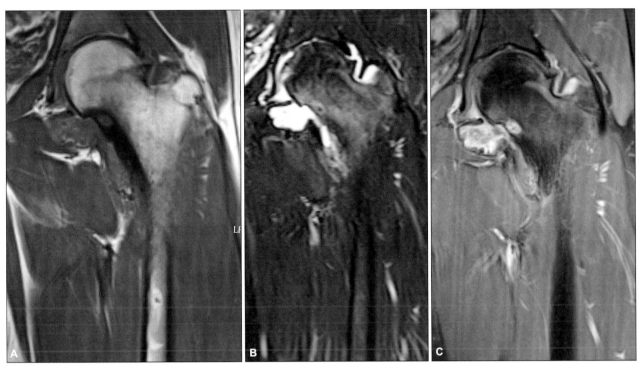

图 6-2-4 骨样骨瘤

A. MRI 冠状 T1WI；B. 同一层面 T2WI 脂肪抑制；C. 同一层面 Gd 增强 T1WI 脂肪抑制。可见瘤巢 T1WI 呈等信号，T2WI 稍高信号，增强扫描明显强化。瘤巢中央钙化 / 骨化在各序列上均为低信号。因瘤巢位于关节囊内，可见明显关节积液，关节囊以远部位皮质增厚呈低信号

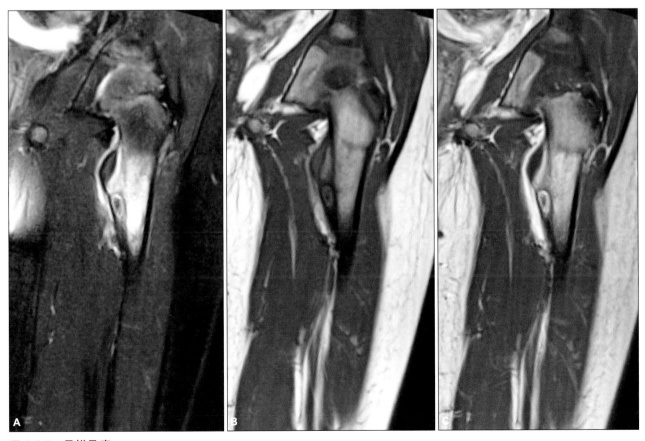

图 6-2-5 骨样骨瘤

A. MRI 冠状 T1WI；B. 同一层面 T2WI 脂肪抑制；C. 同一层面 Gd 增强 T1WI。本例瘤巢位于股骨小粗隆下方皮质内，邻近股骨髓腔内出现非常广泛的水肿（B），较图 6-2-4 明显

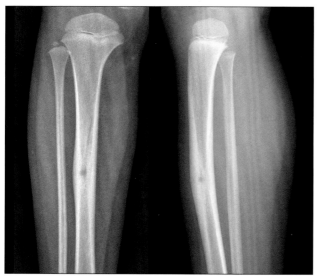

图 6-2-6　骨样骨瘤

胫腓骨中上段正侧位片。胫骨骨干是骨样骨瘤比较好发部位之一。本例可见瘤巢紧邻皮质下方，邻近皮质明显增厚、密度增高，相应部位髓腔变窄

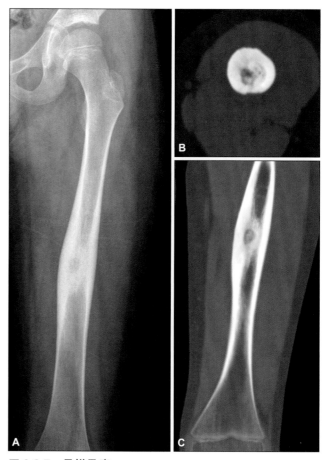

图 6-2-7　骨样骨瘤

A. 股骨正位片；B. 瘤巢部位 CT 横断；C. CT 冠状重建。可见瘤巢周围皮质增厚，髓腔内间大量骨质增生硬化。瘤巢中央可见高密度钙化 / 骨化影。CT 较 X 线平片更好的显示瘤巢边界及中央钙化 / 骨化

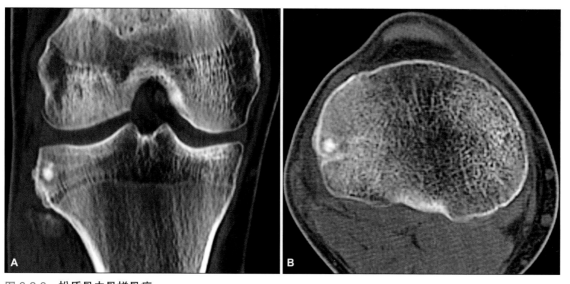

图 6-2-8　松质骨内骨样骨瘤

A. CT 冠状重建；B. CT 横轴面。胫骨平台下方松质骨内类圆形骨质破坏区，边界清楚，大部分已经完全钙化 / 骨化，邻近骨质增生硬化不明显

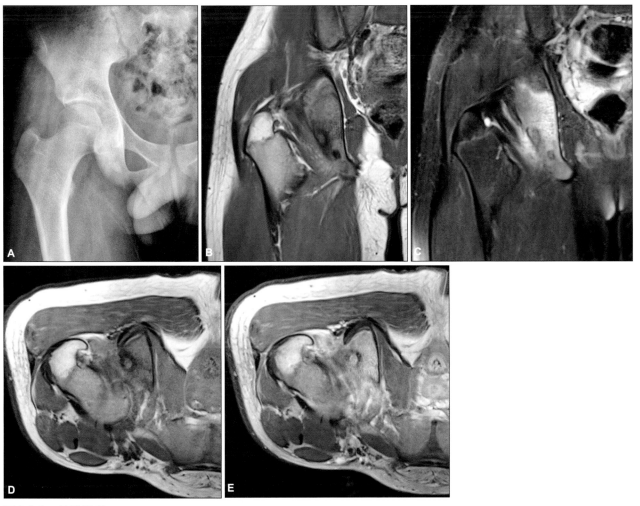

图 6-2-9　**骨样骨瘤**
A. 右髋正位片；B. MRI 冠状 T1WI；C. 与 B 同一层面 T2WI 脂肪抑制；D. 横断 T1WI；E. 与 D 同一层面 Gd 增强后 T1WI。平片右侧坐骨局部明显骨质增生硬化，未见明确低密度瘤巢，近坐骨结节部位见一骨岛（A）。MRI 清楚显示坐骨前外侧皮质内瘤巢，增强扫描强化明显。瘤巢周围坐骨骨髓腔见明显骨髓水肿

（孟悛非　马　玲）

重点推荐文献

[1] LinksKan P, Schmidt MH. Osteoid osteoma and osteoblastoma of the spine (review). Neurosurg Clin N Am, 2008, 19(1): 65-70.

[2] Szendroi M, Killo K, Antal I, et al. Intraarticular osteoid osteoma: clinical features, imaging results, and comparison with extraarticular localization. J Rheumatol, 2004, 31(5): 957-64.

[3] Davies M, Cassar-Pullicino VN, Davies AM, et al. The diagnostic accuracy of MR imaging in osteoid osteoma. Skeletal Radiol, 2002, 31(10): 559-69.

二、骨母细胞瘤

【概念与概述】

　　骨母细胞瘤（osteoblastoma，OB）又名成骨细胞瘤，是一种少见的良性骨肿瘤

- 侵袭性骨母细胞瘤（aggressive osteoblastoma）是很少见的一个亚型，生物学行为类似于骨肉瘤

- OB 与 OO 关系密切，两者的区别在于骨母细胞瘤体积更大，直径往往大于 2.0cm

- 曾表述为巨大骨样骨瘤（giant osteoid osteoma），成骨性纤维瘤（osteogenic fibroma），现在的命名是 1956 年 Jaffe 和 Lichtenstein 独自定义的

【病理与病因】

一般特征

- 发病机制

- 骨母细胞起源的良性骨肿瘤，肿瘤内见大量骨母细胞及其产生的类骨质和编织骨（原始骨小梁）
- 病因学未明
- 流行病学
  - 国内数据统计，发病率占全部良性骨肿瘤的 2.41%，高于骨样骨瘤的发病率，也较国外资料的发病率高
  - 美国报道 OB 占原发性骨肿瘤 1%

大体病理及手术所见

- 肿瘤与正常骨质有明确的分界，邻近骨质增生硬化
- 血供丰富，切面呈紫色或轻微红棕色
- 内见白色或沙粒样钙化、骨化区

显微镜下特征

- 骨母细胞旁出现不成熟的骨小梁，一些骨小梁发生明显骨化，一些可能尚没有矿物质沉积
- 肿瘤基质内见血管丰富的结缔组织，可见明显扩张的毛细血管和较大的血窦腔
- 不会出现或仅见少量核分裂象
- 与骨肉瘤的鉴别非常重要，但有时很困难。两者的鉴别点
  - 骨母细胞瘤细胞异形性不明显，有丝分裂像非常少见，不会出现病理性核分裂象
  - 骨母细胞瘤周边小梁趋于成熟，不会累及邻近骨
  - 骨母细胞瘤很少出现软骨样基质，骨肉瘤则常会出现
- 侵袭性骨母细胞瘤的镜下特征
  - 瘤细胞更丰富而肿瘤性类骨质较少
  - 瘤细胞肥大，如上皮细胞样，可见异型性和核分裂象，无病理性核分裂象
  - 新生骨小梁较骨母细胞瘤细小，常呈细针状
- 骨母细胞瘤和骨样骨瘤均起源于骨母细胞，两者的鉴别点如下：
  - 骨母细胞瘤中骨母细胞常大量增生，细胞肥大，在新生的骨样组织周围可排列多层；骨样骨瘤中的骨母细胞没那么丰富和活跃
  - 骨母细胞瘤中常可见较多的破骨细胞样巨细胞，骨样骨瘤中少见
  - 骨母细胞中新生骨小梁排列较乱；骨样骨瘤的骨小梁呈放射状、网状排列

【临床表现】

表现

- 最常见体征/症状
  - 疼痛是最主要症状
    - 钝痛或一般疼痛，口服阿司匹林通常不能缓解，夜间痛不确定
    - 脊椎病变当肿瘤压迫脊髓或神经根时可以出现神经症状；此外可能出现脊柱侧弯或斜颈等
- 临床病史
  - 临床表现差异很大，可呈隐匿性慢性过程，也可类似于恶性骨肿瘤表现，往往导致诊断困难
  - 容易误诊为 OO，纤维结构不良，甚至骨肉瘤

流行病学

- 年龄
  - 平均就诊年龄为 20.4 岁（6 个月至 75 岁）
  - 10～20 岁占 70%
- 性别：发病率男：女为 2：1

自然病史与预后

- 临床上多数为 Ⅱ 期病变（依据骨肌肿瘤良性肿瘤的分期标准）：良性细胞学行为，病灶局限于区室内，无转移
- Ⅲ 期病变则骨质破坏更明显，并延伸至区室外，但是镜下细胞和组织学构架仍为良性
- 文献报道术后复发率 10%～20%，与切除不完全有关

治疗

- 一旦组织学确诊为 OB，手术切除是最根本的治疗方法

【影像表现】

概述

- 最佳诊断依据
  - 膨胀性骨质破坏区内出现钙化和/或骨化影
- 部位
  - 是脊椎骨最常见良性肿瘤之一（次于血管瘤）
  - 病变可位于骨皮质内、髓腔内或骨膜下
  - 长骨病变，75% 位于骨干，其次为干骺端，发生于骨骺者很少
  - 根据国外的统计数据

- 脊椎（30%，多数发生于脊椎附件）
- 四肢长管状骨（34%，尤其是胫骨和股骨）
- 颅骨 15%，手足 10%，其他不规则骨 5%
  - 有多灶性病变的报道
- 大小

最大宗病例报道，肿瘤大小 1 ~ 11cm，平均直径 3.2cm

- 形态学
  - 发生于骨皮质者，常呈膨胀性生长，肿瘤常外被薄层反应性骨硬化环和骨膜
  - 侵袭性骨母细胞瘤邻近骨质迅速吸收破坏，肿瘤侵入周围软组织内
  - 侵袭性骨母细胞瘤
    - 发病年龄偏大，平均 34 岁
    - 多位于长骨骨干或干骺端
    - 肿瘤直径较良性大，平均直径 4cm
    - 呈侵袭性生长
    - 术后容易复发，一般不发生转移

X 线表现

- 骨质破坏区（图 6-2-10A）
  - 膨胀性，圆形或卵圆形，边界清楚，一般直径大于 2.0cm
  - 外周环绕完整薄层硬化环
  - 骨质破坏区内可见高密度钙化 / 骨化
- 出现明显骨质破坏、骨外软组织侵犯时需要考虑侵袭性骨母细胞瘤的可能，有时侵袭性骨母细胞瘤的表现可类似于骨肉瘤

CT 表现

- 与 X 线平片相同
- CT 对肿瘤内的钙化和骨化影的显示优于 X 线平片（图 6-2-10B，图 6-2-11A，图 6-2-12）
- 尤其对于 X 线平片难以清晰显示的脊椎病变可以更好地显示病变的大小和范围（图 6-2-10B，图 6-2-11A）

MRI 表现

- 肿瘤内的非钙化、骨化部分在 T1WI 上为低到中等信号，在 T2WI 上呈高信号；钙化、骨化部分在各扫描序列上均呈低信号

- 病灶周围的骨髓和软组织内可出现反应性充血水肿，表现为长 T1、长 T2 信号
- 对于累及邻近软组织的病变，可以清晰显示软组织受累的程度和范围
  - 清楚地显示骨壳中断和局部软组织肿块
  - 发生于脊椎的病变如向椎管内扩展，MRI 可显示硬脊膜外肿块和脊髓受压状况
  - 如合并动脉瘤样骨囊肿则可见含液的囊腔和液 - 液平面
- 单独依据 MRI，往往不能确定诊断

核医学表现

- 肿瘤部位出现放射性浓集
- 诊断的敏感性高但特异性低，因为很多骨肿瘤均表现如此

推荐影像学检查

- 确立诊断必须依据病灶穿刺活检或切开活检获得组织学诊断
- 骨母细胞瘤的 X 线表现差别很大，有时作出确定的诊断较困难。有些骨母细胞瘤可以出现软组织肿块、骨膜反应而类似于恶性肿瘤
- 复杂解剖部位的病灶往往需要 CT 显示病变，CT 能够显示病灶内的微小钙化和（或）骨化影，有时对诊断具有一定提示作用
- 除非侵袭性骨母细胞瘤，否则一般不需要 MRI 检查
- 对于膨胀性、边界清楚而内部有钙化或骨化的病灶，或者类似于大骨样骨瘤表现的病灶，特别发生于椎体附件者，应当想到骨母细胞瘤的诊断

【鉴别诊断】

- 骨样骨瘤
  - 夜间痛明显
  - 服用水杨酸类药物疼痛可以缓解
  - 骨破坏区常小于 1.5cm，膨胀不明显而周围骨增生硬化明显
- 其他囊性膨胀性病变，如骨巨细胞瘤、骨囊肿、动脉瘤样骨囊肿
  - 骨破坏区内均无钙化和骨化影
  - 周围反应性骨增生硬化一般也不明显

诊断与鉴别诊断精要

- 骨母细胞瘤是骨母细胞起源的一种少见的良性骨肿瘤
- 是脊椎骨最常见良性肿瘤之一（次于血管瘤）
- 对于膨胀性、边界清楚而内部有钙化或骨化的病灶，特别是发生于椎体附件者，应当想到骨母细胞瘤的诊断

典型病例

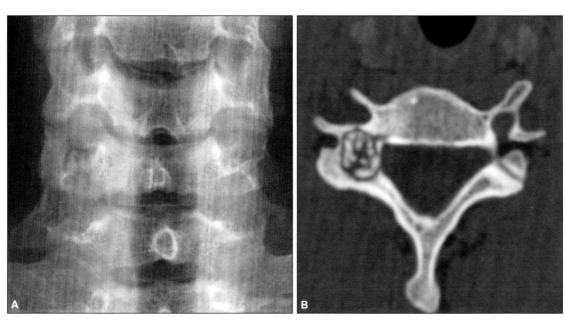

图 6-2-10　骨母细胞瘤

A. 颈椎正位片；B. 第 6 颈椎 CT 横断面。第 6 颈椎右侧椎弓根部位见类圆形骨质破坏区，轻微膨胀，直径 1.8cm，边界清楚，中央见点状及短条状边界清晰的高密度钙化 / 骨化影。邻近骨质轻度增生硬化

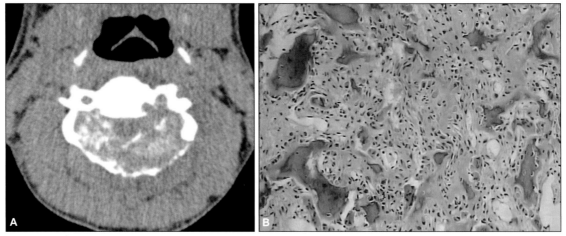

图 6-2-11　骨母细胞瘤

A. 第 3 颈椎 CT 横断面；B. 术后病理（×100，HE 染色）。第 3 颈椎附件见明显膨胀性骨质破坏区，相应皮质变薄，骨壳部分区域不连续。骨质破坏区内可见散在钙化影。镜下见散在分化较好的骨母细胞，散在类骨质及一些不成熟的骨小梁

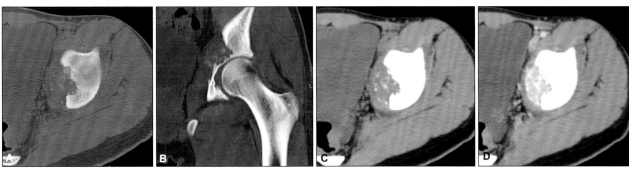

图 6-2-12　骨母细胞瘤

A. CT 横断面骨窗；B. CT 冠状重建骨窗；C. CT 横断平扫；D. 与 C 同一层面 CT 增强。左侧髂骨体偏一侧见边界清楚地图样骨质破坏区，与正常骨交界处可见薄层硬化环。骨质破坏区内见散在钙化和骨化影。增强扫描病变明显强化

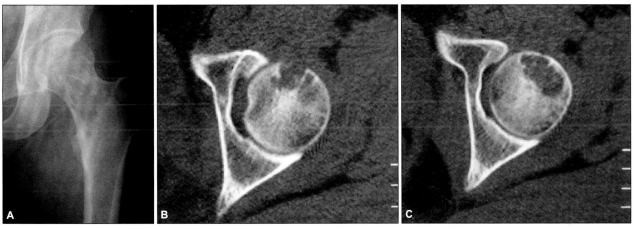

图 6-2-13　股骨头颈部位侵袭性骨母细胞瘤

A. X 线正位平片；B. 横断 CT；C. 横断 CT。左侧股骨头颈部位较大范围骨质破坏区，膨胀不明显，部分区域边界不清。CT 示骨质破坏区边界大部分清楚，骨质破坏区内可见散在小钙化灶。骨质破坏区周围骨质增生硬化，病灶周边可见不完整的硬化环，前上缘骨皮质已经不完整，提示病变具有侵袭性。本例病理结果为侵袭性骨母细胞瘤

（孟悛非　马　玲）

重点推荐文献

[1] Lucas DR, Unni KK, McLeod RA. Osteoblastoma: clinicopathologic study of 306 cases. Hum Pathol, 1994, 25(2): 117-34.

[2] Resnick D. Tumors and tumor-like lesions of bone: imaging and pathology of specific lesions. In: Diagnosis of Bone and Joint Disorders. 4th ed. Philadelphia, Pa: WB Saunders, 2002: 3786-3796.

[3] Kroon HM, Schurmans J. Osteoblastoma: clinical and radiologic findings in 98 new cases. Radiology, 1990, 175(3): 783-90.

三、骨化性纤维瘤

【概念与概述】

骨化性纤维瘤（ossifying fibroma, OF）是一种纤维性成骨（fibro-osseous）的良性骨肿瘤

- 按照传统的概念，OF 主要有两个类别，一个是颌面骨 OF（多数发生于下颌骨和上颌骨，占 90% 以上），另一个是长管状骨 OF，几乎全部发生于胫骨和腓骨
- 长管状骨 OF 又称之为骨纤维性发育不良

（osteofibrous dysplasia），现研究认为其并非肿瘤性病变，但与胫骨造釉细胞瘤关系密切，并且还与先天性胫骨假关节有关。为便于认识，该病仍在本节内介绍

- 长管状骨 OF，最早报道于 1921 年，当时称为先天性纤维性骨炎（congenital osteitis fibrosa）；1966 年开始采用骨化性纤维瘤的名称。1981，学者 Campanacci 和 Laus guanyu 的大宗研究报道（35 例）中提出将之称为胫腓骨骨纤维性发育不良（osteofibrous dysplasia of the tibia and fibula）更合适，以强调该病为先天性疾患，病理上与纤维结构不良极为相似并且几乎全部发生于胫骨和腓骨，故有时该病又称为 Campanacci 综合征（Campanacci syndrome）

- 不论病理还是影像学上，OF 的表现均易与纤维性结构不良（fibrous dysplasia）相混淆，甚至有时病理上两者也是无法区别的

【病理与病因】

- 病因不明。因系良性病灶，多数经手术剥离或切除后获得病理诊断
- 显微镜下改变
  - 见分化良好的梭形成纤维细胞，产生大量纤维基质，纤维基质内出现化生的骨小梁，可以发生钙盐沉积
  - 骨小梁多为粗大颗粒状，随机分布，周边可找到骨母细胞样细胞环绕
  - 骨小梁主要是编织骨但有时其外周或病灶外周可形成板层骨

【临床表现】

表现

- 最常见体征 / 症状
  - 颌面部 OF
    - 主要症状为局部无痛性肿胀（包括颌部变形），约占 66%
    - 偶然发现者 31%
    - 下颌骨病例 50% 出现颌骨下界的下移
    - 上颌骨病例 90% 会累及上颌窦
  - 胫腓骨 OF
    - 无痛性肿大 / 肿块
    - 轻微外伤至病理性骨折而出现疼痛
    - 胫骨病变常出现向前或前外侧弯曲变形

流行病学

- 年龄
  - 颌面骨 OF
    - 一般 30 ~ 40 岁发病，
    - 平均发病年龄 31 岁，10 岁前发病很少
  - 胫腓骨 OF
    - 通常在 10 岁以前被诊断
    - 峰值发病年龄 1 ~ 5 岁
    - 可在出生时就有
- 性别
  - 颌骨 OF 女性多见

- 胫腓骨 OF 男女发病率相似

自然病史与预后

- 由于症状不明显，因而就诊时病程可以很长，文献报道数月至数年不等
- 病变呈良性过程，但切除后容易复发，文献报道颌骨 OF 复发率达 12%
- 胫腓骨 OF 进展快慢不一，但 10 岁后一般停止生长，并可自愈。10 岁前手术复发率达 64% ~ 100%，但 10 岁以后手术复发率很低

【影像表现】

X 线表现

- 颌骨（图 6-2-14，图 6-2-15）
  - 牙槽突部位发生最多见
  - 1 ~ 5cm 圆形或椭圆形溶骨性骨质破坏区，边界清楚
  - 膨胀性骨质破坏，皮质变薄但完整
  - 肿瘤基质均匀，伴不同程度钙化
  - 牙齿受推压移位，松动
    - 胫腓骨（图 6-2-16，图 6-2-17）
  - 病变位于骨皮质内
    - 胫骨病变多数位于胫骨骨干中间 1/3 前或前外侧皮质
    - 腓骨病变多数位于远段
  - 偏心性、溶骨性、膨胀性骨质破坏，边界清楚，不出现骨膜新生骨
  - 多分叶病灶可出现皂泡样外观
  - 除非出现病理性骨折，否则很少有软组织改变

推荐影像学检查

　　一般依据典型发病部位，常规 X 线平片就可以确立诊断，不需要 CT 和 MRI 检查。颌骨 OF 有时需要行 CT 检查，以观察病变的范围

【鉴别诊断】

与颌骨 OF 鉴别

- 单发性骨纤维结构不良
  - OF 的边界清楚，有硬化环，病变较局限而骨纤维结构不良通常缺乏清楚的边界
  - OF 术中很容易与邻近骨分开剥离，骨纤维结构不良则否
  - OF 容易复发，需要完整切除，而骨纤依据临床表现选择治疗方案，单发骨纤通常在骨骼成熟以后趋于稳定，治疗介入得越晚越好，因此两者的鉴别很重要，但有时确

实很困难

与胫腓骨 OF 鉴别

- 单发性骨纤维结构不良
  - 发病年龄通常大于 10 岁
  - 最常见部位是股骨和肋骨，不能自愈
  - X 线平片上表现为髓腔内磨玻璃样密度的病灶伴皮质膨胀变薄

- 胫骨造釉细胞瘤
  - 通常大于 10 岁
  - 典型者会出现疼痛
  - X 线平片上会出现软组织改变，髓腔浸润，没有病理性骨折时也会出现骨膜新生骨

诊断与鉴别诊断精要

- 骨化性纤维瘤是一种纤维性成骨的良性骨肿瘤
- OF 主要有两个类别，一个是颌面骨 OF（多数发生于下颌骨和上颌骨，占 90% 以上），另一个是长管状骨 OF，几乎全部发生于胫骨和腓骨
- 不论病理还是影像学，OF 与纤维结构不良的鉴别都会存在一定困难
- 中年女性出现颌面部无痛性肿大 / 肿块，X 线表现为颌骨边界清楚的膨胀性磨玻璃样骨质破坏区，内见钙化 / 骨化影，应当想到颌骨 OF 的诊断
- 0 ~ 5 岁小童胫骨中段前方皮质内膨胀性单房或多房性骨质破坏，边界清楚，邻近皮质增生硬化，而同时出现胫骨前弯畸形时，应当想到胫骨 OF 的诊断

典型病例

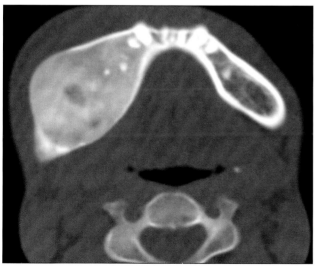

图 6-2-14 下颌骨骨化性纤维瘤
下颌骨体部见局限性膨胀性骨质破坏区，与正常骨交界清楚，可见硬化环。骨质破坏区内呈磨玻璃样密度，并见散在钙化

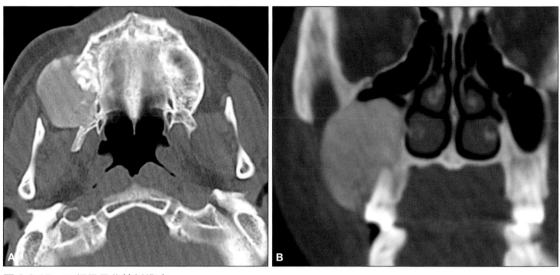

图 6-2-15　下颌骨骨化性纤维瘤
A. CT 横断面；B. CT 冠状重建。右侧上颌骨局限性膨胀性骨质破坏区，呈均匀磨玻璃样密度，与正常骨分界清楚。病变包绕部分磨牙根生长，并突向上颌窦腔内生长

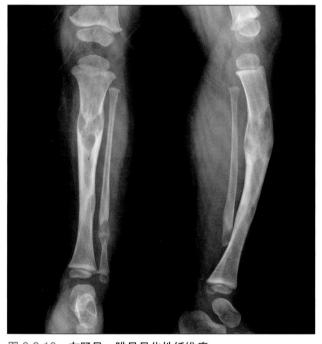

图 6-2-16　左胫骨、腓骨骨化性纤维瘤
3 岁女童，主诉左小腿下段疼痛，不愿行走。小腿正侧位平片见胫骨中段皮质多发不规则骨质破坏区，边界清楚，周围骨质增生硬化明显。左胫骨明显向前弯曲。左腓骨远段见类似病灶，发生病理性骨折引发疼痛是其就诊原因

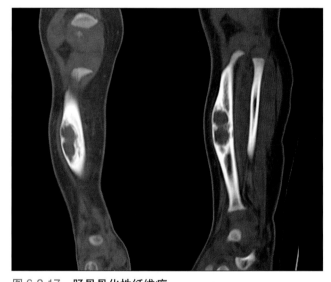

图 6-2-17　胫骨骨化性纤维瘤
3 岁男童，主诉小腿前方肿胀并小腿前弯。CT 冠状和矢状重建见胫骨中段 1/3 前、外侧皮质内膨胀性骨质破坏区，多分叶样，边界清楚，邻近皮质明显增生硬化，髓腔变窄。胫骨明显向前外弯曲

（孟悛非　马　玲）

重点推荐文献

[1] MacDonald-Jankowski DS. Ossifying fibroma: a systematic review. Dentomaxillofac Radiol, 2009, 38(8): 495-513. Review.

[2] Kahn LB. Adamantinoma, osteofibrous dysplasia and differentiated adamantinoma. Skeletal Radiol, 2003, 32(5): 245-58.

[3] Wootton-Gorges SL. MR imaging of primary bone tumors and tumor-like conditions in children. Magn Reson Imaging Clin N Am, 2009, 17(3): 469-87.

四、骨肉瘤

【概念与概述】

　　骨肉瘤（osteosarcoma，OS）是指瘤细胞能直接形成骨样组织或骨质的恶性肿瘤。是国内最常见的原发性恶性骨肿瘤（40%），国外报道发生率次于多发性骨髓瘤，居原发性恶性骨肿瘤的第二位

- 分类

　　随着对 OS 的临床、影像及组织学方面的各种变化的认识的加深，出现多种分类方法，并未形成统一。OS 中最多见的是髓性高度恶性 OS（intramedullary high grade osteosarcoma），一般又称为传统型骨肉瘤（conventional osteosarcoma），占所有 OS 的 75% 左右

　　○ 按肿瘤在骨内发生部位

　　髓性 OS［或中央型 OS（central osteosarcoma）］、皮质内 OS（intracortical osteosarcoma）、骨表面 OS（surface osteosarcoma），骨表面 OS 又分为骨旁、骨膜及高度恶性表面骨肉瘤

　　○ 按瘤细胞分化程度

　　高度恶性 OS、低度恶性 OS

　　○ 按组织学成分

　　骨母细胞型 OS（osteoblastic OS）、软骨母细胞型 OS（chondroblastic OS）、成纤维细胞型骨肉瘤（fibroblastic osteosarcoma）、纤维组织细胞型 OS（fibrohistiocytic OS）、血管扩张型 OS（telangiectatic OS）、小细胞型 OS（small cell OS）

　　○ 按病变数目

　　单发 OS、多中心 OS（multicentric OS）

　　○ 按有无基础病变

　　原发性 OS、继发性 OS（secondary OS）（Paget 病、骨母细胞瘤、放疗后等）

- 同义词：成骨肉瘤（osteogenic sarcoma）

【病理与病因】

一般特征

- 发病机制：肿瘤起源于具有成骨潜能的原始间叶细胞
- 病因：确切的病因未明，认为与以下因素有关
  - 骨的快速生长
    - 青少年生长高峰期发病率最高
    - 发生部位多位于长骨邻近骺板的干骺端
  - 环境因素：放射暴露

　　○ 外伤：多数患者可以追溯有局部外伤史，但创伤与骨肉瘤发病之间关系未明

　　○ 基因易感：骨发育不良（包括 Paget 病、纤维结构不良、内生性软骨瘤病和遗传性多发性外生骨疣）和遗传性视网膜母细胞瘤都是高危因素

- 相关异常
  - 部分血清碱性磷酸酶（alkaline phosphatase，ALP）升高
  - 部分血清乳酸脱氢酶（lactic dehydrogenase，LDH）升高

大体病理及手术所见

- 瘤体一般较大，4~10cm 多见，往往直接侵犯邻近软组织
- 肿瘤切面呈多彩状，与骨、软骨和纤维性组织的比率和分布有关
- 常见坏死、出血、囊性变区，尤其是化疗后切除的标本

显微镜下特征

- 肿瘤细胞直接形成类骨组织是诊断 OS 的主要依据。类骨组织及编织骨常较不成熟，呈细的花边样和网格样，网眼中可见 OS 细胞单个或成簇分布
- 瘤细胞异型性明显，核分裂象和病理性核分裂像比较常见
- 瘤细胞具有多向分化的特点。镜下常同时可见肿瘤性成骨、成软骨和纤维肉瘤等多样分化的趋势

【临床表现】

表现

- 最常见体征/症状
  - 局部症状：疼痛、肿胀、发热、活动障碍
    - 疼痛是最常见而典型的症状，有时会被家长误为生长痛、关节炎等
  - 全身症状：发热、夜间盗汗
  - 体格检查
    - 肿瘤较大且位置表浅时常能触及肿块，质地较硬，表面皮温往往升高，可见静脉怒张
    - 受累关节出现活动受限
- 临床病史
  - 多数患者于外伤后诱发疼痛就医，可出现或不出现病理性骨折，但就诊时往往骨破

坏区或肿块已经较大

流行病学

- 年龄
  - 任何年龄均可发病，10~30岁多见
  - 11~20岁，占47.5%；次为21~30岁，占28.7%
  - 年龄愈大发病率愈低，但在50-60岁时又出现一个发病小高峰，可能与继法性OS有关
- 性别
  - 男性多见，男女比率为1.7：1

自然病史与预后

- 一般起病数周至数月内就诊
- 是恶性程度很高的肿瘤，常常是致死性的，多数患者死于肺转移
- 在辅助化疗作为常规治疗方案之前，5年生存率不足10%
- 根据美国1974—1994年数据统计，采用手术前后辅助化疗加手术广泛切除的综合治疗方案后，5年生存率达63%（男59%，女70%）
- 影响预后的因素
  - 就诊时LDH升高者预后往往不佳
  - 就诊时肿瘤的大小，大者预后不佳
  - 辅助化疗后切除肿瘤标本内坏死达95%以上者预后好

治疗

- 必须首先完成系统的影像学检查确定肿瘤的临床分期后才能进行任何临床干预，包括活检、药物化疗和手术扩大切除
- 骨肉瘤分期的确定需要完成如下系统的影像学检查
  - X线平片，需要完整包括受累骨近端和远端关节
  - 全身骨扫描
  - 原发肿瘤部位的MRI检查
  - 肺部CT检查
- 治疗关键是扩大切除瘤灶
  - 截肢手术
  - 保肢手术：能够尽量保留患肢的部分功能，患者的生活质量较高
- 术前及术后化疗都是必需的
  - 消灭体内微小转移灶，提高生存率
  - 多数患者就诊时已经存在微小转移（约80%），常不能被常规影像学检查所发现

【影像表现】

概述

- 最佳诊断依据

  骨质破坏区和软组织肿块内发现肿瘤骨是骨肉瘤本质的表现，也是影像诊断的重要依据
- 部位
  - 任何骨都可以发生
  - 四肢长管状骨占80%，其中股骨47%（其中75%发生于股骨远端），胫骨26.3%（其中80%发生于胫骨近端），肱骨7.1%（其中90%发生于肱骨近端）
  - 股骨远端、胫骨和肱骨近端依次是三个最常见的发病部位
  - 多数长管状骨的病灶起源于干骺端，起源于骨干者占2%~11%，起源于骨骺者更少

X线表现

- 骨质破坏：表现为具有明显侵袭性的病灶（图6-2-18，图6-2-19）
  - 多始于干骺端中央或边缘部分
  - 早期病灶
    - 松质骨呈小斑片状骨破坏
    - 皮质边缘示小而密集的虫噬样破坏区
    - 在皮质内表现为哈弗管扩张而呈筛孔状破坏
  - 中晚期病灶，骨破坏区融合扩大形成大片的骨缺损。依据骨质破坏区和肿瘤骨的比例分为
    - 成骨型OS（图6-2-20，图6-2-21）：约占45%
    - 溶骨型OS（图6-2-22）：约占30%
    - 混合型OS（图6-2-18，图6-2-19）：约占25%
- 肿瘤骨（图6-2-23）：骨破坏区和软组织肿块内的肿瘤骨是骨肉瘤本质的表现，也是影像诊断的重要依据。瘤骨的形态主要有
  - 云絮状：密度较低，边界模糊，是分化较差的瘤骨
  - 斑块状：密度较高，边界清楚，多见于髓腔内或肿瘤的中心部，为分化较好的瘤骨
  - 针状或日光放射状：为多数细长骨化影，大小不一，边界清楚或模糊，彼此平行或呈辐射状，位于骨外软组织肿块内
    - 病理基础是肿瘤向软组织浸润发展时，

肿瘤细胞沿供应肿瘤的微血管周围形成肿瘤性骨小梁

- 一些非成骨性肿瘤的间质及邻近的骨的正常结构成分内可以出现反应性间质成骨，其中有的也形成骨针，如血管瘤和 Ewing 肉瘤，有时与针状瘤骨不易区分
- 软组织肿块（soft tissue mass）：表示肿瘤已侵犯骨外软组织，肿块多呈圆形或半圆形，境界多不清楚。在软组织肿块内可见瘤骨
- 骨膜新生骨（periosteal new bone formation）和 Codman 三角（Codman's triangle）：骨肉瘤可引起各种形态的骨膜新生骨和 Codman 三角，两者虽是骨肉瘤常见而重要的征象，但并非特异性，也可见于其他骨肿瘤和非肿瘤性病变

CT 表现

- 平扫 CT
  - 骨质破坏：骨肉瘤的骨破坏以溶骨性为主，表现为松质骨的斑片状缺损和骨皮质内表面的侵蚀或骨皮质全层的虫蚀状、斑片状缺损，甚至大片的缺损
  - 骨质增生：表现为松质骨内不规则斑片状高密度影和骨皮质增厚。有时可见骨膜新生骨呈与骨干表面平行的弧线状高密度影并与骨皮质之间有线样透亮带，但多数情况下表现为骨皮质增厚，难以像平片那样分辨出不同的形态
  - 软组织肿块常偏于病骨一侧或围绕病骨生长，有时可侵犯周围正常的肌肉、神经和血管而与之分界不清，其内常见大小不等的坏死囊变区
  - CT 发现肿瘤骨较平片敏感，瘤骨分布在骨破坏区和软组织肿块内，形态与平片所见相似，密度差别较大，从几十至数百 Hu 或更高
  - CT 能较好地显示肿瘤在髓腔的蔓延范围，表现为低密度的含脂肪的骨髓被软组织密度的肿瘤所取代
- 增强 CT
  - 肿瘤的实质部分（非骨化的部分）可有较明显的强化，使肿瘤与瘤内坏死灶和周围组织的区分变得较为清楚
  - 通过增强扫描 CT 能很好地显示肿瘤与邻近结构的关系，血管神经等结构受侵表现为

肿瘤组织直接与这些结构相贴或包绕它们，两者之间无脂肪层相隔

MRI 表现

- OS 在 T1WI 上呈不均匀的低信号，在 T2WI 上呈不均匀的高信号。骨质破坏、骨膜反应、瘤骨和瘤软骨钙化在 T2WI 上都能很好显示，其形态与 CT 所见相似，Gd 增强扫描肿瘤实性部分明显强化（图 6-2-24，图 6-2-25，图 6-2-26）
- MRI 检查目的并非为了确立诊断，而是为了获得肿瘤的局部分期
- MRI 是评价 OS 浸润范围的最佳影像检查手段
  - 髓内浸润范围（图 6-2-27）
    - 骨髓内肿瘤纵向蔓延的范围
    - 需要记录肿瘤距离关节面最远和最近点的距离
    - 一般 T1WI 显示比较准确，脂肪抑制 T2WI 或 STIR 容易受瘤周水肿信号干扰而扩大肿瘤的实际范围
  - 软组织内浸润范围
    - 软组织肿块的大小
    - 与邻近肌肉肌群的关系（受推压、被浸润）
  - 与周围血管、神经的关系
    - 与肿瘤无关：两者间见有明确的肌肉或脂肪间隔
    - 与肿瘤相邻：两者分界清晰，但没有明确的肌肉或脂肪间隔
    - 被肿瘤累及：血管神经被肿瘤包绕或两者分界不清
  - 骨骺受累
    - 骨骺受累并不少见
    - 骨骺内出现与干骺端肿瘤一致的异常信号，并且骨骺骨化中心周边的先期钙化带出现破坏、不连续
    - STIR 或脂肪抑制 T2WI 敏感性高，T1WI 特异性高
  - 关节腔受累
    - 肿瘤组织穿越软骨下骨和关节软骨或囊内韧带附着处进入关节内
    - 出现关节内结构被肿瘤浸润的表现
    - 关节内积液与关节腔受累无相关性
  - 发现跳跃病灶
    - 跳跃灶指在同一骨内或关节另一侧骨内除

肿瘤主体外，与肿瘤主体相隔一段正常骨髓的小瘤灶，此时尚未发现远处转移

- 跳跃性病灶的出现往往提示肿瘤分期改变，预后不良
  - MRI 显示细小、淡薄的骨化或钙化的能力远不及 CT

核医学表现

- 采用 ^{99m}Tc-methylene diphosphonate（MDP/MDI）全身骨扫描
  - 肿瘤表现为放射性异常浓集区
  - 有助于发现或排除多中心 OS
  - 有助于发现跳跃性病灶和较大的肺内转移灶
  - 敏感性高，特异性低

推荐影像学检查

- 对于四肢骨发生的 OS，X 线平片是最初的检查手段。一旦诊断确立，下一步应当行 MRI 决定肿瘤在骨内和软组织内的侵犯范围
- MRI 是确定 OS 局部分期的最理想检查方法
- CT 对于肿瘤局部分期的评估不如 MRI，但是需要进行胸部 CT 检查以筛查肺转移瘤
- 对于解剖结构复杂、重叠较多的部位 [例如脊椎（图 6-2-26）、骨盆、颅底等] 发生的 OS，往往需要 CT 检查来发现瘤骨确立诊断，再行 MRI 检查
- CT 能够显示病灶内微小的钙化和或骨化，在平片定性诊断困难时可考虑使用
- 必须在 MRI 检查结束后才能进行穿刺活检查，该项检查是确立诊断所必需的

【鉴别诊断】

与成骨性病变鉴别

- 成骨型骨转移瘤
  - 发病年龄较大，有时有明确的原发瘤病史
  - 好发于躯干骨和四肢近侧长骨骨端
  - 表现为松质骨内的多发性骨硬化灶，境界清楚，骨破坏少见，骨皮质一般不受累
- 化脓性骨髓炎
  - 骨髓炎的骨破坏、新生骨和骨膜反应从早期到晚期的变化是有规律的，即早期骨破坏模糊，新生骨密度低，骨膜反应轻微，到晚期骨破坏清楚，新生骨密度高，骨膜新生骨光滑完整；OS 则相反，新生的骨质又可被破坏，骨膜反应不是趋向修复而是继续被破坏
  - 骨髓炎的骨增生和骨破坏是联系在一起的，

即骨破坏的周围有骨增生，而增生的骨中有破坏。骨肉瘤的骨增生和破坏不一定具有这种空间关系

- 骨髓炎早期有较广泛的软组织肿胀，当骨破坏出现后肿胀反而消退；而骨肉瘤在穿破骨皮质后往往形成明显的软组织肿块
- 动态观察，骨肉瘤是稳定进展；骨髓炎急性期进展迅速，而在慢性期发展缓慢，经治疗后可处于相对稳定状态

与溶骨性病变鉴别

- 骨巨细胞瘤
  - 见于干骺已经愈合的骨端
  - 发病年龄多在 20 ~ 40 岁
  - 起病缓慢，症状较轻
  - X 线表现为偏心性膨胀性骨破坏，骨破坏区内无瘤骨形成
  - 进展较快的骨巨细胞瘤，骨壳可不完整，但发病年龄、部位和破坏区内无瘤骨形成是重要参考
- 骨纤维肉瘤
  - 发病年龄较大（25 ~ 45 岁）
  - 好发于骨干，呈溶骨性破坏
  - 骨质增生比较少见，骨膜新生骨一般较少，破坏区内无肿瘤骨形成
- 溶骨型骨转移
  - 发病年龄较大，有时有原发瘤的病史
  - 好发于躯干骨和四肢长骨骨端
  - 常为多发性
  - 较少出现骨膜反应和软组织肿块

【特殊亚型的骨肉瘤】

颌骨 OS（gnathic osteosarcoma）

- 上颌骨和下颌骨发生，下颌骨较上颌骨稍多，多发生于下颌骨体部（图 6-2-28）
- 国外报道发生率占全部 OS 的 8% 左右，国内缺少相关数据
- 与传统 OS 主要区别
  - 发病年龄大（平均 30 岁左右）
  - 一般不发生远处转移
  - 切除后容易局部复发
  - 预后较好，5 年生存率接近 40%（不化疗）
- 影像学及病理表现与传统 OS 相似

血管扩张型骨肉瘤

- 是 OS 最常见的一个变异类型，约占所有 OS

的 0.4% ~ 12%

- 好发于 10 ~ 20 岁的青少年
- 男女发病率比为 2：1
- 临床表现与传统 OS 很相似，但是局部疼痛、软组织肿块和骨折是最常见的起病症状和体征
- 内含有大量扩张而充满血液的血管间隙，纤维间隔内找到恶性骨母细胞是确定诊断的依据
- 多见于长骨干骺端，穿刺活检常仅抽得血液而不能确立诊断
- 恶性度高，预后较传统型骨肉瘤差
- X 线表现
  - 绝大多数为纯粹溶骨性病灶，边界不清，周缘没有骨硬化环（图 6-2-29）
  - 可以出现骨皮质破坏和浸润至周围软组织内出现软组织肿胀或肿块
  - 可以刺激骨膜反应，出现 Codman 三角
  - 少数呈膨胀性骨破坏，或者骨质破坏区边界清楚时容易误诊为动脉瘤样骨囊肿
- CT 和 MRI 往往可以显示多个液液平面，提示血管扩张型骨肉瘤的诊断。

小圆形细胞骨肉瘤

- 1979 年，Sim 首次报道
- 肿瘤主要由小圆形细胞构成，可见细胞间类骨质的存在，在组织形态上与 Ewing 肉瘤有相似之处，少数含有一般骨肉瘤的梭形细胞
- 很少见，预后较传统 OS 差
- X 线表现以溶骨性破坏为主，皮质和髓腔广泛破坏，有向骨干蔓延的倾向，易生成较明显的软组织肿块

表面骨肉瘤（surface osteosarcoma, juxtacortical osteosarcoma）

- 包括骨旁骨肉瘤（parosteal osteosarcoma）、骨膜骨肉瘤（periosteal osteosarcoma）和高度恶性表面骨肉瘤（surface high grade osteosarcoma），其中前者最常见
- 骨旁骨肉瘤
  - 好发年龄为 25 ~ 40 岁，男女差别不大
  - 几乎全部发生于长管状骨。一般发生在相当于干骺端的部位，很少累及骨干。最多见于股骨远端的后部（图 6-2-30）
  - 肿瘤起源于骨膜外层细胞。由肿瘤骨质、梭形细胞和软骨等构成，其瘤骨形成较多且致密
  - 多数分化较好，异型性较轻，预后多较好

- X 线表现为基底部附着于骨表面的骨性肿块，与骨皮质间可有一透亮间隙，一般不见骨膜新生骨。与骨软骨瘤的区别在于不具备有皮质和髓腔的与母体骨相连基底部（图 6-2-30）
  - 肿瘤较大者常有包绕骨干生长的倾向，此时透亮间隙不易显示
  - 肿瘤基质骨化有自基底部向外周进行的趋势
  - CT 可清楚显示骨旁的骨性包块，一般不见软组织肿块。肿瘤相邻骨皮质增厚，有时可见瘤骨侵入髓腔，甚至基底部骨质被侵蚀破坏
  - MRI 图像上骨性包块呈低信号，未钙化的肿瘤组织 T2WI 呈高信号，T1WI 可清楚显示肿瘤对髓腔的侵犯（图 6-2-30）
- 骨膜 OS
  - 1976 年由 Unni 等首次提出
  - 典型者位于长管状骨骨干部位，其次在骨干干骺交界部位
  - 股骨和胫骨是最常受累的骨。发生于股骨远端的病变多位于股骨前、内或外侧而很少位于后方（不同于骨旁 OS）
  - 影像学特征
  - 大小不等的肿块与骨皮质宽基底相连
  - 相应骨皮质外缘增厚或不规则
  - 可见自皮质表面伸向肿块内的不均匀放射状骨针（图 6-2-31）
  - 髓腔一般不受累
  - 组织学上多数为分化较差的软骨母细胞型，单凭病理很难与高度恶性表面 OS 鉴别
  - 预后一般较传统 OS 好，较骨旁 OS 差
- 高度恶性表面 OS
  - 10 ~ 30 岁多见
  - 组织学上完全和传统 OS 相同，所不同的仅仅为其位于骨表面（图 6-2-32）
  - 病理上与骨膜 OS 鉴别有时很困难
  - 影像学上与骨膜 OS 也很相似
  - 预后和传统 OS 相当，较骨膜 OS 和骨旁 OS 差

皮质内 OS

- 极少见，预后不明确
- 通常发病年龄较小，胫骨和股骨骨干部位最常见

- 表现为皮质内的溶骨性病灶，内可出现钙化，邻近皮质增生硬化，但没有放射状骨针

髓内低度恶性 OS（高分化 OS）

- 1977 年 Unni 等首次报道

- 少见，其临床、病理及影像学表现都很类似于良性骨肿瘤
- 发病年龄一般较传统 OS 大，预后较好

诊断与鉴别诊断精要

- OS 起源于具有成骨潜能的原始间叶细胞，肿瘤细胞能直接形成骨样组织或骨质。是国内最常见的原发性恶性骨肿瘤（40%）
- 多见于 10 ~ 30 岁青年
- 单凭 X 线平片多数能够诊断，其四大征象为骨质破坏、瘤骨、骨膜新生骨和软组织肿块
- 骨质破坏区和软组织肿块内发现肿瘤骨是骨肉瘤本质的表现，也是影像诊断的重要依据
- MRI 检查目的多数并非为了确立诊断，而是为了获得肿瘤的局部分期；MRI 是评价 OS 浸润范围最佳的影像检查手段

典型病例

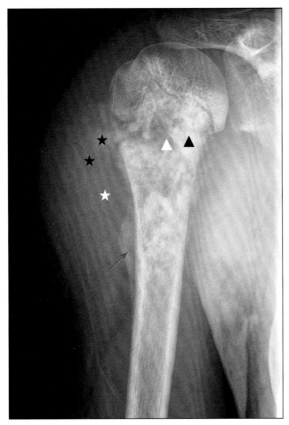

图 6-2-18　**骨肉瘤**
右肱骨上段正位片。右肱骨干骺端 - 骨干见较大范围混合型骨质破坏（溶骨"△"，成骨"▲"），外侧可见巨大软组织肿块影（☆），骨质破坏区及软组织肿块内可见瘤骨（★），肱骨上段外侧可见明显骨膜新生骨及骨膜三角形成（箭头）

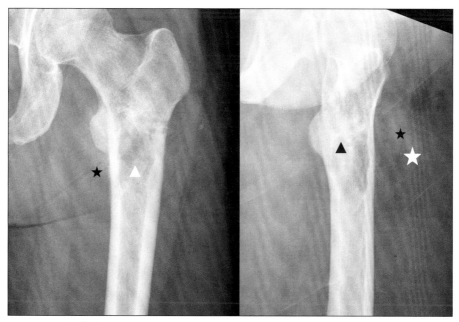

图 6-2-19　骨肉瘤

左股骨中上段正侧位片。左股骨粗隆间—骨干见较大范围混合型骨质破坏区（溶骨"△"，成骨"▲"），边界不清。外侧可见软组织肿块影（☆），骨质破坏区及软组织肿块内可见瘤骨（★），骨膜新生骨不明显

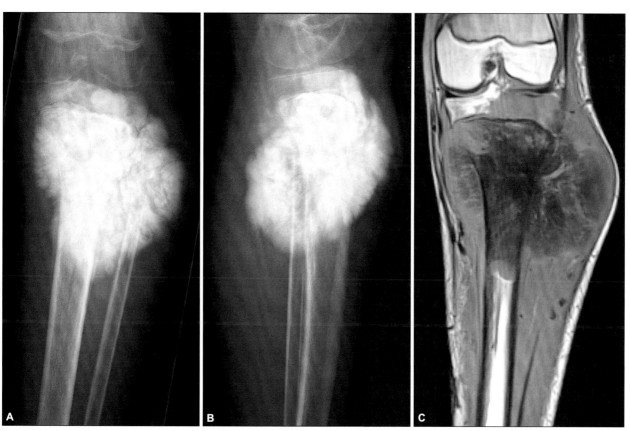

图 6-2-20　骨肉瘤

A. 胫腓骨中上段正位片；B. 侧位片；C. MR 冠状 T1WI。右胫骨上段干骺端为中心的成骨型 OS 累及胫骨近端骨骺。肿瘤内见大量高密度斑块状瘤骨，在 T1WI 上呈低信号

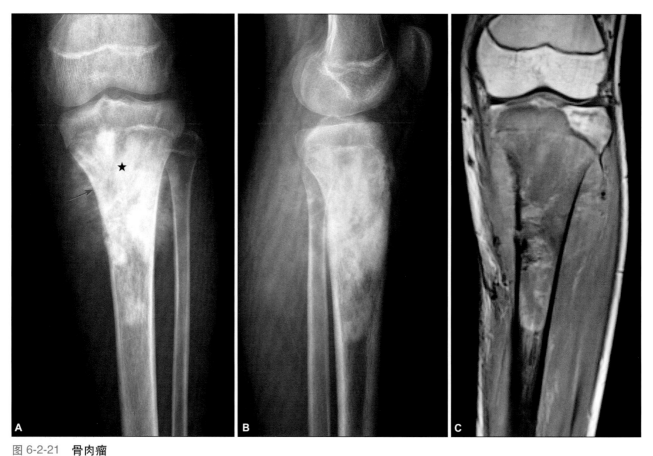

图 6-2-21　骨肉瘤

A. 胫腓骨中上段正位片；B. 侧位片；C. MRI 冠状 T1WI。右胫骨上段干骺端为中心成骨型 OS。肿瘤内见大量高密度斑块状瘤骨（★）和针状瘤骨（箭头）。T1WI 清楚显示肿瘤髓内及软组织内浸润范围，尽管骨骺瘢痕还在，但已变薄、不完整，胫骨近端骨骺大部分已经被累及

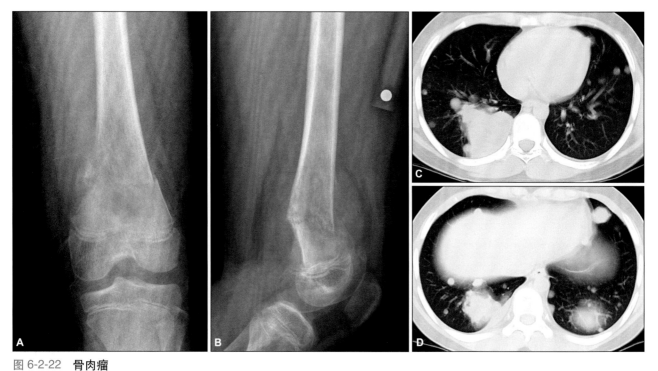

图 6-2-22　骨肉瘤

A. 股骨远段正位；B. 侧位；C，D. 同一患者胸部 CT。股骨远端干骺端溶骨性骨质破坏并病理性骨折。骨质破坏区边界模糊，周围软组织内可见软组织肿块形成。可见骨膜新生骨和 Codman 三角。同时可见患者肺内已经出现多发大小不等转移瘤

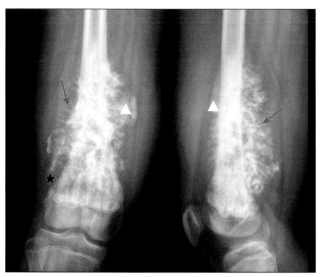

图 6-2-23　骨肉瘤
股骨远段骨质破坏区内可见各种类型瘤骨：针状（箭头），斑块状
（△）和云絮状（★）

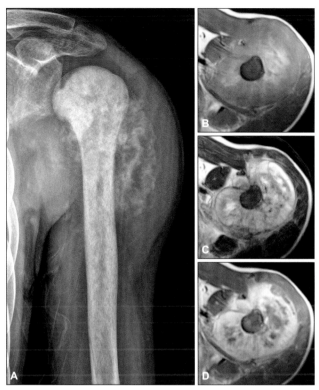

图 6-2-24　肱骨骨肉瘤
A. 正位平片；B. MR 横断 T1WI；C. 与 B 同一层面 T2WI；D. 与 B
同一层面增强后 T1WI。肿瘤上缘直达关节面下，髓内浸润远较髓
外软组织肿块范围大得多

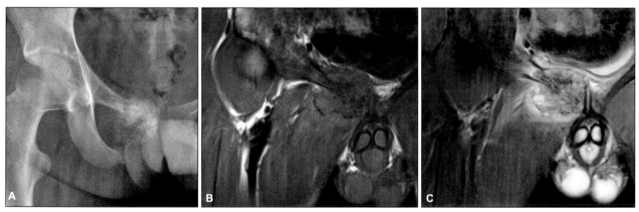

图 6-2-25　耻骨骨肉瘤
A. 平片；B. MRI 冠状 T1WI；C. 与 B 同一层面 T2WI 脂肪抑制

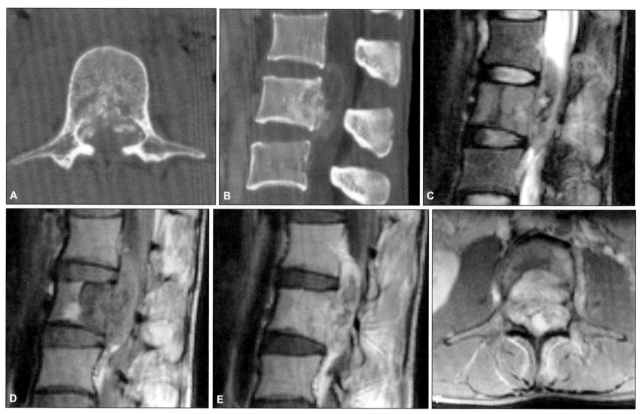

图 6-2-26　腰 2 椎体骨肉瘤

A. CT 横断面；B. CT 矢状重建；C. MRI 矢状 T2WI 脂肪抑制；D. 与 C 同一层面 T1WI；E. 与 C 同一层面增强后 T1WI；F. 横断增强 T1WI。CT 见腰 2 椎体后半部溶骨性骨质破坏，边界模糊，局部形成巨大硬膜外软组织肿块，脊髓受压变扁。骨质破坏区内及椎管内肿块内可见云絮状、斑片状瘤骨。MRI 更好地显示肿块椎管内浸润的范围。增强扫描肿块明显不均匀强化

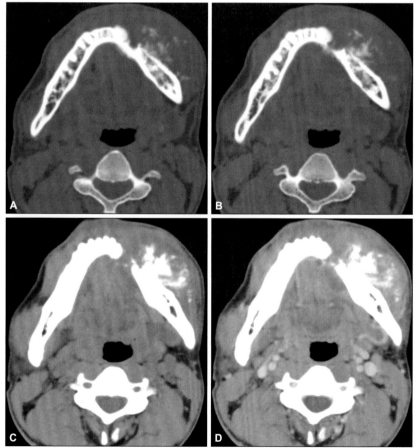

图 6-2-28　颌骨骨肉瘤

A，B. 下颌骨 CT 横断骨窗；C，D. 同层面软组织窗 CT 增强。下颌骨体部偏左侧混合型骨质破坏并软组织肿块形成，骨质破坏区边界不清，局部可见骨膜新生骨，软组织肿块内斑片状瘤骨，增强扫描软组织肿块明显强化

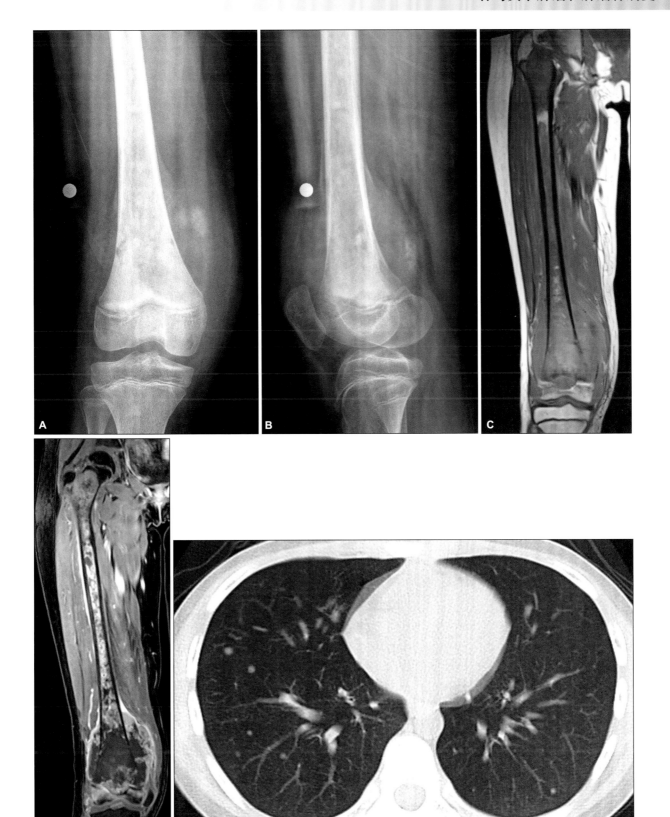

图 6-2-27　股骨骨肉瘤

A. 正侧平片；B. 侧位平片；C. 冠状 T1WI；D. 与 C 同一层面增强后脂肪抑制 T1WI；E. 同一患者胸部 CT 横断。平片显示股骨远段典型 OS，MR 显示其髓内浸润范围已经上达股骨颈，下达股骨远端骨骺。局部形成明显软组织肿块，坏死明显。该患者同时出现肺部多发转移瘤

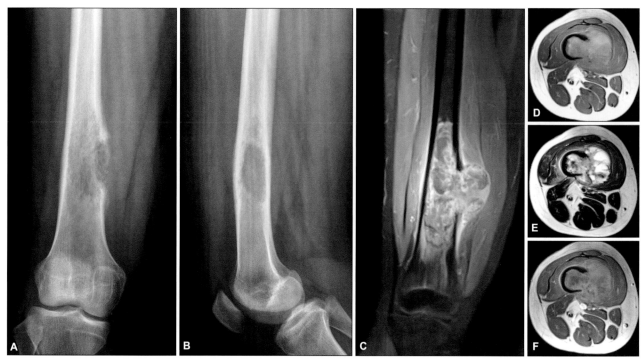

图 6-2-29　血管扩张型骨肉瘤
A. 股骨正位片；B. 侧位片；C. MRI 冠状 T1WI 增强；D. 横断 T1WI；E. 与 D 同一层面 T2WI；F. 与 D 同一层面 Gd 增强后 T1WI。平片示骨干部位偏内侧融冰样、虫蚀样骨质破坏区，边界模糊，局部可见骨膜新生骨和骨膜三角以及软组织肿块形成都提示恶性病变，尽管未见明确瘤骨。MR 清晰显示病变髓内浸润的范围较平片所示范围广泛的多，并且突破皮质外侧形成较大软组织肿块，内可见大量液液平面。本例病理结果为血管扩张型 OS

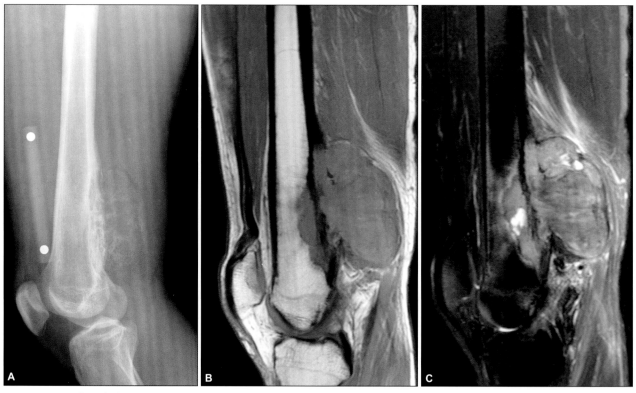

图 6-2-30　骨旁骨肉瘤
A. 股骨远段侧位平片；B. MRI 矢状 T1WI；C. 与 B 同一层面 T2WI 脂肪抑制。股骨下段后方宽基底与之相贴软组织肿块，肿块内见云絮状瘤骨。相应部位皮质受侵蚀厚薄不均。MR 显示肿瘤已经穿透皮质浸润到髓腔内

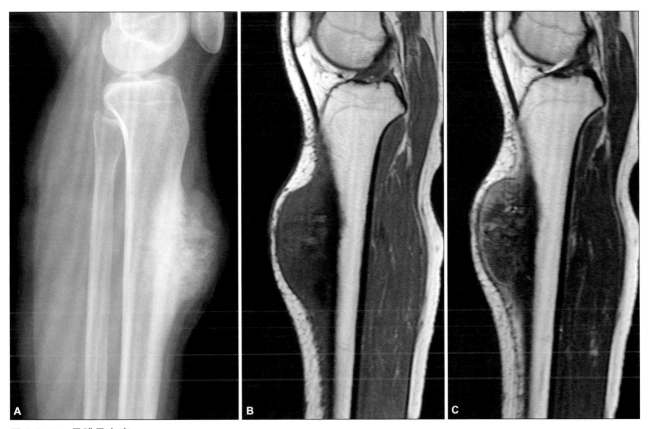

图 6-2-31　**骨膜骨肉瘤**
A. 胫骨侧位片；B. MRI 矢状 T1WI；C. 与 B 同一层面 T2WI。胫骨前方宽基底与骨皮质相贴成骨性肿块，相应骨皮质外缘增厚且不规则，可见自皮质表面伸向肿块内的不均匀放射状骨针。MRI 上肿块因成骨明显而呈长 T1 短 T2 信号，可见胫骨前方皮质增厚，髓腔信号尚正常

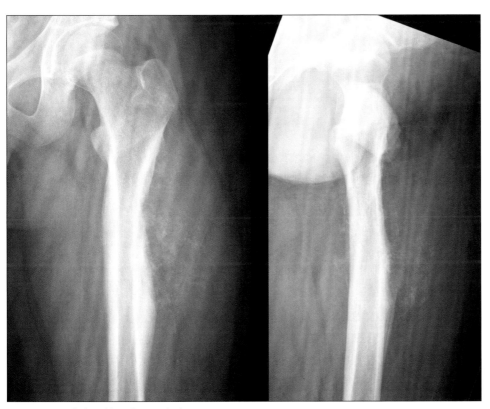

图 6-2-32　**高度恶性骨表面骨肉瘤**
股骨近段前外侧皮质旁见宽基底肿块与之相贴，肿块边界不清，但肿块内可见云絮状瘤骨形成，提示 OS 的诊断。相应区域骨皮质表面凹凸不平，并增生硬化，可见明显骨膜新生骨和骨膜三角。本例病理镜下所见与髓内 OS 完全相同，诊断为高度恶性骨表面 OS

381

（孟悛非　马　玲）

重点推荐文献

[1] Resnick D. Tumors and tumor-like lesions of bone: imaging and pathology of specific lesions. In: Diagnosis of Bone and Joint Disorders. 4th ed. Philadelphia, Pa: WB Saunders, 2002: 3800-3833.

[2] Murphey MD, Robbin MR, McRae GA, et al. The many faces of osteosarcoma. Radiographics, 1997, 17(5): 1205-31.

[3] hite LM, Kandel R. Osteoid-producing tumors of bone. Semin Musculoskelet Radiol, 2000, 4(1): 25-43.

第3节　成软骨肿瘤

一、骨软骨瘤

【概念和概述】
- 骨软骨瘤（osteochondroma）又称外生骨疣（exostosis），是最常见的良性骨肿瘤
- 多发性骨软骨瘤（multiple osteochondroma）又称
  - 遗传性多发骨软骨瘤（hereditary multiple osteochondroma）
  - 多发性外生骨疣（multiple exostosis）
  - 遗传性畸形性软骨发育异常（hereditary deforming chondrodysplasias）zumu
  - 骨干连续症（diaphysial aclasis）
  - 干骺端连续症（metaphyseal aclasis）
- 骺生型软骨瘤，即发生于骨骺的骨软骨瘤

【病理】
一般特点
- 软骨分化的良性肿瘤，单发多见，单、多发之比为（8～15）：1
- 病因学
  - 骨骺软骨细胞游离至骨表面生长所致
  - 起源于肌腱附着处的软骨纤维细胞
- 遗传学
  - 多发骨软骨瘤，常染色体显性遗传
- 流行病学
  - 最常见的良性骨肿瘤
  - 占良性骨肿瘤的38.5%
  - 占全部骨肿瘤的12%
- 恶变
  - 单发者较少，为1%～2%
  - 多发者恶变率可达5%～25%，多恶变为软骨肉瘤，偶尔为骨肉瘤

大体病理和手术所见
- 发生于软骨内化骨的长骨干骺端
- 大小不一，直径1～10cm

- 骨性基底、软骨帽和纤维包膜三部分构成
- 骨性基底
  - 内为松质骨，外为薄层皮质骨，均与宿主骨相连续
  - 骨性基底部可呈现不同形态
    - 带柄型常呈管状或圆锥状，顶部光滑或呈波浪状
    - 无柄型常呈半球状或不规则形
- 软骨帽
  - 由透明软骨构成，位于骨性基底顶部
  - 厚度及大小与部位和年龄有关
    - 四肢骨软骨帽多较薄，扁骨、不规则骨多较厚
    - 年龄愈小，软骨层愈厚，青少年可达3cm，成年人一般小于1cm
    - 随年龄增长可逐渐退化，生长停止后，可基本骨化或残留部分具有生长潜力的细胞，残余细胞在某些情况下（如手术刺激）可恶变
  - 可发生钙化，也可部分包埋于骨性基底内
- 纤维包膜
  - 包绕骨性基底和软骨帽，并与骨膜相延续
  - 深层可产生透明软骨组织，恶变一般由深层开始
- 骨软骨瘤周围结构
  - 较大骨软骨瘤顶部可有滑囊形成，内含滑液，可发生滑囊炎和滑膜骨软骨瘤病
- 肿瘤的生长
  - 与正常骨骺化骨相似，先由包膜深层细胞化生为软骨成分，形成软骨帽
  - 软骨帽通过软骨化骨形成骨性基底
  - 母骨生长停止后，肿瘤也终止生长

显微镜下改变
- 纤维包膜主要有胶原纤维构成，少见纤维细胞
- 软骨帽

- 以软骨基质为主，伴少量软骨细胞，可钙化
- 表浅软骨细胞呈簇状分布，邻近骨基底排列呈条索状，越近基底越成熟
- 骨性基底
  - 外围皮质为正常板层骨
  - 中央区为正常骨小梁，小梁之间为脂肪细胞，可伴有造血细胞

【临床表现】

症状和体征

- 早期一般无症状，可扪及局部小的硬性肿物
- 肿瘤增大
  - 局部轻度压痛和畸形，靠近关节可引起活动障碍
  - 可有相邻部位神经和血管压迫表现
- 有柄型可因骨性基底病理骨折而引起剧烈疼痛
- 肿物生长缓慢
- 肿瘤恶变
  - 生长加快，疼痛压痛明显
  - 局部皮温增高和静脉血管显露
- 多发性骨软骨瘤可合并肢体畸形
  - 肢体变短，前壁和小腿多见

流行病学

- 年龄
  - 好发年龄 10～30 岁
- 性别
  - 男性多于女性，比率约为 1.6：1

部位

- 股骨下端和胫骨上端最常见，约占 50%
- 其次肱骨上端、桡骨下端、胫骨下端和腓骨两端
- 少数掌、跖骨、扁骨，如肋骨、肩胛骨、髂骨、脊椎、颅底骨等处

自然病史及预后

- 良性病变，部分可自行退化
- 肿瘤体积较大或多发骨软骨瘤，可致肢体畸形或影响关节功能
- 多发者 5%～25% 可发生恶变

治疗

- 单发、无症状者，不需治疗
- 肿瘤体积较大或多发骨软骨瘤并致肢体畸形或影响关节功能，需手术切除
- 恶变者，需手术切除

【影像表现】

概述

- 最佳诊断依据
  - 骨性突出
- 部位
  - 软骨化骨骨骼
  - 长骨干骺端或骨干
  - 扁骨和不规则骨相当于干骺部位
- 大小
  - 数毫米到十几厘米
- 形态学
  - 柱锥状、半球形、蕈状、菜花状或不规则形

X 线表现

- 肿瘤起始于干骺端，随骨骼增长而向骨干移行
- 生长方向
  - 长管骨者多背离关节或垂直于骨干生长
  - 短管骨者多向着关节或垂直于骨干发展
- 肿瘤骨性基底
  - 呈柱锥状、半球形、蕈状、菜花状或不规则形，远端可形成多个分支状触角
  - 外层由与宿主骨连续的薄层骨皮质构成，向远端延伸并逐渐变薄
  - 中心部
    - 松质骨，与宿主骨松质或髓腔移行
    - 内可有软骨残留所形成的圆形、卵圆形或不规则透光区
    - 内亦可环状、斑点状、条网状和不规则形致密钙化影和横行硬化线
  - 顶缘可有不规则或半环形高密度硬化线（图 6-3-1 至 6-3-3）
  - 非切线位外围皮质可形成骨内环形或半环形致密线（图 6-3-4）
  - 菜花状骨性基底（尤为扁骨）多难以显示其与母骨连接部（图 6-3-5）
  - 外伤后可发生骨折，断端多因有纤维包膜粘连而多无明显移位
- 软骨帽
  - 覆盖于骨性基底顶端
  - 钙化者
    - 多见发生于扁骨和不规则骨者
    - 条带状或较大的菜花状
    - 可掩遮骨性基底

- 未钙化者
  - 仅当发生相邻骨受压后才能判断骨性基底表面软骨帽存在和厚度
- 肿瘤可压迫相邻骨骼产生弯曲移位、压迫吸收或骨折
- 伴发骨畸形
  - 长骨干骺端增粗变宽，皮质变薄
  - 尺骨变短，两端呈圆柱状，桡骨弯曲，下尺桡关节脱位，腕关节尺侧倾斜
- 肿瘤恶变
  - 软骨帽突然出现大量不规则或模糊的环形钙质样高密度影
  - 软骨帽内钙质样高密度影部分或全部消失
  - 宿主骨、邻近骨或肿瘤基底骨质不规则破坏，呈软组织密度
  - 瘤体周围软组织密度肿块，内可有点环状钙化或肿瘤骨
  - 发生远处转移

CT 表现

- 肿瘤骨性基底
  - 大小不一，长径数毫米至十几厘米不等
  - 呈柱锥状、半球形或不规则形，远端可形成多个分支状触角
  - 外层由与宿主骨连续的薄层骨皮质构成，向远端延伸并逐渐变薄
  - 中心部
    - 松质骨，与宿主骨松质或髓腔移行
    - 内可有软骨残留所形成的圆形、卵圆形或不规则软组织密度区
    - 内亦可有钙质样高密度斑点和横行硬化线
  - 顶缘可有不规则或半环形高密度硬化线（图 6-3-6，图 6-3-7）
- 软骨帽
  - 覆盖于骨性基底顶端
  - 条带状、菜花状或不规则形
  - 高于肌肉的软组织密度
  - 厚薄不一，数毫米至数厘米不等
    - 扁骨和不规则骨者体积较大
  - 内见相互环状、斑点状、条网状和不规则形钙质样高密度影
  - 可压迫相邻骨骼产生弯曲移位、压迫吸收
  - 肿瘤停止生长后，条带形软骨帽多退化消失
- 肿瘤恶变

- 软骨帽增厚，成人长骨大于 1cm
- 软骨帽突然出现大量不规则或模糊的环形钙质样高密度影
- 软骨帽内钙质样高密度影部分或全部消失
- 宿主骨、邻近骨或肿瘤基底骨质不规则破坏，呈软组织密度
- 瘤体周围软组织密度肿块
- 发生远处转移
- 与 X 线平片相比，可清楚显示
  - 软骨帽
  - 被菜花状钙化软骨帽所掩遮
    - 骨性基底
    - 骨性基底的破坏
  - 软组织肿块

MRI 表现

- 肿瘤骨性基底
  - 外层由与宿主骨连续的薄层骨皮质 T1WI 和 T2WI 均为低信号
  - 中心部
    - T1 WI 为高信号，T2 WI 为中等信号
    - 与正常松质骨信号相同，并与宿主骨髓腔相连续（图 6-3-8，图 6-3-9）
  - 骨性基底内包埋的未钙化软骨
    - 多呈簇集结节状或均匀一致的透明软骨信号
    - T1 WI 为类肌肉样低信号，T2WI 为与关节软骨大致相同的高信号
- 软骨帽
  - 覆盖于骨性基底顶端
  - 呈类关节透明软骨信号（图 6-3-2）
  - 内可伴
    - 纤维分隔所致线样低信号
    - 黏液变所致圆形、类圆形区水样长 T2 信号
  - 表面可伴纤维膜所致线样低信号
    - 扁骨和不规则骨者体积较大
  - 若大量钙化
    - T2 WI 内见斑点状或结节状低信号区或以低信号为主
  - Gd-DTPA 增强扫描多无强化，可能与透明软骨缺乏血管有关
  - 肿瘤停止生长后，条带形软骨帽多退化消失
- 肿瘤恶变

- ○ 软骨帽增厚，成人长骨大于 1cm
- ○ 软骨帽破坏透明软骨信号为肿瘤信号所替代
- ○ 宿主骨、邻近骨或肿瘤基底骨质信号异常
- ○ 瘤体周围软组织信号肿块

推荐影像学检查

- 最佳检查法：X 线摄片或 CT
- 检查建议
  - ○ X 线摄片和 CT
  - ○ 疑恶变者，需 MR 检查观察软骨帽和周围软组织改变

【鉴别诊断】

肱骨髁上突

- 系正常变异，无临床症状

- 发生于肱骨内髁前方，鸟嘴样骨性突起
- 与肱骨下段皮质间可见透亮线

骨旁骨瘤

- 肿瘤无松质或与母骨无连续性

感染、外伤等所致的骨外膜成骨

- 多有明显临床症状或外伤病史
- 宿主骨皮质增厚且完整，范围广泛
- 新骨内少有松质骨和骨髓形成

肌腱和韧带钙化

- 发生于肌腱韧带附着处
- 沿肌腱韧带走行，多呈条带状，为钙化密度或信号
- 缺乏松质骨结构或骨髓信号

诊断与鉴别诊断精要

- 骨软骨瘤是软骨成骨的良性骨肿瘤
- 骨性突起
  - ○ 呈柱锥状、半球形、蕈状、菜花状或不规则形
  - ○ 外层由与宿主骨连续的薄层骨皮质构成
    - 主要为与宿主松质骨或髓腔移行的骨松质结构
    - MRI 大部呈正常骨髓信号
  - ○ 骨性突起顶端可覆盖有条带或菜花状软骨
    - CT 呈略低密度
    - MRI 呈透明软骨长 T1 长 T2 信号
- 肿瘤可恶变为软骨肉瘤或骨肉瘤

典型病例

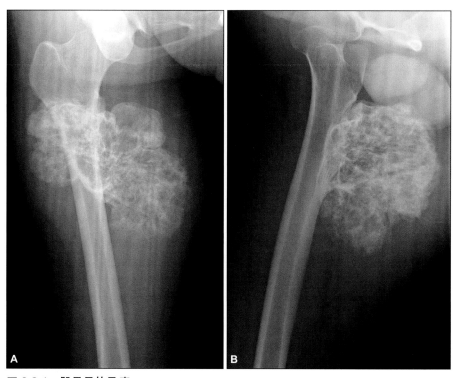

图 6-3-1 股骨骨软骨瘤
A，B. X线正侧位片显示菜花状骨性基底，外围为薄层皮质骨并与宿主骨皮质连续，中央为松质骨并伴有斑点状透光区和钙化

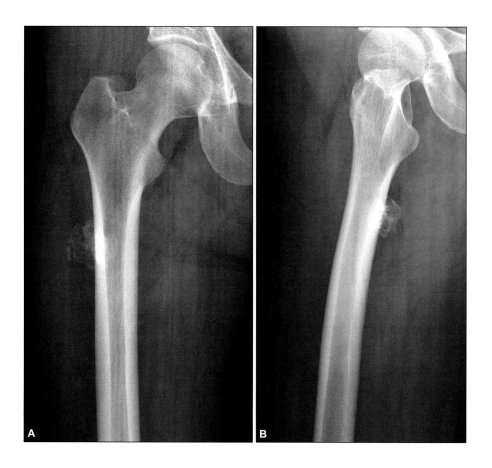

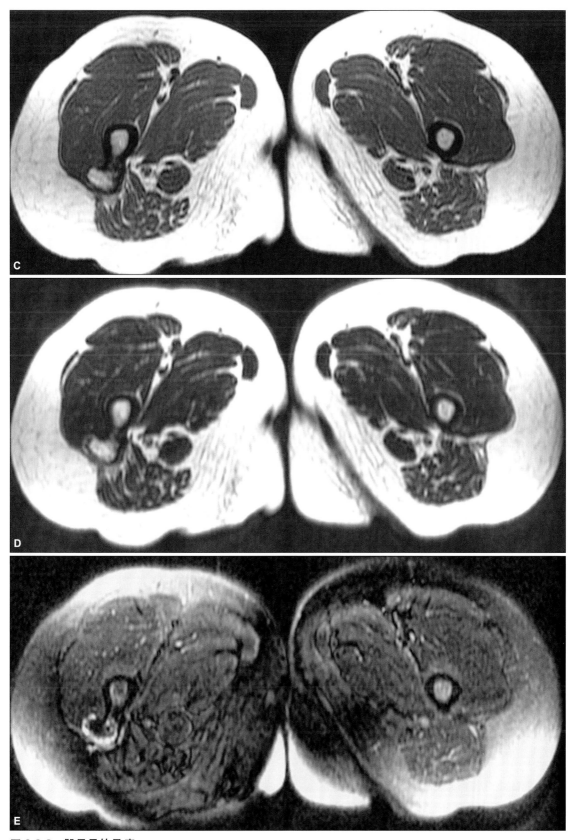

图 6-3-2 **股骨骨软骨瘤**

A，B. X 线正侧位片显示蕈状骨性基底。C，D，E. MR T1WI、T2WI 和脂肪抑制 T2WI 显示骨性基底外围皮质呈低信号，中央呈骨髓信号，均与母骨相连续。顶端软骨帽呈条带状长 T1、长 T2 信号，脂肪抑制像显示明显并呈明显高信号

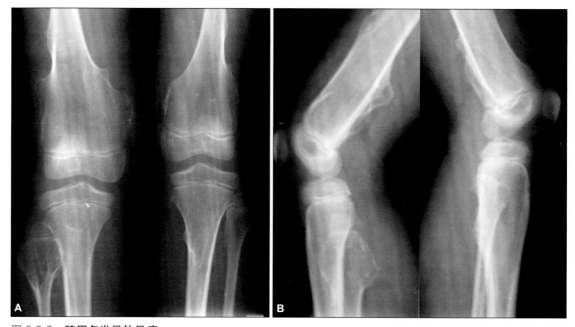

图 6-3-3　膝周多发骨软骨瘤
A，B. 双膝关节 X 线正侧位片显示双侧邻膝关节股骨、胫骨和腓骨干骺多发宽基底丘状骨性突出，外围皮质骨和中央松质骨均与母骨相连续，顶端亦有高密度硬化线覆盖

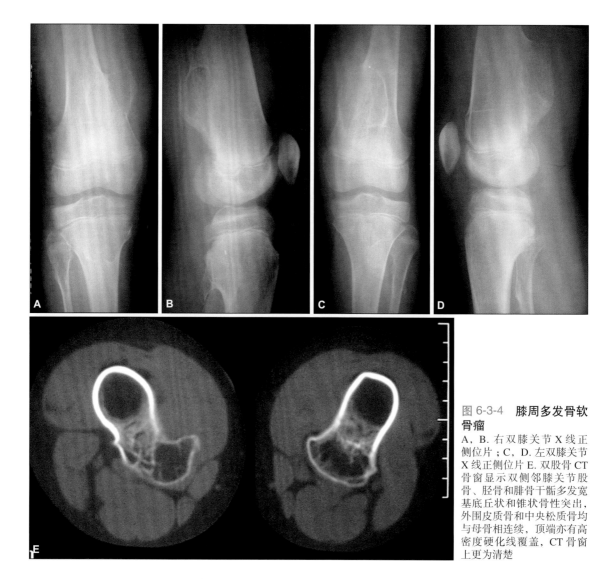

图 6-3-4　膝周多发骨软骨瘤
A，B. 右双膝关节 X 线正侧位片；C，D. 左双膝关节 X 线正侧位片 E. 双股骨 CT 骨窗显示双侧邻膝关节股骨、胫骨和腓骨干骺多发宽基底丘状和锥状骨性突出，外围皮质骨和中央松质骨均与母骨相连续，顶端亦有高密度硬化线覆盖，CT 骨窗上更为清楚

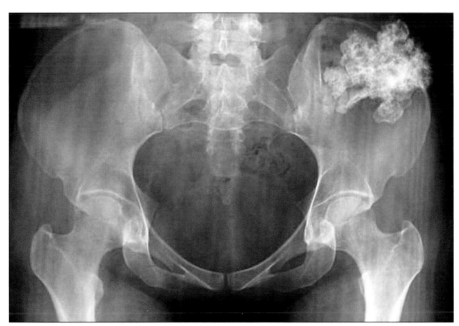

图 6-3-5　髂骨骨软骨瘤
X 线正位片显示菜花状骨性基底，内伴有斑点状透光区和钙化，与母骨连接部难以观察

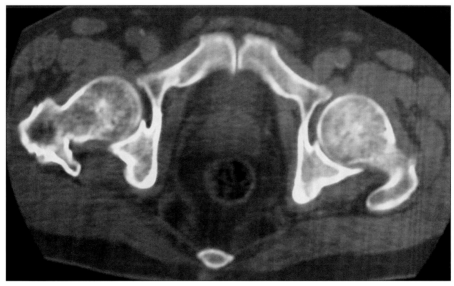

图 6-3-6　股骨骨软骨瘤
CT 骨窗显示股骨上段大转子水平锥状骨性突出，外围为骨皮质，中央为松质骨

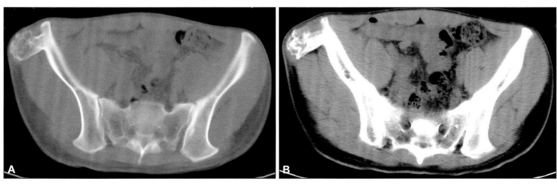

图 6-3-7　髂骨骨软骨瘤
髂骨 CT 骨窗和软组织窗（A、B）显示右侧髂骨翼向外的蕈状骨性突出，外围皮质骨和中央松质骨均与母骨相连续，顶端亦有高密度硬化线覆盖

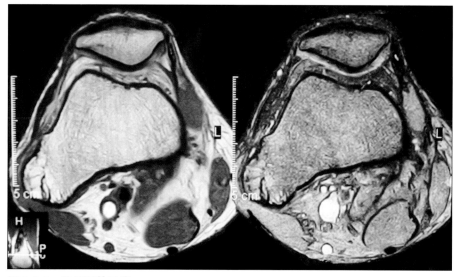

图 6-3-8 股骨骨软骨瘤
MR T1WI 和 T2WI 显示股骨下段局限性突出外围呈与母骨骨皮质相连续的低信号，中央大部为母骨相同的骨髓信号，顶端亦呈低信号条带

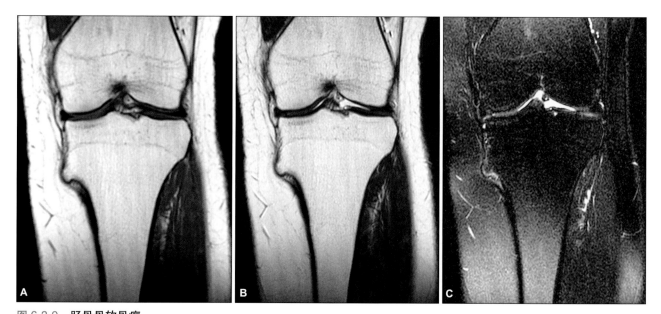

图 6-3-9 胫骨骨软骨瘤
A，B，C. MR T1WI、T2WI 和脂肪抑制 T2WI 显示胫骨上段局限性乳头状突出外围呈与母骨骨皮质相连续的低信号，中央大部为母骨相同的骨髓信号，顶端亦呈低信号条带

（刘吉华）

重点推荐文献

[1] Morikawa M, Numaguchi Y, Soliman JA. Osteochondroma of the cervical spine. MR findings. Clin Imaging, 1995, 19(4): 275-278.

[2] Karasick D, Schweitzer ME, Eschelman DJ. Symptomatic osteochondroma: imaging features. AJR, 1997, 168(6): 1507-1512.

[3] Milgaram JW. The origins of osteochondromas and enchongdromas. A histopathologic study. Clin Orthop, 1983, 174(4): 264-284.

二、软骨瘤

软骨瘤（chondroma）是常见的良性成软骨肿瘤

【概念和分类】

● 内生软骨瘤（enchondroma）又称单发性内生软骨瘤（solitary enchondroma）

- 单骨受累，单发病灶
- 源于松质骨或骨干髓腔
- 多发性内生软骨瘤（multiple enchondroma），又称内生软骨瘤病（enchondromatosis）、Ollier 病（Ollier's disease）
  - 多骨受累或单骨多灶
  - 源于松质骨或骨干髓腔、骨皮质和（或）骨膜下
  - 可伴软骨发育障碍和肢体畸形
  - Maffucci 综合征（Maffucci's syndrome）
    - 多发性内生软骨瘤并发软组织脉管类肿瘤，也可同时伴发黑色素瘤和白斑病等
- 骨膜软骨瘤（periosteal chondroma）又称皮质旁软骨瘤（juxtacortical chondroma）
  - 源于骨皮质或骨外膜下向外生长为主

【病因和病理】

病因

- 多为胚胎期软骨错置而引起，可能来自骺板

一般特点

- 软骨分化的良性肿瘤
- 流行病学
  - 单发性内生软骨瘤
    - 占良性骨肿瘤的 7.8%～13%
  - 骨膜软骨瘤较少
  - 多发性内生软骨瘤少见
- 恶变
  - 单发性内生软骨瘤
    - 恶变率较骨软骨瘤为高
    - 年龄大，病程长者，易恶变
    - 位于扁骨和不规则骨及体积大者，易恶变
  - 多发性内生软骨瘤
    - 5% 恶变为软骨肉瘤
    - 多见于成人
  - Ollier 病和 Maffucci 综合征
    - 25%～30% 恶变为软骨肉瘤

大体病理及手术所见

- 病灶位于松质骨或骨干髓腔、皮质内或骨膜下
- 圆形、卵圆形、分叶状或条片状，内侧面可有不规则骨嵴
- 肿瘤组织为浅蓝色或白色透明软骨，可有大小不等的囊变，内含液体或胶冻状物
- 钙化或骨化呈现黄白色沙砾状
- 骨皮质因肿瘤压迫可膨胀或变薄

镜下改变

- 肿瘤有软骨细胞和基质构成
- 软骨细胞
  - 单发内生软骨瘤
    - 细胞数量较少，细胞及胞核均较小
    - 单核多见，双核较少，多为直接分裂
  - 多发性内生软骨瘤
    - 细胞数量多，双核多见
- 软骨基质可发生肿胀、胶原化，并有散在的钙化和骨化
- 少数与软骨肉瘤难以鉴别
- 马夫西综合征伴发软组织脉管类肿瘤
  - 多为海绵状血管瘤或毛细血管瘤
  - 较少为淋巴管瘤和血管内皮细胞瘤

【临床表现】

症状和体征

- 单发性内生软骨瘤
  - 病程进展缓慢，早期多无症状
  - 肿瘤长大，局部肿大或硬性肿块；病理骨折，局部疼痛明显
  - 肿瘤恶变，生长迅速，疼痛加剧
- 多发性内生软骨瘤
  - 儿童易发生病理骨折，局部硬性肿块，肢体非对称性变短
  - 骨折所致的肢体成角或弯曲畸形，膝外翻，骨盆左右不对称
  - 成年后肿瘤多停止生长
- 马夫西综合征
  - 局部硬性肿块，肤色可红，肢体非对称性变短
  - 骨折所致的肢体成角或弯曲畸形，膝外翻，骨盆左右不对称
- 骨膜软骨瘤
  - 局部肿胀（很少超过 4cm），生长缓慢
  - 多无压痛，偶有隐痛

流行病学

- 年龄
  - 单发性内生软骨瘤
    - 好发于 20～50 岁
  - 多发性内生软骨瘤
    - 好发于 1～10 岁小儿
  - 马夫西综合征
    - 好发于 1～10 岁小儿，出生时即可发病

- 骨膜软骨瘤
  - 好发 30 岁以内的青年人
- 性别
  - 单发性内生软骨瘤
    - 男女发病相近
  - 骨膜软骨瘤
    - 女性多于男性

部位

- 单发性内生软骨瘤
  - 所有软骨化骨骨骼均可受累
  - 最多见手足短管骨，占 50%
  - 其次为肱骨、胫骨、腓骨和尺骨
  - 偶见于肋骨、胸骨、骨盆、椎体和腕骨
- 多发性内生软骨瘤
  - 多累及四肢骨
  - 单侧肢体骨同时受累多见
  - 长骨多于腕跗骨和手足骨
  - 骨盆等扁骨亦可受累
- Maffucci 综合征
  - 50% 为单侧受累
  - 骨病变多累及掌指骨和腕骨
  - 血管瘤可累及软组织和内脏
  - 软组织病变和骨病变并不完全一致
- 骨膜软骨瘤
  - 多单发
  - 最多见肱骨和股骨，约为 70%
  - 其次为手足骨，约占 25%

自然病史及预后

- 生长缓慢，预后较好
- 少数因恶变后消耗或转移于数年后死亡

治疗

- 肿瘤病变需手术切除
- 伴发肢体畸形影响功能者可进行矫形手术

【影像表现】

概述

- 最佳诊断依据
  - 单发或多发边界清楚骨质破坏或皮质旁软组织肿块
    - 具有软骨钙化或呈现透明软骨信号
- 部位
  - 软骨化骨骨骼
  - 骨内或皮质旁
- 大小

- 数毫米到十几厘米
- 形态学
  - 圆形、类圆形、分叶状或条带状透光区

X 线表现

- 单发性内生软骨瘤
  - 指趾骨病灶多位于近中段，掌跖骨多位于中远段，可累及骨的大部或全部
  - 长骨病变常起始于干骺部，随骨生长逐向骨干移行
  - 干骺、骨骺愈合前多不侵犯骨骺，愈合后可累及骨端
  - 松质骨或骨干髓腔内圆形、类圆形、分叶状或条带状透光区
  - 中心或偏心性生长
  - 内可见点环状、条网状或簇集而成的团块状钙化（图 6-3-10，图 6-3-11）
  - 边缘大部光整，多有硬化边
  - 边缘可见伸入病灶内的骨嵴影
  - 相邻骨皮质可有不同程度的膨胀、变薄（图 6-3-12，图 6-3-13）
  - 偏心或膨胀明显的病灶相邻骨皮质可有局限性缺失
  - 较少形成软组织肿块
  - 少数髓腔病灶可延伸到皮质内
  - 病理骨折
    - 可有层状或条带状骨膜增生
    - 软组织肿胀
  - 恶变
    - 宿主骨内边缘模糊的侵蚀性破坏
    - 骨外膜增生
    - 钙化明显增多或消失
    - 软组织内肿块
- 多发性内生软骨瘤
  - 多发松质骨或骨干髓腔内圆形、类圆形、分叶状或条带状透光区
  - 中心或偏心性生长，部分可位于骨皮质内
  - 内可见点环状、条网状或簇集而成的团块状钙化
  - 边缘大部光整，多有硬化边
  - 边缘可见伸入病灶内的骨嵴影
  - 相邻骨皮质可有不同程度的膨胀、变薄（图 6-3-14）
  - 偏心或膨胀明显的病灶相邻骨皮质可有局

限性缺失（图 6-3-15）

- ○ 病灶可使干骺端喇叭口状扩张同时伴弯曲畸形
- ○ 受累骨变短
- ○ Maffucci 综合征
  - ■ （血管瘤）软组织和内脏肿胀，可有多发小圆形静脉石
- 骨膜软骨瘤
  - ○ 早期
    - ■ 骨旁或皮质内边界清楚的圆形、类圆形软组织密度块影，长径 1～2cm
    - ■ 相邻骨皮质受压，形成浅碟状或弧形缺损
  - ○ 病变增大
    - ■ 骨缺损区增大变深
    - ■ 皮质变薄并向内膨胀或缺失，正常髓腔变窄
    - ■ 病灶表面或边缘可出现薄层完整或不完整线样钙化骨壳
    - ■ 病灶上下骨内膜和（或）骨外膜增生致骨皮质增厚
    - ■ 增厚的皮质呈扇形，远离病灶逐渐变薄
    - ■ 增厚的皮质外缘与病灶内外缘相延续
    - ■ 50% 病灶内常有散在的斑点状或环状钙化
    - ■ 掌跖骨的较大肿瘤，可压迫、推移邻骨，显示皮质局限性凹陷或增厚（图 6-3-16）
- 肿瘤恶变
  - ○ 骨内出现不规则骨质破坏，边界模糊
  - ○ 原病灶内典型的环形、半环形钙化消失
  - ○ 原病灶内出现模糊的钙化
  - ○ 层状或较低密度的骨膜反应

CT 表现

- 病灶位于松质骨、骨干髓腔、皮质内或皮质旁
- 圆形、类圆形或条带状异常软组织影，略低于肌肉密度
- 边缘大部光整，多有高密度硬化边，并入病灶的钙质样高密度骨嵴
- 内可见点环状、条网状或簇集而成的团块状钙质样高密度
- 邻近骨皮质可有不同程度的膨胀、变薄、缺失或受压凹陷（图 6-3-12，图 6-3-13）
- 骨膜软骨瘤可形成软组织肿块
- 少数髓腔病灶可呈条带状并延伸到皮质内
- 增强扫描病灶呈网格状或均匀轻度强化

- Maffucci 综合征
  - ○ 边界模糊的软组织肿块
  - ○ 可有多发小圆形钙质样高密度静脉石
  - ○ 增强扫描
    - ■ 不均匀明显强化或无强化
    - ■ 可显示供血或引流血管
- 肿瘤恶变
  - ○ 骨内出现不规则骨质破坏，边界模糊
  - ○ 原病灶内典型的环形、半环形钙化消失
  - ○ 原病灶内出现模糊的钙化
  - ○ 层状或较低密度的骨膜反应
  - ○ 明显的软组织肿块或伴钙化
  - ○ 发现远处转移病灶
- 与 X 线平片相比，CT 平扫和重建优势在于易显示
  - ○ 较小的骨内病灶
  - ○ 骨膜软骨瘤的软组织肿块
  - ○ 病灶内轻微钙化
  - ○ 骨内外膜的增生

MRI 表现

- 病灶呈圆形、类圆形、分叶状或条带状
- 边界清楚，多有骨壳和硬化边形成的低信号环围绕
- T1WI 信号与肌肉相近或略高，内可伴有斑点状高信号
- T2WI 为与正常透明软骨一致的高信号
  - ○ 可伴有斑点或网格状低信号，而呈颗粒状（图 6-3-12，图 6-3-13，图 6-3-17）
- 增强扫描病灶
  - ○ 边缘环弧状轻中度强化
  - ○ 筛孔或网状轻中度强化（图 6-3-13）
  - ○ 均匀轻中度强化
- Maffucci 综合征软组织血管瘤
  - ○ 软组织肿块形态多不规则，边缘多模糊
  - ○ 长 T1、明显长 T2 信号，可伴有脂肪信号
  - ○ 相连的粗大快血流供血和引流血管呈流空信号
  - ○ 流速较慢的血管 T1WI 和 T2WI 均为高信号
  - ○ 增强扫描
    - ■ 多不均匀明显强化
    - ■ 少数无强化

推荐影像学检查

- 最佳检查法：X 线摄片或 CT

- 检查建议
  - X 线摄片和 CT
  - 难以定性者,需 MR 检查观察是否呈现透明软骨信号
  - 疑恶变者,需 MR 检查观察软骨帽和周围软组织改变

【鉴别诊断】

单发性内生软骨瘤

- 骨囊肿
  - 极少发生于短管骨,内无钙化斑点
  - MR 均匀长 T1 长 T2 液体信号
- 骨巨细胞瘤
  - 好发于长骨骨端,手足短管骨少见
  - 紧邻关节面生长,易向骨突部位发展
  - 膨胀可更为显著
  - 硬化边缺乏或模糊
  - 殊少出现高密度钙化斑点
  - 膨胀骨壳外少量异常软组织影
  - MR 信号多混杂,可显示出血信号和液液平面
  - 增强扫描多明显不均匀强化
- 上皮样囊肿
  - 常有外伤史
  - 多发生于末节指骨的远端
  - 边缘光滑的圆形或卵圆形透亮区,内无钙化
- 骨纤维异常增殖症
  - 多同时累及同指(趾)的多个指(趾)骨及相应的掌(跖)骨

- T2WI 信号较低,而非类透明软骨信号

多发性内生软骨瘤

- 短管状骨结核
  - 病灶内无钙化
  - 周围软组织明显肿胀

骨膜软骨瘤

- 纤维性骨皮质缺损
  - 多见于 4~8 岁儿童
  - 随年龄增长可自行愈合
  - 常双侧对称发生
  - 病灶无钙化
  - T2WI 信号较低
- 骨膜下脓肿
  - 肤色潮红,皮温上升,疼痛明显
  - 病灶范围广
  - 病灶周围广泛软组织肿胀
  - 骨外膜反应广泛而非仅局限于与正常骨交界的边缘
  - 骨外膜与正常骨皮质之间可能有线样软组织密度间隙
  - 脂肪抑制 T2WI 病灶相邻组织呈明显高信号
- 神经纤维瘤病
  - 常并有皮肤色素沉着和皮下神经纤维瘤
  - 周围神经增粗、脊柱侧弯、颅骨缺损等改变
  - 压迫骨皮质的神经纤维瘤病灶
    - 较少出现钙化
    - MRI 信号较均匀

诊断与鉴别诊断精要

- 软骨瘤是成软骨类良性骨肿瘤
- 骨质破坏
  - 单发或多发
  - 圆形、类圆形、分叶状或条带状,边界较清楚
  - 具有软骨钙化或呈现透明软骨信号
- 邻皮质软组织肿块
  - 单发
  - 圆形、类圆形或分叶状,边界较清楚
  - 具有软骨钙化或呈现透明软骨信号
- 肿瘤可恶变为软骨肉瘤

典型病例

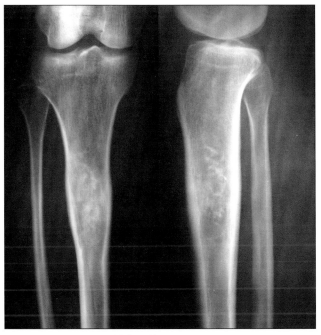

图 6-3-10　胫骨单发性内生软骨瘤
X 线正侧位片显示胫骨干膨胀性骨破坏区，内有斑点状钙化

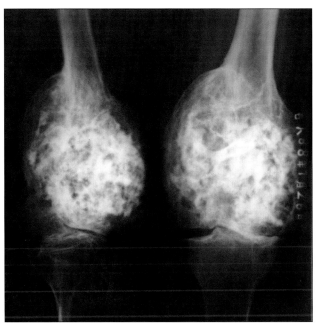

图 6-3-11　股骨单发性内生软骨瘤
X 线正侧位片显示股骨下端膨胀性骨破坏区，内有簇集点环状及板块状钙化

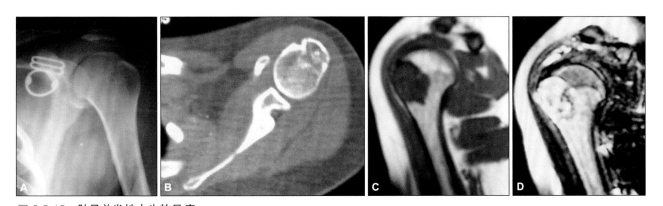

图 6-3-12　肱骨单发性内生软骨瘤
A. X 线正位片显示肱骨大结节区类圆形骨破坏区，相邻皮质轻度膨胀；B. CT 骨窗显示破坏区伴硬化边和斑点状钙化；C，D. MR T1WI 和 T2WI 病灶边界清楚，呈长 T1、颗粒状长 T2 信号，具有软骨瘤的特点

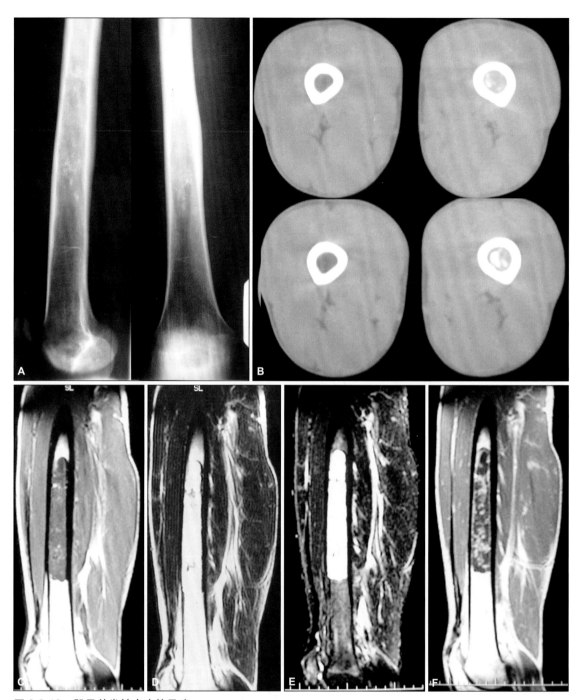

图 6-3-13　股骨单发性内生软骨瘤

A. X 线正侧位片显示骨干髓腔中央类圆形轻度透光区，相邻皮质内缘轻度凹陷，内有斑点状钙化；B. CT 骨窗显示骨干髓腔轻度扩大，内呈软组织密度并点片状钙化；C. MR T1WI 示骨干髓腔内类圆形低信号并斑点状高信号，边界清楚；D，E. T2WI 和脂肪抑制 T2WI 病灶呈颗粒状长 T2 信号；F. 增强扫描 T1WI 病灶呈斑点状、环网状和边缘弧形强化，具有软骨瘤的特点

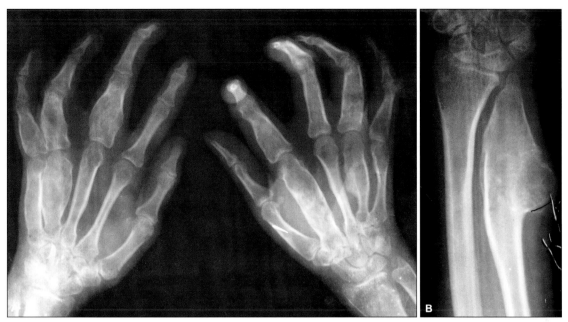

图 6-3-14　多发性内生软骨瘤
A. 双手 X 线正位片显示双手多发掌指骨膨胀性骨质破坏，部分内伴斑点状钙化；B. 右侧尺桡骨中远段正位显示尺骨远段膨胀性骨破坏并轻度短缩及尺侧偏曲

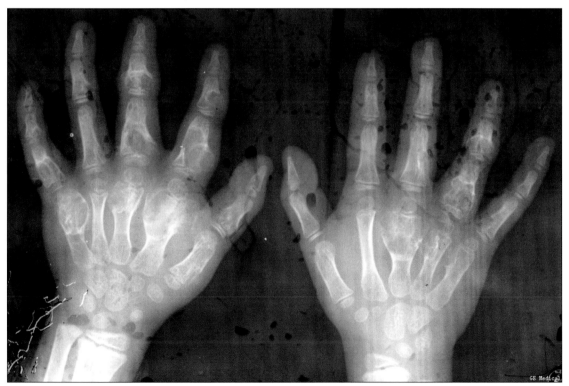

图 6-3-15　多发性内生软骨瘤
双手 X 线正位片显示双手多发掌指干骺或相邻骨干中心或偏心性膨胀性骨质破坏，部分伴相邻膨胀骨壳的局限性缺损

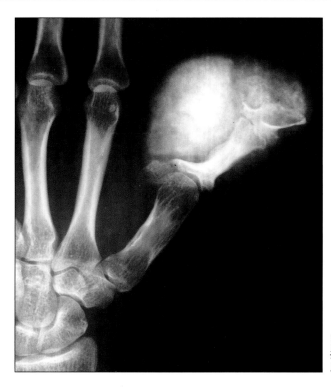

图 6-3-16　骨膜软骨瘤
拇指侧位 X 线片显示指骨掌侧巨大斑点状钙化肿块，相邻皮质局限性受压凹陷

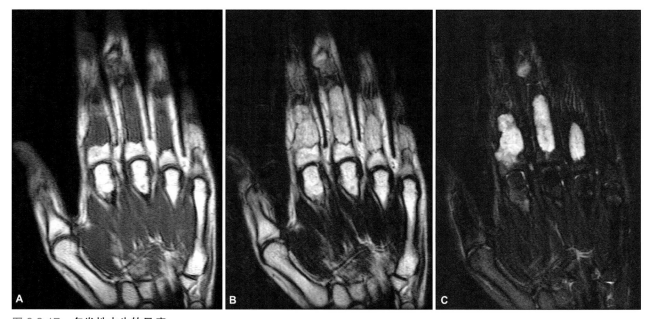

图 6-3-17　多发性内生软骨瘤
A. MR T1WI 示左手多发指骨干骺和相邻骨干髓腔内类圆形低信号，边界清楚；B，C. T2WI 和脂肪抑制 T2WI 病灶呈颗粒状长 T2 信号，具有软骨瘤的特点

（刘吉华）

重点推荐文献

[1] Milgaram JW. The origins of osteochondromas and enchongdromas. A histopathologic study. Clin Orthop, 1983, 174: 264-284.

[2] Aoki J, Sone S, Fujioka F, et al. MR of enchondroma and chondrosarcoma: rings and arcs of Gd-DTPA enhancement.

JCAT, 1991, 15: 1011-1016.

[3] DeBeuckeleer LHL, DeSchepper AMA, Ramon F, et al. Magnetic rensonance imaging in cartilaginous tumors: Is it useful of necessary. Skeletal Radiol, 1996, 25(10): 137-141.

三、软骨母细胞瘤

【概念和概述】

- 成软骨细胞瘤（chondroblastoma），又软骨母细胞瘤
- 成软骨细胞瘤有良恶性之分
  - 恶性成软骨细胞瘤又称成软骨细胞肉瘤
  - 良性成软骨细胞瘤，占绝大多数，即为通常所讲的成软骨细胞瘤

【病理】

一般特点

- 起源于成软骨细胞或成软骨性结缔组织
- 单发，偶有多发
- 可伴发动脉瘤样骨囊肿
- 少数良性软骨母细胞瘤具有侵蚀性、肺和其他部位转移
- 判断良恶性时，临床、病理和影像学必须密切结合
- 流行病学
  - 占全部骨肿瘤的1.5%、原发骨肿瘤的3.7%
  - 良性成软骨细胞瘤占绝大多数
  - 恶性成软骨细胞瘤极为罕见
- 恶变
  - 少数良性软骨母细胞瘤可恶变为软骨肉瘤或纤维肉瘤

大体病理与手术所见

- 瘤组织质地坚硬，呈棕灰色
- 部分区域因钙化呈淡黄色沙砾样
- 部分区域可发生出血和囊变
- 肿瘤侵入关节，可引起滑膜炎和关节积液

显微镜下改变

- 主要由成软骨细胞构成，边缘可见巨细胞
- 肿瘤基质内和细胞胞浆内可有钙化，常见于软骨成熟后的变性期
- 基质钙化后，成软骨细胞变性坏死，胞核消失，残留细胞轮廓而呈窗格状
- 坏死修复时，可出现胶原纤维、软骨样或骨样基质
- 骨样基质形成骨组织
- 24%并发动脉瘤样骨囊肿
- 恶性成软骨细胞瘤为幼稚软骨母细胞和多核巨细胞
  - 部分区域可伴有良性成骨细胞瘤改变

【临床表现】

症状和体征

- 进展缓慢，起病至就诊时间由数月至数年不等
- 早期症状轻微，病程进展疼痛明显
- 邻近关节的不适、疼痛、肿胀、活动受限和跛行
- 局部皮温增高并压痛
- 肢体肌肉萎缩
- 恶性软骨母细胞瘤或肿瘤恶变
  - 生长加快，疼痛压痛明显
  - 局部皮温增高和静脉血管显露

流行病学

- 年龄
  - 好发10～20岁青少年，25岁以下者占71.4%
- 性别
  - 男女之比为1.8：1

部位

- 最多见于股骨远端、胫骨近端以及肱骨上端和大结节
  - 股骨下端和胫骨上端占57.1%
- 其次为胫骨远端、股骨颈、跟骨、距骨、髂骨、坐耻骨、手足骨和肋骨
- 具有二次骨化中心的骨骺皆可发病
- 偶有发生于蝶窦和蝶鞍的前床突

自然病史及预后

- 良性者生长缓慢，预后较好
- 恶性者术后易复发，并因肿瘤消耗或转移于数年后死亡

治疗

- 手术切除或并用自体骨（移植物）置换，切除范围超出肿瘤周缘1～2cm
- 术后复发或转移者并用化疗或放疗

【影像表现】

概述

- 最佳诊断依据
  - 长管骨骨骺或跨骺板骨质破坏或其他骨边界较清楚骨质破坏
  - 相邻骨髓和软组织水肿
- 部位
  - 长管骨骨骺或跨骺板累及骨骺和干骺
  - 其他骨松质骨
- 大小

- ○ 骨质破坏一到数厘米
- 形态学
  - ○ 骨质破坏呈圆形、类圆形或分叶状
  - ○ 骨髓和软组织水肿呈边界模糊的斑片状

X 线表现

- 长骨病灶中心多位于骨骺或骺板，可累及干骺端
- 病灶呈圆形、类圆形或分叶状，偶尔呈多房状
- 少数内伴有斑片状和（或）斑点状致密影
- 长径通常小于 4cm
- 边界多模糊，可伴有完整或不完整的模糊硬化缘（图 6-3-18）
- 相邻骨皮质可有轻度膨胀
- 病灶周围松质骨内边界不清的斑片状硬化（图 6-3-19）
- 少数干骺端一侧或四周出现数厘米长的单层骨膜增生
- 部分显示关节积液征象

CT 表现

- 四肢长骨
  - ○ 肿瘤病灶
    - ■ 常局限于骨骺，亦可跨越骺板向干骺端扩展
    - ■ 多偏于一侧
    - ■ 呈圆形、类圆形或分叶状
    - ■ 少数边缘骨嵴伸向病灶内
    - ■ 长径通常小于 4cm
    - ■ 内呈软组织密度
    - ■ 病程进展多数出现斑点状、斑片状或团块状钙质样高密度影（图 6-3-18）
    - ■ 无钙化骨化者和钙化骨化病灶的非钙化骨化区密度均匀或不均匀
    - ■ 不均匀软组织密度区内见散在的斑片状、斑点状或类圆形更低密度区
    - ■ 边界清楚或较模糊
    - ■ 多有完整或不完整的薄层高密度硬化边
    - ■ 周围松质骨多有广泛的轻度高密度硬化，边界不清
  - ○ 1/3 相邻皮质可有变薄、轻度膨胀或局限性缺损
    - ■ 骨皮质缺损后可形成边界清楚的局限性软组织密度肿块
  - ○ 干骺端可有 3cm 左右长的线样骨外膜增生

- ○ 病变骨一侧或四周多有较为广泛的软组织肿胀
- ○ 部分相邻显示关节积液和滑膜增厚征象
- 扁骨及不规则骨
  - ○ 肿瘤病灶
    - ■ 多靠近骨体边缘
    - ■ 圆形、类圆形软组织密度区
    - ■ 伴高密度硬化边
    - ■ 相邻骨皮质多缺失，少数轻度膨胀，偶可明显膨胀
- 短管骨及管径较细的长管骨（腓骨）
  - ○ 病灶
    - ■ 呈软组织密度
    - ■ 中心性生长并向四周轻度膨胀。相邻关节多伴有积液和滑膜增厚等表现
- 与 X 平片相比，易显示和观察
  - ○ 病灶内软组织密度的均匀性
  - ○ 病灶的钙化
  - ○ 病灶形态和边缘
  - ○ 病灶周围松质骨硬化
  - ○ 病灶骨周围软组织肿胀
  - ○ 邻近关节的积液及滑膜炎改变

MRI 表现

- 肿瘤病灶
  - ○ T1WI 多呈不均匀低信号
    - ■ 少数伴斑点状或类圆形骨髓样高信号和（或）斑点状皮质样更低信号
  - ○ T2WI 和 FS T2WI 信号不均匀
    - ■ 多伴有散在斑点状、结节状和（或）条带状水样高信号区
    - ■ 少数以水样高信号区为主或伴液液平面
    - ■ 部分伴斑点状皮质样更低信号
  - ○ 增强扫描
    - ■ 多为不均匀强化，内有斑点状、条带状和不规则形无强化或低强化区
    - ■ 偶尔中等度均匀强化
  - ○ 部分或全部边缘 T1WI、T2WI 和 FS T2WI 呈类皮质样低信号线
    - ■ 少数部分边缘 T1WI 呈脂肪样高信号，T2WI 呈内外并行高低信号线（图 6-3-19）
- 病灶周围髓腔
  - ○ 多有边缘模糊的斑片状长 T1 长 T2 信号，

边界不清，FS T2WI 明显
- 增强扫描呈现轻中等度强化（图 6-3-19）
- 长骨干骺端
  - 一侧或四周皮质外并行的中等 T1 略长 T2 和皮质样长 T1 短 T2 信号线
- 病变骨相邻单侧或四周软组织
  - 斑片状长 T1 长 T2 信号，FS T2WI 显示清楚
  - 增强扫描中等度均匀强化
- 病灶相邻关节
  - 多有少量积液
  - 部分关节内脂肪 FS T2WI 呈现高信号
  - 滑膜增厚，并轻中度强化

推荐影像学检查
- 最佳检查法：X 线摄片或 CT
- 检查建议
  - X 线摄片和 CT
  - 难以定性者，需 MR 检查观察是否呈现相邻骨髓和软组织水肿
  - 疑恶性者，需 MR 检查观察病变的确切范围

【鉴别诊断】

干骺、骨骺结核
- 病灶多更小
- 多有邻关节间隙狭窄
- 滑膜明显增生肥厚
- 少有骨膜反应

巨细胞瘤
- 发病年龄较晚，多在干骺骨骺闭合后
- 病灶较大，多横向发展，膨胀明显，紧邻关节面，易向骨突部位生长
- MRI 易显示短 T1 出血信号和液液平面
- 缺乏病灶周围骨质硬化
- 少有骨膜增生

内生软骨瘤
- 见于成年人的短管骨
- 病变自干骺端向骨干延伸
- 病灶内呈现典型软骨钙化
- 罕见源于骨骺或跨骺板累及骨骺
- 多无关节改变和软组织水肿

诊断与鉴别诊断精要

- 软骨母细胞瘤是良性或恶性软骨类肿瘤
- 骨质破坏
  - 单发
  - 位于长管骨骨骺或跨骺板累及骨骺和干骺
  - 长径多小于 4cm
  - 圆形、类圆形或分叶状，边界清楚或较模糊
  - 内斑点状水样信号
- 破坏区相邻松质骨边界模糊的淡片状硬化
- 破坏区相邻骨髓和软组织水肿

典型病例

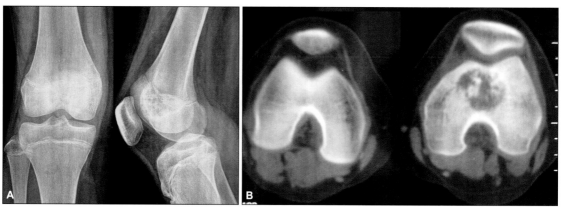

图 6-3-18　**股骨下端软骨母细胞瘤**
A.股骨 X 线正侧位片显示股骨下端骨骺类圆形透光区伴模糊硬化边；B.CT 骨窗显示骨骺类圆形透光区，内颗粒状斑点状钙化骨化，边缘模糊，部分伴硬化边，周围骨质斑片状硬化

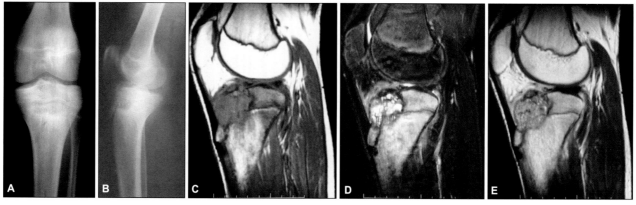

图 6-3-19　**胫骨上端软骨母细胞瘤**
A，B.胫骨 X 线正侧位片显示胫骨上端骨骺和相邻干骺类圆形分叶状透光区伴模糊硬化边和周围骨质斑片状硬化；C. MR T1WI 显示病灶跨骺板，以低信号为主，伴斑点状高信号和部分低信号边缘；D.T2WI 病灶呈长不均匀长 T2 信号，其中部分呈斑点状水样高信号，伴部分低信号边缘，周围骨骺干骺斑片状水肿信号；E.增强扫描 T1WI 病灶不均匀强化，周围水肿区中等强化

（刘吉华）

重点推荐文献

[1] Oxtoby JW, Davies AM. MRI characteristics of chongdroblastoma. Clin Radiol, 1996, 51(1): 22-26.
[2] Weatherall P, Maale G, Mendelsohn D, et al. Chondroblastoma: classic and confusing appearance at MR imaging. Radiology,

1994, 190(2): 467-474.
[3] 上官景俊，刘吉华，韩娟娟，等.软骨母细胞瘤MRI及X线平片和CT的表现特征.中华放射学杂志，2008，42(1): 84-88.

四、软骨黏液样纤维瘤

【概念和概述】

- 软骨黏液样纤维瘤（chondromyxoid fibroma）
  - 源于幼稚的黏液样间胚叶细胞
  - 具有软骨和胶原纤维分化
  - 非单纯软骨细胞分化肿瘤发生黏液样变

【病理】

一般特点

- 多为单发病灶
- 恶变
  - 可恶变为软骨肉瘤

大体病理与手术所见

- 肿瘤圆形或卵圆形

- 主要为实质性组织，可伴有黏液样小囊腔，偶有钙化
- 实质性组织切面为灰白色或淡蓝色，似透明软骨
- 主瘤体外围可有 1~2 个分离的小肿瘤结节
- 偶可继发或伴存动脉瘤样骨囊肿

显微镜下改变

- 肿瘤细胞多为梭形和星形细胞，排列成假小叶状
- 细胞密集区多为梭形成纤维细胞，伴散在网状细胞、成软骨细胞，基质较少
- 细胞稀疏区
  - 多为散在黏液细胞并大量基质
  - 亦可为软骨母细胞、软骨细胞和软骨基质
- 肿瘤软骨成分约占 7.5%

【临床表现】

症状和体征

- 起病慢，症状轻，病程长，一般无全身症状
- 局部肿胀变形和轻度压痛，表浅者可触及肿块
- 可有关节活动受限
- 肿瘤恶变
  - 生长加快，疼痛压痛明显
  - 局部皮温增高和静脉血管显露

流行病学

- 年龄
  - 好发 10~30 岁，80% 在 30 岁以下，平均约为 16 岁
- 性别
  - 男性多于女性，约 1.9：1

部位

- 好发长管骨，下肢长管约占 70%，股骨和胫骨近 55%，胫骨约 34%
  - 胫骨多为近端，股骨和腓骨近、远端相近
- 其次跗骨、骨盆和跖骨
- 偶见髂骨、脊柱、肋骨、颅骨等

自然病史及预后

- 良性者生长缓慢
- 搔刮术后 12.5%~25% 术后两年内复发
- 部分可恶变

治疗

- 手术切除或并用自体骨（移植物）置换，切除范围超出肿瘤周缘 1~2cm

【影像表现】

概述

- 最佳诊断依据
  - 膨胀明显、硬化边粗厚的骨质破坏
- 部位
  - 长管干骺或相邻区
  - 其他骨的松质骨
- 形态学
  - 直径一到十几厘米
  - 单囊和多囊，囊壁伸向囊内的粗厚高密度硬化骨嵴

X 线表现

- 骨破坏
  - 圆形或卵圆形膨胀性
  - 长径 2~10cm
  - 多为偏心性
  - 位于窄细的腓骨、尺桡骨和短管骨者，可呈中心性生长
  - 好发长骨干骺端，亦见相邻骨干或骨端
  - 近骺板者膨胀显著，骨壳多完整
  - 远离干骺端者膨胀时，易突破骨皮质
  - 邻近皮质变薄或缺失（图 6-3-20）
  - 单囊和多囊，囊壁多有伸向囊内的粗厚硬化骨嵴
  - 周围多有较厚的骨硬化边缘
  - 病变上下相邻皮质三角形增厚，外缘与膨胀骨壳连续
    - 远离病变区逐渐移行于正常厚度骨皮质
    - 病变较大者骨皮质增厚广泛
  - 13% 显示钙化

CT 表现

- 圆形或卵圆形骨质破坏，内为软组织密度
- 早期局限于骨内
- 病程进展呈现膨胀性
  - 多为偏心性
  - 管径较细长管骨可为中心性
- 邻近皮质变薄或缺失
- 皮质中断后骨壳缺损处局限性软组织肿块
- 单囊和多囊，囊壁多有伸向囊内的粗厚高密度硬化骨嵴
- 周围多有较厚的高密度硬化边缘
- 病变上下骨膜增生致相邻皮质三角形增厚，外

缘与膨胀骨壳连续
- 少数病灶内钙化
- 增强扫描实质部分中等度强化

MRI 表现
- 病灶
  ○ T1WI 多为低或中等不均匀信号
  ○ T2WI 信号更趋不均匀和混杂
    ■ 软骨、黏液和陈旧性血肿液化呈明显高信号
    ■ 纤维组织为低信号
    ■ 少数病变信号较均匀
  ○ Gd-DTPA 静脉注射后扫描病灶全部或部分不均匀强化
- 病灶周围钙质样高密度硬化缘
  ○ T1WI 和 T2WI 呈不完整的类皮质低信号线

推荐影像学检查
- 最佳检查法：X 线摄片或 CT

- 检查建议
  ○ X 线摄片和 CT
  ○ 疑恶变者，需 MR 检查观察病变的确切范围

【鉴别诊断】

骨巨细胞瘤
- 好发于骨端，紧邻关节面生长，易向骨突部位发展
- 骨性间隔较细
- 边缘多无高密度硬化缘或更模糊
- 部分膨胀更明显

成软骨细胞瘤 （osteoblastic metastases）
- 病灶位于骨骺或骺板
- 病灶较小，无膨胀或轻微
- 常伴有关节积液
- 内多有钙质样高密度影
- 一般无粗厚骨嵴

诊断与鉴别诊断精要

- 为软骨和纤维分化肿瘤，可伴有黏液囊腔或继发动脉瘤样骨囊肿
- 骨质破坏
  ○ 单发
  ○ 长管干骺或相邻区
  ○ 多偏心生长
  ○ 膨胀明显、硬化边粗厚
  ○ 单囊和多囊，囊壁伸向囊内的粗厚高密度硬化骨嵴
  ○ 病变上下骨膜增生致相邻皮质三角形增厚，外缘与膨胀骨壳连续

典型病例

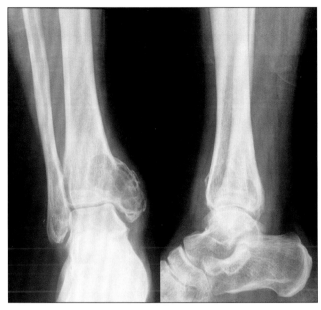

图 6-3-20　软骨黏液样纤维瘤
胫骨下段 X 线正、侧位片显示胫骨下端骨端类圆形膨胀性骨破坏伴硬化边，并见伸向破坏区的骨嵴

（刘吉华）

重点推荐文献

[1] Cohen E, Kressel H，Frank T,et al. Hyaline cartilage-origin bone and soft tissue neoplasms: MR apparance and histologic correlation. Radiology, 1998, 167(2): 477-481.

[2] DeBeuckeleer LHL, DeSchepper AMA, Ramon F, et al. Magnetic rensonance imaging in cartilaginous tumors: Is it useful of necessary. Skeletal Radiol, 1996, 25(10): 137-141.

五、软骨肉瘤

【概念和概述】

- 软骨肉瘤（chondrosarcoma）起源于软骨或成软骨结缔组织的恶性骨肿瘤，包括
  - 原发性软骨肉瘤（primary chondrosarcoma），又名普通型软骨肉瘤（conventional chondrodarcoma）
    - 发生于正常松质骨
  - 骨膜软骨肉瘤（periosteal chondrosarcoma），又名皮质旁软骨肉瘤（juxtacortical chondrosarcoma）
    - 发生于骨表面的透明软骨恶性肿瘤
  - 继发性软骨肉瘤（secondary chondrosarcoma）
    - 继发于先前存在的骨软骨瘤、内生软骨瘤、Ollier 病和 Maffucci 综合征
    - 偶尔继发于先前存在的骨纤维异常增殖症等
  - 去分化软骨肉瘤（dedifferentiated chondrosar-

coma）
    - 内生软骨瘤或低级别软骨肉瘤区与高级别非软骨性肉瘤区共同存在，界限分明
  - 间叶型软骨肉瘤（mesenchymal chondrosarcoma）
    - 主要有双向分化的高度未分化小圆细胞和高分化透明软骨构成
  - 透明细胞软骨肉瘤（clear cell chondrosarcoma）
    - 好发于骨骺的低级别恶性肿瘤，由透明细胞和透明软骨构成

【病理】

一般特点

- 软骨分化为主的恶性肿瘤
- 流行病学
  - 原发性软骨肉瘤
    - 占原发恶性骨肿瘤 20%
    - 列骨髓瘤和骨肉瘤之后居第三位
    - 占所有软骨肉瘤 90% 以上

- 骨膜软骨肉瘤
  - 少见，约占软骨肉瘤的 0.45%
- 继发性软骨肉瘤
  - 单发骨软骨瘤恶变率为 1%～2%
  - 多发骨软骨瘤恶变率可达 5%～25%
  - 单发性内生软骨瘤恶变率较骨软骨瘤为高
  - 位于扁骨和不规则骨及体积大的单发性内生软骨瘤易恶变
  - Ollier 病和 Maffucci 综合征 25%～30% 恶变为软骨肉瘤
- 去分化软骨肉瘤
  - 占所有软骨肉瘤 10%
- 间叶型软骨肉瘤
  - 占所有原发性软骨肉瘤 3%～10%
- 透明细胞软骨肉瘤
  - 占所有软骨肉瘤 2%
- 转移
  - 可发生血行转移，但较骨肉瘤晚
  - 很少发生淋巴转移

大体改变

- 原发性软骨肉瘤
  - 切面大部呈蓝灰色或乳白色透明状，多分割为数毫米的小叶
  - 常见钙盐沉积所致的黄白色区
  - 可伴有
    - 黏液样物质集聚区
    - 囊变区
  - 骨皮质的侵蚀破坏和软组织肿块
- 骨膜软骨肉瘤
  - 贴附于骨表面的较大软组织肿块
  - 切面透亮
  - 常伴有软骨钙化和骨化所致的沙砾样白色区域
  - 起始于外缘的骨皮质破坏
- 继发性软骨肉瘤
  - 继发于骨软骨瘤
    - 软骨帽增厚
    - 软骨内常有囊腔形成
  - 继发于软骨瘤病
    - 软骨内常有明显黏液样变，肿瘤切开后黏液流出
- 去分化软骨肉瘤
  - 软骨性成分和非软骨性成分比例不定，界

限分明
  - 软骨性成分分化好，呈蓝灰色，多位于肿瘤中央
  - 非软骨性肉瘤成分多位于外围或骨外
- 间叶型软骨肉瘤
  - 呈灰白色或灰红色
  - 长径 3～30cm 不等
  - 质地硬软不一
  - 边界清楚，分叶少见
  - 范围、程度不一的钙化和骨化
  - 有时见出血灶
- 透明细胞软骨肉瘤
  - 质地软并沙砾感
  - 可伴有囊变区
  - 最大长径 2～13cm 不等
  - 缺乏透明软骨外观

镜下改变

- 原发性软骨肉瘤
  - 大小不等、形态不规则的软骨小叶
  - 软骨小叶为纤维性条索或骨小梁分隔
  - 丰富的蓝灰色软骨基质
  - 黏液样变和软骨基质液化颇具特征
  - 坏死和核分裂象，高度恶性者多见
  - 不典型者软骨细胞大小形态差异明显，核大浓染，双核多见
  - 与软骨瘤不同
    - 细胞丰富
    - 渗透皮质骨和松质骨
- 骨膜软骨肉瘤
  - 与原发性软骨肉瘤相似
- 继发性软骨肉瘤
  - 多较原发性软骨肉瘤分化好
  - 基质黏液样变明显
  - 易发生周围软组织浸润
- 去分化软骨肉瘤
  - 软骨性成分分化好，多位于肿瘤中央
  - 非软骨性肉瘤成分
    - 恶性纤维组织细胞瘤常见
    - 其次为骨肉瘤、纤维肉瘤和横纹肌肉瘤等
- 间叶型软骨肉瘤
  - 未分化小圆细胞和透明软骨相混杂
    - 分界清楚或逐渐移行
  - 软骨成分多少不一

- 未分化小圆细胞区与 Ewing 肉瘤相似
- 偶见破骨细胞样多核巨细胞、骨样基质或骨组织
- 透明细胞软骨肉瘤
  - 小叶状软骨细胞团构成
    - 细胞核大居中、胞浆透亮、细胞膜清楚
    - 部分细胞胞浆淡红，类似软骨母细胞
    - 极少见核分裂象
  - 局灶性钙化骨化，间质中可直接形成编织骨
  - 常伴有动脉瘤样骨囊肿

【临床表现】

症状和体征

- 肿瘤生长相对缓慢，早期可无任何症状
- 病程进展
  - 出现疼痛并逐渐加重转为持续性剧痛
  - 缓慢增大的软组织肿块
- 少数发展快，病程短，颇似骨肉瘤
- 继发性软骨肉瘤
  - 局部疼痛突发性加重
  - 相对静止的软组织肿块突然开始增大

流行病学

- 年龄
  - 原发性软骨肉瘤
    - 成年和老年人的好发骨肿瘤
    - 好发年龄 40～70 岁，50 岁以上占绝大多数
  - 骨膜软骨肉瘤
    - 发生于成年人
  - 继发性软骨肉瘤
    - 发病年龄低于原发性软骨肉瘤
  - 去分化软骨肉瘤
    - 发病年龄 29～85 岁，平均在 50～60 岁之间
  - 间叶型软骨肉瘤
    - 发病高峰 20～30 岁
  - 透明细胞软骨肉瘤
    - 报道发病年龄 12～84 岁，好发年龄 25～50 岁
- 性别
  - 原发性软骨肉瘤
    - 男性略多
  - 间叶型软骨肉瘤
    - 男女相近
  - 透明细胞软骨肉瘤
    - 男女性发病率之比约为 3：1

部位

- 原发性软骨肉瘤
  - 最好发于骨盆，又以髂骨最多见
  - 其次为股骨近端、肱骨近端、股骨远端和肋骨
  - 躯干骨、股骨和肱骨约占 3/4
  - 手足骨约占所有软骨肉瘤 1%
  - 脊椎骨和颅面骨者罕见
- 骨膜软骨肉瘤
  - 发生于股骨远端
- 继发性软骨肉瘤
  - 任何部位均可受累，骨盆和肩带骨多见
- 去分化软骨肉瘤
  - 常累及骨盆、股骨和肱骨
- 间叶性软骨肉瘤
  - 常累及颅面骨（尤其是颌骨）、肋骨、髂骨和脊椎骨
  - 1/5～1/3 位于软组织
- 透明细胞软骨肉瘤
  - 累及广泛，包括颅骨、脊椎骨和手足骨
  - 约 2/3 发生于肱骨头和股骨头

自然病史及预后

- 生长相对缓慢，多数预后较骨肉瘤为好
- 继发性软骨肉瘤发展慢，预后更好
- 预后取决于肿瘤分化程度和手术切除的完整性
- 分化较好低度恶性者充分完整切除后，5 年生存率可达 90%
- 分化差的高度恶性者预后不良，死于消耗和转移

治疗

- 主要采用手术完整切除或并用自体骨（移植物）置换，避免遗漏到周围软组织
- 较少采用化疗和放疗

【影像表现】

概述

- 最佳诊断依据
  - 具有恶性表现的骨质破破坏，并破坏区或软组织肿块内软骨钙化征象
  - 骨膜软骨肉瘤皮质表面垂直骨膜增生和软组织肿块
- 部位

- 长管干骺端或相邻骨干区
- 骨膜软骨肉瘤皮质表面向外生长
  - 大小
    - 骨质破坏数厘米到数十厘米
  - 形态学
    - 骨质破坏呈不规则的圆形、类圆形或片团状
    - 骨膜软骨肉瘤多呈外缘不规则的半球状

X 线表现

- 原发性软骨肉瘤
  - 长骨者多位于干骺或骨干
  - 中心或偏心性生长
  - 骨质破坏
    - 髓腔内圆形、类圆形、分叶状或不规则形透光区
    - 大小不等
    - 边缘清楚或较模糊，存有移行带或模糊硬化缘
    - 骨皮质髓腔缘可呈扇形侵蚀凹陷
    - 可有骨性间隔并不同程度膨胀
    - 骨壳厚薄不一、完整或缺损
    - 内可有稀疏或密集的斑点状、线样、环状、无定形瘤软骨钙化（图 6-3-21 至 6-3-23）
    - 分化好者伴有较清楚硬化缘
  - 骨膜反应
    - 可伴条带状或层状骨外膜增生
    - 膨胀骨壳外缘不规则，部分较正常皮质为厚（图 6-3-21）
    - 少数骨膜三角
    - 少有放射状骨针
  - 软组织肿块
    - 大小不一，多形成于骨皮质破损处
    - 内有稀疏或密集的斑点状钙化和片状骨化（图 6-3-22）
    - 发生于扁骨和不规则骨者多较大（图 6-3-24）
  - 病理骨折
  - 早期皮质未破坏难以与软骨瘤鉴别
- 骨膜软骨肉瘤
  - 多位于干骺或干骺骨干交界部
  - 早期病灶较小可呈现
    - 局限性短而致密的层状骨膜或放射状骨针
    - 中央区放射状短骨针，周围区层状骨膜

- 病程进展呈现
  - 紧邻骨皮质的骨外软组织肿块，长轴与骨长轴平行
  - 卵圆形、半卵圆形，可伴有分叶
  - 内有点环状、棉絮状或片团状钙化和骨化
  - 早期放射状短骨针增长
  - 上下边缘见骨膜三角
  - 相邻骨皮质可有增厚硬化、外缘轻度不规则吸收、皮质内移
- 晚期
  - 少数高度恶性者，可破坏皮质侵犯髓腔
- 继发性软骨肉瘤
  - 骨软骨瘤恶变
    - 突然出现大量不规则或模糊的斑点状、环形和不定型钙化
    - 软骨帽内原有钙化部分或全部消失
    - 宿主骨、邻近骨或骨软骨瘤骨性基底骨质破坏
    - 瘤体周围明显软组织密度肿块
  - 内生软骨瘤恶变
    - 骨内出现不规则骨质破坏，边界模糊
    - 原病灶内典型的环形、半环形和不定型钙化消失
    - 原病灶内出现模糊的钙化
    - 层状或条带状的骨膜反应，可伴有骨膜三角
- 去分化软骨肉瘤
  - 长骨者多位于干骺或骨干
  - 溶骨性骨质破坏
    - 边界模糊或部分较清楚并伴模糊硬化
    - 区分界限分明的软骨成分区和非软骨成分区
    - 软骨成分区内可有斑点状、线样、环状、无定形瘤软骨钙化
    - 非软骨成分区无钙化或见肿瘤骨
  - 软组织肿块
  - 病理骨折多见
- 间叶型软骨肉瘤
  - 与原发性软骨肉瘤表现相似
  - 但骨质破坏更广泛，边界更模糊
  - 骨膜增生和骨膜三角多见
- 透明细胞软骨肉瘤
  - 边界较清楚的溶骨性或膨胀性骨破坏

- ○ 可伴有硬化边
- ○ 可破坏骨皮质，形成软组织肿块

CT 表现

- 原发性软骨肉瘤
  - ○ 骨干、干骺或骨端骨质破坏
  - ○ 中心或偏心性生长
  - ○ 局限于髓内或不同程度膨胀
  - ○ 破坏区呈混杂密度
    - 内残留骨、骨嵴、肿瘤骨和肿瘤软骨钙化呈钙质样高密度
    - 出血呈高密度
    - 坏死、囊变区为低密度
  - ○ 软组织肿块
    - 大小不一，形成于骨皮质破损处
    - 分叶状或结节状，边界较清楚
    - 内可有稀疏或密集的斑点状钙化和（或）片块状骨化（图 6-3-25）
  - ○ 增强扫描
    - 呈网格状、边缘弧形或不规则非均匀强化
    - 少数轻度均匀强化
    - 静脉瘤栓呈现低密度充盈缺损
- 骨膜软骨肉瘤
  - ○ 病程进展期呈现
    - 紧邻骨皮质的骨外软组织肿块，长轴与骨长轴平行
    - 卵圆形、半卵圆形，可伴有分叶
    - 内有点环状、棉絮状或片团状钙化和骨化
    - 相邻骨皮质可有增厚硬化、外缘轻度不规则吸收、皮质内移（图 6-3-26）
  - ○ 晚期
    - 可破坏皮质侵犯髓腔
- 继发性软骨肉瘤
  - ○ 骨软骨瘤恶变
    - 骨软骨瘤软骨帽增厚，成人长骨大于 1cm
    - 软骨帽区突然出现大量不规则或模糊的斑点状、环形和不定形钙化
    - 软骨帽内原有钙化部分或全部消失
    - 宿主骨、邻近骨或骨软骨瘤骨性基底骨质破坏
    - 骨软骨瘤周围软组织密度肿块
  - ○ 内生软骨瘤恶变
    - 骨内出现边界模糊的不规则骨质破坏区

- 原病灶内典型的环形、半环形和不定形钙化消失
- 原病灶内出现模糊的钙化
- 层状或条带状的骨膜反应，可伴有骨膜三角
- 软组织肿块

- 优势和不足
  - ○ 对细微骨质破坏、钙化、骨化、骨性间隔和硬化边的显示优于 X 线和 MR
  - ○ 对髓腔和软组织病变范围的显示优于 X 线
  - ○ 对病变范围的显示不及 MR

MRI 表现

- 原发性软骨肉瘤分叶状外形具有一定诊断特征
- 肿瘤（骨破坏区和软组织肿块）
  - ○ T1WI 为等或低信号，可伴有斑片状类圆形高信号
    - 瘤软骨钙化呈明显低信号
    - 黏液变区呈低信号
    - 囊变区呈低信号或略高信号
    - 出血可为明显高信号
  - ○ T2WI 多为高低混杂信号
    - 分化好的软骨部分呈类似透明软骨的较高信号，可伴有网格状低信号分隔
    - 瘤软骨钙化亦呈低信号
    - 黏液变区和囊变区呈水样高信号
    - 软组织肿块周围可有明显低信号边缘
  - ○ 增强扫描
    - 呈网格状、边缘弧形或不规则非均匀强化
    - 少数轻度均匀强化
- 软组织肿块相邻肌肉及肌间和皮下脂肪内脂肪抑制 T2WI 斑片状高信号，边缘模糊

推荐影像学检查

- 最佳检查法：X 线摄片或 CT
- 检查建议
  - ○ X 线摄片和 CT
  - ○ 观察病变的确切范围，需进行 MR 检查

【鉴别诊断】

骨巨细胞瘤

- 原发性软骨肉瘤鉴别
- 好发于骨端，紧邻关节面生长，易向骨突部位发展
- 膨胀明显
- 液液平面多见

- 内无钙化和骨化
- 少有骨膜反应

骨肉瘤

- 原发性软骨肉瘤鉴别
- 血中碱性磷酸酶升高
- 骨质破坏边界模糊
- 破坏区和软组织肿块斑片状或大块状、边界模糊的肿瘤骨
- 层状和放射状骨膜反应及骨膜三角多见
- 少呈分叶状和骨皮质内缘扇形凹陷
- 增强扫描明显不均匀不规则强化

骨纤维肉瘤

- 原发性软骨肉瘤鉴别
- 髓腔内囊状破坏区，边界模糊，少有膨胀
- 多无骨膜反应
- 多无钙化骨化

良性软骨瘤

- 原发性软骨肉瘤和软骨瘤恶变鉴别
- 骨破坏边缘光整锐利
- 瘤软骨钙化呈现典型的环状，密度高，边界清楚
- 骨皮质多完整
- 骨壳外无明显软组织肿块
- 无骨膜增生和骨膜三角

皮质旁骨肉瘤

- 骨膜软骨肉瘤和骨软骨瘤恶变鉴别
- 大量肿瘤骨构成的肿块

- 与骨皮质以窄蒂相连或有数毫米的透光间隙
- 窄蒂为肿瘤骨结构，非皮松质构成的骨性基底

骨膜骨肉瘤

- 骨膜软骨肉瘤鉴别
- 生长较快，以骨针为主
- 少见钙化或较为成熟的骨组织
- 早期影像学难以鉴别

骨膜软骨瘤

- 骨膜软骨肉瘤鉴别
- 骨旁或皮质内边界清楚的圆形、类圆形软组织密度块影，长径 1～2cm
- 相邻骨皮质受压，形成浅碟状或弧形缺损，边缘光整锐利
- 少有层状骨膜反应、放射状骨针和骨膜三角

骨软骨瘤

- 与骨软骨瘤恶变鉴别
- 软骨帽厚度小于 1cm
- 无宿主骨、骨性基底和软骨帽破坏
- 无软组织肿块和骨膜反应

软骨母细胞瘤

- 与骨骺透明细胞软骨肉瘤鉴别
- 发病年龄较小
- 病灶可跨骺板累及干骺
- 病灶较小，无膨胀或轻微膨胀
- 无骨皮质破坏
- 不形成软组织肿块

诊断与鉴别诊断精要

- 软骨肉瘤是恶性成软骨肿瘤
- 不同程度的恶性肿瘤表现
- 不规则圆形、类圆形、分叶状或片团状骨质破坏
- 可伴有软组织肿块或条带状骨膜增生
- 破坏区和软组织肿块
  - 伴有软骨钙化和部分透明软骨信号
  - MR 增强扫描呈网格状强化
- 骨膜软骨肉瘤
  - 邻骨皮质的骨外半球形或分叶状肿块，长轴平行于骨干，外缘模糊不规则
  - 内有点环状、棉絮状或片团状钙化和骨化
  - 相邻骨皮质可有增厚硬化、外缘不规则吸收

典型病例

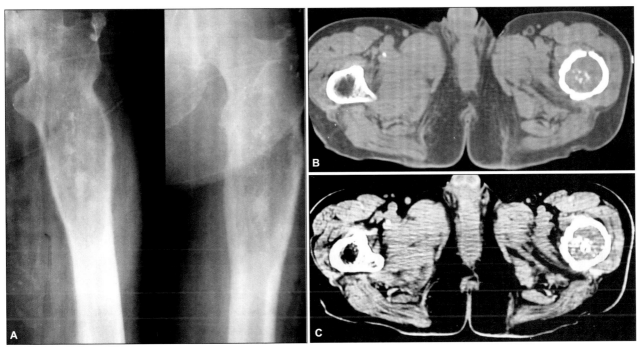

图 6-3-21　软骨肉瘤

A. X 线正侧位片；B. CT 骨窗；C. 软组织窗显示股骨上段髓腔类圆形膨胀性骨破坏，内有斑点状钙化，膨胀骨壳外缘不规则，部分较正常皮质为厚，无明显软组织肿块

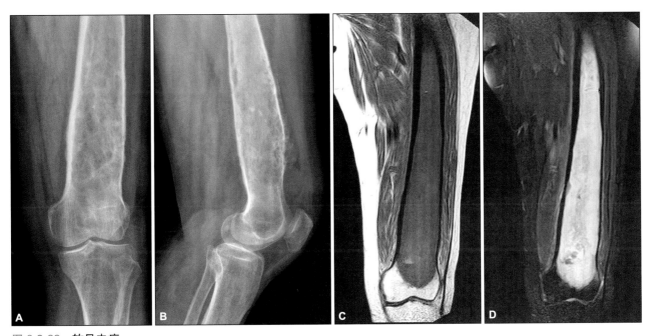

图 6-3-22　软骨肉瘤

A、B. X 正侧位片显示股骨中下段髓腔类圆形膨胀性骨破坏，内有斑点状钙化，周围条带状骨膜增生，前方伴软组织肿块。髓腔破坏区和软组织肿块内斑点状钙化；C. MR T1WI 和脂肪抑制 T2WI（D）病变呈长 T1 长 T2 信号，类似透明软骨

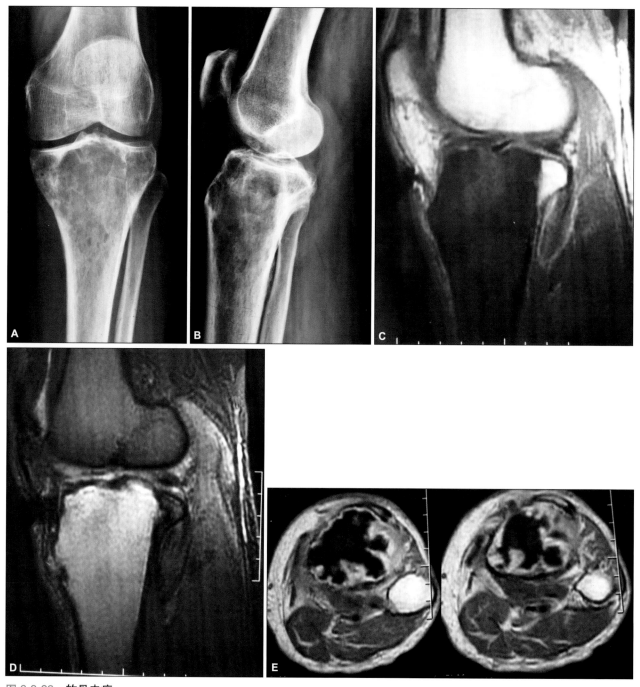

图 6-3-23　软骨肉瘤

A，B.X 线正侧位片显示胫骨上端骨髓腔类圆形分叶状骨破坏，伴部分硬化边；C，D.MR T1WI 和脂肪抑制 T2WI 病变呈均匀的长 T1 长 T2 信号，类似透明软骨。E.增强扫描 T1WI 呈边缘弧形不均匀强化

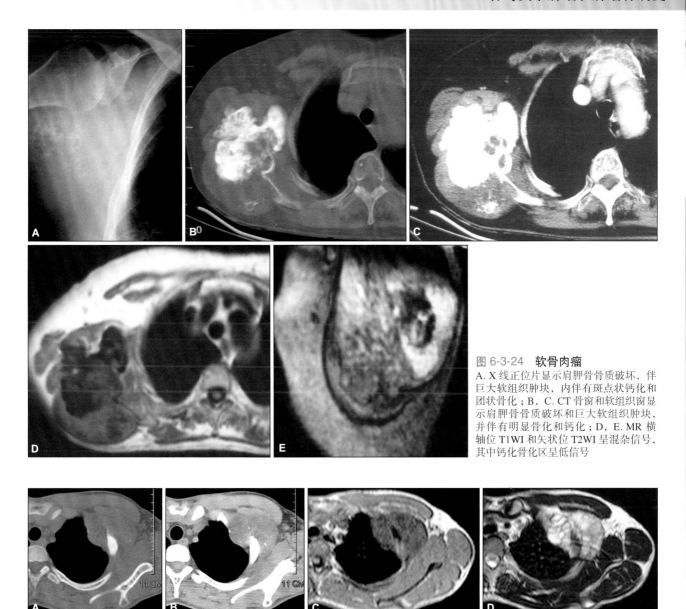

图 6-3-24　软骨肉瘤
A. X 线正位片显示肩胛骨骨质破坏，伴巨大软组织肿块，内伴有斑点状钙化和团状骨化；B，C. CT 骨窗和软组织窗显示肩胛骨骨质破坏和巨大软组织肿块，并伴有明显骨化和钙化；D，E. MR 横轴位 T1WI 和矢状位 T2WI 呈混杂信号，其中钙化骨化区呈低信号

图 6-3-25　肋骨间叶型软骨肉瘤
A，B. CT 骨窗和软组织窗显示肋骨骨质破坏，并相邻部分硬化和巨大软组织肿块，肿块内伴点状钙化。C，D. MR T1WI 和 T2WI 呈长 T1 和不均匀长 T2 信号

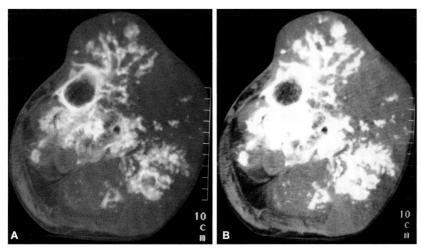

图 6-3-26　骨膜软骨肉瘤
A，B. CT 骨窗和软组织窗显示胫骨周围伴明显钙化骨化的巨大软组织肿块，并相邻骨皮质外缘侵蚀，髓腔密度正常

（刘吉华）

重点推荐文献

[1] Cohen E, Kressel H, Frank T, et al. Hyaline cartilage-origin bone and soft tissue neoplasms: MR apparance and histologic correlation. Radiology, 1998, 167(2): 477-481.

[2] 谢元忠, 李长勤, 孔庆奎, 等. 去分化软骨肉瘤的影像学分析. 中华放射学杂志, 2004, 38: 1151-1154.

[3] Aoki J, Sone S, Fujioka F, et al. MR of enchondroma and chondrosarcoma: rings and arcs of Gd-DTPA enhancement. JCAT, 1991, 15: 1011-1016.

第4节 纤维源性肿瘤

一、纤维骨皮质缺损与非骨化性纤维瘤

【概念与概述】

- 纤维骨皮质缺损（fibrous cortical defect, FCD）是一种较常见的非肿瘤性纤维性病变。现认为是儿童发育期的正常变异，大多可自愈，少数可家族发病
- 非骨化性纤维瘤（nonossifying fibroma, NOF）是一种常见的良性纤维性肿瘤，与纤维骨皮质缺损组织学表现相同，但非骨化性纤维瘤体积较大（一般大于2cm），并向骨髓腔内侵犯
- 同义词：干骺端纤维性缺损、骨纤维黄色瘤

【病理与病因】

一般表现

- 一般发病机制
  - 纤维组织增生或骨膜下纤维组织侵入骨皮质、局部骨化障碍
  - 骨缺损区主要由坚韧纤维组织构成
- 流行病学：在无症状2~20岁青少年中，发病率为30%~40%

大体病理及手术所见

- 二者病理所见相似
- 切面呈黄色，质软如橡胶样，其内见点状灰褐色区域
- 周围无骨髓炎和软组织肿块

显微镜下特征

- 梭形的成纤维细胞增生，呈漩涡状或席纹状排列，网状纤维丰富，有少量胶原纤维和成纤维细胞
- 有局灶性出血及含铁血黄素沉积，后者可见于梭形细胞和多核巨细胞内
- 可见呈团状吞噬脂质和含铁血黄素的组织细胞

【临床表现】

表现

- 最常见体征/症状
  - 大部分无临床症状
  - 约30%患者出现局部轻微疼痛、压痛
- 临床病史
  - 疼痛时间：数天到数年不等
  - 20%患者发生病理性骨折
  - 少数患者行X线检查时偶然发现
  - 实验室检查无异常

流行病学

- 年龄：2~20岁，好发年龄为6~15岁
- 性别：男：女比例2：1

自然病史与预后

- 良性病变，无恶性转化
- 纤维骨皮质缺损可自愈，如不自愈则转变为非骨化性纤维瘤
- 预后极佳，外科切除/刮除一般均可治愈

治疗

- 开放性全刮除，自体承重骨骨移植

【影像表现】

概述

- 最佳诊断依据：偏心性生长，主要累及骨皮质，无钙化、骨化
- 部位
  - 长管状骨：占90%，多位于股骨和胫骨干骺端
  - 膝关节周围：占55%
  - 其他骨：可见于肱骨和下颌骨，上肢和短扁骨较少，偶可发生于脊椎
  - 多发性非骨化性纤维瘤伴有牛奶咖啡斑、智力障碍、生殖腺功能不良、眼的先天性异常或血管畸形，称为Jaffe-Campanacci综

合征

- 大小：1～7cm
- 数目：多为单发，也可多发
- 形态学
  - 偏心性溶骨性骨质破坏，无钙化、骨化，边界清楚，有硬化边
  - 随着骨骼生长，向骨干移行

X 线表现

- X 线平片（图 6-4-3）
  - 位于一侧骨皮质内或皮质下，但骨皮质连续，呈类圆形、卵圆形、串珠样或泡沫状骨质破坏，界清。非骨化性纤维瘤膨胀明显，累及髓腔
  - 破坏区内有骨性间隔
  - 病变长径与骨长轴一致
  - 骨质破坏区有硬化边，以髓腔侧硬化明显
  - 无骨膜反应
  - 周围无软组织肿块
  - 可继发病理骨折
  - 少数病例位于长骨中心，同时累及干骺与骨干，自髓腔向外生长，呈单囊或多囊性骨质破坏，密度较均匀，有薄层硬化边，与骨囊肿、骨纤维异常增殖症难以鉴别

CT 表现

- 平扫 CT
  - 骨质破坏区 CT 值高于正常骨髓密度
  - 有助于观察髓腔受累情况
  - 骨质改变与 X 线平片所见相同
- 增强 CT
  - 无强化

MRI 表现

- T1WI：低信号
- T2WI
  - 低信号，为成熟纤维成分（图 6-4-2）
  - 不均匀高信号，为细胞成分多于胶原成分（图 6-4-1，图 6-4-3）

推荐影像学检查

- 最佳检查法：X 线平片

【鉴别诊断】

动脉瘤样骨囊肿（aneurysmal bone cyst，ABC）

- 偏心性、膨胀性骨质破坏
- 骨膜反应
- 骨破坏呈地图状
- 周围水肿
- 液 - 液平面

内生软骨瘤

- 骨质破坏区内见点状、环状钙化
- 多发于手足部短管状骨

骨性纤维结构不良（fibrous dysplasia）

- 无骨小梁形成
- 磨玻璃状表现
- 骨折后无"骨片陷落征"

诊断与鉴别诊断精要

- 最佳诊断依据：偏心性膨胀性骨质破坏区，局限于骨皮质或皮质下，边界清楚，有硬化边，无骨化、钙化
- 病变始于干骺端，随着骨骼生长向骨干移行

典型病例

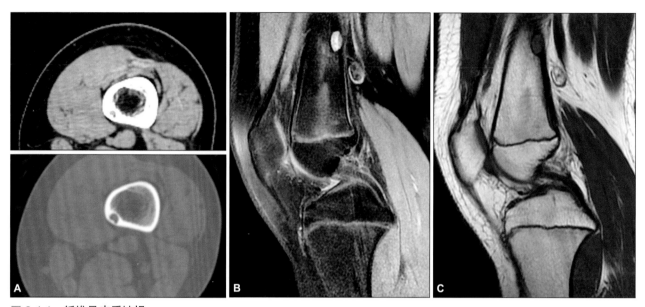

图 6-4-1　纤维骨皮质缺损
患者男性，13 岁，查体时发现左股骨病变。A. CT 示左股骨下段骨皮质内类圆形低密度影，边界清楚，周围有硬化边，内无钙化；B，C. MR PDWI 压脂像呈高信号，T1WI 像上呈低信号

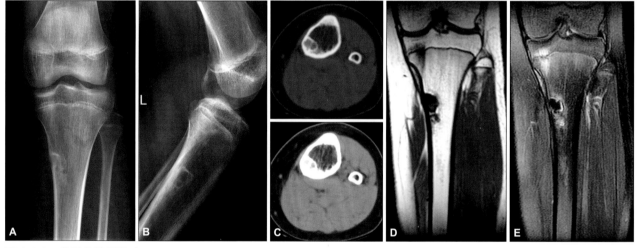

图 6-4-2　非量化性纤维瘤
患者男性，14 岁，左小腿疼痛 2 年。A，B，C. X 线平片和 CT 示左胫骨皮质下区类圆形膨胀性骨质破坏，周围见硬化边，内见骨性间隔，相邻骨皮质变薄，向髓腔内突入；D，E. MR 示骨质破坏区在 T1WI、T2WI 压脂像上均为低信号，周围见高信号环绕。病理为非骨化性纤维瘤

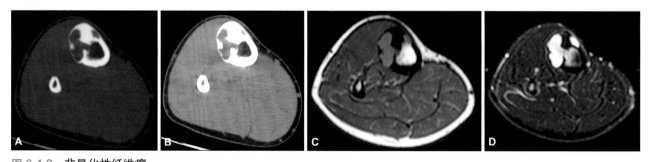

图 6-4-3　非量化性纤维瘤
患者女性，16 岁，查体偶然发现右胫骨病变。A，B. CT 示左胫骨多囊状膨胀性骨质破坏，周围见硬化边，内见骨性间隔，相应骨皮质变薄，向髓腔内突入；C，D. MR 示骨破坏区在 T1WI 低信号，T2WI 压脂像均为高信号，可清楚显示病变侵入髓腔情况。病理为非骨化性纤维瘤

（徐文坚　段　峰）

重点推荐文献

[1] David W. Stoller. Diagnostic Imaging: Orthopaedics[M].1st: 世界图书出版公司, 2004.
[2] Resnick D. 骨与关节影像学.北京: 人民军医出版社, 2007.

[3] 曹来宾. 实用骨关节影像诊断学. 济南: 山东科学技术出版社, 2001.

二、促结缔组织增生性纤维瘤

【概念与概述】

促结缔组织增生性纤维瘤（desmoplastic fibroma）是一种以肿瘤细胞产生丰富胶原纤维为特征的良性肿瘤。该肿瘤与软组织内的神经纤维瘤病相似，属中间型肿瘤，具有局部浸润性生长、切除后易复发、无远处转移等特点

- 同义词：韧带样纤维瘤、成纤维性纤维瘤、肌肉腱膜纤维瘤病

【病理与病因】

一般表现

- 一般发病机制
  - 组织学为良性病变，但侵犯周围组织，不发生远处转移
  - 局部复发率可达 48%
  - 极少可恶变为骨肉瘤
- 遗传学
  - 部分细胞具有染色体 8 和（或）20 三倍体核型
  - 染色体 5q 上 APC 肿瘤抑制基因的失活可能是启动因素
- 病因学
  - 遗传因素，有的病例为家族性发病
  - 创伤对发病可能同样有促进作用
- 流行病学：占良性骨肿瘤的 0.3%，占骨肿瘤的 0.06%

大体病理及手术所见

- 灰色或白色，有光泽
- 质硬，切割时有沙砾感，有粗大的梁状结构，类似瘢痕组织

显微镜下特征

- 病变界限不清，可浸润至周围软组织
- 以纤细的梭形细胞增生为特征，周围有胶原性间质和数量不等的血管，血管周围有时有水肿
- 细胞核无异型性，与恶性肿瘤不同
- 可有瘢痕瘤样胶原和弥漫性玻璃样变
- 间质可有弥漫性黏液变

【临床表现】

表现

- 最常见体征 / 症状：局部疼痛、软组织肿胀
  - 疼痛为局部间歇性或持续性轻度到中度钝痛或隐痛
  - 肿块边界不清
- 临床病史
  - 邻关节病变可导致关节活动障碍
  - 检查时偶然发现
  - 起病缓慢，病程进展缓慢，最长者达 20 年
  - 约 11% 病变合并病理性骨折
  - 部分患者血碱性磷酸酶轻度增高

流行病学

- 年龄：可发生于任何年龄，约 75% 发生于 11 ~ 30 岁，平均年龄 23 岁
- 性别：
  - 儿童患者，男女发病率相等
  - 青春期至 40 岁的患者多为女性
  - 40 岁以后，无性别差异

自然病史与预后

- 良性病变，但侵犯周围组织，不发生远处转移
- 局部复发率可高达 48%，与局部切除是否充分有相关性
- 极少可恶变为骨肉瘤

治疗

- 肿瘤扩大切除手术

【影像表现】

概述

- 最佳诊断依据
  - 中心性生长、膨胀性骨质破坏，沿骨干长轴生长，88% 骨皮质受累，可跨骺板
  - 无骨化、钙化，内有粗大骨嵴
  - 极少见骨膜反应
- 部位
  - 可发生于全身各骨，以长骨干骺端多见，如股骨、胫骨、肱骨、桡骨

- 其他部位：下颌骨、髂骨、颅骨、脊柱、肩胛骨和跟骨等
- 极少只局限于骨干或骨骺
- 大小：大多数肿瘤 5 ~ 10cm，占据整个髓腔
- 形态学：囊状、皂泡状、蜂房状溶骨性骨质破坏，边界可清楚或不清，周围可伴有软组织肿块

X 线表现

- X 线平片
  - 大多呈中心性生长，少数可偏心性生长
  - 囊状、皂泡状、蜂房状膨胀性骨质破坏，多局限于骨皮质内，较大者可突破骨皮质侵犯周围软组织
  - 破坏区内有骨嵴
  - 相邻骨皮质破坏、变薄，约88%
  - 硬化边：约35%
  - 内部多无钙化、骨化，极少数可有放射状、根须状骨化
  - 少数可有骨膜反应

CT 表现

- 平扫CT（图 6-4-4）
  - 帮助确定病变范围，软组织受累情况
  - 可清楚显示病变内骨嵴（图 6-4-5）
  - 骨皮质变薄，可不完整
  - 骨质破坏区密度与周围肌肉组织相似
- 增强 CT：轻度强化

MRI 表现

- 骨质破坏区等或高于周围肌肉组织信号
- T2WI
  - 89% 病变为等或高信号
  - 若胶原含量多，则为低信号
  - 合并病理性骨折为高信号

核医学表现

- 骨扫描：骨破坏区放射性浓聚

推荐影像学检查

- 最佳检查法：X 线平片，CT

【鉴别诊断】

纤维肉瘤

- 有时难以鉴别
- 可见死骨

恶性纤维组织细胞瘤

- 干骺端囊性穿凿样骨质破坏，骨皮质受累，边界不清
- 有软组织肿块

骨巨细胞瘤

- 发生于骨端
- 边界清楚，但无硬化
- 内有骨性间隔
- 累及软骨下骨质
- 无骨膜反应

单纯性骨囊肿

- 中心性骨质破坏
- 轻度或无膨胀
- 骨折后"骨片陷落征"

动脉瘤样骨囊肿

- 膨胀性溶骨性病变，内有间隔
- 液 - 液平面

诊断与鉴别诊断精要

- 最佳诊断依据

  X 线：中心性生长、膨胀性骨质破坏，沿骨干长轴生长，内有骨嵴

  CT：密度同周围肌肉组织相似

典型病例

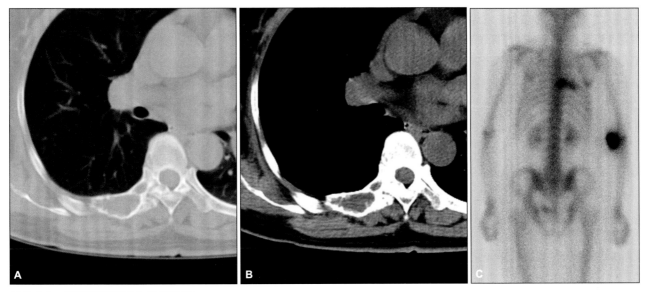

图 6-4-4　促结缔组织增生性纤维瘤
患者女性，50 岁，发现肋骨肿物 2 年；A，B. CT 平扫示右侧第 7 后肋囊状、膨胀性骨质破坏，内有骨嵴，密度略低于周围肌肉组织；C. 骨扫描后前位示病变放射性浓聚。病理为促结缔组织增生性纤维瘤

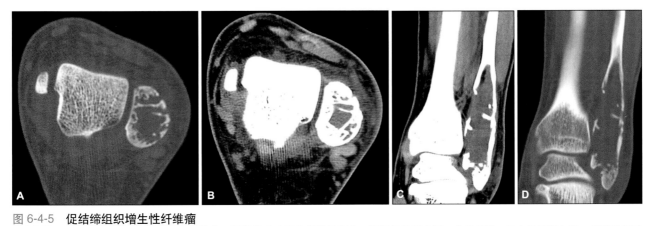

图 6-4-5　促结缔组织增生性纤维瘤
患者男性，30 岁，左踝部疼痛 2 年。CT 轴位、冠状位重建示左侧腓骨囊状、膨胀性骨质破坏，内有骨嵴，骨皮质局部中断，骨质破坏区密度与周围肌肉组织相似，局部周围软组织受累。病理为促结缔组织增生性纤维瘤

（徐文坚　段　峰）

重点推荐文献

[1] David W. Stoller. Diagnostic Imaging:Orthopaedics[M].1st. 西安：世界图书出版公司，2004.
[2] Resnick D. 骨与关节影像学. 北京：人民军医出版社，2007.
[3] 曹来宾.实用骨关节影像诊断学. 济南：山东科学技术出版社，2001.

三、纤维肉瘤

【概念与概述】

纤维肉瘤（fibrosarcoma）是恶性纤维性肿瘤，与恶性纤维组织细胞瘤在影像学特点、临床行为和存活率方面相似，因此认为是同一组疾病

- 同义词：成纤维细胞恶性肿瘤，间叶肉瘤

【病理与病因】

一般表现

- 一般发病机制
  - 临床和影像学表现类似恶性纤维组织细胞瘤（MFH）
- 病因学
  - 恶性程度不定，而恶性纤维组织细胞瘤（MFH）为恶性程度较高的纤维性肿瘤
  - 可继发于原有骨病
    - Paget 病、骨梗死、慢性骨髓炎等
  - 辐射可诱发该病
  - 神经纤维瘤病患者约 10% 可恶变为纤维肉瘤
- 流行病学
  - 占原发骨肿瘤的 4%

大体病理及手术所见

- 鱼肉样纤维状肿瘤
- 肉眼病变呈灰褐色
- 黏液样外观，部分区域有出血灶
- 高度恶性肿瘤的特点：肿瘤合并出血、质脆、坏死
- 骨皮质破坏

显微镜下特征

- 梭形细胞呈人字形交叉排列
- 骨小梁呈虫蚀样骨质破坏
- 无骨或软骨成分
- 低度恶性肿瘤的特点：胶原蛋白含量多，细胞成分少
- 高度恶性肿瘤的特点：细胞成分多，而胶原含量低

【临床表现】

表现

- 最常见体征 / 症状
  - 局部肿块，伴有或不伴有周围软组织肿胀
  - 钝痛
- 临床病史
  - 15% ~ 23% 患者合并病理性骨折
  - 42% 患者合并其他部位转移

流行病学

- 年龄：可发生于 10 ~ 90 岁患者，好发于 30 ~ 50 岁
- 性别：男女比例 1.2 ：1
- 种族间无差异

自然病史与预后

- 预后与肿瘤的大小、组织学分型相关
- 低度恶性者 10 年存活率为 80%
- 高度恶性者 5 年存活率为 35% ~ 40%
- 60% 患者可局部复发

治疗

- 低度恶性者可行保肢肿瘤扩大切除手术
- 中度恶性者需截肢并辅以化疗
- 对无法切除的肿瘤可行放疗（放疗可诱发肉瘤）
- 转移病灶切除

【影像表现】

概述

- 最佳诊断依据
  - 低度恶性病变：局限性分叶状溶骨性骨质破坏区，有硬化边，可见死骨
  - 高度恶性病变：穿凿样溶骨性骨质破坏，骨皮质受累，边界不清，周围伴有软组织肿块
- 部位
  - 长管状骨：多见，股骨占 40%、胫骨占 15%、肱骨：9%
  - 其他骨：骨盆占 15%、颅面骨占 9%、脊柱占 5%，手足短骨少见
  - 85% 偏心性生长于干骺端
  - 可向骨干、骨骺蔓延
  - 极少多发
- 大小：2 ~ 10cm
- 形态学：溶骨性骨质破坏，边界可清楚或不清，周围可伴有软组织肿块

X 线表现

- X 线平片（图 6-4-6）
  - 髓内纤维肉瘤（中心性）
    - 穿凿样、虫蚀样、地图样骨质破坏，可有间隔，呈皂泡样改变
    - 低度恶性者：局限性溶骨性骨质破坏，有硬化边
    - 高度恶性者：大的溶骨性骨质破坏，皮

质受累，周围软组织肿块

- 85% 伴有软组织肿块
- 可伴有死骨
- 骨膜反应极少见
- 无钙化，如有钙化则为继发性纤维肉瘤
  - 骨膜纤维肉瘤（极少）
    - 骨皮质不规则形破坏
    - 伴有骨膜反应
  - 继发性纤维肉瘤：发生在原有骨病基础上
    - Paget 病、骨梗死、慢性骨髓炎、骨巨细胞瘤、淋巴瘤及其他非骨源性恶性肿瘤放疗后、软骨肉瘤去分化等
  - 婴儿性纤维肉瘤：极少见，预后良好

CT 表现

- CT 平扫（图 6-4-7）
  - 骨质破坏表现同 X 线平片
  - 软组织肿块密度同肌肉密度
  - 坏死区为低密度
- 增强 CT：不同程度强化

MRI 表现（图 6-4-8）

- T1WI：中等低信号
- T2WI：混杂信号或高信号
- STIR 像：高信号
- 增强扫描：不同程度强化

核医学表现

- 骨扫描：骨破坏区放射性浓聚

推荐影像学检查

- 最佳检查法：X 线平片，MRI
- 检查建议：X 线平片、CT 可显示骨质破坏情况，MRI 可评价肿瘤骨内、外的侵蚀情况

【鉴别诊断】

恶性纤维组织细胞瘤

- 影像学与高度恶性纤维肉瘤鉴别困难

骨巨细胞瘤

- 发生于骨端
- 边界清楚
- 内有骨性间隔
- 无硬化边
- 一般无软组织肿块

动脉瘤样骨囊肿

- 偏心性、膨胀性骨质破坏区
- 可见液 - 液平面
- 骨壳完整

诊断与鉴别诊断精要

- 最佳诊断依据
- 低度恶性病变：局限性分叶状溶骨性骨质破坏区，有硬化边，可见死骨
- 高度恶性病变：穿凿样溶骨性骨质破坏，骨皮质受累，边界不清，周围伴有软组织肿块

典型病例

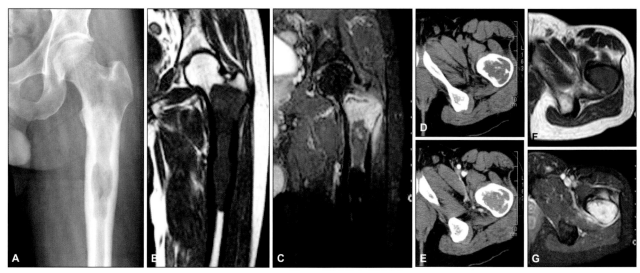

图 6-4-6　纤维肉瘤

患者男性，55 岁，左大腿疼痛 1 年伴活动受限就诊。A. X 线平片：左股骨上段穿凿样骨质破坏，骨皮质变薄，边界不清；B. MR T1WI 呈低信号，局部骨皮质变薄；C. MR 脂肪抑制 T2WI 上信号不均，边缘高信号，局部突破骨皮质向骨外软组织侵犯；D. CT 平扫，病变骨质破坏区边界不清，骨皮质受累，内有斑点状死骨；E. CT 增强扫描：病变轻度强化；F，G. MR 平扫增强扫描病变及骨外软组织强化。病理为中分化纤维肉瘤

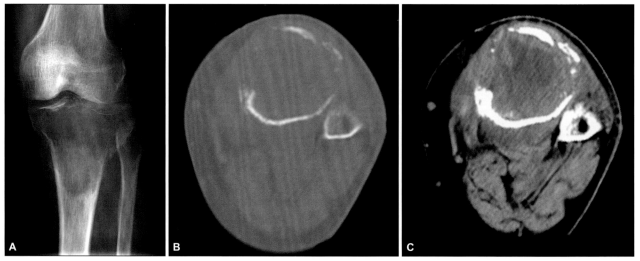

图 6-4-7　纤维肉瘤

患者男性，56 岁，左膝肿物半年。A. 左胫骨上段穿凿样溶骨性骨质破坏，骨皮质受累，边界不清；B，C. CT 示肿瘤密度同周围肌肉密度，中心见低密度坏死区，骨皮质受累，内见点状死骨；病理为纤维肉瘤

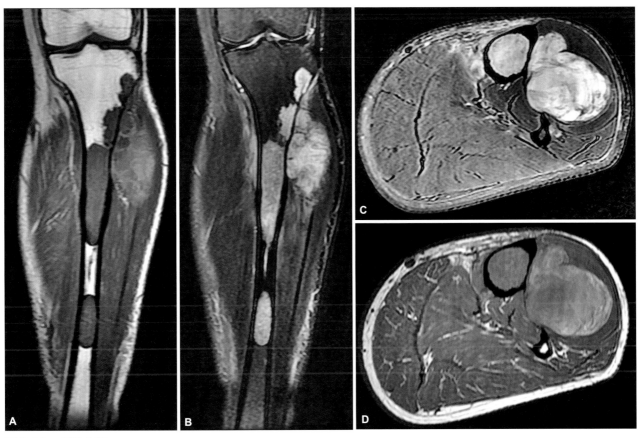

图 6-4-8　纤维肉瘤
患者男性，63，左小腿肿物半年。A，D. MR T1WI 左胫骨干骺端 - 骨干多囊状溶骨性骨质破坏，呈低信号，周围有硬化边，局部突破骨皮质形成软组织肿块（内有出血）B，C. MR T2WI 压脂像，骨质破坏区及周围软组织肿块呈高信号，信号不均匀。病理为左胫骨纤维肉瘤

（徐文坚　段　峰）

重点推荐文献

[1] David W. Stoller. Diagnostic Imaging: Orthopaedics[M].1st. 西安: 世界图书出版公司, 2004.
[2] Resnick D. 骨与关节影像学. 北京: 人民军医出版社.
[3] 曹来宾. 实用骨关节影像诊断学. 济南: 山东科学技术出版社, 2001.

第 5 节　纤维组织细胞性肿瘤

一、骨良性纤维组织细胞瘤

【概念与概述】

　　良性纤维组织细胞瘤（benign fibrous histiocytoma，BFH）是原发于骨的间叶肿瘤，属于 WHO 分类中组织细胞源性肿瘤。纤维组织细胞瘤常见于软组织中，极少数起源于骨，但两者具有相同的组织学表现

- 同义词：骨黄色纤维瘤、骨黄色瘤

【病理与病因】

一般特征

- 一般发病机制
  - 组织细胞来源肿瘤
  - 主要由漩涡状或轮辐状排列的纤维组织和吞噬了脂质和含铁血黄素的组织细胞（泡沫细胞）及数量不等的胶原纤维和成纤维细胞构成
- 病因学

○ 病因不明
- 流行病学
  ○ 非常少见

大体病理及手术所见
- 瘤组织灰白、质韧，常有不规则的黄色或红棕色灶
- 中央性，边界清楚，内缘呈扇贝样
- 大部分直径 ≤ 3cm

显微镜下特征
- 肿瘤具有成纤维细胞与组织细胞分化特点
- 梭形成纤维细胞呈轮辐状排列
- 掺杂有泡沫细胞、破骨细胞样多核巨细胞、淋巴细胞
- 与干骺端非骨化性纤维瘤在组织学上相似

【临床表现】
表现
- 最常见症状 / 体征
  ○ 大部分患者表现为疼痛：约 65%
- 临床病史
  ○ 无特殊病史
  ○ 少数合并病理骨折

流行病学
- 年龄
  ○ 6 ~ 74 岁，60% 在 20 岁以上
- 性别
  ○ 女性稍多于男性

自然病史及预后
- 良性病变，预后良好，多数能治愈
- 部分有侵袭性，手术切除后可复发

治疗
- 刮除并骨移植术
- 复发者需扩大切除

【影像表现】
概述
- 最佳诊断依据：边界清楚，具有良性外观的中央性骨质破坏，有扇贝样硬化边
- 部位
  ○ 长管状骨干或骨端：40%
    ■ 股骨、胫骨最多
  ○ 骨盆：25%
    ■ 髂骨、骶骨
  ○ 其他
    ■ 肋骨、脊椎、颅骨

- 大小
  ○ 多数 ≤ 3cm，也有超过 7cm 者
- 形态学
  ○ 中央性，主要发生于骨髓腔的溶骨性骨质破坏

X 线表现
- X 线摄片
  ○ 中央性，膨胀性溶骨性病变，伴有扇贝样硬化边
  ○ 主要累及骨髓腔
  ○ 内部有时见小梁样或分隔样结构
  ○ 膨胀性生长，皮质变薄，但完整
  ○ 伴有病理骨折时可见骨膜反应

CT 表现
- 平扫 CT
  ○ 边界清楚的溶骨性病变，边缘硬化（图 6-5-1）
  ○ 清楚显示病灶内分隔
  ○ 软组织密度，一般较均匀

MRI 表现
- T1 加权
  ○ 低信号，一般较均匀
  ○ 病变周围低信号边（反应性骨硬化）
- T2 加权
  ○ 高信号，一般较均匀
  ○ 病变周围低信号边（反应性骨硬化）

核医学表现
- 骨扫描
  ○ 无或轻度示踪剂摄取

血管造影表现
- 乏血供肿块

推荐影像学检查
- 最佳检查法：X 线摄片或 CT
- 检查建议
  ○ X 线摄片
  ○ 手术前行 CT 检查
  ○ 较大病变需要 X 线检查随访，评估病变进展和病理骨折的风险
    ■ 每隔 4 ~ 6 个月 X 线复查

【鉴别诊断】
肿瘤
- 骨巨细胞瘤
  ○ 偏心性膨胀性病变

- ○ 无骨硬化边缘和骨膜反应
- ○ 富血供肿块
- 非骨化性纤维瘤
  - ○ 发病年龄小，多在 20 岁以下
  - ○ 临床症状轻微
  - ○ 发生于长骨干骺端的皮质
  - ○ 周围有致密硬化带围绕
- 恶性纤维组织细胞瘤
  - ○ 病变边界不清，周围无硬化边
  - ○ 皮质常中断

- ○ 周围有软组织肿块

肿瘤样病变

- 动脉瘤样骨囊肿
  - ○ 气囊样膨胀性骨质破坏
  - ○ 液 - 液平面
  - ○ 骨膜新生骨形成
- 骨纤维异常增殖症
  - ○ 骨质破坏区呈磨玻璃样改变
  - ○ 病变周围无骨质硬化

诊断与鉴别诊断精要

- 本病罕见，多见于 20 岁以上长骨干骺端或骨干
- 影像学表现无特异性，主要表现为边界清楚、伴硬化边的溶骨性骨质破坏。病变始于骨髓腔，呈膨胀性生长
- 需与非骨化性纤维瘤、骨纤维异常增殖症、骨巨细胞瘤、恶性纤维组织细胞瘤、动脉瘤样骨囊肿等鉴别

典型病例

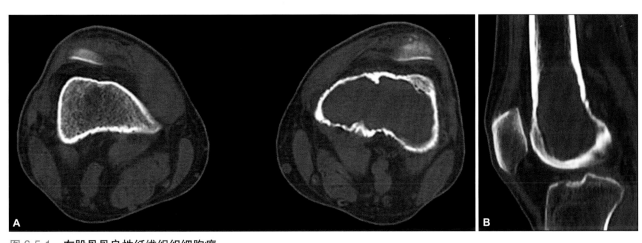

图 6-5-1　左股骨骨良性纤维组织细胞瘤
左膝关节周围疼痛 1 年。A，B.CT 横轴位、矢状位重建，示左股骨远端囊状破坏，轻度膨胀，病灶内无高密度影，关节侧边缘硬化

（徐文坚　郝大鹏）

重点推荐文献

[1] Fletcher CDM, Unni KK, Mertens F. World Health Organization clsssification of tumors: pathology and genetics of tumor of soft tissue and bone. Lyon, France: IARC Press, 2002: 292-293.

[2] Kumar R, Madewell JE, Lindell MM, et al. Fibrous lesions of bones. Radiographics 1990, 10: 237-256.

[3] Resnick D, Kransdorf MJ. Bone and joint imaging. 北京: 人民军医出版社, 2007: 1163-1164.

二、恶性纤维组织细胞瘤

【概念与概述】

恶性纤维组织细胞瘤（malignant fibrous histiocytoma，MFH）多发生于深层软组织，由 O'Briea 和 Stoat 首先报道，原发于骨内者甚为少见。1972 年，Feldman 和 Norman 提出将此瘤作为一种独立的骨肿瘤类型，由发生间变的组织细胞和成纤维细胞所构成，以前常将骨 MFH 误认为骨肉瘤、纤维肉瘤、骨巨细胞瘤或骨转移性癌等

- 同义词：恶性组织细胞瘤、恶性黄色纤维瘤

【病理与病因】

一般特征

- 一般发病机制
  - 组织发生迄今仍不清楚，可能源自单核巨噬细胞前体或未分化间叶细胞
- 遗传学
  - 13 号染色体缺失
- 病因学
  - 病因不详，有家族性报道
  - 继发于已有骨病变，约占 25%
    - Paget 病、骨梗死、慢性骨髓炎、肿瘤放疗后
- 流行病学
  - 原发性恶性骨肿瘤的 2% ~ 10%

大体病理及手术所见

- 瘤体灰白色、不规则质软纤维性肿块
- 骨皮质破坏，浸润邻近软组织
- 坏死和出血区

显微镜下特征

- 由发生间变的组织细胞和成纤维细胞所构成
  - 组织细胞呈圆形，核有异形性
  - 成纤维细胞呈漩涡状或轮辐状排列，核明显异形性
  - 泡沫细胞含细胞碎屑和含铁血黄素
- 坏死灶常见
- 无钙化灶

【临床表现】

表现

- 最常见症状 / 体征
  - 疼痛，局部肿胀
- 临床病史
  - 症状通常持续数月

- 病理骨折：23%

流行病学

- 年龄
  - 10 ~ 90 岁，高峰年龄 50 岁，20 岁以下者约占 10%
- 性别
  - 男:女 =（1 ~ 1.5）：1

自然病史及预后

- 本病高度恶性，预后差，5 年生存率极低
- 转移：42%，其中肺 90%、淋巴结 4% ~ 12%、骨 8%、肝 1%

治疗

- 大范围手术切除 + 辅助放疗、化疗
  - 手术彻底切除加长期化疗，5 年生存率可提高至 57% ~ 67%
- 放射治疗一般无效，仅可试用于不能手术者

【影像表现】

概述

- 最佳诊断依据：好发于长骨干骺端，溶骨性骨质破坏，软组织肿块。无明显骨膜反应
- 部位
  - 长管状骨
    - 股骨 45%，胫骨 20%
    - 肱骨：10%
  - 骨盆
    - 髂骨 10%，骶骨 6%
  - 其他骨：颅面骨 9% ~ 14%，脊柱 5%，手足等小骨罕见
  - 干骺端，中央性生长：90%
  - 骨干，偏心性生长：10%
- 大小：2 ~ 10cm
- 形态学：溶骨性骨质破坏，边界不清

X 线表现

- X 线摄片（图 6-5-2A、B）
  - 地图样、浸润性、鼠咬状骨质破坏
  - 骨皮质受侵破坏中断
  - 无硬化边
  - 侵犯邻近软组织形成肿块
  - 少许骨膜新生骨形成，病理骨折时呈层状骨膜反应
  - 瘤内出现钙化，提示可能为继发性 MFH

CT 表现

- 平扫 CT

○ 与 X 线平片表现相同

○ 密度与肌肉相似，其内低密度区代表坏死

- 增强 CT：不同程度强化

MRI 表现

- T1WI：等 - 低信号强度
- T2WI/STIR（图 6-5-2C）：信号强度不均匀增高
- T1WI 增强扫描：不同程度强化
- 显示骨内外受累范围清楚

核医学表现

- 骨扫描：示踪剂摄取增加，肿瘤周围显著

推荐影像学检查

- 最佳检查法：X 线摄片，MRI
- 检查建议
  ○ X 线摄片诊断骨质破坏
  ○ MRI 评价骨内外受累范围

【鉴别诊断】

纤维肉瘤

- 常难以鉴别
- 溶骨性骨质破坏，边界不清

骨肉瘤

- 溶骨性骨质破坏，边界不清
- 肿瘤骨
- 明显侵袭性骨膜反应，Codman 三角

骨转移瘤

- 多发病变，中轴骨多见
- 脊柱病变常累及椎体后部和椎弓根
- 分为溶骨性、成骨性、混合性

骨巨细胞瘤

- 骨端病变
- 偏心性、皂泡状骨质破坏并轻度膨胀
- 边界清楚，但无骨质硬化和骨膜反应

多发性骨髓瘤

- 多发，造血区骨骼多（脊柱、骨盆等）
- 骨质稀疏

诊断与鉴别诊断精要

- 本病由发生间变的组织细胞和成纤维细胞所构成，好发于中老年人长骨干骺端
- 影像表现无特异性，主要表现为边界不清、浸润性溶骨性骨质破坏、骨皮质中断和软组织肿块、无钙化或瘤骨
- MRI 显示弥漫性骨髓损害，可出现软组织肿块
- 需与纤维肉瘤、骨肉瘤、转移瘤、骨巨细胞瘤和多发性骨髓瘤等鉴别，尤其与纤维肉瘤鉴别困难

典型病例

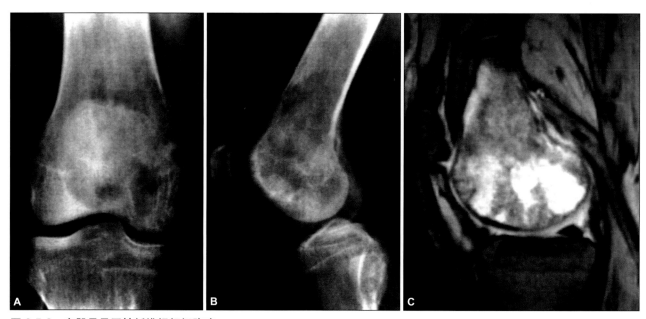

图 6-5-2　左股骨骨恶性纤维组织细胞瘤
右膝关节疼痛 5 个月。A，B.X 线正位、侧位。右股骨下端鼠咬状骨质破坏，边界不清；C. 矢状位脂肪抑制 T2WI 病灶呈不均匀长 T2 信号

（徐文坚　郝大鹏）

重点推荐文献

[1] David W. Stoller. Diagnostic Imaging:Orthopaedics[M].1st: 世界图书出版公司, 2004.
[2] 曹来宾. 实用骨关节影像诊断学. 济南: 山东科学技术出版社, 2001.
[3] Fletcher CDM, Unni KK, Mertens F. World Health Organization clsssification of tumors: pathology and genetics of tumor of soft tissue and bone. Lyon, France: IARC Press, 2002: 294-296.

第 6 节　骨髓肿瘤

一、多发性骨髓瘤

【概念与概述】

多发性骨髓瘤（multiple myeloma）是一种来源于血液 B 淋巴细胞系并产生大量单克隆免疫球蛋白的恶性浆细胞克隆增生性疾病

- 分型：根据患者血清中的单克隆免疫球蛋白的种类和组成不同，分为以下几型：
  ○ IgG 型，占 50% ~ 60%
  ○ IgA 型，占 15% ~ 20%
  ○ 轻链型，占 15% ~ 20%
  ○ 其他类型，包括 IgD 型、IgE 型、双或多克隆型、IgM 型、不分泌型等少见
- 缩略语：骨髓瘤，MM
- 同义词：浆细胞骨髓瘤，Kahler 病

【病理与病因】

- 病理
  ○ 骨骼侵犯，骨皮质变薄，侵蚀性破坏，并破坏骨膜及周围软组织
  ○ 骨髓损害，骨髓腔内充满灰白色肿瘤组织。显微镜下瘤细胞胞体大小不等，胞浆量多，有泡沫感，常可见含有核仁的瘤细胞，以及双核或多核瘤细胞，成团瘤细胞
  ○ 其他器官损害，肝、脾、淋巴结、肾、肺、甲状腺等受到肿瘤细胞浸润
- 病因
  ○ 目前其发病原因仍未清楚
  ○ 辐射暴露可增加患病危险性
  ○ 与慢性抗原刺激、遗传因素、病毒感染相关
- 流行病学

- MM 在恶性肿瘤发病率中占 1%，而在血液恶性疾病中占到 10%
- 欧美国家的发病率约 2.1～4/10 万。我国约为 1/10 万
- 好发人群
  - 好发于中老年人。欧美国家发病的中数年龄为 65 岁；而我国发病中数年龄为 53 岁，40 岁以下少见
  - 男：女约为 3：2

【临床表现】
- 体征 / 症状
  - 骨痛，为最主要症状。常见肋骨、腰背部疼痛，约 10% 有骨压痛
  - 贫血和出血倾向；易继发感染
  - 15%～30% 患者可出现肾小管致肾功能不全的高钙血症
  - 10% 患者可出现高黏滞综合征，部分患者出现淀粉样变和脊髓压迫
  - 33% 患者有肝大，约 17% 有脾大，约 6% 有浅表淋巴结肿大
- 生化检查
  - 血象
    - 贫血占 91%，表现为正细胞、正色素性贫血
    - 红细胞沉降率加快，可达 80～100mm/h 以上
    - 白细胞正常或减少，淋巴细胞分类相对增高，血小板减少
    - 晚期可出现大量瘤性浆细胞，称为浆细胞性白血病
  - 血清学检查
    单克隆免疫球蛋白增多，血清清蛋白减少，出现 A/G 比例倒置
  - 尿检
    本周蛋白或称凝溶蛋白增高，蛋白电泳法检出阳性率可高达 70%～80%
  - 骨髓象
    - 骨髓中浆细胞明显增多，>30% 以上
    - 组织活检证实为骨髓瘤

自然病史与预后
- 年轻患者预后相对较好，>65 岁预后不良
- 疾病早期诊治，预后良好

治疗与随访
- 化疗，为最主要治疗方法，多数患者疾病得以控制和缓解
- 自体外周血干细胞移植，结合化疗，大大提高了疗效

【影像表现】
概述：肿瘤细胞过度增生，导致骨组织吸收增多及成骨活动受抑制。出现弥漫性骨质疏松、溶骨性骨质破坏、病理性骨折、骨质硬化和病变局部软组织肿块

X 线表现
- 弥漫性骨质疏松，占 12.8%
  - 脊椎、颅骨、肋骨和骨盆等处的扁骨表现最明显
- 溶骨性破坏，占 70.2% 以上
  - 多见脊椎、颅骨、肋骨和骨盆等
  - 扁骨呈穿凿样或溶骨性骨质破坏，边缘清楚锐利
- 病理性骨折，约占 27.5%
  - 常见下段胸椎和上段腰椎压缩性骨折
  - 少见部位还有肋骨、锁骨和骨盆骨折

CT 表现
- CT 更容易发现微小穿凿样溶骨性破坏和不明显的骨折
- 明确显示病变的软组织肿块

MRI 表现
MRI 除了敏感地显示骨质破坏、软组织肿块外，对显示无骨质破坏的骨髓病变明显优于 CT 及 X 线检查
- 正常型，比较少见，即临床已经确诊 MM，但骨髓 MRI 表现未见异常
- 弥漫型，骨髓瘤细胞广泛弥漫浸润
  - 胸腰椎、骨盆及股骨等部位骨髓 T1WI 弥漫均匀的信号降低
  - T2WI 及 T2WI 脂肪抑制序列骨髓信号未见明显变化或表现稍高信号
- 局灶型，骨髓瘤细胞浸润程度不一
  - 胸腰椎、骨盆及股骨等部位的骨髓 T1WI 呈大小、数目不等、不规则的信号降低区
  - T2WI 病灶表现为高信号，T2WI 脂肪抑制序列呈异常的高信号
- 混合型（弥漫＋局灶型）
  - 胸椎腰椎等部位骨髓表现为 T1WI 弥漫低信号背景下见灶状更低信号灶
  - T2WI 呈不均匀高信号

- "盐和胡椒"型
  - 胸腰椎、骨盆及骨上段等部位骨髓均表现为 T1WI 呈弥漫性斑点状高或低的混杂信号
  - T2WI 呈弥漫斑点状低或等的混杂信号

推荐影像学检查

- 最佳检查法：显示骨髓病变选择 MRI 检查；显示全身骨骼变化可选 X 线照片
- 检查建议
  - 常规 MRI 检查部位选择腰骶椎、骨盆等部位
  - X 线检查选择脊柱、骨盆和颅骨等部位

【鉴别诊断】

- 骨转移瘤
  - 好发于脊椎、头颅、肋骨、骨盆等扁骨
  - 多数病例表现骨质溶骨性破坏，MRI 检查病灶显示 T1WI 低信号，T2WI 高信号，与多发性骨髓瘤表现颇为相似
  - 椎体破坏多呈"跳跃性"分布，椎弓等附件同时破坏以及周围软组织肿胀比较多见
- 骨质疏松症
  - X 线表现普遍性骨质密度减低，骨皮质变薄等与 MM 相似
  - 颅骨骨质表现正常，骨髓 MRI 信号正常，可以与 MM 鉴别
- 急性白血病
  - 白血病骨髓 MRI 表现 T1WI 信号均匀降低，T2WI 信号变化不明显或不均匀斑片状高信号，T2WI 脂肪抑制序列表现高信号，与多发性骨髓瘤相似
  - 白血病引起骨折改变较少，脊椎没有变形，结合临床和实验室结果不难与 MM 鉴别

诊断与鉴别诊断精要

- 高龄患者，出现贫血、骨痛、消瘦等表现，尿本周蛋白阳性是本病的临床特点
- X 线及 CT 检查可见头颅、脊柱等全身广泛的骨质疏松，侵蚀性骨质破坏
- MRI 显示弥漫性骨髓损害，可出现软组织肿块
- 脊柱弥漫性损害，而椎弓骨质破坏较少与转移性肿瘤不同

典型病例

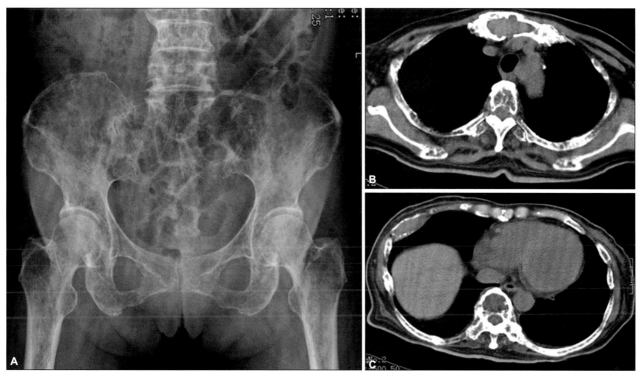

图 6-6-1　**多发性骨髓瘤**
A.骨盆X线平片，髂骨、腰椎等广泛骨质疏松，侵蚀性骨质破坏；B，C.分别为胸部CT骨窗及软组织窗，可见多发肋骨、胸骨、脊椎骨质破坏，周围可见软组织肿胀

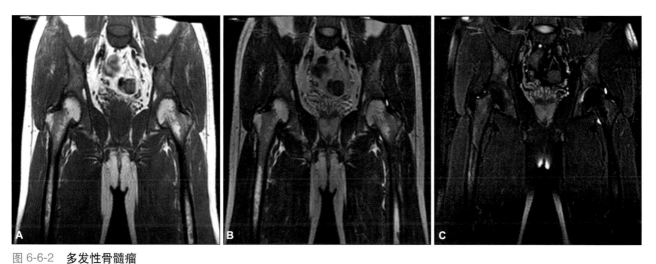

图 6-6-2　**多发性骨髓瘤**
骨盆MRI，A，B，C.分别为T1WI、T2WI及脂肪抑制序列，髂骨、股骨见斑、片状长T1长T2异常信号

（**黄仲奎　崔久法**）

重点推荐文献

[1] 武永吉, 李剑. 多发性骨髓瘤临床研究进展[J]. 中国实用内科杂志, 2007, (19): 1491-1496.

[2] 龙莉玲, 宋英儒, 黄仲奎. 多发性骨髓瘤MRI和X线诊断价值[J]临床放射学杂志, 2001, (09): 696-699.

二、淋巴瘤

【概念与概述】

淋巴瘤（lymphoma）是起源于淋巴结或结外淋巴网状组织的恶性肿瘤。属于全身系统性疾病，本章节主要介绍骨骼系统淋巴瘤。骨骼系统的淋巴瘤可以起源于淋巴结性淋巴瘤对骨骼系统浸润，也可以是原发于骨骼系统的节外淋巴瘤。后者应符合以下诊断标准：

- ○ 肿瘤的首发部位或症状必须在骨骼，病理符合恶性淋巴瘤诊断标准
- ○ 临床及其他各种辅助检查未发现其他系统组织有原发肿瘤
- ○ 发现骨破坏 6 个月后才出现其他部位恶性淋巴瘤的症状和体征
- ○ 全身情况较好，而骨内肿瘤局限期较长
- 分型
- ○ 霍奇金病（Hodgkin disease，HD）
- ○ 非霍奇金淋巴瘤（non-Hodgkin lymphoma，NHL）
- 缩略语：无
- 同义词：无

【病理与病因】

- 病理

骨骼系统淋巴瘤的病理改变主要是由于肿瘤在髓腔内广泛溶骨性浸润生长，也可以从骨内膜侵蚀骨皮质沿哈佛管浸润

- ○ 病灶发展互相融合成斑片状。可穿透骨骺板、直接浸润关节软骨
- ○ 当瘤细胞穿破骨皮质侵及软组织，则形成软组织肿块及骨膜反应，易病理骨折
- 病因

病因至今尚未完全清楚

与 EB 病毒感染有关

与免疫缺陷有关

与电离辐射及遗传因素有关

- 流行病学
- ○ 骨原发性恶性淋巴瘤是少见的恶性肿瘤，占原发性恶性骨肿瘤的 4.2% ~ 7.2%，主要为 NHL，且通常是弥漫性大 B 细胞淋巴瘤
- ○ 发病年龄多在 40 岁左右；男：女发病比例为 1.2 :（1 ~ 1.6）

【临床表现】

- 体征 / 症状
- ○ 骨骼局部疼痛
- ○ 软组织肿胀
- ○ 关节功能障碍
- ○ 多数表浅淋巴结不肿大
- 生化检查
- ○ 血液生化学检查，显示白细胞升高，淋巴细胞比值增高
- ○ 红细胞沉降率加快；碱性磷酸酶升高

自然病史与预后

- 淋巴瘤的预后与组织分型有密切关系
- HL 通常从原发部位向邻近淋巴结依次转移
- NHL 易发生早期远处扩散，常累及结外淋巴组织，发展迅速

治疗与随访

- 放射治疗和化疗是有效最有效的治疗手段
- 影像学检查观察肿瘤大小、范围变化可评估治疗效果好坏

【影像表现】

X 线表现

- 最常发生的部位为骨盆及股骨，其次是脊柱以及肱骨、颅骨等
- 多数表现为溶骨性骨质破坏，呈斑点状或"虫蚀状"溶骨性密度降低区，边界不清楚。病变范围都比较长，也可出现骨膜反应，病灶内未见死骨片
- 根据肿瘤破坏的 X 线形态，可分为浸润型、溶骨型、硬化型、混合型和囊状膨胀型。以浸润型、溶骨型及混合型多见
- 骨质破坏周围可见软组织肿块，软组织肿块范围往往超过骨质破坏范围

CT 表现

- CT 对于发现恶性淋巴瘤骨质破坏比 X 线检查更加敏感
- 可发现虫噬状骨质破坏，骨皮质中断，骨髓腔内骨髓密度增高，周围可出现肿软组织块
- 对比增强扫描，骨髓腔和软组织肿块表现明显强化

MRI 表现

- 原发性骨恶性淋巴瘤

概述：一般情况下，骨内病变信号往往不均匀，

而软组织肿块信号一般较均匀，肿瘤的 MRI 表现以 T1WI 比较清楚，低信号的肿瘤病灶在正常骨髓明显高信号的衬托下，显示极佳。T2WI 上淋巴瘤与骨髓组织相比，表现相对低信号。但也有部分肿瘤在 T2WI 上可呈略低、等及高多种信号改变

- 肿瘤的 MR 表现为 T1WI 低信号，T2WI 高信号，信号可均匀或不均匀
- 脂肪抑制序列呈明显的地图状或斑片状高信号灶，境界不清，骨皮质破坏较轻或完整
- Gd-DTPA 增强扫描呈斑片状不均匀强化
- 软组织肿块多数较大，通常超越病骨范围和包绕病骨周围
- 脊柱淋巴瘤常先单个椎体破坏，然后侵犯相邻椎体。椎间盘不受累及而包埋于肿块内
- 脊柱淋巴瘤破坏脊椎，椎管内或椎旁形成较大的长梭形软组织肿块在椎管内围绕着硬膜外环形生长，并向上、下方向发展呈袖套状浸润

- 淋巴瘤的骨与骨髓侵犯
  - 与原发性骨淋巴瘤不同，淋巴瘤的骨与骨髓侵犯为淋巴瘤首先发生在淋巴结或结外淋巴器官，而后直接侵犯或经血行播散到累及骨髓，属骨骼系统继发淋巴瘤。HD 比较多见，约 77% 侵犯中轴骨，23% 侵犯四肢骨
  - 继发性淋巴瘤最早侵犯骨髓，MRI 表现骨髓内多发、斑片状、肿块状的异常骨髓信号
  - 病变呈 T1W1 低信号，T2W1 高信号改变，脂肪抑制序列比较敏感，表现为境界清楚的高信号病灶

- 发生的骨质破坏较轻，周围软组织肿块也比较小
- Gd-DTPA 对比增强扫描肿瘤表现明显强化

推荐影像学检查

- 最佳检查法：脊柱淋巴瘤选择 MRI 检查；其他部位骨骼淋巴瘤可选 CT 检查
- 检查建议
  - 增强 MRI 检查
  - 增强 CT 检查

【鉴别诊断】

- 骨转移瘤
  - MRI 信号及病灶分布与淋巴瘤相似
  - 转移瘤常有明确的原发肿瘤，骨髓侵犯时常伴有椎弓根侵犯，软组织肿块常较局限，转移瘤更易出现病理性、压缩性骨折
- 白血病
  - 弥漫性骨髓浸润与骨淋巴瘤相似
  - 白血病骨髓浸润多分布在红骨髓区，且一般不出现软组织肿块
  - 血液生化及骨髓检查容易鉴别
- 多发骨髓瘤
  - 弥漫性骨髓浸润与骨淋巴瘤相似
  - 骨髓瘤发病年龄较大，病变多发，骨质侵犯表现为穿凿样骨破坏，边缘清楚，硬化少见
- Ewing 肉瘤
  - 发生在长骨的恶性淋巴瘤与 Ewing 肉瘤相似
  - Ewing 肉瘤多为广泛性虫蚀样骨破坏及葱皮样骨膜反应
  - 骨皮质破坏明显，而 NHL 骨皮质破坏轻

诊断与鉴别诊断精要

- 原发与继发性骨淋巴瘤鉴别有一定困难
- 骨盆、脊柱、长骨等骨的溶骨性骨质破坏，骨髓明显破坏，同时具有明显的软组织肿块，在排除继发骨淋巴瘤后，可诊断原发性骨淋巴瘤

典型病例

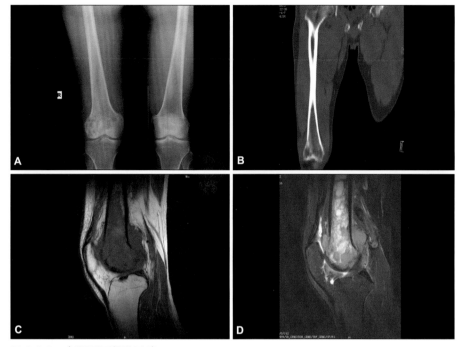

图 6-6-3　右股骨下段淋巴瘤

A. 股骨下段 X 线照片，右股骨下段外缘见不规则骨质破坏；B. CT 冠状位重建，显示骨质破坏更为清楚；C，D. 为上述部位 MRI 的 T1WI 和 T2WI，骨髓显示长 T1 长 T2 信号异常，范围比 X 线及 CT 显示更广，周围见软组织肿块

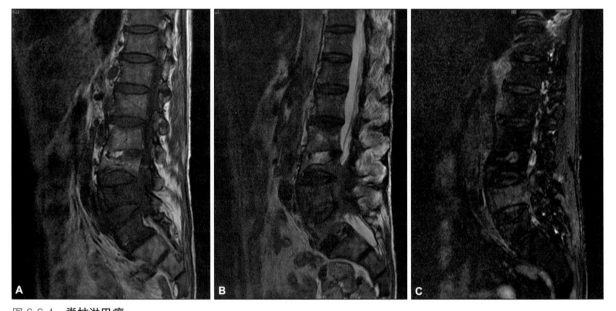

图 6-6-4　脊柱淋巴瘤

A，B，C. 分别为脊柱 MRI 的 T1WI、T2WI 及脂肪抑制序列，$L_3 \sim L_5$ 腰椎骨质破坏，变扁，周围可见软组织肿胀

（黄仲奎　崔久法）

重点推荐文献

[1] 韩艳秋, 哈森. 恶性淋巴瘤120例临床分析. 临床血液学杂志, 2000, (02): 86-87.

[2] 徐文坚, 徐爱德. 骨髓弥漫性病变MRI应用的现状与展望.

中华放射学杂志, 2001, (06): 22-25.

[3] 杜龙庭, 朱襄民, 李军, 等. MRI对脊柱淋巴瘤的诊断价值和疗效观察[J]放射学实践, 2006, (12): 1266-1269.

三、骨转移瘤

【概念与概述】

骨转移瘤（metastatic tumor of bone）是指原发于骨外部位的癌、肉瘤或其他恶性肿瘤转移到骨骼

- 同义词：骨转移癌，骨髓转移瘤

【病理与病因】

一般特征

- 一般发病机制
  - 转移：最好发于红骨髓区或松质骨
  - 任何恶性肿瘤均可转移到骨
    - 成年男性：前列腺，60%；肺，15%；肾，5%；其他，20%
    - 成年女性：乳腺，70%；肺5%；肾，5%；其他，20%
    - 儿童：神经母细胞瘤、淋巴瘤、髓母细胞瘤、肉瘤、视网膜母细胞瘤等
- 病因学
  - 经血行播散，通过动脉循环至富血管红骨髓区
  - 经血行播散，通过静脉途径，如腔静脉、门静脉、肺静脉或脊椎静脉等
  - 直接蔓延（少见）
  - 淋巴转移至骨（罕见）
- 流行病学
  - 骨骼系统转移仅次于肺和肝，是第三最常见的肿瘤转移部位
  - 30%~70% 癌症患者存在骨转移
  - 骨转移瘤发病率是骨原发肿瘤的 25 倍

大体病理及手术所见

- 灰白，质韧实，伴或不伴坏死、出血
- 骨质破坏，突破皮质可侵犯周围软组织

显微镜下特征

- 不同种类的肿瘤细胞（取决于原发肿瘤）替代正常骨髓
- 肿瘤细胞释放破骨刺激因子和坏死因子，激发溶骨活性
- 层粘连蛋白和纤维连接蛋白表面受体水平较高的肿瘤细胞更易发生转移
- IV 型胶原酶水平高的肿瘤细胞易转移
  - IV 型胶原酶破坏 IV 型胶原，而后者正是基底膜的主要组成部分

【临床表现】

表现

- 最常见体征 / 症状：疼痛（70%），体重减轻，贫血，局部肿块
- 病理性骨折
- 高钙血症（10%），碱性磷酸酶升高，红细胞沉降率增快

流行病学

- 年龄：>40 岁
- 性别：取决于原发肿瘤

自然病史与预后

- 原发恶性肿瘤常于确诊后两年内发生转移
- 肺癌骨转移患者平均存活率 <6 个月

治疗

- 药物治疗：抗肿瘤、破骨细胞抑制因子（二膦酸盐）等
- 放射治疗
- 介入治疗：如椎体成形术治疗脊椎压缩性骨折
- 手术治疗：如病理性压缩骨折内固定术等

【影像表现】

概述

- 最佳诊断依据：好发于红骨髓集中区，多发溶骨性骨质破坏、成骨性病变或混合性骨异常改变
- 部位
  - 好发于中轴骨（44.3%）及近端附肢骨（28.8%）
    - 红骨髓集中区：脊柱、肋骨、骨盆、颅骨及股骨、肱骨近端
  - 儿童骨转移瘤：常多骨多发（红骨髓丰富区），神经母细胞瘤多见
  - 末梢骨：手 / 足骨罕见，可见于肺癌、乳腺癌、肾癌等转移
- 大小：常 <5cm
- 形态学：大小不一、单发或多发溶骨或成骨性病变
- 分型：根据受累及骨骼表现分为
  - 溶骨型，占 70%
  - 成骨型，占 15%~20%
  - 混合型，占 10%

X 线表现

- X 线摄片

- 溶骨型
  - 对早期转移瘤不敏感（30%～50%遗漏）
  - 多发骨质破坏：虫蚀状、地图样，骨皮质破坏中断
  - 边缘不规则，无硬化
  - 骨膜反应，少见
  - 周围软组织浸润，局部形成软组织肿块
  - 脊柱：椎体后部及椎弓根破坏常见，椎间隙保留
  - 放射治疗敏感者，可由溶骨改变转为成骨改变
- 成骨型
  - 多发、斑点状或块状硬化影，边缘不整
  - 骨小梁增厚，间隙变窄
  - 骨外形多无改变
  - 一般无软组织肿块
- 混合型
  - 兼有溶骨型和成骨型改变

CT 表现

- CT 平扫
  - 骨质改变同 X 线平片，显示复杂解剖结构区域和瘤内结构优于 X 线平片（图 6-6-5）
  - 显示软组织肿块比 X 线平片清晰
- CT 增强扫描
  - 均匀或不均匀强化

MR 表现

- T1WI
  - 溶骨型：骨质破坏区及软组织肿块呈低或等信号
  - 成骨型：低信号
  - 混合型：不均匀等或低信号
- T2WI/STIR
  - 溶骨型：骨质破坏区及软组织肿块呈等或高信号
  - 成骨型：低信号，部分呈等或高信号（图 6-6-6）

- 混合型：不均匀等或高信号
- T1WI 增强扫描：不同程度强化
- 显示软组织侵犯、无骨质破坏的髓内转移及显示并发症等优于 CT

核医学表现

- 骨扫描
  - 对大部分转移瘤高度敏感（乳腺癌、肺癌、前列腺癌）
    - 放射性示踪剂摄取 >90%
    - 骨扫描表现正常占 5%，代谢低的转移瘤活性也低；或仅有骨质破坏而无新生骨形成
  - 多发不对称的放射性摄取增加（图 6-6-6）
  - 假阳性率：10%

推荐影像学检查

- 最佳检查法：骨扫描和 MRI
- 检查建议
  - 骨扫描用于确定骨转移范围、数目
  - MRI 用于评价早期 X 线和 CT 阴性、软组织侵犯及并发症情况

【鉴别诊断】

多发性骨髓瘤

- 骨质侵犯表现为穿凿样骨破坏，边缘清楚
- 弥漫性骨质疏松
- 指骨骨膜下和牙硬板骨吸收
- 骨质硬化少见
- 骨扫描无摄取

淋巴瘤

- 浸润性骨质破坏
- 层状、日光放射状骨膜反应
- 软组织肿块

Paget 病

- 骨皮质和骨小梁增厚
- 骨髓替换非团块状
- 无骨皮质破坏

诊断与鉴别诊断精要

- 骨转移瘤多见于中老年人，好发于富含红骨髓的中轴骨及肱骨、股骨近端
- 以多发溶骨性骨质破坏并软组织肿块常见，骨膜反应少见，常合并病理性骨折；也可表现为成骨型或混合型转移；发生于脊柱者常先累及椎体后部和椎弓根区
- 此类患者常有原发肿瘤历史
- 需与多发性骨髓瘤、淋巴瘤等鉴别

典型病例

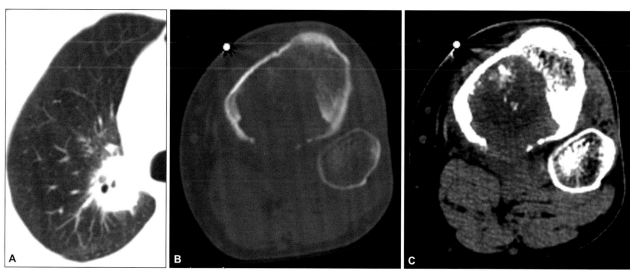

图 6-6-5　肺癌并左侧胫骨上端转移瘤
A. 胸部 CT 平扫示右肺门团块影，内见空泡征，周围毛刺，病理示右肺中央型肺癌；B，C. CT 平扫示左胫骨上端溶骨性骨质破坏，密度欠均匀，后方骨皮质变薄、中断，相应处软组织受侵犯

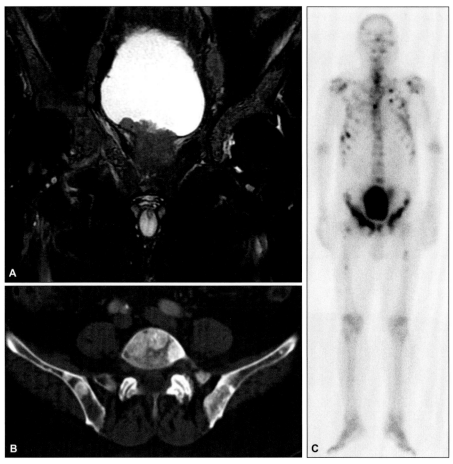

图 6-6-6 前列腺癌并多发成骨性骨转移
A. 前列腺 MR COR T2WI 压脂像示前列腺底部不规则肿块影，突破包膜进入膀胱，病理示前列腺癌。双侧髂骨示不均匀高信号；B. CT 平扫双侧髂骨、椎体多发圆形、面团状高密度影，密度均匀，为多发成骨性转移瘤；C. 同一患者骨显像前位示多发前肋、双侧髂骨多发块状异常放射浓聚灶，为多发骨转移瘤

（黄仲奎 崔久法）

重点推荐文献

[1] Christopher D. M. Fletcher. 软组织与骨肿瘤病理学和遗传学[译]. 北京：人民卫生出版社，2006：394-396.
[2] David W. Stoller. Diagnostic Imaging: Orthopaedics[M].1st.
西安：世界图书出版公司，2004.
[3] Resnick D. 骨与关节影像学. 北京：人民军医出版社，2007：1182-1186.

第 7 节　骨脉管源性肿瘤

一、骨血管瘤

【概念与概述】

　　骨血管瘤（hemangioma of bone）系指骨内血管异常增生所形成的良性肿瘤或血管畸形。单发者多见，多发者又称血管瘤病

● 同义词：骨海绵状血管瘤

【病理与病因】

一般表现

● 一般发病机制

○ 血管瘤是一种胚胎性血管发育异常，即胚胎性成血管组织异常增生，是一种良性血管错构瘤

○ 组织学上不具有肿瘤的特点，但在病理状

态下表现为血管过度形成，随后出现自发性新生血管退化

- 研究表明，婴幼儿血管瘤与人类胚胎在基因表达方面十分相似，因此推断婴幼儿血管瘤可能起源于胚胎组织
- 血管瘤的发生可能是由于调节内皮细胞增殖的基因发生了突变
- 流行病学：骨血管瘤在尸检中的检出率为11.9%，其中34%为多发

大体病理及手术所见

- 易出血、掺杂于骨小梁间，不易单独分离
- 肿瘤组织因出血而产生棕色、黄色或绿色的血凝块

显微镜下特征

- 分型：海绵型、毛细血管型
  - 海绵型：常见
- 由充满血液、扩张的薄壁窦腔或血池构成，内壁被覆单层扁平的内皮细胞
- 多见于颅骨和脊椎，颅骨多表现为新骨形成，脊椎则多为骨质吸收
  - 毛细血管型
- 由极度扩张增生的细小毛细血管构成，可形成薄壁血腔或血窦
- 多见于长骨

【临床表现】

表现

- 最常见体征 / 症状
  - 大部分无临床症状或症状轻微
  - 可有局部软组织肿胀或肿块
  - 可有血管搏动及杂音，变换体位肿块大小可改变
  - 发生在脊椎者，可出现脊髓压迫症状
- 临床病史
  - 发现肿块或疼痛时间：数天到数年不等
  - 多数在影像学检查时偶然发现
  - 实验室检查无异常

流行病学

- 年龄：11 ~ 50 岁，一般以中年较多。
- 性别：无明显性别差异

自然病史与预后

- 良性病变，无恶性转化
- 预后好

治疗

- 手术切除
- 放射治疗
- 选择性动脉栓塞术

【影像表现】

概述

- 最佳诊断依据：骨质破坏，椎体栅栏样改变，颅骨放射状排列骨小梁，长骨单囊或多囊骨缺损，边界清楚
- 部位
  - 骨血管瘤好发部位为脊柱、肋骨
  - 颅骨和下颌骨次之
  - 长管状骨少见
- 大小：不一
- 数目：多为单发，也可多发
- 形态学
  - 脊柱血管瘤：骨质破坏区内见纵行排列粗大骨小梁呈栅栏状（图 6-7-1）
  - 颅骨血管瘤：膨胀性骨质破坏区内骨小梁呈放射状、星芒状排列
  - 长骨单囊或多囊骨质破坏区

X 线表现

- X 线平片（图 6-7-2）
  - 膨胀性骨质破坏区，颅骨、脊椎、长骨病变形态各不相同
  - 边界清楚，有硬化边
  - 无骨膜反应

CT 表现

- 平扫 CT（图 6-7-3）
  - 骨质破坏区表现同 X 线平片
- 脊椎血管瘤：轴位上骨松质呈粗大网眼状，冠矢状面呈栅栏状
- 颅骨血管瘤：骨质缺损区内骨小梁呈放射状排列并向颅板外突出
- 长骨血管瘤：骨缺损区内骨嵴呈泡沫状、网眼状、栅栏状和放射状排列
- CT 增强扫描
  - 骨针或骨间隔较少者，血管瘤区多呈明显强化，CT 值 100Hu 以上

MRI 表现

- T1WI：病变区呈不均匀高信号或低信号
- T2WI

- ○ 不均匀高信号
- ○ 内有稀疏、粗大的低信号骨小梁或骨嵴

推荐影像学检查

- 最佳检查法：X 线平片或 CT

【鉴别诊断】

动脉瘤样骨囊肿（aneurysmal bone cyst，ABC）

- 偏心性、膨胀性骨质破坏
- 骨膜反应
- 骨破坏区呈地图状
- 瘤周围水肿
- 瘤内液 - 液平面

转移瘤

- 多发骨质破坏区，边界模糊
- 少有骨嵴或间隔
- 发生于脊柱者，以累及椎弓根和椎体后半部多见
- 可查到原发病灶

骨巨细胞瘤

- 骨端膨胀性骨质破坏
- 边界清楚，无硬化
- 少有骨膜反应、骨质增生和钙化

诊断与鉴别诊断精要

- 骨血管瘤为发生于骨内的良性血管组织异常增生性疾病
- 主要表现为骨内膨胀性骨质破坏区；发生于椎体者呈栅栏样改变；发生于颅骨者破坏区内骨小梁呈放射状排列；发生于长骨者呈单囊或多囊骨缺损，边缘清楚并硬化

典型病例

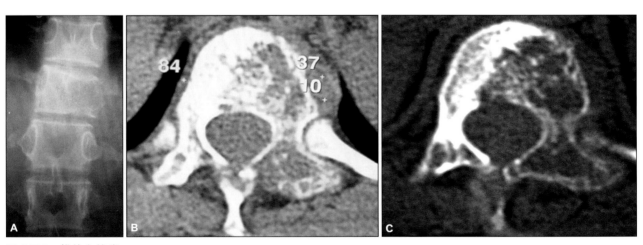

图 6-7-1 **椎体血管瘤**
患者男性，38 岁，腰痛 2 个月。A. 胸腰椎正位，T$_{11}$ 左半椎体变扁，椎体内不规则低密度区，椎弓根不显，相邻椎间隙正常；B，C. CT 软组织窗与骨窗，椎体及左侧椎板膨胀性骨破坏，其中见残存粗大骨小梁，左侧椎旁见软组织密度灶

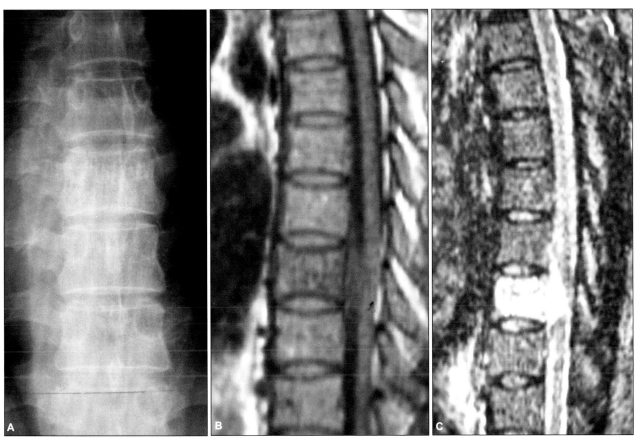

图 6-7-2 **椎体血管瘤**

患者男性，37 岁，胸背部不适 2 年。A.胸椎正位，T8 椎体隐见栅栏状改变，骨皮质完整；B.胸椎矢状位 T1WI，T$_8$ 椎体呈不均匀长 T1 信号，其内见多条纵行低信号粗大骨小梁，使得椎体呈栅栏状改变。椎体后缘向椎管内膨隆，硬膜囊及脊髓受压；C.胸椎矢状位 T2WI 压脂像，T$_8$ 椎体呈不均匀长 T2 信号，椎体后缘向椎管内膨隆，硬膜囊及脊髓受压

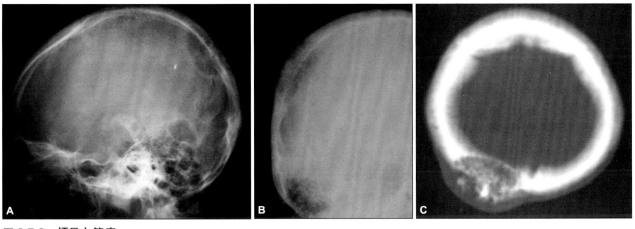

图 6-7-3 **颅骨血管瘤**

患者女性，42 岁，头顶部包块 2 个月。A.头颅侧位，顶骨见大片状骨质破坏区，其内密度不均匀呈网格状，周围有不规则硬化边，颅骨外板外侧见放射状骨针；B.顶骨切线位，顶骨破坏区见放射状或竖发状骨针，颅外软组织隆起；C.头颅 CT 骨窗，破坏区边缘锐利，颅骨外板不连续，内板边薄，破坏区内残留的骨嵴呈网格状并见放射状骨针向外延伸

（徐文坚 陈海松）

重点推荐文献

[1] Wu PA, Mancini AJ. Marghoob AA. et al. Sirnultaneous occurence of infantile hemangioma and congenital rnelanocytic nervus: Coincidence or real association? J Am Acad Dermatol, 2008, 58(2 suppl): S16-S22.

[2] Resnick D. 骨与关节影像学. 北京: 人民军医出版社, 2007.

[3] Favad I M. Hazirolan T, B1uemke D, et a1. Vascular malformations in the extremities. emphasis on MR imaging features that guide treatment options. Skeletal Radiol, 2006, 35(3): 127-137.

二、骨血管球瘤

【概念与概述】

　　骨血管球瘤（glomus tumor of bone 或 glomagioma）是好发于手部的良性肿瘤，为动静脉吻合体——血管球体转化而成，其中以甲下血管球瘤多见，多发生于皮肤和皮下组织，骨侵蚀多为继发性改变，原发于骨骼者罕见

- 同义词：血管神经瘤（angioneuroma），波波夫瘤（Popoff's tumor）

【病理与病因】

一般表现

- 一般发病机制
  - 为动静脉吻合体—血管球体转化而成
  - 多认为是血管球在诱因作用下发生异常增生而形成
- 流行病学：9%～60% 有骨异常改变

大体病理及手术所见

- 浅蓝色或紫红色结节，与周围组织界限清楚，未见包膜
- 切面呈浅粉红色，质细软

显微镜下特征

- 由肿瘤细胞和大量中小薄壁血管组成
- 瘤细胞呈套袖状围绕血管，在肿瘤边缘部呈不对称分布
- 与周围组织界限清楚

【临床表现】

表现

- 最常见体征/症状
  - 多见于手指及足趾甲床
  - 典型的临床表现为"三联征"：阵发性剧痛、触压痛、冷敏感
  - 透过指（趾）甲较易发现位于甲床上的瘤体
- 临床病史
  - 轻微摩擦、压迫、碰撞可引发剧烈疼痛
  - 部分病例疼痛可向手背及前臂背侧放射

流行病学

- 年龄：多见于成人，40～50 岁约占半数，
- 性别：甲下血管球瘤女性多见，而手指以外的血管球瘤男性更常见

自然病史与预后

- 良性病变，未见恶变报道，不发生远处转移
- 手术切除后，极少复发
- 恶性血管球瘤罕见

治疗

- 手术切除

【影像表现】

概述

- 最佳诊断依据
  - 病灶多位于末节指骨甲下
  - 骨内圆形低密度区，边缘光滑锐利
  - 局部软组织肿块
- 部位
  - 身体任何部位都可发生，但多位于末节指骨甲下
  - 可位于指骨腹侧及中心部或来源于邻近软组织侵蚀骨组织
- 大小：直径一般为数毫米至 1cm
- 形态学
  - 圆形低密度区
  - 边缘光滑锐利

X 线表现

- X 线平片
  - 多位于末节指骨甲下，亦可位于腹侧及中心部
  - 呈骨内圆形低密度区，边缘光滑锐利，有时伴轻微硬化边
  - 内部无钙化及残留骨
  - 源于软组织者，侵蚀末节指骨，边缘性骨吸收或皮质增厚
  - 可有周围软组织肿胀或肿块

CT 表现

- 平扫 CT
  - 帮助确定病变范围，骨及软组织受累情况
  - 可清楚显示病变及其边界
  - 骨皮质变薄，可不完整
- 增强 CT：轻度强化

MRI 表现

- T1WI 呈低信号，T2WI 呈高信号
- 边界清晰
- 合并出血可使信号复杂化
- 增强后可见不同程度强化

推荐影像学检查

- 最佳检查法：X 线平片

【鉴别诊断】

内生软骨瘤

- 临床无症状或轻微疼痛

- 轻度膨胀性骨质破坏区
- 内部可见钙化

骨巨细胞瘤

- 发生于骨端
- 边界清楚膨胀性骨质破坏区，但无硬化
- 内有骨性间隔
- 累及软骨下骨质
- 骨膜反应及骨质增生硬化少见

单纯性骨囊肿

- 中心性骨质破坏
- 轻度或无膨胀
- 骨折后"骨片陷落征"

动脉瘤样骨囊肿

- 膨胀性溶骨性病变，内有间隔
- 液 - 液平面
- 边缘有硬化

诊断与鉴别诊断精要

- 本病发病部位特殊，多位于末节指骨甲下区
- 呈圆形骨质破坏区，边缘光滑锐利
- 临床表现有特征性（三联征）：阵发性剧痛、触压痛、冷敏感

（徐文坚　陈海松）

重点推荐文献

[1] 张宗康, 赵新, 劳杰. 71例血管球瘤的临床分析. 中华手外科杂志, 2007, 23(3): 135-137.

[2] 曹来宾. 实用骨关节影像诊断学. 济南: 山东科学技术出版社, 2001.

[3] Gombos Z, Fogt F, Zhang P J. Introsseous glomus tumor of the great toe: a case report with review of the literature. J Foot Ankle Surg, 2008, 47: 299-301.

三、骨淋巴管瘤

【概念与概述】

骨淋巴管瘤（lymphangioma of bone）是一种由新生淋巴管组成的良性肿瘤，发生在骨内者极其罕见，可同时累及骨及骨旁软组织。本症多为多发性病变，常合并软组织异常，如淋巴水肿、颈和腋部囊状水瘤和皮肤色素沉着等

【病理与病因】

一般表现

- 发病机制
  - 是一种由新生淋巴管组成的良性肿瘤
  - 骨淋巴管瘤可能起源于骨内淋巴通道的异常扩张，压迫骨质吸收
  - 呈浸润性生长，无完整包膜
- 病因学
  - 是一种由新生淋巴管组成的良性肿瘤，具体病因不清
  - 可能与淋巴管先天发育异常或继发性淋巴管损伤有关

  - 由于淋巴管发育不全、错构所致淋巴管引流梗阻、扩张和淋巴管瘤样增生，使骨组织受压吸收
- 流行病学：占原发性骨肿瘤的0.03%，占良性骨肿瘤的0.06%

大体病理及手术所见

- 肿瘤呈浸润性生长，无完整包膜
- 切面呈海绵状，为内皮细胞形成的扩张血管腔
- 腔内充满浅黄色液体，扩张的管腔对周围骨组织产生压迫性萎缩、吸收

显微镜下特征

- 肿瘤由许多内皮细胞形成的扩张淋巴管组成
- 管内为淋巴液，内有少量淋巴细胞

【临床表现】

表现

- 常见体征 / 症状
  - 起病缓慢，常有轻微疼痛或剧痛，患部叩压痛，活动受限
  - 肢体肥大，弥漫性水肿，皮下脂肪增多，肌肉萎缩

- 常发生病理性骨折
- 病灶穿刺可抽出浅黄色或黄褐色透明液体
- 临床病史
  - 发生于脊柱者可有脊髓神经受压症状
  - 骨与软组织常同时受累
  - 皮下脂肪增厚，其内有粗大的网状结构
  - 多数起病缓慢，病程进展缓慢
  - 当其他脏器亦有多发病变时，则常有乳糜胸

流行病学

- 年龄：可发生于任何年龄，多见于 10 ~ 20 岁
- 性别：无明显差异

自然病史与预后

- 良性骨肿瘤，预后良好
- 多发性骨破坏，进行性发展
- 常引起病理性骨折及骨骼畸形，造成功能障碍

治疗

- 手术治疗：节段性切除、内固定和植骨术、彻底刮除、瘤腔灭活
- 放射治疗：手术难以切除者，可放射治疗
- 化学治疗：放疗时，可积极配合多药性联合化疗，以提高疗效

【影像表现】

概述

- 最佳诊断依据
  - 溶骨型骨质破坏区，边界较清楚锐利
  - 骨质疏松或呈皂泡状（网眼状）骨破坏
  - 淋巴造影显示患肢淋巴回流时间延长，骨内囊状腔隙中有对比剂充盈
- 部位
  - 病变常位于颅骨、其他扁骨和长骨骨干或干骺端
  - 可单骨或多骨发病
  - 病变可发生于髓腔或骨膜
- 大小：破坏区大小不一
- 形态学：皂泡状、网眼状、多囊状骨质破坏或吸收区

X 线表现

- X 线平片
  - 溶骨型骨质破坏，边界清楚锐利，骨皮质膨胀变薄或消失
  - 多骨型者呈多发的广泛溶骨性扩张改变，
  - 广泛层状骨膜增生或放射状粗大骨针
  - 发生于骨膜者早期仅有压迫性骨萎缩，晚

期可引起骨破坏
  - 淋巴造影显示淋巴管部分或完全阻塞，淋巴回流时间延长和部分异常扩大的淋巴管。24 ~ 48 小时后，骨内囊状破坏区内仍有对比剂滞留，甚至可达数月

CT 表现

- 平扫 CT
  - 呈密度均匀的多囊性病灶，典型表现为均匀一致的水样密度
  - 不同程度的骨质破坏
  - 无死骨形成
  - 其他同 X 线平片
- 增强 CT：淋巴管瘤本身无强化，伴血管瘤时可出现强化

MRI 表现

- 骨内多发、囊状异常信号
- T1WI 低信号，T2WI 高信号
- 囊内伴出血或含蛋白时信号混杂
- MRI 增强后表现与 CT 相仿，囊壁见不同程度强化

推荐影像学检查

- 最佳检查法：CT

【鉴别诊断】

骨血管瘤

- 椎体血管瘤呈栅栏样改变
- 颅骨破坏区内骨小梁放射状排列
- 长骨者呈单囊或多囊骨缺损，边界清楚

骨转移瘤

- 病灶多位于中轴骨，多发
- 溶骨性骨质破坏，膨胀轻
- 也可为成骨型或混合型病变
- 瘤体为实性
- 部分可以找到原发病灶

单纯性骨囊肿

- 中心性骨质破坏
- 轻度或无膨胀
- 骨折后"骨片陷落征"
- 周围软组织无异常

动脉瘤样骨囊肿

- 膨胀性溶骨性病变，内有间隔
- 液 - 液平面
- 边缘有硬化

诊断与鉴别诊断精要

- 本病罕见，表现为溶骨性骨质破坏，边界较清楚锐利
- CT 和 MRI 显示破坏区为囊性液性成分
- 淋巴造影显示患肢淋巴回流时间延长，骨内囊状腔隙中有对比剂充盈为特征性表现
- 本病需与骨血管瘤、骨囊肿、动脉瘤样骨囊肿等鉴别

（徐文坚　陈海松）

重点推荐文献

[1] 李建军. 淋巴管瘤的诊断和治疗进展. 中国现代普通外科进展, 2004, 7: 10-12.
[2] 曹来宾. 实用骨关节影像诊断学. 济南: 山东科学技术出版社, 2001.
[3] 梁碧玲. 骨与关节疾病影像诊断学. 北京: 人民卫生出版社, 2006.

四、骨血管肉瘤

【概念与概述】

　　骨血管肉瘤（angiosarcoma of bone）很少见，由骨血管内皮或向内皮分化的间叶细胞所构成，是一种由不典型内皮细胞衬覆的、不规则吻合的血管所组成的恶性肿瘤

- 同义词：恶性血管内皮瘤（malignant hemangioendothelioma of bone）、血管内皮肉瘤（hemangioendoliosarcoma of bone）

【病理与病因】

一般表现

- 一般发病机制
  - 由成血管细胞分化趋向和血管形成趋向的间充质细胞形成的一类肿瘤
  - 少见，高度恶性肿瘤
- 病因学：病因尚不清楚，多数病例似与外伤有关
- 流行病学
  - 原发骨肿瘤的 0.23%
  - 占恶性骨肿瘤的 0.43%

大体病理及手术所见

- 柔软肉质、血管丰富呈海绵状，外观似机化血块
- 肿瘤境界较清楚，大部分局限于髓腔或骨皮质范围内
- 很少骨膜或邻近软组织侵犯

显微镜下特征

- 由不典型内皮细胞衬覆、不规则吻合的血管所组成
- 瘤细胞形态呈梭形、卵圆形，可排列成巢状
- 瘤细胞围成不规则的、相互吻合的、裂隙状或分支状血管腔
- 瘤细胞多数位于膜内，为本瘤的特征
- 嗜银染色可见血管壁的轮廓，嗜银纤维包绕瘤细胞

【临床表现】

- 最常见体征/症状
  - 多数患者有局部疼痛和肿胀
  - 少数可触及血管搏动，闻及血管杂音
- 临床病史
  - 疼痛和肿胀可致活动障碍
  - 肿瘤恶性程度高，生长迅速
  - 常较早发生肺转移

流行病学

- 年龄：3～74岁，以30～60岁较多见
- 性别：男多于女，约为 2：1

自然病史与预后

- 单中心病变手术切除后预后良好
- 多发病变因无法切除，且容易累及内脏，预后差

治疗

- 单中心病变应采取广泛切除术，术后无需放疗
- 脊柱、骨盆等无法达到广泛切除的部位，建议

术后放疗
- 多发病变因无法切除，只能采取放疗

【影像表现】

概述

- 最佳诊断依据（图6-7-4）
  - 单骨多发或相邻两骨多发是本病特点
  - 溶骨性骨质破坏，很少有硬化
  - 骨膜反应极少见
- 部位
  - 好发于长骨干骺端，以胫骨、股骨和肱骨多见
  - 也可见于不规则骨，如髂骨、脊椎、肋骨、颅骨和下颌骨等
  - 约1/3病例为单骨多发或多骨发生
- 大小：骨质破坏区大小不一
- 形态学：不规则的斑片状或大片状破坏区

X线表现

- X线平片（图6-7-5）
  - 单骨多发或相邻两骨多发溶骨性骨质破坏
  - 病变位于髓腔及皮质
  - 很少有骨质硬化
  - 分化较好者，境界清楚，皮质变薄，轻度或中度膨胀
  - 分化较差者，边界不清，皮质侵蚀破坏及软组织肿块
  - 骨膜反应少见

CT表现

- 平扫CT
  - 表现与X线平片相同
  - 帮助确定病变范围
  - 可检查轻微的骨质破坏区
  - 可清晰显示局部软组织肿块影
- 增强CT：软组织肿块可明显强化

MRI表现

- 破坏区T1WI多呈等或长T1异常信号，T2WI呈长T2信号
- T2WI压脂像检出病变的敏感性高于CT和平片
- 破坏区周围软组织肿块

推荐影像学检查

- 最佳检查法：X线平片，CT

【鉴别诊断】

纤维肉瘤

- 好发于长骨干骺端及骨干
- 表现溶骨性骨质破坏区，边缘参差不齐
- 邻近骨皮质变薄，轻微膨胀
- 骨皮质常被穿破，形成软组织肿块
- 一般无骨膜反应

骨巨细胞瘤

- 发生于骨端
- 溶骨性骨质破坏区
- 边界清楚，无硬化
- 内有不完全骨性间隔
- 累及软骨下骨质
- 无骨膜反应

转移瘤

- 好发于中老年中轴骨，病变多发
- 分溶骨型、成骨型和混合型三种
- 溶骨型呈穿凿样、虫噬样骨破坏
- 常可发生病理性骨折
- 有原发病灶

诊断与鉴别诊断精要

- 本病少见，是由不典型内皮细胞衬覆的、不规则吻合的血管所组成的恶性肿瘤
- 可单骨多发或相邻两骨多发，表现为溶骨性骨质破坏，很少伴有骨质硬化，骨膜反应少见，可见软组织肿块
- 与纤维肉瘤鉴别困难

典型病例

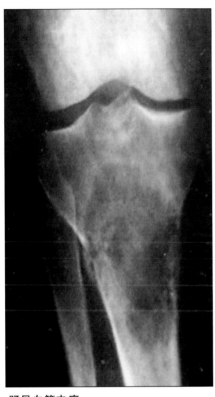

图 6-7-4　胫骨血管肉瘤
患者男性，40 岁，右膝肿胀疼痛 2 个月。胫骨正位，胫骨近端溶骨性破坏，皮质中断并见骨膜反应

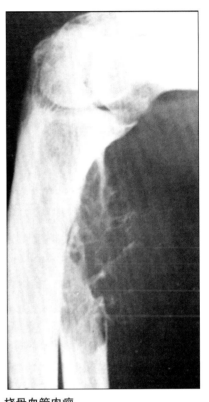

图 6-7-5　桡骨血管肉瘤
患者男性，45 岁，左上肢疼痛半年。尺桡骨侧位，桡骨近段溶骨性破坏区，前缘皮质骨消失，可见巨大软组织肿块，其中见不规则骨嵴

（徐文坚　陈海松）

重点推荐文献

[1] Koch M, Nielsen GP, Yoon SS. Malignant tumors of blood vessels: angiosarcomas, hernangioendotheliomas and hemangiopericytoms. J Surg Onool, 2008, 97: 321-329.
[2] Mitsuhashi T, Shimim Y, Ban S. Muticentric contiguous variant of epithelioid angiosarcoma of the bone. A rare variant showing angiotropic spread. Ann Diagn Pathol, 2005, 9(1): 33.

第 8 节　骨平滑肌源性肿瘤

骨平滑肌肉瘤

【概念与概述】

　　骨平滑肌肉瘤（leiomyosarcoma of bone）发生于骨组织者极为罕见，病理上肿瘤以恶性梭形细胞为主，呈现出平滑肌分化倾向。诊断需电镜和免疫组化检查

【病理与病因】

　一般表现

- 一般发病机制
  - 来源于骨髓腔血管壁中层的平滑肌细胞或脉管周围的多功能性间叶细胞
  - 或多潜能间充质细胞或中间细胞型（如肌成纤维细胞）转变而来

- 病因学

  病因不明，可能与免疫系统受抑制引起细胞的过度增殖有关

- 流行病学：占恶性骨肿瘤的 0.14%，占骨肿瘤的 0.06%

大体病理及手术所见

- 结节状灰白色肿块，质嫩、切面呈鱼肉样
- 局灶性坏死和囊性变
- 直径 5cm 左右
- 病变处骨皮质扩张变薄
- 可突破骨皮质向软组织浸润性生长

显微镜下特征

- 肿瘤细胞呈束状排列，部分区域有特征性的车辐状排列
- 高分化平滑肌肉瘤，瘤细胞长梭形，胞浆丰富，核膜清晰，核分裂多少不等
- 多形性平滑肉瘤，瘤细胞大小不一，形态各异，可见有多核细胞及巨细胞，核分裂象多见。间质有出血、坏死及炎细胞浸润
- 上皮样平滑肌肉瘤细胞呈圆形，核大空泡状，有清楚的核仁
- 免疫组化：肿瘤的 Vimentin 和 SMA 都强阳性，弥漫分布

【临床表现】

表现

- 最常见体征 / 症状
  - 疼痛
  - 软组织肿块
  - 常合并病理性骨折
- 临床病史
  - 有放化疗病史者易患骨平滑肌肉瘤
  - 白血病、淋巴瘤以及 Paget 病患者易患骨平滑肌肉瘤
  - 双侧视网膜母细胞瘤患者易患骨平滑肌肉瘤

流行病学

- 年龄：多见于 40 ~ 60 岁
- 性别：男女发病比例相仿

自然病史与预后

- 本肿瘤较少发生转移
- 转移多见于肺，其次为骨

治疗

- 截肢是主要的治疗手段
- 肿瘤刮除均很快复发

- 放疗、化疗可减轻症状

【影像表现】

概述

- 最佳诊断依据：长骨干骺端溶骨性骨质破坏，可见钙化或瘤骨、骨膜反应
- 部位
  - 平滑肌肉瘤最常发生于下肢长骨的干骺端，尤其是膝关节附近
  - 其次为颌骨
- 大小：大小不一
- 形态学：溶骨性骨质破坏，形态不规则

X 线表现

- X 线平片（图 6-8-1）
  - 溶骨性骨质破坏
  - 髓腔或软组织内可见钙化或肿瘤骨
  - 可有骨膜三角或放射骨针
  - 也可呈囊性破坏区似囊肿

CT 表现

- CT 平扫（图 6-8-1）
  - 溶骨性骨质破坏
  - 皮质膨胀、变薄，部分缺失
  - 周围软组织侵犯可呈肿块样或囊样
  - 病灶内夹杂小斑片状或条纹状钙化影或肿瘤骨
  - 特殊表现：少数病例破坏区周围可见硬化带，似骨梗死的征象
- 增强 CT：软组织肿块及肿瘤内部可见不同程度强化

MRI 表现

- T1WI 上等信号，T2WI/STIR 上高信号
- 增强扫描：软组织肿块及肿瘤内部可见不同程度强化

推荐影像学检查

- 最佳检查法：X 线平片，CT

【鉴别诊断】

骨肉瘤

- 好发于青少年
- 发生于干骺端
- 边界清楚
- 成骨性骨肉瘤之肿瘤骨多较明显
- 无硬化边

恶性纤维组织细胞瘤

- 肿瘤位于长骨的干骺端，然后扩展到骨骺或

骨干

- 多呈偏心性的溶骨性破坏
- 破坏区内一般无钙化和残留骨
- 无硬化性改变，少数可有膨胀
- 少有骨膜反应

软骨肉瘤

- 骨质破坏并髓腔内外软组织肿块
- 边界清楚
- 病变内常见环形或弧形钙化

诊断与鉴别诊断精要

- 本病少见
- 好发于长骨的干骺端，尤其是膝关节附近
- 溶骨性骨质破坏，可见钙化、瘤骨和骨膜反应
- 溶骨性破坏区周围出现骨梗死征象时，有助于骨平滑肌肉瘤的诊断
- 影像学表现无特征性

典型病例

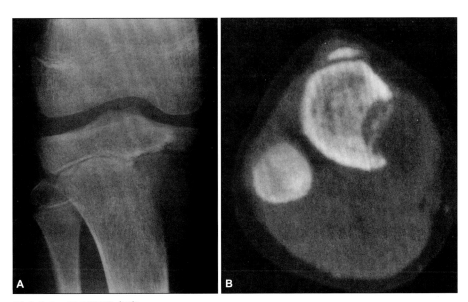

图 6-8-1　骨平滑肌肉瘤
患者女性，14 岁，右膝部疼痛伴肿块 1 个月。A. X 线平片，右胫骨近端干骺端偏心性溶骨性破坏，局部示软组织肿块；B. CT 显示骨质破坏区内有钙质样高密度结构，肿瘤突破骨皮质向外侵犯形成软组织肿块

（徐文坚　陈海松）

重点推荐文献

[1] 韩蔗勇, 许艳梅, 武卫华, 等. 骨平滑肌肉瘤2例报告. 中华全科医科杂志, 2005, 4(1): 26.

[2] AI-Nakshabandi NA, Munk PL. Radiology for the surgeon. MuscuIoskeIetaI case 36. Primary leiomyosarcoma of the tibia. Can J Surg, 2005, 48: 485-486.

[3] Pinheiro J, AIves M, Okuda E, et al. Primary Ieiomyosarcoma of the mandibIe. A case report. Med OraI PatoI OraI Cir BucaI, 2007, 12: E56-59.

第 9 节　骨脂肪源性肿瘤

一、骨脂肪瘤

【概念与概述】

　　骨脂肪瘤（lipoma of bone）为起源于骨髓脂肪组织的良性肿瘤，瘤内脂肪组织可化生成骨，也称为骨化性脂肪瘤。骨内脂肪瘤少见

- 同义词：由于瘤内常伴有其他不同的间叶成分，而分别称为纤维脂肪瘤、肌脂肪瘤、血管脂肪瘤等

【病理与病因】

一般表现

- 一般发病机制
  - 尚不清楚
  - 可能来源于间叶组织细胞，表现为脂肪细胞大量增生
- 病因学
  - 原因不明
- 流行病学
  - 占原发性骨肿瘤的 0.16%
  - 占良性骨肿瘤的的 0.36%

大体病理及手术所见

- 骨脂肪瘤大体病理上呈分叶状黄色脂肪组织
- 有完整包膜

显微镜下特征

- 大量成熟脂肪细胞
- 夹杂少量纤维结缔组织和细小骨小梁
- 可见坏死脂肪组织及营养不良性钙化
- 可有脂肪黏液变性所形成的囊变区

【临床表现】

表现

- 最常见体征/症状
  - 局部肿胀，少数疼痛
  - 大者，可有病变部位活动障碍
  - 部分患者无任何症状
- 临床病史
  - 肿胀为主要症状
  - 可无任何症状，多在查体时偶然发现

流行病学

- 年龄：5～70 岁，以 30～50 岁多见
- 性别：男女发病相近

自然病史与预后

- 预后良好，极少恶变
- 病灶切除术后一般无复发

治疗

- 无临床症状者，可随访观察
- 有症状者，可行病灶切除术或刮除植骨术
- 术后一般无复发

【影像表现】

概述

- 最佳诊断依据

　　CT 和 MR 示骨质破坏区内有特征性脂肪密度和信号，可并钙化

- 部位
  - 多位于腓骨、股骨、胫骨和跟骨，以腓骨最多见
  - 好发于长管状骨干骺端
  - 股骨病变好发于粗隆线处或其周围骨质
  - 跟骨几乎均发生于三角区
- 形态学：多为圆形或类圆形

X 线表现

- X 线平片（图 6-9-1）
  - 可分为骨内型、皮质型和骨旁型
  - 囊状密度减低区，呈分叶状或有骨嵴伸入病灶内
  - 因含有丰富的脂肪组织，呈均匀一致低密度区（透亮度较高）
  - 肿瘤中心可伴有钙化和骨化（脂肪组织坏死）
  - 病灶边缘清楚锐利，可伴轻度硬化
  - 一般无骨膜反应
  - 细长骨骼，如腓骨和肋骨，几乎均有膨胀
  - 粗大的长骨膨胀不明显，可仅表现为骨皮质变薄
  - 通过软组织化生而发生骨化者，可见条状或放射状影与骨相连，称骨化性脂肪瘤

CT 表现

- 平扫 CT（图 6-9-2）
  - CT 检查有特征性表现，病灶大部呈脂肪密度，CT 值 -100Hu 左右
  - 中心可有斑块状或条索状钙化或骨化影

○ 骨质破坏改变同 X 线平片

- 增强 CT：病灶中央不强化，边缘可见不规则的环状强化

MRI 表现（图 6-9-1）

- 瘤体 T1WI 上呈高信号，T2WI 上呈略高信号
- 脂肪抑制像上肿瘤内脂肪信号可被抑制
- 信号变化与皮下脂肪信号相同，具有特征性
- 中心区钙化和骨化呈低信号

推荐影像学检查

- 最佳检查法：CT、MR

【鉴别诊断】

骨脂肪肉瘤

- 溶骨性骨质破坏，皮质中断
- 软组织肿块
- 有骨膜三角等恶性肿瘤征象

诊断与鉴别诊断精要

- CT 示骨质破坏区内有特征性脂肪密度
- MR 示瘤体呈脂肪信号，在各序列上与皮下脂肪信号同步
- 瘤内可见钙化

典型病例

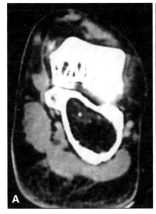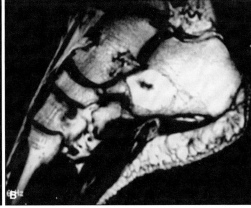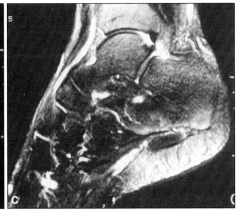

图 6-9-1 骨脂肪瘤

患者女性，41 岁，足跟部不适半年。A. 左跟骨囊状膨胀性骨质破坏，CT 值 -84.3Hu，骨小梁消失，骨皮质完整；B. 矢状位 T1WI，跟骨内见团块状短 T1 号，中心有小片状长 T1 号，边缘清楚；C. 脂肪抑制 T2 加权像，跟骨内病灶被抑制呈低信号，中央有小片状高信号

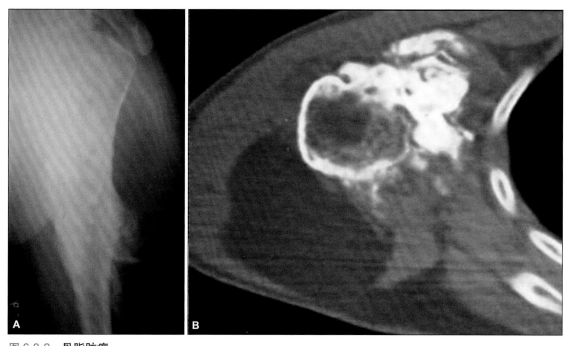

图 6-9-2　骨脂肪瘤

患者男性，38 岁，左上臂肿块伴疼痛 1 年。A. 骨正位：包绕肱骨近段低密度软组织肿块，见不规则骨突深入软组织病变内；B，C.T 横轴位：包绕肱骨近段脂肪密度软组织肿块，不规则骨突及钙化深入病变内

（徐文坚　陈海松）

重点推荐文献

[1] 高振华,孟悛非,周春香,等.髌周骨内脂肪瘤的影像学表现及诊断价值.临床放射学杂志,2005, 24: 57-59.
[2] 宝权,滕立臣,宋大勇,等.骨内脂肪瘤.中国骨伤,2003,

16: 639-640.
[3] 王芸,刘太和,何国祥.骨脂肪瘤一例. 医学影像学杂志,2003, 13: 294.

二、骨脂肪肉瘤

【概念与概述】

　　骨脂肪肉瘤（losarcoma of bone）为起源于骨髓脂肪组织的原发性恶性骨肿瘤，很少见

【病理与病因】

一般表现

- 一般发病机制
  - 文献报道骨脂肪肉瘤起源于脂肪细胞，或是由间充质细胞衍化而来
  - 也有认为骨脂肪肉瘤为转移灶或局部软组织肉瘤直接浸润形成
- 病因学
  - 学说Ⅰ：起源于脂肪细胞
  - 学说Ⅱ：肿瘤系由间充质细胞衍化而来
  - 其他意见：可能与脂肪瘤的恶变有关

- 流行病学：其发病率不到骨原发肿瘤的 0.1%

大体病理及手术所见

- 骨内软组织肿物，呈结节状、分叶状，与周围骨髓界限清楚
- 质软，部分区域呈黏液状，可伴出血、坏死
- 无包膜区呈浸润性生长
- 骨皮质破坏后，可侵入周围软组织

显微镜下特征

- 镜下与软组织脂肪肉瘤相似，富于血管
- 肿瘤细胞形态多样，不同分化程度的脂肪母细胞、原始梭形和圆形间叶细胞
- 脂肪母细胞：有含脂质的空泡，胞核空泡推至一侧，呈印戒状
- S-100 和脂质染色阳性，对病理诊断有帮助
- 分型：高分化、黏液样、多形性、去分化、混合型等

【临床表现】

表现

- 最常见体征/症状
  - 局部疼痛、软组织肿块
  - 肿瘤生长快,疼痛逐渐加重呈持续性剧痛
- 临床病史
  - 起病相对较急,病程相对较短,就诊时病史多在1个月左右
  - 肿瘤生长快,疼痛逐渐加重
  - 肿块可很大,边界不清,质硬如骨,表面可凹凸不平
  - 晚期出现患肢功能障碍、恶病质
  - 碱性磷酸酶增高,红细胞沉降率加快

流行病学

- 年龄:骨内脂肪肉瘤可发生于各个年龄组,多见于40~60岁
- 性别:男女发病相等

自然病史与预后

- 分化不良者,易发生肺及骨转移,多在发病3年内死亡
- 切除不彻底易复发,约50%术后2~3年内死于转移

治疗

- 治疗原则与预后:以手术为主,大块切除肿瘤或截肢
- 肿瘤多发或不能切除时,可行化疗、放疗

【影像表现】

概述

- 最佳诊断依据
  - 骨质破坏、软组织肿块
  - 病变内的脂肪密度或信号
- 部位
  - 肿瘤发生于长骨干骺端,很少侵犯骨端
  - 偶可发生于骨干
  - 股骨发病最多,胫骨次之
- 大小:骨质破坏大小不一,可形成巨大软组织肿块
- 形态学:常表现为偏心性溶骨质破坏

X线表现

- X线平片
  - 常表现为偏心性溶骨质破坏,与邻近软组织相比密度较低
  - 破坏区边缘模糊,周围可见硬化
  - 肿瘤穿破骨皮质侵入软组织形成肿块,其内可伴有钙化
  - 肿块内如有较多的脂肪成分,则间有密度减低区,此征象有诊断意义
  - 大部分病例无骨膜反应

CT表现

- 平扫CT
  - 可清楚显示骨质破坏及其周围硬化
  - 可清楚显示软组织肿块
  - 肿块内如有较多的脂肪成分,CT值在-20~-70左右,有诊断意义
- 增强CT

  增强扫描肿块内脂肪成分无强化,其余成分可有轻度强化

MRI表现

- 骨脂肪肉瘤成分及MRI信号复杂
- 分化较好的脂肪肉瘤含脂肪较多,信号类似于皮下脂肪信号,其内夹杂等信号
- 分化较差的脂肪肉瘤与其他软组织肉瘤信号相似

推荐影像学检查

- 最佳检查法:CT,MR

【鉴别诊断】

纤维肉瘤

- 骨质破坏可侵犯骨端
- 软组织肿块相对较小
- 病变内无脂肪密度或信号影

恶性纤维组织细胞瘤

- 干骺端囊性穿凿样骨质破坏
- 软组织肿块多不明显或较小
- 病变内无脂肪密度或信号影

骨巨细胞瘤

- 发生于骨端
- 边界清楚,但无硬化
- 内有骨嵴
- 累及软骨下骨质
- 无骨膜反应
- 病变内无脂肪密度或信号影

┌───┐
│ **诊断与鉴别诊断精要** │
│ ● 最佳诊断依据 │
│ ○ 骨质破坏、软组织肿块 │
│ ○ 病变内的脂肪密度或信号 │
└───┘

（徐文坚 陈海松）

重点推荐文献

[1] 刘向东, 吴文娟, 李海涛. 骨脂肪肉瘤一例. 临床放射学杂志, 2005, 24(7): 643.
[2] 何冬梅, 赵新玉. 骶尾原发性脂肪肉瘤一例. 临床放射学杂志, 2001, 20: 535.
[3] Padua M D, Bhandari T P, Pingle. Primary osteoliposarcoma of the bone. Indian J Pathol Microbiol, 2009, 52: 80-82.

第10节 骨的其他类肿瘤

一、Ewing 肉瘤 / 原始神经外胚层肿瘤

【概念与概述】

　　Ewing 肉瘤（Ewing sarcoma）于 1921 年由尤文描述并命名，认为是发生于儿童骨髓的小圆细胞未分化型肉瘤。现认为 Ewing 肉瘤与原属于软组织肿瘤的原始神经外胚层肿瘤（primitive neuroectodermal tumor, PNET）构成一个家族，并以 Ewing 肉瘤 /PNET 命名，主要原因是由于其具有相同的基因突变

- 同义词：尤文瘤（Ewing tumor）、骨内皮细胞瘤（endothelioma of bone）、圆形细胞肉瘤（round cell sarcoma）、骨髓网织细胞肉瘤（reticulosarcoma of bone marrow）

【病理与病因】

一般特征

- 一般发病机制
  - 原型为非造血性小圆细胞肿瘤
- 遗传学
  - 95% 以上有 11 和 22 号染色体（q22 和 q12）相互移位
  - Ewing 肉瘤基因（*EWS*）与 *FLI-1* 基因和 *ERG* 基因融合
- 病因学
  - 源自骨髓未分化间充质细胞或原始神经外胚层细胞
- 流行病学

- 原发性恶性骨肿瘤的 6% ~ 8%，居恶性骨肿瘤的第 6 位

大体病理及手术所见

- 骨髓内肿块，灰白肉样伴坏死
- 可累及骨髓腔的大部分而不伴皮质破坏
- 皮质内充满小瘤巢，浸润皮质，沿骨膜下生长
- 骨外软组织肿块：质软、易碎，可大于骨内肿块

显微镜下特征

- 肿瘤由均匀一致、密集、未分化小圆形细胞构成
- 弥漫性生长，边界不清，有纤维间隔，坏死常见
- 瘤细胞含透明细胞质、大量胞浆糖原
- 瘤内血管网丰富，瘤细胞环绕血管排列形成"假菊花团"样表现；中心无血管者，为"真菊花团"，是具有神经外胚层分化的早期标志

【临床表现】

表现

- 最常见症状 / 体征
  - 局部疼痛
  - 软组织肿块
  - 发热、白细胞增多、红细胞沉降率增高，易误为骨髓炎
  - 病理骨折：5% ~ 15%

流行病学

- 年龄

- ○ 5~25 岁，高峰 15 岁，20 岁以下占 90%
- ○ 5 岁以下（2%）和 50 岁以上（3%）少见
- 性别
  - ○ 男：女 =2：1

自然病史及预后

- 高度恶性肿瘤，10~14 岁儿童的第三位致死原因
- 5 年存活率 5%~10%；治疗后可达 50%~60%
- 转移（30%）：肺、胸膜、骨、中枢神经系统，偶可到局部淋巴结

治疗

- 大范围手术切除
- 放射治疗敏感
- 辅助化疗

【影像表现】

概述

- 最佳诊断依据：骨髓内浸润性骨质破坏，边界不清，骨膜反应，软组织肿块
- 部位：各骨均可受累
  - ○ 长骨骨干：70%
  - ○ 扁骨及不规则骨：骶骨、肩胛骨、肋骨、椎体等 25%~30%
- 大小：3~20cm
- 形态学
  - ○ 长骨干边界不清的溶骨性骨质破坏

X 线表现

- X 线摄片（图 6-10-1）
  - ○ 骨髓内边界不清、溶骨性骨质破坏
  - ○ 骨膜反应：典型"葱皮样"或"日光状"，可有 Codman 三角
  - ○ 骨皮质侵蚀、破坏
  - ○ 骨膜破坏和软组织肿块致骨皮质碟形凹陷
  - ○ 侵犯邻近软组织，形成骨外无钙化的软组织肿块，50%
  - ○ 无瘤骨，扁骨可有骨硬化

CT 表现

- 平扫 CT（图 6-10-2）
  - ○ 骨髓内肿块，骨质破坏
  - ○ 侵袭性骨膜反应
  - ○ 软组织肿块
  - ○ 骨外（软组织）Ewing 肉瘤：罕见，非特异性软组织肿块

- 增强 CT
  - ○ 不均匀强化

MRI 表现（图 6-10-3）

- T1WI：等 - 低信号强度
- T2WI：等 - 高信号强度
- T1WI 增强扫描：不均匀强化
- 有助于显示肿瘤骨内外受累范围、软组织侵犯和肿瘤周围水肿

血管造影表现

- 富血供肿块

核医学表现

- 骨扫描：示踪剂摄取明显增加
- PET
  - ○ 肿瘤和转移灶 FDG 摄取增加
  - ○ 监测肿瘤治疗疗效
  - ○ 鉴别肿瘤治疗后改变和肿瘤复发

推荐影像学检查

- 最佳检查法：X 线平片、MRI
- 检查建议
  - ○ X 线摄片检出侵袭性骨膜反应、骨质破坏
  - ○ MRI 确定肿瘤和软组织侵犯范围
  - ○ T1WI，脂肪抑制 T2WI，STIR，T1WI 增强扫描

【鉴别诊断】

骨髓炎

- 急性炎症病史
- 病程常较短：少于 2 周
- 溶骨性骨质破坏并骨膜反应

Langerhans 细胞组织细胞增生症

- 溶骨性骨质破坏
- 侵袭性表现较少

骨肉瘤

- 通常发生于长骨干骺端
- 破坏区和软组织内瘤骨
- 骨膜反应，Codman 三角

淋巴瘤

- 发病于老年人，儿童少见
- 晚期骨皮质破坏

神经母细胞瘤骨转移

- 发病年龄多小于 2 岁
- 有潜在原发病变
- 多发骨质破坏

> **诊断与鉴别诊断精要**
>
> - 本病源于骨髓未分化间充质细胞或原始神经外胚层细胞的恶性肿瘤
> - 病变常发生于长骨骨干，对放疗敏感。患者年龄多小于 20 岁
> - 影像学表现为边界不清、浸润性骨质破坏并软组织肿块
> - 主要与骨髓炎、骨肉瘤、Langerhans 细胞组织细胞增生症等鉴别

典型病例

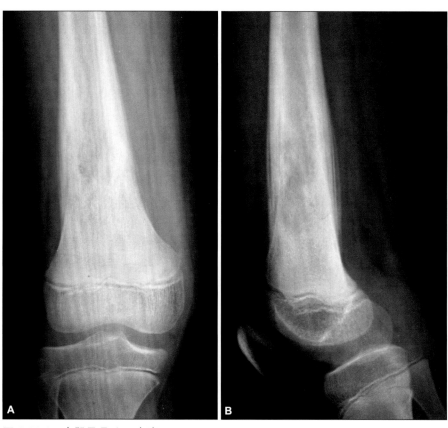

图 6-10-1　右股骨 Ewing 肉瘤
右膝关节疼痛 3 个月。A，B. X 线正位、侧位右股骨下端虫蚀状骨质破坏，边界不清，周围见典型"葱皮样"骨膜反应

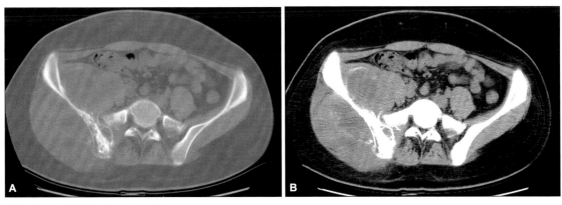

图 6-10-2 右髂骨 Ewing 肉瘤
右髂骨疼痛 3 个月余。A，B. CT 横轴位骨窗、软组织窗右髂骨溶骨性骨质破坏，周围见软组织肿块

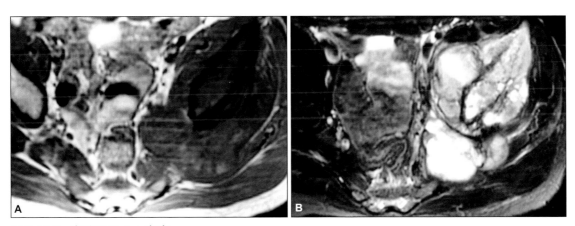

图 6-10-3 左髂骨 Ewing 肉瘤
左髂骨疼痛 1 个月余。A. MRI 横轴位 T1WI；B. 脂肪抑制 T2WI，左髂骨骨质破坏，病灶呈长 T1 长 T2 信号

（徐文坚　郝大鹏）

重点推荐文献

[1] David W. Stoller. Diagnostic Imaging:Orthopaedics[M].1ˢᵗ. 西安: 世界图书出版公司, 2004.

[2] 曹来宾. 实用骨关节影像诊断学. 济南: 山东科学技术出版社, 2001.

[3] Fletcher CDM, Unni KK, Mertens F.World Health Organization clsssification of tumors:pathology and genetics of tumor of soft tissue and bone. Lyon, France: IARC Press, 2002: 294-296.

二、骨巨细胞瘤

【概念与概述】

　　骨巨细胞瘤（giant cell tumor，GCT）累及骨骺愈合后骨端的含破骨细胞样巨细胞的局部侵袭性肿瘤

　　　○ 同义词：破骨细胞瘤（osteoclastoma）

【病理与病因】

一般特征

- 一般发病机制
  - 起源于骨端的以破骨细胞样巨细胞和间质

细胞为特征的单发肿瘤

- 遗传学
  - 染色体畸变伴末端着丝粒融合，可能与侵袭性特征有关
    - 高复发率
    - 有转移可能
- 病因学
  - 病因不明
  - 肿瘤性间质细胞（单核细胞）具有间叶细胞特性
- 流行病学

- ○ 原发性骨肿瘤的 4% ~ 10%
- ○ 第 6 位常见的原发性骨肿瘤
- 伴发异常
  - ○ Goltz 综合征（局灶性真皮发育不良）：以皮肤、牙齿和骨多发异常为特征，罕见

大体病理及手术所见

- 质软、易碎、红褐色肿瘤，有纤维间隔
- 边界清楚，可延伸至关节软骨
- 瘤内可有出血或动脉瘤样骨囊肿样改变：10% ~ 15%
- 周围皮质骨膨胀、变薄，周边鲜有骨质增生，可见薄层纤维组织

显微镜下特征

- 多核巨细胞：胞体大，核数目多可达 20 ~ 30 个，瘤内细胞分布均匀
- 间质细胞（单核细胞）：有间叶细胞特性（成纤维细胞或骨母细胞），有肿瘤增殖特性，可有异型性

【临床表现】

表现

- 最常见症状 / 体征
  - ○ 受累区疼痛和肿胀，活动减少后症状减轻
    - 与膝关节内紊乱症相似
- 临床特征
  - ○ 病理骨折：30%
  - ○ 受累区邻近的关节活动受限
  - ○ 良性肺转移：1% ~ 2%

流行病学

- 年龄
  - ○ 发生于骨骼发育成熟后，20 ~ 40 岁多见
  - ○ 罕见于儿童和老年人：1%
- 性别：女：男 =2：1

自然病史及预后

- 依据影像学和组织学特征不能预测临床转归，可自行退化
- 可转化为肉瘤
  - ○ 自然发生
  - ○ 放疗后
- 肺转移：1% ~ 2%
  - ○ 发生于原发性骨巨细胞瘤切除后 3 年内，也可见于未经手术治疗者
  - ○ 自限性生长，组织学表现为良性
- 累及桡骨远端的肿瘤侵袭性更强

- ○ 原发性恶性骨巨细胞瘤少见

治疗

- 刮除术并冷冻疗法（苯酚、液氮）以减少复发率
- 手术切除并残腔内骨移植物或异丁烯酸甲酯填充，为避免复发，应大范围手术切除
- 无手术切除条件时，可放疗（有恶变为肉瘤的可能）

【影像表现】

概述

- 最佳诊断依据：发生于成年人，长骨骨端膨胀性溶骨性骨质破坏，无硬化边
- 部位
  - ○ 起源于骨端，可向软骨下生长，可侵犯周围软组织
  - ○ 长骨：75% ~ 90%
    - 膝关节周围：股骨远端、胫骨近端占 50% ~ 65%
    - 桡骨：10%
    - 肱骨：6%
  - ○ 脊柱：7%，主要发生于骶骨，骶骨以上少见
  - ○ 其他骨：颅骨、手足骨等少见
  - ○ 多发性：0.5% ~ 1% 伴发 Paget 病
- 大小：2 ~ 20cm，平均 5 ~ 7cm
- 形态学：偏心性、溶骨性骨质破坏

X 线表现

- X 线摄片（图 6-10-4A）
  - ○ 偏心性，溶骨性骨质破坏
  - ○ 边界清楚，边缘无硬化
  - ○ 膨胀性生长，皮质变薄：20% ~ 50%
  - ○ 骨性分隔，但无新骨形成
  - ○ 骨膜反应：少见

CT 表现（图 6-10-4B）

- 平扫 CT
  - ○ 膨胀性溶骨性骨质破坏呈软组织密度、灶状低密度
  - ○ 可突破变薄的骨皮质，侵犯软组织形成肿块

MRI 表现（图 6-10-4C、D）

- T1 加权
  - ○ 低 - 等信号强度
  - ○ 显示肿瘤的骨髓内部分最佳
- T2 加权
  - ○ 低 - 等信号强度

- ○ 液 - 液平面
- ○ 评价肿瘤的骨外部分更精确

血管造影表现

- 新血管生成：80%
- 不均匀肿瘤毛细血管浓染

核医学表现

- 骨扫描
  - ○ 轮圈征：周围摄取增加，中央摄取减少
  - ○ 有助于检出多中心的骨巨细胞瘤

推荐影像学检查

- 最佳检查法：X 线摄片、CT
- 检查建议
  - ○ MRI 评价肿瘤的骨外部分

【鉴别诊断】

动脉瘤样骨囊肿

- 干骺端骨质破坏区并硬化边
- 很少累及关节面下骨质
- CT/MR 示囊性病变，液 - 液平面常见

- 发病年龄更小，20 岁以下
- 可合并于骨巨细胞瘤

骨囊肿

- 好发于长骨干骺端，随生长逐渐沿骨干纵轴发展
- 中心性溶骨性骨质破坏，硬化边
- 一般不超越骺板
- 囊性病变，骨折片陷落征

软骨母细胞瘤

- 骨骺区骨质破坏，有硬化边
- 破坏区内有钙化，50%
- 发病年龄更小，5～25 岁

骨肉瘤

- 多发生于青少年长骨干骺端
- 溶骨性骨质破坏，界限不清
- 瘤骨和侵袭性骨膜反应，Codman 三角
- 软组织肿块，内有瘤骨

诊断与鉴别诊断精要

- 本病多发生于骨骺闭合后的骨端，溶骨性骨质破坏，呈偏心性、膨胀性生长，边缘无硬化，瘤内无成骨及钙化
- 需与动脉瘤样骨囊肿、骨肉瘤、软骨母细胞瘤等鉴别

典型病例

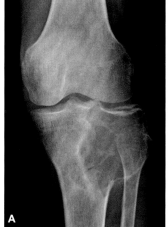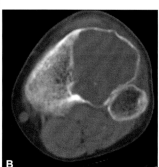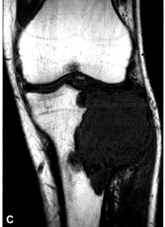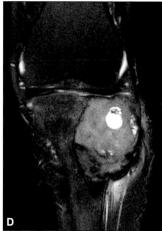

图 6-10-4　**左胫骨上端骨巨细胞瘤**
左膝关节疼痛半年。A，B. X 线正位、CT 横轴位骨窗左胫骨上端偏心性膨胀性生长类圆形透光区，边缘清楚，髓腔侧边缘轻度硬化，其内见骨性间隔；C，D. MR 冠状位 T1WI、脂肪抑制 T2WI，病变呈长 T1 稍长 T2 信号影，边界清楚，其内信号不均，见短 T2 信号间隔影，周围软组织内见斑片状长 T2 信号影

重点推荐文献

[1] David W. Stoller. Diagnostic Imaging: Orthopaedics[M].1st. 西安: 世界图书出版公司, 2004.
[2] 曹来宾. 实用骨关节影像诊断学. 济南: 山东科学技术出版社, 2001.

[3] Fletcher CDM, Unni KK, Mertens F.World Health Organization clsssification of tumors:pathology and genetics of tumor of soft tissue and bone. Lyon, France: IARC Press, 2002: 294-296.

三、脊索瘤

【概念与概述】

脊索瘤（chordoma）起源于脊索残留、好发于脊柱两端的恶性肿瘤

【病理与病因】

一般特征

- 一般发病机制
  - 肿瘤起源于脊索残留
- 遗传学
  - 3p 和 1p 染色体臂的缺失
- 病因学
  - 起源于脊索残留
- 流行病学
  - 原发性恶性骨肿瘤的 2%～4%
  - 发病率 0.08/10 万人

大体病理及手术所见

- 分叶状、质软、浅灰色凝胶状肿块

显微镜下特征

- 酷似不同发展阶段的脊索组织，瘤细胞呈条索状、分叶状生长，被不等量黏液样间质分隔
- 瘤细胞：空泡样细胞，胞浆空泡状伴泡状核，核分裂象少见或无
- 分型（3 型）
  - 普通型：分叶状、层状、束状透明细胞伴有胞浆内空泡（含空泡细胞）；富含黏蛋白
  - 软骨样型：含透明软骨（通常在蝶枕部），此型是否存在有争议
  - 去分化型：含肉瘤成分（罕见，高度恶性）
- 免疫组化：S-100、CK、EMA、HBME-1、组织蛋白酶 -K、E- 钙黏着蛋白等阳性表达，但很少表达 CEA

【临床表现】

表现

- 最常见症状 / 体征
  - 与发病部位有关：疼痛，麻木，无力，大小便失禁
  - 自主功能障碍、骶部或臀部肿块

流行病学

- 年龄
  - 高峰发病年龄：40～60 岁，其他年龄也可发生
- 性别
  - 男：女 =2：1
  - 在骶骨无性别倾向

自然病史及预后

- 生长缓慢，反复出现局部复发。5 年存活率：67%～84%；10 年存活率：40%
- 远处转移：5%～43%
- 预后差的因素
  - 病变较大，肿瘤有坏死
  - 瘤细胞增生高度活跃
  - 次全切后局部复发者

治疗

- 手术切除 + 辅助放疗，以全切效果最好

【影像表现】

概述

- 最佳诊断依据：脊柱两端中线区特定部位（蝶枕部和骶尾部）骨质破坏、软组织肿块并残留骨小梁和钙化
- 部位
  - 骶尾部 50%，蝶枕部 35%，椎体 15%（颈椎＞腰椎＞胸椎）
- 大小：不等
- 形态学
  - 中线区骨质破坏、分叶状软组织肿块

X 线表现

- X 线摄片
  - 多发生于脊柱两端中线区，蝶枕部和骶尾部
  - 溶骨性、膨胀性骨质破坏区
  - 边缘轻度硬化
  - 软组织肿块，内含斑点状、片状钙化及残留骨嵴

CT 表现

- 平扫 CT（图 6-10-5A、B）
  - 显示骨质破坏、低密度软组织肿块
  - 骨质硬化：40% ~ 60%
  - 肿块内无定形钙化
    - 骶骨：>70%
    - 脊椎：30%
- CT 增强扫描
  - 轻 / 中度强化，不均匀（囊性坏死）

MRI 表现（图 6-10-5C、D）

- T1 加权
  - 破坏区呈不均匀低、等信号（相对于骨髓）
- T2 加权
  - 破坏区呈高信号（相对于脑脊液和椎间盘）
  - 可有低信号分隔（纤维组织）
- T1WI 增强扫描
  - 不同程度强化

核医学表现

- 骨扫描：示踪剂摄取减少

推荐影像学检查

- 检查建议
  - MRI 显示软组织
  - CT 平扫显示骨组织

【鉴别诊断】

软骨肉瘤

- 椎弓 > 椎体
- 软骨样基质钙化（环形和弓形）
- 边缘无硬化

骨巨细胞瘤

- 发生于骶骨者，多位于骶骨上部
- 偏心性、膨胀性骨质破坏
- 无硬化边、无钙化或骨化成分
- 可跨关节

骶尾部畸胎瘤

- 儿童患者多见
- T1WI 瘤内脂肪成分呈高信号
- CT 密度不均匀，可见脂肪及钙化

诊断与鉴别诊断精要

- 本病为起源于脊索残留的恶性肿瘤，治疗后易复发，可发生转移
- 好发于脊柱两端中线区的特定部位（蝶枕部和骶尾部），表现为溶骨性骨质破坏、分叶状软组织肿块并残留骨小梁和钙化，边缘有轻度硬化
- 鉴别诊断包括软骨肉瘤、骨巨细胞瘤、骶尾部畸胎瘤等

典型病例

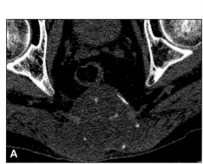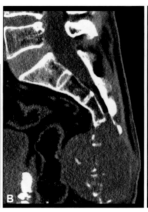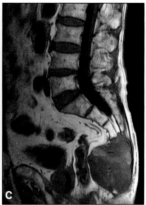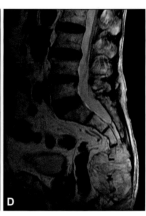

图 6-10-5　骶尾部脊索瘤

患者骶部疼痛半年。A. CT 横轴位骨窗；B. CT 矢状位重组骨窗显示骶尾骨溶骨性骨质破坏，周围伴低密度软组织肿块，肿块内见无定形钙化。C，D. MR 矢状位 T1WI、T2WI，病变呈不均匀等长 T1 长短 T2 信号影

（徐文坚　郝大鹏）

重点推荐文献

[1] Ross JS, Brant-Zawadzki M, Moore KR. Diagnostic Imaging: Spine[M].1st. Salt Lake City, Amirsys, 2004.

[2] 曹来宾. 实用骨关节影像诊断学. 济南: 山东科学技术出版社, 2001.

[3] Fletcher CDM, Unni KK, Mertens F. World Health Organization clsssification of tumors: pathology and genetics of tumor of soft tissue and bone. Lyon, France: IARC Press, 2002: 294-296.

四、骨神经鞘瘤

【概念与概述】

骨神经鞘瘤（neurilemmoma of bone）是发生于骨内起源于施万细胞的良性肿瘤

- 同义词：骨施万细胞瘤（Schwannoma of bone）

【病理与病因】

一般特征

- 病因学
  - 源自骨内神经鞘细胞
- 流行病学
  - 极罕见，占所有良性骨肿瘤不到 1%

大体病理及手术所见

- 瘤体呈棕黄色、白色，有灶状黄色褪色区
- 纤维性包膜，境界清楚

显微镜下特征

- 由梭形细胞构成，波纹状核，栅栏样排列
- 细胞低密度区和高密度区交错排列，局部见细胞核增大，并呈多形性
- 核分裂象少见

- S-100 蛋白强阳性

【临床表现】

表现

- 最常见症状 / 体征
  - 疼痛，软组织肿块
  - 病程缓慢
  - 感觉和运动功能障碍

流行病学

- 年龄：2 ～ 65 岁，高峰期 40 ～ 50 岁，约占 40%
- 性别：男：女 =1 : 1

自然病史及预后

- 良性病变，无恶变报道
- 可治愈

治疗

- 局部完整切除 + 植骨

【影像表现】

概述

- 最佳诊断依据：边界清楚的溶骨性、膨胀性骨质破坏
- 部位

- ○ 下颌骨和骶骨最常见
- ○ 其他骨：少见
- 大小：一般小于 5cm
- 形态学
  - ○ 溶骨性，边界清楚的骨质破坏

X 线表现

- X 线摄片
  - ○ 溶骨性，边界清楚的骨质破坏，内缘呈分叶状
  - ○ 单发，偏心性、膨胀性生长
  - ○ 伴软组织肿块
    - 大于骨质破坏区
    - 肿块内无钙化
  - ○ 边缘轻度或明显骨质硬化

CT 表现

- 平扫 CT（图 10-6）
  - ○ 骨质破坏区呈软组织密度
  - ○ 骶骨病变，能清楚显示肿块长轴与神经走行一致
- 增强 CT
  - ○ 不均匀强化

MRI 表现

- T1WI：肿块呈等 - 低信号
- T2WI/STIR：不均匀高信号
- T1WI 增强扫描：不同程度强化
- 显示骨内外受累范围精确

推荐影像学检查

- 最佳检查法：CT，MRI
- 检查建议
  - ○ CT 摄片诊断骨质破坏
  - ○ MRI 评价骨内外受累范围

【鉴别诊断】

骨巨细胞瘤

- 发生于骺板愈合后的长骨骨端，可跨越关节
- 膨胀性骨质破坏，可有残留骨嵴，破坏区呈皂泡状影
- 无硬化边，无钙化

动脉瘤样骨囊肿

- 青少年期干骺端骨质破坏
- CT/MR 上有液液平面
- 偏心性、膨胀性生长更明显

脊索瘤

- 好发于脊柱两端中线区（骶尾部、蝶枕交界部）
- 溶骨性骨质破坏区
- 软组织肿块
- 病变内可有钙化和残留骨嵴

骶尾部畸胎瘤

- 儿童患者多见
- T1WI 瘤内脂肪成分呈高信号
- CT 密度不均匀，可见脂肪及钙化

诊断与鉴别诊断精要

- 本病少见，好发于下颌骨和骶骨，表现为边界清楚的溶骨性、膨胀性骨质破坏，有硬化边，伴软组织肿块，无钙化
- 需与骨巨细胞瘤、脊索瘤、畸胎瘤、动脉瘤样骨囊肿等鉴别

典型病例

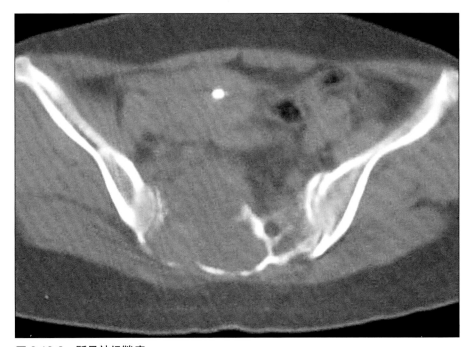

图 6-10-6 **骶骨神经鞘瘤**
CT 横轴位骨窗骶骨右侧膨胀性破坏，边界清楚，突破前缘形成大的软组织肿块

（徐文坚 郝大鹏）

重点推荐文献

[1] 曹来宾. 实用骨关节影像诊断学. 济南: 山东科学技术出版社, 2001.
[2] Fletcher CDM, Unni KK, Mertens F. World Health Organization clsssification of tumors:pathology and genetics of tumor of soft tissue and bone. Lyon, France: IARC Press, 2002: 294-296.

五、长骨釉质瘤

【概念与概述】

长骨釉质瘤（adamantinoma of long bone）在组织学上与颌骨造釉细胞瘤相似，为主要累及胫骨的低度恶性骨肿瘤

- 同义词：造釉细胞瘤（adamantinoma）

【病理与病因】

一般特征

- 一般发病机制
  - 由纤维间质包绕成簇的上皮细胞构成的低度恶性肿瘤
  - 类似于颌骨的造釉细胞瘤
- 遗传学
  - 13q14 区染色体移位
- 病因学

- 源于骨内上皮残迹，可能为皮肤的附属器型上皮
- 源于原始间叶组织的上皮化生
- 可能与骨纤维结构不良有关
- 流行病学
  - 原发性骨肿瘤的 0.1%

大体病理及手术所见

- 肿瘤灰白、硬韧、质地一致，可有囊变、出血区
- 光滑或分叶状，边界清楚
- 病灶与长骨平行，主要累及骨皮质和骨膜，随之侵犯髓腔
- 可侵及软组织

显微镜下特征

- 纤维间质包绕成簇的上皮细胞，上皮成分和纤维成分混杂

- 上皮细胞成分：多面形细胞岛，周边呈栅栏状排列，中央呈星网状
  - 瘤细胞缺乏异型性
  - 瘤内血管间隙的衬覆上皮逐渐过渡为上皮细胞岛，病变类似脉管性肿瘤
- 可有灶状尤文样区域（预后不良）
- 可有骨纤维结构不良样区域

【临床表现】

表现

- 最常见症状／体征
  - 钝痛、病骨肿胀
  - 症状通常持续数月到数年
  - 硬、韧的肿块
  - 60% 有外伤史

流行病学

- 年龄：11～70 岁，平均 35 岁
- 性别：男：女 =1.7：1

自然病史及预后

- 低度恶性，预后良好
- 局部复发：31%
- 转移：15%～20%
  - 转移到肺、其他骨、淋巴结和肝
  - 转移发生较迟，最长治疗 20 年后发生转移
- 10 年存活率：10%～65%，年轻女性患者死亡率高

治疗

- 大范围手术切除＋骨移植，不必行放疗和化疗
- 单纯切除肿瘤边缘者有高复发率，复发病例需截肢

【影像表现】

概述

- 最佳诊断依据：胫骨骨干皮质为主、较大范围、分叶状骨质破坏，边缘硬化
- 部位
  - 胫骨：80%
  - 其他骨：可发生，但少见，如腓骨、股骨、尺骨等
- 大小：3～16cm，平均 11cm
- 形态学
  - 骨干皮质膨胀性、溶骨性病变并硬化边
  - 突破皮质，可累及软组织

X 线表现

- X 线摄片（图 6-10-7）

- 骨干皮质区骨质破坏，可累及髓腔，边界清楚
  - 范围大，可蔓延至骨端
  - 皮质破坏后可形成软组织肿块
  - 骨弓形畸形

CT 表现

- 平扫 CT
  - 与 X 线摄片表现相同，膨胀性、溶骨性骨质破坏
  - 有助于显示骨皮质破坏和伴随软组织肿块

MRI 表现

- T1WI：破坏区低信号
- T2WI：破坏区高信号
- T1WI 增强扫描：病灶明显强化
- 显示骨内外受累范围

核医学表现

- 骨扫描：示踪剂摄取增加

推荐影像学检查

- 最佳检查法：X 线摄片
- 检查建议
  - MRI 评价骨内和软组织受累范围

【鉴别诊断】

骨纤维结构不良

- 患者更年轻
- 骨质破坏，磨玻璃样密度
- 边界清楚，侵袭性小
- 无软组织肿块
- 二者鉴别困难

良性纤维组织细胞瘤

- 分叶状、边界清楚骨质破坏伴硬化边
- 不侵犯皮质
- 只在骨折时发生骨膜反应

软骨黏液样纤维瘤

- 膨胀性、溶骨性骨质破坏，伴硬化边
- 钙化少见，无软组织肿块

骨髓炎

- 有急性炎症病史
- 边界不清骨质破坏，随病变进展，骨质破坏与骨质增生硬化并行发展
- 骨膜反应
- 大块死骨片

诊断与鉴别诊断精要

- 本病少见，组织学上与颌骨造釉细胞瘤相似，为低度恶性骨肿瘤
- 好发于胫骨，表现为胫骨骨干皮质较大范围、膨胀性、溶骨性骨质破坏并硬化边；随病变进展范围可扩大，可延伸至骨端
- 本病需与骨纤维结构不良、良性纤维组织细胞瘤、软骨黏液样纤维瘤和骨髓炎等鉴别，其中与骨性纤维结构不良鉴别困难

典型病例

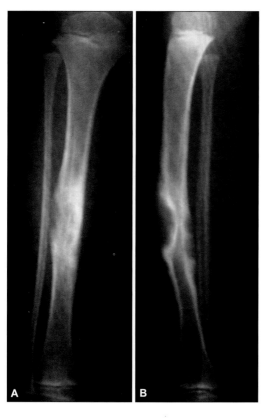

图 6-10-7　右胫骨釉质瘤
右胫骨酸疼痛 1 个月。A，B. X 线正位、侧位右胫骨中段骨皮质局限性缺损，髓腔侧绕以硬化边

（徐文坚　郝大鹏）

重点推荐文献

[1] David W. Stoller. Diagnostic Imaging: Orthopaedics[M].1st. 西安: 世界图书出版公司, 2004.

[2] 曹来宾. 实用骨关节影像诊断学. 济南: 山东科学技术出版社, 2001.

[3] Fletcher CDM, Unni KK, Mertens F. World Health Organization clsssification of tumors:pathology and genetics of tumor of soft tissue and bone. Lyon, France: IARC Press, 2002: 294-296.

第 11 节　骨骼肿瘤样病变

一、单纯性骨囊肿

【概念与概述】

　　单纯性骨囊肿（simple bone cyst），病因不明的肿瘤样病变，归因于骨的局部生长障碍

- 同义词：孤立性骨囊肿、单房性骨囊肿（unicameral bone cyst）

【病理与病因】

一般表现

- 一般发病机制
  - 病变内液体的产生可能由淋巴管、静脉阻塞或滑液受限所致
- 遗传学：病例报告此病存在基因易位（16;20）（p11.2;q13）
- 病因学
  - 病因不明
- 流行病学：占原发骨病变的 3%

大体病理及手术所见

- 囊腔内含有透明或黄色液体，黏性低
- 偶见多房囊腔
- 可见多发小囊肿组成的海绵状成分
- 骨膜完整

显微镜下特征

- 囊壁
  - 无上皮层，内壁衬以间质细胞
  - 囊壁内含有纤维肉芽组织、含铁血黄素及小淋巴细胞
  - 破骨细胞
  - 纤维碎片可发生钙化
- 囊液
  - 碱性磷酸酶增高
  - 含有前列腺素和白细胞介素，可引起骨质吸收
  - 继发病理骨折时可含有血液

【临床表现】

表现

- 最常见体征 / 症状
  - 大部分无症状或症状轻微（隐痛或间歇性不适），少数局部肿胀、疼痛
  - 非典型部位（跟骨、距骨、髂骨）者，常无症状
- 临床病史

- 约 80% 有外伤史，常在发生病理性骨折后经 X 线检查方被发现
- 66% 合并病理性骨折，常在运动时突发疼痛
- 10% 合并有生长障碍，可能是由于病理骨折累及骨骺板所致

流行病学

- 年龄：10 ~ 20 岁，3 ~ 14 岁占 80%
- 性别：男：女比例 2 ~ 3 : 1

自然病史与预后

- 良性病变，无恶性转化
- 随骨骼生长，病变增大；骨骼发育成熟后，病变停止活动
- 偶可自愈
- 刮除术后复发率：20% ~ 45%

治疗

- 环钻术：钻孔进入病变，+/- 冲洗法
- 穿刺抽吸，经皮注射皮质类固醇（甲泼尼龙 80 ~ 200mg）
- 经皮注射脱钙骨基质和自体骨髓
- 开放性全刮除，自体承重骨骨移植
  - 复发率 40% ~ 45%
  - 破坏骨骺板可导致生长障碍
- 次全切除，异体骨移植，填塞人工合成材料

【影像表现】

概述

- 最佳诊断依据：边界清楚、中心性溶骨病变，随着骨骼生长向骨干移行，骨片陷落征
- 部位
  - 长管骨：肱骨和股骨多见，占 60% ~ 80%
  - 其他骨：跟骨、距骨、髂骨、脊柱、颅面骨等少见
  - 近侧干骺端，邻近骨骺软骨（活跃期），尤其肱骨近端多见
  - 随骨骼生长，逐渐向骨干移行（潜伏期）
  - 不跨越骨骺板
- 大小：2 ~ 15cm，平均 6 ~ 8cm
- 形态学
  - 边界清楚的溶骨性病变
  - 随着骨骼生长，向骨干移行

X 线表现

- X 线摄片

- 中心性、膨胀性骨质破坏，边界清楚（图 6-11-1）
- 长径与骨长轴一致
- 硬化边
- 骨皮质内缘扇贝样改变，皮质连续
- 充满液体的囊腔（有时可见液/液半面）
- 无骨膜反应（除非继发病理骨折）
- 不累及周围软组织
- 继发病理骨折
  - 骨片陷落征（fallen fragment sign）：特异性征象，骨皮质断裂，骨折片掉落入囊肿内（图 6-11-2A、B）
  - 骨折周围可有骨膜反应
- 注射类固醇激素后，密度增高/硬化

CT 表现

- 平扫 CT
  - 充满液体的囊腔
    - Hu：15 ~ 20
    - 可有液 - 液平面
  - 有助于解剖复杂部分的病变分析（骨盆、脊柱）
  - 可测量病变范围
- 增强 CT
  - 不强化
  - 有助于囊肿与实质性病变的鉴别

MRI 表现

- T1WI：低 - 等信号（图 6-11-2C）
- T2WI
  - 高信号
  - 继发病理骨折时，因混有血液，呈不均匀性信号或液平（图 6-11-2D）
- T1WI 增强扫描
  - 不强化（有助于囊肿与实质性病变的鉴别）
- 液 - 液平面（病理性骨折并出血时）
- 囊内分隔呈低信号

核医学表现

- 骨扫描

- 周边浓聚
- 中心无浓聚
- 可表现为正常

推荐影像学检查

- 最佳检查法：X 线平片
- 检查建议：解剖复杂部位可选用 CT

【鉴别诊断】

肿瘤

- 内生软骨瘤（enchondroma）
  - 软骨基质钙化
  - 多发于手部短骨
  - 囊状膨胀性骨质破坏

肿瘤样病变

- 动脉瘤样骨囊肿（aneurysmal bone cyst，ABC）
  - 偏心性、膨胀性病变
  - 骨膜反应
  - 骨破坏呈地图状
  - 周围水肿
  - 显著的液 - 液平面
- 纤维结构不良（fibrous dysplasia）
  - 无骨小梁形成
  - 磨玻璃状表现
  - 骨折后无"骨片陷落征"

炎症

- 骨脓肿（bone abscess）
  - 常有炎症史
  - 干骺端多见
  - 周围反应性增生硬化明显

内分泌性骨病

- 棕色瘤（brown tumors）
  - 甲状旁腺功能亢进症（hyperparathyroidism，HPT）
  - 囊状骨质破坏，无硬化边
  - HPT 其他相关表现
    - 全身性骨质稀疏
    - 骨膜下骨吸收

诊断与鉴别诊断精要

- 本病好发于青少年长骨干骺端，可随骨骼生长逐渐向骨干移行
- 本病在影像上表现为边界清楚、中心性溶骨性骨质破坏区，可有硬化边；继发病理骨折后，骨片陷落征为特异性征象
- 本病需与动脉瘤样骨囊肿、骨脓肿、棕色瘤、纤维结构不良等疾病鉴别

典型病例

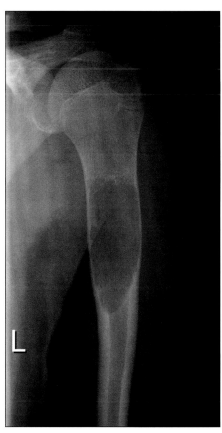

图 6-11-1　左肱骨单纯性骨囊肿
患者男性，15 岁，查体发现上肢肿物 3 年。X 线示左侧肱骨干囊状骨质破坏，长径与骨干长轴一致，内见多发骨嵴影，破坏区边界清楚，相应骨皮质变薄

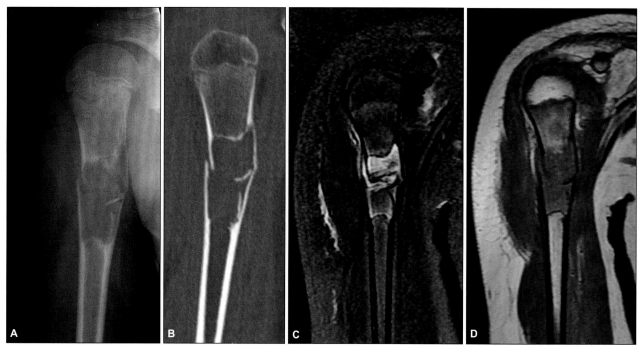

图 6-11-2　右肱骨单纯性骨囊肿

患者男性，12 岁。摔伤致右上肢疼痛 3 天。A. 右侧肱骨正位 DR 示肱骨干囊状透光区，边界清楚，破坏区骨皮质断裂，囊内见"骨片陷落征"；B. CT 冠状重组图像显示更加清楚；C. MR T1WI 囊腔呈等信号；D. MR T2WI 示骨皮质断裂水平上层信号不均匀，囊腔内混有血液所致

（徐文坚　崔久法）

重点推荐文献

[1] David W. Stoller. Diagnostic Imaging: Orthopaedics.1st. 西安：世界图书出版公司，2004.
[2] Resnick D. 骨与关节影像学. 北京：人民军医出版社，2007：

1182-1186.
[3] 曹来宾. 实用骨关节影像诊断学. 济南：山东科学技术出版社，2001：422-424.

二、动脉瘤样骨囊肿

【概念与概述】

　　动脉瘤样骨囊肿（aneurysmal bone cyst，ABC）为含薄壁血腔的骨膨胀性病变，分原发性和继发性

- 同义词：骨膜下巨细胞瘤、骨化性骨膜下血肿、良性骨动脉瘤

【病理与病因】

一般表现

- 一般发病机制
  - 良性囊状病变
  - 囊壁为薄骨壳组成，上覆盖骨膜和薄层骨
  - 囊腔由海绵状血池组成，血池间有纤维间隔
  - 病理和影像上很容易误认为恶性肿瘤
- 遗传学：有报告此病存在（6;17）（p21;p13）基因易位
- 病因学

- 既非囊肿又非肿瘤
- 代表肿瘤触发的修复过程或创伤引导的骨内出血反应
  - 骨内动静脉畸形，静脉阻塞
- 原发性
  - 先前无其他病变
  - 可由创伤引起骨内出血所致
- 继发性
  - 先前存在其他病变（良性或恶性肿瘤）
  - 良性肿瘤：骨巨细胞瘤（giant cell tumor），骨母细胞瘤（osteoblastoma），软骨母细胞瘤（chondroblastomas），纤维结构不良（fibrous dysplasia）
  - 恶性肿瘤：骨肉瘤（osteosarcoma），软骨肉瘤（chondrosarcoma），恶性纤维组织细胞瘤（malignant fibrous histiocytoma，MFH）

- 流行病学：占原发骨病变的 6%

大体病理及手术所见

- 囊腔由海绵状血池组成，血池间有纤维间隔
- 囊腔内血浆与红细胞分离，形成液 - 液平面

显微镜下特征

- 囊壁及间隔
  - 纤维组织骨化
  - 新生骨小梁
  - 高度扩张的毛细血管和小静脉
- 囊腔内壁
  - 成纤维细胞
  - 吞噬含铁血黄素的组织细胞
  - 多核巨细胞

【临床表现】

表现

- 最常见体征 / 症状：进行性疼痛和肿胀
- 临床病史
  - 6 ~ 12 周内疼痛迅速加重
  - 累及脊柱时，可引起脊髓 / 神经根压迫（四肢瘫痪）
    - 脊柱侧凸：10%
  - 病理性骨折：20%
  - 如病变邻近关节，可致运动障碍
  - 外伤史

流行病学

- 年龄
  - 10 ~ 30 岁
  - 76%<20 岁
- 性别：男：女比例 1：1.2

自然病史与预后

- 良性病变
- 局部破坏
- 10% ~ 20% 复发
- 骨骺未闭合患者复发率高
- 无恶性转化
- 从不转移

治疗

- 可选方法，需评估风险性和并发症
  - 判断是否有潜在病变非常重要
  - 刮除术，冷冻手术，骨移植
    - 手术过程中存在出血风险
    - 术前栓塞术
  - 栓塞疗法

- 并发症：无菌性坏死
- 经皮注射硬化剂治疗
- 放射治疗
  - 可复发为骨肉瘤

【影像表现】

概述

- 最佳诊断依据
  - 膨胀性囊性病变，内有间隔
  - MRI：液 - 液平面
- 部位
  - 长管状骨：70% ~ 80%
  - 骨盆：5% ~ 10%
  - 脊柱（后部）：15%
    - 可跨越椎间盘累及更多椎体
  - 手部：10% ~ 15%
  - 干骺端：80% ~ 90%
  - 骨干：10% ~ 20%
  - 髓内常见，皮质内、骨膜内少见
- 大小：2 ~ 20cm，平均 5 ~ 8cm
- 形态学：偏心性、地图状溶骨性病变

X 线表现

- X 线摄片
  - 多囊、偏心性、膨胀性骨质破坏，周围薄层骨膜反应
  - 地图状骨质破坏，病变与正常骨过渡带窄
  - 硬化边
  - 病变内可见骨小梁形成
  - 内部钙化少见
  - 快速生长期显著的骨质破坏易被误认为恶性肿瘤

CT 表现

- 平扫 CT
  - 帮助确定病变范围，软组织累及情况（图 6-11-3）
  - 可显示病变内形成的骨小梁
  - 骨皮质变薄，但完整
  - Hu：20 ~ 78
  - 液 - 液平面
- 增强 CT：囊壁和分隔有强化

MRI 表现

- T1WI：囊内信号随出血期不同而不同（图 6-11-4A）
- T2WI

○ 囊内信号随出血期不同而不同（图 6-11-4B）

○ 周围水肿：高信号

- 骨质破坏区边界清楚，轮廓呈分叶状
- 囊腔内多发液 - 液平面
- 内部多发间隔
- 环绕病变线状低信号，代表完整、增厚的骨膜
- T1WI 增强扫描

○ 囊壁、间隔可强化（"蜂窝状表现"）

核医学表现

- 骨扫描

○ 炸面圈征

■ 周边浓聚

■ 中心无浓聚

推荐影像学检查

- 最佳检查法：X 线平片，MRI（显示液 - 液平面）

【鉴别诊断】

肿瘤

- 骨母细胞瘤

○ 膨胀性骨质破坏

○ 不同程度钙化和骨化

○ 厚薄不一的硬化缘

○ 无液平

- 骨肉瘤

○ 溶骨性骨质破坏

○ 软组织肿块

○ 瘤骨

○ 骨膜反应，Codman 三角

- 软骨黏液样纤维瘤

○ 长管状骨干骺端偏心性膨胀性骨质破坏

○ 多囊型由粗大骨嵴构成蜂窝状改变或"囊套囊"样改变

○ 偶可伴发动脉瘤样骨囊肿

○ 边缘明显骨质硬化

肿瘤样病变

- 单纯性骨囊肿（simple bone cyst）

○ 中心性骨质破坏，随骨生长逐渐向骨干移行

○ 轻度或无膨胀

○ 骨折后"骨片陷落征"

其他肿瘤

- 骨巨细胞瘤

○ 骨端多见

○ 偏心性单房或多房骨质破坏

○ 周围无硬化边

○ 无骨膜反应

诊断与鉴别诊断精要

- 本病好发于青少年长骨干骺端或脊椎（含附件）
- 本病多表现为气囊状、高度膨胀性骨质破坏区，外缘有菲薄新生骨壳，囊内见皂泡状骨性间隔，在 CT 和 MRI 上常显示有多个液 - 液平面
- 本病需与骨巨细胞瘤、毛细血管扩张型骨肉瘤、软骨黏液样纤维瘤等鉴别

典型病例

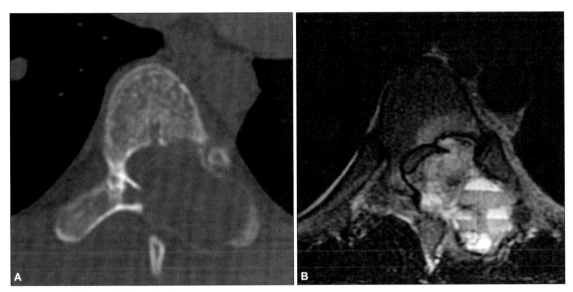

图 6-11-3　**胸椎动脉瘤样骨囊肿**
患者男性，19 岁。双下肢麻木无力、活动困难 17 天。A. 胸椎 CT 平扫骨窗示 T8 脊椎后柱左侧部膨胀性骨质破坏，向前累及部分椎体，向内侵入椎管，骨皮质变薄但完整；B. 胸椎 MR 横轴位 T2WI 压脂像示病变内多发液 - 液平面，内有间隔，向内压迫脊髓，向前累及椎体，周围骨质内水肿

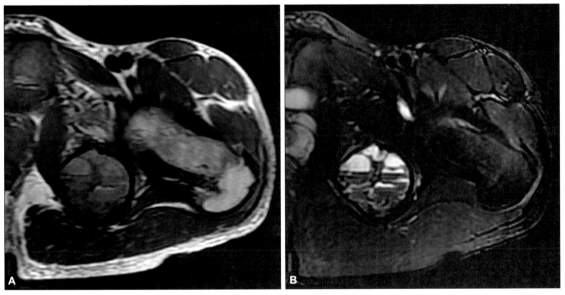

图 6-11-4　**动脉瘤样骨囊肿**
患者男性，15 岁，左臀部疼痛 2 年。A. MR 横轴位 T1WI 示左侧坐骨膨胀性骨质破坏，囊内多发液 - 液平，上层呈高信号，下层呈等信号；B. MR 横轴位 T2WI 压脂像示病变上层呈高信号，下层呈等信号

（徐文坚　崔久法）

重点推荐文献

[1] David W. Stoller. Diagnostic Imaging: Orthopaedics[M].1ˢᵗ. 西安: 世界图书出版公司, 2004.

[2] Resnick D. 骨与关节影像学. 北京: 人民军医出版社,

2007: 1187-1189.

[3] 曹来宾. 实用骨关节影像诊断学. 济南: 山东科学技术出版社, 2001: 422-424.

三、纤维结构不良

【概念与概述】

纤维结构不良又名骨的纤维结构不良（fibrous dysplasia），是骨结构发育异常

- 同义词：骨纤维异常增殖症、纤维性骨炎（osteitis fibrosa）

【病理与病因】

一般表现

- 一般发病机制
  - 发病机制不详
  - 原始间叶组织发育异常，骨内纤维组织异常增生，替代正常骨组织及骨髓，致骨骼异常
  - 成骨组织不能形成成熟的板层骨
- 遗传学
  - Gs 蛋白 a 亚基（*GNAS1* 基因）突变导致下列变化
    - 腺苷酸环化酶持续性激活产生大量激磷脂酶 C（cAMP）
    - cAMP 异常激活又导致 MAP 激活，*c-fos* 原癌基因过度表达
    - *c-fos* 原癌基因产生核蛋白，合并其他癌基因如 *c-jun*，导致 IL-6 升高，抑制骨形成，刺激破骨细胞活动
- 病因学
  - 带有 *GNAS1* 基因突变的成纤维样骨细胞异常增生和分化不良所致
- 流行病学
  - 我国发病率 10 ~ 30 人 / 百万
  - 占原发骨肿瘤的 1%
- 相关异常
  - McCune Albright 综合征
    - 多见于青少年女性
    - 单侧、多骨多发
    - 内分泌异常（性早熟，甲状腺功能亢进）
    - 皮肤咖啡牛奶色素斑
  - Mazabraud 综合征
    - 多发骨纤维结构不良伴发多发纤维、黏液样软组织肿瘤

大体病理及手术所见

- 髓腔中心部位纤维组织，呈灰白或灰红色，质地较硬
- 根据钙化数量的不同，呈各种程度的沙粒感
- 骨皮质膨胀、变薄
- 内多见继发充满血液的囊腔

显微镜下特征

- 髓腔由席纹状排列的梭形细胞（纤维结缔组织）和不成熟编织骨取代
- 成熟程度不一的非板层骨，呈弯曲、分支状骨小梁
- 表面无成骨细胞覆盖
- 10% 存在钙化灶

【临床表现】

表现

- 最常见体征 / 症状
  - 单骨型：常无症状
    - 可于病理性骨折后出现相应症状
    - 累及股骨颈时，常有疼痛性应力骨折
    - 骨折后骨痂形成不良
  - 多骨型：2/3 患者 10 岁以前出现症状
    - 下肢痛、跛行、病理性骨折
    - 异常阴道出血（25%）
    - 内分泌紊乱：甲状腺功能亢进、甲状旁腺功能亢进、糖尿病、肢端肥大症
    - 低血磷性佝偻病
  - McCune Albright 综合征
- 临床病史
  - 皮肤色素沉着（咖啡牛奶色素斑）
  - 软组织黏液瘤
  - 巨颌骨：常染色体显性遗传
    - 特异性累及上、下颌骨
  - 骨性狮面（颅面骨骨纤维异常增殖症）
    - 累及颅盖骨和面骨
    - 颅神经麻痹

流行病学

- 年龄：5 ~ 50 岁，高峰期：10 ~ 20 岁
- 性别：男女比例 1：2 ~ 3

自然病史与预后

- 单骨型不会进展为多骨型
- 单骨型：青春期病变生长停止
- 妊娠期病变增大
- 多骨型：青春期后仍然生长活跃
- 恶变：0.5% ~ 3.4% 恶变为骨肉瘤（最多见）、软骨肉瘤、纤维肉瘤等；放射治疗显著增加恶

变概率

治疗

- 无症状者无需治疗
- 存在病理性骨折风险的大病灶可采用刮除植骨术
- 外科刮除术局部复发率：20% ~ 100%
- 成角畸形矫直和骨皮质移植
- 治疗潜在内分泌异常
- 双膦酸盐类药物抑制疼痛，预防病理性骨折
  - 可导致病变部分自愈

【影像表现】

概述

- 最佳诊断依据：囊状膨胀性骨透光区，呈磨玻璃样表现，边缘硬化，皮质菲薄，内缘波浪状或毛糙，外缘光滑。囊内外条索状骨纹和斑点状致密影
- 部位
  - 长骨干骺端 - 骨干，不累及骨骺
  - 单骨型：85%
    - 股骨：35% ~ 40%
    - 胫骨：20%
    - 颅面骨：10% ~ 25%
    - 肋骨：10%
    - 手、足、脊柱：少见
  - 多骨型：15%
    - 颅面骨：>50%
    - 骨盆、长骨、肋骨
    - 单侧或单肢
- 大小：1 ~ 30cm
- 形态学：囊状、膨胀性骨透光区

X 线表现

- X 线摄片
  - 囊状、膨胀性骨质破坏
  - 磨玻璃状改变
    - 不成熟编织骨堆积所致
  - 边界清楚，硬化边
  - 骨皮质内缘扇贝样改变或毛糙，外缘光滑
  - 无骨膜反应
  - 长骨弓形畸形（牧羊杖畸形）
  - 生长紊乱（多骨型）
  - 累及颅面骨：溶骨和硬化混合性病变
    - 硬化：累及颅底骨
    - 颅盖骨膨隆，多为外板

- 额部隆起，面部不对称

CT 表现

- 平扫 CT（图 6-11-5A、B）
  - 基本表现同 X 线
  - 囊内粗大骨小梁
  - 基质无钙化
  - 由于细微不成熟骨化，CT 值 70 ~ 400Hu
  - 无软组织肿块
  - 硬化型：不均匀性密度增高，内有散在颗粒状透光区
  - 复杂部位病变容易显示，如颅骨、颌面骨等
- 增强 CT：活跃期病变可强化

MRI 表现（图 6-11-5C、D）

- T1WI：均匀中 - 低信号，周围低信号边
- T2WI：60% 高信号（囊变区），其他为中低或混杂信号，周围低信号边
- T1 WI 增强扫描：活跃期病变可强化

核医学表现

- 骨扫描
  - 确定病变活性和累及范围
  - 大部分病变摄取增加
  - 放射性示踪剂活性降低提示病变静止

推荐影像学检查

- 最佳检查法：X 线平片、CT
- 检查建议：骨扫描确定病变为单骨型或多骨型

【鉴别诊断】

肿瘤

- 釉质瘤（adamantinoma）
  - 年龄偏大
  - 偏心性囊状膨胀性改变，透明度较高
  - 颌骨病变，囊内可含有牙齿或齿根
- 内生软骨瘤（enchondroma）
  - 好发手足短骨
  - 膨胀性囊状骨质破坏区
  - 软骨斑点状钙化
- 非骨化性纤维瘤（non-ossifying fibroma）
  - 干骺端区偏心性生长
  - 多囊状、分叶状骨质破坏区
  - 周围厚硬化边
  - 无骨化或磨玻璃样改变
  - 二者常鉴别困难

肿瘤样病变

- 动脉瘤样骨囊肿（aneurysmal bone cyst,

ABC）
- ○ 受累骨显著膨胀，呈气囊状高度膨胀性骨质破坏区
- ○ 外缘有菲薄新生骨壳，囊内见皂泡状骨性间隔
- ○ 液 - 液平面
- 畸形性骨炎（Paget's disease，Paget 病）
  - ○ 多见于成年和老年人
  - ○ 长管骨增粗、弯曲畸形
  - ○ 皮质增厚，与正常骨交界区有"V"形稀疏区

- ○ 骨小梁呈粗大网眼状
- ○ 颅骨外板呈绒毛状增厚，内有密度不均匀虫噬样破坏
- 甲状旁腺功能亢进（hyperparathyroidism，HPT）
  - ○ 全身骨骼骨质稀疏
  - ○ 颅骨内外板边缘模糊、消失，板障见颗粒状透光区
  - ○ 多发囊样骨质破坏，无硬化边
  - ○ 指骨骨膜下、牙硬板骨质吸收

诊断与鉴别诊断精要

- 本病为骨内纤维组织异常增生，替代正常骨组织及骨髓所致的骨骼异常，好发于青少年，分单骨型、多骨型和 McCune Albright 综合征
- 本病主要表现为囊状膨胀性骨质破坏区，呈磨玻璃样表现，边缘硬化，皮质菲薄，内缘波浪状或毛糙，外缘光滑；囊内外可见条索状骨纹和斑点状致密影。多骨型者应注意患者是否存在内分泌异常及皮肤色素沉着
- 本病需与非骨化性纤维瘤、釉质瘤、动脉瘤样骨囊肿、畸形性骨炎、甲状旁腺功能亢进等疾病鉴别

典型病例

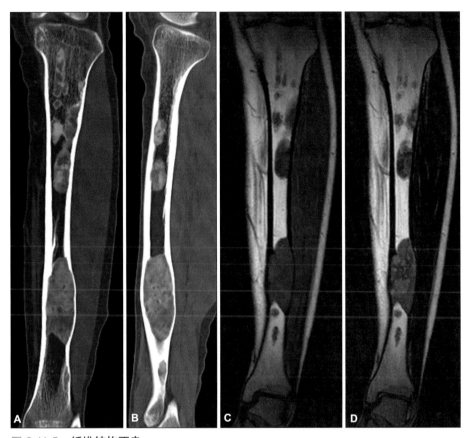

图 6-11-5　**纤维结构不良**
患者女性，29 岁，左小腿疼痛 3 年就诊。A，B. 左胫骨 CT 冠矢状重组像示骨髓腔内多发磨玻璃状等高密度影，骨内膜呈扇贝样凹陷，骨皮质膨胀、变薄；C. 左胫骨 MR T1WI 示多发病灶呈低信号；D. MR T2WI 上呈稍高信号

（徐文坚　崔久法）

重点推荐文献

[1] David W. Stoller. Diagnostic Imaging: Orthopaedics[M].1st. 西安: 世界图书出版公司, 2004.

[2] 曹来宾. 实用骨关节影像诊断学. 济南: 山东科学技术出版社, 2001: 422-424.

[3] 梁碧玲. 骨与关节疾病影像诊断学. 北京: 人民卫生出版社, 2006: 418-420.

四、Paget 病

【概念与概述】

　　Paget 病（Paget's disease）是一种成骨与破骨活动紊乱，导致同时出现骨质吸收和骨质增生、新生骨骨化不全、骨结构紊乱的一种慢性进行性骨病

- 同义词：畸形性骨炎、变形性骨炎（Osteitis deformans）

【病理与病因】

一般表现

- 一般发病机制

- 破骨细胞活性增加导致进行性、多灶性骨质吸收，被纤维组织和分化较差骨组织所替代

- 成骨细胞活性增加，新生骨样组织沉积于不规则的骨表面上

- 破骨与成骨反复交替或重叠进行

- 遗传学：家族性和散发性患者，染色体 *SQSTM1* 基因突变

- 病因学

- 病因不明，可能与病毒感染（副黏液病毒）或代谢障碍有关

- ○ 地区差异性提示环境影响在病因上起作用
- 流行病学
  - ○ 本病以中老年多见，初次就诊年龄多在 40 岁以上
  - ○ 80 岁以上患者占 10%
  - ○ 有阳性家族史者约 15%

大体病理及手术所见
- 骨质破坏，局部被纤维组织和分化较差骨组织所替代
- 骨皮质增厚、新生骨柔软
- 骨小梁增厚、排列紊乱
- 骨髓腔变小
- 骨骼变形

显微镜下特征
- 骨溶解期
  - ○ 进行性骨质吸收
  - ○ 局部被纤维结缔组织所取代
  - ○ 成骨细胞呈环状分布
- 静止期
  - ○ 骨硬化、粗糙骨小梁形成
  - ○ 新生骨不规则排列、沉积，形成扭曲杂乱黏合线
- 混合期
  - ○ 既有破骨又有成骨，骨皮质和髓质分界不清，结构杂乱，呈"镶嵌"构象
  - ○ 细胞内有胞浆包涵体

【临床表现】

表现
- 最常见体征 / 症状
  - ○ 起病隐匿，多年无症状
  - ○ 20 ~ 30 年后才形成典型骨畸形
- 临床病史
  - ○ 疲劳骨折
  - ○ 股骨、胫骨弯曲变形
  - ○ 皮温增高，红斑
  - ○ 继发性关节炎
  - ○ 压缩骨折
  - ○ 外周神经压迫症状，脑干受压所致神经性障碍
    - ■ 听力丧失，失明，面瘫
  - ○ 帽子尺寸每年增大
  - ○ 血清碱性磷酸酶和尿羟脯氨酸增高
  - ○ 高输出充血性心力衰竭（少见）

流行病学
- 年龄：55 ~ 85 岁，<40 岁少见
- 性别：男女比例 2 : 1
- 种族
  - ○ 欧、美和大洋洲地区多发
  - ○ 亚洲、非洲少见（包括南非）
  - ○ 黑人和白人的发病率无差异

自然病史与预后
- 合并骨折约 15%
- 恶性变：1%
  - ○ 骨肉瘤（22% ~ 90%）
  - ○ 纤维肉瘤 / 恶性纤维组织细胞瘤（29% ~ 51%）
  - ○ 软骨肉瘤（1% ~ 15%）
  - ○ 预后差，骨肉瘤 5 年生存率约 8%

治疗
- 二膦酸盐：阿屈膦酸盐，依替膦酸
- 降钙素
- 普卡霉素
- 骨关节炎：关节置换
- 病理性骨折：固定
- 恶变者采用根治术，必要时截肢

【影像表现】

概述
- 最佳诊断依据
  - ○ 全身骨骼均可受累，以股骨、胫骨、颅骨、脊椎及骨盆好发
  - ○ 骨质破坏，骨小梁粗糙稀疏，伴局限性骨质疏松
  - ○ 骨皮质与髓质腔界限不清，结构模糊如网状
  - ○ 骨干增粗膨大变形，骨小梁粗糙增厚
  - ○ 骨质破坏与骨质增生硬化并存
- 部位
  - ○ 骨盆：73%
  - ○ 脊柱：58%
  - ○ 颅骨：42%
  - ○ 长骨近端：25% ~ 30%
  - ○ 肩胛骨：24%
  - ○ 锁骨：11%
  - ○ 长骨：起始于骨端，沿骨干进展
    - ■ 通常单侧发病，无对称发病倾向，对侧正常或病变轻微
    - ■ 病灶局限于一骨或其一部分，与正常骨

　　　　间界限分明
- 　　○ 多骨性：70%
- 　　○ 单骨性：10%～35%
- 　大小
- 　　○ 早期 2～3cm
- 　　○ 晚期可累及骨全部
- 　形态学：骨小梁增粗，骨膨胀变形

X 线表现
- X 线摄片
- 　○ 骨盆
- 　　■ 骨盆变形呈扭斜香炉状，骨盆口呈三角形
- 　　■ 骨小梁增粗，骨皮质粗糙，骨盆连缘和弓状线增厚，出现边缘征
- 　　■ 骨质稀疏并囊状骨质破坏区
- 　　■ 髋臼内陷畸形
- 　　■ 髋关节间隙变窄，骨质增生
- 　○ 颅骨
- 　　■ 头颅增大，通常额骨受累
- 　　■ 局限性骨质疏松：边界清楚、溶骨性病变（骨破坏期）
- 　　■ 板障增厚，内外板均受累，内外板界限消失，颅缝模糊
- 　　■ 棉絮状表现：增厚的颅骨既有溶骨又有成骨表现
- 　　■ 颅底凹陷症伴枕骨大孔变窄
- 　○ 长骨
- 　　■ 始于关节下骨皮质区，向长骨骨干进展
- 　　■ 骨质稀疏（"V"形稀疏区），骨质变软，骨骼弯曲畸形
- 　　■ 骨皮质增厚，骨小梁粗大并囊状改变
- 　　■ 髓腔变窄或消失
- 　　■ 病理性骨折：弯曲变形骨骼的凸面见横行、不完全性骨折线，垂直于骨长轴
- 　○ 脊柱
- 　　■ 椎体增宽、变扁
- 　　■ "栅栏状""方框样"椎体，外周骨小梁增粗，内部透亮度增高
- 　　■ 象牙样椎体：密度增高
- 　　■ 单个或多个椎体受累

CT 表现
- 平扫 CT：早期骨质破坏性改变为主，随后出现修复，过量新骨沉积。后期以硬化性改变为主，皮质增厚，骨小梁粗糙，骨体积增大、

　　　　变形
- 增强 CT：溶骨阶段病灶有强化

MRI 表现
- T1WI
- 　○ 病变区不均匀低信号：黄骨髓/脂肪被替代
- T2WI
- 　○ 活动期：病变区高信号
- 　○ 硬化期：病变区低信号
- T1WI 增强扫描：溶骨阶段强化

血管造影表现
- 病变骨血管丰富

核医学表现
- 骨扫描
- 　○ 破坏区有浓聚
- 　○ 早于 X 线发现异常
- 　○ 对评价病变的全身分布状况有帮助

推荐影像学检查
- 最佳检查法：X 线摄片，CT
- 检查建议：
- 　○ 复杂病变综合应用 X 线摄片、CT 和 MRI
- 　○ 骨扫描有助于确定病变范围

【鉴别诊断】
良性肿瘤与肿瘤样病变
- 血管瘤（hemangioma）
- 　○ 垂直纹理，栅栏样或蜂窝状表现
- 　○ 多腔溶骨性病灶
- 　○ 范围局限
- 骨纤维异常增殖症
- 　○ 青少年多见
- 　○ 囊样、膨胀性破坏区，磨玻璃状表现
- 　○ 颅盖骨病变时，二者难鉴别

恶性肿瘤
- 成骨性转移瘤（osteoblastic metastases）
- 　○ 鉴别有时困难
- 　○ 有肿瘤病史
- 　○ 通常弥漫性、多发，红骨髓区多见
- 　○ 致密性病灶，密度均匀，边界清楚
- 淋巴瘤（lymphoma）
- 　○ 松质骨侵蚀
- 　○ 骨皮质破坏伴有软组织肿块
- 　○ 病灶 MR T2WI 高信号
- 多发性骨髓瘤（mutiple myeloma）
- 　○ 多发、边界清楚、溶骨性病变

○ 硬化极少见

○ 邻近骨破坏处软组织肿块

○ 骨质稀疏

> **诊断与鉴别诊断精要**
>
> ● 本病好发于中老年人，全身骨骼均可受累，以股骨、胫骨、颅骨、脊椎及骨盆好发
> ● 本病主要表现为骨质破坏，骨小梁粗糙稀疏伴局限性骨质疏松，骨皮质与髓质界限不清，骨结构模糊如网状，骨干增粗膨大变形，骨质破坏与骨质增生硬化并存、紊乱
> ● 本病主要应与成骨型骨转移瘤、骨纤维异常增值症、骨髓瘤、氟骨症等鉴别

典型病例

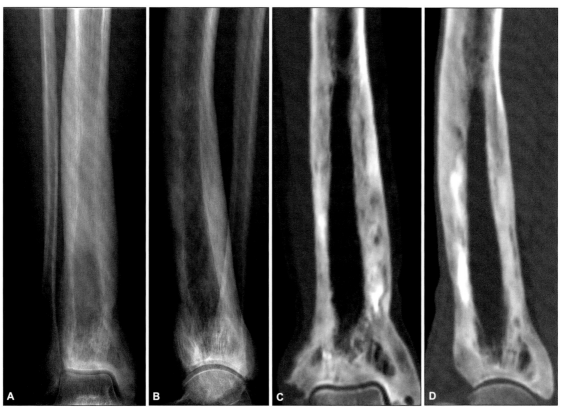

图 6-11-6 Paget 病

患者女性，60 岁，右侧胫骨弯曲。A，B.右侧胫骨 DR 正侧位示中下段骨皮质增厚，骨小梁粗大、稀疏，增厚骨皮质内见多发透光区，骨髓腔变窄；C，D.同一患者 CT 冠矢状重组像示增厚骨皮质内多发低密度区及片状高密度影，呈棉絮状改变

（徐文坚 崔久法）

重点推荐文献

[1] David W. Stoller. Diagnostic Imaging: Orthopaedics[M].1st. 西安: 世界图书出版公司, 2004.
[2] 曹来宾. 实用骨关节影像诊断学. 济南: 山东科学技术出版社, 2001: 422-424.
[3] 梁碧玲. 骨与关节疾病影像诊断学. 北京: 人民卫生出版社, 2006: 418-420.

五、朗格汉斯组织细胞增生症

【概念与概述】

朗格汉斯组织细胞增生症（Langerhans cell histiocytosis）是朗格汉斯组织细胞在全身网状内皮系统的广泛或局限性异常增殖和浸润为特征的一组病变

- 同义词：组织细胞增生症 X、郎格汉斯细胞病（Langerhans' cell disease）

【病理与病因】

一般表现

- 一般发病机制
  - 发病机制不清楚
  - 非真性肿瘤，可能为免疫调节紊乱所致郎格罕斯组织细胞反应性增生
  - 分型：根据发病年龄、病变部位和郎格罕斯细胞增生程度不同，出现不同症状、病程及预后
    - 勒 - 雪病（Letterer-Siwe disease）：急性播散型，约占 10%
    - 韩 - 雪 - 柯病（Hand-Schüller-Christian Syndrome）：慢性播散型，约占 20%
    - 嗜酸性肉芽肿（Eosinophilic Granguloma, EG）：慢性局限型，约占 70%
- 病因学
  - 病因不明
  - 免疫调节紊乱所致郎格汉斯组织细胞反应性增生
- 流行病学
  - 发病率：儿童期约百万分之五，成人发病约占儿童的 1/3
  - 占尸检原发骨肿瘤的 1%

大体病理及手术所见

- 边界清楚的灰黄或棕色肿块，内有出血区
- 骨皮质中断
- 病变内大片区域柔软黄色组织（代表脂肪充填的组织细胞）

显微镜下特征

- 郎格汉斯细胞、嗜酸粒细胞、多核巨细胞及其他炎症细胞和坏死组织
- 郎格汉斯细胞多呈灶状、片状聚集，胞体较大，胞浆丰富
  - 产生前列腺素，引起骨质吸收
  - 核膜显著凹陷（核沟），咖啡豆样胞核
  - Birbeck 颗粒（球棒样浆细胞器）
  - 免疫组化：S-100 蛋白和 CD1a 阳性
- 韩 - 雪 - 柯病可见大量吞噬脂类的组织细胞（泡沫细胞），嗜酸粒细胞较少
- 勒 - 雪病见郎格汉斯细胞大量增生，较多异形核及核分裂象，无泡沫细胞
- 嗜酸性粒细胞可聚集坏死物（嗜酸性脓肿）

【临床表现】

表现

- 最常见体征 / 症状：局部疼痛，压痛，肿胀
- 临床表现
  - 多发病变通常与实质脏器和皮肤的累及情况相关
  - 发热，红细胞沉降率增快，白细胞增多，外周嗜酸性粒细胞增多，软组织肿块
  - 勒 - 雪病：急性或亚急性病程，反复或持续高热。广泛内脏器官受累，皮疹，贫血，肝 - 脾 - 淋巴结肿大，腹泻等
  - 韩 - 雪 - 柯病：三联征（"地图样"颅骨破坏、眼眶受累导致突眼、下丘脑区受累出现中枢性尿崩症）、弥漫性淋巴结浸润、肝脾大、肺纤维化等
  - 嗜酸性肉芽肿：病情轻，表现不明显。可单独累及骨，也可累及肺

流行病学

- 年龄
  - 勒 - 雪病：2 岁以内婴幼儿
  - 韩 - 雪 - 柯病：3 岁以上儿童，男性多见
  - 嗜酸性肉芽肿：儿童及青少年多，成年人也可发生

- 性别：男性多见，男女比例约 2：1
- 种族：多见于高加索人

自然病史与预后

- 勒 - 雪病：最严重型，病情重，预后欠佳，常在 1 岁内死亡
- 韩 - 雪 - 柯病：发病迟缓，病程较长，可治愈，常遗留尿崩症或发育迟缓等后遗症。一般认为发病年龄越早预后越差
- 嗜酸性肉芽肿：预后最佳，3 个月至 2 年自行缓解。一般单骨病变预后良好，多骨病变治疗后易复发

治疗

- 保守观察
- 存在病理性骨折危险的大病灶：刮除术、骨移植
- 类固醇药物
- 放射治疗
- 累及脊柱及神经损害：减压、脊柱融合术

【影像表现】

概述

- 最佳诊断依据：边界清楚的溶骨性骨质破坏，无硬化边
- 部位
  - 扁骨：占 70%，颅盖骨、下颌骨、骨盆等
  - 长骨：占 30%，多位于干骺端
  - 脊柱：占 90%
  - 单骨受累，也可多骨受累
- 大小：1 ~ 15cm，平均 4 ~ 6cm
- 形态学：边界清楚、"穿凿状"溶骨性骨质破坏

X 线表现

- X 线摄片
  - 颅骨
    - 边界清楚、溶骨性骨质破坏，无硬化边（愈合期可出现）
    - 病灶聚集形成"地图状"骨质破坏或"洞中洞"表现
    - 内板较外板破坏不一致，可出现双边征象
    - 纽扣样死骨
    - 破坏区周围软组织肿块
    - 悬浮齿：累及下颌骨牙槽骨部分
  - 四肢骨
    - 膨胀性、溶骨性骨质破坏，边界不清，晚期可有硬化边

- 骨内膜呈扇贝状，骨髓腔增宽
- 病变不跨越关节间隙 / 生长板
- 大部分位于髓内，可累及骨皮质
- 层状骨膜反应，范围大于骨质破坏
  - 肋骨
    - 膨胀性、溶骨性骨质破坏
    - 也可呈浸润性
  - 脊柱
    - 扁平椎：椎体完全塌陷呈硬币样改变，治疗后椎体高度可部分恢复
  - 骨盆
    - 囊状膨胀性骨质破坏
    - 边缘可有硬化

CT 表现（图 6-11-7）

- 平扫 CT
  - 表现同 X 线摄片
  - 可更精确评估病变范围

MRI 表现（图 6-11-8）

- T1WI：低信号
- T2WI：高信号
- T1WI 增强扫描：显著强化
- 破坏区周围水肿
- 可早期发现骨髓浸润（X 线出现异常之前）
- 显示眼眶、下丘脑区病变，明显强化

核医学表现

- 骨扫描
  - 大部病例有核素浓聚
  - 中心低浓聚，周边高浓聚晕环
  - 正常占 35%

推荐影像学检查

- 最佳检查法：X 线平片，CT
- 检查建议
  - X 线摄片
  - 骨扫描或骨骼检查寻找更多病变
  - MR T1WI，脂肪抑制 T2WI（Fat-suppression T2，FS T2WI）或 STIR，T1WI 增强扫描利于显示病变范围
  - 胸部 CT 利于显示肺累及情况

【鉴别诊断】

良性肿瘤

- 颅骨血管瘤（skull hemangioma）
  - 圆形、类圆形骨质破坏，有硬化边
  - 增厚骨小梁呈放射状，垂直于颅板

  ○ 外板膨胀性破坏大于内板

恶性肿瘤

- Ewing 肉瘤（Ewing sarcoma）
  ○ 浸润性骨质破坏
  ○ 层板状骨膜反应
  ○ 软组织肿块明显
  ○ 放疗敏感
- 转移瘤
  ○ 小儿以神经母细胞瘤多见
  ○ 有原发病灶
  ○ 多发浸润性溶骨性骨质破坏

炎症

- 骨髓炎（osteomyelitis）
  ○ 急性炎症病史
  ○ 虫蚀状骨质破坏
  ○ 并行骨质增生硬化
  ○ 骨膜反应
- 骨结核（tuberculosis of bone）
  ○ 局限性骨质疏松
  ○ 圆形或类圆形骨质破坏区，边缘清楚
  ○ 病变可跨越骺板
  ○ 可见泥沙样死骨

诊断与鉴别诊断精要

- 本病为朗格汉斯组织细胞在全身网状内皮系统的广泛或局限性异常增殖和浸润为主的一组疾病，多发生于婴幼儿、儿童及青少年
- 勒雪氏病起病急骤，多于 1 岁内死亡
- 韩薛柯病多发生于年长儿，典型表现为"地图样"颅骨缺损、突眼和尿崩三联症
- 嗜酸性肉芽肿多见于年长儿或青少年，典型表现为边界清楚的溶骨性骨质破坏、无硬化边、扁平椎等
- 本病需与血管瘤、转移瘤、尤文肉瘤、骨髓炎和骨结核等鉴别

典型病例

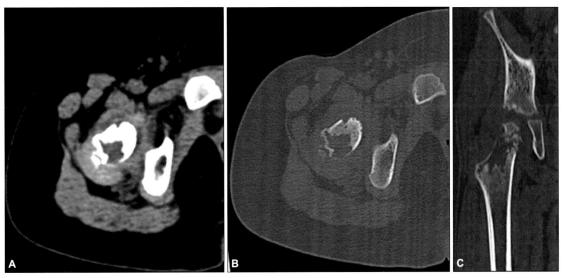

图 6-11-7 右侧股骨嗜酸性肉芽肿
患者女性，4 岁，半个月前外伤后跛行。A，B，C. 分别为右髋关节平扫软组织窗、骨窗及冠状位重组像示右侧股骨干骺端外侧溶骨性骨质破坏，边界不清，呈地图状，无硬化边，周围软组织肿胀

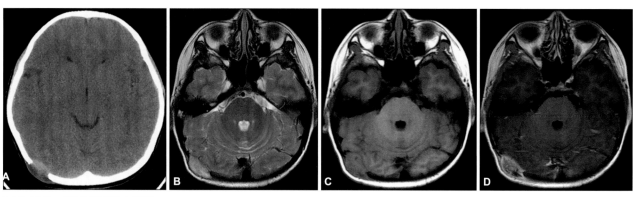

图 6-11-8 　颅骨嗜酸性肉芽肿

患者 3 个月前右枕部隆起，压痛。A. 颅脑 CT 平扫示枕骨右侧局限性缺损，无硬化边，相应处软组织肿块；B. 同一患者 MR T2WI 示病灶呈均匀高信号；C. MR T1WI 示病灶呈等低信号；D. MR T1WI+C 示病灶明显强化

（徐文坚　崔久法）

重点推荐文献

[1] David W. Stoller. Diagnostic Imaging: Orthopaedics[M].1st. 西安：世界图书出版公司，2004.

[2] 曹来宾. 实用骨关节影像诊断学. 济南：山东科学技术出

版社，2001: 422-424.

[3] 梁碧玲. 骨与关节疾病影像诊断学. 北京：人民卫生出版社，2006: 418-420.

主要参考文献

[1] Sinchun Hwang,David M.Panicek. The Evolution of musculoskeletal tumor imaging[J]. Radiol Clin N Am, 2009, 47: 435-453.

[2] Araki Y, Tanaka H, Yamamoto H et al. (1994) MRI of fibrous cortical defect of the femur. Radiat Med, 12: 93-98.

[3] Arata MA, Peterson HA, Dahlin DC (1981) Pathological fractures through non-ossifying bromas. J Bone Joint Surg, 63: 980-988.

[4] Bailey JS, Nikitakis NG, Lopes M, et al. (2001) Nonossifyingfibroma of the mandible in a 6-year old girl: A case report and review of the literature. J Oral Maxillofac Surg, 59: 815-818.

[5] 梁碧玲. 骨与关节疾病影像诊断学. 北京：人民卫生出版社，2006.

[6] Bertoni F,Calderoni P,Bacchini P,et al. (1984a) Desmoplastic fibroma of bone. A report of six cases. J Bone Joint Surg Br 66: 265-268.

[7] Dorfman HD, et al:Bone tumors[M].1st: St. Louis MO, Mosby, 1998.

[8] Greenspan A, et al: Differential diagnosis of tumors and tumor-like leisions of bones and joints[M].1st: Philadelphia PA, Lippincott-Raven, 1998.

[9] Bertoni F, Capanna R, Calderoni P, et al. (1984b) Primary central (medullary) fibrosarcoma of bone. Semin Diagn Pathol 1: 185-198.

[10] 徐爱德，王世山. 骨关节软组织疾病影像鉴别诊断. 北京：协和医科大学出版社，2010: 250.

[11] 李玉清，崔建岭，钟志伟，等. 骨良性纤维组织细胞瘤临床及影像学分析. 实用放射学杂志，2006，22(10)：1241-1245.

[12] 徐文坚，郝大鹏，刘世恩，等. 骨原发性恶性纤维组织细胞瘤的影像学诊断. 中国医学科学院学报，2006，28(1)：105-109.

[13] Hoffer FA.Primary skeletal neoplasms: osteosarcoma and

ewing sarcoma. Top Magn Reson Imaging, 2002, 13(4): 231-239.

[14] Turcotte RE. Giant cell tumor of bone. Orthop Clin North Am, 2006, 37(1): 35-51.

[15] Wilkins RM. Unicameral bone cysts[J].J Am Acad Orthop Surg, 2000, 8: 217-224.

[16] Mahnken AH, et al.Aneurysmal bone cyst:Value of MR imaging and conventional radiography.Eur Radiol, 2003, 13: 1118-1124.

[17] Woertler K,et al: Imaging features of subperiosteal aneurismal bone cyst. Acta Radiol, 2002, 43: 336-339.

[18] Kransdorf MJ,et al: Aneurysmal bone cyst: Concept,controversy, clinical presentation, and imaging. Am J Roentegenol, 1995, 164: 573-580.

[19] Dorfman HD, et al: Bone tumors[M].1st: St. Louis MO, Mosby, 1998: 441-491.

[20] Greenspan A, et al:Differential diagnosis of tumors and tumor-like leisions of bones and joints[M].1st: Philadelphia PA, Lippincott-Raven, 1998: 215-230.

[21] 刘钺，姚长海. 骨纤维结构不良的病因及治疗研究进展. 中国矫形外科杂志，2001，8(10)：1002-1004.

[22] Whitehouse RW. Paget's disease of bone[J]. Semin Musculoskelet Radiol, 2002, 6: 313-322.

[23] Kilborn TN, et al. Paediatric manifestations of Langerhans cell histiocytosis: A review of the clinical and radiological findings[J]. Clin Radiol, 2003, 58: 269-278.

[24] Libshitz HI, Malthouse SR, Cunningham D, et al. Magnetic resonance appearance of multiple myeloma. Radiology, 1992, 182: 833-837.

[25] 周仪，袁振洲，辛春，等. 脊柱骨髓瘤的MRI和CT诊断[J]. 颈腰痛杂志，2005，(02)：83-85.

[26] 曹来宾. 实用骨关节影像诊断学. 济南：山东科学技术出版社，2001.

[27] Muramatsu K, Ihara K, Tani, et al. Intramuscular hemangioma

of the upper extremity in infants and children. J Pediatr Orthop, 2008, 28(3): 387-390.

[28] Gombos Z, Zhang P J. Glomus Tumor. Arch Pathol Lab Med, 2008, 132: 1448-1452 .

[29] Sadrizadeh A, Etemad Rezaie H, Soltani E. A rare case of lumbar vertebral lymphangioma presenting as chylothorax. Spine J, 2009, 9: el-5.

[30] 高振华, 孟悛非, 黄兆民, 等. 骨脂肪瘤的影像学表现及其诊断价值. 中华放射学杂志, 2006, 40: 627-630.

[31] 江浩. 骨与关节MRI. 上海: 上海科学技术出版社, 1999: 483-491.

[32] Resinck D, Kransdorf,J. Bone and jiont imaging, 3rd ed. Beijing: People's Military Medical Press, 2007: 1139-1160.

[33] Edelman RR, Hesselink HR, Zlatkin MB. Clinical magnetic resonance imaging, 2nd ed. Philadelphia: W.B. Sarners Company, 1997: 773-827, 910-925.

[34] Rogers WB, Mankin HJ. Metastatic malignant chondroblastoma. Am J Orthop, 1996, 25: 846-849.

[35] Jambhekar NA, Desai PB, Chitale DA, et al. Benign meatastasizing chongdroblastoma: a case report. Cancer, 1998, 82: 675-678.

[36] 孙英彩, 崔建岭, 李石玲, 等. 软骨母细胞瘤临床及CT表现（附18例分析）. 实用放射学杂志, 2003, 19608-610.

[37] Peiper M, Zornig C. Chondrosarcoma of the thumb arising from a solitary enchondroma, Arch Orthop Trauma Surg, 1997, 166: 246-248.

[38] Sun TC, Swee RG, Shives TC, et al. Chondrosarcoma in Maffucci's syndrome. J Bone Joint Surg Am, 1985, 67: 1214-1219.

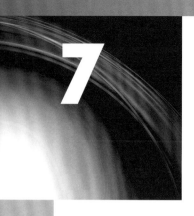

血液及造血系统疾病

第1节 概 述

一、血液及造血系统疾病影像学检查技术及其应用

血液及造血系统疾病的影像学检查技术，主要包括 X 线、CT 及 MRI 检查。X 线检查对显示疾病骨骼和肌肉形态学异常有较高的价值，一些 X 线征象甚至可以作为血液及造血系统疾病诊断的主要依据。与 X 线相比，CT 对头颅、脊柱、骨盆等部位的病变发现以及微小病变显示有一定优势，但空间分辨力受到一定影响，可以作为 X 线检查的补充。但是，X 线、CT 检查对于骨髓显示较差，对于大部分没有发生骨骼形态学变化的血液及造血系统疾病诊断应用价值有限。而 MRI 对骨髓具有良好的显示能力，已经成为血液及造血系统疾病（hematologic and hematopoietic system disease）的主要影像学检查手段。有关血液及造血系统疾病的 X 线及 CT 检查应用与其他章节介绍相似，本节主要介绍 MRI 相关技术在血液及造血系统疾病中的临床应用

- 快速自旋回波（Fast spin-echo, FSE）扫描序列。包括 T1WI 和 T2WI，是目前用于血液及造血系统疾病骨髓成像的最基本、最常规的方法
  - 血液及造血系统疾病 T1WI 扫描参数及检查部位
    - 扫描参数：由于各种 MRI 机种不同，扫描参数可能有差异，但一般使用常规参数就可以获得骨髓满意的图像
    - 扫描部位：常用脊椎、骨盆及股骨上段等部位。因为成人这些部位造血性骨髓所占比重大，且面积大，MRI 检查中伪

影少
  - 骨髓 T1WI 表现。正常红骨髓中大约由 40% 的水、40% 的脂肪和 20% 的蛋白组成；而黄骨髓（yellow bone marrow）脂肪含量约占 80%，水占 15%，其他物质占 5%。骨髓中物质弛豫时间或脂/水比例不同，造成红、黄骨髓在 T1WI 表现也不同
    - 红骨髓（red bone marrow）的 T1WI 上，与脂肪相比显示较低的信号，但与肌肉相比为等或稍高信号
    - 黄骨髓的 T1WI 表现为很高的信号，与皮下脂肪信号强度相似
    - 骨髓病变的 T1WI 表现，绝大部分的骨髓病变具有长的 T1 弛豫时间而与造血性红骨髓相似。因此，如果骨髓病变发生在红骨髓的背景下时，MRI 观察和诊断都比较困难。相反，如果骨髓病变发生在黄骨髓的背景下时，MRI 观察和诊断就非常容易
  - 血液及造血系统疾病 T2WI 扫描参数及检查部位
    - 扫描参数：使用常规参数就可以得到满意的骨髓图像
    - 扫描部位：一般与 T1WI 相同
  - 骨髓 T2WI 表现。红、黄骨髓在 T2WI 上不容易鉴别
    - 黄骨髓在 T2WI 呈等高信号，因为脂肪在快速扫描序列中具有中等偏短的 T2 弛豫时间

- 正常红骨髓在 T2WI 图像上显示稍高的信号，因为其在 T2 加权像中具有较长的 T2 弛豫时间
- 骨髓病变一般表现 T2WI 高信号，因此，骨髓病变在 T2WI 上难以显示，需要结合 T2WI 的脂肪抑制技术同时观察
- 短时翻转恢复序列（short inversion-time inversion recovery，STIR）。是一种目前最为敏感且使用最多的脂肪抑制技术，其利用脂肪组织在反转时间（TI）（110～200ms，有赖于主磁场强度，场强越高，TI 越长）纵向磁化矢量为零，此时采集信号脂肪的信号被抑制。在骨髓成像中，选择性的脂肪组织信号消除可以更好地突出细胞性的骨髓，使明亮的细胞性骨髓突出于黑暗的背景中
  - 扫描参数：短 TI 反转恢复序列 STIR 的参考扫描参数（以腰椎矢状位为例）：1.5T 设备，TR/TE/TI=（20000～30000）/（40～90）/（120～150）ms，FOV 270～380mm，矩阵（256～380）×（192～256），回波链长 ETL2～8，激励次数 2～4 次。3.0T 设备，TR/TE/TI=（300～6000）/（60～100）/（200～220）ms，矩阵（200～400）×（200～256），回波链长 15～25，2～4 次激励
  - 骨髓 STIR 表现
    - 骨髓的 T1 STIR 扫描，骨髓内的脂肪组织均表现低信号
    - 病变的骨髓多数属于长 T1 和长 T2 值的组织，在 STIR 序列中表现高信号
- 化学位移（chemical shift）成像：该技术利用组织中的水和脂质两种质子共振频率上的差异，分别形成纯水和纯脂质的质子图像。理论上，骨髓中同时存在脂肪和水的两种成分，脂肪中质子进动频率小于水中质子。选择不同的 TE 值进行快速梯度回波扫描，可获得同相位 MR 图像（in of phase）和反相位 MR 图像（out of phase）。同相位图像上骨髓中的水、脂信号相加而信号增加；反相位图像上两者信号相抵而信号降低。观察同相位和反相位图像，可以判断骨髓病变中是否混杂有脂肪成分；进一步通过定量化学位移成像技术可分别测定脂肪和水的弛豫时间，准确地估计骨髓中水和脂肪的含量，有利于对骨髓的成分定量分析

- 弥散加权成像（diffusion weighted imaging，DWI）：目前骨髓 DWI 常用序列包括自旋回波 DWI（spin echo DWI，SE DWI）、刺激回波 DWI（stimulated-echo DWI，STE-DWI）、稳态自由进动 DWI（steady-state free precession DWI，SSFP DWI）和回波平面 DWI（echo planar imaging DWI，EPI DWI）。该技术通过检测组织内水分子运动状况来反映骨髓病变，以信号变化、计算 ADC 值及重建 ADC 图等形式检出及显示病变。但在骨髓病变诊断中尚未作为常规检查
  - DWI 扫描参考参数：（以腰椎矢状位为例）：1.5T MR 成像序列为 SE-EPI，TR/TE=（5000～10000）/（50～100），FOV 250mm，矩阵 64×128，2 次激励，b 值 30～500。3.0T MR 成像序列为 SE-EPI，TR/TE= 最短 / 最短 ms，FOV 250mm，矩阵 112×77，2 次激励，b 值 30～500
  - 骨髓 DWI 表现
    - 正常红、黄骨髓内水分子均呈较低限度弥散。红骨髓 ADC 值高于黄骨髓
    - 病变的骨髓，多数由于水分子运动受限制，表现高信号。
- 磁共振波谱分析（magnetic resonance spectroscopy，MRS），是利用特定软件采集化学位移的微小变化信息，通过放大增益经傅立叶转换将其转换为 MR 波谱，以共振谱线表示，实际上是某种原子的化学位移分布图
  - MRS 的谱线意义：谱线的高度和峰下积分面积与共振核的数目成正比，反映化合物的浓度；谱线的宽度由粒子不同能级间跃迁引起频率差异造成的谱线自然宽度、核自旋引起磁矩作用造成的谱线加宽和静磁场不均匀引起的共振频率不同造成的谱线非均匀加宽共同参与组成
  - MRS 的临床应用：MRS 目前是检测体内化学元素的唯一无创的手段，它能精确地确定一个很小的体积单元内水和脂质的含量，并分别测定其 T1 和 T2 弛豫时间。通过测定脂肪与水的比率及含量，以及 T1、T2 弛豫时间的测定，评价如白血病的治疗效果
- 对比增强的 T1WI 静脉注射 MRI 对比剂 Gd-DTPA，其为顺磁性物质，从而缩短组织 T1 的弛豫时间，有利于骨髓、骨骼及周围软组织病

变显示率，明确病变范围等，为血液及造血系统疾病诊断提高更多信息。一般要求增强前后的图像采用同样的参数来观察和对比。采用T1加权加脂肪抑制法更容易检测到异常病灶的强化

- 骨髓的对比增强的T1WI表现
  - 正常成人Gd-DTPA对比增强后，骨髓几乎没有强化或轻度强化
  - 骨髓病变Gd-DTPA对比增强后，扫描一般同时增加脂肪抑制，可见有不同程度的强化
- 血液病及造血性疾病的骨骼破坏及软组织肿块等病变，可表现T1WI不同程度的增强

● 骨髓MRI定量分析：除了上述介绍的化学位移成像和MRS对脂肪和水分子进行定量测量外，通常还可进行骨髓T1和T2弛豫时间测定、骨髓对比噪声比测定。尽管对于骨髓定量诊断缺乏特异性，但作为MRI研究的一项补充，具有重要的临床意义

- SE序列T1值测量
  - 扫描技术：用不同TR值、相同TE值及其他参数保持不变的两个T1加权序列扫描（例如TR1/TE1=450/20ms，TR2/TE2=700/20ms）扫描同一对象
  - 重建技术：选上述两序列的腰椎或股骨近段图像相同层面、相同大小兴趣区进行T1-MAP重建并换算出T1值
  - 临床应用：通过T1值测量方法，对骨髓组织及其细胞状态进行定量分析。如正常成年人骨髓T1值偏小。而绝大部分的骨髓疾病则T1值增大。骨髓病变治疗前后的T1值测量，观察T1值变化，可进行疗效的评估
- 骨髓对比噪声比（ratio of contrast noise，CNR）的测量与计算，作为骨髓标准化的信号强度
  - 测量及计算方法：选择腰椎或股骨近段的最大层面进行MRI信号强度测定，同时选择相同的ROI测量临近的皮下脂肪，获得骨髓信号强度S_1及标准差σ_1，以及皮下脂肪信号强度S_2及标准差σ_2，按$CNR=|S_1-S_2|/(\sigma_1-\sigma_2)^{1/2}$来计算骨髓与皮下脂肪及骨髓与脊髓的对比噪

声比
- 临床应用：CNR可对骨髓肉眼观察和分析进一步客观量化，避免了不同观察者肉眼观察的偏差及由于图像对比度和灰度的不当选择而影响图像观察质量的因素
- SE序列T2值
  - 扫描技术，采用多回波序列成像来完成。即保持TR不变，取a和b两个不同TE值的多回波T2加权成像
  - 测量及计算方法，分别测上述a和b回波图像上相同兴趣区的信号强度Ia和Ib，代入$T2=(TEb-TEa)/(lnIa-lnIb)$公式，即可计算出兴趣区组织的T2值
  - 临床应用，骨髓的T2值测量，可为病变的骨髓定量诊断提供客观依据。但由于扫描技术较复杂，设备要求较高，目前临床应用较少

二、血液及造血系统疾病骨关节改变的影像学基础

【概念与概述】

- 定义：血液及造血系统疾病是指所有原发于或主要发生于血液和造血组织的并以血液学异常为主要表现的疾病
- 分类
- 传统的血液病分类按照血液病所累及的血细胞进行分类
  - 红细胞系统性血液病
    - 贫血（anemia）

由于各种原因导致红细胞数量减少或质量改变（如红细胞膜的异常，酶的缺陷或血红蛋白结构异常等），红细胞的携氧能力降低，组织缺氧和机体对缺氧代偿组成的一组症候群

    - 红细胞增多症（polycythemia）

是由于各种原因导致单位体积血液中红细胞的数量高于正常水平

  - 白细胞系统性血液病

最常见为急性白血病和慢性白血病

  - 血小板系统与止血机制障碍性血液病

这类血液病主要表现为出血性疾病，包括以下几种类型

- 血管异常所致出血性疾病，如过敏性紫癜
- 血小板异常所致出血性疾病，如血小板减少症
- 凝血因子异常所致出血性疾病，如遗传性凝血因子缺陷、血管性血友病。
- 其他原因所致出血性疾病，如弥散性血管内凝血、原发性纤溶亢进、血栓性血小板减少性紫癜

○ 血液及造血系统肿瘤性疾病
- 骨髓增生异常综合征
- 恶性淋巴 - 网状细胞增生症，包括霍奇金病和非霍奇金淋巴瘤
- 慢性骨髓增殖性疾病

是由于骨髓组织持续增殖而引起的一组疾病。增生的细胞可以是红、粒或巨核细胞为主，也可以是成纤维细胞为主

- 恶性浆细胞病，包括多发性骨髓瘤、原发性巨球蛋白血症、重链病、淀粉样变性
- 良性浆细胞病，包括原发性单克隆免疫球蛋白血症、继发性单克隆免疫球蛋白血症
- 组织细胞病，包括恶性组织细胞增生症、反应性组织细胞增生症

○ 其他造血及血液性疾病
- 脂质贮积病
- 免疫缺陷病
- 脾功能亢进

【血液及造血系统疾病的骨肌异常影像学征象】

血液及造血系统疾病发病的主要部位为骨髓，骨髓异常变化出现最早和最明显。MRI 检查可以显示各种骨髓信号的改变。一些血液及造血系统疾病，由于造血组织的一些原始组织结构异常增生以及血细胞结构、数量、质量的变化，直接或间接地引起骨骼的结构异常。血液及造血系统的肿瘤性疾病，可引起骨质破坏等一系列骨肌异常。通过 MRI、CT 以及 X 线检查，观察骨髓、骨骼形态学或功能学上的变化，为血液及造血系统疾病的临床诊断提供影像学信息

● 骨髓异常

正常骨髓分为红骨髓和黄骨髓，MRI 是显示骨髓的最好影像学手段。人从出生到 20 岁以前，骨髓从红骨髓不断向黄骨髓生理转换。到成年人，只有脊椎、骨盆等一些中轴骨的骨髓腔内含有一定量的红骨髓成分，其余为黄骨髓。红骨髓含有 40% 的水分，脂肪含量相对较少。在 SE 的 T1WI 上所有红骨髓均呈低信号，与肌肉组织信号相当，在 T2WI 脂肪抑制序列上骨髓呈中等偏高信号。黄骨髓 80% 为脂肪成分，在 SE 的 T1WI 上，黄骨髓表现为高信号，接近于皮下脂肪信号。在 T2WI 上表现为中等强度信号，较肌肉组织高，而较液体信号低。黄骨髓在脂肪抑制序列上呈明显低信号。在发生血液及造血性疾病情况下，红、黄骨髓发生逆转换，同时出现病理性骨髓，则出现各种不同的异常骨髓 MRI 表现。根据异常骨髓分布和 MRI 表现方式大致可以分为以下几种类型

○ 局灶型

局灶型骨髓损害指局部区域的正常骨髓被病理性骨髓替代。一般多见于多发性骨髓瘤、高分化的非霍奇金和霍奇金淋巴瘤

- 骨髓常规 MRI 的 T1WI 表现为局灶性低信号，比正常红骨髓略低或相等信号，而明显低于黄骨髓，病灶低于相同部位的椎间盘或脊髓信号
- 骨髓 MRI 的 T2WI 序列上，病灶呈等信号或稍高信号
- T2WI 脂肪抑制序列，病灶一般为明显高于红黄骨髓的高信号。增强扫描一般均有不同程度的强化，病灶多具有明显的分界和轮廓
- 少数局灶型异常骨髓损害，也表现为 SE 的 T1WI 低信号，T2WI 也表现为低信号。病变常为含钙质较多或纤维组织较多。常见于局灶性骨髓纤维化等

○ 弥漫型

弥漫型骨髓损害是指正常骨髓完全或大部分被病理组织替代。根据 MRI 表现不同又有分几种类型

- 长 T1 稍长 T2 信号的弥漫型。常见于急性白血病、重型地中海贫血、弥漫型多发性骨髓瘤等。MRI 表现 T1WI 骨髓信号为均匀弥漫性降低；T2WI 骨髓表现等或稍高信号；脂肪抑制序列骨髓呈高信号；T1WI 对比增强扫描，病灶明显强化
- 长 T1 短 T2 信号的弥漫型。多见于慢性贫血长期输血治疗后的髓内铁沉积、原发性骨髓纤维化等。MRI 表现 T1WI 表

现弥漫均匀低信号；T2WI 也表现均匀低信号

■ 短 T1 等 / 稍长 T2 信号的弥漫型。多见于增生不活跃的再生障碍性贫血。MRI 表现 T1WI 呈均匀高信号；T2WI 呈等或稍高信号；脂肪抑制序列呈低信号

○ 混杂型

混杂型骨髓损害是指多发斑点状病变取代正常骨髓，病变与正常骨髓呈混合交错分布。多见于多发性骨髓瘤，少数也见于慢性再生障碍性贫血

■ 病变于 T1WI 上呈斑点状弥漫分布的低信号影，与正常高信号骨髓形成特征性"盐和黑胡椒"（salt with pepper）表现

■ T2WI 骨髓病变往往表现不明显

■ 脂肪抑制序列病变为高信号，正常骨髓脂肪信号被抑制呈低信号

■ 脂肪抑制序列对比增强扫描病灶明显强化

● 骨骼形态学异常

○ 骨质疏松

多见于长期慢性贫血、慢性白血病、多发性骨髓瘤等疾病，由于造血组织过度增生以及病理性造血，导致成骨代谢异常，引起全身性的骨质疏松。常规的 X 及 CT 检查，显示骨质密度降低，骨髓腔增宽，骨皮质变薄，骨小梁减少变细

○ 骨小梁增粗

贫血性疾病，在发生骨小梁吸收的同时伴骨小梁的改建，在管状骨或脊椎形成交织成粗糙网格状，在增宽的颅骨板障中可见与内板垂直"头发样骨针"，这些征象是慢性贫血的影像学特征性表现

○ 骨骼变形

严重贫血的病例，由于造血组织原始成分和血细胞的严重异常，造成骨及骨髓的膨胀以及成骨、纤维组织异常增生而使骨骼表现增大或变形。常见短状骨膨大、肋骨变形变短、肋骨头增大、椎体变形后突呈鱼椎样改变；慢性骨髓纤维化的椎体表现"夹心椎"样改变

○ 骨质增生硬化

慢性骨髓纤维化、慢性白血病等可使骨髓纤维成分高度异常增生，出现骨质增生硬化。早期骨小梁模糊或磨玻璃样改变，后期由于纤维组织慢性刺激和本身的化生，表现骨小梁增粗、致密、融合，骨密度均匀增高，以腰椎、骨盆、股骨上段最明显

○ 骨质破坏

引起骨质破坏的血液及造血系统疾病，多数为白血病、多发性骨髓瘤及恶淋巴瘤等恶性病变。骨质破坏常见为多发性，表现多种形式

■ 不规则溶骨性破坏，骨皮质缺损，有时伴有骨膜反应。多出现在儿童急性白血病的脊柱、骨盆、股骨近段和长骨干骺端

■ 多发性穿凿样、蜂窝样、虫蚀样骨质破坏，多发生在多发性骨髓瘤

■ 溶骨性骨质破坏，多见于长骨的恶性淋巴瘤等；颅骨多发溶骨性骨质破坏并互相融合，形成"地图样"骨质缺损，多见于朗格汉斯细胞组织细胞增多症

■ 脊椎的骨质破坏，经常发生椎体变形变扁，呈楔形。多见于多发性骨髓瘤、淋巴瘤、朗格汉斯细胞组织细胞增多症等

○ 骨折

■ 严重的贫血、多发性骨髓瘤等疾病，在明显骨质疏松的基础上，容易发生病理性骨折

■ 脊椎的骨质破坏，如多发性骨髓瘤、淋巴瘤、朗格汉斯细胞组织细胞增多症和白血病等，容易继发脊椎压缩性骨折

● 软组织肿块

○ 血液及造血系统的恶性病变，经常可见软组织肿块，一般出现在骨质破坏周围

○ 严重的贫血性疾病，出现髓外造血灶，在脊柱两侧、胸壁等形成对称性梭形软组织肿块

推荐影像学检查

● 慢性贫血性疾病的最佳检查法：X 线检查

● 白血病或恶性肿瘤的骨骼及周围软组织病变最佳检查法：增强 CT 扫描

● 显示骨髓病变的最佳检查法：MRI 检查

（黄仲奎）

重点推荐文献

[1] 黄仲奎，龙莉玲. 血液病MRI诊断. 北京：科学出版社，2009: 41-67.

[2] 龙莉玲，黄仲奎，宋英儒，等. 急性白血病骨髓MRI定性定量诊断价值. 临床放射学杂志，2000, 19(12): 781-785.

[3] 董越，吴振华. 骨盆骨髓MRI信号年龄规律. 中国临床医学影像杂志，2006, 17(4): 205-210.

第2节　红细胞系统疾病

一、缺铁性贫血

【概念与概述】

- 正常人体内铁的总量为 3 ~ 5g，各种原因使体内铁有效量降低，血红蛋白合成减少，不能满足正常红细胞生成的需要而发生的贫血为缺铁性贫血（iron deficiency anemia）
- 缩略语：无
- 同义词：无

【病理与病因】

- 病理
  - 红细胞表现为小细胞低色素性贫血
  - 骨髓呈轻度到中度的幼红细胞增生
  - 幼红细胞体积变小，核染色质致密，胞质少，边缘不整
  - 骨髓涂片进行普鲁士蓝反应染色，看不到含铁血黄素颗粒
  - 幼红细胞内铁小粒减少，可染铁淡染或消失；铁粒幼红细胞 <15%
  - 骨髓储存铁直接测定显示降低，可作为缺铁诊断的金标准
- 遗传学：无
- 病因
  - 身体出现长期的铁代谢负平衡
    - 铁摄入量不足，如不合理的营养因素
    - 铁利用障碍或丢失过多，如慢性出血性疾病、月经过多
    - 吸收量减少，胃肠道疾病等因素影响铁吸收
  - 需要量增加，如妊娠、生长发育期等又得不到额外的铁补充
- 流行病学
  - 是最常见的贫血，约占贫血的 50%
- 好发人群
  - 多见于妊娠妇女、月经期妇女
  - 生长发育的婴幼儿和儿童，不合理的饮食

【临床表现】

缺铁性贫血的临床表现与贫血程度和起病的缓急密切相关

- 体征/症状
  - 面色苍白、乏力、消瘦
  - 发育障碍、智力低下
  - 口角炎与舌炎、萎缩性胃炎与胃酸缺乏
  - 脱毛、指甲失去光泽度，甚至出现反甲
  - 肝、脾轻度大等
- 生化检查
  - 血象
    - 红细胞及血红蛋白下降
    - 平均红细胞容积、血红蛋白量、血红蛋白浓度下降
    - 血涂片中可见到大小不一的红细胞，出现典型的小细胞低色素性
    - 红细胞中心淡染色区扩大，胞质变成很窄的一圈，如环状
    - 白细胞一般正常，血小板可以升高
  - 血清学检查
    - 血清铁浓度明显降低，总铁结合力增高
    - 血清铁饱和度降低
    - 铁蛋白和血清铁降低；而红细胞游离原卟啉和总铁结合力增高

自然病史与预后

- 病程长短不一，预后良好
- 病因去除，补铁治疗可以很快恢复

治疗与随访

- 铁剂治疗有效，治疗后复查，骨骼与骨髓改变恢复

【影像表现】

概述：轻度缺铁性贫血影像学没有改变。严重的缺铁性贫血刺激红系骨髓过度增生，骨髓增生活跃，如，骨髓腔增宽、骨小梁粗疏等；肝、脾大

X 线表现

- 颅骨异常
  - 颅骨密度增高、增厚；板障增宽
  - 穹隆部见毛发状垂直骨小梁
- 短管骨改变
  - 双手管状骨则常表现骨质疏松，骨小梁细小
  - 骨皮质变薄，髓腔增宽

CT 表现

- 颅骨异常
  - 颅骨板障增宽
  - 与颅骨板障垂直增生的骨小梁
- 肝、脾大

MRI 表现

- 主要表现红骨髓增生旺盛而出现骨髓 MRI 的变化
  - T1WI 表现为低信号，椎体或股骨等部位骨髓信号在较均匀增高的信号中有斑片状低信号灶，椎体外围部分较明显
  - T2WI 表现为等或稍高信号，T2WI 脂肪抑制序列则表现椎体中央低信号区缩小，而周围高信号区扩大

推荐影像学检查

- 最佳检查法：X 线检查
- 检查建议
  - 进行颅骨及手部照片

【鉴别诊断】

- 婴幼儿红骨髓增生旺盛，脊椎或股骨近端等部位骨髓也表现 T1WI 表现为低信号，T2WI 表现为等或稍高信号，有时不好区分
- 地中海贫血骨髓信号也表现相似，但缺铁性贫血一般长骨和颜面骨表现较轻。四肢长骨变化不明显，而短管骨，如双手管状骨则常表现骨质疏松，骨皮质变薄，骨小梁缩小

诊断与鉴别诊断精要

- 缺铁性贫血主要依靠临床及实验室诊断
  - 临床表现小细胞低色素性贫血
  - 血清学异常可诊断为缺铁性贫血
- 影像学检查是临床的辅助诊断
  - X 线表现骨髓腔增宽，骨小梁粗疏等
  - 脊椎、股骨等部位骨髓 MRI 表现斑片状长 T1 稍长 T2 信号

重点推荐文献

[1] 孙金芳, 朱建斌. 缺铁性贫血的研究进展. 中国综合临床, 2001, (08): 569-570.

[2] 韦秋敏, 李湘, 卢荣羡. 206例成人缺铁性贫血病因分析.

广西医科大学学报, 2007, (01): 136-137.

[3] 叶滨滨, 范国光, 陈丽英, 等. 小儿血液系统常见疾病的骨髓MRI表现. 中国医学影像学杂志, 1999, (03): 161-164.

二、再生障碍性贫血

【概念与概述】

- 再生障碍性贫血（aplastic anemia，AA）是由于化学、物理、生物因素及不明原因造成的骨髓造血功能衰竭，表现造血干细胞损伤，外周全血细胞减少为特征的血液病
- 分类
  - 急性型，起病急骤，贫血进行性加剧，出血和感染明显
  - 慢性型，起病缓慢，贫血、出血较轻
  - 缩略语：再障，AA
- 同义词：无

【病理与病因】

- 病理

  病理学的变化主要是以细胞免疫异常为主的造血干细胞及造血微环境损伤，造血性红骨髓向心性萎缩，非造血的脂肪骨髓取而代之，骨髓增生低落，

血中全血细胞减少

- 急性再障骨髓穿刺病理学检查
  - 多部位骨髓穿刺示增生不良；骨髓涂片中不易找到巨核细胞
  - 粒、红系细胞减少；骨髓淋巴细胞、浆细胞、组织嗜碱性细胞及网状细胞增多
- 慢性型再障骨髓穿刺病理学检查
  - 胸骨骨髓增生活跃，骨髓片显示红细胞系增多，且晚幼红细胞增多
  - 巨核细胞减少
  - 髂骨骨髓多增生低下，粒红系细胞减少；找不到巨核细胞
  - 有较多脂肪细胞，肉眼观察骨髓液有较多的脂滴。骨髓小粒造血细胞所占的面积比率少于50%
- 遗传学：无
- 病因

  确切发病原因不明，与下列因素有关
  - 理化因素：苯及其衍生物损害，如氯霉素等化学药物作用；电离辐射损伤
  - 生物因素：病毒性肝炎、各种严重感染、烧伤等
- 流行病学
  - 属少见的血液病，全世界范围发病率为（0.2～0.5）/10万
  - 东方人发病率是其他人种10倍左右。我国儿童再障年发病率约2/10万

【临床表现】

由于全血细胞减少，血细胞质量降低，机体出现相应的临床症状和体征

- 体征/症状
  - 贫血
  - 出血倾向，反复出现牙龈等黏膜出血、皮下出血点
  - 发热和感染
- 生化检查
  - 急性再障血象
    - 红细胞降低，网积红细胞低于1%。血红蛋白降低到30g/L以下
    - 白细胞降低到 1.0×10^9/L，中性粒细胞降低到10%
    - 血小板低于 10×10^9/L
  - 慢性再障血象
    - 红细胞降低没有急性型那样明显，血红蛋白可达到50g/L
    - 白细胞降低，可达到 2.0×10^9/L；血小板能达到（10～20）× 10^9/L

自然病史与预后

- 急性再障发病急
- 通过干细胞移植或免疫抑制治疗可被治愈或改善
- 慢性再障则发病过程较慢，病情反复发作，经过治疗预后也比较好

治疗与随访

- 再障经过治疗，临床可见贫血和出血症状的改善，血细胞恢复，骨髓穿刺活检骨髓增生状态恢复，骨髓穿刺活检是最准确评价方法

【影像表现】

概述：急性再障的骨骼没有明显改变。但由于大量骨髓脂肪化，红、黄骨髓出现异常；慢性再障由于长期贫血，可发生骨质疏松，骨小梁增粗等表现

X线表现

- 急性再障的骨骼一般没有明显异常改变
- 慢性再障，可发生骨质疏松，骨小梁增粗

CT表现

- 再障的骨骼及骨髓病变一般较少应用CT检查
- 合并肺部感染等并发症可能需要进行CT检查

MRI表现

概述：再障骨髓的MRI主要表现为骨髓脂肪化后的骨髓异常信号。观察的参照物通常选择同层的椎间盘纤维环、脊髓或肌肉组织

- 急性再障的MRI表现
  - 骨髓T1WI呈均匀的高信号（图7-2-1A）。一般以腰骶椎、骨盆、股骨近端等骨髓表现最为明显，提示骨髓完全被黄骨髓代替
  - 骨髓T1WI可表现不均匀高信号，提示骨髓残存增生正常，甚至更活跃的造血组织，呈"盐和胡椒"状
  - 骨髓T2WI呈等信号（图7-2-1B），腰骶椎、股骨、骨盆等骨髓T2WI的信号与肌肉信号相似
  - T2WI脂肪抑制序列图像，黄骨髓表现为均匀低信号（图7-2-1C）；如混杂有红骨髓，则表现为低信号的背景中有高信号灶
- 慢性再障MRI表现
  - 骨髓MRI表现为T1WI椎体局灶状的高、

低混杂信号（图 7-2-2A、C）

- T2WI 呈均匀的等信号，及等信号椎体中见小灶状的高信号灶（图 7-2-2B）
- STIR 局灶状的高低信号相互混杂分布
- 治疗后病情好转的 MRI 表现
  - 治疗前的 T1WI 骨髓高信号可恢复为低信号
  - 治疗前不均匀的高低信号中的低信号灶增多或扩大。这些低信号的恢复，可从椎体周边首先出现斑片状低信号，逐渐融合并向椎体中心推进，反映了骨髓造血的变化过程

推荐影像学检查

- 最佳检查法：骨髓 MRI
- 检查建议
  - 腰骶椎、骨盆等部位骨髓常规 MRI 扫描
  - 需要增加脂肪抑制序列

【鉴别诊断】

- 急性造血功能停滞、骨髓异常增生综合征、恶性组织细胞病等，都可引起全血细胞减少，如即使作了骨髓穿刺也很难确定
- 上述疾病的骨髓 MRI 影像的 T1WI 表现为正常、或者均匀 / 不均匀的信号降低，而再障的表现完全相反，利用 MRI 极易鉴别

诊断与鉴别诊断精要

- 临床表现贫血、出血、感染等
- 血细胞检查表现"三少"
- 再障的骨髓 MRI 表现一般比较具有特异性
  - T1WI 表现均匀高信号
  - T2WI 表现等信号
  - 脂肪抑制序列呈均匀低信号

典型病例

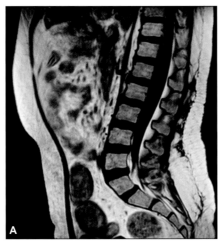
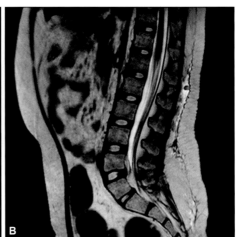

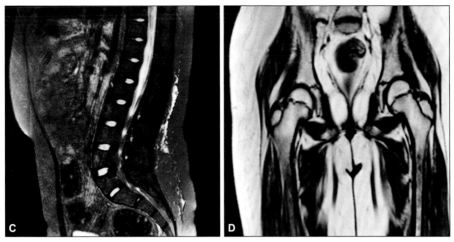

图 7-2-1　急性再生障碍性贫血脊柱 MRI 检查
A.T1WI；B.T2WI，骨髓表现均匀高信号；C.脂肪抑制序列，骨髓表现均匀低信号；D.骨盆 T1WI，骨髓表现与脊柱相同

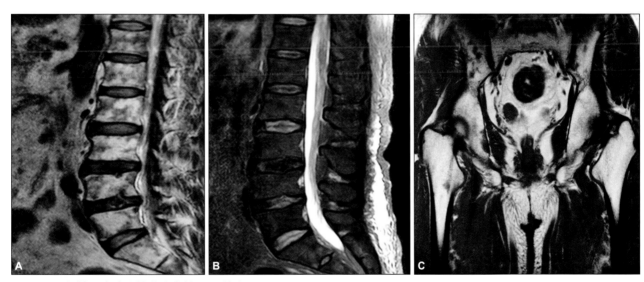

图 7-2-2　慢性再生障碍性贫血脊柱 MRI 检查
A.T1WI 骨髓表现不均匀高信号；B.T2WI 骨髓呈不均匀等、低信号；C.骨盆 T1WI，髂骨、股骨骨髓表现与脊柱相同

重点推荐文献

[1] 黄仲奎，龙莉玲. 血液病MRI诊断. 北京：科学出版社，2009: 69-77.
[2] 付蓉，王化泉，邢莉民等. 再生障碍性贫血的研究进展. 中
国实用内科杂志，2007, (20): 1647-1650.
[3] 宋英儒，黄仲奎，龙莉玲，等. 再生障碍性贫血腰椎骨髓的 MRI研究. 中华放射学杂志 2001, 35(6): 406-409.

三、血色病

【概念与概述】

血色病（hemochromatosis）为过多的铁质在体内贮存和沉积的一组疾病

- 分类
  - 原发性或特发性血色病
  - 继发性血色病

- 同义词：血色沉着病，含铁血黄素沉着症
  缩略语：无

【病理与病因】

受累的器官，如肝、脾、胰、心、肾及皮肤、关节软骨和骨膜、骨骼肌、骨髓和肠黏膜等处的含铁血黄素颗粒沉积，纤维组织增生

- 大体病理
  - 肝是铁沉积最早和最严重的器官，肝穿

刺活检肝铁浓度含量测定（LIC），可作为血色病诊断"金标准"。正常肝组织铁含量 <50μmol/g（干重），血色病肝内铁含量升高，可高达 200μmol/g

- 肝铁沉积分级标准
- 0 级：无铁沉积
- Ⅰ级：铁颗粒散在细小分布，受累阳性细胞 <50%
- Ⅱ级：铁颗粒弥漫分布在 50%～75% 细胞
- Ⅲ级：铁颗粒密集，成堆聚集在 75% 以上细胞内
  - 遗传学
  原发性血色病为常染色体隐性遗传性疾病。基因突变发生在 282 位置上的半胱氨酸被酪氨酸所置换
    - 病因学
      - 原发性，为先天性遗传使肠道铁吸收过多而引起体内铁质负荷增加
      - 继发性
        - 其他疾病引起铁的利用障碍
        - 长期反复输血而导致体内铁质沉着
    - 流行病学
      - 原发性血色病罕见
      - 继发性血色病
        - 再障或地贫等慢性贫血需要反复输血患者（一般认为输血次数在 100 次以上易引起继发性血色病）
    - 好发人群
      - 本病好发于中年人，男性为女性的 5～10 倍

【临床表现】

- 体征/症状
- 轻型患者症状轻或无症状；严重患者临床表现有三个特征：①肝内含铁血黄素颗粒沉积；②合并糖尿病；③皮肤色素沉着症，90% 肝、脾大和肝硬化
  - 色素沉着，体表皮肤呈古铜色或金属灰色
    - 约 90% 患者为全身性，特别在面部、颈部、手背、前臂，伸侧、下肢、生殖器及疤痕处最明显
    - 口腔黏膜色素沉淀着，10%～15% 患者出现
  - 肝脾异常
    - 95% 早期出现肝肿胀，后期可发生肝硬化和肝功能损害；50% 发生脾大
    - 5.8%～42.9% 慢性肝损害和肝硬化晚期可

继发肝癌
  - 其他合并症
    - 65% 合并糖尿病；25%～50% 关节损害；有性欲减退和睾丸萎缩
    - 15% 有心脏损害，严重的可发生心律失常，顽固性心力衰竭
  - 生化检查
    - 血清铁（serum iron）、血清铁饱和度及血清铁蛋白测定
      - 血清铁常高到 36μmol/L 以上；总铁结合力降低
      - 血清铁饱和度可增高到 80%～100%；血清铁蛋白测定增高（男性 >300μg/L，女性 >200μg/L）
    - 去铁胺实验
  用铁螯合剂 10mg/kg 肌内注射后，正常人 24 小时内排除量小于 2mg，而原发性血色病铁排除量可超过 10mg

自然病史与预后

- 由于病因不能彻底消除，同时不断地进行输血治疗，血色病可能不断加重
- 最后发生心肌损害以及肝硬化等不良后果

治疗与随访

- 最有效的治疗方法就是去铁治疗
- 去铁治疗后进行血清铁蛋白测定（serum ferritin assay）、肝穿刺活检进行疗效评估
- MRI 随访检查，观察肝、心肌 MRI 铁沉积变化，评估治疗效果

【影像表现】

概述

- 由于铁是金属性物质，体内器官铁剂沉积，可使肝、胰、脾、心、骨髓等器官在 X 线、CT 影像上密度升高
- MRI 检查，铁是顺磁性物质，细胞局部产生不均匀磁场，周围水分子中的氢原子核在这不均匀磁场影响下失去相位一致性，造成信号缺失，即产生受累组织的 T1 和 T2 弛豫时间缩短
- 一般受累器官形态学变化不明显。但进一步继发纤维组织增生或癌变，则可能出现相应的形态学或功能学的变化

X 线表现

- 骨骼异常
  - 长骨干骺端或扁骨出现骨小梁细疏，或呈

斑点状、索条状致密影

- 骨内可见颗粒状骨吸收，或混有粗大稀疏骨小梁，但骨外形正常
- 关节异常
  - 关节肿胀、滑膜增厚；关节软骨破坏和间隙狭窄
  - 骨性关节面出现小的囊状或颗粒状骨质吸收
  - 掌指关节和近侧指间关节可见关节软骨钙化

CT 表现

- 骨骼一般不需要做 CT 检查
- 肝表现弥漫性明显的密度增高，肝平扫的 CT 值可超过 80Hu 以上（图 7-2-3C）
- 晚期如发生肝硬化，则肝表现大小、形态变化和门静脉高压征象
- 晚期继发癌变，则出现肝内肿块等相应的 CT 征象

MR 表现

- 肝铁沉积
  - 肝 T1WI 和 T2WI 信号下降，出现所谓"黑肝"（dark liver）征象（图 7-2-3D）
  - 肝/肌肉信号强度比率降低；肝 T2 值测定显示降低

- 继发肝硬化或癌变则出现相应的 MRI 表现
- 脾与胰腺铁沉积
  - 脾与胰腺 MRI 信号改变与肝相同
- 心脏铁沉积
  - 心肌的 MRI 信号改变与肝相同
- 骨髓铁沉积
  - 骨髓 MRI 的 T1WI 及 T2WI 信号均表现弥漫性降低（图 7-2-3A、B）
  - 骨骼的外形和大小一般没有变化，也没有明显骨质破坏

推荐影像学检查

- 最佳检查法：MRI 检查
- 检查建议
  - 扫描器官包括肝、脾及骨髓的常规 MRI 扫描
  - 进行肝/肌肉 MRI 信号强度比测定、T2 值测定对体内铁定量诊断

【鉴别诊断】

- 肝糖原沉积病
  - CT 显示肝等器官密度增高与血色病表现相似
  - 肝糖原沉积病通常合并脂肪浸润，使增高的肝密度表现不均匀

诊断与鉴别诊断精要

- 临床特点：患者有皮肤色素沉着、糖尿病、肝硬化等表现
- 通常有反复输血等病史
- 肝穿刺活检显示肝内铁含量升高
- 肝脏 CT 扫描表现明显肝密度增高
- 肝、脾、胰、骨髓、心脏等在 MRI T1WI、T2WI 均为信号降低

典型病例

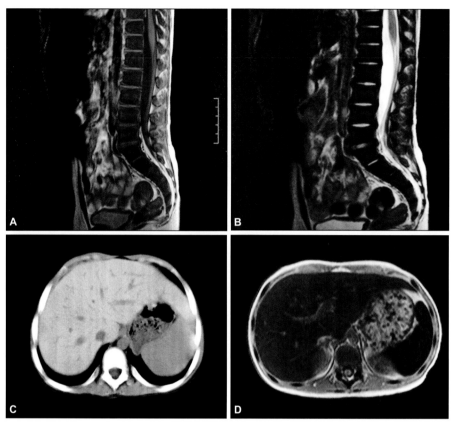

图 7-2-3 血色病
A. T1WI；B. T2WI，脊柱骨髓表现均匀低信号；C. 肝的 CT，肝的密度均匀增高；D. 肝、脾 MRI，T1WI 表现均匀信号降低

重点推荐文献

[1] 黄仲奎，龙莉玲. 血液病MRI诊断. 北京：科学出版社，2009：79-88.
[2] 许大波，刘晓红，孙钢，等. 血色病的临床分析与病理特点.
基础医学与临床，2004, (02): 179-183.
[3] 叶滨滨，范国光，陈丽英，等. 小儿血液系统常见疾病的骨髓MRI表现. 中国医学影像学杂志，1999, (03): 161-164.

四、地中海贫血

【概念与概述】

地中海贫血（mediterranean anemia）为一组常染色体遗传的珠蛋白生成障碍性贫血，由于首先在地中海地区发现而被命名

- 分类：根据不同异常血红蛋白分为 α 型和 β 型；根据临床贫血程度表现分为轻型、重型和介于两者之间的中间型
- 缩略语：地贫
- 同义词：珠蛋白合成障碍性贫血（thalassemia）、海洋性贫血综合征、Cooley 贫血（Cooley's anemia）

【病理与病因】

- 一般发病机制
  - 大体病理
    - 正常人血红蛋白中的珠蛋白主要包括三种：HbA，约占总量的 97%，由两条 α 链和两条 β 链构成，用 $\alpha_2\beta_2$ 表示；HbA$_2$，占总量的 2% ~ 3%，由两条 α 链和两条 δ 链构成，用 $\alpha_2\delta_2$ 表示；HbF，约占 2% 以下，由两条 α 链和两条 γ 链构成
    - 地贫中的 α 链缺乏，则 γ 链和 β 链过剩，过剩的 γ 链和 β 链分别合成 Hbγ$_4$ 和 Hbβ$_4$

- 地贫中的 β 链合成缺少，血红蛋白 HbA 缺乏，而 HbF 和 HbA$_2$ 则成为主要血红蛋白成分。过剩的 α 珠蛋白在红细胞内堆积，沉淀形成包涵体，红细胞膜僵硬
  ○ 组织学
  骨髓象，骨髓增生活跃，骨髓红系细胞显著增多，幼红比例增高，骨髓小粒中含铁血黄素显著增多
- 遗传学
  先天性珠蛋白基因和结构的多种突变，出现基因部分或完全表达障碍，使珠蛋白中 α 链缺乏或 β 链合成缺少，而导致溶血性贫血
- 病因
  ○ 父母双方或一方患地贫，可遗传下一代，有些表现为隐型或隔代遗传
  ○ 发育不正常红细胞在骨髓内被破坏，使红细胞无效生成，发生小细胞低色素性贫血
- 流行病学
  地中海地区多发，我国多见于广东、海南、广西等南方沿海各省，湖南、福建、江苏、浙江、四川、贵州、内蒙古、西藏、台湾等省、自治区也有发病
- 好发人群
  ○ 患者多为儿童
  ○ 轻型可以为成年人

【临床表现】

- 体征 / 症状
  ○ 脸色苍白、黄疸
  ○ 发育落后、智力迟钝
  ○ 地贫外貌，表现头颅增大、额部隆起、颧高、鼻梁塌陷、眼距增宽
  ○ 肝脾大，晚期可发生脾功能亢进和痛风性关节炎
- 生化检查
  ○ 血象
    ■ 表现小细胞低色素性贫血，血红蛋白含量降低至 20～60g/L
    ■ 末梢血异形和有核红细胞增多，靶形、网织红细胞增多
    ■ 白细胞和血小板正常，合并脾功能亢进后降低
  ○ 血红蛋白电泳检查，HbF 超过 30%，α 链 / β 链比值高达 5～25 以上
  ○ 红细胞渗透脆性试验显示渗透脆性明显减

低，为本病特征性表现之一

自然病史与预后

- 目前临床还没有治愈的方法
- 轻型地贫症状较轻
- 重型地贫可由于合并感染或由于反复输血导致继发性血色病

治疗与随访

- 最主要的治疗方法是纠正贫血，包括输血治疗
- 反复输血可继发血色素病，则需要进行药物去铁治疗
- MRI 肝、心脏、骨髓检查，可以为治疗效果评价提供一定依据

【影像表现】

概述

- 由于溶血性贫血，出现骨髓增生活跃和骨髓膨胀，骨骼发育障碍，骨质疏松。X 线、CT 及 MRI 检查可以发现骨骼骨质、形态改变和骨骼 MRI 信号异常
- 地贫可致网状内皮系统增生和髓外造血，常表现肝、脾大和髓外造血灶
- 反复输血可继发血色素病，晚期可继发脾功能亢进和肝硬化

X 线表现

- 头颅表现板障增宽，外板变薄，可见与内板垂直的增生性 "头发样骨针"（图 7-2-4A）
- 长骨骨皮质变薄，骨髓腔增宽，骨小梁增粗和纤维组织增生，形成网隔状
- 短状骨膨大，肋骨变形变短，肋骨头增大（图 7-2-4C）
- 脊椎变扁，可发生压缩性骨折
- 骨龄发育迟缓

CT 表现

- 颅骨板障增宽，骨小梁增粗变直，鼻旁窦腔扩大，窦壁增厚（图 7-2-4B）
- 肝大和脾大
- 椎管内或脊柱旁可见髓外造血灶的软组织肿块，多呈对称性分布（图 7-2-4D）
- 合并肝、脾大和含铁血黄素沉着症，CT 可表现肝脾密度增高，肝、脾大

MRI 表现

- 骨髓 MRI 信号异常
  ○ T1WI 信号降低，可见脊椎、骨盆、股骨骨髓比周围肌肉、椎间盘或脊髓信号低（图

7-2-5A）；骨髓 MRI 的 T1 值延长

- 在 T2WI 上，骨髓信号一般没有明显改变，但合并铁沉积可表现低信号（图 7-2-5B）
- 骨骼 MRI 形态异常
  - 肋骨头、脊柱等骨骼形态学变化与 CT 相同
- 髓外造血灶 MRI 表现
  - 肝、脾大
  - 椎管旁或椎管内多发梭形软组织肿块，多见于胸段和腰段，肿块信号表现为等 T1 和等 T2，与椎体骨髓信号相近
- 继发性改变的 MRI 表现
  - 继发肝硬化或脾功能亢进，则出现相应的 MRI 异常
  - 继发肝铁沉积，则 T1WI 及 T2WI 出现均匀的信号降低，呈所谓"黑肝"
  - 少数椎管内髓外造血灶出血，导致脊髓压迫症

推荐影像学检查

- 最佳检查法：欲了解由于贫血导致骨骼变化可行 X 线照片；了解骨髓变化则行 MRI 检查；对肝、脾大等髓外造血的显示则可选择 CT 检查
- 检查建议
  - X 线照片部位多选择颅骨、四肢关节附件
  - 骨髓 MRI 选择要骶椎和骨盆等部位

CT 扫描一般进行平扫即可

【鉴别诊断】

- 溶血性贫血
  - MRI 检查的骨髓信号与地贫改变相似
  - 但骨骼形态学变化和骨发育障碍一般没有地贫明显
  - 临床表现和实验室检查完全不同
- 白血病
  - MRI 骨髓信号也表现 T1WI 低信号
  - 一般没有骨骼形态学变化
  - 实验室检查白细胞明显异常

诊断与鉴别诊断精要

- 贫血、发育落后以及"地贫外貌"是地贫的临床特征
- 严重病例 X 线表现骨质疏松、骨小梁增粗、髓腔增宽及颅骨"头发样骨针"
- 骨髓 MRI 表现 T1WI 低信号
- 肝、脾大和髓外造血灶形成
- 本病合并的骨骼形态异常及髓外造血表现有别于其他溶血性贫血和白血病

典型病例

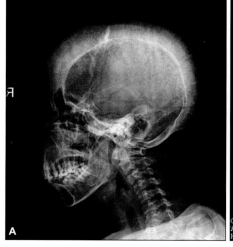
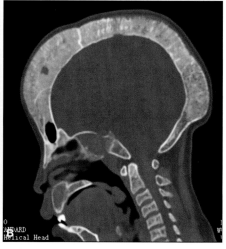

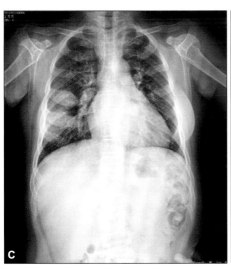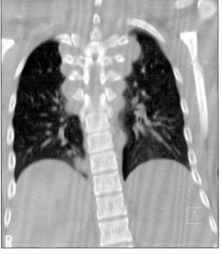

图7-2-4 地中海贫血
A. X 线头颅侧位片，板障增宽，可见增粗骨小梁；B. 颅骨 CT 矢状位重建，表现与 X 线相同；C. 胸部 X 线照片，肋骨、锁骨及胸椎等骨质疏松，肋骨头增宽；D. 胸部 CT MPR 重建，胸椎骨质疏松，骨小梁增粗，椎旁可见软组织肿块，为髓外造血灶

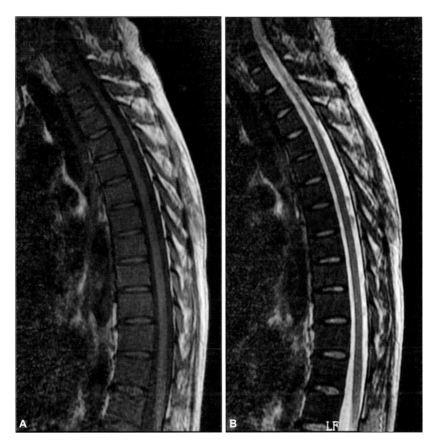

图7-2-5 地中海贫血
合并铁沉积脊柱 MRI。A. T1WI 骨髓表现均匀低信号；B. T2WI 骨髓表现低信号

重点推荐文献

[1] 黄仲奎, 龙莉玲, 宋英儒. 地中海贫血骨髓MRI与X线平片对照分析. 中华放射学杂志, 2002, 36(6): 533-536.

[2] 沈君, 梁碧玲, 陈健宇, 等. 经治重型β地中海贫血的股骨骨髓MR成像分析. 中华放射学杂志, 2006, (09): 937-940.

五、骨髓增生异常综合征

【概念与概述】

骨髓增生异常综合征（myelodysplastic syndrome，MDS）是由干细胞发生突变和增生的一组克隆性血液病

- 分类
  - 按病因分类法
    - 原发性
    - 继发性
  - 按骨髓中原始细胞数及外周血中原始细胞是否存在，FAB（France American Britain）协作组分类法分为以下类型
    - 难治性贫血
    - 环铁粒幼细胞增多性难治性贫血
    - 原始细胞增多性难治性贫血
    - 转化型原始细胞增多性难治性贫血
    - 慢性粒 - 单核细胞白血病
    - 继发性急性白血病
- 同义词：白血病前期（preleukemia）
- 缩略语：白前，MDS

【病理与病因】

- 病理学
  - 主要表现为骨髓象增生明显活跃
  - 骨髓病态造血（dyshaematopoiesis）：这是MDS的特征。即骨髓原始细胞不增多或稍增多，而骨髓中红系、粒系、及巨核细胞系都出现成熟异常
- 遗传学
  - 三系血细胞都有 DNA 复制紊乱现象，它们的染色体有同一性异常，表明 MDS 为克隆性病变
  - ras 基因和 fam 基因突变导致染色体异常而最终使异常克隆的生长
- 病因
  - 原发性 MDS 病因未明
  - 继发性 MDS 和继发性白血病是一个病的不同阶段。当骨髓检查中发现原粒 + 早幼粒细胞 <30% 者称 MDS，>30% 者称白血病，简称 2MDS/AL
- 流行病学

为少见的血液病。在欧洲，如丹麦儿童年发病率为 0.27/10 万；我国 0.23/10 万

- 好发人群
  - 发病年龄 16～92 岁，中位年龄 72 岁，男性略多于女性

【临床表现】

- 体征 / 症状
  - 慢性进行性贫血，偶有轻度出血现象
  - 可有肝、脾大
  - 合并体内感染
- 生化检查
  - 血象检查全血细胞减少
  - 血红蛋白降低；红细胞形态异形，网织红细胞一般少于 1%

自然病史与预后

- 本病病情缓慢，治疗效果不佳
- 骨髓信号异常范围广泛和程度严重的病例，预后较差
- 最终部分演变为白血病

治疗与随访

- 对于治疗有效的病例，骨髓 MRI 显示病灶范围缩小

【影像表现】

概述：MDS 的基本病变是骨髓病态造血，为骨髓肿瘤细胞浸润，病灶中含水分增多。病变在骨髓内呈散在灶性分布或弥漫分布，一般不引起骨质破坏

X 线表现

- X 线一般表现阴性

CT 表现

- CT 一般表现阴性

MRI 表现

概述：脊椎、骨盆及股骨上段为 MDS 常见浸润部位，MRI 检查可见这些部位的骨髓信号异常

- T1WI 表现为等、偏低信号，但信号强度高于肌肉（图 7-2-6A）
- T2WI 表现高信号（图 7-2-6B）
- T2WI 脂肪抑制序列呈明显高信号，信号强度高于肌肉（图 7-2-6C）
- 骨髓异常信号分布表现多种多样
  - 多发性小结节灶
  - 多发性不均匀性斑片状病灶
  - 均匀对称的广泛弥漫性信号异常

推荐影像学检查

- 最佳检查法：MRI 检查

【鉴别诊断】

- 再生障碍性贫血
  - 再障的临床表现贫血及血象的全血细胞减少与 MDS 相似
  - 再障的骨髓 MRI 信号在 T1WI 和 T1WI 均表现高信号
  - MDS 骨髓表现不均匀长 T1 长 T2 异常信号
- 溶血性贫血

- MDS 有时骨髓红系统增多，有时病态造血现象不十分显著，血中网织红细胞稍增加，则与溶血性贫血相似
- MRI 的骨髓信号改变可能也很难区别
- MDS 可有 SCD 和染色体核型的异常
- 溶血性贫血可有相应的病因如抗球蛋白试验阳性
- 溶血性贫血 Ham 试验阳性，而 MDS 多阴性

诊断与鉴别诊断精要

- MDS 影像学缺乏特征性征象，诊断需要密切结合临床及生化检查资料
- 中轴骨骨髓可表现多发灶性或弥漫分布的长 T1 长 T2 异常信号
- 没有骨质破坏

典型病例

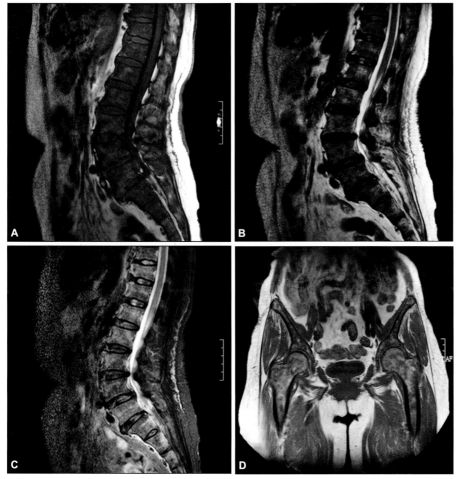

图 7-2-6 MDS 脊柱 MRI
A. T1WI 骨髓表现为等、偏低信号；B. T2WI 骨髓表现不均匀高信号；C. 压脂序列，表现不均匀高信号；D. T1WI 骨盆骨髓表现不均匀低、等信号

重点推荐文献

[1] 宋英儒, 黄仲奎, 龙莉玲, 等. 骨髓异常增生综合征的MRI诊断与疗效追踪. 放射学实践, 2002, 17(2): 174-175.
[2] Lewis S, Wainscoat JS, Moor NR, et al. Magnetic Resonance Imaging in Myelodysplastic Syndromes. The British Journal of Radiology, 1995, 68: 121-127.
[3] 杨梅如, 浦权. 骨髓增生异常综合征的骨髓细胞和组织形态学诊断. 诊断学理论与实践, 2005, 4(5): 351-353.

六、急性造血功能停滞

【概念与概述】

急性造血功能停滞（acute hematopoietic dysfunction）是在一些血液病基础上继发骨髓造血功能急性停滞所致的急性造血危象综合征

- 缩略语：急停
- 同义词：再生障碍危象

【病理与病因】

- 病理学
  - 原发病的病理变化
  - 急性造血功能停滞骨髓增生低落，三系血细胞减少
  - 骨髓早期只看到晚幼红细胞，几天后，形成巨大原红细胞
- 遗传学
  与一些原发病的遗传学相同
- 病因
  - 常继发于以下一些血液病
    - 遗传性球形红细胞增多症
    - 缺铁性贫血
    - 自身免疫溶血性贫血
    - 淋巴瘤
  - 服用一些药物诱发
    - 他巴唑
    - 解热镇痛等药物

【临床表现】

- 体征 / 症状
  - 原来贫血性疾病临床表现
  - 上呼吸道或胃肠道感染症状、体温升高
  - 突然发生脸色苍白、全身无力
- 生化检查
  - 原来疾病生化异常
  - 血象检查可见不同程度的贫血
  - 血网织红细胞缺乏

自然病史与预后

- 病情急，但本病预后良好，及时作出诊断，经过治疗的病例可以痊愈

治疗与随访

- 经治疗后，疾病恢复，血象中网织红细胞、粒细胞和血小板增多

【影像学表现】

概述：急性造血功能停滞主要是骨髓红细胞系增生低下或消失导致的造血障碍，骨髓实质性变化一般不明显，骨骼没有变化。但如果继发感染，则出现相应部位的炎性改变

X 线表现

- 本病骨骼和骨髓 X 线检查阴性
- 呼吸道感染，X 线胸片发现肺炎，但缺乏特征性

CT 表现

- 应用较少

MRI 表现

- T1WI 表现为信号轻度降低或正常（图 7-2-7A、D）
- T2WI 及其脂肪抑制序列为等信号和低信号（图 7-2-7B、C）

推荐影像学检查

- 最佳检查法：MRI 检查

【鉴别诊断】

- 再障
  - 血细胞检查表现"三少"与急停相同
  - 再障表现骨髓增生低落
  - 再障的 T1WI 呈均匀或不均匀的信号增高
  - 急性造血功能停滞骨髓信号正常或轻度降低

> **诊断与鉴别诊断精要**
> ● 本病发病急，血液改变为突发血细胞"三少"
> ● 骨髓检查发现巨大原红细胞为其特征性表现
> ● MRI骨髓信号缺乏特征性。但可排除同样出现"三少"的再障

典型病例

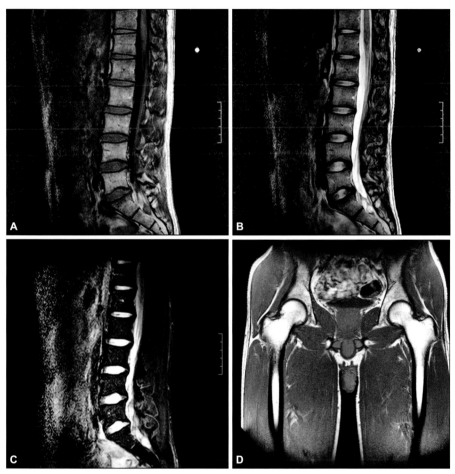

图 7-2-7　急性造血功能停滞 MRI
患者男性，28岁，血液化验血细胞"三少"不能与再障鉴别，MRI检查可以排除再障。A. 腰椎 T1WI；B. T2WI；C. T2WI 脂肪抑制序列，骨髓信号未见异常；D. 骨盆 T1WI 骨髓信号未见异常

（黄仲奎）

重点推荐文献

[1] 王天有. 急性造血功能停滞的研究进展. 小儿急救医学, 2005, (01): 75-76.

[2] 简和, 杨尧. 急性造血功能停滞19例临床分析. 重庆医学, 2002, (05): 437-437.

第3节 白细胞系统疾病

一、急性白血病

【概念与概述】

- 定义：急性白血病（acute leukemia，AL）是造血干细胞在分化过程不同阶段发生分化阻滞、凋亡障碍和恶性增殖而引起的一组异质性的造血系统恶性肿瘤
- 分类
  - 急性非淋巴细胞白血病，以急性粒细胞性白血病（AML）发病率最高
  - 急性淋巴细胞白血病（ALL）
- 缩略语：无
- 同义词：无

【病理与病因】

- 病理学

急性白血病广泛侵犯全身各系统，但以造血系统受累为主，病理改变主要是由于白血病细胞的增生、浸润和间变

  - 造血系统损害，骨髓有核细胞明显增生或极度活跃，其中有很多原始细胞和幼稚细胞；淋巴组织和脾大，正常淋巴结结构被白血病细胞代替
  - 骨骼系统损害，占 50%～70%。白血病细胞在骨松质和关节滑膜浸润，引起骨质吸收、骨膜反应、滑膜水肿、增厚
  - 其他系统损害，包括神经、循环、呼吸、消化、泌尿生殖等系统，都可能发生白血病细胞浸润，出现组织变性、出血、坏死等病理损害
- 遗传学
  - 遗传性无球蛋白血症、类风湿关节炎等一些免疫缺陷的患者是白血病的高危人群
  - 一个家庭或同一家族中多名兄弟、兄妹患白血病提示种族的遗传性存在
  - 染色体异常，如 11 号、7 号三体型、21 三体综合征等常染色体异常，是婴幼白血病的主要基因异常
- 病因
  - 放射因素：从事放射线工作者、接触辐射较多人员白血病的发病率高
  - 化学因素：苯过多接触者是白血病高危人群

- 药物影响，氯霉素、保泰松、烷化剂等可引起白血病
- 流行病学
  - 白血病的发病率为 2～9.2/10 万，占全身各部位恶性肿瘤的第七位
  - 多发两个年龄阶段，15～19 岁和 55～59 岁
  - 北美洲发病率最高，欧洲次之，亚洲较少
- 好发人群
  - 最多见于儿童发病，青年也可发生，男多于女

【临床表现】

- 体征 / 症状
  - 发热、乏力、头晕、气促、纳差等贫血症状
  - 显著出血倾向，常见黏膜和皮下出血
  - 全身淋巴结肿大、肝脾大
  - 骨骼疼痛、关节肿胀及活动受限
  - 肺部等部位感染
- 血液学检查
  - 白细胞增多，出现大量原始和幼稚白细胞，以中幼和晚幼粒细胞为主
  - 红细胞减少，血红蛋白降低；血小板可正常或减少

自然病史与预后

- 影响急性白血病预后的重要因素是急性白血病类型
- AL 的 5 年生存率为 10%～35%，ALL 为 10%～30%
- 急性白血病各亚型的长期生存率各不相同，AML 中 M_3 预后最好

治疗与随访

- 大剂量化疗或放疗 / 化疗联合为主要治疗手段
- 异体和自体造血干细胞移植
- 急性白血病治疗后达到部分缓解，MRI 检查可见骨髓恢复高信号

【影像表现】

概述：由于白血病细胞浸润，导致骨髓、软骨及骨膜等骨骼系统的异常改变，肝、脾、肺、脑等器官也可能发生异常的影像学变化

X 线表现

- 扁骨或长骨骨质疏松，密度降低及不规则骨质破坏，有些可见骨膜新生骨

- 长骨干骺端或骺板下出现平行的横行透亮带，称白血病带，多见于儿童白血病患者（图 7-3-1C）
- 椎体骨质破坏，表现为上下缘凹陷似鱼椎骨样，常见于成年白血病患者

CT 表现

- 脊柱、骨盆、股骨近段和长骨干骺端可见不规则溶骨性破坏骨皮质缺损和葱皮样骨膜新生骨

MRI 表现

- 急性白血病的 MRI 信号表现
  - 白血病细胞代替了正常的骨髓，MRI 信号异常，表现为 T1WI 信号明显降低，脊椎、骨盆、长骨等部位骨髓比较明显（图 7-3-1A、D）
  - T2WI 信号表现增高，但 T2WI 信号增高与正常黄骨髓高信号不容易区分，表现信号改变不明显（图 7-3-1B）
  - T2W1 脂肪抑制序列骨髓出现不均匀斑片状高信号
- 急性白血病化疗后的 MRI 表现
  - 化疗后两周后 MRI 检查，T1WI 信号逐渐升高
  - 复发时可见 T1WI 骨髓信号重新降低
  - 治疗后缓解后早期 T2WI 可表现斑片状高信号，完全恢复后变为等信号

推荐影像学检查

- 最佳检查法：显示骨髓病变选择 MRI 检查；儿童早期急性白血病可选 X 线检查
- 检查建议
  - X 线检查多选择膝关节正侧位
  - 骨髓 MRI 检查行腰骶椎及骨盆等部位常规扫描

【鉴别诊断】

- 勒 - 雪病
  - 患者有贫血、紫癜、发热，白细胞减少，同时表现肝、脾大、淋巴结肿大，临床表现与急性白血病相似
  - 发病年龄多在 2 岁以下。病程为急性或亚急性，多在发病后数月内死亡
  - 勒 - 雪病骨质破坏多较明显，境界清楚，尤其见于颅骨
  - MRI 检查病变局部表现长 T1、长 T2 异常信号；而急性白血病为弥漫的 T1WI 信号降低，T2WI 信号改变不明显
  - 皮疹、淋巴结或骨穿活检行病理检查，可找到朗格汉斯细胞
- 多发性骨髓瘤
  - MM 多发、虫蚀样骨质破坏，广泛骨质疏松等表现可与急性白血病表现相似
  - MM 为老年人多见，血化验白细胞正常或减少，淋巴细胞分类相对增高
  - MM 的骨髓局灶性浸润，MRI 的 T1WI 表现不均匀的信号降低；MRI 同时显示脊椎多发、跳跃性骨质破坏
- 原发性骨髓纤维化
  - 临床贫血、血细胞出现三少等，需要与急性白血病鉴别
  - 但原发性骨髓纤维化多见骨干粗大，皮质增厚
  - MRI 检查可见腰椎、髂骨、股骨中上段等部位骨髓 T1WI、T2WI 均表现为明显均匀弥漫的低信号与急性白血病明显不同

诊断与鉴别诊断精要

- X 线检查扁骨和长骨干骺端出现不规则骨质吸收破坏
- 干骺端或骺板下出现平行的白血病带是白血病有价值的 X 线征象
- 骨髓 MRI 检查表现为 T1WI 均匀降低信号、T2WI 信号变化不明显或不均匀斑片状高信号；T2WI 脂肪抑制序列呈高信号
- 白血病出现的骨质破坏不如多发性骨髓瘤那么广泛和弥漫；骨质破坏没有骨的膨胀则与地贫不同

典型病例

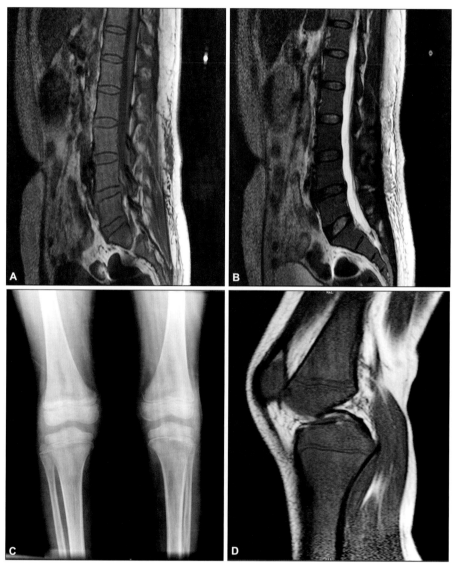

图 7-3-1　急性白血病
A. T1WI，表现为脊柱骨髓信号降低；B. T2WI，表现为脊柱骨髓表现等低信号；C. 小腿 X 线片，
股骨、胫骨干骺端可见透亮带；D 膝关节 MRI，T1WI 表现骨髓信号降低

重点推荐文献

[1] 龙莉玲，黄仲奎，宋英儒，等. 急性白血病骨髓MRI定性和
　　定量诊断价值. 临床放射学杂志, 2000, 19(12): 781-785.
[2] 刘壮，蒋敏，廖宁，等. 小儿急性白血病骨髓MRI表现的观

察. 实用癌症杂志, 2001, (06): 665-666.
[3] 朱华锋，陈协群，白庆咸，等. 临床500例急性白血病诊断
　　分析. 细胞与分子免疫学杂志, 2006, (06): 784-785.

二、慢性白血病

【概念与概述】

　　慢性白血病（chronic leukemiia）是白血病的细
胞分化停滞在较晚阶段，多为较成熟幼稚细胞和成

熟细胞浸润，临床表现慢性发作的白血病

- 分类
  - 慢性粒细胞白血病（CML），为最常见的
    类型
  - 慢性淋巴细胞白血病（CLL），为比较常

见的类型

- 慢性嗜酸性粒细胞白血病（CEL）

【病理与病因】

- 缩略语：无
- 同义词：无
- 病理
  - 慢性粒细胞白血病骨髓穿刺病理学检查
    - 骨髓表现明显增生活跃或极度增生，红系、髓系及巨核系增生
    - 嗜酸、嗜碱性粒细胞高于正常值
    - 慢性期原始粒细胞和早幼粒细胞总和不超过10%
    - 骨髓或血粒细胞碱性磷酸酶明显减弱或消失
    - 发生骨髓纤维化可能导致骨髓"干抽"
  - 免疫学检查
    - 费城染色体（Ph¹）是慢性粒细胞性白血病诊断特征性表现
    - 90%以上患者在慢性期100%出现Ph¹阳性
- 遗传学

由于在慢性粒细胞性白血病的骨髓细胞中能够分离出费城染色体（Ph¹）和 *BCR/ABL* 融合基因，提示本病是由于各种致病因素作用下基因突变的结果，属于获得性造血干细胞恶性克隆性疾病

  - 病因

致病因素与急性白血病相同。而长期接触放射性物质是导致慢性粒细胞性白血病重要因素

  - 流行病学

与急性白血病相同，但慢性白血病发病年龄多见于50~60岁中老年人

【临床表现】

- 体征/症状
  - 乏力、盗汗、消瘦及低热
  - 淋巴结肿大、脾大
  - 持续性进行性白细胞升高
- 血液学检查
  - 外周血白细胞数升高达（10~200）×10⁹/L
  - 有不同阶段的粒细胞，以中幼和成熟粒细胞占多数，单核绝对值升高
  - 部分患者红细胞升高，血小板可升高或降低
  - 骨髓象增生活跃并检出费城染色体（Ph¹）和 *BCR/ABL* 融合基因

自然病史与预后

- 疾病发展过程多数处于慢性期，有时可突变为加速期和急变期
- 病情急变，治疗难以控制
- CML 总的病程平均为 3.5 年
- 慢性淋巴细胞白血病病程长短悬殊，短至1~2年，长至5~10年

治疗与随访

- CML 治疗主要采取伊马替尼、造血干细胞移植以及干扰素治疗等治疗措施
- CEL 可使用肾上腺皮质激素、抗组胺类药物以及白细胞分离法来减轻症状，亦可使用化疗
- MRI 骨髓检查观察骨髓信号变化，可提供疗效评估依据

【影像表现】

概述：慢性白血病细胞浸润，与急性白血病相似，使骨骼、骨髓以及其他系统组织受到损害，但一般受损程度较轻

X 线表现

- 严重病例可出现骨质疏松、脱钙，病变的骨骼呈磨玻璃状改变
- 长骨、脊椎可见弥漫性斑点状、虫蚀状骨质破坏，骨皮质变薄；有些长骨、颅骨可出现囊状骨质缺损
- 少数晚期发生骨髓萎缩、变性和坏死，继发骨髓纤维化

CT 表现

- 可以更好地分辨 X 线检查所见的病变，特别对一些较小的病变

MRI 表现

概述：由于长期、不断的慢性白血病细胞浸润，正常骨髓逐渐被白血病肿瘤细胞所替代，骨髓组织的水脂成分发生病理性变化，骨髓 MRI 检查则表现异常信号改变

- 慢性白血病基本 MRI 表现
  - 最基本的 MRI 信号异常为 T1WI 骨髓信号降低，T2WI 及 T2WI 脂肪抑制序列呈高信号或明显高信号（图7-3-2）
  - 可见髂骨和股骨不均匀的骨髓信号异常改变，T1WI 骨髓信号普遍性不均匀降低，而 T2WI 的脂肪抑制序列呈不均匀高信号
  - 部分病例 T1WI 可见股骨头和大转子残存高信号

- 腰骶椎骨髓信号也表现均匀或不均匀的 T1WI 低信号和 T2WI 或脂肪抑制序列高信号改变
- 慢性白血病分型、分期及疗效的 MRI 评价
  - 各种类型慢性白血病之间骨髓 MRI 征象缺乏特征性，不容易区分。慢性白血病分型主要依赖实验室和骨髓象检查进行确诊
  - 慢性白血病的慢性期为疾病的相对静止期，骨髓浸润较轻，MRI 检查显示骨髓信号异常较轻，累及范围较小，多呈局灶型或斑驳型。定期的随访追踪可以发现病变由慢性期演变成加速期或急变期
  - 当发现病灶范围弥漫性扩大，出现 T1WI 明显均匀低信号和 T2WI 或脂肪抑制序列明显均匀高信号改变，提示病变有进展

推荐影像学检查

- 最佳检查法：MRI 检查
- 检查建议
  - 包括常规 MRI 扫描和脂肪抑制序列

【鉴别诊断】

- 急性白血病
  - 表现与慢性白血病相似，MRI 表现难于鉴别
  - 慢性白血病的骨髓 MRI 表现 T1WI 信号不均匀降低，病变范围比较局限
  - 与急性白血病相比，慢性白血病在股骨和骨盆骨髓浸润更为多见
- 地中海贫血
  - 表现 T1WI 低信号，但 T2WI 一般变化不大
  - 结合骨骼形态学变化和血象以及骨髓象改变不难鉴别
- 骨髓增生异常综合征
  - SE T1WI 表现为等、偏低信号，与慢性白血病表现相似
  - T2WI 脂肪抑制序列呈明显高信号
- 多发性骨髓瘤
  - 常见脊椎、骨盆等骨骼弥漫性或多灶骨髓 MRI 信号异常
  - T1WI 表现低信号，T2WI 和 T2 脂肪抑制序列呈高信号
  - 椎体形态变形和破坏与慢性白血病不同

诊断与鉴别诊断精要

- 慢性白血病分型主要依赖实验室和骨髓象进行确诊
- 慢性白血病的骨髓浸润较轻，MRI 检查显示骨髓信号异常较轻，累及范围较小，多呈局灶型或斑驳型

典型病例

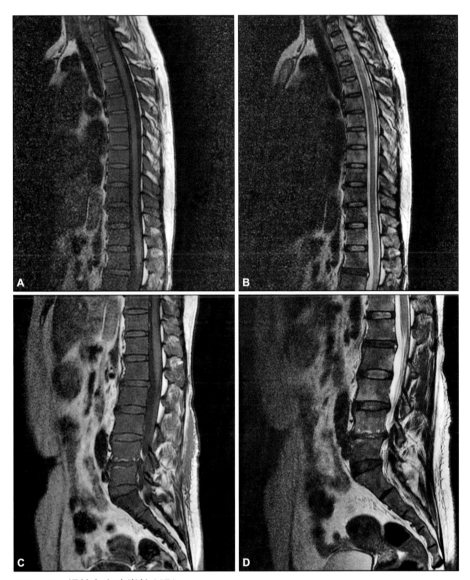

图 7-3-2 **慢性白血病脊柱 MRI**
A. 胸椎 T1WI 表现为脊柱骨髓信号降低；B. 胸椎 T2WI，表现为脊柱骨髓表现等低信号；C. 腰椎
T1WI 表现为脊柱骨髓信号降低；D. 腰椎 T2WI 表现为脊柱骨髓表现等低信号

（黄仲奎）

重点推荐文献

[1] 肖志坚, 郝玉书. 白血病的诊断与分型现况. 中华内科杂
志, 2001, (04): 275-278.
[2] 郑天林, 王菊惠. 慢性白血病诊断分类(型)新概念. 中国肿
瘤, 2000, (17): 510-511.
[3] 沈君, 梁碧玲. 白血病骨髓磁共振成像的定量测定. 癌症,
2003, (03): 291-294.

第4节 其他血液及造血系统疾病

一、血友病

【概念与概述】

血友病（hemophilia）是一种 X- 连锁隐性遗传性出血性疾病

- 分类
  - 血友病 A，血浆中缺乏因子Ⅷ
  - 血友病 B，血浆中缺乏因子Ⅸ
  - 血友病 C，为血浆凝血激酶前质，即因子Ⅺ缺乏
- 缩略语：无
- 同义词：无

【病理与病因】

- 病理学

由于凝血因子缺乏，使凝血酶原酶形成障碍，导致凝血缺陷性出血。出血可发生在任何部位。骨肌系统内出血，形成关节内或肌肉内血肿。关节内反复多次出血

使关节腔内积血，含铁血黄素沉着。滑膜受刺激形成慢性炎症、滑膜增厚、绒毛增殖和关节囊增厚。严重时发生软骨下出血，纤溶酶和细胞内铁的沉积，使组织蛋白酶 D 的释放，进一步破坏关节软骨和骨质，而出现严重慢性骨关节病。肌肉内出血，血肿压迫周围器官或神经，还可形成血友病性囊肿或假瘤

- 遗传学
  - 血友病 A 为性染色体隐性遗传，男性患者有一条含突变基因 X 染色体，不能控制因子Ⅷ凝血活性合成，产生的因子Ⅷ分子结构异常或含量降低
  - 血友病 B 遗传方式与血友病 A 相同
  - 血友病 C 为不完全性隐性遗传。纯合子型因子Ⅺ缺乏严重，杂合子较轻
- 病因
  - 不同的凝血因子缺乏，导致遗传性凝血障碍，发生出血倾向
  - 外伤、拔牙、手术等诱因，导致关节、肌肉等部位出血
- 流行病学
  - 血友病患病率没有地区或种族差异，全世界患病率在 10 ~ 15/10 万人口，我国患病率

为 2.73/10 万
  - 血友病 A 占血友病总数的 80% ~ 85%；血友病 B 占 12%；血友病 C 占 3%
- 好发人群

好发于儿童，男性明显多于女性

【临床表现】

- 体征 / 症状

临床最主要的特征性表现就是关节、肌肉、内脏和深部组织反复自发出血，或轻度外伤出血不止
  - 大关节出血，如膝、肘、踝、腕、髋、肩等
  - 肌肉及软组织内出血，如腰方肌、上肢肌、下肢肌等
  - 其他内脏或颅内出血等
- 血液学检查
  - 血小板计数、出血时间和血块收缩时间正常
  - 凝血时间延长，凝血活酶时间延长，超过正常值 10s 以上
  - 因子Ⅷ促凝成分（Ⅷ：C）及Ⅷ：C 抗原（Ⅷ：CAg）下降

自然病史与预后

- 越早开始治疗越好
- 预防治疗优于按需治疗

治疗与随访

- 凝血因子替代治疗是血友病惟一有效的治疗措施
- 其他治疗：如新鲜冷冻血浆治疗、冷沉淀治疗、基因治疗等

【影像表现】

X 线表现

- 早期可见关节周围软组织肿胀，同时可见周围软组织表现萎缩，少数患者出现软组织内钙化，为血肿钙化（图 7-4-1A）
- 后期关节间隙狭窄，关节边缘骨质退变、破坏以及增生硬化，关节面不规则，可形成骨刺，严重者可发生关节脱位、关节强直
- 股骨髁间凹、尺骨鹰嘴窝增宽、加深为本病特征性之一
- 儿童骨发育异常，骨端或骨骺增粗，变方，骨端与骨干不成比例

CT 表现

- 关节周围的软组织内出血，常表现低密度的软

组织肿块（图 7-4-1B）

- 骨与关节与 X 线表现相同

MRI 表现

膝关节为最常见受累的关节，因此影像学检查也是最需要观察的部位

由于关节出血、积血的程度、和间隔时间往往不同，因此关节的病理改变也存在不同的变化。关节的 MRI 检查可以反映不同时期的关节内出血和继发关节病理变化的信息

- 单纯积血期，为新近出血，关节内血肿的 MRI 表现为 T1WI 低信号或等信号 T2WI 表现为高信号

- 全关节炎期由于反复多次出血，出血范围大，关节腔、关节周围骨质和肌肉内可出现不同时期血肿

- 若为亚急性血肿，表现为 T1WI 和 T2WI 均为高信号；如果血肿为新鲜和陈旧出血混杂，则 T1WI 表现为稍高或混杂不均信号，T2WI 表现高信号，血肿周围可见环状低信号灶，为含铁血黄素沉着所致

- 由于关节炎症反应，关节软骨和骨质侵蚀和破坏，关节面凹凸不平；滑膜和关节囊肿胀、增厚，T1WI 表现低信号，T2WI 或 T2WI 脂肪抑制序列表现高信号，对比增强后，增厚的滑膜呈轻度增强（图 7-4-1C、D）

- 修复期，可见关节继发性改变，包括骨质破坏、关节畸形、肌肉萎缩等，由于关节内为陈旧出血，T1WI 和 T2WI 均表现低信号或混杂信号

推荐影像学检查

- 最佳检查法：MRI 检查

- 检查建议

  - 扫描部位建议选择膝关节等部位

  - 对急性关节内出血需要增加脂肪抑制序列

【鉴别诊断】

- 关节结核

  - 基本表现为关节肿胀和关节面骨质破坏，与血友病表现相似

  - 关节结核的关节肿胀主要为关节积液和周围软组织肿胀，MRI 表现 T1WI 低信号，T2WI 为高信号，信号均匀

  - 关节结核关节周围如出现冷性脓肿，MRI 或 CT 增强可见边缘强化而中央无强化的囊性肿块。关节骨质不规则破坏，但一般无骨质增生

- 类风湿关节炎

  - 通常表现关节滑膜增厚，关节面骨质破坏，关节间隙变窄，关节畸形等改变，与血友病表现相似

  - 类风湿关节炎为长期慢性病，病变主要累及小关节，双侧对称性发病

  - 类风湿关节炎血的抗"O"抗体增高，类风湿因子阳性有助于鉴别

诊断与鉴别诊断精要

- 血友病的最终诊断依赖临床病史和实验室检查的资料
- 影像学检查主要目的对关节内出血及其继发的骨关节损害的诊断
  - 关节内出血 MRI 表现为 T1WI 和 T2WI 均为高信号及周围有含铁血黄素低信号环
  - 反复出血导致关节滑膜和关节骨的损害
- 注意结合临床资料与关节结核和类风湿关节炎鉴别

典型病例

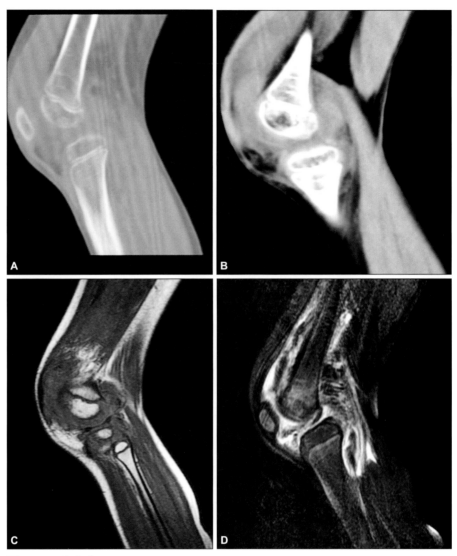

图 7-4-1 血友病
A. 膝关节 X 线照片；B. 同 A. 的 CT MPR 重建软组织窗，关节囊肿胀；C. 膝关节 MRI，T1WI 关节滑膜增厚；D.T2WI 表现滑膜增厚，信号增高

重点推荐文献

[1] 袁凯锋，廖小梅. 血友病的诊断和治疗. 现代临床医学，2007, (03): 219-222.
[2] 郭晔，张磊，竺晓凡，等. 儿童血友病429例临床回顾分析.

中国实用儿科杂志, 2006, (04): 292-295.
[3] 陈友平，陈学强，周选民，等. 血友病性关节病的MRI分析. 放射学实践，2007(07): 731-733.

二、戈谢病

【概念与概述】

戈谢病（Gaucher disease，GD）是 ß- 葡糖脑苷脂酶缺乏，导致葡糖脑苷脂贮积于脾、肝、骨髓、脑的一种少见家族性类脂质代谢障碍性疾患

- 分型
  - Ⅰ 型，成人型，为最常见类型。无神经损害
  - Ⅱ 型，婴儿型，出生后即出现肝、脾大，神经系统症状明显
  - Ⅲ 型，幼年型，2 岁至青少年发病，病情缓慢
- 缩略语：GD

- 同义词：葡糖脑苷脂病（glucocerebroside disease）

【病理与病因】

- 病理

葡萄糖脑苷脂在网状内皮细胞沉积，网状内皮的吞噬系统出现吞噬脂质细胞，即 Gaucher 细胞。后者在机体各器官中浸润而引起的不同程度的组织损害

- 脾、肝大，并有大量 Gaucher 细胞浸润
- 脑广泛的 Gaucher 细胞浸润，出现脱髓鞘改变，多见于Ⅱ型和Ⅲ型
- 骨髓中 Gaucher 细胞浸润，逐渐形成巢状，即所谓 Gaucher 瘤。压迫、破坏骨组织，压迫、阻塞骨骼营养血管，造成骨组织萎缩和缺血性坏死，影响骨髓功能。晚期出现结缔组织增生、纤维化和骨化

- 遗传学

遗传基因的突变有 34 种之多。与人种及临床类型有关，如 Ashkenazi-Jewish 人种中，96% 的突变基因为 1226G、84GG、1448C、ISV+1 等

- 病因

由于常染色体隐性遗传影响，ß-葡糖脑苷脂酶缺乏，衰老的红、白细胞中的糖脂水解障碍，葡糖脑苷脂在脾、肝、骨髓、脑等器官沉积以及 Gaucher 细胞浸润，导致受累器官损害

- 流行病学

本症以白种人多见，国人的发病率为 1/100 万至 1/50 万

- 好发人群
    - 7 岁以下少年儿童多发
    - 青年女性

【临床表现】

- 体征/症状
    - 肝、脾大，全血细胞减少，血小板减少尤为明显
    - 智力低下，反复癫痫发作和共济失调
    - 四肢骨骼疼痛，甚至发生病理性骨折
    - 有些病例可见皮肤色素沉着
- 实验室检查
    - 血象
        - 红细胞、白细胞和血小板可见不同程度减少
        - 血涂片找到 Gaucher 细胞即可确诊

- 血清学检查
    - 血清酸性磷酸酶增高
    - 血浆葡萄糖脑苷脂水平增高

自然病史与预后

- Ⅰ型无神经受累症状，预后较好
- Ⅱ型神经受累明显，预后极差，多于 2 岁内死亡
- Ⅲ型亚预后不良，通常于儿童或青春期死亡

治疗与随访

- 支持疗法
- 酶替代疗法
- 基因治疗

【影像表现】

概述：过多的脂类物质在机体内器官沉积以及 Gaucher 细胞浸润，受累器官肿大、组织破坏变形坏死、功能障碍等病理变化

X 线表现

- 长骨增大变形（最常发生在股骨下端）（图 7-4-2A），形成典型的杵状和长颈瓶状
- 长骨骨髓腔增宽膨胀，皮质变薄，骨质疏松和病理性骨折
- 囊肿或鼠咬状区域性的骨质破坏，周围可见骨膜新生骨
- 骨梗死，在骨内形成条状、片状密度增高死骨影，与骨膜反应增生的条状新生骨形成了"骨中骨"征象

CT 表现

- CT 显示骨质疏松、破坏、梗死等改变比 X 线更加明确（图 7-4-2B）
- 肝、脾可见不同程度肿大，晚期可发生肝硬化

MRI 表现

- Gaucher 细胞在骨髓内浸润，在正常骨髓中出现异常信号灶，T1WI 和 T2WI 均为低信号，信号强度均匀或不均匀，有时呈粗颗粒状（图 7-4-3、图 7-4-4）
- 急性和亚急性骨梗死表现为局限性 T1WI 低信号和 T2WI 的高信号，反映局部水肿、充血和肉芽组织形成
- 慢性梗死骨质增生硬化则 T1WI 和 T2WI 表现低信号
- 肝、脾大也是戈谢病常见的征象，MRI 检查可以显示肝、脾大，但信号改变缺乏特征性

推荐影像学检查

- 最佳检查法：MRI 检查

- 检查建议

　进行骨骼和肝、脾的常规 MRI 检查

【鉴别诊断】

- 多发性骨髓瘤
  - 多发性骨质破坏，与 Gaucher 病相似
  - 多发性骨髓瘤多发生在扁状骨，没有骨的增生硬化表现
  - 好发年龄与 Gaucher 病不同
- 地中海贫血
  - 骨髓腔增宽，骨质疏松，皮质变薄等表现

相似，但地贫以颅骨表现明显
  - 而 Gaucher 病发展至晚期，常表现骨增生硬化，骨质密度增高
- 石骨症
  - 石骨症为全身疾患，它所显示的骨密度增加包括长骨、短骨的干骺，髂骨嵴及椎体等都受累，主要影像学征象是骨密度增高、髓腔闭塞
  - 而 Gaucher 病虽可累及一个以上骨骼，但它并非全身性病变

诊断与鉴别诊断精要

- 临床出现肝、脾大，在肝、脾、淋巴组织学检查中找到"Gaucher 细胞"
- X 线及 CT 检查
  - 股骨、脊椎等部位骨质疏松，皮质变薄，髓腔增宽，出现囊状溶骨破坏
  - 可见花边状骨膜反应或反应性骨硬化，形成"骨中骨"征象
- MRI 检查
  - 骨髓呈均匀或不均匀的 T1WI 和 T2WI 低信号；发生骨梗死，表现 T1WI 和 T2WI 呈低信号改变

典型病例

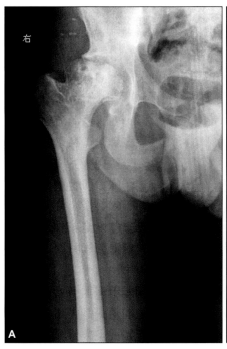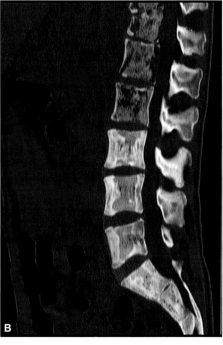

图 7-4-2　**戈谢病**
A. X 线照片，右股骨头破坏、股骨颈增大、边缘囊变并骨质硬化；B. 腰骶椎 CT 矢状位重建，腰骶椎椎体及附件不同程度骨质破坏（本图由金晓凤医师提供）

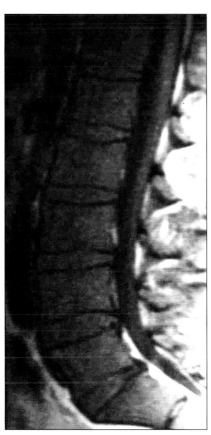

图 7-4-3　**戈谢病腰椎 MRI**
T1WI，表现骨髓信号普遍性降低

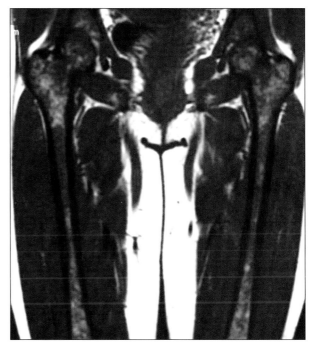

图 7-4-4　**戈谢病腰椎 MRI**
同 7-4-3 患者股骨 T1WI，骨髓表现高低混杂的不均匀信号，骨皮质完整，无骨质破坏

重点推荐文献

[1] 李金,汪海源,邵华,等.戈谢病的研究进展.国外医学.儿科学分册, 2002, (05): 274-276.

[2] Terk MR, Dardashti S,Liebman HA. Bone marrow response in treated patients with Gaucher disease: evaluation by T1- weighted magnetic resonance images and correlation with reduction in liver and spleen volume. Skeletal Radiol, 2000, 29(10), 563-571.

三、原发性骨髓纤维化

【概念与概述】

原发性骨髓纤维化症（primary myelofibrosis）为一种原因不明的骨髓弥漫性纤维组织增生、硬化而影响骨髓造血功能的骨髓疾病

- 分型
  - 急性型
  - 慢性型
  - 儿童型
- 缩略语：原发性骨纤（primary myelofibrosis, PMF）
- 同义词：原发性骨髓硬化症（primary osteomyelosclerosis）、骨髓纤维化伴髓样化生等

【病理与病因】

- 病理

主要病理变化包括骨髓纤维化、脾、肝、淋巴组织等部位髓外造血

  - 骨髓纤维细胞、网状纤维及胶原纤维增多。进一步发展，造成骨髓硬化，骨髓以骨皮质及骨小梁增多，可占到骨髓的 30%，造血细胞减少，甚至消失
  - 脾增大，可见髓样化生，镜下可见多量的巨核细胞、幼红细胞和较成熟的粒细胞，与骨髓中的造血细胞相似
  - 肝、淋巴结、肾上腺、胃肠道、纵隔、腹后腔、脊柱等部位也见类似脾的髓样化生灶
- 遗传学

- 与葡萄糖 -6- 磷酸脱氢酶同工酶异常有关
- 与原红细胞、中性粒细胞、巨核细胞等造血细胞存在克隆的染色体异常有关
- 病因

本病病因不明，与常染色体隐性遗传有关。与接触苯或电离辐射有一定关系

- 流行病学
  - 明显纤维化的 PMF 年发病率为（0.5 ~ 1.5）/10 万
- 好发人群

男女均可发生。慢性型发病年龄为 55 ~ 70 岁；儿童型多见于 3 岁以下

【临床表现】

- 体征 / 症状
  - 乏力、心慌、气短；低热、盗汗、体重下降
  - 90% 存在不同程度的脾大，巨脾是本病的特征性表现
  - 肝大占 50% ~ 80%，大多为轻至中度肿大
  - 少数患者有骨骼疼痛和出血。严重贫血和出血为本症晚期表现
  - 高尿酸血症也可引起痛风性关节炎和肾结石
  - 髓外造血在晚期比较明显，多见于脾、肝、淋巴结、肾上腺等部位
- 实验室检查
  - 血象
    - 早期 50% 表现正色素性贫血，严重时表现顽固性贫血
    - 涂片可见幼粒、幼红细胞和泪滴成熟红细胞和巨大的血小板
    - 白细胞和血小板计数多数增高，少数则减少
  - 骨髓穿刺出现"干抽"现象，镜检显示胶原纤维、网状纤维增生，骨髓造血增生低下

自然病史与预后

- 病情缓急、病程及肝、脾大程度等均与骨髓纤维化的临床预后有关
- 从确诊后的中数存活期为 1 ~ 5 年
- 急性型及儿童型不超过 1 年
- 贫血较轻、肝不大者则预后较好
- 合并感染、出血、心衰等易导致死亡

治疗与随访

- 对症支持治疗，如输红细胞及血小板
- 烷化剂治疗，一般采用小剂量羟基脲或白消安

口服

- 手术切脾治疗

【影像表现】

X 线表现

- 以骨盆、股骨上段改变最明显，其次为肱骨头、肋骨、椎体和颅骨（图 7-4-5A、B）
- 早期骨小梁模糊或磨玻璃样改变，由于成纤维细胞作用而致骨质吸收
- 中晚期在骨密度增高的基础上出现颗粒状透亮区，大如"瓜子"，小如"米粒"，边缘模糊，其长轴与骨干长轴一致，在骨盆者则与骨小梁的方向一致
- 长骨骨端骨质密度普遍增高，骨小梁增粗、致密，骨髓腔变窄
- 颅骨硬化，内外板与板障界限消失，结构模糊，内可见斑点状透光区
- 椎体的骨密度增加，呈斑点状或磨玻璃状；椎体变形呈"夹心椎"

CT 表现

- 骨干粗大，皮质增厚，密度增高；颅骨板障增厚，脊椎密度增高和变形
- 病变区可见磨玻璃状改变和其中的斑片状低密度区
- 腹部 CT 扫描可见肝、脾大

MRI 表现

概述 由于骨髓纤维组织增生硬化，组织的水分子减少，使骨髓组织弛豫时间发生明显变化。脾、肝、淋巴结等部位髓外造血形成器官肿大和软组织肿块

- 骨髓 MRI 信号明显降低，表现为腰椎、髂骨、股骨中上段骨髓的 T1WI 和 T2WI 信号降低，这是本病特征性的 MRI 表现（图 7-4-5C、D）
- 可表现均匀低信号；或不均匀的弥漫斑点、斑片状低信号灶
- 同时可见长骨的骨皮质增厚和骨形态、大小的异常
- 脾、肝大；淋巴结以及其他部位的髓外造血灶形成的软组织肿块

推荐影像学检查

- 最佳检查法：显示骨髓病变选择 MRI 检查；显示全身骨骼变化可选 X 线照片
- 检查建议
  - X 线照片包括脊柱、四肢长骨和骨盆等部位

○ MRI 检查主要进行腰骶椎和骨盆检查

【鉴别诊断】

- 氟骨症
  - 氟骨症骨密度增高与 PMF 的 X 线及 CT 表现相似
  - 氟骨症同时多伴有广泛的韧带、肌腱、骨间肌（膜）及关节囊的钙化
- 石骨症
  - 表现全身各骨均匀一致性明显密度增高，与 PMF 的 X 及 CT 表现相似
  - 石骨症见不到骨小梁，长骨和扁骨均可见"骨中骨"的表现，髂骨有晕轮，椎体呈夹心蛋糕样改变，长骨可呈杵状
- 慢性白血病
  - 慢性白血病晚期可继发骨髓纤维化和骨髓硬化，骨密度也增高
  - 骨密度增高程度较轻，密度增高的骨质中见不到有规律的椭圆形、颗粒状透光区与原发性骨髓硬化症表现不同

诊断与鉴别诊断精要

- 本病的临床诊断标准为：
  - 脾大
  - 贫血，外周血出现幼粒、幼红细胞
  - 骨髓干抽及增生低下
  - 骨髓活检显示胶原及网状纤维增生
  - 脾、肝、淋巴结活检有造血灶
- 影像学表现特征
  - X 线检查见到股骨头、股骨颈和髋臼、肱骨头、肱骨颈和肩胛盂等部位骨密度增高、小梁呈磨玻璃状改变并可有米粒样、梭形透光区
  - CT 显示骨干粗大，皮质增厚，骨质密度增高
  - 骨髓 MRI 检查，T1WI、T2WI 表现为明显均匀或不均匀的弥漫性低信号改变

典型病例

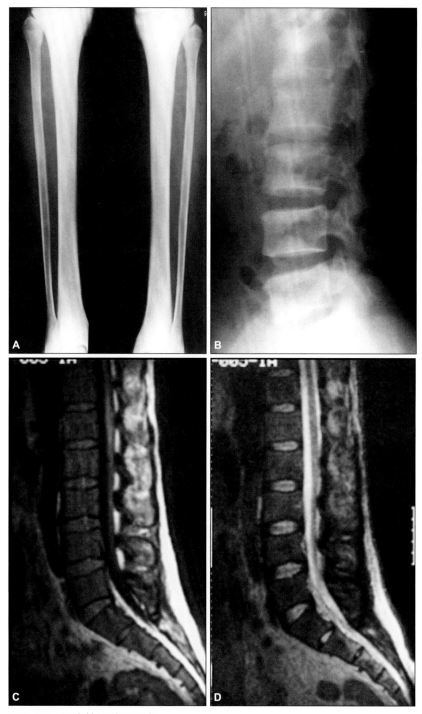

图 7-4-5　原发性骨髓硬化症
A. 双小腿 X 线照片，骨干明显密度增高；B. 椎体的骨密度增加，变形呈"夹心椎"；C，
D. 为腰骶椎 MRI T1WI 及 T2WI，骨髓信号普遍降低

重点推荐文献

[1] 王莉红,陈森,尚静雅，等.原发性慢性骨髓纤维化127例临床分析.中国实用内科杂志, 2005, (06): 545-546.

[2] Visani G, Finelli C, Castelli U, et al. Myelofibrosis with myeloid metaplasia: clinical and haematological parameters

predicting survival in a series of 133 patients. Br J Haematol, 1990, 75(1): 4-9.

[3] 宋英儒、黄仲奎、龙莉玲. 原发性骨髓纤维化腰椎和骨盆的MRI和X线诊断探讨. 中华放射学杂志, 2002, 36(7): 633-636.

主要参考文献

[1] Lewis S, Wainscoat JS, Moor NR, et al. Magnetic Resonance Imaging in Myelodysplastic Syndromes. The British Journal of Radiology, 1995, 68: 121-127.

[2] Terk MR, Dardashti S,Liebman HA. Bone marrow response in treated patients with Gaucher disease: evaluation by T1-weighted magnetic resonance images and correlation with reduction in liver and spleen volume. Skeletal Radiol, 2000, 29(10), 563-571.

[3] Visani G, Finelli C, Castelli U, et al. Myelofibrosis with myeloid metaplasia: clinical and haematological parameters predicting survival in a series of 133 patients. Br J Haematol, 1990, 75(1): 4-9.

[4] 陈友平, 陈学强, 周选民, 等. 血友病性关节病的MRI分析. 放射学实践, 2007(07): 731-733.

[5] 董越, 吴振华. 骨盆骨髓MRI信号年龄规律. 中国临床医学影像杂志, 2006, 17(4): 205-210.

[6] 付蓉, 王化泉, 邢莉民等. 再生障碍性贫血的研究进展. 中国实用内科杂志, 2007, (20): 1647-1650.

[7] 郭晔, 张磊, 竺晓凡, 等. 儿童血友病429例临床回顾分析. 中国实用儿科杂志, 2006, (04): 292-295.

[8] 黄仲奎, 龙莉玲, 宋英儒. 地中海贫血骨髓MRI与X线平片对照分析. 中华放射学杂志, 2002, 36(6): 533-536.

[9] 黄仲奎, 龙莉玲. 血液病MRI诊断. 北京: 科学出版社, 2009.

[10] 简和, 杨尧. 急性造血功能停滞19例临床分析. 重庆医学, 2002, (05): 437-437.

[11] 李金, 汪海源, 邵华, 等. 戈谢病的研究进展. 国外医学. 儿科学分册, 2002, (05): 274-276.

[12] 刘壮, 蒋敏, 廖宁, 等. 小儿急性白血病骨髓MRI表现的观察. 实用癌症杂志, 2001, (06): 665-666.

[13] 龙莉玲, 黄仲奎, 宋英儒, 等. 急性白血病骨髓MRI定性和定量诊断价值. 临床放射学杂志, 2000, 19(12): 781-785.

[14] 沈君, 梁碧玲, 陈健宇, 等. 经治重型b地中海贫血的股骨骨髓MR成像分析. 中华放射学杂志, 2006, (09): 937-940.

[15] 沈君, 梁碧玲. 白血病骨髓磁共振成像的定量测定. 癌症, 2003, (03): 291-294.

[16] 宋英儒, 黄仲奎, 龙莉玲, 等. 骨髓异常增生综合征的MRI诊断与疗效追踪. 放射学实践, 2002, 17(2): 174-175.

[17] 宋英儒, 黄仲奎, 龙莉玲, 等. 再生障碍性贫血腰椎骨髓的MRI研究. 中华放射学杂志 2001, 35(6): 406-409.

[18] 宋英儒, 黄仲奎, 龙莉玲. 原发性骨髓纤维化腰椎和骨盆的MRI和X线诊断探讨. 中华放射学杂志, 2002, 36(7): 633-636.

[19] 孙金芳, 朱建斌. 缺铁性贫血的研究进展. 中国综合临床, 2001, (08): 569-570.

[20] 王莉红, 陈森, 尚静雅, 等. 原发性慢性骨髓纤维化127例临床分析. 中国实用内科杂志, 2005, (06): 545-546.

[21] 王天有. 急性造血功能停滞的研究进展. 小儿急救医学, 2005, (01): 75-76.

[22] 韦秋敏, 李湘, 卢荣羡. 206例成人缺铁性贫血病因分析. 广西医科大学学报, 2007, (01): 136-137.

[23] 肖志坚, 郝玉书. 白血病的诊断与分型现况. 中华内科杂志, 2001, (04): 275-278.

[24] 许大波, 刘晓红, 孙钢, 等. 血色病的临床分析与病理特点. 基础医学与临床, 2004, (02): 179-183.

[25] 杨梅如, 浦权. 骨髓增生异常综合征的骨髓细胞和组织形态学诊断. 诊断学理论与实践, 2005, 4(5): 351-353.

[26] 叶滨滨, 范国光, 陈丽英, 等. 小儿血液系统常见疾病的骨髓MRI表现. 中国医学影像学杂志, 1999, (03): 161-164.

[27] 袁凯锋, 廖小梅. 血友病的诊断和治疗. 现代临床医学, 2007, (03): 219-222.

[28] 郑天林, 王菊惠. 慢性白血病诊断分类(型)新概念. 中国肿瘤, 2000, (17): 510-511.

[29] 朱华锋, 陈协群, 白庆咸, 等. 临床500例急性白血病诊断分析. 细胞与分子免疫学杂志, 2006, (06): 784-785.

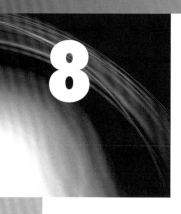

8 内分泌和代谢性疾病

第1节 概 述

【概念与概述】

- 内分泌性骨病（endocrine bone diesease）是由于内分泌系统疾病引发激素水平或功能异常，从而导致骨骼系统病变
- 代谢性骨病（metabolic bone disease）是指正常骨代谢被先天或后天的因素干扰或破坏，引起骨代谢障碍而形成的骨疾患

【骨的构成、生长与影响代谢的因素】

骨的生长

- 骨的构成
  - 细胞
    - 成骨细胞
    - 破骨细胞
    - 骨细胞
  - 细胞外物质
    - 机化性基质或骨样组织
    - 非机化性结晶状磷酸钙或羟磷灰石
- 骨的生长
  - 正常骨
    - 成骨和破骨的过程平衡，即骨的形成与吸收平衡
  - 骨增多
    - 成骨过程大于破骨过程
  - 骨减少
    - 成骨过程小于破骨过程或骨样组织矿化减低
- 影响骨代谢的因素
  - 饮食中钙和维生素 D 的含量
  - 钙、磷的吸收与排泄

- 内分泌或旁分泌激素
- 影响骨样组织矿化的体液和局部因素

【内分泌性、代谢性骨病的骨改变】

内分泌性骨病的骨改变

- 骨的生长发育异常
- 骨质吸收
- 骨生成障碍

代谢性骨病的骨改变

- 骨质疏松
- 骨质软化
- 骨转化
  - 破骨性骨吸收
  - 编织骨形成

【影像检查方法】

X 线表现

- 观察骨的形态变化
  - 变形
    - 佝偻病的"O"形腿、"X"形腿
    - 肢端肥大症的末节指（趾）骨骨端和基底部突出及鸟嘴形骨赘
    - 骨软化中骨盆三叶状变形
- 评价骨密度
  - 骨质硬化
  - 骨质疏松
  - 骨质软化
- 骨质破坏
  - 甲状旁腺功能亢进的棕色瘤
- 骨龄改变
  - 骨龄延迟

- 肢端肥大症
- 巨人症
- 垂体性侏儒症
- 骨折
  - 骨软化
- 异位骨化
  - 甲状旁腺功能减退症

CT 表现

- 骨密度测定
  - 定量 CT 法（QCT），双能 X 线吸收法（DXA）等
    - 评价骨的矿物质含量
    - 用于明确有无骨质疏松及程度
- 发现内分泌腺形态、密度及血运情况的变化
  - 甲状旁腺
    - 甲状旁腺瘤
    - 甲状旁腺增生
  - 垂体

- 巨人症和肢端肥大症的垂体大腺瘤、垂体微腺瘤
- 发现颅内钙化
  - 甲状旁腺功能减低症以基底节为主的多发钙化

MR 表现

- 在垂体疾病检查中是首选影像检查方法
  - 肢端肥大症和巨人症的垂体瘤
  - 垂体性侏儒的垂体前叶细小或缺如

核医学表现

- 放射性核素骨扫描
  - 检查骨代谢情况的敏感方法
    - 骨疏松、骨软化、肾性骨病、甲状旁腺功能亢进等
- 甲状旁腺显像
  - 甲状旁腺瘤
  - 异位甲状旁腺

（程晓光）

第 2 节　骨质疏松

【概念与概述】

　　骨质疏松（osteoporosis），单位体积骨量减少，骨组织的有机成分和无机成分等比例减少，骨微细结构衰变导致骨脆性增大，骨折危险性增加的病变

- 分类
  - 全身性（原发性及继发性），局限性（继发性）
  - 亦可按先天性、退行性、营养性、内分泌性等划分

【病因与病理】

一般特征

- 一般发病机制
  - 破骨，骨吸收速度超过骨形成速度
- 病因学
  - 全身性骨质疏松
    - 原发性骨质疏松（老年性与绝经后）
    - 内分泌疾病：甲状腺功能亢进、甲状旁腺功能亢进、Cushing 综合征等
    - 营养性或代谢障碍性疾病：维生素 C、D 缺乏等
    - 先天性疾病：成骨不全，性腺发育不全等

- 其他：酒精中毒、肝病、部分血液骨髓疾病、结缔组织病、医源性疾病等、原因不明
  - 局限性骨质疏松
    - 制动、废用性、反射性交感性营养不良、感染、肿瘤
- 流行病学
  - 发病率与性别、年龄、种族、地区、饮食习惯、生活方式、物理因素、免疫、疾病状态、药物治疗等有关
  - 我国 60 岁以上人群，男性发病率低于女性，女性患病率为 30%～50%，男性患病率约为 20%

大体病理及显微镜下特征

　　以原发性骨质疏松为例：

- 破骨，骨吸收速度超过骨形成速度，单位体积内有机成分与无机成分等比例减少
- 骨量减少同时累及骨皮质与骨小梁
  - 骨皮质变薄，骨内膜吸收
  - 骨小梁减少、变细、萎缩，甚至消失
  - 哈弗管和伏克曼管扩大

- 骨骼变形，微小骨折或骨折
  - 脊椎多见

【临床表现】

以原发性骨质疏松为例

表现

- 最常见症状／体征
  - 多为逐渐发生，部分患者临床表现轻微或无症状
  - 腰背部酸痛，很少伴发神经压迫症状
  - 骨折（无明显外伤或轻微外伤即可发生），身高缩短，驼背
- 生化检查
  - 血清钙、磷及碱性磷酸酶（ALP）一般可在正常范围
  - 性激素水平降低
  - 血清钙可由于骨吸收增加／骨折而升高或降低，血清磷及 ALP 在骨折患者可升高

临床病史与预后

- 原发性全身性骨质疏松多为逐渐发生，病程可达数年或更长时间
- 继发性局限性骨质疏松发展较快，病程短
- 影响预后的因素主要是骨折后相关并发症

治疗

- 止痛等对症处理
- 防止骨量快速丢失，减少或抑制骨吸收，保持或增加现有骨量
  - 给予维生素 D、钙剂、及激素等药物治疗
  - 改善生活方式，适度运动
- 预防及治疗骨折

【影像表现】

以原发性骨质疏松为例：

骨密度检查

- 定量 CT 法（QCT），双能 X 线吸收法（DXA）等
  - 早期明确是否存在骨质疏松及严重程度
- 新近有学者利用 MRI 及超声法测量骨矿含量

X 线表现

- 骨量丢失超过 30% 有阳性表现，早期检查常无发现
- 一般行胸腰椎侧位像，骨盆、股骨、双手正位像检查
- X 线征象
  - 骨密度降低

- 骨小梁稀疏，变细
- 骨皮质变薄，有分层及骨内膜吸收征象
- 椎体
  - 骨小梁结构模糊，纵行骨小梁相对明显，呈现"栅栏状"征象
  - 椎体双凹变形或压缩骨折，楔形变
- 骨折
  - 好发于脊椎椎体、股骨颈、桡骨远端、肱骨近端

CT 表现

- 基本征象同 X 线平片，对骨质细节征象显示优于 X 线平片
- 可显示周围软组织改变
  - 原发性骨质疏松所引起椎体压缩骨折一般不伴软组织肿块

MRI 表现

- 骨髓呈现短 T1 和中长 T2 信号
  - 增宽的骨小梁间隙被过多的脂肪、蛋白质、造血组织或水分充填
  - 尤以黄骨髓量增多
- 低信号皮质内出现异常等信号区
  - 代表皮质内的哈氏系统的扩张或黄骨髓入侵

推荐影像学检查

- 首先进行骨密度检查 QCT、DXA 等
  - 早期明确是否存在骨质疏松及严重程度
- X 线及 CT 检查
  - 明确是否存在骨折，骨折部位，类型

【鉴别诊断】

肿瘤

- 多发骨髓瘤
  - 骨破坏
    - 多发生于颅骨、骨盆、椎体
    - 呈穿凿状，鼠咬状，溶骨性破坏，可伴发骨质疏松
  - 病理骨折，软组织肿块
  - 尿中可见 Bence-Jones 蛋白
  - 骨髓涂片可见骨髓瘤细胞
  - 病程中骨破坏及疼痛进行性加重
  - 必要时需做穿刺活检
- 转移瘤
  - 引起椎体病理性骨折时应与骨质疏松所致骨折进行鉴别
    - 转移瘤所致骨折多为一致性塌陷变形，

椎体及椎弓根骨破坏
- 可伴有软组织肿块
- 存在原发灶

代谢及内分泌疾病
- 骨软化症
  - 骨小梁变细，减少，模糊
  - 骨皮质变薄，模糊
  - 负重骨，骨盆变形弯曲
  - 假骨折线
  - 儿童有佝偻病临床表现
- 甲状旁腺功能亢进
  - 多见泌尿结石，异位钙化
  - 骨膜下骨吸收（多见于第二、三指骨）及囊状骨破坏
  - 高血钙，低血磷，血 pH 升高

诊断与鉴别诊断精要

- QCT 及 DXA 等骨密度检查可以早期诊断骨质疏松并确定其程度
- 骨质密度普遍性或局限性降低，骨皮质骨小梁受累
- 易发生骨折，椎体常见双凹征或楔形变

典型病例

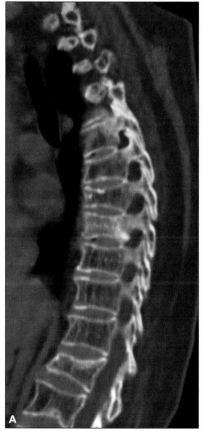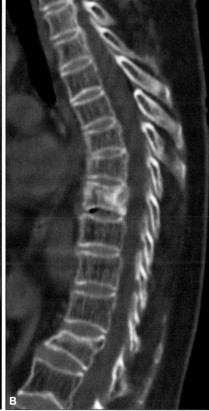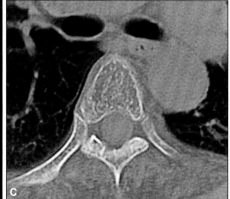

图 8-2-1　老年性骨质疏松——脊柱骨质疏松伴椎体压缩骨折 CT 成像

脊柱矢状位及椎体横断位见椎体骨质密度普遍降低，骨皮质变薄，骨小梁稀疏模糊，纵行骨小梁相对明显，呈栅栏状，椎体双凹变形，楔形变，胸腰段椎体压缩骨折，未见椎旁软组织肿块

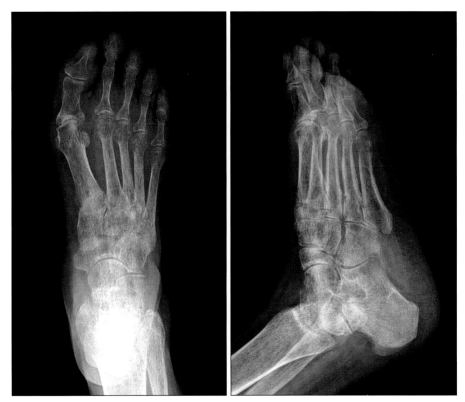

图 8-2-2 外伤后废用性骨质疏松
外伤后废用性骨质疏松，足正斜位，足诸骨普遍骨质密度降低，骨小梁稀疏，变细模糊，骨皮质
变薄

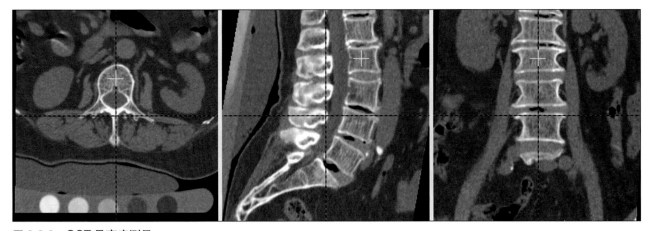

图 8-2-3 QCT 骨密度测量
通过 QCT 测量，可以观察到腰椎椎体的轴位、冠状位及矢状位图像。进而通过调整其位置，可准确测得骨松质密度

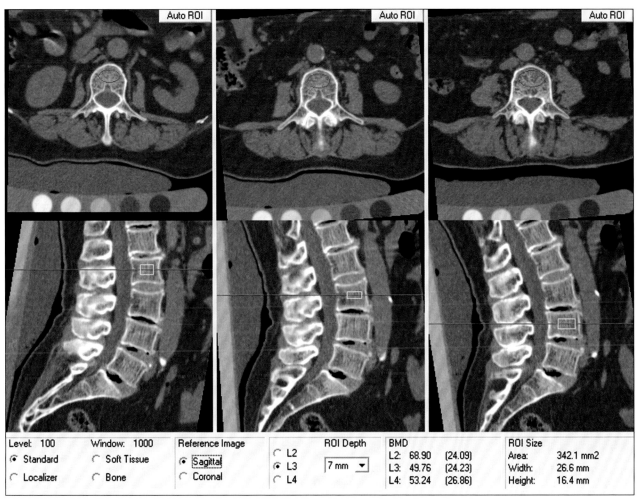

图 8-2-4　**QCT 骨密度测量**
图片所示的椭圆内，是所要测量的骨松质范围。可得知 L_2、L_3、L_4 椎体的骨密度值

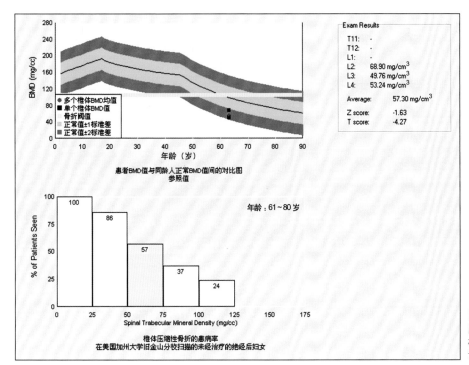

图 8-2-5　**QCT 骨密度测量**
图片为 QCT 测量报告，可得知 L_2、L_3、L_4 椎体的骨密度值、平均骨密度值，还可以评价此骨密度值所存在的骨折风险度

（程晓光）

重点推荐文献

[1] 王世山, 刘存兵. 代谢性骨病. 曹来宾. 实用骨关节影像诊断学. 济南: 山东科学技术出版社, 1998: 508-515.
[2] 李克, 杨世埙. 内分泌和代谢性疾病. 杨世埙. 影像诊断手册.

骨骼四肢分册. 上海: 上海科技教育出版社, 2004: 155-159.
[3] 欧文君, 姚珍薇, 骆建云, 等. 骨大小与绝经后骨质疏松及骨质疏松性骨折的关系. 中国老年学杂志, 2009, 29(10): 1247-1250.

第 3 节　骨质软化

【概念与概述】

　　骨质软化 (osteomalacia)，维生素 D 及其活性代谢产物缺乏，引起钙磷代谢紊乱，导致骨基质缺乏钙盐沉着，在成人称为骨质软化症

- 同义词: 软骨病

【病因与病理】

一般特征

- 发病机制及病因学与佝偻病一致，参阅佝偻病相关内容
- 流行病学
  - 过去多见于多产、长期哺乳妇女
  - 目前高发人群
    - 工业化城市空气污染，室外活动少日照不足
    - 手术，肾病，遗传疾病和药物等原因引起维生素 D、磷吸收、代谢障碍

大体病理及显微镜下特征

- 无机盐不能足量地沉积于骨样组织
  - 骨矿化减慢停止，新生的骨样组织不能钙化，骨质减少
- 骨结构疏松
- 身体重力负荷下骨骼变形
  - 骨盆三叶状变形
  - 脊柱后突或侧突，椎体双凹变形
  - 髋，膝关节内翻或外翻等
- 骨折
  - 可并发骨折
  - 形成假骨折线 (looser zone)
    - 骨折后局部形成骨样组织，无法骨化
- 可引起继发性甲状旁腺功能亢进改变

【临床表现】

表现

- 最常见症状/体征
  - 初期肌肉无力，下肢明显，逐步发展致行走困难，鸭步
- 全身性疼痛压痛
- 病变严重时骨骼变形
  - 身体负重部位，脊柱、骨盆、下肢等处
- 怀孕和哺乳常加剧症状发展，冬春季节症状明显
- 轻微损伤可发生病理骨折
- 生化检查
  - 血钙经常偏低
  - 血磷偏低
  - 血碱性磷酸酶 (ALP) 增高

自然病史与预后

- 起病隐匿，病程进行缓慢
- 或因骨折或假骨折线发现，遗留骨骼弯曲畸形

治疗

- 改善饮食，摄入维生素 D、钙剂，日光浴
- 预防及治疗骨折
- 骨骼畸形需矫形治疗，手术治疗

【影像表现】

X 线表现

- 全身性骨质密度降低
- 骨小梁粗糙模糊
- 骨皮质模糊，变薄，凸面为著，严重时似 "铅笔线条"
- 广泛的骨骼变形，畸形
  - 骨盆三叶状变形 (图 8-3-1)
  - 脊柱后突或侧突，椎体双凹变形，鱼尾
  - 髋内翻、膝外翻等
- 骨折
- 假骨折线 (图 8-3-1)
  - 细长透亮带，1～2mm 宽或更宽
  - 完全或部分贯穿骨骼，与皮质成直角相交
  - 常见于耻骨，坐骨，股骨上段，肩胛骨腋缘，肋骨等处
  - 可为对称性，多发性

推荐影像学检查
- 首选 X 线平片检查
- 着重观察骨盆，脊椎，髋及膝关节，下肢骨骼及肩胛骨腋缘等处

【鉴别诊断】

内分泌代谢性疾病
- 原发性甲状旁腺功能亢进症

- 临床多见泌尿结石、异位钙化
- 骨膜下骨吸收（多见于第二、三指骨）及囊状骨破坏
- 高血钙，低血磷，血 pH 升高
- 肾性骨病（肾小管性）
  - 遗传史
  - 维生素 D 治疗无效

诊断与鉴别诊断精要

- 全身性骨质密度降低，骨小梁、骨皮质改变
- 骨骼软化、变形，骨折和假骨折线
- 确诊需要结合病史，症状体征，血清学检查

典型病例

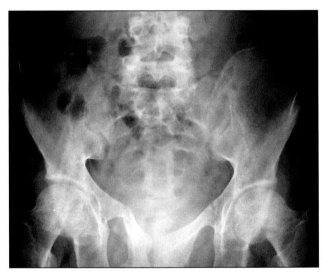

图 8-3-1　**骨软化所致骨盆变形和假骨折线**
骨盆正位片示骨盆及双侧股骨上段骨小梁模糊，两侧耻骨上支可见大致对称的、边缘光滑的低密度"假骨折线"，骨盆变形成三叶状

（程晓光）

重点推荐文献

[1] 王世山, 刘存兵. 代谢性骨病.//曹来宾实用骨关节影像诊断学. 济南: 山东科学技术出版社, 1998: 508-515.
[2] 李克, 杨世埙. 内分泌和代谢性疾病.//杨世埙.影像诊断手册. 骨骼四肢分册. 上海: 上海科技教育出版社, 2004: 155-159.
[3] Gallagher JC. Riggs BL. Action of 1, 25-dihydroxyvitamin D3 on calcium balance and bone turnover and its effet on vertebral fracture rate. Metabolism, 1990, 39(4 Suppl 1): 30-34.

第 4 节 佝偻病

【概念与概述】

　　佝偻病（rickets），由于维生素 D 及其活性代谢产物缺乏，引起钙磷代谢紊乱，导致骨基质缺乏钙盐沉着，在儿童称为佝偻病

- 同义词：软骨病

【病因与病理】

一般特征

- 一般发病机制
  - 维生素 D 及其活性代谢产物缺乏
  - 钙磷代谢紊乱
  - 骨基质缺乏钙盐沉着
- 病因学
  - 维生素 D 的功能
    - 维持血清内钙、磷的正常水平
    - 促进骨基质矿化（钙化）
  - 维生素 D 及其活性代谢产物缺乏，钙磷代谢紊乱
    - 维生素 D 缺乏：饮食摄入、日照不足、需要量增加
    - 维生素 D 吸收障碍：消化系统疾病、手术后等
    - 维生素 D 代谢障碍
    - 多种慢性肾病
      - 钙磷排泄过多，重吸收减少
    - 其他
      - 饮食磷减少或吸收障碍
      - 低碱性磷酸酶血症
      - 某些肿瘤、手术后等
- 流行病学
  - 婴幼儿发病，多见于 6 个月至 3 岁小儿
  - 缺少户外活动，日照不足
  - 哺乳营养条件较差
  - 手术、维生素 D 吸收代谢障碍、肾病、遗传疾病、药物等原因引起

大体病理及显微镜下特征

- 维生素 D 缺乏，钙磷代谢障碍
  - 软骨内化骨及骨膜性化骨障碍，骨样组织钙化不良
- 骨质松软
- 长骨干骺端受累最为严重
  - 干骺端膨大，杯口状改变
  - 干骺端软骨不规则增生
  - 骨样组织大量形成而不能正常钙化
  - 切面见骺板增宽，髓腔缩小
- 可引起长骨纵径生长受阻
  - 四肢长骨软骨内化骨障碍
- 骨干变形，下肢"O"形、"X"形弓状畸形
- 肋软骨和骨交界处骨骺增粗，串珠肋，严重者胸廓畸形，形成"鸡胸"，并造成肺组织压迫
- 脊柱侧突
- 骨盆变形
- 颅骨囟门迟闭，颅缝增宽，方颅
- 及时适当治疗后
  - 钙盐沉积恢复，骨骼病变可痊愈
  - 痊愈后，骨骼可变粗糙，皮质增厚
  - 长骨长时间弯曲可留下永久畸形

【临床表现】

表现

- 最常见症状／体征
  - 多见于 6 个月至 3 岁小儿
  - 患儿烦躁，多汗，枕部秃发，四肢无力，惊厥
  - 腕部手镯样畸形
  - 下肢可见"O"形、"X"形弓状畸形
  - 胸廓畸形，"鸡胸"，串珠肋，并可造成肺组织压迫，可引起肺炎、肺不张
  - 脊柱畸形，侧突
  - 颅骨软化，囟门迟闭，方颅，乳牙迟萌
- 生化检查
  - 血钙正常或降低
  - 血磷降低
  - 血碱性磷酸酶升高

自然病史与预后

- 多见于 6 个月至 3 岁小儿
- 3 个月以内的患儿多因胎儿期在母体内患病
- 及时适当治疗后轻者可完全恢复，重者遗留某些畸形

治疗

- 改善饮食，摄入维生素 D、钙剂，日光浴
- 骨骼畸形弯曲需矫形治疗、支具矫形或手术

治疗

【影像表现】

X 线表现

- 活动期（图 8-4-1，2，3）
  - 普遍性骨质密度降低
  - 骨小梁粗糙
  - 骨皮质变薄
  - 骨折
  - 干骺端受累
    - 干骺端膨大，呈杯口状，边缘呈毛刷状
    - 骨小梁紊乱，稀疏粗糙
    - 骺板增宽
    - 骨骺变小模糊，密度降低
    - 先期钙化带不规整，消失
  - 二次骨化中心延迟出现，发育差
  - 长骨骨干
    - 长度可缩短
    - 下肢弯曲，"O"形、"X"形弓状畸形
  - 胸廓畸形
    - "鸡胸"，串珠肋
    - 可引起肺炎，肺不张
  - 颅骨囟门迟闭，方颅，乳牙迟萌
- 愈合期
  - 干骺端骨化渐趋正常
    - 先期钙化带出现，增厚
    - 干骺端边缘清晰规则
    - 骨骺骨化中心先出现环形致密影，渐增

厚，并与骨化中心中央骨质相融合
  - 干骺端，骺线，骨干，骨皮质，骨小梁形态密度渐趋正常
- 后遗改变
  - 可长时间存在
    - 骨骺部中央稀疏区
    - 弯曲骨干凹侧增厚骨皮质
    - 干骺端膨大
    - 髋内翻，"O"形，"X"形腿可持续多年，终生存在

推荐影像学检查

- 首选 X 线平片检查
- 着重观察干骺端，下肢骨骼，胸部，头颅等处

【鉴别诊断】

肾性佝偻病

- 遗传史
- 磷酸盐低
- 可合并尿糖，乳糜尿，贫血
- 维生素 D 治疗无效

先天性梅毒

- 干骺端破坏灶，可深入骨干内部
- 骨骺大小、密度、轮廓基本正常，无骨质疏松

脆骨病

- 具有蓝色巩膜
- 骨骼纤细、皮质薄，常见多发骨折
- 血清磷正常

诊断与鉴别诊断精要

- 患儿，典型佝偻病体征
- 长骨干骺端、骨骼、胸廓、颅骨等典型征象
- 需注意与少见原因引起的佝偻病，如肾性佝偻病进行鉴别

典型病例

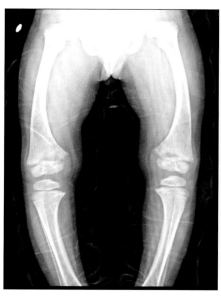

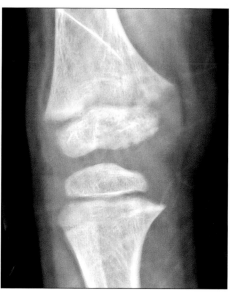

图 8-4-1　佝偻病活动期

小儿双下肢正位片显示双侧下肢骨干弓状畸形致两下肢呈"O"形，骨质密度降低，骨小梁粗糙，骨皮质变薄，干骺端膨大，呈杯口状，边缘呈毛刷状，骺板增宽，骨骺较小、模糊，密度降低，先期钙化带不规整，消失

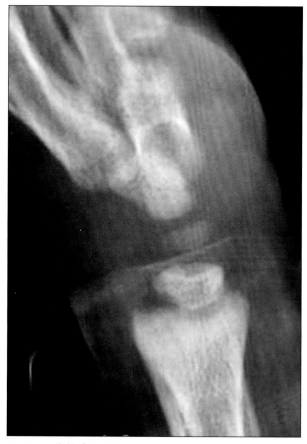

图 8-4-2　佝偻病活动期

手腕侧位片显示腕部手镯样畸形，干骺端膨大，呈杯口状，边缘呈毛刷状，骺板增宽，骨骺变小模糊，密度降低，先期钙化带不规整，消失

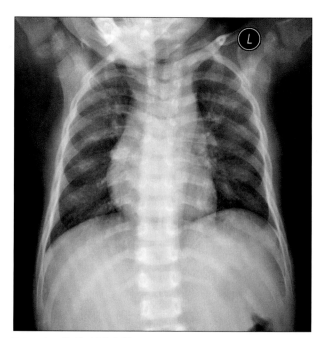

图 8-4-3　佝偻病活动期

胸部正位片显示肋软骨和骨交界处骨骺增粗，串珠肋

（程晓光）

重点推荐文献

[1] 王世山,刘存兵.代谢性骨病.//曹来宾.实用骨关节影像诊断学.济南:山东科学技术出版社,1998:508-515.

[2] 李克,杨世垍.内分泌和代谢性疾病.//杨世垍.影像诊断手册.骨骼四肢分册.上海:上海科技教育出版社,2004:155-159.

[3] Robert. LG Fracture ribs unusual presentation of rickets in premature infants 1978.

第5节　甲状旁腺疾病

一、原发性甲状旁腺功能亢进

【概念与概述】

原发性甲状旁腺功能亢进（Primary hyperparathyroidism，PHPT），是由于甲状旁腺本身病变引起甲状旁腺素（parathyroid homone，PTH）合成和分泌过多所引起的，从而引起钙、磷和骨代谢紊乱的一系列病变，累及机体多个器官

- 有症状型，无症状型
- 肾型，骨型，肾骨型

【病理与病因】

一般特征

- 一般发病机制

  持续性甲状旁腺功能亢进会引起以下病理改变

  ○ 受累骨骼的基本特征：骨吸收及类骨组织钙化不足

    ■ 松质骨内骨小梁表面以及皮质骨内哈弗管管壁上的破骨细胞活性增强
    ■ 同时伴有矿物质沉积不足的类骨质增多
    ■ 局限性骨破坏，内含大量破骨细胞和纤维组织，继发的黏液变性和出血引起液化而形成囊腔

  ○ 骨吸收

    ■ 骨膜下骨吸收（subperiosteal bone resorption）
    ■ 软骨下骨吸收（subchondral bone resorption）

  ○ 肾盂结石、肾功能损害

    ■ 大量钙、磷自肾排出，磷酸钙沉积于肾盂或肾小管

- 病因学

  ○ 一个或多个甲状旁腺腺体异常

  ○ 四个病理类型

    ■ 甲状旁腺腺瘤（Parathyroid adenoma）（85%），多为单发
    ■ 异位腺瘤（6%～10%），位于胸腺、心包或食管后
    ■ 增生（10%）
    ■ 腺癌（<2%）

- 遗传学

  ○ 散发性 PHPT

    ■ 原癌基因 CyclinD1/PRAD1 过度表达
    ■ pRB 对 Cyclin D1 的增殖抑制作用失活
    ■ 抑癌基因 MEN1 突变失活
    ■ MEN1 基因产物 Menin 功能失活导致 TGF-B 信号传导通路受阻

  ○ 遗传性 PHPT

    ■ 多发性内分泌腺病 1 型（MEN1）：MEN1 基因突变失活
    ■ 多发性内分泌腺病 2a 型（MEN2a）：RET 基因突变
    ■ 家族性低尿钙高钙血症（FHH）：CaSR 基因杂合突变
    ■ 新生儿重症（HPT）：CaSR 纯合突变

- 流行病学

  ○ 欧美多见，20 世纪 70 年代以来在内分泌疾病中仅次于糖尿病和甲状腺功能亢进症。

  ○ 原发性甲旁亢的年自然发病率为 25/ 万～30/ 万

  ○ 1983—1992 年间美国的年发病率为 20.8/10 万，大于 60 岁的女性发病率高达 300/10 万～400/10 万。

  ○ 意大利 Adami 等 2002 年的报告，PHPT 患病率在 55～75 岁的妇女中为 21/1000，在整个人群为 3/1000。

  ○ PHPT 的发病率随年龄增加而增加，成年患者中以女性居多，女性病例是男性的 3 倍左右。

  ○ 本病在我国较少见，自然发病率尚无确切数据。

大体病理及手术所见

- 腺瘤一般体积小，重 0.59～5.09g，有完整的包膜，以主细胞构成为主

- 增生，常累及 4 个腺体，外形不规则，无包膜，以主细胞为主，有时有假包膜，易被误认为腺瘤

显微镜下特征

- 实质细胞排列成实性片状或结节、梁状、滤泡样和（或）腺泡样形态，也可以呈菊形团样，乳头状或假乳头状
- 部分腺瘤可发生囊变，特别是大的腺瘤
- 腺瘤的间质一般稀少却富于血管

【临床表现】

表现

- 最常见症状／体征主要分四个方面
  - 骨骼系统
    - 骨与关节痛：单侧—双侧痛，从下向上发展，最终全身疼痛
    - 局部隆起、肢体畸形
  - 泌尿系统
    - 多饮、多尿
    - 肾绞痛、血尿，有时伴有高血压
  - 消化系统
    - 食欲不振、便秘、恶心、呕吐、腹痛
  - 精神神经肌肉系统
    - 精神不振、记忆力减退、抑郁和嗜睡、昏迷
    - 肌无力，最早从下肢持重肌肉开始
- 临床病史：颈部射线照射，尤其是在儿童期间

流行病学

- 年龄
  - 20 ~ 50 岁多见，也见于儿童和老人
  - 发病高峰：女性 56 ~ 65 岁，男性 56 ~ 60 岁
- 性别
  - 女性 ＞男性，女：男 =（2.8 ~ 4）：1

生化检查

- 血浆甲状旁腺素水平增高
- 多数持续性高钙血症，少数总血钙浓度正常或间断性高钙血症
- 尿钙增高，但当血清钙低于 2.87mmol/L（11.5mg/dl），尿钙排出增高不明显
- 血磷减低，但是肾功能不全时血清磷可能不低，甚至升高
- 血碱性磷酸酶升高
- 尿磷增高
  - 尿羟脯氨酸（HOP）：来自骨基质中的胶原纤维，多增加
  - 骨钙素（BGP）明显升高

自然病史及预后

- 早期治疗可治愈 PHPT，缓解症状
- 甲状旁腺癌晚期可以转移至肝、肾和骨骼

治疗

- 手术切除术后效果好
  - 目前存在的术式有经典的双侧探查、单侧探查及微创手术
  - 依赖于准确的术前和术中定位，术中监测 PTH 具有重要的指导意义
- 保守治疗
  - 对诊断明确但未达到手术标准的无症状 PHPT 患者、定位不明确的患者和不能耐受手术的患者
  - 大量饮水、饮食调节、选择性雌激素受体调节、双磷酸盐及钙敏感受体及其激动剂

【影像表现】

概述

- 主要包括骨改变、泌尿系改变和甲状旁腺本身的影像改变
- 30% 的 PHPT 患者无骨改变
- 骨改变的主要表现是弥漫性骨质疏松
- 特征性骨改变是骨膜下骨吸收
- 棕色瘤是 PHPT 的典型骨改变

X 线表现

- 弥漫性骨质疏松
  - 早期的唯一表现，也是最常见的改变
  - 以椎体、扁骨、掌指骨、肋骨多见（图 8-5-1）
  - 颅骨颗粒状骨质吸收伴斑点状硬化似"花椒盐样"改变（图 8-5-2）
  - 椎体双凹变形
- 骨膜下骨吸收
  - 最常见于指骨桡侧，尤其是示指和中指的中节指骨（图 8-5-3）
    - 骨皮质呈花边状 → 针刺样 → 皮质完全吸收
  - 还可见于指尖、胫骨、肱骨、股骨近端内侧面、肋骨上下缘
    - 部分学者认为指尖皮质骨线的丧失是患病的重要特征
  - 齿槽骨硬板吸收

- 特定的关节边缘
  - 最常见于手、腕、足的关节（图 8-5-4）
  - 也见于胸锁关节、肩锁关节、骶髂关节和耻骨联合
- 皮质内骨吸收（图 8-5-5）
  - 皮质内纵形条纹状
  - 最容易见于第二掌骨皮质
- 软骨下骨吸收
  - 常见于肩锁关节、耻骨联合、骶髂关节、胸锁关节和椎体间盘交界处
  - 软骨下骨缺损、关节间隙假性增宽
  - 皮质不规则、模糊
  - 椎体间盘交界处：许莫结节
- 韧带下和肌腱下骨吸收
  - 常见于股骨粗隆、坐骨结节、肱骨结节、肘关节、跟骨结节下方
- 棕色瘤（图 8-5-6）
  - 即纤维囊性骨炎
  - 多见于长骨、下颌骨、骨盆、肋骨
  - 单发或多发囊状骨缺损、边界清、无硬化，单房或多房样破坏，可有膨胀
  - 可伴发病理骨折（图 8-5-7）
- 骨硬化
  - 局限性或斑片状
  - 以长骨干骺端、颅骨和椎体终板常见
- 软骨钙化（双水焦磷酸钙晶体沉积）
  - 发生率 18%～40%
  - 好发于膝关节、肩关节及腕的三角软骨处
- 尿路结石
  - 常见双侧多发
  - 鹿角状或斑块状
  - 5% 为肾实质钙化

CT 表现

- 甲状旁腺瘤的 CT 表现（图 8-5-8）
  - 平扫 CT
    - 圆形或椭圆形，边缘清楚
    - 密度均匀，低于甲状腺组织，与颈部大血管的密度类似
  - 增强 CT
    - 明显均匀或不均匀强化，但其强化程度亦不如甲状腺组织
- 棕色瘤的 CT 表现
  - 平扫 CT

- 边缘清楚的圆形或椭圆形骨质缺损，边缘清楚，密度均匀
- 增强 CT
  - 无明显强化

MRI 表现

- 甲状旁腺瘤的 MRI 表现
  - 平扫 MRI
    - 圆形或椭圆形
    - 低 T1 高 T2 信号，信号均匀
  - 增强 MRI
    - 明显均匀或不均匀强化
- 棕色瘤的 MRI 表现
  - 平扫
    - 边缘清楚的圆形或椭圆形骨质缺损，低 T1 高 T2 信号
  - 增强
    - 无明显强化

超声表现

- 实时动态彩超检查
  - 低回声
  - 圆、椭圆、三角及不规则形
  - 血流信号丰富
  - 可伴液化暗区

核医学表现

- ^{99m}Tc-MIBI（甲氧基异丁基异腈）双时相甲状旁腺显像（图 8-5-9）
  - 在延迟相正常甲状腺影消退，而甲状旁腺瘤病灶处浓聚影未见明显消退
- ^{99m}Tc-MDP（亚甲基二磷酸盐）全身骨扫描（图 8-5-10）
  - 超级骨显像
    - 颅骨呈普遍性放射性分布浓集
    - 胸骨呈"领带征"
    - 肋骨呈"串珠肋"
    - 躯干骨及四肢骨放射性摄取增加
    - 双肾显影淡

推荐影像学检查

- 定位诊断首选 B 超和 ^{99m}Tc-MIBI 双时相显像
  - ^{99m}Tc-MIBI 双时相显像对异位甲状旁腺肿瘤和术后复发定位更具优势
- 对怀疑纵隔肿瘤或复发的患者，应加做 CT 增强检查
- 检查 PHPT 骨改变首选 X 线检查

【鉴别诊断】

内分泌和代谢疾病

- 骨质软化症
  - 骨干弯曲变形
  - 易发生双侧对称性假骨折
  - 无指骨骨膜下骨吸收
- 肾性骨病
  - 儿童多见
  - 未受累骨正常
  - 血浆蛋白和血清钙降低，血磷增高

骨肿瘤与瘤样病变

- 多发骨髓瘤
  - 多在 60 岁以上
  - 多见于躯干骨和四肢长骨近端，点状或圆形溶骨性破坏
  - 无骨膜下骨吸收
  - 颅骨多发圆形穿凿样或筛孔样溶骨破坏
  - 尿中有本-周蛋白
- 骨巨细胞瘤
  - 单一病灶
  - 长骨骨端好发
  - 无全身骨疏松
- 动脉瘤样骨囊肿
  - 20 岁以下
  - 干骺端多见
  - 无全身骨疏松
  - 病变常单发
  - "吹气球"样改变，常可见多发液 - 液平面
- 骨纤维异常增殖症
  - 受累骨病变相对较局限，并非累及所有骨
  - 血、尿生化检查正常
- 畸形性骨炎
  - 不累及全身诸骨
  - 患骨增粗、变形
  - 颅骨进行性增大、增厚，棉团状骨质增生
  - 血清钙、磷及尿钙、磷均正常，碱性磷酸酶明显增高

诊断与鉴别诊断精要

- 原发性甲状旁腺功能亢进骨改变的主要 X 线表现是弥漫性骨质疏松
- 特征性骨改变是骨膜下骨吸收，主要发生于中指与示指中节指骨的桡侧
- 棕色瘤是 PHPT 的典型骨改变

典型病例

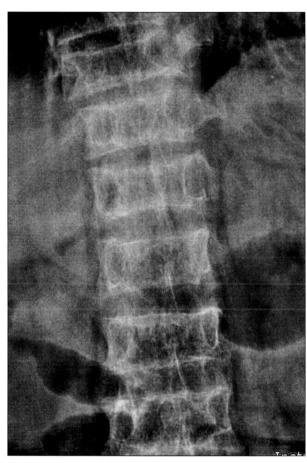

图 8-5-1　甲状旁腺功能亢进患者胸腰段正位片
显示椎体弥漫性骨质疏松，椎体变扁，关节面轻度双凹变形，椎间隙相对增宽

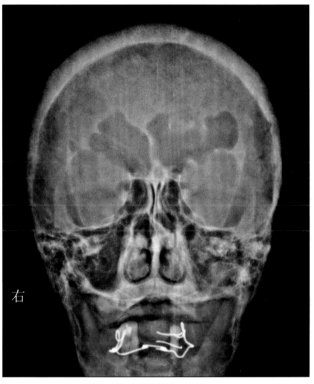

图 8-5-2　甲状旁腺功能亢进的颅骨改变
颅骨正位片显示颅骨外板增厚，内外板分界不清，交替存在透亮区和硬化区，呈花椒盐样改变

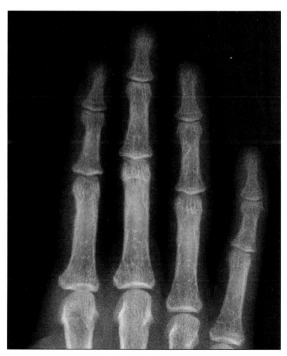

图 8-5-3　甲状旁腺功能亢进
手指正位片显示示指及中指骨近节指骨桡侧骨膜下骨吸收，呈花边样，指尖也有骨吸收

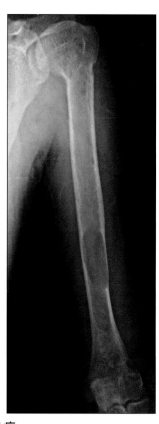

图 8-5-6 **棕色瘤**
甲旁亢患者左侧肱骨正位片显示肱骨中下段囊状骨质破坏区，病变沿骨干长轴发展轻度膨胀，边界清，骨皮质完整

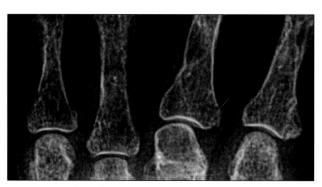

图 8-5-4 **掌指关节处骨膜下骨吸收**
近节指骨桡侧轮廓呈绒毛状（箭头）

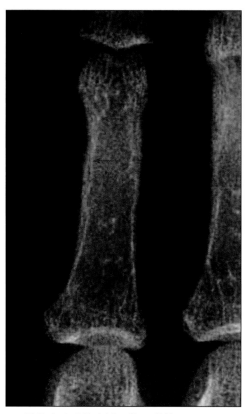

图 8-5-5 **甲状旁腺功能亢进示指正位片**
显示示指近节指骨桡侧骨皮质内骨吸收：骨皮质内可见纵形条纹影（箭头）

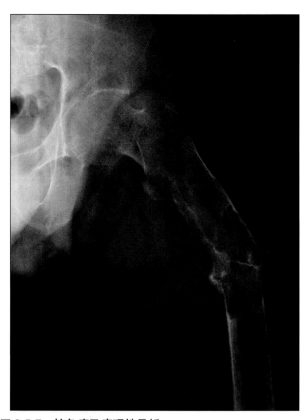

图 8-5-7 **棕色瘤及病理性骨折**
甲旁亢患者左股骨近段骨皮质变薄，髓腔内可见多发囊性透亮区，边界清楚，骨皮质有中断，周围未见软组织肿块影

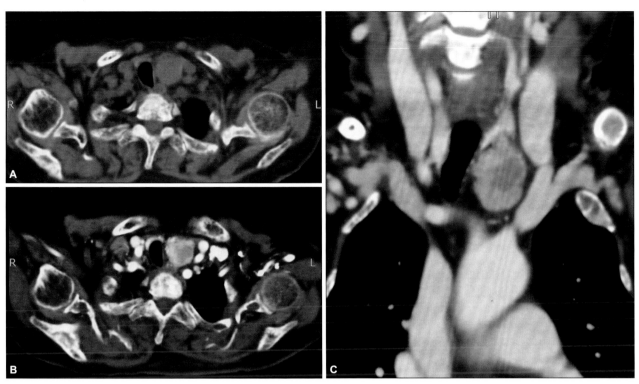

图 8-5-8　甲状旁腺腺瘤

甲状旁腺腺瘤的 CT 表现：A. 为横断面 CT 平扫图像，显示左侧甲状旁腺区类圆形软组织密度结节，密度尚均匀；B，C. 分别为横断及冠状 CT 增强扫描图像，显示病变明显不均匀强化。气管受压向右移位

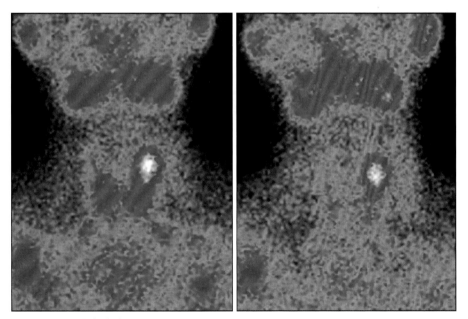

图 8-5-9　甲状旁腺瘤

^{99m}Tc-MIBI 双时相甲状旁腺显像：静脉注射显像剂 ^{99m}Tc-MIBI 后分别于 15 分钟及 2 小时行甲状旁腺显像，15 分钟时见双甲状腺正常显影，左叶甲状腺上极可见团块状放射性摄取浓集灶，注射显像剂 2 小时后甲状腺影像消退，甲状腺左叶上极仍可见团块状放射性滞留，考虑为甲状旁腺瘤

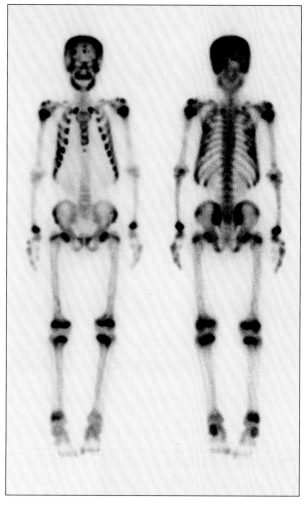

图 8-5-10 **超级骨显像**
^{99m}Tc-MDP 全身骨扫描：从前位、后位显像可见全身骨骼显影非常清晰，颅骨呈普遍性放射性分布浓集，胸骨呈"领带征"，肋骨呈"串珠肋"，躯干骨及四肢骨均可见放射性摄取增加，双肾显影淡

重点推荐文献

[1] 卢崇亮. 原发性甲状旁腺功能亢进症的临床诊断. 中国医药, 2006, 1(4): 254-256.
[2] Chappard C, Houillier P, Paillard M. Bone status in primary hyperparathyroidism. Joint Bone Spine 2001, 68(2): 112-119.
[3] 边学海, 任辉综述, 郑泽林审校. 原发性甲状旁腺功能亢进的手术治疗. 中华普通外科杂志, 2004, 13(11): 852-855.

二、甲状旁腺功能减退症

【概念与概述】

甲状旁腺功能减退症（hypoparathyroidism）是由于甲状旁腺激素（PTH）合成或分泌不足，或血循环中 PTH 无生物活性时，临床上表现以手足搐搦、低血钙、高血磷为特征的临床综合征

- 特发性甲状旁腺功能减退症（idiopathic hypoparathyroidism）、手术后甲状旁腺功能减退症（postsurgical hypoparathyroidism）

【病理与病因】

一般特征

- 一般发病机制
  - PTH 生成减少
  - PTH 分泌受抑制
  - PTH 抵抗
- 病因学
  - 手术后损伤甲状旁腺或其血液供应，最常见
  - 特发性，甲状旁腺缺如或萎缩，可能与自身免疫异常有关
  - 放疗后损伤或新生儿的母亲患有甲状旁腺功能亢进，罕见
- 流行病学
  - 手术后甲状旁腺功能减退症的发生率低于13%
  - 黑人极少患有特发性甲状旁腺功能减退症

【临床表现】

表现

- 最常见症状/体征
  - 神经肌肉应激性增高的症状
    - 四肢发麻或刺痛
    - 手足抽搐
    - 哮喘、喉鸣、窒息、呼吸暂停、小儿惊厥
    - 腹痛，腹泻
  - 精神神经症状
    - 记忆力减退、焦虑、烦躁、易怒
    - 智能障碍
    - 癫痫，大发作型或小发作型
  - 外胚层器官营养性损害
    - 白内障
    - 皮肤粗糙、脱屑，头发粗糙、干燥易脱落，指甲薄脆易裂、有横沟
    - 牙齿易脱落，牙釉质发育障碍
  - 关节僵直疼痛、脊柱活动受限
- 临床病史：甲状腺或甲状旁腺手术、颈部手术、颈部放射治疗或浸润、母亲患有甲状旁腺功能亢进

流行病学

- 特发性甲状旁腺功能减退症
  - 年龄
    - 儿童常见
  - 性别
    - 女性＞男性

生化检查

- 血 PTH 降低
- 血钙降低
- 血磷升高
- 碱性磷酸酶正常或降低
- 尿钙少或无
- 尿磷减少

心电图检查

- Q–T 间期延长
- T 波平坦或倒置

自然病史及预后

- 内科治疗虽可控制症状，但要获得钙磷代谢的适当调节并不容易，有发生尿路结石与肾功能损害的风险
- 同种异体移植目前仍无法解决移植物的排斥反应，移植物的存活时间有限，服用免疫抑制剂

的副作用，以及供体来源的限制等问题

治疗

- 内科治疗
  - 活性维生素 D 和钙剂治疗
- 甲状旁腺移植治疗
  - 甲状旁腺组织移植
  - 带血管的甲状旁腺移植
  - 甲状旁腺体外培养后移植
  - 经体外培养后的人胚甲状旁腺细胞移植
  - 甲状旁腺自体移植

【影像表现】

概述

- 主要包括骨骼异常和异位钙化的影像改变

X 线表现

- 骨骼异常
  - 骨硬化，也是最常见的改变
    - 全身（9%）或局限性（23%）
    - 颅骨增厚
    - 髋臼、股骨头及骶髂关节硬化，长骨干骺端带状密度增高
  - 骨质增生，少见
- 牙齿异常
  - 牙齿发育不良
  - 硬板增厚
- 异位钙化
  - 皮下钙化
    - 双髋、双肩周围
  - 韧带钙化
    - 前纵韧带、椎旁韧带，类似强直性脊柱炎
    - 骶髂关节不受累

CT 表现

- 头颅 CT 平扫
  - 基底节、大脑半球、小脑齿状核多发钙化
    - 对称分布、不规则、斑块状
    - 以基底节为著

推荐影像学检查

- 首选 X 线检查
- 要明确有无颅内钙化需做 CT 平扫

【鉴别诊断】

内分泌和代谢疾病

- 假性甲状旁腺功能减退
  - 特征性体型：肥胖、身材矮小、圆脸和短指
  - 掌骨、跖骨、指骨过短

风湿、免疫性疾病
- 强直性脊柱炎
  - 菲薄的与脊柱平行的韧带骨赘
  - 双侧骶髂关节炎，关节强直

精神系统疾病
- 癫痫或癔病
  - 血钙不低
  - 血磷不高

血液病
- 低钙血症

- 有饮食含钙低、消化道钙吸收障碍或处在骨折愈合期的临床病史
- 或有服药史，如降钙素、苯妥英钠等
- 甲状旁腺激素水平不低
- 没有甲状旁腺功能减低的临床表现和影像学改变

- 呼吸性酸中毒、代谢性碱中毒、低镁血症等
  - 无低血钙
  - 甲状旁腺素不低

诊断与鉴别诊断精要

- 此病的临床诊断需要实验室检查和影像检查相结合
- 骨硬化是甲状旁腺功能减退最常见的骨性异常
- 基底神经节钙化具有特征性

（程晓光）

重点推荐文献

[1] 熊丰. 甲状旁腺功能减低症. 中国实用儿科杂志, 2006, 21(11): 815-818.
[2] Mithal A, Menon PS, Ammini AC, et al. Spontaneous hypoparathyroidism: clinical, biochemical and radiological features. Indian J Pediatr, 1989, 56(2): 267-272.
[3] 伊迎春, 林汉华. 甲状旁腺功能减低症20例. 实用儿科临床杂志, 2004, 19(4): 262-263.

第6节 垂体性疾病

一、肢端肥大症

【概念与概述】

肢端肥大症（acromegaly）系骨骺闭合之后生长激素（GH）持久过度分泌，引起软组织、骨骼及内脏的增生肥大及内分泌代谢紊乱

【病理与病因】

一般特征

- 一般发病机制

GH过度分泌的主要原因是腺瘤为主，从而导致软组织、骨骼及内脏的增生肥大，而且，这种伴有软组织增生的骨的过度生长特别好发于骨骼的肢端部位（手、足、下颌）
  - 病理类型
    - 致密颗粒型或稀疏颗粒型GH细胞腺瘤

或增生
- GH和催乳素（Prolactin，PRL）混合细胞腺瘤
- 嗜酸干细胞腺瘤
- 多激素分泌细胞腺瘤
  - GH细胞腺瘤的发病机制
    - 部分垂体GH腺瘤由细胞编码刺激性膜G蛋白的α亚单位（Gsα）的基因存在突变所致
    - 这种突变是腺苷环化酶处于持续性兴奋状态，环磷酸腺苷（cAMP）浓度升高，导致细胞增生和GH分泌
    - 下丘脑生长激素释放因子（GHRH）瘤或异位的GHRH瘤
    - 转型生长因子α（TGF-α）可导致垂体

GH 的分泌及 GH 细胞的增生

- 上皮生长因子（EGF）/EGF 受体在侵袭性 GH 瘤的生长过程中起一定作用

○ 骨骼受累的病理特征

- 软骨内成骨的再活化
- 骨膜骨形成
- 韧带下骨形成
- 骨吸收
- 关节软骨增生
- 软骨退行性变和再生
- 结缔组织增生
- 垂体肿物压迫

● 病因学

○ 原发性垂体功能异常

- 垂体腺瘤（多分泌颗粒性或少分泌颗粒性 GH 瘤）
- 垂体 GH 细胞增生
- GH／泌乳素（PRL）混合瘤
- 多种垂体素（GH、PRL、TSH 及其他糖蛋白激素）分泌腺瘤
- 垂体癌

○ 继发性垂体功能异常（下丘脑及异源性 GHRH 分泌过多）

- 下丘脑神经元错构瘤
- 类癌（支气管、胃肠及胰腺）
- 肾上腺腺瘤
- 卵巢癌

○ 其他疾病

- 青春期发育提前和性早熟
- 肾上腺皮质增生症

● 遗传学

○ 相关基因杂合性缺失：11q13 和 2p16-12 区域基因杂合性缺失（部分 MEN-1 的垂体瘤患者）

○ 体细胞突变

○ 垂体转化基因的作用

● 流行病学

○ 西班牙的肢端肥大症年发病率为 0.3/10 万，患病率为（4～6）/10 万

○ 中国香港肢端肥大症年发病率约为每年 3.8/10 万，以女性多见

大体病理及手术所见

● 腺瘤一般大小在 2cm 左右，晚期可发生出血、

坏死或梗死

● GH 细胞增生者，垂体本身并不增大

显微镜下特征

● 多由单一细胞形态增殖所组成

● 核是较一致的圆形，染色质纤细，核仁不明显，胞浆为中等量

● 大多腺瘤的核分裂不常见

● 一些腺瘤含不典型细胞形态，提示有侵袭性生物行为

【临床表现】

表现

● GH 分泌增多和 GH 瘤

○ 骨骼

- 面部特征：前额、颧骨、下颌骨增大、枕骨粗隆突出，伴有牙齿分离的咬合不良
- 胸骨突出、肋骨延长且前端呈串珠状、桶装胸、驼背
- 腰背痛
- 手形宽阔，呈铲状
- 四肢和（指）趾粗大
- 关节活动时有粗捻发音

○ 皮肤和软组织

- 面部、手足等部位的软组织增厚、皮肤粗厚有皱褶
- 耳、鼻、下唇、舌肥大，声音低沉，语音不清
- 大量出汗、皮脂腺分泌过多

○ 糖代谢

- 继发性糖尿病的发生率为 9%～23%
- 也可与原发性糖尿病合并存在
- 糖尿病病情为轻、中度，远期发生在肾、视网膜及神经系统的并发症不多见

○ 心血管系统

- 高血压
- 心脏肥大（主要是左心室肥厚）和左心室功能不全
- 冠状动脉硬化性心脏病和心律失常

○ 呼吸系统：气道受阻

- 声嘶，活动后呼吸困难
- 阻塞性睡眠呼吸暂停：嗜睡、打鼾、憋气

○ 神经肌肉系统

- 情绪不稳定、易怒、精神紧张
- 腕管综合征（35%）：双手麻痛，手部肌力

下降，有神经运动和感觉传导方面的障碍
- 神经肌肉痛、肌无力
- 并发恶性肿瘤
  - 结肠癌、甲状腺癌、肺癌等发病率高
  - 结肠息肉及腺癌与肢端肥大症的关系最密切
- 垂体卒中：垂体出血、梗死或坏死
  - 暴发型：垂体压迫症状、脑膜刺激征或昏迷、暂时性或永久性靶腺功能减退
  - 隐匿型：从无症状发展到 GH 分泌亢进功能消失并出现其他垂体功能减退的表现
- 压迫症状：垂体 GH 瘤对蝶鞍附近结构的压迫引起
  - 头痛
    - 早期：眼后部、额部或颞部疼痛
    - 晚期：全头痛伴有恶心、呕吐等颅内高压的表现
  - 视力障碍：压迫视交叉
    - 视物模糊、视力减退、失明
    - 视野缺损：双颞侧偏盲最常见
    - 复视、斜视、眼球运动失灵
- 继发内分泌性症状
  - 早期：产生许多促激素引起性腺、甲状腺及肾上腺皮质功能亢进
    - 外生殖器肥大、性欲亢进、泌乳、甲状腺增大、基础代谢增高、毛发丛生、色素沉着
  - 晚期：性腺、甲状腺及肾上腺皮质功能减退
    - 性欲减退、月经紊乱、闭经、阳痿、不孕、基础代谢降低、毛发脱落

流行病学
- 年龄
  - 首发症状和体征一般在 20～40 岁
  - 也曾有儿童期发病的报道
- 性别
  - 男女比例相当

生化检查
- 血清 GH
  - GH 分泌丧失昼夜节律性
  - GH 脉冲频率增加 2～3 倍
  - GH 基础值与空腹结果均增高（轻症或老年患者取血为分泌峰的谷值时，增高可不明显）
- 尿 GH

- 24 小时或 12 小时尿 GH 排出量较正常人高 50～100 倍
- 血胰岛素样生长因子 -1（insulin-like growth factor-1，IGF-1）
  - 绝大多数活动性肢端肥大症患者的 IGF-1 升高
- 口服葡萄糖抑制试验
  - GH 水平不降低

自然病史及预后
- 50%～70% 的病例可一次性手术治愈
- 未治疗的患者寿命短，常死于心脏病、脑血管病、糖尿病并发症及垂体功能衰竭等

治疗
- 手术切除肿瘤
  - 经蝶窦腺瘤切除术
  - 开颅垂体腺瘤大部切除术，少数情况下用
  - 内镜下手术切除
- 药物治疗
  - 生长抑素类似物，人类生长抑素（SST）主要在 5 个方面发挥作用
    - 治疗有手术禁忌证的患者
    - 手术前缩小肿瘤体积
    - 肿瘤切除后残余肿瘤的辅助治疗
    - 放疗后的过渡治疗
    - 并发症治疗
  - GH 受体拮抗剂，如培维索孟（pegvisomant）
    - 阻断 GH 的作用和降低血清水平
    - 缺点是 GH 不降低并有升高，部分患者肿瘤增大及肝酶增高
  - 多巴胺受体激动剂，包括麦角衍生物溴隐停、卞麦角林等和非麦角衍生物如喹高利特
    - 通过下丘脑的多巴胺受体而抑制 GH 的释放
    - 在 GH 水平轻中度升高的患者中，有 10%～20% 的患者 GH 和 IGF-1 水平降至满意水平
- 放射治疗
  - 最常用于术后病情缓解不全以及残留肿瘤的辅助治疗
  - 缺点是血清 GH 水平下降缓慢及垂体功能低下等并发症

【影像表现】

概述
- 主要包括垂体瘤的影像改变和骨改变

- 骨改变的主要表现是软组织增厚和骨质增生
- 鸟嘴样骨赘是特征性骨改变

X 线表现（图 8-6-1A）

- 垂体瘤相关影像
    - 蝶鞍增大、结构破坏
    - 后床突及鞍背骨质硬化
    - 鞍底双边征
    - 如果垂体迷走，蝶鞍可无改变
- 骨改变
    - 颅骨改变
        - 鼻窦增大（额窦和上颌窦明显）
        - 乳突过度气化
        - 眉弓、颧弓、枕骨粗隆突出
        - 下颌骨增大，下颌角增大
        - 反颌
    - 躯干改变
        - 椎体增大（变长、变宽，胸、腰椎多见）
        - 椎体边缘骨质增生
        - 腰椎椎体后方的凹面增大
        - 椎间隙增宽
        - 胸廓前后径增大（因肋软骨连接处的增大）
        - 骨盆增宽
    - 四肢骨改变
        - 指（趾）骨、掌（跖）骨增宽
        - 指（趾）骨干变窄
        - 末节指（趾）骨端和基底部突出
        - 手、足籽骨增大，关节间隙 [掌指、跖趾、指（趾）间关节] 增宽
        - 四肢长管状骨增粗、两端肥大
        - 肌腱、韧带附着处骨质增生（跟骨下、髌骨前缘、股骨粗隆等）
    - 关节改变
        - 膝、髋、肩关节常见
        - 关节间隙增宽，各关节均可见，最常见于手、足关节
        - 鸟嘴样骨赘形成（肱骨头下方、髋臼侧方、股骨头中部、耻骨联合上缘）
        - 关节退行性变（关节间隙狭窄、硬化，囊肿形成等）
        - 关节间隙内小钙化或骨化
        - 软骨钙质沉着（偶见）
    - 软组织改变
        - 足跟垫厚度增厚（男性 >25mm，女性 >23mm）
        - 手指、足趾软组织增厚

CT 表现

- 头颅的 CT 表现
    - 平扫 CT
        - 颅骨内外板增厚
        - 额窦前后径增大
- 垂体巨腺瘤（肿瘤直径 >1cm）的 CT 表现
    - 平扫 CT
        - 蝶鞍增大
        - 垂体增大，圆形或不规则形
        - 实质性肿瘤的密度与正常垂体密度相似
        - 肿瘤内如有囊变或坏死呈稍高于脑脊液的低密度
        - 瘤体钙化呈点状、环状或块状，罕见
        - 瘤体出血呈高密度
        - 肿瘤多向上生长，居中或偏于一侧
        - 肿瘤向下生长，鞍底破坏，瘤体进入蝶窦
        - 肿瘤向侧方生长，侵及海绵窦，推移窦内的血管
        - 肿瘤向后生长，后床突及斜坡破坏，脑干受压
    - 增强 CT
        - 实质性瘤体明显均匀强化
        - 囊变、坏死区不强化，周围实质部分呈环形强化
- 垂体微腺瘤（肿瘤直径 <1cm）的 CT 表现
    - 平扫 CT
        - 未见异常（30% ~ 40%）
        - 垂体增大，高度 >9mm，或垂体正常大小
        - 垂体上缘对称或不对称膨隆
        - 垂体内有的可见圆形或不规则形低密度区
        - 肿瘤内出血呈高密度
    - 增强 CT
        - 周围正常垂体明显均匀强化
        - 瘤体仍呈低密度，或无异常表现
- 垂体增生的 CT 表现
    - 平扫 CT
        - 垂体增大，部分蝶鞍增大
    - 增强 CT
        - 垂体均匀强化

MRI 表现（图 8-6-1B）

- 垂体巨腺瘤（肿瘤直径 >1cm）的 MR 表现
  - T1 加权
    - 肿瘤形态及生长情况基本同 CT 平扫所见，瘤体呈等信号
    - 肿瘤钙化显示不如 CT
    - 肿瘤囊变、坏死区呈低信号，或可见液平面
    - 肿瘤出血早期呈高信号
    - 出血较长时间后可见液 - 液平面，前部为高信号，后部为稍高信号
  - T2 加权
    - 肿瘤呈等信号
    - 肿瘤囊变、坏死区呈高信号
    - 肿瘤出血早期呈高信号
    - 出血较长时间后可见液 - 液平面，前部为高信号，后部为稍底信号
  - T1 增强
    - 实质性瘤体明显均匀强化
    - 囊变、坏死区不强化，周围实质部分呈环形强化
- 垂体微腺瘤的 MRI 表现
  - T1 加权
    - 垂体上缘膨隆
    - 垂体柄移位或缩短
    - 肿瘤呈低信号
    - 肿瘤出血同垂体巨腺瘤的 MRI 表现
  - T2 加权
    - 肿瘤呈等信号
  - T1 增强

- 强化早期瘤体强化晚于正常垂体，呈相对低信号
- 延迟期瘤体信号高于正常垂体
- 垂体增生的 MRI 表现
  - T1 加权和 T2 加权
    - 垂体增大，部分蝶鞍增大
  - T1 增强
    - 垂体均匀强化
- 继发性生长激素缺乏症的垂体 MR 表现
  - 垂体周围组织的病变
  - 垂体受压或受侵及

推荐影像学检查

- 骨改变首选 X 线检查
- 诊断垂体瘤时首选 MRI 检查
- MRI 动态增强扫描在微腺瘤的显示方面有优势

【鉴别诊断】

正常变异

- 单纯性突额症
  - 血清 GH 及 IGF-1 正常

家族性综合征

- 皮肤骨膜肥厚症
  - 家族聚集发病
  - 蝶鞍不增大
  - 指骨端无突出改变
  - 血 GH 正常

退变

- 骨关节炎
  - 非负重关节（肩、肘关节）少受累
  - 没有鸟嘴样骨赘的特征性改变
  - 血 GH 正常

诊断与鉴别诊断精要

- 垂体瘤的 MRI 影像表现加上实验室 GH 相关检查可以确诊肢端肥大症
- 末节指（趾）骨骨端和基底部突出及鸟嘴形骨赘具有特征性征象
- 面部及手、足特征具有一定特异性

典型病例

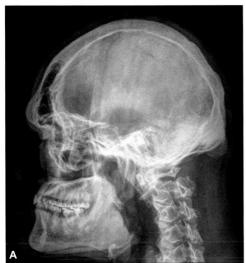
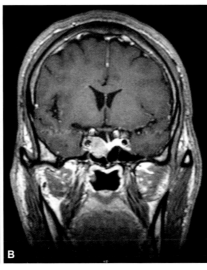

图 8-6-1　**肢端肥大症**
A. 头颅侧位片显示颅盖骨增厚，蝶鞍偏大，额窦和上颌窦明显气化，眉弓、枕骨粗隆突出，下颌骨增大，尤以下颌角为著；B. 增强后 T1WI 显示鞍内右侧部占位性病变，包绕右侧颈内动脉，垂体柄受推压左移；病变信号略欠均匀，内见小块相对低信号灶

重点推荐文献

[1] 李莹，雷益，徐坚民，等. 儿童和青少年垂体疾病的MRI诊断. 中国医学影像技术，2005，21(8): 1196-1198.
[2] 雷霆，张华楸，李龄. 肢端肥大症的研究进展与展望. 中华

实验外科杂志，2009，26(9): 1091-1092.
[3] 朱涛，杨树源. 肢端肥大症的药物治疗. 中华神经外科杂志，2005，21(3): 188-190.

二、巨人症

【概念与概述】

巨人症（gigantism）系骨骺闭合之前生长激素（GH）持久过度分泌，引起软组织、骨骼及内脏的增生肥大及内分泌代谢紊乱
- 原发性巨人症，继发性巨人症

【病理与病因】

一般特征

- 一般发病机制

基本同肢端肥大症，骨骺闭合前的 GH 过度分泌导致软组织、骨骼及内脏的增生肥大。全身长骨在 GH 过渡刺激下增长、增大明显

- 病因学

同肢端肥大症

- 流行病学
  - 临床诊断的垂体腺瘤为每年 0.3/10 万，其中 GH 分泌瘤占 10%～15%

大体病理及手术所见

- 详见肢端肥大症

显微镜下特征

- 详见肢端肥大症

【临床表现】

表现

- GH 分泌增多和 GH 瘤
  - 身体
    - 高大、魁梧，身高体重远超同龄人
    - 青春期结束后女性的身高可达 1.8m，男性的身高可达 2.0m 左右
    - 肌肉发达，臂力过人
    - 性器官发育较早
  - 骨骼
    - 长骨过度生长导致身材高大
  - 糖代谢
    - 糖耐量减低
  - 内脏和软组织生长快
  - 生长至高峰后身体衰退
    - 四肢肌无力
    - 精神不振
    - 驼背，毛发脱落

- 外生殖器萎缩，常不育
- 心率减慢，血糖降低
- 压迫症状：垂体 GH 瘤对蝶鞍附近结构的压迫引起
  - 同肢端肥大症

流行病学

- 年龄
  - 一般在青春期前
  - 也有自幼发病，但病情进展缓慢至成年以后，引起肢端肥大巨人症
- 性别
  - 女＜男

生化检查

- 同肢端肥大症

自然病史及预后

- 一般早期夭折，平均寿命为 20 多岁
- 由于抵抗力低，易死于感染

治疗

- 基本同肢端肥大症
- 对于骨龄低于实际年龄 3～4 岁的，可用雄激素促进骨骺融合，减慢身高增长

【影像表现】

概述

- 主要包括垂体瘤的影像改变和骨改变
- 骨改变的主要表现是全身骨骼均匀增长、增粗

X 线表现

- 垂体瘤相关影像
  - 同肢端肥大
- 骨改变
  - 颅骨改变
    - 颅骨增大
  - 全身骨改变
    - 普遍、均匀增大、增粗
    - 四肢长骨明显
    - 二次骨化中心出现延迟

- 骨骺闭合延迟或正常

CT 表现

- 同肢端肥大症

MR 表现

- 一般需与其他鉴别垂体病变鉴别时才需做 MRI 检查
- MRI 表现同肢端肥大症

推荐影像学检查

- 骨改变首选 X 线检查
- 诊断垂体瘤时首选 MRI 检查

【鉴别诊断】

正常

- 体质性巨人
  - 有家族史
  - 身体各部匀称
  - 性发育正常
  - 骨龄正常
  - 蝶鞍正常大小
  - 血 GH 不高
  - 无代谢障碍

生长发育异常

- 青春期发育提前
  - 血 GH 正常
  - 最终身高与正常人相近
- 特发性早熟
  - 骨龄明显提前
  - 最终身高低于正常人

先天性结缔组织病

- 马方综合征
  - 常染色体显性遗传
  - 四肢细长
  - 皮下脂肪少
  - 常有高度近视
  - 先天心血管畸形

诊断与鉴别诊断精要

- 青春期前身材明显高大是诊断的基本依据
- 加上 GH 升高及垂体相关影像检查异常可以确诊巨人症
- 全身骨骼普遍增长，特别是四肢长骨明显，以及二次骨化中心出现延迟，具有骨骼特征性征象

重点推荐文献

[1] 李莹,雷益,徐坚民,等.儿童和青少年垂体疾病的MRI诊断.中国医学影像技术,2005,21(8): 1196-1198.
[2] 杨义,苏长宝,任祖渊,等.垂体生长激素腺瘤致巨人症的诊断和治疗.中华神经外科疾病研究杂志,2004,3(3): 254-255.
[3] 周春香. 儿童骨关节疾病影像学诊断第9讲儿童内分泌性骨病.中国实用儿科杂志,2007,22(9): 719-722.

三、垂体性侏儒症

【概念与概述】

垂体性侏儒症(pituitary dwarfism),是指由于垂体合成或分泌生长激素减少或缺乏所引起的生长发育障碍

- 同义词:垂体性生长激素缺乏症(pituitary growth hormone deficiency,PGHD),生长激素缺乏症(growth hormone deficiency,GHD)
- 原发性 GHD,继发性 GHD

【病理与病因】

一般特征

- 一般发病机制

垂体萎缩,性腺、甲状腺、肾上腺皮质不同程度萎缩,垂体分泌 GH 不足或缺乏引起骨生长、蛋白质合成、脂肪降解、水和矿物质代谢受限,葡萄糖利用增加,骨骼和内脏生长停止于幼年时期

- 病因学
  - 原发性 GHD
    - 遗传性(5%~30%),GH 基因缺陷,GH 不敏感等
    - 特发性 GHD,下丘脑-垂体功能障碍
    - 下丘脑-垂体发育不良,垂体发育不良,空泡蝶鞍综合征
  - 继发性 GHD
    - 脑发育不全
    - 脑外伤出血
    - 下丘脑肿瘤(颅咽管瘤、神经纤维瘤、错构瘤、神经胶质瘤)
    - 感染(脑炎、脑膜炎、结核)
    - 蝶鞍区肿瘤
    - 放射损伤
- 遗传学
  - 生长激素(GH)基因缺陷
  - GH 基因调控异常
  - 生长激素释放激素(GHRH)受体基因突变
- 流行病学
  - 发病率:1/4000~1/10 000

【临床表现】

表现

- 最常见症状/体征
  - 矮小
    - 1~2 岁时发现生长障碍,最早出生 4 个月后发现
    - 身高低于同龄同性别正常均数 2 个标准差以上
    - 3 岁以下身高生长速度每年低于 7cm
    - 3 岁至青春期身高生长速度每年小于 4~5cm
    - 青春期身高年生长速度低于 5.5cm
    - 肢体匀称、幼稚,四肢略短小
  - 皮下脂肪较多
    - 腹部脂肪堆积
  - 前额突出,下颌小
  - 声音高
  - 智力正常,出牙、换牙延迟
  - 青春期第二性征发育多延迟
- 继发性 GHD 的颅内病变症状
  - 头痛
  - 视力障碍、视野缩小
  - 少见的颅内高压、尿崩症
- 临床病史:患儿出生时有难产、窒息或胎位不正

流行病学

- 年龄
  - 原发性侏儒症多在 3~4 岁起开始发现
  - 继发性侏儒症发病较晚
- 性别
  - 男性 > 女性

生化检查

- GH 药物激发试验(左旋多巴、可乐定及 GHRH)测得血 GH 峰值均 <10μg/L

自然病史及预后

- 如不治疗,患者整个儿童期生长迟缓
- 部分患儿早期治疗可使生长发育恢复正常
- 部分患儿因诊断治疗不及时、治疗不规范、未

能及时处理并发症等原因达不到正常成人身高

- 1% ~ 4% 用 GH 治疗的患者产生 GH 抗体,影响生长
- 少部分因肿瘤复发而死亡

治疗

- GH 替代治疗
  - 对 GHD 最理想的治疗
  - 用重组的人生长激素(rhGH)替代治疗
  - 应注意治疗后糖耐量减低、低甲状腺素(T_4)血症等不良反应
- GHRH 治疗
  - 仅应用于 GH 分泌障碍较轻的下丘脑性 GHD
  - 严重的 GHD 还是用 GH 替代治疗
- GHD 的神经递质治疗
  - 多巴胺及可乐定

【影像表现】

概述

- 主要包括骨改变、垂体本身的影像改变
- 骨改变主要体现在骨骺出现延迟
- 原发性 GHD 早期垂体常无明显异常
- 继发性 GHD 常表现为原发的占位病变及受压或受侵的垂体

X 线表现

- 头颅
  - 颅缝不闭合
  - 面骨、鼻窦发育小
  - 上、下颌骨发育不良
  - 蝶鞍小(原发患者)或扩大、破坏(继发患者)
- 骨骺出现、愈合延迟(图 8-6-2)
  - 长骨细小
  - 椎体变扁
  - 骨龄与年龄之比为 2 : 3

CT 表现

- 原发性 GHD 的垂体 CT 表现
  - 平扫及增强 CT
    - 垂体形态无明显异常(40% ~ 90%)
    - 蝶鞍小、垂体小
    - 垂体高度小于 2mm
    - 无漏斗部
- 继发性 GHD 的垂体 CT 表现
  - 垂体周围组织病变

- 垂体受压或受侵及

MRI 表现

- 原发性 GHD 的垂体 MR 表现
  - T1 加权、T2 加权
    - 垂体形态无明显异常(40% ~ 90%)
    - 垂体前叶细小或缺如
    - 垂体柄小或缺如
    - 垂体后叶异位,其高 T1 信号出现在漏斗上部或下丘脑
    - 合并畸形(Chiari 畸形,脊髓空洞)
  - T1 增强
    - 更好的显示垂体柄
- 继发性 GHD 的垂体 MR 表现
  - 垂体周围组织的病变
  - 垂体受压或受侵及

推荐影像学检查

- 垂体影像首选 MRI 增强检查
- 骨骼检查首选 X 线检查

【鉴别诊断】

内分泌紊乱

- 甲状腺功能减退
  - 甲状腺素减少
  - 智力低下
- 假性甲状旁腺功能减退
  - 特征性体型:肥胖、圆脸和短指
  - 掌骨、跖骨、指骨过短

全身性疾病

- 心、肝、肾、胃、肠等慢性疾病或感染
  - 血液、生化检查异常
  - 相关影像检查异常

骨病

- 软骨发育不全
  - 四肢对称性短小,以肱骨、股骨最明显
  - 颅大面小
  - "三叉戟"样手
  - 躯干长度相对正常
- 成骨不全
  - 容易发生骨折
  - 蓝色巩膜
  - 听力障碍
- 佝偻病
  - 腕部手镯样畸形
  - 鸡胸、串珠肋、胸骨剑突漏斗形

○ 膝内翻、膝外翻

○ 血钙低于正常

染色体异常

● Turner 综合征

　○ 女性生殖器官发育不全

　○ 原发性闭经

　○ 性染色体核型异常

○ 血 GH 正常

其他疾病

● 社会、心理障碍性矮小

　○ 心理受挫

　○ 饮食、睡眠不佳，行为变异

　○ 性情孤僻

诊断与鉴别诊断精要

● 临床特点为匀称性矮小，智力正常

● 临床特点加上 GH 药物激发试验测得血 GH 明显降低可以诊断此病

● 骨骺出现、愈合延迟为骨改变的特点

典型病例

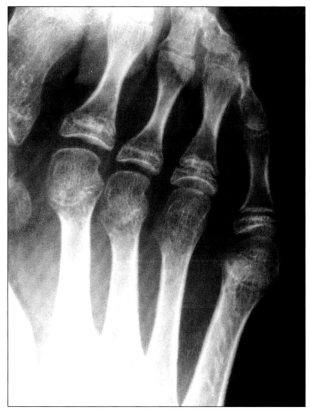

图 8-6-2　**垂体性侏儒**
男性，20 岁，身高 1.3m，X 线平片显示其部分趾、跖骨骨骺仍未闭合

（程晓光）

重点推荐文献

[1] 廖二元, 超楚生. 内分泌学. 北京: 人民卫生出版社, 2001: 522-531.

[2] SHORE RM, MAZESS RB, BARGMAN GJ et al. Bone mineral status in growth hormone deficiency. The Journal of pediatrics, 1980, 96(3 pt 1): 393-396.

[3] 顾学范. 身材矮小的鉴别诊断和处理. 临床儿科杂志, 2002, 20(2): 124-128.

第 7 节　肾性骨病

【概念与概述】

　　肾性骨病（renal osteopathy）是由于肾小球功能衰竭或肾小管功能障碍引起的电解质紊乱、酸碱平衡失调和内分泌功能障碍导致的骨病

- 同义词：肾性骨营养不良（renal osteodystrophy, ROD）

【病理与病因】

一般特征

- 一般发病机制
  - 高磷血症
  - 低钙血症
  - 血清活性维生素 D_3 水平降低
  - 继发性甲状旁腺功能亢进（secondary hyperparathyroidism, SHPT）
  - 铝中毒
  - 代谢性酸中毒
  - 其他
- 病因学
  - 肾小球性骨营养不良
    - 见于持久存在的尿毒症肾病患者，可分为先天性和后天性两种
  - 肾小管性骨营养不良
    - 多见于先天性肾小管异常，包括近曲及远曲小管病变

大体病理及手术所见

- 高转化性骨病（high turnover osteodystrophy, HTO）
  - 又称纤维囊性骨炎，可伴有骨质疏松和骨硬化
- 低转化性骨病（low turnover osteodystrophy, LTO）
  - 根据病理又分为骨软化症和无动力性骨病
  - 前者以新形成的类骨质矿化缺陷为特征，与铝盐沉积密切相关
  - 后者则表现为骨的低转化状态包括骨质减少和骨质疏松
- 混合性骨病（mixed bone disease, MBD）
  - 是高转化型骨病和低转化型骨病两种疾病特点的混合类型
  - 临床表现常为纤维性骨炎和软骨病并存

显微镜下特征

- 高转化性骨病
  - 成骨和破骨细胞数目和活性增加，骨重建增加，骨吸收表面长度增加
  - 骨的生成和骨面积均增加
  - 骨矿物化过程加速
  - 骨小梁形状和排列不规则，骨组织失去其规则的板层状结构
  - 胶原纤维在骨小梁区聚集，整个骨小梁区以至骨髓发生纤维化
- 低转化性骨病
  - 动力缺乏型
    - 骨细胞活性明显降低，成骨细胞面积和骨生成率减少
    - 骨前质的形成和矿物化均受抑制，骨小梁面积减少
  - 骨软化病
    - 成骨细胞和破骨细胞数目与活性降低，骨的生成和吸收减少
    - 骨矿物化率和生成率降低，钙化骨面积减少
    - 骨前质相对增多，一般不会出现骨髓纤维化的改变

【临床表现】

表现

- 最常见体征／症状
  - 腰腿酸软，全身乏力
  - 其他体征
    - 骨痛占 10% ~ 60%
    - 骨畸形（驼背、鸡胸、O 形腿、骨盆畸形

等）占 50%

- 病理性骨折占 12.5%
- 皮肤瘙痒占 12.5%
- 肌肉萎缩占 12.5%
- 多汗占 7.5%
- 手足搐搦、精神异常及生活不能自理者各占 5%

- 临床病史：慢性肾衰竭病史
- 化验室检查
  - 血钙降低，均值（1.94±0.41）mmol/L，尿钙增多，均值（0.40±0.18）mmol/L
  - 血磷升高，均值（1.18±0.29）mmol/L，尿磷减少，均值（0.87±0.47）mmol/L
  - 血碱性磷酸酶异常占 77.5%，血镁升高 27.5% 或降低 22.5%
  - 血铝升高，骨组织中铝的含量是正常人的 40～50 倍，甚至 100 倍

流行病学

- 年龄
  ROD 可以在慢性肾衰竭的任何阶段发生
- 性别
  男性 > 女性

【治疗】

目标

- 维持血清 iPTH 水平在 120～150ng/L
- 磷浓度低于 55mg/L，钙浓度在 92～104mg/L，钙磷乘积低于 550mg/L
- 铝浓度低于 20μg/L
- 血清碳酸氢盐水平在 20～24mmol/L

治疗措施

- 血液净化治疗
- 控制高磷血症
  - 控制磷摄入量
    - 限制磷摄入 5～7mg/（kg·d），至少 <700mg/d
  - 应用肠道磷结合剂和钙盐
- 应用维生素 D_3 及衍生物
- 应用甲状旁腺钙受体（CaSR）阻滞剂
- 雌激素治疗
- 外科治疗
  - 经皮酒精注射治疗术
    - 是外科治疗继发性甲状旁腺功能亢进的方法之一，在有一个腺体最大直径超过 10mm 情况下，治疗效果好

  - 甲状旁腺切除术
  - 肾移植

【影像表现】

概述

- 诊断依据
  - 佝偻病及软骨病
  - 继发性甲状旁腺功能亢进
  - 骨硬化
  - 软组织异位钙化
- 部位
  - 儿童佝偻病发生于生长快及承受重力部位
  - 成人软骨钙化以椎体、骨盆为著
  - 骨膜下骨的吸收，以指骨改变常见
  - 软骨下骨的吸收，可表现在关节边缘，在骨膜下或在韧带附着处，再有关节周围骨吸收，可侵及髋关节、肩关节及手骨、髌骨关节
  - 骨硬化广泛存在，但以脊椎及颅底较为明显，长骨及骨盆次之
  - 软组织钙化好发于大关节周围和血管壁
- 形态学
  - 佝偻病长骨干骺端呈杯口状，毛刷状改变
  - 成人骨质软化椎体呈鱼椎样改变，侧弯或后突畸形，可发生类骨折的假骨折影，重者骨盆呈三叶状改变
  - 第 2、第 3 中末节指骨桡侧骨皮质外缘失去光滑完整的轮廓，有不规则或"花边样"缺损
  - 骨的纤维囊肿性改变，常为边界清楚的单房中央性溶骨性骨破坏
  - 腰椎椎体上下缘硬化明显，呈现夹心饼干之三层改变
  - 关节周围条状及斑片状钙化

X 线表现

- X 线摄片
  - 继发甲状旁腺功能亢进
    - 骨膜下骨吸收主要发生于第 2、3 指中、末节指骨桡侧，表现为骨皮质外缘失去光滑完整的轮廓，有不规则或"花边样"缺损
    - 末节指骨爪粗隆的吸收也是骨膜下吸收的一种形式，晚期骨质吸收可导致肢端溶解，表现为爪粗隆与末节指骨基底分离

- 疾病晚期，松质骨广泛的小梁吸收导致髓质骨小梁及颗粒结构边界不清甚至消失，特征性表现为颅骨的"盐椒样"改变（图8-7-1）
- 软骨下骨吸收多发生在锁骨肩峰端、骶髂关节和耻骨联合等处，表现为关节间隙增宽及骨硬化周围软骨下小缺损
- 韧带下及腱下骨吸收可发生在多个部分，特别好发于坐骨结节、股骨转子及喙锁韧带间
- 在继发甲旁亢患者的跖骨、股骨、骨盆、肱骨、桡骨、尺骨等可见到骨膜新生骨，骨膜新生骨与其邻近皮质间有一透亮线带
- 棕色瘤（brown tumor），又称纤维囊性骨炎（osteoclastomas）好发于长骨、骨盆和颌骨，为多发病灶，影像上表现为边界清晰的单房中央性膨胀性骨破坏（图8-7-2）
  - 骨硬化
    - 表现为弥漫性骨密度增高，皮髓质分界不清，骨小梁增粗融合，骨结构消失，以脊柱、颅骨为重，脊柱以腰椎明显，多见于腰椎上下缘，由于椎体上下致密而中心密度较低，故形成黑白交替带状（图8-7-3）
  - 骨质软化（osteomalacia）及佝偻病（rickets）
    - 在成人以骨质软化为主，骨密度减低，骨小梁模糊及骨骼变形，椎体呈鱼椎样改变，侧弯或后突畸形，骨盆轻度变形，双侧耻骨坐骨支向内上移位，骨盆入口呈鸡心或三角状，重者可形成三叶状改变（图8-7-4）
    - 骨样组织缝隙为软骨病及佝偻病的特点，其缝隙多且宽度增加，形成假性骨折线，是诊断骨质软化的重要征象（图8-7-5）
    - 儿童期表现为佝偻病样改变，先期钙化带变薄模糊，干骺端增宽，中心凹陷可呈杯口状改变，有毛刷状密度增高影向骨骺方向延伸（图8-7-6）并可引起病理骨折及骨变形，如漏斗骨盆、鸡胸、"O"形或"X"形腿（图8-7-7）
  - 骨质疏松（osteoporosis）
    - 全身骨骼密度减低，皮质变薄，骨小梁粗糙，髓腔增宽（图8-7-8）

- 后期可有骨干弯曲凸侧，病理性骨折，好发于耻骨支、肱骨、股骨上段和胫骨等
- 严重者椎体骨小梁增粗呈栅栏状，易发生骨折，椎体上下缘凹陷呈鱼椎体（fish vertebrae）或扁平椎体，脊柱以压缩的椎体为中心侧弯或后凸畸形
  - 软组织内钙化（soft tissue calcification）
    - 软组织钙化好发于大关节周围和血管壁，血管钙化多见于手足小动脉
    - 关节及周围韧带钙化可发生于肌腱及韧带附着处，以及关节软骨和半月板，呈斑片状致密影，可成堆
    - 在X线片上常可见关节附近条状、斑块状钙化和周围动脉壁中层钙化所形成的双轨弧形动脉走行影，前臂腕及足背动脉最常受侵犯

CT 和 MRI 表现

- CT 对于早期骨膜下骨吸收及钙化较平片更有优势
- MRI 可以根据骨骼信号改变而诊断
  - 由于胶原纤维及脂肪增加，可使 T1WI 时间变短，故信号强度增加
  - 脊髓骨造血骨髓的增加及骨矿物质增加，可使信号减低
  - 若用 T1WI 及 STIR 脂肪抑制图像，可以显示骨的异常，如骨皮质增厚、骨小梁的改变
  - MRI 显示骨内囊性改变及骨质坏死较平片为佳
- 骨密度测定
  - 双能 X 线吸收（DXA）测定法
    - 可同时测定腰椎、股骨颈、大转子和转子间区 4 个部位的骨密度
    - 结果显示 CRF 早期非透析患者在内生肌酐清除率降至 0.84ml/s 时，即已出现骨密度明显降低
  - 腰椎骨密度定量 CT（QCT-BMD）检测敏感性和准确性高，对肾性骨病的早期诊断具有较大的应用价值
    - 慢性肾功能不全的骨组织学改变在临床进入 ROD 之前即已开始，此时虽无骨病临床表现，也无骨骼 X 线改变，但 BMD 测定已发生明显变化
    - 椎体 QCT-BMD 测定在慢性肾功能不全

患者早期即可反映骨量变化

超声表现

- 定量超声检查（QUS）
  - 宽频超声衰减值（BUA）和声速（SOS）是其两个重要指标
  - 长期血液透析患者的 BUA 减少，BUA 与血清 iPTH 水平呈负相关
    - 跟骨 BUA 不仅是一种易于应用、无放射性损害的骨密度检查技术，还可以连续性观察骨结构的变化，从而指导治疗
  - 有研究比较对 30 名患者进行脊柱、全身 BMD 的测量和手指骨定量超声检查，发现 QUS 和 BMD 检查对骨骼改变检测的结果相似，但 QUS 敏感性更好

核医学表现

核素全身骨显像对 ROF 有较大的诊断价值，除了它可以一次性显示全身骨骼的代谢状况，而且它的主要优点是在发现骨病上有很高的敏感性

- 同位素 ^{99m} 锝骨扫描
  - 显像剂进入骨组织主要有两种方式
    - 与无机成分（钙、磷等）交换
    - 与有机成分如未成熟的胶原组织相结合
  - 头颅、脊柱及上、下肢远端扁平骨放射性核素摄取量明显增高，在相应部位出现异常浓聚区，肾的放射性摄取明显下降或无肾影（图 8-6-9）
  - 肾功能不全全身骨显像的主要特点是弥漫性的多部位骨骼摄取放射性核素增加

骨组织活检

骨组织活检是 ROD 唯一可靠的诊断依据，不仅可以做出早期诊断，而且能根据组织学分型进行针对性的治疗并观察疗效

- ROD 的病理变化
  - 骨吸收增强
  - 纤维性骨炎
  - 骨样组织增多
  - 骨改建活跃
  - 铝沉积
- 缺点
  - 患者很少接受骨活检，此项目不宜重复检查，临床可操作性欠佳

推荐影像学检查

- 首选检查：怀疑肾性骨病的患者应首选 X 线检查

- 检查建议
  - 肾性骨病出现典型 X 线表现时，大多已属晚期，有必要对怀疑此病的患者进行 CT 和 MR 检查
  - X 线、CT、MRI 均不能用于早期诊断，肾性骨病的诊断还要结合临床生化检查，骨活检仍然是诊断肾性骨营养不良的金标准

【鉴别诊断】

代谢性骨病

- 原发性甲状腺功能亢进症
  肾性骨病常继发甲状旁腺功能亢进，应与原发甲状旁腺功能亢进症相鉴别
  - 肾性骨病一般病史清楚，先有肾疾病，再有骨骼改变
  - 肾性骨病的基本表现为佝偻病和骨质软化症，常伴有假骨折症，而原发性甲旁亢常见于成年人，很少有佝偻病及假骨折出现
  - 骨膜下骨吸收均可存在，但肾性骨病以长骨干骺端显著，且伴有骨骺移位及骨折，原发性甲旁亢则以指骨骨膜下吸收最常见，常表现为花边或毛刺样
  - 骨的囊状透亮区在肾性骨病少见，常为单房性，而原发性甲旁亢为多发囊性纤维骨炎改变
  - 肾性骨病骨硬化机会较多
- 骨质疏松
  - 常见于绝经期妇女，以骨质疏松为主要症状，一般无骨质软化及继发甲状旁腺功能亢进、骨质硬化表现

风湿、免疫性关节病

- 类风湿关节炎
  - 有时关节软骨下骨吸收及关节周围改变类似类风湿关节炎，这主要是继发性甲旁亢的改变，若注意有继发性甲旁亢的其他改变可与之区别
- 强直性脊椎病
  - 肾性骨病由于小关节狭窄，骨质硬化，韧带下骨吸收类似强直性脊椎病，但一般来讲韧带骨化少见

肿瘤

- 转移瘤及骨髓瘤
  - 肾性骨病引起的囊状骨吸收及淀粉样变类

似骨肿瘤性破坏，结合病史及临床生化检查可与转移瘤及多发性骨髓瘤鉴别

其他

● 氟骨症

● 患者骨膜增生明显，肌腱附着处见明显骨化，且有流行病史

诊断与鉴别诊断精要

● 骨软化发生在儿童期为佝偻病，而成人肾性骨质软化表现为骨骼变形，假骨折线常为多发且对称，以耻骨支、股骨颈多见，是诊断骨质软化的重要征象

● 骨质硬化多见于病程较长患者，脊柱以腰椎明显，形成黑白交替带状；四肢长骨硬化呈基本对称性

● 继发性甲状旁腺功能亢进表现为骨膜下骨吸收，主要发生于第 2、第 3 指中、末节指骨桡侧，可见不规则或花边样缺损；纤维囊性骨炎为边界清晰的单房中央膨胀性骨破坏

● 原发甲状旁腺功能亢进很少有佝偻病和假骨折线，其骨的囊性透光区常为多房、多发

典型病例

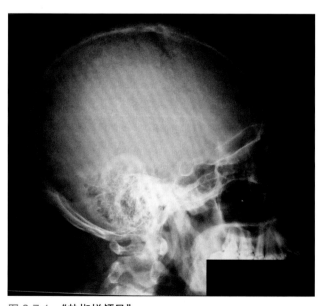

图 8-7-1　"盐椒样颅骨"
肾性骨病疾病晚期，松质骨广泛的小梁吸收导致髓质骨小梁边界不清甚至消失，特征性表现为颅骨的"盐椒样"改变，如图，颅骨内外板交界不清，板障增厚，骨密度减低，呈镶嵌状改变

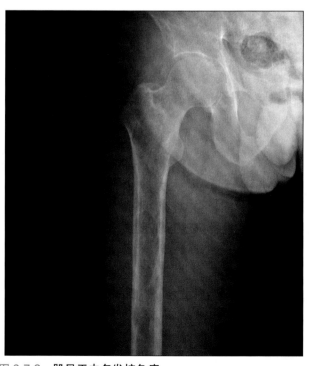

图 8-7-2　股骨干内多发棕色瘤
棕色瘤又称纤维囊性骨炎，常与继发性甲状旁腺功能亢进的其他征象伴发，为多发病灶，如图，可见右侧股骨干多发中心性、边界清晰伴少量硬化缘的骨质破坏灶

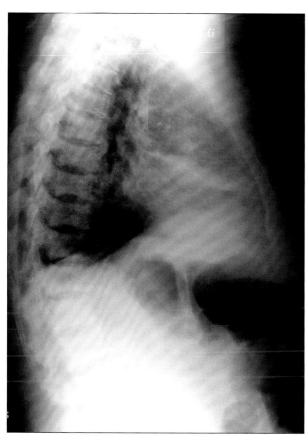

图 8-7-3　腰椎"夹心椎"样改变
肾性骨病患者骨硬化广发存在，以脊柱和颅底较为明显，脊椎以腰椎改变最为明显，如图，腰椎多个椎体及附件一致性骨密度增加，在椎体终板下硬化明显，椎体中央骨密度正常，呈现夹心饼干之三层改变

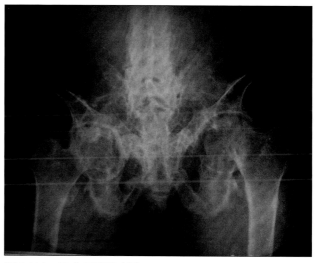

图 8-7-4　骨盆三叶草变形
肾性骨病在成人以骨质软化为主，骨盆轻度变形、双侧耻骨坐骨支和髋臼向内上移位，骨盆入口呈鸡心状或三角形，重者可成三叶状改变

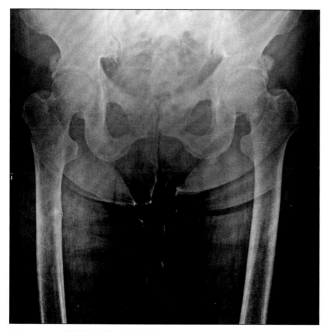

图 8-7-5　股骨上段假骨折线
由于类骨组织钙缺乏，可发生类骨折的假骨折影，如图，右股骨上段可见一不贯穿骨的、与皮质走行方向垂直的数毫米宽的透亮带

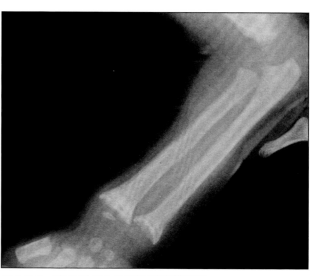

图 8-7-6　肾性骨病儿童期佝偻病样表现
佝偻病样表现见于少年，发生于生长快及承受重力的部位，如图见尺桡骨骨密度明显减低，皮质变薄，干骺端呈杯口状、毛刷状改变

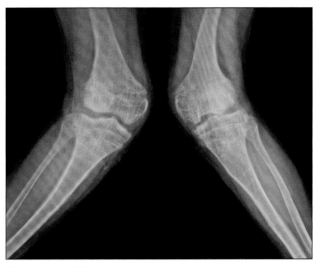

图 8-7-7　X 形腿
双侧膝关节骨密度减低，骨小梁模糊，股骨远侧干骺端及胫骨近侧干骺端增宽，最终引起骨骼变形，如 X 形腿

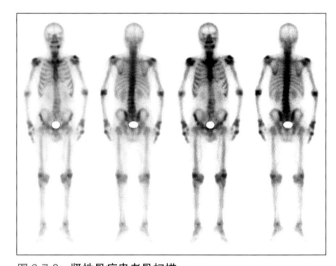

图 8-7-8　肾性骨病患者骨扫描
前、后位显像示颅骨呈普遍性放射性分布浓集，胸骨呈"领带征"，肋骨呈"串珠肋"，躯干骨及四肢骨均可见放射性摄取增加，尽管输尿管及膀胱区可见轻微浓聚，双侧肾却未见明确显影

（程晓光）

重点推荐文献

[1] Jevtic. V. Imaging of renal osteodystrophy. European Journal of Radiology, 2003, 46: 85-95.

[2] 王瑞强, 刘华锋, 陈孝文. 肾性骨病的研究进展. 中国中西医结合肾病杂志, 2005, 6(6): 367-372.

[3] 郎志谨. 肾性骨病的影像学诊断. Journal of Postgraduates of Medicine 2002, 25(5): 14-16.

第 8 节　糖尿病足

【概念与概述】

糖尿病足（diabetic foot，DF）是指糖尿病患者由于合并神经病变及各种不同程度末梢血管病变而导致下肢感染、溃疡形成和（或）深部组织的破坏

【病理与病因】

一般特征

● 一般发病机制

○ 足部动脉硬化导致局部供血障碍

○ 足部神经组织供血障碍导致神经的感觉及运动障碍

● 病因学

○ 糖尿病所致的下肢远端神经异常

○ 糖尿病所致的下肢远端外周血管病变

● 危险因素

○ 老年人

○ 糖尿病知识缺乏者

○ 以往有足溃疡史

○ 神经病变包括感觉、运动和自主神经病变

○ 周围血管病变

○ 有足畸形，如鹰爪足、Charcot 足

○ 足底有胼胝

○ 失明或视力严重减退

○ 合并肾病变，特别是慢性肾衰竭

● 流行病学

○ 在所有的非外伤性下肢低位截肢中，有 40%～60% 是在糖尿病患者中完成的

○ 发生最高的是美国的印第安人居留地的居民，发生率最低的是丹麦和英国一些地区的居民

○ 在发达国家，足溃疡的发生率是糖尿病患者的 4%～10%

○ 在我国，糖尿病患者合并足溃疡率为 12.78%

■ 小于 60 岁组足溃疡发生率为 11.05%

■ 大于 60 岁组足溃疡发生率为 14.44%，足坏疽发生率为 3.4%

【临床表现】

一般表现

- 最常见的体征／症状

间歇性跛行，夜间痛，足下垂时缓解；肢端发凉，脉搏减弱或消失，下肢抬高后皮肤苍白，足皮肤萎缩，毛发脱落，趾甲增厚且生长缓慢，常伴有真菌感染，严重时出现足溃疡、坏疽

- 临床分期
  - 早期病变期：患者常有下肢发凉、麻木，腿部"抽筋"
  - 局部缺血期："间歇性跛行"，即行走一段距离后出现下肢疼痛，被迫停止运动，休息一会儿后可缓解，再次行走一段距离后疼痛即再次出现，随着病情的进展，患者行走的距离越来越短
  - 营养障碍期：静息痛，即患者在不行走休息时出现的下肢疼痛，呈剧烈烧灼样疼痛，以夜间为甚
  - 坏疽期：持续剧烈疼痛，干性溃疡和湿性溃疡，组织缺血坏死，可合并感染，最终导致截肢，严重时还可危及生命
- 缺血分级
  - Ⅰ期：无症状期，仅在激烈运动后感到不适
  - Ⅱ期：正常速度步行时出现下肢疼痛
  - Ⅲ期：静息状态下出现下肢疼痛——静息痛
  - Ⅳ期：静息状态下下肢疼痛，伴有局部营养障碍、营养不良性溃疡、坏疽
  - 常用的分级方法为 Wagner 分级法

流行病学

- 年龄
  - 70～80 岁组所占比例最高，达 37.6%
- 性别
  - 男性＞女性

自然病史与预后

- 糖尿病病程（115.98±90.33）个月，以 10～20 年病程组最高，达 37.60%
- 据国外报道，大约 1% 的糖尿病患者被截肢

治疗

- 基础治疗
  - 合理的膳食结构，将血糖控制并稳定在理想水平，注意调节血脂和控制血压
- 药物治疗
  - 早期、轻度血管狭窄病足的处理

- 定期做下肢血管彩色多普勒或下肢动脉 CT 等检查
- 药物主要用动脉扩张剂，同时用阿司匹林抗血小板聚集
  - 严重血管狭窄病足的处理
    - 前列腺素 E_1
    - α- 受体阻断剂
    - 硝酸酯类
    - 硝普钠
    - 中药制剂
  - 应用抗血栓及溶栓药
  - 应用抗氧化剂，防止动脉粥样硬化斑块的形成，保护血管内皮功能
- 造血干细胞移植
- 介入治疗
- 糖尿病足的外科治疗
  - 血管重建术
  - 溃烂创面覆盖修复术
  - 截趾（脚、肢）术
- 糖尿病足神经病变的治疗
  - 维生素 B_1、维生素 B_{12}、甲钴胺（活性维生素 B_{12}
  - 小牛血去蛋白提取物
  - 神经生长因子
  - 胰激肽原酶
  - 其他

【影像表现】

概述

反映糖尿病足的征象有：

- 足部骨关节有骨质破坏，但无骨质增生及骨膜反应
- 软组织感染可非常严重，但足部骨质却无明显的废用性脱钙
- 可呈多发性化脓性骨关节炎，但骨性关节面大部分完整，关节间隙也无明显狭窄
- 足背动脉、弓动脉或跖骨间动脉可有阶段性钙化

X 线表现

- X 线摄片
  - 骨质疏松及骨干萎缩
    - 足部弥漫性骨密度降低，骨小梁变细，骨皮质变薄，跖趾骨干变细、萎缩，出现纵行或圆形透亮区

- 骨质破坏吸收
  - 发生在本病中晚期，相当于 Wagner 分级的 3~5 级
  - 第一跖趾关节面旁出现骨质缺损区，渐向关节面扩展，关节面形态相对完整
  - 随骨干的吸收破坏，关节面呈图钉状，为本病特点
    - 有时趾骨远端吸收后呈圆锥状或削尖铅笔样，此类患者主要见于 Wagner 分级的 3~4 级
- 退行性骨关节病变
  - 部分跖趾关节间隙变窄，关节面硬化，有骨赘形成
- Charcot 病
  - 骨质吸收破坏累及关节面，关节面碎裂、溶解、关节脱位或半脱位，跗骨间关节可受累（图 8-8-1）
- 软组织改变
  - 无痛性肿胀，部分病例可见软组织内弥漫积气征
  - 部分病例可见"双轨"或"单轨"的线段样小动脉钙化影
- 血管造影

  数字减影血管（DSA）造影为目前糖尿病足下肢动脉病变诊断的"金标准"

  - 糖尿病足患者伴发骨髓炎时出现足背动脉、弓动脉或跖骨间动脉钙化
  - 股动脉管腔内壁可见多处斑块状影，并有不同程度管腔狭窄，狭窄程度达 40%~90%，甚至完全闭塞
  - 合并坏疽者腘动脉狭窄可达 90%，胫前、胫后动脉及腓动脉可完全闭塞
  - 足溃疡及小腿以下麻木者胫前、后、腓动脉影细小
  - 足动脉不显影或部分显影，可伴有侧支循环
    - 严重坏疽者足动脉不显影
    - 坏疽较轻者足动脉部分显影，足部小动脉增多
    - 足溃疡者足动脉显影较细，且足部小动脉稀少
  - 有大动脉闭塞处的局部，侧支细小血管影明显增多

CT 表现

- 普通 CT

  用于评估骨与软组织感染的范围，以决定清创和截肢的范围

  - 能够很好地显示骨坏死的小的骨片和周围关节关系
  - 可评价 X 线平片上的微小异常，如可提示骨感染的骨膜或皮质骨侵蚀
  - 可显示骨髓腔以及软组织异常区域，但不如 MR 敏感
  - 可显示髓腔内气体影，为骨髓炎的诊断提供较多的信息
- 增强 CT
  - DF 患者 CTA 检查均有不同程度的下肢动脉病变，钙化、斑块及侧支循环形成的发生率与 DF 临床分级有一定相关性
  - DF 患侧的动脉与对侧相比，下肢动脉病变范围、程度并无明显加重，提示不仅患侧下肢动脉病变显著，且对侧下肢动脉也存在相应程度的缺血，诱发溃疡和坏疽的可能性亦很大
- 骨密度（BMD）
  - 糖尿病足患者股骨颈、Ward 区、大转子 BMD 明显低于无糖尿病足的糖尿病患者

MRI 表现

- T1 加权
  - 糖尿病足伴发骨髓炎时 T1WI 上骨髓信号强度减低
    - 但此种常被称为原发征象的表现对于糖尿病足患者骨髓炎的诊断有时并不可靠
  - 继发征象如软组织脓肿及蜂窝织炎表现为骨病变及髓腔多有不同程度的水肿，呈片状长 T1 信号，边缘模糊
- T2 加权
  - 骨髓炎在 T2WI 上呈明显高信号
  - 蜂窝织炎及软组织脓肿表现为软组织内异常长 T2 信号，有时可见感染性病灶向骨组织延伸，形成骨髓炎，脂肪抑制 T2WI 显示明显
  - 软组织感染延伸入腱鞘而继发肌腱滑膜炎时，T2 信号强度增加
  - 软组织窦道在 T2WI 上呈直线或弯曲状高信

号，连接缺损骨皮质和皮下软组织，亦可与软组织脓肿相交通

- 增强
  - 增强扫描 T1WI 上骨髓信号强度明显增加，尤其是 T1 抑脂信号
  - 脓肿和窦道壁在应用对比剂后显示较强的增强行为，伴有中心区域的低信号影；而蜂窝织炎却显示均一增强
  - 三维增强 MRA 显示糖尿病足患者外周动脉病变以小腿及足部动脉受累最多且病变程度最重

超声表现

- 彩色多普勒超声（CDFI）
  - DF 患者各血流段的彩色血流充盈缺损，部分狭窄血管段呈明亮血流，或呈杂乱无血流，狭窄后血流变暗
  - 血流动力学检查
    - 胫前、后动脉、足背动脉狭窄段流速增加，狭窄后血管内流速减低、RI 值均减低
  - 波谱形态低平
    - 轻度狭窄者，频带轻度增宽
    - 中度狭窄者，频带增宽明显
    - 重度狭窄者血管完全闭塞，血流加速时间延长，部分失去正常三相波结构
  - 脉冲多普勒显示单向低速血流频谱
    - 收缩期加速时间延长，舒张早期反向血流消失
  - DF 患者彩色多普勒超声与 Wagner 分级相关性
    - 0～1 级，表现为内 - 中膜增厚级粥样硬化斑块形成，少数可见到血管狭窄，远端足背动脉及胫后动脉频谱形态无明显改变
    - 2～5 级，内中膜均增厚，粥样硬化斑块发生率逐渐增多，狭窄程度逐渐加重，并出现血管闭塞
- 踝臂指数（ABI）
  - ABI<0.90 诊断下肢动脉病（LEAD）的敏感性为 90%，特异性为 95%
  - 引起静息痛或溃疡的严重的下肢 LEAD 的 ABI 常小于 0.4

核医学表现

- 三相骨显像
  - 骨髓炎三相骨显像时血流相、血池相及延迟相均可见病灶有放射性浓聚
  - 蜂窝织炎延迟相病变部位放射性浓聚不明显
- ^{67}Ga 显像
  - 病变部位 ^{67}Ga 高于骨显像上磷酸（膦酸）盐示踪剂的摄取，或两者分布形态不一致

支持骨髓炎的诊断

- 核素标记白细胞（^{99m}Tc-HMPAO-WBC 或 ^{111}In-oxime-WBC）
  - 受累骨髓在胶体骨髓显像上表现为放射性缺损区，而在核素标记白细胞显像上则呈放射性浓聚表现

推荐影像学检查

- 对糖尿病足病的影像学检查 X 线平片始终是首选方法
- 如平片正常，而临床高度怀疑骨髓炎，应作 ^{99m}Tc-MDP 扫描或 MRI
  - MRI 对显示软组织和骨髓水肿非常敏感
  - 扫描阴性或可疑，不能排除早期骨髓炎者，应进行 MR 成像检查
- DSA、DUS、三维增强磁共振血管成像（3D-CE-MRA）、CT 血管成像（CTA）是外周血管病变的有效检查手段
  - DSA 是目前探讨糖尿病足下肢动脉病变诊断的"金标准"，但其广泛应用受到限制
  - CTA 正逐渐取代 DSA，对 DF 诊断具有重要意义
    - 操作简单，图像清晰
    - 敏感性、特异性及准确率高
    - 可重复性好
    - 通过侧支循环可以显示闭塞远端血管

【鉴别诊断】

糖尿病足主要为神经血管性骨坏死与感染并存，需与以下疾病鉴别

炎症

- 血管闭塞性脉管炎
  - 因血管完全其多引起干性坏疽，而糖尿病足病多造成湿性坏疽
- 骨髓炎
  - 糖尿病足病的骨关节感染部位无骨质增生及骨膜反应
  - 糖尿病足骨关节感染只出现局限性破坏，关节面可在一个时期内保持不变

代谢性疾病

- 痛风
  - 足部小关节由于痛风石的压迫作用可出现关节旁皮质缺损，但其界限清楚，边缘有硬化征象
  - 临床有明显疼痛，血尿酸增高

感染

- 梅毒
  - 梅毒、麻风等常首先破坏关节，而非糖尿病足的骨破坏始于骨端
  - 梅毒及麻风等病所致神经营养性骨关节病表现，均较糖尿病严重
  - 有特殊病史能与其区别

诊断与鉴别诊断精要

- 糖尿病足骨性关节面往往最后才被累及，甚至骨干完全吸收破坏后，关节面的基本形态仍可保持，呈图钉状改变，此征象为本病特征
- 其他原因的神经营养性骨关节病需结合临床表现及血糖检查

典型病例

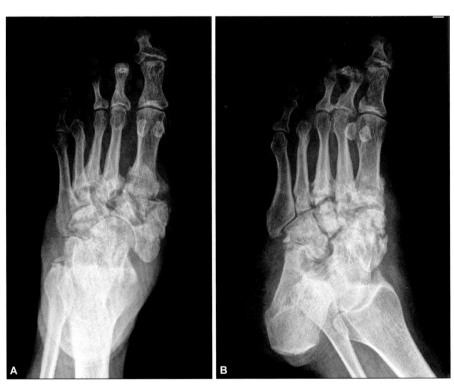

图 8-8-1　糖尿病足

A，B. 左足正斜位片显示第 2~4 跖骨近端及跗骨骨质吸收破坏、碎裂、硬化，多个关节面受累，多个关节脱位或半脱位，多个关节间隙变窄。另见左足第四趾缺如，左足第 1 趾远节趾骨近端凹陷，第 2 趾中远节趾骨屈曲，左足第 1~4 跖骨及第 2 趾近节趾骨局部增粗、硬化

（程晓光）

重点推荐文献

[1] 吴胜勇, 卢山. 糖尿病足的影像学研究近况. 国外医学临床放射学分册, 2000, 5: 257-260.

[2] 许樟荣. 糖尿病足病的病因及流行病学. 中国实用内科杂志, 2007, 27(7): 485-487.

[3] 王华, 王伯胤. 糖尿病足下肢动脉病变影像学诊断研究进展. Chinese General Practice, 2010, 13(8): 2543-2546.

第9节　痛　风

【概念与概述】

　　痛风（gout），尿酸盐晶体沉积于滑膜、关节软骨、韧带、关节囊等组织，造成软骨破坏等，并引起一系列临床症状的疾病

- 原发型痛风（idiopathic Gout，IG），继发型痛风（secondary gout，SG）
- 同义词：足痛风（podagra）

【病理与病因】

一般特征

- 一般发病机制
  - 尿酸的排泄减少
  - 尿酸的生成增多
- 遗传学
  - 复合核型
    - 不同组合中有 X q26-27、578A 位点，16p11-13 等的丢失
- 病因学
  - 原发型：基因缺陷致肾对尿酸的排泄减少或相关代谢酶活性异常等
  - 继发型：某些疾病或药物引起
  - 诱因：高蛋白、高嘌呤饮食，酗酒等
- 流行病学
  - 发病率：有逐年增高趋势，0.84% 左右
  - 明显的种族和地区差异：欧美国家发病率较高
  - 一定的家族聚集倾向：35% 患者的一级亲属有痛风史

大体病理及手术所见

- 关节旁的偏心的分叶状软组织肿块，可见于手、足等关节
- 关节边缘骨质缺损伴增生
- 病程晚期可见软骨下骨质破坏，关节畸形

显微镜下特征

- 急性期：关节滑膜充血水肿等伴尿酸盐晶体沉着

- 慢性期：痛风结节（tophus），关节软骨坏死、软骨下骨质被侵蚀，关节面增生硬化，关节纤维强直及骨性强直
- 穿刺可见白细胞内的针状尿酸盐（urate）结晶

【临床表现】

表现

- 最常见体征／症状
  - 急性期：突发下肢远端单关节疼痛伴红肿，最常见为第一跖趾关节和拇趾
  - 慢性期：多关节、不对称的肿胀、僵硬和畸形
  - 其他体征／症状：瘘管形成，痛风肾病等
- 临床病史：发病前多有高蛋白、高嘌呤饮食，酗酒史等
- 生化检查
  - 高尿酸血症（hyperuricemia）：血尿酸男性 >420μmol/L，女性 >350μmol/L
  - 但只有约 10% 高尿酸血症者发展为痛风

流行病学

- 年龄
  发病通常 >40 岁，女性多于绝经期后发病
- 性别
  男性 > 女性

自然病史与预后

- 首次发作后 1 天至几周可自行缓解
- 首次发作后进入数月至数年的间歇期
- 多数患者 1 年内复发，少数患者终生仅发生一次

治疗

- 药物治疗
  - 急性期：秋水仙碱，非甾体抗炎药，糖皮质激素
  - 间歇期和慢性期：促进尿酸排泄药物，尿酸合成抑制剂
- 激光照射治疗
- 手术治疗

【影像表现】

概述

- 最佳诊断依据：关节旁偏侧性软组织肿胀伴临近骨质缺损
- 部位
  - 跖趾关节、趾间关节，第一跖趾关节为最好发和首发部位
  - 指间关节，掌指关节，踝、膝、腕、肘、骶髂等关节
  - 单一关节发病或多关节非对称性累及
- 大小

  痛风结节数毫米至数厘米
- 形态学

  关节旁软组织肿胀、肿块，临近骨质缺损、增生和关节畸形

X 线表现

X 线摄片（图 8-9-1，图 8-9-2，图 8-9-3，图 8-9-4）

- 首次发作仅能观察到软组织肿胀
- 慢性期
  - 偏心性、非对称性关节旁软组织结节状肿胀（痛风结节），晚期可有斑点状钙化
  - 临近骨质缺损、增生硬化伴骨赘形成
  - 关节间隙正常或可增宽，晚期可变窄、消失，甚至关节脱位

CT 表现（图 8-9-5，图 8-9-6）

- 平扫CT
  - CT 对痛风结节诊断具有一定的特异性，尿酸钠晶体 CT 值 150～200Hu
  - 双能 CT 可以显示关节旁的尿酸盐沉积
  - 痛风结节，可伴钙化，及相邻关节骨质受侵蚀、缺损
- 增强 CT
  - 无特殊意义

MRI 表现（图 8-9-7，图 8-9-8）

- 诊断特异性不强，但可较早发现痛风结节、骨质缺损及滑膜增厚、尿酸盐沉积情况
- 痛风结节信号取决于钙盐的含量
- T1 加权
  - 痛风结节为较均匀低信号
  - 低信号的滑膜积液及骨质缺损，髓内水肿
- T2 加权
  - 痛风结节信号多样，为不均匀等至低信号
  - 滑膜多为等至低信号

- T1 增强
  - 痛风结节和滑膜可明显强化

超声表现

- 有助于尿酸盐晶体和高尿酸血症期及无症状期痛风局部关节炎症的诊断
  - 双边征：关节软骨表面的不规则高回声带——尿酸盐沉积于透明软骨
  - 关节滑膜的云絮状高回声区
  - 亮点灶和高回声融合带
  - 骨质高回声轮廓的破坏

核医学表现（图 8-9-9，图 8-9-10）

- 锝扫描结果
  - 急性期：受累关节放射性增加
  - 慢性期：存在痛风结节处放射性增加

推荐影像学检查

- 最佳检查法
  - CT 显示骨质缺损的特异性最高
  - 超声可显示非常早期的尿酸盐晶体沉着，并可用于痛风结节的测量
- 检查建议
  - MRI 可显示滑膜情况
  - X 线摄片多显示不可逆的结构改变

【鉴别诊断】

- 类风湿关节炎（rheumatoid arthritis）
  - 好发于中青年女性
  - 好发于指间、腕、掌指关节等上肢小关节
  - 肿胀及破坏呈对称性，游走性
  - 类风湿因子多（+），血尿酸正常
  - 无痛风结节
- 假痛风（pseudogout）
  - 无明显性别差异
  - 可双侧对称性，可发生于膝等大关节
  - X 线示平行于骨性关节面的细线样钙化及关节周围钙质沉着
  - 超声检查存在正常的透明软骨面，不规则高回声带位于透明软骨内
  - 无痛风结节，穿刺可见焦磷酸钙（calcium pyrophosphate）结晶
- 退行性骨关节病（degenerative osteoarthropathy）
  - 多发生于中老年
  - 血尿酸正常
  - 无痛风结节
  - 骨质增生硬化，关节间隙变窄

┌───┐
│　　　　　　诊断与鉴别诊断精要
│
│　● 对 X 线示下肢小关节软组织肿胀伴临近骨质缺损的中老年男
│　　 性要考虑痛风
│　● 存在痛风结节或穿刺发现尿酸盐结晶可诊断痛风
│　● 血尿酸正常可以考虑排除痛风
└───┘

典型病例

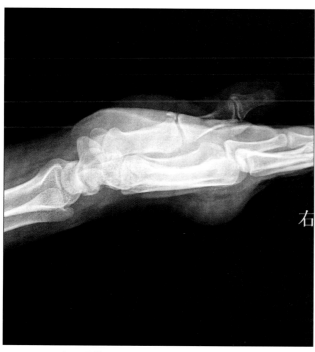

图 8-9-1　痛风结节
右手侧位 X 线片示右侧掌骨背侧软组织肿胀，其内密度稍高，未见相邻骨质明显缺损

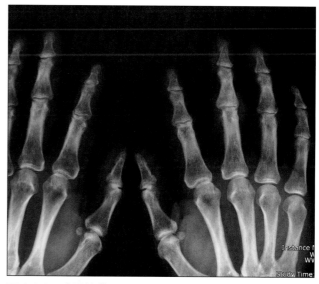

图 8-9-2　痛风结节
双手正位 X 线片示右侧第三近节指骨周围软组织肿胀，右侧第三近节指骨外缘骨质可见缺损

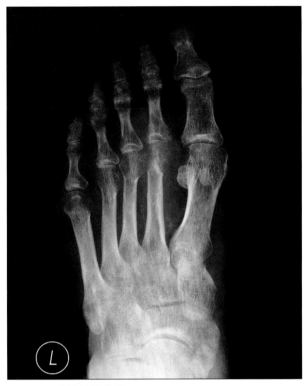

图 8-9-3　痛风性关节炎
左足正位 X 线片示左侧第 2、3 跖骨远端软组织肿胀，左侧第 2、3
跖骨远端骨质可见缺损

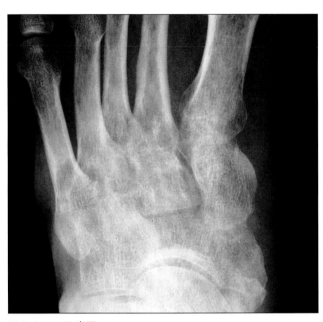

图 8-9-4　足痛风
左足正位 X 线片示左足内侧跗骨旁软组织肿胀，内可见不规则高密
度影，并可见周围跗骨骨质缺损

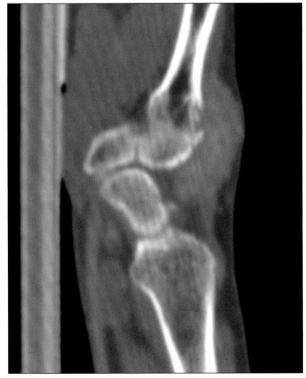

图 8-9-5　腕痛风性关节炎
腕关节矢状位 CT 平扫（骨窗）示第 1 掌骨近端与大多角骨周围偏
背侧见不规则密度较高团块状影，第 1 掌骨及大多角骨骨质被侵蚀，
可见骨质缺损

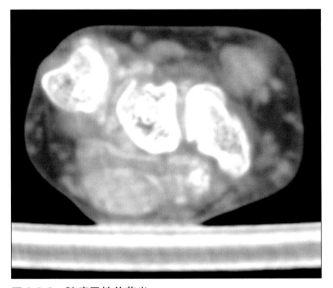

图 8-9-6　腕痛风性关节炎
腕关节轴位 CT 平扫（软组织窗）示腕骨背侧软组织内的高密度肿
块，其内可见多发斑片状钙化，其旁多个腕骨可见骨质缺损

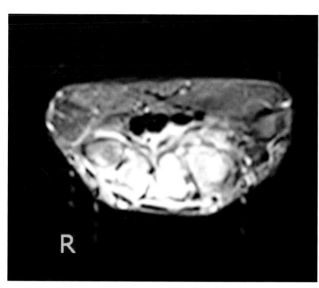

图 8-9-7　腕痛风性关节炎
腕关节 MRI 平扫轴位 T2WI 示腕骨周围滑膜软组织增厚，显示为 T2 高信号，腕骨骨质缺损不明显

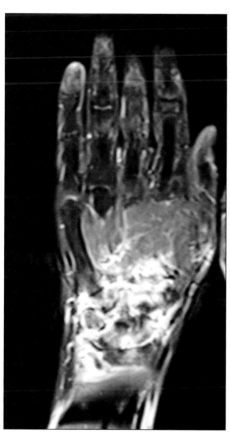

图 8-9-8　腕痛风性关节炎
腕关节 MR 冠状脂肪抑制增强 T1WI 示腕骨周围滑膜组织广泛增厚并强化

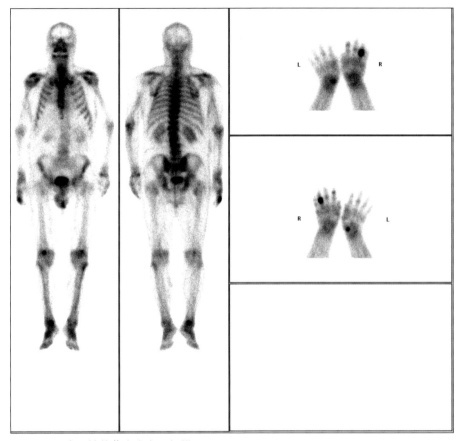

图 8-9-9　痛风性关节炎全身骨扫描
骨扫描前后位。右环指近节指骨术后，局部放射性分布异常浓集；左腕、右膝及右踝关节可见多处点状放射性分布增高

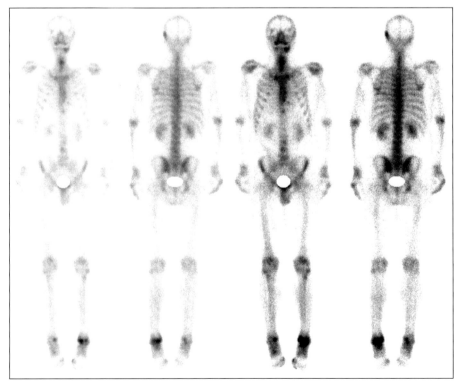

图 8-9-10　痛风性关节炎全身骨扫描
骨扫描前后位。双踝关节放射性分布不均匀增高，左踝明显；双侧第 1 跖趾关节点状放射性分布增高；左颞部放射性分布不均匀增高

（程晓光）

重点推荐文献

[1] 陆再英, 钟南山. 内科学. 北京: 人民卫生出版社, 2010: 830-834.
[2] Fernando P R, Nicolad, Aranzazu U, et al. Imaging of gout: findings and utility. Arthritis Research and Therapy, 2009,
11(3): 232 -239.
[3] NAOMI S. Diagnosis of gout: clinical, laboratory, and radiologic findings. The American Journal of Managed Care, 2005, 11(15): S443-S450.

主要参考文献

[1] 刘超, 祝群. 痛风与高尿酸血症的分子流行病学研究进展. 实用老年医学2005, 19(6): 284-287.
[2] 钱梓静, 汤锡华, 王舒, 新生儿病毒性肝炎并发佝偻病——附50例X线分析. 中华传染病杂志, 1986, 4(3): 136-138.
[3] Ali RM, Green DW, Patel TC. Scheuermann kyphosis. CurrOpin Pediatr, 1999, 11(1): 70-75.
[4] Lewiecki EM. Vertebral fracture assessment. Current Opinionin Endocrinology & Diabetes, 2006, 13(6): 509-515.
[5] 林明强, 宋文静, 姚占成. 原发性甲状旁腺功能亢进性骨病的影像学表现. 临床放射学杂志, 2010, 29(3): 409-411.
[6] McDonald DK, Parman L, Speights VO. Best cases from the
AFIP: Primary hyperparathyroidism due to parathyroid adenoma. Radio Graphics, 2005, 25:829-834.
[7] Killinger Z, Payer J, Lazúrová I, et al.Arthropathy in acromegly.Rheumatic diseases clinics of North America, 2010, 36(4): 713-720.
[8] Resnick D. Pituitary disorders. M D Resnick(Ed): Diagnosis of bone and joint disorders. 4th ed. 人民卫生出版社, Health Sciences Asia, Elsevier Science, 2002, 2003-2025.
[9] 张家云, 宋亭, 董天发, 等. 学龄前儿童原发垂体性生长激素缺乏症的MR影像学表现. 放射学实践, 2010, 25(10): 1090-1093.

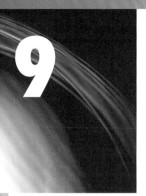

9 关节退行性疾病

第1节　概述与检查方法

一、概述

【概念与概述】
- 关节退行性疾病（degenerative arthropathy of joint）是以关节软骨损伤和软骨下骨增生、骨赘形成为特点的非炎症性疾病
- 全身关节均可累及，好发负重关节如膝、髋关节和脊柱及手的小关节
- 别名：骨关节炎（osteoarthritis），退行性骨关节病（degenerative osteoarthrosis），肥大性关节炎（hypertrophic arthritis），变形性关节炎（deformed arthritis）等

【病理与病因】
一般特征
- 一般发病机制
  - 机械性和生物性因素相互作用，关节软骨和软骨下骨的合成与降解失去平衡，关节不能承受生理应力，加重关节软骨破坏
- 分型
  - 原发性（特发性）：无既往病变
  - 继发性：有解剖畸形、代谢性疾病、炎症性关节炎及创伤等原发关节疾病或邻近关节的疾病累及、影响到关节
- 相关因素：年龄、职业、体重以及女性的雌激素水平等
- 遗传学：在某些特殊类型如广泛性骨关节炎伴 Heberden 结节存在者
- 流行病学：我国 50 岁以上人群的患病率约为 50%

显微镜下特征
- 负重区早期表现为关节软骨变色、变薄、粗糙，后期有明显裂缝、溃疡形成和大面积侵蚀，随后软骨下骨质裸露、囊变
- 非负重区，骨软骨小体形成

【临床表现】
表现
- 关节疼痛、肿胀、活动受限，椎管狭窄致脊髓受压表现等
- 局部压痛、关节摩擦音、畸形、功能障碍，手、足小关节可见骨端膨大

实验室检查
- 无明显异常，伴滑膜炎者可红细胞沉降率增快、C 反应蛋白增高
- 滑液检查可有轻度炎症改变

流行病学
- 年龄：<40 岁继发性多见，>50 岁多为原发性，患病率随年龄增长而增高
- 性别：在轻度和脊柱退变，男性＝女性；重度和老年、累及手部小关节者，女性＞男性；总体女性＞男性

自然病史和预后
- 缓慢进展，晚期关节畸形

治疗
- 调节生活方式、物理、药物治疗（对症、抗炎、软骨保护剂）
- 严重者可手术治疗

【鉴别诊断】
- 类风湿关节炎

- 好发年龄 30～50 岁
- 四肢关节，特别是手足小关节对称性受累，有骨侵蚀、骨质疏松及关节特殊畸形
- MRI 示滑膜增生和血管翳
- 类风湿因子阳性
- 强直性脊柱炎
  - 好发年轻男性
  - 椎间隙正常，无横向生长的骨赘形成，双侧骶髂关节炎是其早期表现
  - 脊柱早期表现为椎小关节模糊，晚期呈"竹节样"改变
  - HLA-B27 阳性

【影像表现】

- X 线表现
  - 难发现早期关节软骨改变，但仍是常规首选检查，可追踪病情变化
  - 影像特点：关节间隙不对称变窄，软骨下骨质硬化、囊变（图 9-1-1）以及骨赘形成，关节内游离小体，关节畸形和半脱位
- CT 表现
  - 敏感性较高，横断面成像及三维重建，有助于对关节畸形的整体观察（图 9-1-3）
  - 骶髂关节、小关节显示优良
  - 组织分辨力仍低，难显示关节软骨早期病

变及骨髓内水肿
- MRI 表现
  - 软组织分辨力高，可显示关节软骨、关节内结构及骨髓水肿、软骨下囊变、关节积液等（图 9-1-2）
  - 多平面多参数成像，无盲区，无创伤，可三维重建关节软骨
  - 软骨成像技术可以早期诊断、监测病变及评估治疗效果
  - 增强扫描显示滑膜增生
- 超声表现
  关节积液，肌腱撕裂检查，高频超声可有助于发现关节软骨和滑膜改变
- 核医学表现
  - 关节周围核素聚集，有助于早期诊断及范围评估，但缺乏特异性
- 关节镜
  - 观察关节腔内，软骨表面，但对关节软骨、半月板内部不能显示，存在盲区，为有创检查

推荐影像学检查
- 最佳检查方法：MRI
- 首选 X 线平片
- CT 为重要补充

典型病例

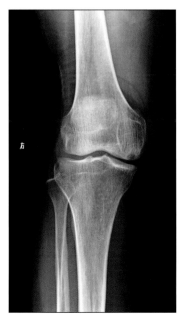

图 9-1-1 右膝关节 X 线平片检查
右膝关节退变，关节面硬化，股骨内髁关节面下骨质可见小囊状透亮影

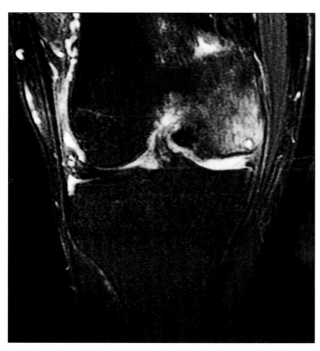

图 9-1-2 右膝关节 MRI 检查
同图 9-1-1 患者右膝关节退变。冠状位 T2WI-FS 序列显示股骨内髁关节面下骨髓水肿，软骨下骨质小囊变呈高信号影，关节腔少量积液

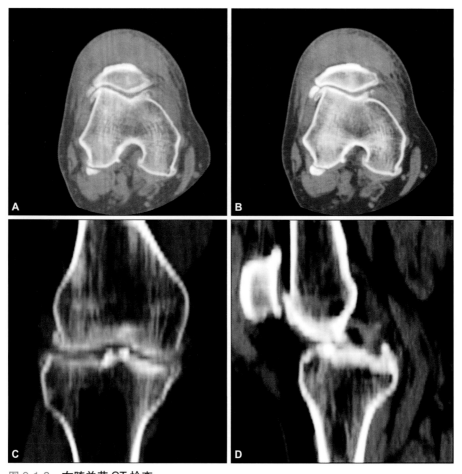

图 9-1-3 右膝关节 CT 检查
A，B. 轴位 CT 平扫；C. 冠状位重建；D. 矢状位重建。右膝关节退变，股骨内外髁及髌骨关节面硬化，边缘骨赘形成，关节间隙变窄

（刘斯润 段丽霞）

重点推荐文献

[1] Moskowitz RW著, 王学谦译. Osteoarthritis: diagnosis and medical/surgical management[M]. 天津: 天津科技翻译出版公司, 2005: 3-43, 187-220.

[2] Resnick D. Diagnosis of Bone and Joint Disorders[M]. 4th

ED. 北京: 人民卫生出版社, 2002: 1271-1466.

[3] 管剑龙. 骨关节炎的实验室和影像学诊断. 诊断学理论与实践, 2006, 5(4): 289-291.

第2节 关节软骨退行性变

【概述】

关节软骨组织学特点

依据软骨细胞和基质的成分与形态变化, 关节软骨自浅向深分为四层 (图 9-2-1):

- 浅表层: 最薄, 胶原纤维密度大, 与关节面平行
- 移行层: 软骨细胞代谢活性高
- 放射层: 最厚, 胶原纤维垂直关节面走行进入钙化层, 部分到达软骨下骨, 使关节软骨牢固附着于骨; 软骨细胞柱状排列, 蛋白多糖浓度高而水含量低
- 钙化层: 不含蛋白多糖, 软骨细胞和水含量很少
- 潮线是放射层和钙化层的分界线, 标志关节软骨的成熟, 由一束细纤维组成

关节软骨退行性变 (degeneration of cartilage) 的病理分期

- 早期: 基质损伤或改变, 最表层纤维化断裂, 表面纤绒样改变
- 中期: 蛋白酶释放, 软骨变薄, 负重关节面糜烂, 软骨细胞出现增殖反应
- 晚期: 细胞增殖减退、进行性凋亡, 表现为软骨缺损, 软骨下骨质增生硬化和囊变, 骨赘 (骨软骨小体) 形成

【影像表现】

X 线表现

- 关节间隙变窄及软骨下骨质硬化等提示中晚期软骨病变
- 不能直接显示关节软骨

CT 表现

- 切线位可见软骨变薄、灶性缺损
- 为密度成像, 无法了解软骨内部结构

MRI 表现

- 可以直接显示关节软骨的信号及形态改变 (图 9-2-3)
- 分期
  - Ⅰ期: 一过性肿胀, 增厚, T2WI 信号增高
  - Ⅱ期: 进一步分为 2 期:
    - Ⅱa: 表面毛糙, PDWI 及 3D-FS-SPGR 小锯齿状改变
    - Ⅱb: 出现小囊状病灶, 呈弥漫虫蚀样小圆形长 T1 长 T2 信号影
  - Ⅲ期: 明显变薄或部分缺损, 但低信号钙化层完整
  - Ⅳ期: 全层缺损伴软骨下骨质硬化或囊变

超声表现

- 高频超声可有助于发现关节软骨病变

关节镜表现

- 可观察软骨的表面变化, 检查存在盲区

推荐影像学检查

- 最佳检查方法: MR
  - 常规序列: T1WI、T2WI+PDWI
  - 最佳序列: 3D-GRE 如 3D-FS-SPGR、DESS 等
- 关节软骨早期病损的 MR 检查技术 (图 9-2-4 至图 9-2-6)
  - DWI: 退变时软骨水含量增加, 扩散阻力降低, ADC 值升高
  - Gd-DTPA 直接或间接关节造影: 退变蛋白多糖丢失, 带负电荷的 Gd-DTPA 在软骨内增多, 缩短 T_1 时间, 关节内或静脉注射 Gd-DTPA 后延迟扫描, 病灶 T1WI 信号增高
  - 弛豫率测定: T1、T2、T2* 值的测定, 其中 T2 弛豫时间的长短与软骨内水的含量成正比, 与胶原纤维含量呈反比, 病变软骨内 T2 值明显高于正常

诊断与鉴别诊断精要

- 50 岁以上多发，或有原发关节疾病史
- 全身关节均可累及，好发于负重关节
- 关节间隙变窄、骨赘形成，MRI 示关节软骨损伤
- 血液学检查基本正常

典型病例

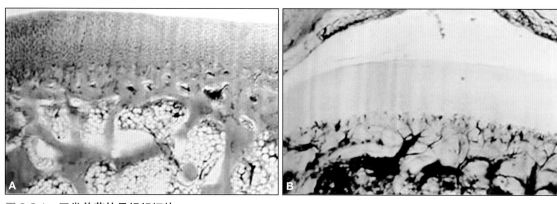

图 9-2-1　正常关节软骨组织切片
A.HE 染色；B.墨汁毛细血管染色。正常关节软骨组织切片示关节软骨表面光滑，软骨四层结构显示清晰，其内无血管染色

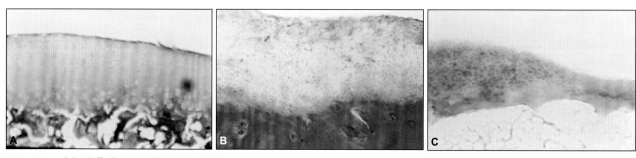

图 9-2-2　病损关节软骨 HE 染色组织切片
A.关节软骨肿胀，软骨细胞陷窝部分空虚，表面毛糙；B.关节软骨坏死，部分为纤维肉芽组织替代；C.部分关节软骨完全缺损

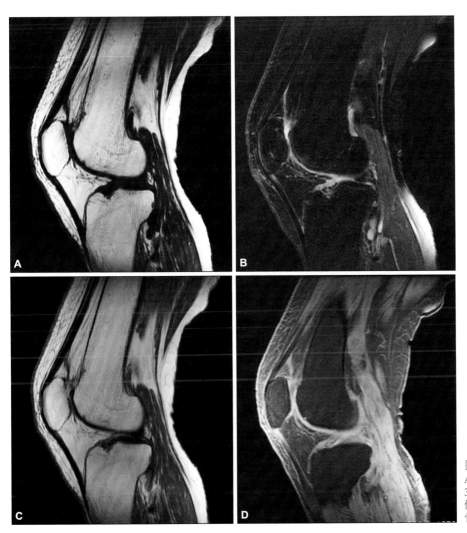

图 9-2-3　右膝关节 MRI 矢状位检查
A. T1WI；B. T2WI-FS；C. PDWI；D.
3D-FS-SPGR。右膝关节软骨退变，股骨外
侧髁关节软骨变薄并局部小缺损，关节软
骨下骨质可见小点状异常信号影

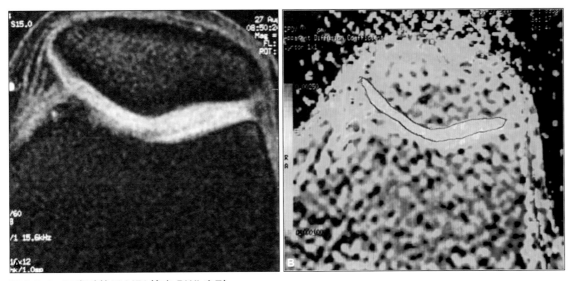

图 9-2-4　正常髌软骨 MRI 检查 DWI 序列
A.高分辨 SPGR 序列；B.融合彩色 DWI-ADC 图。正常髌软骨形态结构完整，信号均匀，边缘光滑，显示以蓝色为主

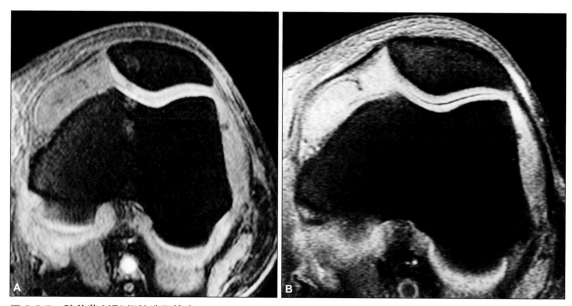

图 9-2-5 膝关节 MRI 间接造影检查
A. 静脉注射钆对比剂后即时扫描示髌骨外侧关节面局部信号略低，不均匀；B. 两小时后延时扫描显示髌骨外侧关节面髌软骨局部变性，信号略高

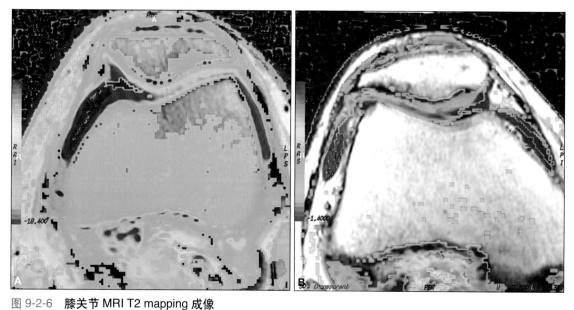

图 9-2-6 膝关节 MRI T2 mapping 成像
A. 正常髌股关节，关节软骨表面光滑，颜色均匀；B. 髌股关节退变，关节软骨变薄并部分缺损，表现为颜色不均匀，以淡黄色和红色为主

（刘斯润　段丽霞）

重点推荐文献

[1] 卫小春. 关节软骨. 北京: 科学出版社, 2007: 10-15, 170-177.
[2] 冷晓明, 刘斯润. MRI技术在诊断关节软骨病变中的应用. 上海医学影像杂志, 2001, 10（2）: 147-149.
[3] 朱天缘, 刘斯润. 早期骨关节炎关节软骨改变的MR成像. 国外医学临床放射学分册, 2003, 26（4）: 241-243.

第 3 节　四肢小关节退行性病变

一、手、足指趾小关节退行性变

【概念与概述】
- 包括手部掌指关节、指间关节及足部跖趾、趾间关节
- 手的指间关节退变较常见，尤其在中年绝经后妇女，典型者双手多指受累，出现指间关节骨性增大，可伴有掌指关节间隙变窄
- 足部以第一跖趾关节踇强直（hallux rigidus）常见

【病理与病因】
一般特征
- 遗传学：在伴有远端指间关节 Heberden 结节者有家族聚集现象
- 病因学：职业相关部位好发，发生于第一跖趾关节者常继发于创伤后
- 流行病学：原发性以手的小关节较多见

显微镜下特征
- 除关节软骨变性、坏死外，易出现广泛性关节间隙变窄，与其应力分布均匀和软骨广泛受损有关

【临床表现】
表现
- 关节疼痛、膨大和活动受限，体检可见 Heberden 结节
- 远节指骨水平偏移（蛇样畸形），踇趾外翻

实验室检查
- 原发广泛性者可红细胞沉降率加快、C 反应蛋白增高

流行病学
年龄：手关节退变多见于中老年女性
性别：发生在手，女性＞男性（10 倍）；发生在足，男性＞女性

自然病史和预后
- 缓慢发展，晚期关节畸形

治疗
- 对症止痛、抗炎、局部封闭治疗
- 无效者可行外科治疗

【影像表现】
概述
- 最佳诊断依据

- 关节受累双侧不对称，关节间隙变窄，软骨下骨硬化，骨赘形成
- 远端指间关节 Heberden 结节
- 手常先累及远端指间关节，足常见于第一跖趾关节

X 线表现
- 指间关节
  - 常先累及远端指间关节，可双手多指同时受累，不对称
  - 关节面起伏不平，关节间隙不均匀变窄
  - 骨性增大（远端指间关节 Heberden 结节，图 9-3-1）
  - 关节面硬化，边缘骨赘形成
  - 关节畸形（远端指骨向桡侧或尺侧偏移，图 9-3-2）
  - 受累关节背侧软组织内因凝胶状小囊肿而局限性增厚，密度增高
- 掌指关节
  - 伴发于远端和近端指间关节病变，第一掌指关节较多见
  - 关节间隙均匀变窄
  - 掌骨头囊性病损及骨赘
  - 可伴近节指骨尺偏和掌侧半脱位
- 足
  - 常见于第一跖趾关节，外侧跖趾关节较少见
  - 关节间隙变窄、骨硬化和骨赘
  - 踇强直及踇外翻（hallux valgus）（图 9-3-4）
  - 足趾趾间关节：有明显的关节间隙变窄和轻度软骨下硬化，可伴足趾弯曲或畸形

MRI 表现
- 关节软骨病损，关节间隙狭窄，骨赘形成
- 软骨下骨质改变，骨髓水肿
- 增强扫描见滑膜线状或绒毛状强化

【鉴别诊断】
- 类风湿关节炎（图 9-3-3）
  - 双手对称性分布，远端指间关节少受累
  - 周围骨质疏松、关节面边缘侵蚀
  - 半脱位、鹅颈畸形和钮孔样畸形常见
  - 无骨赘形成
  - 类风湿因子阳性
- 二羟基焦磷酸钙晶体沉积症（calcium

hydroxyapatite crystal deposition disease）
- ○ 软骨下骨的囊变较大
- ○ 掌骨头塌陷和碎裂、明显的钩样骨赘

- ○ 关节内和关节周围钙化和碎屑
- ○ 可为掌指关节孤立病变

诊断与鉴别诊断精要

- 双手多指远端指间关节受累，不对称，关节间隙不均匀变窄，关节面硬化，边缘骨赘形成
- 类风湿关节炎双手对称性，远端指间关节少受累、周围骨质疏松、边缘侵蚀、无骨赘形成、类风湿因子阳性

典型病例

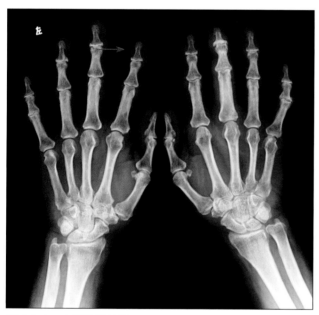

图 9-3-1 小关节退行性
双手 X 线正位片。双手多发指间关节及左侧第一掌指关节退变，可见 Heberden 结节（箭头所示），关节间隙变窄，关节面骨质硬化及囊变，骨赘形成

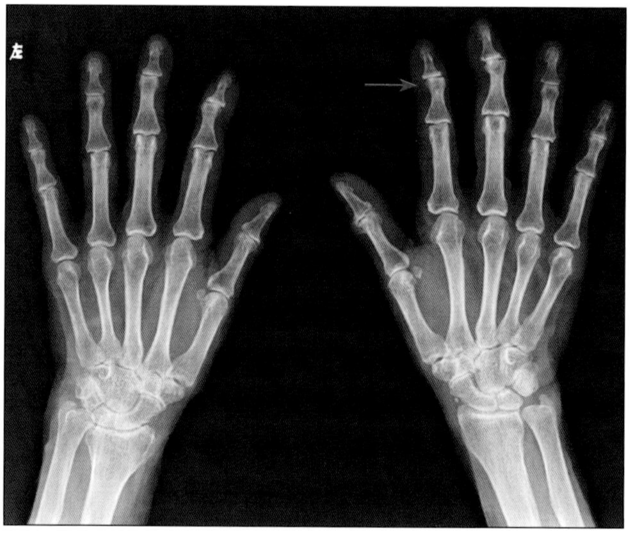

图 9-3-2 小关节退行性
双手 X 线正位片。双手多发远节指间关节退变，以第 2 指、第 3 指明显，关节间隙变窄，关节面骨质硬化、骨赘形成，伴远端指骨向桡侧偏移（箭头所示）

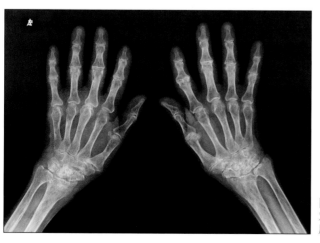

图 9-3-3 类风湿关节炎
双手 X 线正位片。双手多发近节指间关节及腕关节受累，关节边缘侵蚀、周围骨质疏松，无骨赘形成

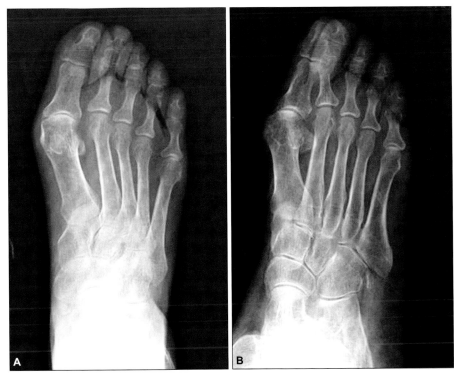

图 9-3-4　小关节退行性变

左足 X 线片。A. 正位；B. 斜位。左足关节退变，第一跖趾关节踇趾外翻、关节面硬化，远节趾间关节间隙变窄、骨质增生

重点推荐文献

[1] Resnick D. Diagnosis of Bone and Joint Disorders[M]. 4th ED. 北京：人民卫生出版社，2002：1304-1308，1359-1370.

[2] 吕厚山，孙铁铮，刘忠厚. 骨关节炎的诊治与研究进展. 中国骨质疏松杂志，2004，10（1）：7-22.1361-1368.

二、腕、踝及跗骨间关节退行性变

【概念与概述】

● 包括腕关节、踝关节及跗骨间关节的退行性病变

● 腕关节退行性变多在桡侧分布，右侧多于左侧（右利手之故）

● 第一跗跖关节退行性变较常见，余跗跖关节及踝关节的退行性变少见，多继发于创伤

【病理与病因】

一般特征

● 病因学

○ 原发性者多累及腕部的大多角骨 - 掌骨 / 舟骨间隙

○ 腕部其他关节和踝关节多为创伤和职业诱发

【临床表现】

表现

○ 关节疼痛、僵硬、膨大、乏力和失用

○ 局部压痛、关节活动受限以及方形手畸形

实验室检查

○ 无明显异常

治疗

○ 理疗，局部封闭及抗炎治疗

○ 必要时可手术治疗

【影像表现】

概述

● 最佳诊断依据

○ 关节间隙变窄，软骨下骨硬化，MRI 软骨及软骨下改变

○ 部位：腕关节桡侧和跗骨关节的第一跗跖关节易受累

X 线表现

● 腕关节

○ 多局限于第一腕掌关节（多角骨掌骨关节）以及腕中关节的多角骨舟骨间隙（图 9-3-5）

○ 关节间隙变窄

○ 软骨下骨硬化和囊样变、骨碎裂，骨赘形成

○ 掌骨基底桡侧半脱位

○ 关节肿胀

● 踝关节（图9-3-7）

○ 关节间隙变窄

○ 软骨下骨硬化

○ 关节周围骨赘形成

● 跗骨关节

○ 原发者以第一跗跖关节常见，距舟关节偶发

○ 关节间隙变窄和骨硬化

○ 足底和后方跟骨韧带起止点赘生物，通常界限清楚

CT表现

薄层高分辨和三维重建显示骨病变，不易显示关节软骨早期改变

MRI表现（图9-3-6，图9-3-8）

● T1WI、T2WI、3D-FS-SPGR等序列显示关节软骨的病损

● T2 WI-FS可见关节软骨下小囊变，骨髓水肿，韧带病变和关节积液

● 增强扫描可示滑膜增生

【鉴别诊断】

● 类风湿关节炎

○ 双腕病变对称分布

○ 骨质疏松

○ 病变不止发生于腕部桡侧，有滑膜增生和边缘骨侵蚀

○ 无骨赘形成

○ 红细胞沉降率加快，类风湿因子阳性

● 痛风性关节炎

○ 周围软组织呈偏心结节状肿胀，内可见钙化

○ 关节间隙大多正常

○ 慢性患者广泛的骨侵蚀或破坏，晚期关节间隙均匀变窄

○ 血尿酸升高

诊断与鉴别诊断精要

● 关节间隙变窄，关节面硬化，骨赘形成，MRI软骨及软骨下改变

● 临床诊断必须结合影像学表现和临床症状体征

● 关节间隙正常和广泛骨侵蚀有助于排除本病

典型病例

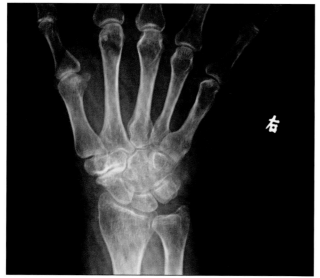

图9-3-5　骨间关节退行性变
右腕X线正位片。右腕关节退变，多角骨舟骨间隙变窄，软骨下骨硬化、小囊变

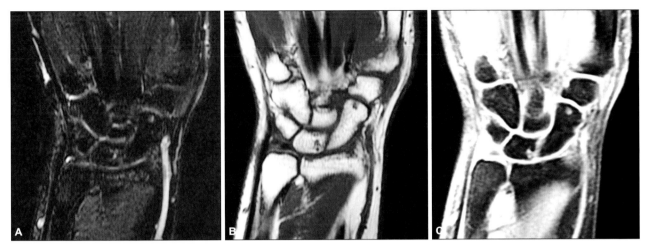

图 9-3-6　**骨间关节退行性变**
右腕关节 MRI。A.冠状位 T2WI-FS；B.冠状位 T2WI；C.冠状位 3D-FS-SPGR。右腕关节退行性变，多角骨、舟骨及月骨软骨变薄，关节间隙变窄，关节面下骨髓内可见小圆形长 T1、T2 信号影

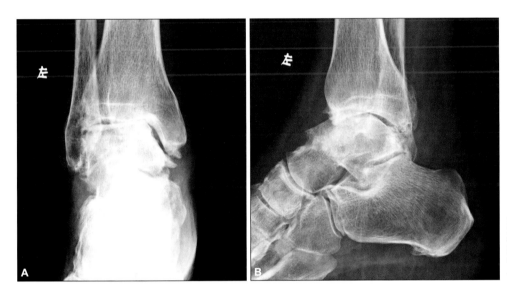

图 9-3-7　**骨间关节退行性变**
左踝关节 X 线平片。A.正位；B.侧位。左踝关节退行性变，关节间隙不均匀变窄，软骨下骨硬化及囊变，骨赘形成

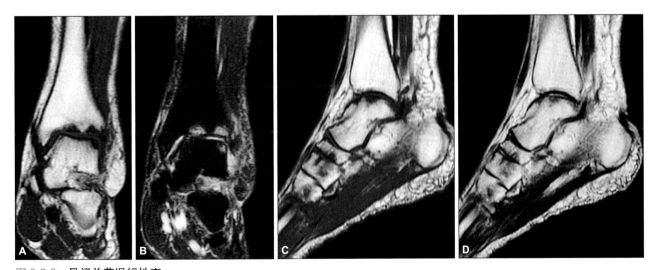

图 9-3-8　**骨间关节退行性变**
左踝关节 MRI。A.冠状位 T1WI；B.冠状位 T2WI-FS；C.矢状位 T1WI；D.矢状位 T2WI。左踝关节及跗骨间关节退行性变，踝关节及跗骨间关节间隙变窄，胫骨和距骨关节面骨质增生，关节面下骨髓水肿在 T1WI 上呈局限性低信号、T2WI-FS 呈高信号

重点推荐文献

[1] Resnick D. Diagnosis of Bone and Joint Disorders[M]. 4th ED. 北京: 人民卫生出版社, 2002: 1308-1313, 1359-1361.

[2] 吕厚山, 孙铁铮, 刘忠厚. 骨关节炎的诊治与研究进展. 中国骨质疏松杂志, 2004, 10（1）: 7-22.

三、腕关节撞击综合征

【概念与概述】

- 尺侧腕部撞击综合征（ulnar-sided wrist impingement syndrome）是指尺骨头、尺骨茎突与腕三角纤维软骨盘、月骨及三角骨发生撞击，骨软骨损伤
- 腕尺侧过重负载而引起腕部尺侧的软组织血供和滑液营养障碍，韧带、关节软骨及三角纤维软骨磨损致尺骨、月骨及三角骨发生退行性变
- 腕部尺侧疼痛及功能障碍
- 同义词：尺骨撞击综合征（ulnar impaction syndrome）、尺骨茎突撞击综合征（ulnar styloid impingement syndrome）、尺侧撞击综合征

【病理与病因】

一般特征

- 一般发病机制
  - 腕尺侧部分关节过度负荷，应力通过尺骨、三角纤维软骨复合体传导至月骨和三角骨，关节接触压增高，导致关节软骨磨损和关节退行性变
- 病因学：先天性或动力性尺骨变异，桡骨骨折短缩导致相对尺骨过长等
- 显微镜下特征

  三角纤维软骨复合体发生退行性改变，磨损、破坏甚至穿孔，月三角骨间韧带损伤，尺骨、月骨及三角骨的并置关节面关节软骨损伤，软骨下骨质增生及囊变

【临床表现】

表现

- 腕尺侧活动时伴有疼痛，尤其旋前握拳时活动受限明显
- 体检发现局部压痛，尺腕压力试验阳性

关节镜检查

- 金标准，直观关节软骨、韧带改变
- 兼具诊断和治疗作用
- 有创伤性

自然病史和预后

- 逐渐进展，晚期创伤性骨关节炎

治疗

- 避免反复负荷，夹板固定，抗炎
- 手术减轻尺腕负荷，尺骨短缩术或尺骨头切除术

【影像表现】

概述

- 最佳诊断依据
  - 尺骨远端相对桡骨远端长 2mm 以上，尺腕关节间隙变窄，骨质硬化
  - 软骨下骨骨质改变，骨髓水肿
  - 尺骨软骨和月骨软骨、三角纤维软骨复合体改变及月三角骨间韧带的断裂

X 线表现

  - 可发现尺骨变异及创伤因素：尺骨远端相对桡骨远端长 2mm 以上等
  - 尺腕关节间隙变窄
  - 软骨下骨质改变：月骨、三角骨的尺骨关节面和尺骨头的硬化、囊变和骨赘形成
  - 很难显示及准确评估早期的软骨改变

CT 表现

  - 可以显示平片不易发现的软骨下骨的小囊变

MR 表现

  - 有助于软骨早期病变及三角纤维软骨复合体病变
  - 尺骨软骨和月骨软骨软化、三角纤维软骨复合体变薄，甚至穿孔
  - 月三角骨间韧带的断裂
  - 软骨下骨髓水肿（图 9-3-9）
  - 辅助关节造影显示三角纤维软骨撕裂更加清楚

放射性核素骨显像表现

  - 尺月及尺三角关节区域浓聚，特异性不高

推荐影像学检查

- 最佳检查法：MR 检查及 X 线检查

【鉴别诊断】

- 月骨缺血性坏死（Kienböck disease）
  - 好发生于年轻男性，没有明确诱因
  - 在 T1WI 上月骨弥漫异常信号
  - 无三角骨、尺骨头骨质异常及尺骨变异等

改变
- 骨内腱鞘囊肿
  - 在 MRI 上接近水的信号，边缘锐利
- 没有伴发三角骨和尺骨头的信号改变
- 大多无临床症状

诊断与鉴别诊断精要

- 尺骨远端相对桡骨远端长 2mm 以上
- 月骨、三角骨的尺骨关节面和尺骨头的硬化、囊变和骨赘形成，以及骨髓水肿

典型病例

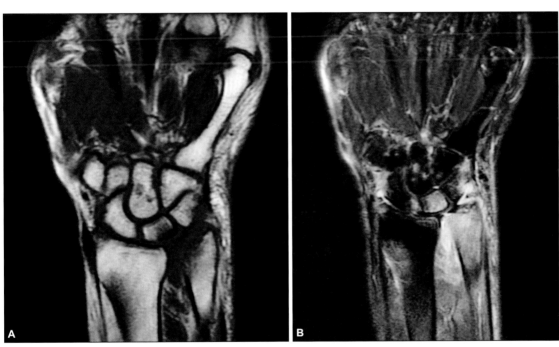

图 9-3-9 **腕关节撞击综合征**
右腕关节 MRI。A. 冠状位 T1WI；B. 冠状位 T2WI-FS。右腕关节尺腕撞击综合征，月骨、三角骨及尺骨头骨髓水肿，三角纤维软骨复合体正常形态消失，尺桡关节间隙增宽

重点推荐文献

[1] Zahiri H, Zahiri CA, Ravari FK. Ulnar styloid impingement syndrome[J]. International Orthopaedics, 2010, 34(8): 1233-1237.
[2] Imaeda T, Nakamura R, Shionoya K, etal. Ulnar Impaction Syndrome: MR Imaging Findings[J]. Radiology, 1996, 201(2): 495-500.
[3] 王植, 田德润, 宫可同, 等. 尺骨撞击综合征的MRI表现. 天津医科大学学报, 2010, 16(3): 499-501.

四、踝关节撞击综合证

【概念与概述】

- 踝关节撞击综合征（impingement syndromes of the ankle）是指各种原因引起的踝关节内或关节周围组织发生摩擦、挤压和撞击而产生疼痛的一组疾病，多见于运动员和体育爱好者

【病理与病因】

一般特征

- 一般发病机制
  - 创伤或炎症等引起关节内正常和（或）病理组织间相互撞击，破坏关节软骨
  - 继发关节退行性改变
- 病因学
  - 创伤或炎症等关节疾患为诱因，职业运动员易受累
- 分类
  - 骨性撞击和软组织撞击两类
  - 按发生部位分前外、前方、前内及后方撞击综合征，以前外侧撞击更常见
    - 前外撞击综合征
  - 骨性撞击：关节退变并距胫关节前外缘骨赘形成，或骨软骨骨折形成游离体
  - 软组织撞击：关节内翻损伤或旋后扭伤，外踝韧带以及下胫腓前韧带及其远侧束发生断裂、增生以及瘢痕形成，嵌入外侧沟内受到撞击，又称为"半月板样损伤"
    - 前方撞击综合征
  - 骨性撞击，距骨颈或胫骨远端关节面前缘骨赘相互撞击所致（图 9-3-10），足球运动员的前方撞击多为直接创伤所致，又称足球踝
    - 前内撞击综合征
  - 骨性撞击：距骨内侧或内踝骨软骨骨折或骨软骨炎，陈旧性外踝不稳造成踝内侧反复撞击
  - 软组织撞击：外旋或外翻扭伤可造成内踝韧带和内侧关节囊撕裂，踝关节跖屈内翻时嵌入内踝后缘和距骨内侧壁之间，病理表现与前外侧相似
    - 后方撞击综合征
  - 概念：反复或急性跖屈损伤造成距骨及其周围组织受到挤压、撞击，引起骨性或软组织性病变产

生后踝疼痛症状，包含距胫关节后内和后外侧软组织撞击
  - 骨性撞击：距后三角骨损伤，距骨外侧突过长或骨折，跟骨后突过长，后踝游离体形成等
  - 软组织撞击：异位肌肉，例如第 4 腓骨肌、跟腓内在肌，胫距和距下关节滑膜增生及后踝间韧带嵌入等引起

显微镜下特征

- 韧带撕裂、软组织瘢痕形成
- 关节内滑膜炎性增生、肥厚
- 关节软骨损伤，骨软骨小体形成，受撞击局部骨质增生硬化、骨赘形成，后期创伤性关节炎

【临床表现】

表现

- 有踝关节扭伤史
- 损伤部位疼痛，肿胀，活动受限，可伴有"打软"感，休息后部分缓解
- 损伤部位相对应的关节间隙压痛
- 局部关节间隙压痛，撞击试验阳性，踝关节被动跖屈 / 背伸结合内翻 / 外翻时诱发疼痛）

关节镜检查

- 兼具诊断和治疗作用，属有创性检查

自然病史和预后

- 逐渐进展，晚期引起创伤性骨关节炎

治疗

- 保守治疗：理疗、制动及抗炎，局部封闭治疗
- 保守治疗无效者行关节镜清理术，或对关节不稳定进行重建手术

【影像学表现】

概述

- 最佳诊断依据
  - 撞击部位的关节软骨损伤，骨赘形成
  - 部分软组织撞击综合征亦可出现撞击局部的软组织和骨髓水肿

X 线表现

- 全面评估胫距关节面，特别是骨性结构异常引起的撞击
- 陈旧性骨折
- 撞击局部关节面两侧的骨赘、骨质硬化、软骨下囊变
- 双踝内翻应力位片对照可鉴别有无踝关节不稳
- 关节肿胀

CT 表现

- 能够准确判断撞击部位的骨质硬化和骨赘位置，三维成像更有诊断价值

MR 表现

- 对除外其他情况及解释病变有帮助，显示关节内多种结构的改变
  - 关节软骨病损，软骨下骨质硬化或骨赘形成
  - 韧带损伤，滑膜增生，关节囊增厚等软组织异常
  - 软组织及骨髓水肿
- 显示 X 线平片不能分辨的隐性损伤（局部骨小梁骨折）

- 关节肿胀积液时，诊断准确率更高

超声表现

- 显示软组织增厚及关节积液，帮助穿刺定位

推荐影像学检查

- 最佳影像检查方法：MR 检查及 X 线检查

【鉴别诊断】

- 跗骨窦综合征
  - 距下关节炎或滑膜炎
  - 跗骨窦区疼痛，可局部注射局麻药物，行诊断性治疗以确定
  - MR 跗骨窦区内 T2WI 异常高信号

诊断与鉴别诊断精要

- 关节软骨损伤，关节面硬化，骨赘形成，软组织及骨髓水肿
- 弥漫结节状增厚的关节囊，滑膜增生、半月板样小体形成

典型病例

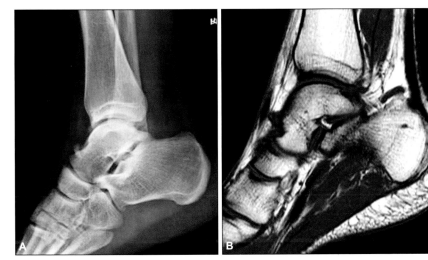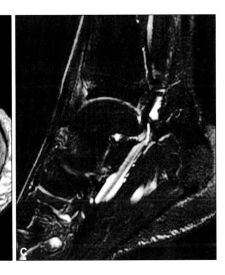

图 9-3-10　踝关节撞击综合征
左踝关节。A. X 线平片；B. 矢状位 T1WI；C. 矢状位 T2WI-FS。左踝关节前方骨性撞击综合征，胫距骨相对骨面前缘骨赘形成，胫骨下端关节面骨质增生，软骨下骨髓水肿

（刘斯润　段丽霞）

重点推荐文献

[1] Robinson P. Impingement syndromes of the ankle[J]. Eur Radiol, 2007, 17（12）: 3056-3065.

[2] Robinson P, White LM. Soft-Tissue and Osseous Impingement Syndromes of the Ankle: Role of Imaging in Diagnosis and Management[J]. RadioGraphics, 2002, 22(6): 1457-1471.

[3] 王正义. 足踝外科学. 北京: 人民卫生出版社, 2006: 117-122.

第4节 四肢大关节退行性变

一、肩关节退行性变

【概念与概述】

肩关节退行性变 (degenerative osteoarthropathy of shoulder)

- 肩关节较少严重的骨关节病，多继发创伤、其他疾病，如骨骺发育不良、肢端肥大症、内源性褐黄病、血友病、羟基磷灰石晶体以及二羟基焦磷酸钙沉积症

【病理与病因】

一般发病机制

- 关节软骨的病损
- 软骨下骨异常
  - 软骨下骨小梁细微骨折
  - 骨折修复致骨硬度增加、软骨表面的暴露，关节内压力增高
  - 软骨挫伤致滑液侵入，软骨下囊肿形成

遗传学

- 关节松弛的遗传易感因素、II型胶原缺陷、Heberden 结节

病因学

- 创伤
- 职业：投掷运动员
- 年龄：50 岁以上

【临床表现】

表现

- 肩部疼痛
- 活动受限

自然病史与预后

- 逐渐进展，晚期关节畸形

治疗

- 预防：避免创伤及过度运动
- 保守：休息、理疗、药物
- 手术：晚期症状严重患者

【影像表现】

概述

- X 线平片是首选及主要的检查手段，诊断早期病变及观察肩袖需 MRI

X 线 /CT 表现（图 9-4-1，图 9-4-2A）

- 骨赘形成
  - 沿肱骨头关节边缘，最常见于头下内侧
  - 解剖颈、大小结节及肱二头肌腱沟内及其周围
  - 盂唇关节窝附着线，关节边缘前部和下部多见
- 肱骨头关节面的局部或全部象牙化（硬化）
- 关节间隙变窄
- 肩袖肌腱钙化
- 肱骨头相对肩盂抬高
- 肩峰肱骨间隙变窄
- 肱骨头和肩峰并置骨面的囊性及槽样缺损

MRI 表现

- 关节软骨病损，关节间隙狭窄
- 肩袖损伤（图 9-4-2B）
  - 在 T2WI 压脂序列上肩袖肿胀，信号不均匀增高，如冈上肌腱、肩胛下肌腱、喙肱韧带、肱二头肌长头腱、冈下肌腱等
  - 撕裂部位可见纤维断裂及 T2WI 高信号影
  - 肌腱萎缩、纤维化（肌腱本身就是胶原纤维），T2WI 低信号影（肌腱正常就是很低信号），肌腱的退变主要表现为 T1WI 和 T2WI 上信号增高
  - 冈上肌肌腱撕裂最常见，除信号改变外尚可见肩峰下、三角肌下滑囊积液
- 关节面软骨下囊肿：
  - 软骨下骨的受压部位多发、大小不一（2～20mm）囊状病灶
  - T1WI 低信号、T2WI 高信号
- 少量关节积液，长 T1、T2 信号

【鉴别诊断】

- 骨坏死（bone necrosis）
  - 髓腔内见为低信号反应带围绕的坏死区是骨缺血坏死有特征性的 MRI 表现
  - 明显的软骨下骨塌陷
  - 关节间隙正常
  - 继发退行性关节病鉴别诊断较困难

诊断与鉴别诊断精要

- X 线及 CT 显示关节面骨质硬化、骨赘形成，关节间隙变窄
- MRI 可显示关节面软骨下小囊肿、软骨改变、肩袖改变及关节腔积液等

典型病例

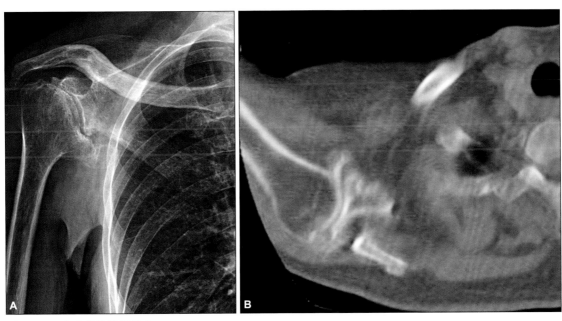

图 9-4-1　右肩关节退行性变
A. 前后位 X 线平片；B. CT。钩型肩峰，肱骨头形态失常，肱骨头及关节盂可见骨赘形成

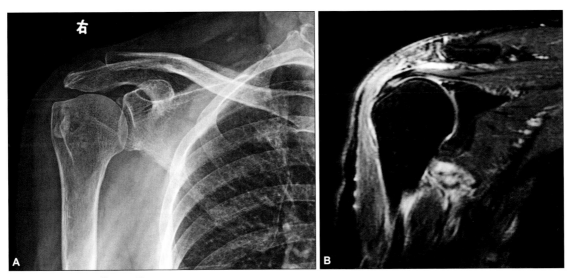

图 9-4-2　右肩关节退行性变
A. 前后位 X 线平片；B. MR T2WI-FS 冠状位。图 A 示肱骨大结节局部密度增高，肩胛盂缘可见骨赘形成；图 B 示冈上肌肌腱增厚且信号不均匀增高；肩峰下滑囊积液在 T2WI 压脂序列呈高信号

重点推荐文献

Zacher J, Carl HD, Swoboda B, et al. Imaging of osteoarthritis of the peripheral joints[J]. Z Rheumatol, 2007, 66(3): 257-266.

二、肩峰下撞击综合征

见第 11 章第 1 节之六

三、肘关节退行性变

【概念与概述】

肘关节退行性变（degenerative osteoarthropathy of elbow joint）

- 不常见，常继发于事故或职业性（矿工和钻工）创伤、软骨发育不良，老年人肱桡部分的旋转和铰锁运动，而肱尺部分则相对少见

【病理与病因】

一般发病机制

- 关节软骨的异常，病理应力作用
- 软骨下骨异常
  - 创伤、异常运动
  - 软骨下骨小梁细微骨折
- 职业：矿工和钻工
- 年龄：无特殊

【临床表现】

表现

- 肘部疼痛
- 活动受限

自然病史与预后

- 逐渐进展，晚期关节畸形

治疗

- 预防治疗：避免创伤及过度运动
- 保守治疗：休息、理疗、药物

- 手术治疗：晚期症状严重患者

【影像表现】

概述

- 首选 X 线平片

X 线 /CT 表现（图 9-4-3，图 9-4-4）

- 病变主要发生在肱桡间隙
  - 骨赘形成：主要于肱三头肌腱在鹰嘴处的附着点处
  - 关节囊内游离体
  - 骨质硬化、软骨下骨质密度增高
  - 关节间隙变窄
  - 囊肿形成、软骨下骨多发小囊状透亮影

MR 表现

  - 软骨病损、关节间隙狭窄
  - 关节软骨下骨髓水肿
  - 关节软骨下囊肿

  多发；大小不一（2 ~ 20mm）囊状病灶，长 T1、T2 信号

【鉴别诊断】

- 大骨节病（Kashin-Beck disease osteoarthrosis deformaris endemica）
  - 多为儿童和青少年
  - 骨端增大
  - 鹰嘴窝加深，鹰嘴突和肱骨下端增大，桡骨小头变形
  - 尺、桡骨长短不齐，尺桡关节脱位
  - 其他关节也有骨端增大、关节间隙狭窄和骨质增生等改变

诊断与鉴别诊断精要

- 肘关节退行性变不常见，一般多见于矿工和钻工或继发创伤后
- X 线及 CT 显示关节面骨质硬化、骨赘形成，关节间隙变窄
- MRI 可显示关节面软骨下小囊肿、软骨改变、骨髓水肿及关节腔积液等
- 与大骨节病的主要鉴别要点为后者表现为多关节骨端增大、关节间隙变窄和骨质增生

典型病例

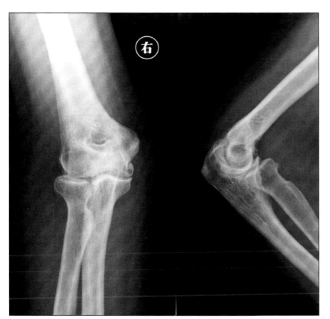

图 9-4-3　肘关节退行性变
正侧位 X 线平片，显示尺骨冠突骨质增生；关节间隙变窄

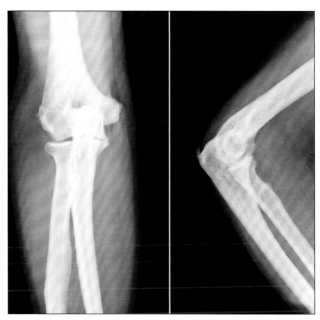

图 9-4-4　肘关节退行性变
正侧位 X 线平片，显示鹰嘴起止点肱三头肌附着处骨赘；肘关节间隙稍变窄

重点推荐文献

张铎, 孟恒, 张永良. 大骨节病的影像与临床. 中国地方病防治杂志, 2006, 21(5): 317.

四、髋关节退行性变

【概念与概述】

髋关节退行性变（degenerative osteoarthropathy of hip）

- 髋关节退行性改变较常见，多有明显的症状和体征，严重者可致残
- 同义词：髋关节骨关节炎，老年性髋关节病（malum coxae senilis）

【病理与病因】

一般发病机制

- 关节软骨病损
- 软骨下骨异常
- 异常负重
- 发育畸形、扁平髋

【临床表现】

表现

- 疼痛：可局限于髋关节或牵涉到其他部位
- 活动受限：旋转和伸展明显，疼痛导致髋内旋

能力减小

- 屈曲畸形

自然病史与预后

- 逐渐进展，晚期关节畸形

治疗

- 保守治疗：休息、理疗、药物
- 手术治疗：晚期严重者髋关节置换术

【影像表现】

概述

根据正位 X 线片中股骨头和髋臼的相对位置分为几种类型：

- 上方移位型
  - 最常见，占 35% ~ 50%，股骨头相对于髋臼向上方移位
  - 再分类为上外侧型和上内侧型（倾斜畸形）
  - 上外侧型占 15% ~ 50%，女性多见（图9-4-5，图 9-4-6，图 9-4-7）
    - 伴有进行性内旋和外展丧失，最终导致

髋关节屈曲、内收、外旋

- X线片上，股骨头向上方移动，关节间隙变窄
- 股骨头外侧和髋臼的硬化、骨赘形成，软骨下囊肿明显
- 股骨头外侧扁平，可伴有明显外移，关节间隙内下部增宽
- MR可见髋臼软骨和股骨头外侧软骨丢失

○ 上内侧型占35%～50%，男性多见，相对年轻时即出现症状（图9-4-8）

- X线片上，早期股骨头向上移位，外1/3关节间隙变窄，内侧间隙增宽，继而股骨头上部进行性骨吸收、变平，股骨头逐渐向内沉积致倾斜畸形，晚期关节内下部分骨赘较外侧多
- 髋臼和股骨毗邻部分骨质硬化
- 股骨头内面和下面、髋臼和股骨外侧骨赘形成
- 股骨头和髋臼上外侧软骨下囊肿
- MR可见股骨头上部和内部软骨丢失

● 内侧移位型（图9-4-6）

○ 占10%～35%，常为双侧对称，女性多见
○ 髋外展及旋转受限，伴屈曲变形
○ X线片示

- 股骨头内侧移位伴内侧关节间隙变窄及外侧关节间隙相应增宽
- 轻中度髋臼内陷畸形伴髋臼中央和下方骨密度增高
- 髋臼和股骨外侧及股骨内侧骨赘形成
- 股骨颈内侧可见骨质增生

○ MR检查，股骨头中央部及下面的软骨丧失明显，可有小的软骨下囊肿

● 轴向移位型（图9-4-7）

○ 不常见；关节间隙弥漫或向心性丧失导致股骨头轴向移位，与类风湿关节炎相似
○ 骨赘形成程度低于其他类型

○ 与上移型相比，更常伴有Heberden结节

● 混杂移位型

○ 很少见，股骨头上外侧象限有楔形区域骨塌陷，导致橡实形股骨头
○ 受力部明显凹陷，可能与骨质疏松或其他疾病有关
○ 与原发性股骨头缺血坏死并存时也有同样表现，检出坏死须查MRI

【鉴别诊断】

● 移位类型

○ 轴向移位型与类风湿关节炎鉴别要点为退行性变存在骨赘和硬化但没有关节侵蚀、骨质疏松以及严重的髋臼内陷
○ 轴向移位伴有硬化和骨赘时，应注意与强直性脊柱炎、焦磷酸钙结晶沉积症及尿黑酸尿症等鉴别
○ 向上移位型合并骨硬化、囊肿及骨赘偶可见于焦磷酸钙结晶沉积症或骨坏死伴继发性退行性关节病

● 硬化、囊肿及骨赘

○ 焦磷酸钙结晶沉积症股骨头碎裂及塌陷比退行性关节病明显
○ 神经性关节病有相当程度的骨碎裂、塌陷及骨赘
○ 强直性脊柱炎髋部常伴有特征性的股骨外侧骨赘
○ 骨坏死除非处于晚期，常保留关节间隙
○ 肢端肥大症关节间隙保留，甚至增宽

● 髋臼内陷

○ 常出现在股骨头向内移位型，这种内陷常为轻度
○ 中重度髋臼内陷伴有关节间隙广泛丧失（轴向移位）可见于类风湿关节炎、强直性脊柱炎、佩吉特病、感染、家族性疾病或继发于肿瘤、放射、外伤的髋臼破坏者

诊断与鉴别诊断精要

- 髋关节退行性变较常见
- X 线及 CT 显示髋关节间隙变窄，髋臼缘骨质增生，关节面骨质硬化
- MRI 可显示关节面软骨下小囊肿、软骨改变、软骨下骨质改变
- 主要与类风湿关节炎鉴别，退行性变存在骨赘和硬化但没有关节侵蚀、骨质疏松以及严重的髋臼内陷

典型病例

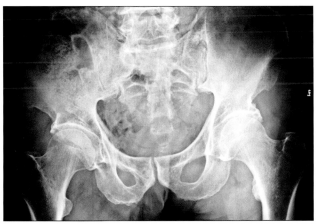

图 9-4-5　髋关节退行性变
正位 X 线平片。显示双髋关节退行性变上外侧移位型，右股骨头向外上方移动，外上方关节间隙变窄，髋臼外缘骨质增生

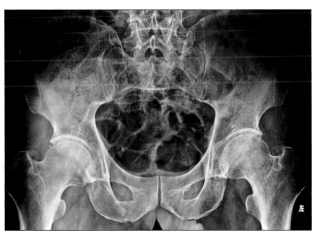

图 9-4-6　髋关节退行性变
正位 X 线平片。显示双侧髋关节退行性变上外侧移位型，双侧股骨头向外上方移动，外上方关节间隙变窄，内下方关节间隙增加

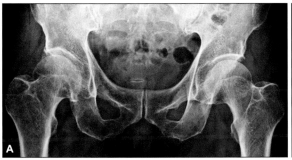
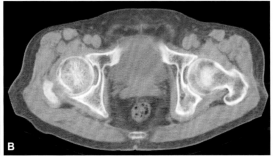

图 9-4-7　双侧髋关节退行性变
A.正位 X 线平片；B.CT 骨窗。显示双侧髋关节退行性变上外侧移位型，外上后方关节间隙变窄，髋臼面骨质硬化，股骨头、髋臼外缘见骨质增生

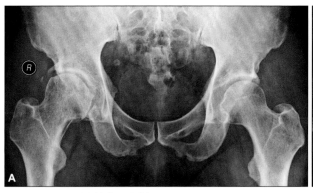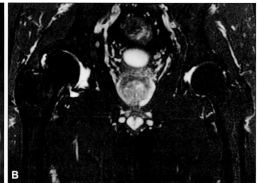

图 9-4-8　双侧髋关节退行性变

A. 正位 X 线平片；B. MR T2WI-FS 冠状位。图 A 示右侧髋关节退行性变上内侧移位型并撞击综合征，右侧髋臼缘、股骨头外侧及内侧见骨质增生，关节面骨质硬化，内外侧关节间隙均变窄；图 B 示右侧髋关节间隙变窄，软骨变薄，外上缘软骨部分缺损，关节囊积液

重点推荐文献

[1] Flugsrud GB, Nordsletten L, Reinholt FP, etal. Osteoarthritis[J]. Tidsskr Nor Laegeforen, 2010, 130(21): 2136-2140.

[2] Scott D. Osteoarthritis of the hip[J]. Am Fam Physician, 2010, 81(4): 444.

五、髋臼撞击综合征

见第 11 章第 4 节之四

六、膝关节退行性变

【概念与概述】

膝关节退行性变 (degenerative osteoarthropathy of knee)

- 膝关节是持重大关节之一，是退行性变最常见的部位。膝关节退行性变是老年人常见病，且是老年人膝关节活动障碍的主要原因

【病理与病因】

病因

- 手术、创伤、成角畸形、骨坏死、剥脱性骨软骨炎
- 肥胖，尤其是女性

发病机制

- 关节软骨丧失，导致关节间隙变窄，特别是负重的膝关节内侧间隙
- 膝关节单位面积应力的增加导致软骨丧失加剧，软骨下骨质改变，半月板病变也可导致关节软骨退变

病理

- 骨表面的软骨变性、坏死和裸露、骨质硬化、软骨下囊性病灶及骨赘形成
- 髌骨有变化占 81%，髁间凹 65%，胫骨外髁 64%，胫骨内髁 55%，股骨内髁 43%，股骨外髁 30%

【临床表现】

表现

- 膝关节疼痛最常见
- 膝关节僵硬、触痛、肿胀、发热
- 受累膝关节偶有大量积液及腘窝囊肿
- 晚期，膝内翻、失稳、软组织萎缩

自然病史与预后

- 逐渐进展、晚期关节畸形、关节纤维性强直

治疗

- 保守治疗
  - 减少膝关节活动
  - 减轻体重
  - 物理疗法
  - 关节内注射药物，如透明质酸
  - 非甾体类抗炎药
- 关节镜及手术治疗
  - 膝关节镜手术是最有效的治疗方法
  - 严重者可行膝关节置换术

【影像表现】

X 线表现（图 9-4-9A，图 9-4-10A，图 9-4-11A）

- 关节间隙变窄，特别是内侧胫股间隙
- 关节面硬化，更常见于胫骨
- 关节边缘骨质增生，骨赘形成
- 髁间嵴变尖

- 软骨下囊肿，胫骨较明显
- 关节内游离体

CT 表现

- 可显示 X 线平片的主要表现
- 半月板表现：轮廓异常、边缘毛糙，钙化；半月板裂隙征，半月板真空征等
- 关节腔积液
- 膝关节囊密度增高，前后径增宽，滑膜增厚
- 有时可显示腘窝囊肿

MR 表现

- 关节软骨的退变和损伤（图 9-4-9B，9-4-10B，9-4-11-B）
  - 0 级：信号及形态正常
  - Ⅰ级：关节软骨内有局部的异常信号影，软骨表面光整，层次清楚
  - Ⅱ级：软骨内出现异常信号影，软骨表面不光整，层次欠清楚
  - Ⅲ级：软骨缺损，软骨下骨质暴露
- 半月板的异常表现
  - 半月板变性、撕裂、盘状

- 韧带慢性损伤：交叉韧带、髌韧带粗细不均，松弛，信号增高
- 软骨下骨囊变，呈长 T1 长 T2 信号，周边低信号环
- 关节边缘骨赘形成，关节面骨质增生，均呈低信号
- 关节内游离体，呈类圆形低信号
- 关节囊内积液，长 T1 长 T2 信号

推荐影像学检查法

- X 线平片 +MRI

【鉴别诊断】

- 类风湿关节炎：骨质疏松，关节内外侧间隙均变窄，可见大的滑膜囊肿，明显的畸形少见
- 焦磷酸钙结晶沉积症：明显的骨质硬化，大的滑膜囊肿，明显的畸形少见
- 骨坏死：保留关节间隙，可见骨性关节面下陷或碎裂
- 痛风：有骨侵蚀及明显的关节间隙变窄，痛风结节形成

诊断与鉴别诊断精要

- 膝关节退行性变十分常见，X 线平片为主要诊断方法之一
- X 线检查表现为骨质增生、骨赘形成、关节间隙变窄（内侧多见）、关节面硬化、关节内游离体、关节面下小囊变
- MRI 可显示软骨变薄、缺失，软骨下小囊肿，关节囊肿胀，关节腔积液，半月板及韧带改变等
- 与其他疾病鉴别的要点为关节间隙内侧变窄、罕见大的滑膜囊肿、晚期可见明显的关节畸形

典型病例

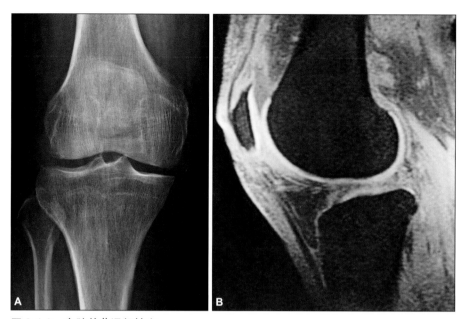

图 9-4-9　右膝关节退行性变

A. 正位 X 线片；B. 矢状位 MR 3D-FS-SPGR。图 A 示胫骨、股骨外侧髁及髁间隆起骨质增生；图 B 示股骨软骨退变 Ⅰ～Ⅱ级，软骨变薄，表面尚光整

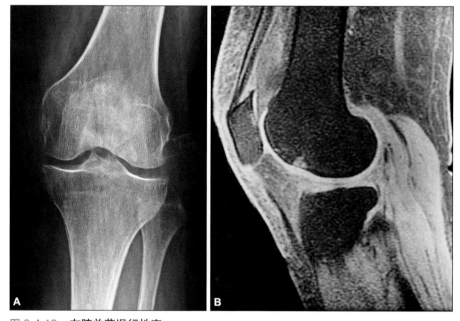

图 9-4-10　左膝关节退行性变

A. 正位 X 线片；B. 矢状位 MR 3D-FS-SPGR。图 A 示股骨内外髁、髁间隆起骨质增生；图 B 示股骨软骨退变Ⅲ级，软骨下骨质改变

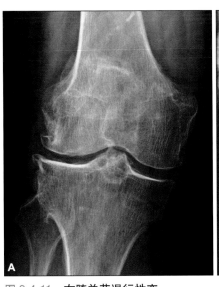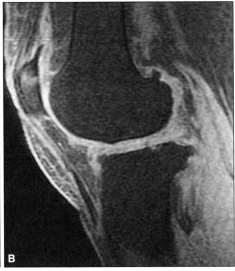

图 9-4-11　右膝关节退行性变
A. 正位 X 线片；B. 矢状位 MR 3D-FS-SPGR。图 A 示股骨、胫骨内外髁，髁间隆起骨质增生；图 B 示股骨及髌骨软骨退变Ⅲ~Ⅳ级，软骨局部变薄缺失，软骨下骨质暴露

重点推荐文献

[1] 王书智, 孙军, 毛存南, 等. 膝关节退行性骨关节病的MRI表现. 放射学实践, 2004, 19(4): 250-252.
[2] 齐旭红, 温智勇, 任冰, 等. 膝关节退行性骨关节病的X线平片与MR影像诊断比较. 中国CT和MRI杂志, 2007, 5(1): 42-43.
[3] 王守玉, 顾浩, 白瑞霞. 膝关节退行性骨关节病X线和CT的影像学表现. 当代医学, 2009, 15(18): 92-93.

七、髌骨软化症

【概念与概述】

髌骨软化（chondromalacia patella）

- 是髌骨软骨面因慢性损伤后，软骨肿胀、龟裂、破碎、侵蚀、脱落，最后与之相对的股骨髁也发生相同病理改变，而形成髌股关节的骨关节病

【病理与病因】

病因及发病机制

- 生物力学因素
  ○ 创伤学说认为创伤累及软骨是重要病因
  ○ 髌骨不稳定学说，高位髌骨、低位髌骨、髌骨倾斜、髌骨半脱位或脱位造成髌骨关节面上压力增大、分布异常，引起软骨损伤
  ○ 髌股压力学说：髌股关节应力失衡导致软骨退变
- 生物化学因素
  ○ 自身免疫学说：抗Ⅱ型胶原抗体、免疫球蛋白 IgG、IgA、IgM、补体 C_3 参与自身免疫反应
  ○ 软骨营养障碍：关节液的分泌及成分发生异常，影响髌软骨正常的营养和生理生化过程，促使软骨变性
  ○ 软骨溶解学说
    ■ 软骨细胞合成大量胶原酶释放到软骨基质，造成软骨破坏
    ■ 胶原酶含量与应力降低的髌骨内侧面软骨变性的严重程度呈正相关

关节镜所见分期

- Ⅰ期：表面光滑，触之变软
- Ⅱ期：水泡样肿胀
- Ⅲ期：表面不规则蟹肉样，局部变薄
- Ⅳ期：溃疡、软骨下骨暴露

【临床表现】

表现

- 初期为髌骨下疼痛，稍加活动缓解，运动过久加重，休息后渐消失
- 髌骨边缘压痛
- 伸膝位挤压或推动髌骨有摩擦感，伴疼痛

- 下蹲起立、上下楼、上下坡或走远路后疼痛加重

流行病学

- 可见于任何年龄，多见于 40 岁以上

自然病史与预后

- 逐渐进展，晚期关节畸形

治疗

- 非手术治疗
  - 抗炎镇痛药物：阿司匹林、布洛芬、双氯芬酸钠等
  - 理疗、针灸：高中低频电疗、磁疗、物理分子波
  - 封闭或关节腔注射激素、玻璃酸钠
  - 按摩、功能锻炼：股四头肌收缩、蹲马步、夹球练习等
  - 中药治疗：阳和汤、右归丸等
- 手术治疗
  - 传统治疗：外侧支持带松解、髌韧带止点内移、髌韧带重叠缝合、髌骨关节面清理术、胫股结节前移髌股关节减压术、髌骨切除术、人工髌骨、髌骨关节面置换术等
  - 关节镜治疗：损伤小、效果好、恢复快、并发症少
  - 其他治疗：细胞因子、基因治疗处于试验阶段

【影像表现】

概述

　　X 线及 CT 组织分辨力差，不能发现早期病变，MRI 是诊断该病最好方法

X 线 /CT 表现（图 9-4-12A，图 9-4-13A，图 9-4-14A）

- 髌股关节间隙狭窄
- 髌骨外移
- 髌软骨下骨质密度增高
- 髌骨关节面下囊性变
- 髌骨内侧锯齿样不平整及骨质增生

MR 表现

　Rose 等的标准：

- Ⅰ 期：软骨轮廓正常，软骨内出现局灶性异常信号
- Ⅱ 期：软骨变薄或轻度不规则，可伴局灶性异常信号改变（图 9-4-12B）
- Ⅲ 期：毛刷样或显著变薄，软骨缺损（图 9-4-13B）
- Ⅳ 期：软骨缺损并软骨下骨暴露及信号改变（图 9-4-14B）

【鉴别诊断】

　　无特殊

诊断与鉴别诊断精要

- X 线片主要表现有髌股关节间隙狭窄、髌骨外移、髌软骨下骨质密度增高、髌骨关节面下囊性变等，CT 比 X 线片更能显示出髌股关节间隙狭窄程度、关节腔积液
- MRI 主要表现有髌软骨信号异常、变薄、缺损、软骨下骨暴露，信号异常

典型病例

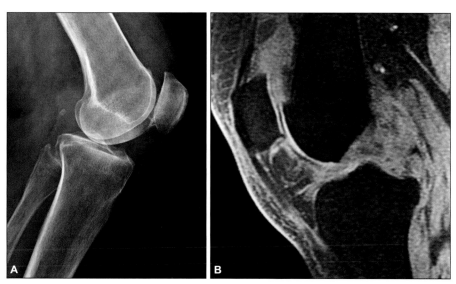

图 9-4-12　膝关节髌骨软化症
A. 侧位 X 线平片；B. 矢状位 MR 3DFS-SPGR。图 A 示髌骨上下极骨质增生，髌股关节间隙略窄；图 B 示髌骨软骨变薄，髌骨软化症 Ⅱ 期

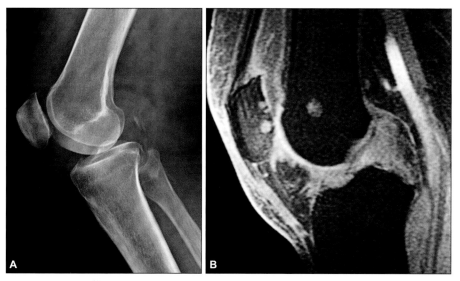

图 9-4-13　膝关节髌骨软化症
A. 侧位 X 线平片；B. 矢状位 MR 3DFS-SPGR。图 A 示髌骨上下极明显骨质增生，关节间隙变窄，关节面硬化；图 B 示髌骨软骨明显变薄缺失，软骨下骨质暴露，髌骨软化症 Ⅲ ~ Ⅳ 期

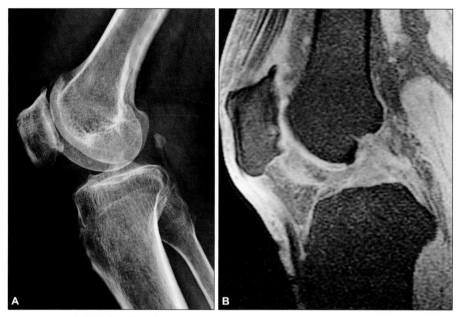

图 9-4-14 膝关节髌骨软化症
A. 侧位 X 线平片；B. 矢状位 MR 3DFS-SPGR。图 A 示髌骨上极骨质增生；图 B 示髌骨软骨明显变薄缺失，软骨下骨质暴露并见小囊状高信号影，髌骨软化症Ⅳ期

（刘斯润 汪 飞）

重点推荐文献

[1] 曾心一. 髌骨软化症病因和治疗研究进展. 中国实用医药, 2007, 2(33): 191-192.
[2] 杨冬秀, 刘丽娜, 徐凤梅. X线及MRI对髌骨软化症诊断的

研究. 齐齐哈尔医学院学报, 2010, 31(9): 1388-1389.
[3] 丁峰. 髌骨软化症的MRI表现. 现代医药卫生, 2007, 23(21): 3204-3205.

第5节 其他关节退行性变

【概念与概述】

除四肢小关节、四肢大关节和脊柱外其他关节退行性变主要有：

- 骶髂关节退行性改变
- 颞下颌关节退行性改变

一、骶髂关节退行性改变

【病理与病因】

一般特征

- 一般发病机制
  - 衰老、多次轻微外伤、关节结构失稳、内分泌失调等因素有关
  - 任何原因引起的关节软骨破坏所致
    - 韧带的松弛
    - 关节面的错位
- 遗传学
  - 缺乏确切遗传学证据
- 病因学
  - 长期姿势不正
  - 妊娠期间黄体酮分泌使韧带松弛，重力前倾、分娩时韧带撕裂
  - 全身关节退变的一部分

显微镜下特征

- 透明软骨面变成纤维软骨面
- 关节软骨下骨质硬化
- 骨质增生、骨刺形成，小囊样变
- 严重者可发展至骨化强直

【临床表现】

- 骶髂关节退变最常见的体征/症状
  - 局部疼痛、压痛，向股骨大粗隆外侧及大腿上 1/3 方向传导
  - 双足站立时，由于健肢负重，患侧可呈松弛状态，表现为屈曲姿势

- ○ 步行时，臀部呈下垂状，跛行
- ○ 坐位时疼痛较站立位轻
- ○ Patrick 试验和 Yeoman 试验（4字实验）、对抗性髋外展试验阳性
- • 相关病史
  - ○ 多产妇女
  - ○ 股骨头缺血坏死

流行病学

- • 年龄
  - ○ 中老年人，尤其是在多产的中年以后妇女多见

预后

- • 预后较好，症状多数能缓解，无需手术
- • 严重者可骨化强直

治疗

- • 保守治疗：卧床休息、穿弹性紧身三角裤
- • 对症治疗，消炎止痛药物、理疗、封闭
- • 严重时，叮行骶髂关节融合术

【影像表现】

概述

- • 骶髂关节退变
  - ■ X线平片示退变特征，增生及骨刺为主
  - ■ CT示侵蚀，硬化及囊变等骨质变化

X线表现

- • 骶髂关节退变（图 9-5-1）
  - ○ 关节间隙狭窄
  - ○ 关节面硬化
  - ○ 骨刺形成
    - ■ 多见于髂骨侧下缘
    - ■ 喙状增生，骶骨、髂骨下缘同向下骨质增生，形似"鸟嘴"状
    - ■ 骨桥形成，骶髂骨两下缘增生的骨质互相连结呈桥状
  - ○ 关节面下小囊状侵蚀及囊肿形成
    - ■ 髂骨侧关节面下方有多个小囊状低密度区，边缘不清，周围硬化

CT、MRI 表现

- • 骶髂关节退变 CT 表现（图 9-5-2）
  - ○ 关节面下的囊状改变、硬化、关节间隙变

窄或增宽，关节骨性强直
  - ○ 关节周围骨质的疏松
- • 骶髂关节退变 MR 表现（图 9-5-3）
  - ○ 关节面下的囊变、硬化
  - ○ 关节软骨异常、骨髓内水肿
    - ■ 关节区"三层"结构破坏，软骨线影增粗、扭曲、皮质中断、凹陷
    - ■ 关节旁骨髓水肿，髂骨侧略多见
    - ■ T1WI 为低信号、SPIR 或 STIR、T2WI 为高信号
    - ■ 可呈局限，小片状（轻度）或弥漫或大片状（重度）骨髓水肿

【鉴别诊断】

- • 强直性脊柱炎（ankylosing spondylitis，AS）
  - ○ 年轻人多见，而退行性改变老年人多见
  - ○ 腰骶部僵硬感，间歇性或两侧交替出现腰痛和两侧臀部疼痛，可放射至大腿
  - ○ 红细胞沉降率快，HLA-B27 阳性
  - ○ X线开始为关节面模糊，以后骨质呈鼠咬状侵蚀，关节间隙"假增宽"最后强直，病变双侧性，对称
  - ○ 脊柱多同时受累，后期椎节呈竹节样改变
  - ○ MR 可发现早期病变，主要是 T2WI 骶髂关节两侧的骨髓水肿和增强后的滑膜炎改变
- • 骶髂关节结核（tuberculosis of sacroiliac joint）
  - ○ 常为单侧性
  - ○ 间隙增宽、形成死骨、寒性脓肿
- • Reiter 病（尿道-眼-滑膜综合征）
  - ○ 尿道炎先发作
  - ○ 关节炎常为不对称性
  - ○ X线片上显示关节面破坏，四周骨质明显硬化
- • 布鲁菌性骶髂关节炎（Brucellar arthritis of sacroiliac joint）
  - ○ 多发性关节痛
  - ○ 布鲁菌凝集试验阳性
  - ○ 关节骨质疏松，以后软骨下骨质吸收，关节间隙狭窄以及关节面硬化

诊断与鉴别诊断精要

- 骶髂关节退变早期 X 线可表现为骨质增生
- 强直性脊柱炎早期 X 线无异常，增强 MRI 可有滑膜的异常及骨髓水肿
- 骶髂关节感染性病变，常破坏关节累及关节周围软组织

典型病例

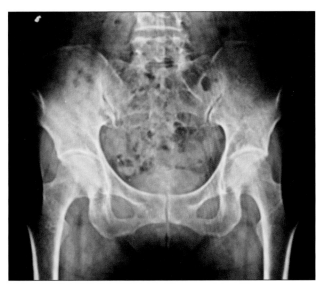

图 9-5-1　骶髂关节退行性变
骨盆正位 X 线平片。右侧骶髂关节面硬化；右侧髂骨呈"鸟嘴"状骨质增生；髂骨侧关节面下方有多个小囊状低密度区，边缘不清，周围硬化

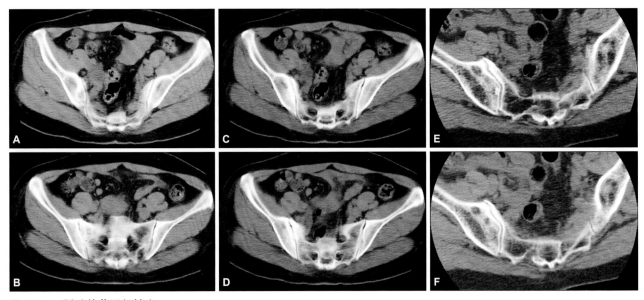

图 9-5-2　骶髂关节退行性变
骶髂关节轴位 CT 平扫。A、B、C、D、E 示右侧骶髂关节关节面模糊；关节边缘硬化；关节间隙增宽；E、F 示右侧骶髂关节关节面增生硬化、骨赘形成，关节面周围的骨质疏松；髂骨侧关节面下方有多个小囊状低密度区，边缘不清，周围骨质硬化

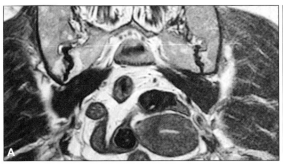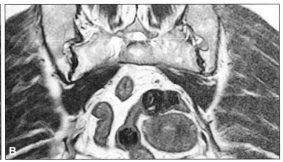

图 9-5-3　骶髂关节退行性变
骶髂关节 MR T2WI 斜冠状位平扫。A、B 为不同层面。右侧骶髂关节关节面骨质增生、硬化，关节面下脂肪变及骨质增生，骨赘形成

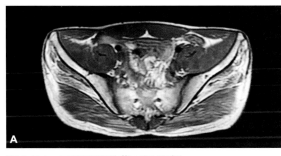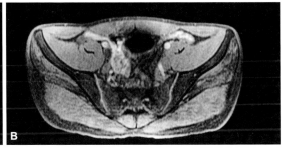

图 9-5-4　正常骶髂关节 MRI 平扫
A. 轴位 T1WI；B. 轴位 3D-FSPGR。图示 3D-FSPGR 序列能较好地显示关节面关节软骨

重点推荐文献

[1] 吴恩惠. 医学影像诊断学. 北京：人民卫生出版社，2001：971-972.

[2] 孙庆举，尹化斌，辛越，等. 骶髂关节退行性变的临床及X线表现(附64例分析). 颈腰痛杂志，1995，16(3)：132.

二、颞下颌关节退行性变

【病理与病因】

一般特征

- 一般发病机制
  - 衰老、多次轻微外伤、关节结构失稳、内分泌失调等因素有关
  - 任何原因引起的关节软骨破坏
    - 顽固性咀嚼肌功能紊乱、关节结构紊乱
    - 继发于其他关节器质性破坏类疾病
- 遗传学
  - 缺乏确切遗传学证据
- 病因学
  - 退行性关节病与反复的关节损伤有明显关系
  - 关节内绝对负荷或相对负荷的增大均可造成关节内组织的破坏

显微镜下特征

- 软骨基质内蛋白多糖丧失，水分增加
- 软骨退行性变时，胶原纤维网遭到破坏，软骨的渗透性增加，水含量增加
- 滑膜的增生和炎症细胞浸润

【临床表现】

- 常见体征 / 症状
  - 下颌运动时疼痛
  - 关节处有压痛，大张口，髁状突后面有压痛
  - 下午、晚上疼痛明显
  - 全身疲劳时，疼痛更明显
  - 运动受限，张口偏向患侧
  - 运动时颞颌关节有杂音较具有特征
- 相关病史
  - 颞下颌关节内紊乱（internalderangement）
  - 颅颌疼痛紊乱症（CMPD）

流行病学

- 年龄
  - 20 ~ 30 岁患病率最高
- 性别

○ 女性是男性的 3~5 倍

自然病史与预后

● 多数预后较好

○ 早期症状多能自然缓解

○ 器质性改变需矫正咬合

治疗

● 物理治疗缓解症状

● 对症治疗，封闭疗法

● 氯乙烷喷雾配合按摩，缓解咀嚼肌痉挛

【影像表现】

概述

● 最佳检查方法 X 线开闭口位、MRI

● 主要诊断依据

○ 颞颌关节紊乱综合征器质性改变：关节间隙变窄及关节面硬化、囊变

○ 开闭口位，髁状突运动受限

X 线表现

● 颞下颌关节张口位与闭口位（图 9-5-5，图 9-5-6）

○ 运动受限，髁状突硬化

■ 闭口位髁状突不能移至关节盂结节下

■ 关节间隙均匀或不均匀变窄，关节面硬化不光滑

■ 髁状突前斜面骨质硬化、增浓、乃至模糊、囊状改变

■ 关节盂及髁状突不规则、骨质缺损或凹凸不平或囊性变

○ 严重者可导致髁状突磨平变短小，关节结节及关节面骨质硬化

● 颞下颌关节造影

○ 关节盘移位、穿孔

○ 关节囊撕裂和扩张

CT 表现（图 9-5-7）

○ 髁状突或髁状突斜面的骨质增生

○ 关节间隙增宽或变窄，关节腔内游离体形成

○ 关节结节变平，关节窝变浅

○ 骨皮质破坏缺损，骨皮质疏松硬化，骨松质局限增厚，形成骨赘

MRI 表现

○ 关节盘穿孔，横断面有利于观察关节盘的内外移位；冠状面可见关节盘的侧移位或旋转；矢状面则有利于显示关节盘前移

○ 关节盘黏液样变时则信号增高

○ 关节腔内炎性渗出或骨髓水肿时 T2WI 信号增高

○ 多排螺旋 CT 和 MRI 还可以显示关节的运动情况

■ 闭口和张口扫描可判断前移关节盘的可复性

■ 一般闭口位时前移的关节盘位于髁状突前方

■ 张口位时可复性移位的关节盘恢复正常位置

■ 而不可复位性移位的关节盘位于髁状突前方

【鉴别诊断】

● 茎突过长症（elongated styloid process）

○ 开口、咀嚼时可引起髁状突后区疼痛以及关节后区，耳后区和颈部牵涉痛

○ X 线片检查，容易确诊

● 颈椎病

○ 疼痛与开口和咀嚼无关，而常常与颈部活动和与姿势有关

○ X 线片可协助诊断颈椎有无骨质变化

○ CT、MR 可观察椎间盘、脊髓情况

诊断与鉴别诊断精要

● 颞下颌关节紊乱综合征发展到器质性改变

● X 线开闭口位运动受限、关节间隙变窄、关节面骨质硬化

● MRI 可了解关节盘的活动、变性及骨髓水肿

● CT 能发现关节盘的钙化和关节腔内的游离体

● 茎突过长症，X 线平片即可确诊

● 颈椎退变 X 线平片、CT、MRI 均可助诊

典型病例

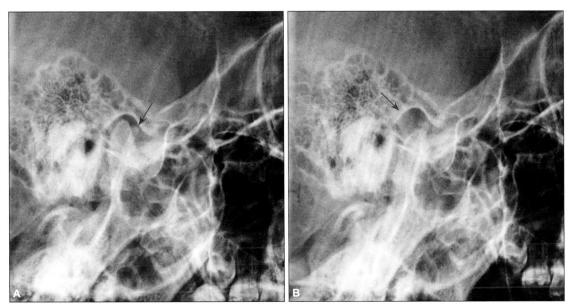

图 9-5-5　颞下颌关节退行性变
颞下颌关节 X 线平片。A.闭口位；B.开口位。颞下颌关节运动受限，髁状突硬化变尖；关节内可见小片状游离体（箭头）

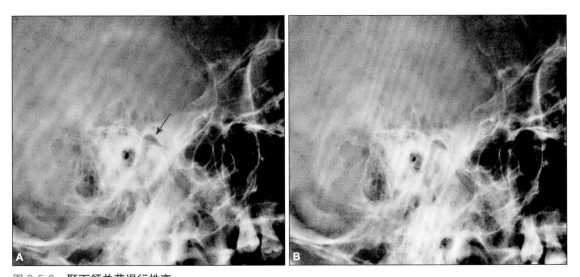

图 9-5-6　颞下颌关节退行性变
颞下颌关节 X 线平片。A.开口位；B.闭口位。颞下颌关节运动受限，髁突硬化变尖，髁突前斜面骨质硬化、增浓；关节盂结节及关节面硬化（箭头）

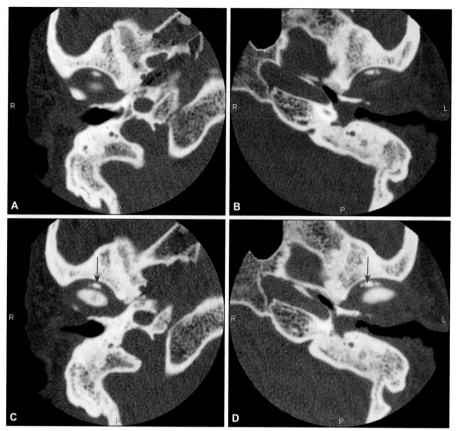

图 9-5-7 颞下颌关节退行性变

两侧颞下颌关节 CT 轴位平扫。A ~ D. 轴位 CT 不同层面。颞下颌关节关节间隙变窄，关节结节变平，关节窝变浅；骨松质局限增生硬化，关节腔内可见游离体形成（箭头）

（邱 麟 刘斯润）

重点推荐文献

[1] 吴恩惠. 医学影像诊断学. 北京: 人民卫生出版社, 2001: 971-972.

[2] 孙庆举, 尹化斌, 辛越, 等. 骶髂关节退行性变的临床及X

线表现(附64例分析). 颈腰痛杂志, 1995, 16(3): 132.

[3] 秦小云. 颞下颌关节退行性变的病因机制及形态学改变特征. 桂林医学院学报: 华夏医学, 1996, 9(2): 213-216.

第 6 节 弥漫性特发性骨质增生症

【概念与概述】

- 弥漫性特发性骨质增生症（diffuse idiopathic skeletal hyperostosis，DISH）是一种以广泛的骨质增生肥大及韧带、肌腱钙化或骨化为特征的疾病
- 常累及脊柱尤其颈椎，椎体前和侧缘骨质增生融合形成椎体前广泛肥厚骨块
- 同义词：韧带骨化性脊椎炎、生理性脊椎韧带钙化、老年性脊柱僵硬性骨肥厚症（senile ankylosing hyperostosis of the spine）或 Forestier 病。1976 年命名为弥漫性特发性骨质增生症（DISH）

【病理与病因】

一般特征

- 一般发病机制
  - 本病发病机制尚未明了
  - 可能与下列疾病有关
    - 糖尿病垂体激素分泌增加
    - 肢端肥大症
    - 甲状旁腺功能低下
    - 维生素 A 过多症
    - 高血压
    - 氟中毒
- 遗传学

○ 可能与 HLA-B27 有关，但尚未明确
- 病因学
  ○ 尚不清楚，可能与肥胖、糖尿病、内分泌失调
- 流行病学
  ○ 斯堪的纳维亚人、白种人群、北美印第安人发病率较高

显微镜下特征
- 肌腱及韧带附着处骨质增生及韧带骨化
- 脊椎的前纵韧带、椎旁结缔组织和纤维环的局限性或广泛性钙化或骨化，纤维环的退行性变伴血管增生，慢性炎症的细胞浸润及椎体前面的骨膜新生骨形成
- 骨盆及四肢关节的韧带附着处可见骨质增生

【临床表现】
表现
- 最常见体征 / 症状
  ○ 脊柱僵硬：白天轻，早晨和傍晚重，可因寒冷和潮湿气候所诱发
  ○ 脊柱疼痛多累及胸椎而呈现背痛，程度比较轻且很少放射痛
  ○ 当出现跟骨、鹰嘴骨赘或距骨骨刺时，可有足跟痛、肘痛或足痛；有时肌腱、韧带与骨的附着部发生腱端炎引起疼痛
  ○ 神经系统异常，常见症状为感觉及运动异常，括约肌功能障碍较少发生
  ○ 吞咽困难、咽喉痛及声音嘶哑
  ○ 部分患者红细胞沉降率快，或见空腹及餐后 2h 血糖水平改变，提示患者有糖尿病；偶见类风湿因子阳性
- 临床病史：可同时合并其他疾病，如骨关节炎及免疫性疾病等

流行病学
- 年龄
  ○ 本病常见于中老年男性
- 性别
  ○ 男女比约为 2：1
  ○ 随着年龄的增长和体重的增加而增高，45岁以前很少患病

自然病史与预后
- 症状较 X 线表现轻，预后良好
- 严重者椎管狭窄，出现相应的压迫症状，重者导致瘫痪

治疗
- 预防：加强脊柱关节的保护和适当的活动
- 保守：对症治疗，如进行理疗或给予非甾体抗炎药物
- 切除增生的骨赘或骨化的韧带

【影像表现】
概述
- 骨质增生可见于全身骨骼，以脊柱最多见。胸椎好发于中下段
- 主要诊断依据为韧带（尤其前纵韧带）、肌腱、纤维环及关节囊骨附着部的钙化和骨化
- X 线平片检查以脊柱、骨盆、髋膝关节、踝部、足部、肘关节以及手腕部为主
- 明显的 X 线阳性表现和轻微的临床症状不相匹配

X 线表现
- Resnick 诊断标准（图 9-6-1）
- 至少有连续 4 个椎体的前外侧缘有骨化
- 椎间隙高度仍正常，无明显的椎间盘退变
- 合并或不合并椎体与椎间盘交界处硬化或骨赘形成
- 没有小关节间隙的僵直或关节间的骨性融合

CT 和 MR 表现（图 9-6-2，图 9-6-3）
- 相邻 4 个以上椎体的前及外侧缘韧带骨化，合并或不合并椎体与椎间盘交界处局部突出的骨赘（胸椎段 DISH 有右侧较重的倾向）
- 受累脊椎的椎间隙高度正常，无明显的椎间盘退变
- 椎小关节及骶髂关节无关节面侵蚀、或关节骨性强直
- 骨盆及四肢关节的韧带附着处可见骨质增生，但不具有特征性

【鉴别诊断】
- 依据年龄、部位、临床和影像表现以及地方病史等与下列疾病鉴别：
  ○ 强直性脊柱炎（ankylosing spondylitis，AS）
  ○ 退行性骨关节病（degenerative osteoarthro-pathy）
  ○ 氟骨症（skeletal fluorosis）
  ○ 后纵韧带骨化症（ossification of posterior longitudinal ligament，OPLL）
  ○ 颈椎病（cervical syndrome，CS）

诊断与鉴别诊断精要

● 可见于全身骨骼，主要表现为韧带、肌腱、纤维环及关节囊骨附着部的钙化和骨化
● 以脊椎前、外侧缘的骨化及脊椎以外韧带和肌腱插入部的骨质增生为特征
● Resnick 诊断标准
● 根据年龄、部位、临床表现、地方病史与其他疾病鉴别

典型病例

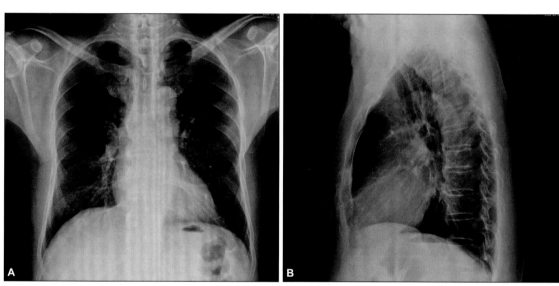

图 9-6-1　弥漫性特发性骨质增生症
胸部正侧位 X 线平片。A. 正位片；B. 侧位片。多个连续椎体的外侧缘和前缘骨化，椎体缘无明显骨赘形成；受累及的椎间隙高度仍正常，小关节间隙清楚无关节间骨性融合

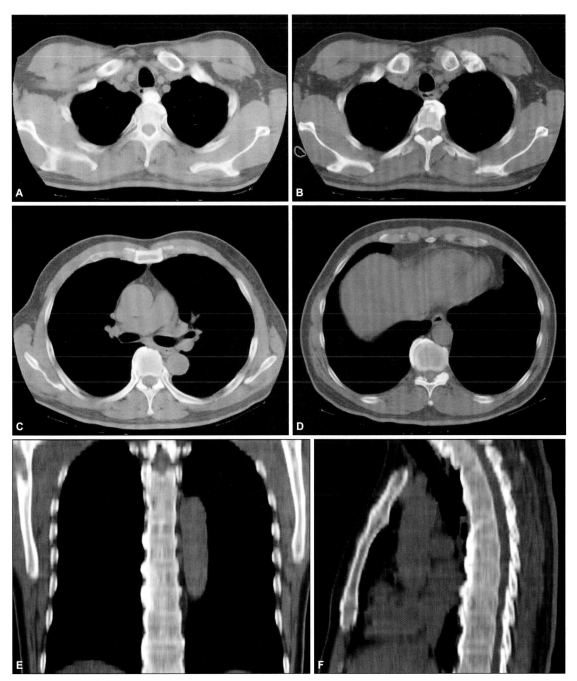

图 9-6-2　**骨质增生**

胸椎 CT 平扫。A ~ D. 胸椎 CT 轴位不同层面；E. 冠状位重建；F. 矢状位重建。多个相邻椎体的前及外侧缘韧带骨化，受累脊椎的椎间隙高度正常，椎小关节面未见侵蚀或骨性强直

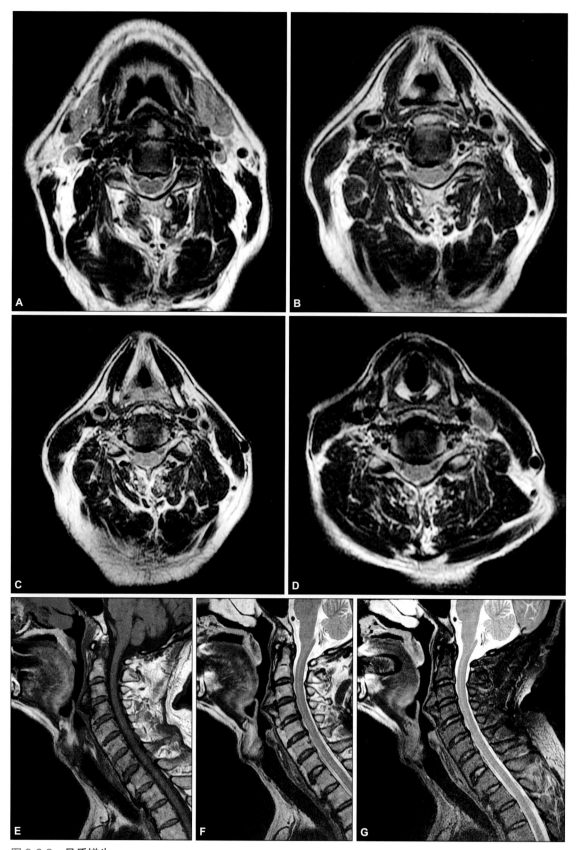

图 9-6-3　骨质增生

颈椎 MRI 平扫。A ~ D. T2WI 轴位不同层面；E. 矢状位 T1WI；F. 矢状位 T2WI；G. 矢状位 T2WI-FS。颈椎前缘前纵韧带增厚和骨化，受累脊椎的椎间隙高度正常，小关节无关节面侵蚀或关节骨性强直

（邱　麟　刘斯润）

重点推荐文献

[1] 徐山. 弥漫性特发性骨质增生症(附30例临床X线分析). 实用放射学杂志1993, 9(2): 72-75.

[2] Resnick D, Shaul SR, Robins JM. Diffuse idiopathicskeletal hyperostosis (DISH): Forestier's diseasewith extraspinal manifestations[J]. Radiology, 1975, 115(5): 513-524.

[3] 陈一衡, 徐华梓. 弥漫性特发性骨质增生症的诊疗特点. 实用骨科杂志, 2009, 15(5)361-363.

第7节　后纵韧带骨化症

见 13 章第 3 节

重点推荐文献

[1] 杨升, 李树广. 颈椎后纵韧带骨化症的病因及诊疗进展. 广东医学, 2010, 31(9): 1206-1208.

[2] Inamasu J, GuiotBH, SachsDC. Ossification of the posterior longitudinal ligament: an update on its biology, epidemiology, and natural history [J]. Neurosurgery, 2006, 58（6）: 1027-1039.

[3] 顾宇彤, 贾连顺. 颈椎后纵韧带骨化影像学研究进展. 颈腰痛杂志, 2004, 25(4): 286-288.

主要参考文献

[1] 施桂英, 栗占国, 袁国华, 等. 关节炎概要. 北京: 中国医药科技出版社, 2005: 279-283.

[2] 徐艳惠, 李石玲, 王志善, 等. 尺侧腕部撞击综合征的影像学特点. 中国医学影像技术, 2010, 26(11): 2156-2159.

[3] Datir A, Connell D. Imaging of impingement lesions in the ankle[J]. Top Magn Reson Imaging, 2010, 21(1): 15-23.

[4] Duncan D, Mologne T, Hildebrand H, etal. The usefulness of magnetic resonance imaging in the diagnosis of anterolateral impingement of the ankle[J]. J Foot Ankle Surg, 2006, 45(5): 304-307.

[5] Donovan A, Rosenberg ZS. MRI of ankle and lateral hindfoot impingement syndromes[J]. AJR, 2010, 195(3): 595-604.

[6] 石华刚, 胡跃林, 敖英芳, 等. 踝关节前外侧软组织撞击综合征研究现状. 中华运动医学杂志, 2004, 23(1): 70-72.

[7] 黄旭璇, 刘源, 苏筠洁, 等. 骶髂关节炎CT与MRI对照分析. 中国现代医学杂志, 2005, 15(2): 285-290.

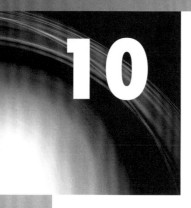

10 自身免疫相关性关节病

第1节 类风湿关节炎

【概念与概述】

类风湿关节炎（rheumatoid arthritis，RA），是一种以关节滑膜炎为特征的慢性全身性自身免疫性疾病，病因不明，我国的患病率为 0.32% ~ 0.36%，多见于中年女性。该病好发于手、腕、足等小关节，反复发作，呈对称分布。早期有关节红肿热痛和功能障碍，晚期关节可出现不同程度的僵硬畸形，并伴有骨和骨骼肌的萎缩，极易致残。从病理改变的角度来看，类风湿关节炎是一种主要累及关节滑膜（以后可波及关节软骨、骨组织、关节韧带和肌腱），其次为浆膜、心、肺及眼等结缔组织的广泛性炎症性疾病。类风湿关节炎的全身性表现除关节病变外，还有发热、疲乏无力、心包炎、皮下结节、胸膜炎、动脉炎、周围神经病变等。广义的类风湿关节炎除关节部位的炎症病变外，还包括全身的广泛性病变

【病理与病因】

病理

关节与滑膜的非特异性炎症：滑膜炎与腱鞘炎

- 滑膜血管翳形成
- 软骨与骨侵蚀
- 晚期引起关节强直

病因

- 遗传因素：60% 有遗传倾向，与基因有关，RA 患者一级亲属发病率为 11%。与 HLA（人类白细胞抗原）-DR4 有密切关系
- 环境因素：病毒或细菌感染

流行病学

- 国内患病率约 0.3%
- 多见于中年女性，女 / 男为 3/1

【临床表现】

症状与体征

- 关节症状与体征：晨僵、疼痛与压痛、关节肿胀、关节畸形、关节功能障碍
- 关节外表现：皮下类风湿结节、血管炎、肺间质病变、心包炎、胸膜炎

生化检查

- 血象：贫血、白细胞数大多正常，有时嗜酸性粒细胞和血小板增多
- 炎症标志物：红细胞沉降率加快、C 反应蛋白（CRP）升高
- 自身抗体
  - 类风湿因子主要检测 IgM 型 RF，70% 患者阳性
  - 抗角蛋白抗体谱抗环瓜氨酸肽（CCP）抗体敏感性和特异性较高

流行病学

- 年龄
  - RA 可发生于任何年龄
  - 好发年龄为 35 ~ 50 岁
- 性别
  - 男女比例约 1：3

病程与预后

- 多数病程迁延数年，早期诊断治疗不及时，致残率较高
- 积极治疗可使 50% 以上病情缓解
- 男性较女性预后好，发病年龄较晚者预后较好
- 有全身症状者预后不良，常见死亡原因有内脏血管炎、感染、淀粉样变

治疗与随访

- 一般治疗：关节制动，关节功能锻炼，物理疗法
- 药物治疗
  - 非甾体抗炎药（NSAID）：改善关节症状的常用药
  - 改善病情的抗风湿药（DMARD）有改善和缓解病情的作用，首选甲氨蝶呤（MTX）
  - 糖皮质激素：急性发作期使用
  - 植物药
- 外科手术治疗
  - 关节置换术
  - 滑膜切除术

【影像表现】

概述

- 诊断依据
  - X 线显示多发对称性小关节骨侵蚀
  - MRI 是早期诊断的重要方法
- 分布
  - 早期累及手足小关节，典型部位：腕关节、掌指关节、近端指间关节
  - 可侵犯膝、肘、肩、髋关节
  - 也可累及环枢关节、颞颌关节、胸锁关节和肩锁关节

X 线表现

- 早期手足小关节周围软组织肿胀
- 关节间隙狭窄
- 骨质疏松：多位于小关节邻关节区
- 关节软骨附近出现边缘性骨侵蚀是 RA 重要的早期征象（图 10-1-1）
- 尺突外缘骨侵蚀
- 关节面下囊性骨破坏
- 晚期关节纤维性强直

CT 表现

- 平扫 CT：关节面下囊状骨侵蚀，关节间隙狭窄，关节周围软组织肿胀
- 增强 CT：较少使用

MRI 表现

- 平扫 MR
  - 滑膜炎：滑膜增厚，呈轻度长 T1 长 T2 信号（图 10-1-2，图 10-1-3，图 10-1-4）
  - 骨侵蚀：关节面下囊状长 T1 长 T2 信号区，有明确边界，在两个呈正交的层面上均可显示（冠状位，轴位）（图 10-1-4，图 10-1-5）
  - 骨髓水肿：斑片状长 T1，长 T2 信号，无明确边界（图 10-1-2）
  - 腱鞘炎：围绕肌腱周围长 T1 长 T2 信号（图 10-1-3）
- 增强 MR
  - 滑膜炎有明显强化
  - 腱鞘炎有明显强化，表现为围绕肌腱的高信号影

超声表现

- 滑膜增厚，表面不规则，内可见血流信号
- 关节积液表现为液性暗区
- 关节面骨侵蚀，回声不规则、不连续

核医学表现

- 放射性核素 ^{99m}Tc-MDP 骨关节成像：关节炎变区放射性异常浓聚

推荐影像学检查

- 最佳检查法
  - X 线：用于诊断、鉴别诊断和治疗后的随访
  - MR：用于早期诊断与鉴别诊断
- 检查建议
  - MR 检查包括掌指关节和腕关节，如有可能行双侧检查
  - MR 增强扫描可更好的显示滑膜炎与腱鞘炎，有利于早期诊断 RA

【鉴别诊断】

骨关节炎

- 多见于 50 岁以上
- RF 多为阴性
- 主要累及脊柱及承重关节，手指多累及远端指间关节
- 关节面硬化，关节边缘呈唇样骨质增生

银屑病关节炎

- 多发生于皮肤银屑病出现后多年
- RF 多为阴性
- 主要累及远端指间关节
- 骶髂关节可受累

强直性脊柱炎

- 多为青壮年男性
- 90% 以上患者 HLA-B27 阳性，RF 多为阴性

- 多数先累及骶髂关节和脊柱
- 累及外周关节以下肢大关节为主，如髋关节，　　　　较少累及手足小关节

> **诊断与鉴别诊断精要**
>
> - 双侧对称性手足小关节受累
> - 脊柱以累及环枢关节为主，较少累及骶髂关节
> - MR 平扫与增强可用于早期 RA 的诊断

典型病例

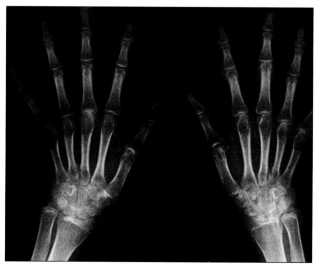

图 10-1-1　类风湿关节炎
双侧掌指关节腕关节多发骨侵蚀，关节间隙狭窄，骨质疏松

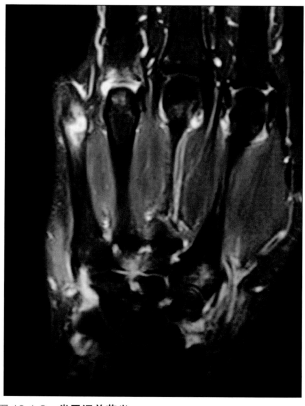

图 10-1-2　类风湿关节炎
T2WI 脂肪抑制扫描，腕关节及掌指关节见滑膜炎及骨髓水肿

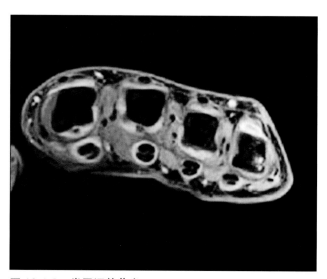

图 10-1-3　类风湿关节炎
增强 T1WI 扫描，显示掌指关节滑膜炎及屈腱鞘炎

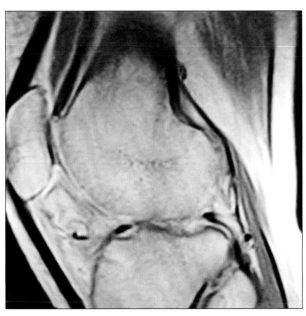

图 10-1-4 **类风湿关节炎**
增强 T1WI 扫描显示膝关节骨与软骨侵蚀，关节间隙狭窄，滑膜炎与关节积液

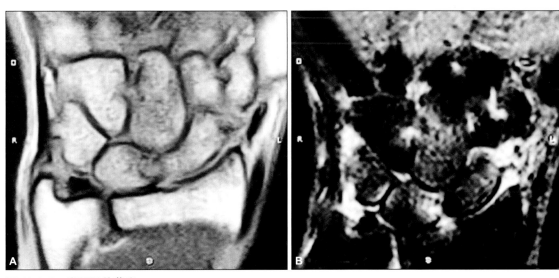

图 10-1-5 **类风湿关节炎**
A. T1WI 扫描；B. T2WI 扫描。手腕月骨骨侵蚀

（王德杭）

重点推荐文献

[1] 李河北, 杜湘珂, 贾园, 等. 手及腕关节MRI对类风湿关节炎的早期诊断价值. 中华放射学杂志, 2004, 38(4): 360-363.

[2] Tehranzadeh J, Ashikyan O, Dascalos J. Advanced imaging of earlyrheumatoid arthritis. Radiol Clin North Am, 2004,

42(1): 89-98.

[3] 余卫, 冯逢, 林强, 等. 类风湿关节炎腕关节病变的影像学分析. 中华放射学杂志, 2004, 38(4): 348-351.

第2节 幼年特发性关节炎

【概念与概述】

幼年特发性关节炎（juvenile idiopathic arthritis, JIA），又称幼年类风湿关节炎（juvenile rheumatoid arthritis, JRA），系原因不明的以慢性滑膜炎为主要表现，伴有全身多系统损害，发生在≤16周岁儿童中的一组多样性炎性关节病，占儿童风湿病的67%。其特点为关节疼痛程度较轻，大关节受累多于小关节，皮下结节和类风湿因子阳性少见，而抗核抗体阳性则较多见。其临床表现不同于成人类风湿性关节炎，全身症状更为明显。JRA 国外发病率约为 11 / 10 万，占全部类风湿性关节炎的 5%

【病理与病因】

病理

- 关节与滑膜的非特异性炎症：滑膜炎与腱鞘炎
- 关节血管翳形成
- 关节软骨和邻近骨骼破坏

病因

- 感染因素：细菌、支原体和病毒
- 遗传因素：与 HLA-B27 和 HLA-DR4 有关
- 免疫因素：免疫调节异常，免疫球蛋白增高，抗核抗体阳性

流行病学

- 各地区 JIA 的发病率相差较大，在 0.008% ~ 0.226% 不等
- 患病率相差更大，最高地区可达 4.01‰

【临床表现】

症状与体征

- 全身型：发热、皮疹、关节炎、淋巴结肿大和肝脾大
- 多关节炎型：关节疼痛、肿胀和活动受限、全身症状轻
- 少关节炎型：非对称性大关节受累、伴发眼葡萄膜炎
- 肌腱端炎相关性关节炎型：非对称性关节炎、肌腱端炎、急性眼葡萄膜炎
- 银屑病关节炎型：银屑皮诊、指（趾）炎、指甲顶针样凹陷和甲剥离
- 未定型：所有发病在 16 岁以下，关节症状持续 6 周以上

生化检查

- 血象：大多数患者有正细胞低色素性贫血、白细胞和中性粒细胞升高，血小板增多
- 炎症标志：红细胞沉降率加快、CRP 升高
- 自身抗体：
  类风湿因子阳性，在多关节炎型患者均为阳性，在未定型 JIA 阳性占 3% ~ 5%，其他类型均为阴性

流行病学

- 年龄
  - 儿童
- 性别
  - 男女比例相似

病程与预后

- 该病病程较长
- 患者病情常有发作和缓解交替出现
- 早期治疗也可复发
- 总预后不容乐观，死亡率较一般人群高

治疗与随访

- 一般治疗：知识教育，心理疏导，关节功能锻练，物理疗法
- 药物治疗
  - 非甾体抗炎药（NSAID）：抗炎、止痛和解热作用
  - 改善病情的抗风湿药（DMARD）和免疫抑制剂：抑制病情进展及减轻或延缓关节破坏
  - 糖皮质激素：长期使用对生长有影响，应避免全身使用
  - 生物 DMARDs
- 造血干细胞移植
- 手术治疗
  - 关节置换术
  - 滑膜切除术

【影像表现】

概述

- 诊断依据
  - X 线显示四肢大关节骨侵蚀
  - MRI 是早期诊断的重要方法
- 分布
  - 易侵犯大关节，如膝、髋关节，以膝关节受累为重要靶区
  - 可见于指（趾）骨、掌（跖）骨
  - 可累及椎体

X 线表现

- 关节周围软组织肿胀（图 10-2-1）
- 骨质疏松（图 10-2-1）
- 晚期关节面破坏和关节间隙变窄
- 关节表面骨质压迫性骨折和骨膜炎
- 骨骺过早融合

CT 表现

- 平扫 CT
  - 骨骼生长紊乱
  - 骨膜新生骨
  - 骨质疏松
  - 关节积液

■ 关节囊肿胀
● 增强 CT：较少使用

MRI 表现

● 平扫 MR

■ 滑膜炎：滑膜增生，呈长 T1 长 T2 信号（图 10-2-2）

■ 大量关节积液（图 10-2-2）

■ 邻近肌肉、肌腱、筋膜和脂肪组织肿胀

■ 关节软骨破坏，骨侵蚀

● 增强 MR

■ 滑膜有明显强化

■ 邻近结构强化

● 检查建议

■ MR 检查包括四肢大关节，如有可能行双侧检查

■ MR 增强扫描可更好的显示滑膜炎，有利于早期诊断

【鉴别诊断】

化脓性关节炎

● 发病急，多为单关节炎

● 局部明显红、肿、热、痛

● 伴有高热、疲乏、肌痛等全身中毒症状

● 关节液浑浊、血或滑液细菌涂片或培养阳性

● 关节间隙改变，早期增宽，晚期变窄，关节承重面有骨破坏，伴有骨增生硬化，晚期可有骨性强直

关节结核

● 发病缓慢，多为单关节发病

● 患者多有低热、盗汗及体重下降等慢性中毒症状

● 病变好发于脊柱、髋和膝

● 结核菌素试验强阳性

● 滑膜增厚，关节积液，关节间隙增宽，可伴有关节脱位或半脱位，晚期关节间隙变窄，骨疏松，关节非承重面有骨破坏，可有纤维性强直

风湿热

● 多见于儿童

● 多发生于大关节，呈游走性

● 不发生关节破坏及遗留畸形

● 水杨酸治疗效果明显

诊断与鉴别诊断精要

● 发病于小儿时期，好发于新生儿至 15 岁年龄段

● 关节炎症状持续时间 6 周以上

● 可累及一个或多个关节

● MR 平扫与增强可用于早期 JIA 的诊断

典型病例

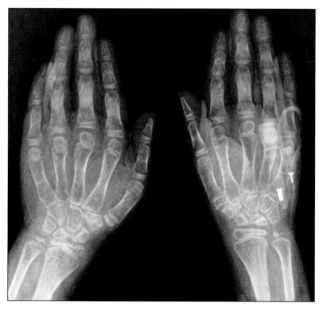

图 10-2-1 幼年特发性关节炎
患者女性，8 岁。双腕及双手关节反复肿痛约 4 个月，查体略有压痛，功能不受限。X 线显示双侧掌指关节及腕关节周围软组织肿胀，骨质密度普遍减低

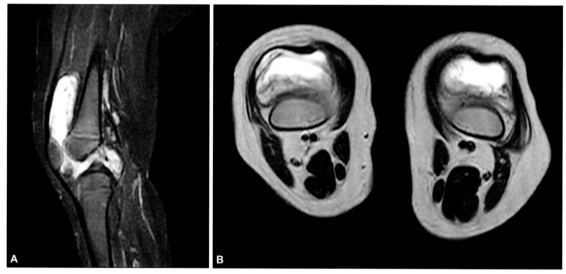

图 10-2-2 幼年特发性关节炎
患者女性，2 岁，左膝关节肿痛半年。查体：局部软组织肿胀，触痛，伸屈功能略受限。A.T2WI 矢状位；B.T2WI 轴位。左膝关节滑膜增生，滑膜炎，关节腔内明显积液

（王德杭）

重点推荐文献

[1] 施桂英, 栗占国. 关节炎诊断与治疗. 北京: 人民卫生出版社, 2009: 226-235.

[2] José AN, Javier N, Eugenia DL. MR Imaging of Early Rheumatoid Arthritis [J] Radiographics, 2010, 30(1): 143-163.

[3] Oliver JS, Andrea K, Volkmar W, et al. Rheumatoid Arthritis: A Practical Guide to State-of-the-Art Imaging, Image Interpretation, and Clinical Implications [J] Radiographics, 2005, 25(3): 381-398.

第3节　血清阴性关节病

一、强直性脊柱炎

【概念与概述】

强直性脊柱炎（ankylosing spondylitis，AS）是一种病因尚不明确的、以脊柱为主要病变的自身免疫性慢性疾病。其特点为几乎全部累及骶髂关节，是以骶髂关节、脊柱骨突关节和肋椎关节及椎旁韧带受累为特征的慢性、进行性炎性病变，最终椎间盘纤维环及附近韧带钙化和骨性强直，造成弯腰活动障碍，并可有不同程度的眼、心血管、肾等多个脏器的损害

AS 起病隐袭，进展缓慢，全身症状较轻。早期常有下背痛和晨起僵硬，活动后减轻，并可伴有低热、乏力、食欲减退、消瘦等症状。开始时疼痛为间歇性，数月数年后发展为持续性，以后炎性疼痛消失，脊柱由下而上部分或全部强直，出现驼背畸形。女性患者周围关节受侵犯较常见，进展较缓慢，脊柱畸形较轻

【病理与病因】

病理

骶髂关节炎是 AS 的病理标志

- 滑膜增生，淋巴样细胞及浆细胞聚集，淋巴样滤泡形成
- 骨骼的侵蚀和关节软骨的破坏
- 晚期引起骨性强直

遗传

- 有家族聚集倾向，一些种族的发病与 HLA-B27 密切相关

病因

- 遗传因素
- 感染因素
- 内分泌失调或代谢障碍
- 其他因素：年龄、体质、营养不良、外伤等

流行病学

- AS 的发病率有很大的地区差异性，但总体来说与 HLA-B27 的阳性率呈正相关
- 国内患病率约为 0.26%，发病年龄在 20～30 岁常见

【临床表现】

症状与体征

- 关节表现：腰骶部疼痛、晨僵、外周关节痛

- 关节外表现：眼炎、心血管受累、神经系统受累、其他少见表现

生化检查

- 血象：轻度白细胞和血小板增高
- 炎症标志物：红细胞沉降率增快、急性期 CRP 明显升高
- HLA-B27 阳性率大于 90%
- 自身抗体
  - 类风湿因子一般阴性，血 IgA 轻中度增高，并与 AS 病情活动相关
  - 抗体谱：抗肽聚糖抗体、抗果蝇 93000 抗体、抗肺炎克雷白杆菌固氮酶、还原酶抗体等升高

流行病学

- 年龄
  - AS 可发生于任何年龄
  - 好发年龄为 20～30 岁
- 性别
  - 男女比例约为 10：1

病程与预后

- AS 以自发缓解和加重为特征，通常为良性过程
- 少数有髋关节受累或脊柱明显畸形的患者需考虑矫形治疗

治疗与随访

- 一般治疗：教育，脊柱和关节功能锻炼，物理疗法
- 药物治疗
  - 非甾体抗炎药（NSAID）：抑制炎症过程，减轻关节疼痛
  - 改善病情的抗风湿药（DMARD）：对慢性或 NSAIDs 治疗无效者可使用 DMARDs
  - 糖皮质激素：不主张全身使用糖皮质激素，但可行关节腔内注射
  - 生物制剂：TNF-a 拮抗对 AS 有迅速而明显的疗效
- 外科手术治疗
  - 脊柱矫形外科治疗
  - 人工关节置换

【影像表现】

概述

- 诊断依据

- ■ 有骶髂关节炎和脊柱小关节炎 X 线改变
- ■ MRI 是早期诊断的重要方法
- 分布
  - ■ 主要发生在骶髂关节
  - ■ 也可发生在脊柱小关节
  - ■ 四肢关节也可受累

X 线表现

- 骶髂关节：早期可疑或轻微的骶髂关节炎，骨质疏松，关节面不光整，关节间隙增宽或狭窄，软骨面下骨板模糊，锯齿样破坏，晚期骨质增生和硬化，骨性强直（图 10-3-1）
- 脊柱：由骶髂关节自下而上发展，主要累及脊柱小关节，关节面模糊，骨增生，关节间隙狭窄消失。椎体呈方形椎，椎体之间可有骨桥形成，前、后纵韧带钙化，形成竹节椎（图 10-3-2）
- 周围关节：髋关节、肩关节、膝关节、肘关节、胸锁关节等，主要表现为骨疏松，关节间隙狭窄，关节面不光整，可形成小囊肿，骨赘样骨增生
- 骨炎：坐骨结节、股骨大粗隆、耻骨联合可有囊样骨破坏，周围骨质增生硬化，肌腱附着处可出现骨增生，呈羽毛状改变

CT 表现

- 平扫 CT：与 X 线平片表现类似，但没有重叠，可以显示细节，特别是小的骨破坏和小的钙化（图 10-3-3）
- 增强 CT：较少使用

MRI 表现

- 平扫 MR
  - ■ 滑膜炎：滑膜增厚伴渗出积液，呈长 T1 长 T2 信号改变
  - ■ 关节软骨破坏：关节面长 T1 长 T2 信号区（图 10-3-4）
  - ■ 骨髓炎症水肿：斑片状长 T1，长 T2 信号，脂肪抑制呈明显高信号，无明确边界
- 增强 MR
  - ■ 滑膜炎有明显强化，表现为滑膜呈高信号改变

推荐影像学检查

- 最佳检查法
  - ■ X 线：用于诊断、鉴别诊断和治疗后的随访
  - ■ MR：用于早期诊断与鉴别诊断
- 检查建议
  - ■ MRI 不仅可显示 X 线、CT 所能显示的病变，而且还能显示 X 线、CT 所不能显示的病变：如早期关节软骨破坏和骨髓内水肿等改变
  - ■ MR 增强扫描可更好地显示滑膜炎，有利于早期诊断 AS

【鉴别诊断】

脊椎退行性改变

- 多与年龄、外伤、劳损有关，常见于中、老年人
- 常见的改变有：椎间盘退行性变、椎间小关节损伤性关节炎、肥大性脊椎炎等
- 多表现为慢性腰腿痛，症状多与活动有关

致密性骨炎

- 多发生于生育后的女性
- RF 多为阴性
- 骶部隐痛、症状轻，与活动和休息无关
- 以骶髂关节面下尤其是髂骨侧骨密度增高、骨增生为主要表现，无关节间隙和骨质破坏改变

类风湿关节炎

- 女性多于男性
- 75% 以上患者类风湿因子阳性
- 很少累及骶髂关节
- 多关节炎，小和大关节，四肢，对称性分布

诊断与鉴别诊断精要

- 青年发病，男性居多
- 累及脊柱以及大关节为主，大多一开始就累及骶髂关节
- MR 平扫与增强可用于早期 AS 的诊断

典型病例

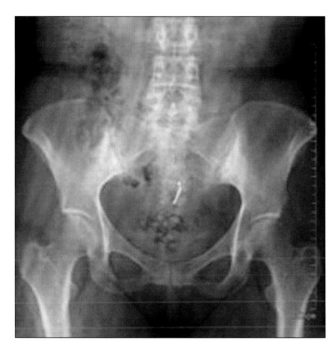

图 10-3-1　**强直性脊柱炎**
X 线片示双侧骶髂关节面模糊，关节间隙狭窄、关节面下骨硬化

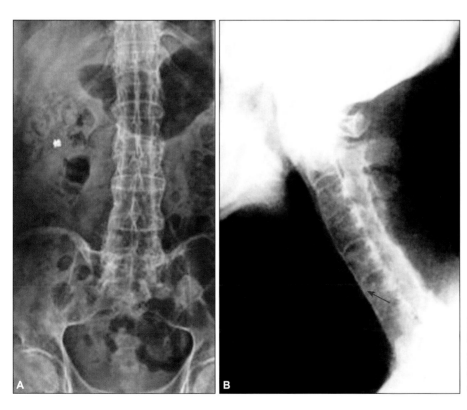

图 10-3-2　**强直性脊柱炎**
强直性脊柱炎的脊柱表现。A. 腰骶椎正位片；B. 颈椎侧位片。示脊柱关节突关节大部分关节面模糊，关节间隙狭窄乃至消失、部分骨性强直，前、后纵韧带钙化、骨化，脊柱呈"竹节椎（箭头）

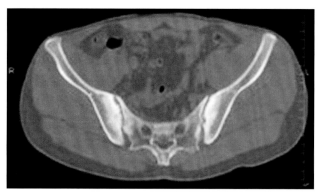

图 10-3-3　强直性脊柱炎
骶髂关节 CT 横断面平扫骨窗示双侧骶髂关节间隙宽窄不一，关节面不光整，有骨硬化

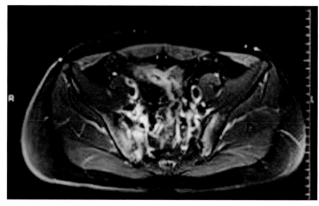

图 10-3-4　强直性脊柱炎
MR 横断面 T2WI 示双侧骶髂关节狭窄，关节面下不光整，关节两边骨质信号增高

（王德杭）

重点推荐文献

[1] 施桂英, 栗占国. 关节炎诊断与治疗. 北京: 人民卫生出版社, 2009: 226-235.
[2] 盛华强, 赵斌, 耿丽. 强直性脊柱炎的骶髂关节病变: MRI 与螺旋CT对照研究. 临床放射学杂志, 2008, 24(08): 1091-1094.
[3] BraunJ, Baraliakos X, Golder W, et al. Analysing chronic spinal changes in ankylosing spondylitis: a systematic comparison of conventional x rays with magnetic resonance imaging using established and new scoring systems. Ann Rheum Dis2004; 63(9): 1046-1055.

二、炎性肠病性关节炎

【概念与概述】

炎性肠病性关节炎（inflammatory bowel disease arthritis，IBDA）广义上指伴发于所有炎性肠病的关节炎，包括克罗恩病（Crohn disease，CD）、溃疡性结肠炎（ulcerative colitis，UC）及其他肠病。由于并发于 UC 和 CD 的关节炎常具有脊柱关节病的特点而被列入血清阴性脊柱关节病类，又称为肠病性脊柱关节炎（enteropathic spondyloarthritis，EpA）。肠病性关节炎常侵犯四肢及脊柱关节，而且受累关节以下肢大关节为主，并有单侧、非对称性的特点

【病理与病因】

病理

- 关节滑膜细胞和绒毛增生
- 小血管充血
- 弥漫性淋巴细胞和浆细胞浸润
- 间质水肿及纤维结缔组织增生

遗传

- 本病患者 HLA-B27 的阳性率显著增高

病因

- 遗传因素
- 变态反应
- 感染、神经精神因素

流行病学

- 溃疡性结肠炎在欧美发病率较高，一般为 3/10 万 ~ 7/10 万人
- 10% ~ 20% 的炎性肠病（inflammatory bowel disease，IBD）患者发生关节炎，其中以 CD 发生率最高
- IBD 患者中 30% 有骨骼肌肉症状，14% 有非对称性骶髂关节炎

【临床表现】

症状与体征

- 外周关节病变：游走性关节炎、跟腱炎、腊肠指（趾）样改变、杵状指和骨膜炎
- 中轴关节：14% 的 IBD 患者有非对称性骶髂关节炎
- 关节外表现：皮肤结节性红斑、复发性痛性口腔溃疡、眼葡萄膜炎

生化检查

- 血象：白细胞和血小板增高
- 炎症标志：红细胞沉降率加快、CRP 升高
- 自身抗体
  - 免疫指标：血清免疫球蛋白、补体 C_3、C_4 及免疫复合物升高
  - HLA-B27：50%~70% 中轴关节病变患者阳性

流行病学

- 年龄
  - 任何年龄均可发病
  - 以青、壮年为多，30~50岁为高峰
- 性别
  - 女性高于男性，男女发病之比为（1.4~2.3）：1

病程与预后

- IBDA可自行缓解
- 多数患者预后良好，很少引起关节畸形
- 有复发趋势
- 约20%患者可发生脊柱炎和骶髂关节炎，出现脊柱运动受限及扩胸度减少

治疗与随访

- 药物治疗
  - 非甾体抗炎药：改善关节症状
  - 改善病情的抗风湿药和免疫抑制剂：柳氮磺吡啶对溃疡性结肠炎和外周关节炎有治疗作用，外周关节炎明显者可并用甲氨蝶呤
  - 糖皮质激素：关节腔局限应用可减轻外周关节炎症状
  - 生物制剂：抗TNF-a拮抗剂对炎性肠病和关节炎均有迅速而明显的疗效

【影像表现】

概述

- 诊断依据
  - X线显示轻度的关节破坏征象，如关节面的侵蚀、囊样改变，关节间隙变窄和骨侵蚀
  - MRI是早期评价骨侵蚀和软骨破坏的重要方法
- 分布
  - 常侵犯四肢和脊柱关节，以下肢大关节为主
  - 有单侧、非对称性的特点

X线表现

- 关节周围软组织肿胀
- 近关节面轻度骨质疏松
- 偶有骨膜新生骨及骨侵蚀
- 骶髂关节炎所见同AS（图10-3-5）

CT表现

- 平扫CT：骨质疏松、偶见骨膜炎、骨侵蚀、关节强直少见（图10-3-6）
- 增强CT：较少使用

MRI表现

- 平扫MR：显示骨髓水肿、骨侵蚀和软骨破坏
- 增强MR：较少使用

推荐影像学检查

- 最佳检查法
  - X线：用于诊断、鉴别诊断和治疗后的随访
  - MR扫描可更好地显示骨髓水肿、骨侵蚀和软骨破坏，有利于早期诊断
- 检查建议
  - X线检查用于评价关节的病变程度
  - MR扫描用于早期诊断

【鉴别诊断】

临床上若有溃疡性结肠炎或局限性肠炎等炎性肠病病史，合并有关节疼痛，应考虑本病。关节改变无明显特异性

骨性关节炎

- 多见于50岁以上
- RF多为阴性
- 主要累及脊柱及承重关节
- 关节面硬化，关节边缘呈唇样骨质增生，关节间隙变窄

强直性脊柱炎

- 多为青壮年男性
- 90%以上患者HLA-B27阳性
- 多数先累及骶髂关节
- 累及外周关节以下肢大关节为主，如髋关节，较少累及手足小关节

诊断与鉴别诊断精要

- 具有CD或UC诊断条件
- 以下肢大关节为主的非对称性关节炎或脊柱炎
- 伴有或不伴有肌腱端炎、皮肤、眼病变

典型病例

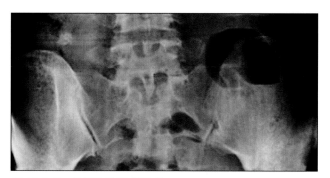

图 10-3-5　炎性肠病性关节炎
Crohn 病患者，腰骶部疼痛，X 线片示双侧骶髂关节面模糊，关节间隙狭窄、关节面下骨硬化

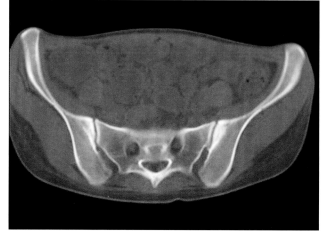

图 10-3-6　炎性肠病性关节炎
Crohn 病患者，腰骶部疼痛，CT 片示双侧骶髂关节间隙略变窄，关节面下欠光整，关节面硬化

（王德杭）

重点推荐文献

[1] 施桂英, 栗占国. 关节炎诊断与治疗. 北京: 人民卫生出版社, 2009: 226-235.
[2] Kay-GA. IIermann, CE. Althoff, US. Spinal Changes in Patients with Spondyloarthritis: Comparison of MR Imaging and Radiographic Appearances [J] Radiographics, 2005,
25(10): 559-569.
[3] Claudia G, Alexandra G. CT Findings in Diseases Associated with Pulmonary Hypertension: A Current Review Radiographics, 2010, 30(9): 1753-1777.

三、银屑病关节炎

【概念与概述】

银屑病关节炎（psoriatic arthritis，PsA）是一种与银屑病相关的炎性关节病，患者具有银屑病皮疹并有关节和周围软组织疼痛、肿胀、压痛、僵硬和运动障碍，部分患者可有骶髂关节炎和（或）脊柱炎，病程迁延、易复发、晚期可有关节强直，导致残废。约 75%PsA 患者皮疹出现在关节炎之前，同时出现者约 15%，皮疹出现在关节炎后的患者约 10%。该病可发生于任何年龄，高峰年龄为 30～50 岁，无性别差异，但脊柱受累以男性较多。在美国，PsA 患病率为 0.1%，银屑病患者约 5%～7% 发生关节炎。我国 PsA 患病率约为 1.23‰

【病理与病因】

病理

本病的病理损害在滑膜：

● 滑膜增生

● 淋巴细胞浸润

● 淋巴滤泡增生

遗传

● HLA-DR4 与患者的多关节受累和破坏性病变相关联

病因

● 遗传因素：40% 的 PsA 患者的一级亲属中有银屑病或 PsA 病史

● 环境因素：创伤和感染可能诱发 PsA

● 免疫异常：病变组织中有大量的致炎细胞因子表达

● 骨代谢平衡失调

流行病学

● 银屑病的患病率高达 2%～3%，银屑病患者关节炎的发生率为 5%～7%，PsA 患病率为 0.1%～1%

【临床表现】

症状与体征

● 关节症状：关节炎、指（趾）炎、肌腱端炎、

腱鞘炎

- 关节外表现：皮肤银屑疹、指（趾）甲病变、眼炎、少数有发热、体重减轻和贫血

生化检查

- 滑液：白细胞轻度增高，以中性粒细胞为主
- 炎症标志物：红细胞沉降率升高、CRP 加快
- 自身抗体
  - 类风湿因子阴性
  - 抗核抗体：2%～16% 的患者抗核抗体低滴度阳性
  - HLA-B27：半数患者阳性

流行病学

- 年龄
  - PsA 可发生于任何年龄
  - 好发年龄为 30～50 岁
- 性别
  - 无性别差异，但脊柱受累以男性较多

病程与预后

- 20% 患者有严重的关节畸形
- 发病 10 年后有 72% 出现关节功能障碍，尤以女性和老年人更多见
- 与一般人群比较，PsA 患者的寿命缩短

治疗与随访

- 药物治疗
- 非甾体抗炎药：具有抗炎、止痛和消肿作用
- 慢作用抗风湿药和免疫抑制剂
- 糖皮质激素：对个别难以控制的关节炎，可关节腔内注射糖皮质激素
- 生物制剂
- 其他：阿维 A 酯对皮疹和关节炎有一定疗效

【影像表现】

概述

- 诊断依据
  - X 线显示多发关节肿胀及骨侵蚀
  - MRI 是早期诊断的重要方法
- 分布
  - 可累及手足小关节，常见部位：手和足远端指（趾）间关节
  - 可侵犯骶髂关节
  - 可累及脊柱

X 线表现

- 关节周围软组织肿胀
- 关节间隙狭窄或增宽

- 关节边缘和中央部骨侵蚀及伴发的骨质增生
- 关节骨性强直及韧带附着点处细小羽毛状骨增生
- 指甲病变与指骨粗隆侵蚀，末节指骨远端骨质溶解变尖，近端骨增生膨大，呈"跳棋子"征
- 脊柱病变的表现与强直性脊柱炎类似
- 骨质疏松不明显

CT 表现

- 关节周围软组织肿胀
- 关节间隙狭窄或增宽
  - 关节边缘和中央部骨侵蚀及骨质增生（图 10-3-7）

MR 表现

- 滑膜炎：滑膜增厚，关节积液
- 骨髓水肿：长 T1 长 T2 信号
- 骨侵蚀：关节面下囊状长 T1 长 T2 信号区，有明确边界

推荐影像学检查

- 最佳检查法
  - X 线：用于诊断、鉴别诊断和治疗后的随访
  - MR：用于早期诊断与鉴别诊断
- 检查建议
  - MR 检查可行骶髂关节和全脊柱扫描
  - MR 增强扫描可更好的显示关节骨质病变，有利于早期诊断 PsA

【鉴别诊断】

骨关节炎

- 多见于 50 岁以上
- RF 多为阴性
- 主要累及脊柱及承重关节，也可发生在远端指间关节，但不累及末端的指骨粗隆
- 关节面硬化，关节边缘呈唇样骨质增生

类风湿关节炎

- 常侵犯近端指间关节
- 对称性发病，关节间隙常呈对称性狭窄
- 骨质疏松明显
- 一般不累及骶髂关节

强直性脊柱炎

- 多为青壮年男性
- 90% 以上患者 HLA-B27 阳性
- 多数先累及骶髂关节
- 累及外周关节以下肢大关节为主，如髋关节，较少累及手足小关节

诊断与鉴别诊断精要

- 多发生于皮肤银屑病出现后或同时发生关节症状
- RF 多为阴性
- 主要累及远端指间关节
- 骶髂关节可受累

典型病例

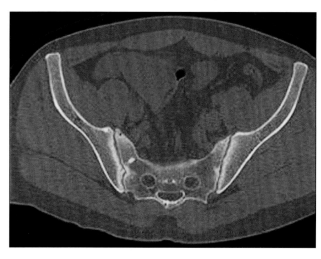

图 10-3-7 **银屑病关节炎**
皮肤银屑病患者，腰骶部疼痛，CT 显示关节间隙变窄，关节面下骨侵蚀及骨质增生

（王德杭）

重点推荐文献

[1] Mease P.Psoriatic arthritis update. Bull NYU Hosp Jt Dis, 2006, 64: 25-31.
[2] Olivieri I, D'Angelo S, Padula A, et al. The challenge of early diagnosis of psoriatic arthritis. J Rheumatol, 2008, 35: 3-5.

[3] Turkiewicz AM, Moreland LW. Psoriatic arthritis: current concepts on pathogenesis-oriented therapeutic options. Arthritis Rheum, 2007, 56: 1051-1066.

四、反应性关节炎 /Reiter 综合证

【概念与概述】

反应性关节炎（reactive arthritis），有人也称之为不全性 Reiter 综合征（Reiter's syndrome）。Reiter 综合征是与强直性脊柱炎同类的血清阴性脊柱关节病，临床或称为眼炎 - 关节炎 - 尿道炎综合征。多发生在泌尿系统感染后，也有发生在肠道细菌感染后，以关节炎、尿道炎和结膜炎三联征为临床特征的称为完全性 Reiter 综合征，只具备其中两项者为不完全性赖特综合征，又称反应性关节炎，但较常见。常表现为突发性急性关节疼痛，伴有尿道炎或独特的关节外皮肤、黏膜症状，10% ~ 30% 的患者

可以发生溢脓性皮肤角化病，9% ~ 40% 的患者可发生浅表性口腔溃疡。1981 年，美国风湿病学会提出的反应性关节炎的定义是伴随尿道炎、宫颈炎之后、持续 1 个月以上的关节炎

目前认为本病有两种形式：性传播和痢疾型。前者主要见于 20 ~ 40 岁年轻男性，大多数情况下是生殖器被沙眼衣原体感染；后者通常在肠道细菌感染后发生，致病菌主要是志贺菌属、沙门菌属、耶尔森菌属以及弯曲杆菌属。Reiter 综合征在女性、儿童和老年人少见。Reiter 综合征的发病与感染与遗传标记（HLA-B27）和免疫失调有关。滑膜的病理改变为非特异性炎症。本病多见于青年男性，国外的发病率在 0.06% ~ 1% 不等，国内尚无这方面的

统计数据报道

【病理与病因】

病理

- 炎性细胞浸润
- 血管淤血
- 成纤维样滑膜细胞增生及水肿

遗传

- 70%～80% 的该病患者 HLA-B27（人类白细胞抗原 -B27）阳性

病因

- 遗传因素
- 环境因素：某些微生物引起的肠道或泌尿生殖系感染所激发

流行病学

- 在世界各地均有报道，但确切的患病率难以估计
- 1%～3% 的肠道或泌尿生殖系感染患者可发生反应性关节炎

【临床表现】

症状与体征

- 全身症状：起病急，出现中高度发热，多不受退热药物影响，自发缓解，伴多汗，体重骤降和严重倦怠无力
- 关节表现：剧痛、肿胀、触痛和发热
- 关节外表现：肌腱端病、尿道炎、结膜炎、溢脓性皮肤角化病

生化检查

- 病原体培养：尿液 ReA 相关病原体 PCR 扩增
- 炎症及免疫指标
  - 炎症指标　白细胞增高，红细胞沉降率增快、CRP 升高
  - 免疫指标　血清免疫球蛋白、补体 C_3、C_4 及免疫复合物非特异性升高，70%～80% 患者 HLA-B27 阳性
- 滑液与滑膜检查：
  - 滑液检查：中性粒细胞升高并可见大巨噬细胞
  - 滑膜活检：非特异性炎性改变

流行病学

- 年龄
- 典型病例发生在 HLA-B27 阳性的年轻人
- 而在幼儿中罕见
- 性别

- 肠道来源的反应性关节炎男女患病的机会相同
- 泌尿生殖系感染后的反应性关节炎则主要发生在男性，男：女 = 9 ：1

病程与预后

- 大部分患者关节炎持续数周至半年，少数患者有复发倾向
- 自然病程和预后与感染的微生物和宿主因素有关
- 大约 15% 的患者有慢性、破坏性和致残性关节炎或肌腱末端炎
- 大约 10% 的患者发生强直性脊柱炎
- 本病引起的死亡少见，多数死因与心脏并发症或淀粉样变有关

治疗与随访

- 非药物治疗：卫生知识教育，关节功能锻炼，物理疗法
- 药物治疗
  - 非甾体抗炎药：减轻关节疼痛、肿胀及晨僵
  - 抗生素：急性期患者给予抗生素治疗，常用四环素类药物
  - 改善病情的抗风湿药对于病情顽固、反复发作的患者可使用，最常选用的药物是柳氮磺吡啶，重症患者可并用甲氨蝶呤
  - 糖皮质激素：缓解关节肿胀，减轻关节疼痛
- 外科手术治疗
  - 矫形
  - 关节置换

【影像表现】

概述

- 诊断依据
  - X 线显示多发关节骨侵蚀
  - MRI 是早期诊断的重要方法
- 分布
  - 非对称性多关节或少关节炎
  - 主要累及膝、踝、肩、腕、肘及髋关节
  - 也可累及手和足的小关节，骶髂关节和脊柱

X 线表现

- 关节周围软组织肿胀
- 骨质疏松
- 可伴有跟腱炎和髌腱炎
- 反复发作的慢性关节炎可见关节边缘糜烂和关

节间隙变窄

- 骶髂关节炎多为非对称性，表现为关节间隙变窄、侵蚀和骨硬化
- 脊柱受累时常侵及下段胸椎和上段腰椎，表现为不对称分布的椎旁骨化，可呈节段跳跃
- 很少引起关节强直

CT 表现

- 平扫 CT：类似 X 线平片，由于没有重叠，细小病变显示清楚
- 增强 CT：很少使用

MRI 表现

- 可显示较早期的损害，滑膜炎，骨水肿，骨侵蚀，肌腱附着处的异常等

最佳检查法

- X 线：用于诊断、鉴别诊断和治疗后的随访
- MR：用于早期诊断与鉴别诊断
- 检查建议
- MR 检查包括掌指关节和腕关节，如有可能，行双侧检查

- MR 增强扫描可更好地显示滑膜炎与腱鞘炎，有利于早期诊断

【鉴别诊断】

细菌性关节炎

- 急性发病，常伴有高热、乏力等全身中毒症状
- 多为单关节炎，部位不固定，局部可见明显红肿热痛，无肌腱炎或腊肠趾
- 滑液涂片或培养可发现病原菌

急性风湿热

- 多见于儿童及青少年
- 发病较急，起病前 2~3 周多有链球菌感染史，临床表现有咽痛和发热
- 四肢大关节游走性疼痛和肿胀
- 对阿司匹林等抗炎药反应好，不遗留关节畸形

银屑病关节炎

- 本病好发于中年人，起病多较缓慢
- 银屑病关节炎患者常有银屑病皮肤和指（趾）甲病变

诊断与鉴别诊断精要

- 血清类风湿因子阴性
- 典型的下肢为主的非对称性单或少关节关节炎
- 前驱感染证据

（王德杭）

重点推荐文献

[1] 梁碧玲. 骨与关节疾病影像诊断学. 北京: 人民卫生出版社, 2006: 686-688.
[2] 施桂英. 反应性关节炎//施桂英. 关节炎概要. 北京: 中国医药科技出版社, 2005: 407-413.
[3] Hannu T, Mattila L, Siitonen A, et al. Reactive arthritis following an outbreak of Salmonella typhimurium phage type193 infection. Ann Rheum Dis, 2002, 61: 264-266.

第 4 节 与结缔组织病相关的关节炎

一、系统性红斑狼疮关节病

【概念与概述】

系统性红斑狼疮（systemic lupus erythematosus, SLE）是一种具有多系统损害及多种自身抗体的与结缔组织相关的自身免疫性疾病，主要表现为面颊部蝶形红斑、胸膜炎、心包炎、肾小球肾炎等结缔组织病变，肌肉骨骼系统也常受累

【病理与病因】

病理

- 滑膜细胞增生，纤维蛋白样变性
- 滑膜表面纤维蛋白渗出，局灶性纤维素坏死
- 中、小血管壁结缔组织纤维蛋白样变性，有时发生坏死和血栓形成，血管周围炎细胞浸润

病因

- 遗传因素：目前认为 SLE 是一种多基因遗传性疾病，与 HLA-II 类基因有相关性，由于多种基因的缺陷，引起免疫功能异常
- 环境因素：有人认为与某些感染有关，如病毒、结核分枝杆菌、链球菌等
- 免疫异常：B 淋巴细胞过度增殖，T 淋巴细胞减少，功能异常，淋巴细胞凋亡细胞数增加
- 性激素：雌激素高及代谢异常

流行病学

- 在世界各地均有发病，发病率不详，发病年龄以青壮年（20 ~ 40 岁）为多，女性明显多于男性，育龄期间男女比例为（8 ~ 9）：1
- 我国患病率较高，近年来其发病率有增高的趋势

【临床表现】

症状与体征

- 全身症状：皮疹、发热、肾炎、浆膜炎、溶血性贫血、中枢神经系统损害等
- 关节症状：关节痛、局部软组织肿胀、骨坏死、骨关节感染
- 肌肉、肌腱等软组织病变；肌炎、肌腱端病、皮下结节

生化检查

- SLE 细胞：49% ~ 70% 的活动性 SLE 患者呈阳性
- 血液检查：80% ~ 95% 的患者抗核抗体阳性，抗环瓜氨酸肽抗体阳性，活动期 CRP 加快，免疫球蛋白增高
- 滑液检查：无显著异常

流行病学

- 年龄
  - 多见于育龄期妇女，也可见于老人和儿童
  - 发病高峰在 20 ~ 40 岁
- 性别
  - 男女比例为 1：5 至 1：9

病程与预后

- 系统性红斑狼疮关节炎多自发缓解
- 大多数系统红斑狼疮的关节炎为一过性、非破坏性和非畸形性
- 本病的关节炎一般预后良好

治疗与随访

- 药物治疗
  - 非甾体抗炎药（NSAID）：用于改善或缓解 SLE 的关节痛或关节炎
  - 改善病情药物：较少应用，除非极少数有破坏性关节炎者可选甲氨蝶呤（MTX）
  - 糖皮质激素：对于不宜应用非甾体抗炎药者可小剂量使用
  - 抗疟药：氯喹和羟氯喹可用于治疗 SLE 关节炎
  - 抗生素：合并感染性关节炎者应用
- 外科手术治疗
  - 指关节复位
  - 关节或骨融合术

【影像表现】

概述

- 诊断依据：
  - 影像学早期表现为非特异性受累关节软组织肿胀和关节周围局限性骨质疏松
  - MRI 是早期诊断的重要方法
- 分布：
  - 可累及大小关节，多呈对称性分布
  - 以近端指间关节、腕关节和膝关节最常受累
  - 其他关节受累较少见

X 线表现

- 对称性非特异性软组织肿胀和关节周围局限性骨质疏松
- 5% ~ 40% 患者有对称性多个指间关节畸形，常有近节指间关节过伸，远节指间关节屈曲，形成"鹅颈"畸形
- 缺血性骨坏死（图 10-4-1）
- 皮下软组织钙化
- 肢端硬化和末节指（趾）骨簇部吸收

CT 表现

- 平扫 CT：非特异性软组织肿胀和骨质疏松，关节畸形，骨坏死，软组织钙化
- 增强 CT：较少使用

MRI 表现

- 平扫 MR
  - 软组织肿胀：周围软组织呈长 T1 长 T2 信号改变
  - 肌炎：浅筋膜水肿，肌肉组织信号异常（图 10-4-2）
  - 骨缺血性骨坏死：MRI 最敏感，早期骨水肿，然后在 T1WI 上出现低信号条带影，

T2WI 上可出现高低信号的"双线征"（图 10-4-3）

- 骨梗死：斑片状地图状以高信号为主的异常信号灶（图 10-4-4）
- 最佳检查法
  - X 线：用于诊断、鉴别诊断和治疗后的随访
  - MR：用于早期诊断与鉴别诊断
- 检查建议
  - MR 检查能较好地显示骨质及周围软组织病变

【鉴别诊断】

类风湿关节炎

- 化验检查阳性项目不一样
- 关节病变呈持续性，程度较重

- 晨僵时间长
- 畸形多见，全身多系统损害少见

银屑病关节炎

- 多发生于皮肤银屑病出现后多年
- RF 多为阴性
- 主要累及远端指间关节
- 骶髂关节可受累

强直性脊柱炎

- 多为青壮年男性
- 90% 以上患者 HLA-B27 阳性
- 多数先累及骶髂关节
- 累及外周关节以下肢大关节为主，如髋关节，较少累及手足小关节

诊断与鉴别诊断精要

- 多见于育龄期妇女，有皮疹和多脏器病变
- 以近端指间关节、腕关节和膝关节最常受累
- MR 平扫可用于早期 SLE 的诊断

典型病例

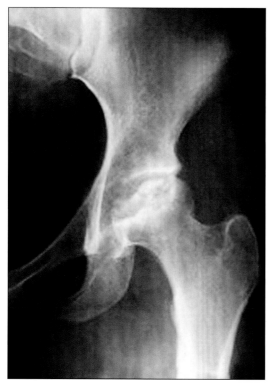

图 10-4-1　**系统性红斑狼疮关节病**
SLE 患者，X 线平片示左侧股骨头变形，密度增高，为股骨头坏死表现

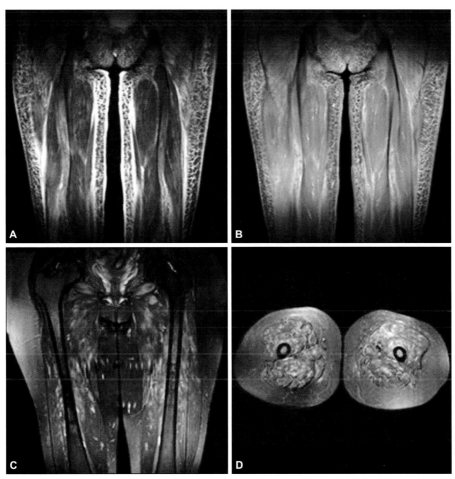

图 10-4-2　系统性红斑狼疮关节病
A. 冠状位 T2WI；B. PDWI 冠状位；C. 冠状位 T1WI；D. 轴位 T1WI，显示浅筋膜水肿，肌肉萎缩，肌肉组织信号异常

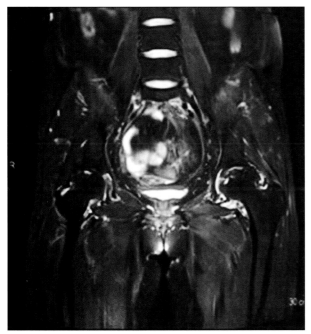

图 10-4-3　系统性红斑狼疮关节病
SLE 患者，冠状 T2WI 示双侧股骨头毛糙，股骨头信号增高

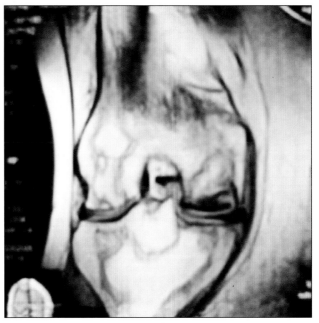

图 10-4-4　系统性红斑狼疮关节病
SLE 患者，冠状 T1WI 示股骨远端和胫骨近端地图样表现，符合骨梗死

（刘斯润）

重点推荐文献

[1] 黄少弼, 肖征宇. 系统性红斑狼疮骨关节肌肉表现 中华骨科杂志, 1996, 16(11): 742-742.

[2] Tasneem A L, Jeffrey P K, Gregory A.H, et al. Imaging Findings in Systemic Lupus Erythematosus. Radiographics July 2004 24(7): 1069-1086.

[3] Jennifer PM, Steven LP, Nestor L.M. Thoracic Manifestations of Systemic Autoimmune Diseases: Radiographic and High-Resolution CT Findings. Radiographics November 2000 20(9): 1623-1635.

二、干燥综合征

【概念与概述】

　　干燥综合征（Sjögren's syndrome，SS）是一种以侵犯泪腺、唾液腺等外分泌腺为主的慢性自身免疫性疾病，又称为自身免疫性外分泌腺体上皮细胞炎或自身免疫性外分泌腺体病。主要表现为干燥性角膜、结膜炎、口腔干燥症或伴发类风湿关节炎等其他风湿性疾病，它可累及其他系统，如呼吸系统、消化系统、泌尿系统、血液系统、神经系统以及肌肉、关节等造成多系统、多器官受损。本病可以单独存在，亦可出现在其他自身免疫病中，单独存在者为原发性干燥综合征，而继发于类风湿关节炎、系统性硬皮病、系统性红斑狼疮等其他自身免疫病者为继发性干燥综合征。国内调查证实人群中患病为 0.29%～0.77%，西方国家人群中患病率在风湿性疾病中占第二位，女性占 90% 以上，多在中年以后发病

【病理与病因】

病理

　　主要累及柱状上皮细胞构成的外分泌腺体

- 腺体间质有大量淋巴细胞浸润、腺体导管管腔扩张和狭窄等
- 血管受损

遗传

　　性别、HLA 与 SS 有相关性。如在欧美人中，SS 患者 DR3、DR2 阳性的频率高于正常人，SS 伴抗 SSA 和抗 SSB 抗体者的 DQA1/DQB1 阳性的频率增高

病因

- 遗传因素
- 环境因素：病毒感染
- 性激素：女性发病率高，提示该病与性激素有关

流行病学

- 国内患病率约 0.3%～0.7%，在老年人群为 3%～4%
- 女性患者明显多于男性患者

【临床表现】

症状与体征

- 局部表现：关节炎、关节痛、口干燥症、干燥性角结膜炎，其他浅表部位如鼻、硬腭、气管及其分支、消化道黏膜、阴道黏膜的外分泌腺体受累
- 系统表现：除口、眼干燥表现外，还可表现全身症状，如乏力、低热等，约 2/3 患者表现外分泌腺体的系统受损
- 免疫球蛋白 90% 以上的患者有丙种球蛋白血症
- 自身抗体
  - 45.7% 患者可表现抗核抗体滴度升高（>1∶20），抗 SSA 抗体、抗 SSB 抗体、抗 RNP 抗体、抗心磷脂抗体
  - 50% 患者类风湿因子阳性

流行病学

- 年龄
  - 可发生于任何年龄
  - 好发于中老年女性
- 性别
  - 男女比例约为 1∶9

病程与预后

- 本病病程缓慢，取决于病变的累及范围及伴有的其他疾病
- 对并发假性淋巴瘤的病例需密切观察其转归，发生恶性淋巴瘤者预后差

治疗与随访

- 对症治疗：停止吸烟、饮酒及避免服用引起口干的药物，保持口腔清洁
- 药物治疗
  - 糖皮质激素：小剂量短疗程使用
  - 免疫抑制剂：对病情进展迅速的患者可合用环磷酰胺或硫唑嘌呤等
  - 非甾体抗炎药：缓解症状

【影像表现】

概述

- 诊断依据
  - X 线显示骨软化、骨疏松、骨骼畸形
  - MRI 是早期诊断的重要方法
- 分布
  - 早期累及手足小关节，典型部位：腕关节、掌指关节、近端指间关节
  - 可侵犯膝、肘、肩、髋关节

X 线表现

- 骨软化症：成人有诊断意义的骨 X 线表现为假骨折（Looser 区）
- 骨质疏松症：椎体可出现一处或多处椎体压缩性骨折
- 肾性骨营养不良：病程较长的患者并发肾功能不全时，可见骨质疏松、骨软化、纤维囊性骨炎、骨质硬化和软组织钙化（图 10-4-5）

CT 表现

- 平扫 CT：关节面下囊状骨侵蚀，关节间隙狭窄，关节周围软组织肿胀
- 增强 CT：较少使用

MRI 表现

- 平扫 MR
  - 滑膜炎：轻度滑膜增厚
  - 关节软骨破坏：关节软骨不光整
  - 骨侵蚀：关节面下囊状长 T1 长 T2 信号区
  - 骨髓水肿：斑片状长 T1，长 T2 信号，无明确边界
  - 腱鞘炎：围绕肌腱周围长 T1 长 T2 信号
- 增强 MR
  - 滑膜炎有明显强化
- 检查建议
  - X 线检查主要包括掌指关节和腕关节
  - MR 增强扫描可更好地显示滑膜炎与腱鞘炎，有利于早期诊断

【鉴别诊断】

系统性红斑狼疮

- 抗 dsDNA 抗体、抗 Sm 抗体阳性
- 皮肤红斑

类风湿关节炎

- 关节病变是一种侵蚀性关节炎
- 手、足小关节对称性疼痛、肿胀及晨僵
- 持续性、程度较重、晨僵时间长

非自身免疫病的口干

- 老年、糖尿病者

诊断与鉴别诊断精要

- 骨软化症是干燥综合征骨骼病变的主要特征
- 其他骨骼病变还可能包括骨质疏松和肾性骨营养不良等
- 常合并类风湿关节炎等其他结缔组织病

典型病例

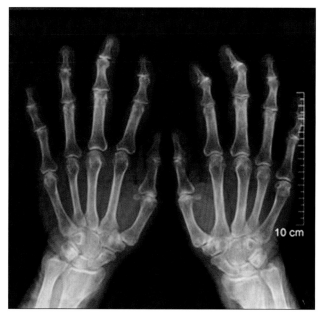

图 10-4-5 干燥综合征
X 线片示双手第 2~4 指末节指间关节及小指近节指间关节间隙狭窄，关节面增生硬化，部分关节面呈增生膨大改变，软组织肿胀不明显。伴骨质疏松

（刘斯润）

重点推荐文献

[1] 郝伟欣 干燥综合征的多系统损害. 中国临床医生，2007，3(11): 8-12.
[2] 郝慧琴，黄烽. 原发性干燥综合征系统表现及其临床治疗

进展. 中华风湿病学杂志，2006, 15(1).
[3] 戴靖，李晶，吴忠，等. 32 例原发性干燥综合征临床分析. 江苏大学学报(医学版)，2002, 4(4): 12-13.

三、多发性肌炎和皮肌炎关节病

【概念与概述】

多发性肌炎（polymyositis，PM）和皮肌炎（dermatomyositis，DM）是一组骨骼肌的系统性、非化脓性炎性疾病，主要累及四肢近端及颈部肌群，临床表现为对称性的近端肢带肌、颈部甚至咽部肌肉无力和萎缩，严重者导致心肌、呼吸肌群受累，引起死亡

仅有横纹肌受累的肌炎称为多发性肌炎，既有横纹肌炎症，又有皮肤病变称为皮肌炎。PM / DM 可以单独存在，病因和发病机制不甚明确，也可以和结缔组织疾病合并存在，包括风湿热、类风湿关节炎、硬皮病、系统性红斑狼疮、结节性多动脉炎和混合性结缔组织病；还可以合并恶性肿瘤。同样，急性的肌炎还可以见于各种急性病毒感染和某些细菌和寄生虫感染。本节仅介绍皮肌炎 / 多发性肌炎

引起的关节改变

【病理与病因】

病理

肌细胞轻度增生及表面纤维蛋白沉着，炎性细胞浸润，后期纤维化和肌萎缩。

● 骨骼肌纤维变性、坏死、再生
● 束周肌纤维萎缩

遗传

● 本病的发生可能与 HLA 遗传等位基因有关，有人发现 HLA-DR3、HLA-DR6、HLA-B8 或 HLA-B14 阳性的人发生该病的频率较高

病因

● 遗传因素
● 环境因素：病毒或细菌感染
● 免疫因素

流行病学

● 发病率为（0.5~8.4）/100 万

【临床表现】

症状与体征

- 关节症状：肌无力、关节痛或关节炎，晨僵，关节挛缩，畸形
- 关节外表现：皮肤、肌肉和内脏病变、肺间质病变

生化检查

- 血象：白细胞正常或轻度升高，以单核细胞为主
- 血清肌酶升高：肌酸激酶（CK）及其同工酶升高
- 血清抗核抗体
  - 抗 PM-1 抗体、抗 J0-1 抗体在部分患者呈阳性

流行病学

- 年龄
  - 可发生于任何年龄
  - 有两个高峰期：10 ~ 15 岁，45 ~ 60 岁
- 性别
  - 男女比例约为 1 ： 2

病程与预后

- 大多数多发性肌炎 / 皮肌炎是暂时和非侵蚀性的，一般预后良好
- 个别由于肌肉痉挛可造成指、肘、膝等关节畸形及骨质疏松、肌萎缩无力、纤维粘连，可导致关节功能障碍

治疗与随访

- 糖皮质激素：首选药物，可缓解关节痛或关节炎
- 药物治疗：对于慢性关节炎可考虑应用改善病情的药物治疗

【影像表现】

概述

- 诊断依据
  - 病变程度多较轻
  - 部分患者因肌肉挛缩引起关节畸形
- 分布
  - 为对称性、非侵蚀性，手小关节为主

X 线表现

- 周围软组织钙化
- 多数骨质结构未见明显异常
- 多数关节间隙未见明显异常

- 偶尔表现为骨质疏松、指尖骨质吸收、关节周围软组织肿胀、关节破坏，拇指指间关节桡侧半脱位具有特征性（图 10-4-6，图 10-4-7）

CT 表现

- 平扫 CT：周围软组织钙化，偶尔关节周围软组织肿胀
- 增强 CT：较少使用

MRI 表现

- 平扫 MR
  - 肌筋膜炎：肌筋膜增厚，T1WI 上呈低信号，T2WI 压脂像上呈高信号（图 10-4-9，10-4-10）
  - 肌炎：受累肌肉在 T1WI 和 T2WI 上信号改变不明显，部分病例在 T2WI 上可呈稍高信号，脂肪抑制呈明显高信号（图 10-4-8，图 10-4-9，图 10-4-10）
- 增强 MR
  - 滑膜炎有明显强化
- 最佳检查法
  - X 线：用于诊断、鉴别诊断和治疗后的随访
  - MR：用于早期诊断与鉴别诊断
- 检查建议
  - MR 检查主要观察肌肉及滑膜病变
  - MR 增强扫描可更好地显示滑膜炎，有利于早期诊断

【鉴别诊断】

类风湿关节炎

- 慢性进行性和破坏性的关节损害
- RF 阳性
- 关节病变呈持续性、程度较重、晨僵时间长

银屑病关节炎

- 多发生于皮肤银屑病出现后多年
- RF 多为阴性
- 主要累及远端指间关节
- 骶髂关节可受累

强直性脊柱炎

- 多为青壮年男性
- 90% 以上患者 HLA-B27 阳性
- 多数先累及骶髂关节
- 累及外周关节以下肢大关节为主，如髋关节，较少累及手足小关节

> **诊断与鉴别诊断精要**
>
> - 本病关节炎多属暂时性，为对称性、非侵蚀性，手小关节为主
> - 关节肿胀很少持续超过 6 周
> - 一般无畸形

典型病例

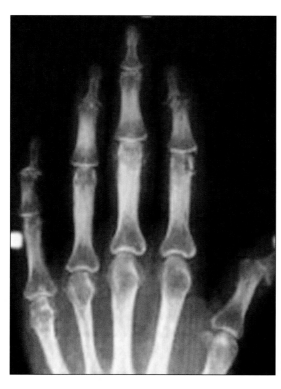

图 10-4-6　多发性肌炎和皮肌炎关节病
X 线显示多发近端指间关节骨侵蚀，关节周围的钙化，拇指近端指间关节不全脱位

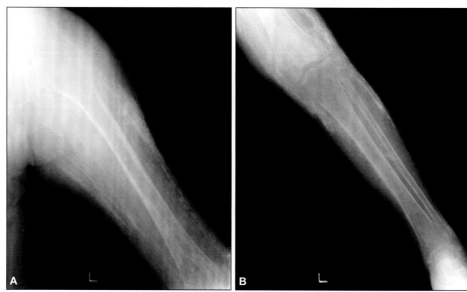

图 10-4-7　多发性肌炎和皮肌炎关节病
A. 大腿 X 线正位片；B. 小腿 X 线正位片。示大腿及小腿皮下周围软组织肿胀，散在软组织钙化

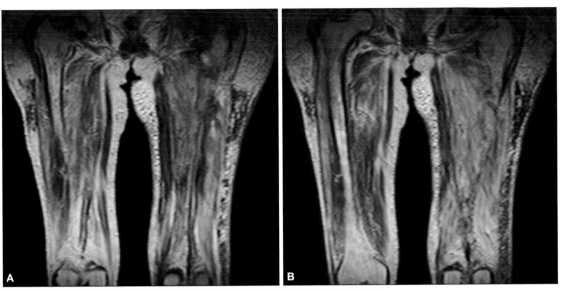

图 10-4-8 多发性肌炎和皮肌炎关节病

A，B. 双侧大腿冠状 T2WI，示大腿股直肌、大收肌、四头肌呈高信号改变，皮下信号不均匀，符合大腿皮肌炎

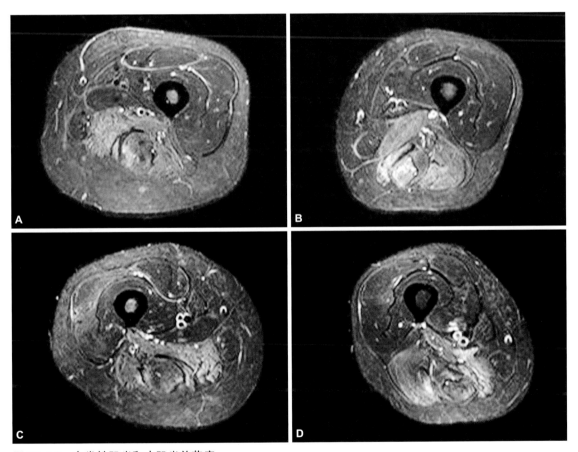

图 10-4-9 多发性肌炎和皮肌炎关节病

A，B. 左侧大腿轴位 T2WI；C，D. 右侧大腿轴位 T2WI，示双侧大收肌、绳肌群和右腿肌外侧肌呈高信号改变，符合皮肌炎及筋膜炎表现

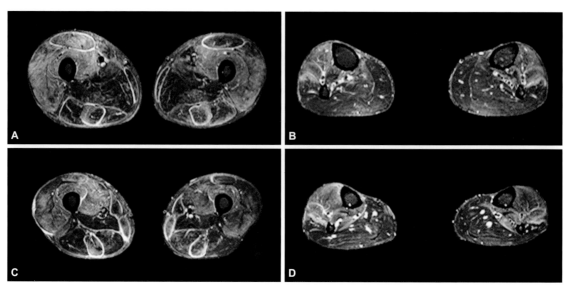

图 10-4-10　多发性肌炎和皮肌炎关节病
A，C.双侧大腿压脂轴位 T2WI；B，D.双侧小腿压脂轴位 T2WI，示双侧大腿及小腿多块肌肉呈稍高信号改变，且信号不均，符合皮肌炎及筋膜炎特点

（刘斯润）

重点推荐文献

[1] David AM, David GD, Elizabeth A.J, et al. Abnormal Signal Intensity in Skeletal Muscle at MR Imaging: Patterns, Pearls, and Pitfalls. [J] Radiographics October, 2000, 20: 295-315.

[2] Resnick D. Dermatomyositis and polymyositis. In: Resnick D, eds. Diagnosis of bone and joint disorders. 3rd ed.

Philadelphia, Pa: Saunders, 1995, 1218-1231.

[3] Fujino H, Kobayashi T, Goto I, et al. Magnetic resonance imaging of the muscles in patients with polymyositis and dermatomyositis. Muscle Nerve, 1991, 14: 716-720.

四、系统性硬化症关节病

【概念与概述】

　　系统性硬化症（systemic sclerosis，SSc），又称硬皮病（scleroderma），是一种原因不明的小血管功能和结构异常，皮肤及内脏进行性纤维化的自身免疫性疾病。临床上以局限性或弥漫性皮肤增厚和纤维化为特征。本病在结缔组织病中仅次于红斑狼疮而居第二位。患者以女性较多，女性与男性之比为（3～4）：1。发病年龄以 20～50 岁多见。本节仅描述该病的关节和肌肉及软组织病变

【病理与病因】

病理

- 早期滑膜纤维蛋白渗出、淋巴细胞和浆细胞浸润
- 晚期滑膜纤维化、滑膜细胞萎缩及血管消失

遗传

- 部分患者有明显家族史

病因

- 病因不明：可能与遗传、环境、免疫异常和感染有关

流行病学

- 关节炎性疼痛在硬皮病患者中并非少见
- 硬皮病患者在病程中发展成关节异常占 46%

【临床表现】

症状与体征

- Raynaud 现象：由于小血管阻塞，出现指（趾）末端发作性苍白、青紫和潮红，伴局部麻木和疼痛，遇暖后缓解
- 皮肤病变：分水肿、硬化和萎缩三期
- 关节及肌腱：对称性多关节痛、关节僵硬，屈曲畸形

生化检查

- 炎症标志物：红细胞沉降率升高、高 γ 球蛋白血症
- 自身抗体：抗核抗体、抗 Scl-70 抗体阳性、

抗着丝点抗体及抗 RNP 抗体阳性

流行病学

- 年龄
  - 任何年龄皆可发生
  - 以 20~50 岁居多，儿童相对少见
- 性别
  - 男女比例为 1 ：（3~4）

病程与预后

- 部分轻型病例可自行缓解
- 可出现关节强直，甚至挛缩畸形
- 常见死因为继发其他感染、肺、心或肾衰竭

治疗与随访

- 一般治疗：关节活动度锻炼
- 药物治疗
  - 非甾体抗炎药：减轻疼痛和控制炎症
  - 糖皮质激素：改变症状，局部注射治疗腕管综合征
- 外科手术治疗
  - 关节置换术
  - 指间关节融合术

【影像表现】

概述

- 诊断依据：
  - 早期双手 X 线显示骨质疏松
  - 随病情进展可出现不规则骨质吸收缺损、关节间隙变窄、关节周围软组织钙化等
- 分布：
  - 主要表现在手指关节
  - 大关节也可以发病

X 线表现

- 指（趾）骨远端、腕骨及尺桡骨远端骨吸收（图 10-4-11，图 10-4-12）
- 周围软组织萎缩

- 皮下钙化（图 10-4-11）
- 严重时可见关节骨质破坏、骨质疏松、关节间隙狭窄和半脱位（图 10-4-12）

CT 表现

- 平扫 CT：骨质破坏、骨质疏松、关节间隙狭窄和半脱位，可清楚显示皮下钙化
- 增强 CT：较少使用

MRI 表现

- 平扫 MRI：可早期发现皮肤肌肉水肿、骨水肿，关节积液，关节软骨破坏等征象
- 增强 MRI：较少使用

推荐影像学检查

- 最佳检查法
  - X 线：用于诊断、鉴别诊断和治疗后的随访
  - MR：用于早期诊断与鉴别诊断
- 检查建议
  - MR 检查主要包括手指关节，如有可能，行双侧检查

【鉴别诊断】

类风湿关节炎

- 多见于 50 岁以上
- 手、足小关节对称性疼痛、肿胀及晨僵
- 关节损害持续时间 >6 周
- 无皮肤变硬表现

多发性肌炎 / 皮肌炎关节病

- 本病关节炎多属暂时性，为对称性、非侵蚀性，手小关节为主
- 关节肿胀很少持续超过 6 周
- 一般无畸形

反应性关节炎

- 血清阴性
- 典型的下肢为主的非对称性单或少关节关节炎
- 前驱感染证据

诊断与鉴别诊断精要

- 伴发面及肢端皮肤水肿和硬化
- 以关节屈曲挛缩为主而非破坏性关节炎

典型病例

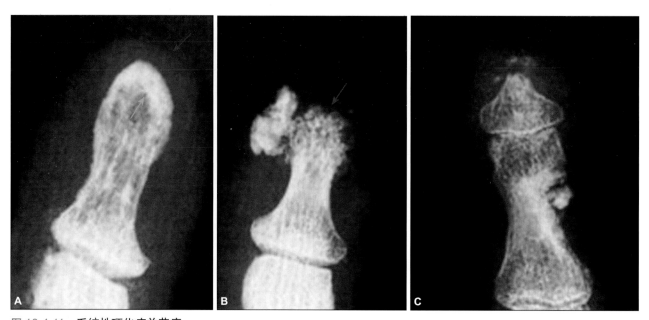

图 10-4-11　系统性硬化症关节病

指骨 X 线片。A. 图示指骨远端骨肥厚（绿箭头），软组织萎缩（红箭头）；B. 图示指骨远端骨吸收（红箭头）及周围软组织钙化；C. 图示远端骨吸收、钙化，周围软组织肿胀

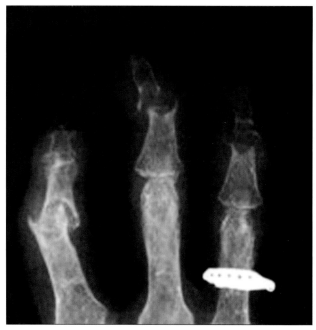

图 10-4-12　系统性硬化症关节病

X 线片示近端指间关节及远端指间关节骨侵蚀，指间关节半脱位

（刘斯润）

重点推荐文献

[1] 贾丽梅, 曲艺. 系统性硬皮病112例临床分析. 中国皮肤性病学杂志, 2004, 18: 726.

[2] Chung L, Lin J, Furst DE, et al. Systemic and localized scleroderma. Clinics in Dermatology, 2006, 24: 37.

[3] Takehara K, Sato S. Localized scleroderma is an autoimmune disorder. Rheumatology, 2005, 44: 274.

五、白塞病关节病

【概念与概述】

白塞病（Behcet's disease，BD）属于全身性、慢性、血管炎症性疾病，主要临床表现为复发性口腔溃疡、生殖器溃疡和眼炎三联征为特征的综合征，也可累及皮肤、关节、心血管、胃肠道和中枢神经、肺、肾、附睾等器官。大部分患者预后良好，眼、中枢神经及大血管受累者预后不佳

本病在东亚、中东和地中海地区发病率较高，被称为丝绸之路病。我国发病率无确切资料，任何年龄均可患病，好发年龄为 16～40 岁。我国以女性居多，男性患者血管、神经系统及眼受累较女性多且病情重。本节主要介绍白塞病引起的关节炎

【病理与病因】

病理

病理基础为血管炎

- 关节液呈炎性关节液改变
- 滑膜病理为淋巴细胞和浆细胞等慢性炎细胞浸润

病因

- 遗传因素
- 其他：感染、环境、免疫和炎症

流行病学

- 广泛分布在全世界各地
- 发病率以日本、中东和地中海地区较高，我国估计为 14/10 万

【临床表现】

症状与体征

- 关节症状：关节疼痛、肿胀、关节畸形
- 关节外表现：口腔溃疡、生殖器溃疡、眼部损害、皮肤病变

流行病学

- 年龄
  - BD 可发生于任何年龄
  - 好发年龄为 16～40 岁
- 性别
  - 女性略多于男性

病程与预后

- 大部分患者预后良好
- 大小关节均可受累，严重者形成继发性强直性脊柱炎
- 但有中枢神经系统及大血管受累者预后不佳

治疗与随访

- 一般治疗：关节制动，关节功能锻炼，物理疗法
- 药物治疗
  - 非甾体抗炎药：用于治疗关节炎或关节痛
  - 慢作用抗风湿药：慢性关节炎，尤其对有发展为侵蚀性病变者，在用非甾体抗炎药治疗同时，应及早加用改变病情药
  - 糖皮质激素：不宜应用非甾体类药或非甾体类药反应不好或不能耐受者，可选用
  - 免疫抑制剂：减少眼炎的发生率及减轻其严重程度
  - 生物制剂：反复发作或慢性关节炎可试用干扰素 -α

【影像表现】

概述

- 诊断依据
  - 复发性口腔溃疡、生殖器溃疡和眼炎三联征
  - X 线为辅助检查手段
- 分布
  - 大小关节均可受累，主要累及大关节
  - 以膝关节最常见，其次为踝关节、腕关节和肘关节，还可累及骶髂关节

X 线表现

- 关节间隙模糊或狭窄
- 关节邻近骨质疏松
- 关节边缘骨质侵蚀和增生
- 软骨下骨质囊变
- 关节间隙变窄
- 关节半脱位或关节强直

CT 表现

- 平扫 CT：关节面下囊状骨侵蚀，关节间隙狭窄
- 增强 CT：较少使用

MRI 表现

- 平扫 MRI：可早期发现骨水肿，关节积液，关节软骨破坏等征象
- 增强 MRI：较少使用

推荐影像学检查

- 最佳检查法
  - X 线：用于诊断、鉴别诊断和治疗后的随访
  - MR：用于早期诊断与鉴别诊断
- 检查建议

○ 关节脊柱 X 线片

○ MR 检查主要包括症状较严重的关节

【鉴别诊断】

类风湿关节炎

- 手、足小关节对称性疼痛、肿胀及晨僵
- 关节病变呈持续性、程度较重
- 晨僵时间长
- 侵蚀性关节炎，畸形多见

Reiter 综合征

- 急性发病的下肢大关节

- 非对称性少关节炎
- 伴发热、结膜炎、尿道炎和腊肠趾或肌腱端炎
- 自限性经过

强直性脊柱炎

- 多为青壮年男性
- 90% 以上患者 HLA-B27 阳性
- 多数先累及骶髂关节
- 累及外周关节以下肢大关节为主，如髋关节，较少累及手足小关节

诊断与鉴别诊断精要

- 病程短暂
- 非进行性、非破坏性、非对称性关节炎
- 合并复发性口腔、生殖器溃疡、眼炎及皮肤病变等

（刘斯润）

重点推荐文献

[1] 戴生明, 韩星海, 方利平, 等. 115例白塞病临床特点分析 [J];临床内科杂志; 2002, 19(1).

[2] Criteria for diagnosis of Behçet's disease. International Study Group for Behçet's Disease. Lancet 1990; 335: 1078-1080.

[3] Eun. JC, Kyung-HD, Joon B S, et al. Radiologic and Clinical Findings of Behçet Disease: Comprehensive Review of Multisystemic Involvement Radiographics, 2008 2008, 10(6).1148.

第 5 节　成人 Still 病

【概念与概述】

成人 Still 病（adult onset still disease，AOSD）

- 成人发生的 Still 病，是一组病因、发病机制不清，临床上以高热、皮疹、关节痛和（或）关节炎、咽痛、肌痛为表现，伴有周围粒细胞增高，肝、脾、淋巴结肿大等多系统受累的一种临床综合征
- 同义词：变应性亚败血症、Wissler 综合征、Wissler-Fanconi 综合征、超敏性亚败血症

【病理与病因】

一般发病机制

- 不明确，可能与感染、遗传和免疫有关
- T 细胞和巨噬细胞激活诱发的高细胞因子血症
- FcrR Ⅱ a 和Ⅲ a 基因的多态性

遗传学

- 可能与 *HLA-DR B1* 基因有关

病因学

- 确切病因不清，可能与微生物及其代谢产物引起免疫反应有关

流行病学

- 1896 年 Still 首先对此病进行描述
- 好发于青壮年，无民族及地区聚集性

【临床表现】

表现

- 高热、皮疹、关节痛
- 咽痛、淋巴结肿大、肝脾大
- 腹痛、胸膜炎、肺炎、心肌炎、心包炎

流行病学

- 16 ~ 35 岁的青年人多见
- 男：女 =1 :（1 ~ 2）

病程与预后

- 多数预后良好，20%1 年内缓解且不再复发

治疗
- 非甾体类抗炎药
- 糖皮质激素
- 免疫抑制剂
- 抗风湿药

【影像表现】

概述
- 最佳诊断依据：高热、皮疹、关节痛和（或）关节炎、咽痛、肌痛，伴有周围粒细胞增高，肝、脾、淋巴结肿大等多系统受累
- 部位：累及关节主要为膝关节（82%）及腕关节（73%）

X 线和 CT 表现
- 受累关节外观和分布与类风湿关节炎相似，但本病多为急性滑膜炎
- 早期软组织肿胀和关节附近骨质疏松，关节附近骨膜下可见线状新生骨
- 晚期关节间隙狭窄、关节强直及关节半脱位
- 晚期特征表现：腕掌和腕间关节无骨质破坏性狭窄，骨性强直，最常见类型为头状骨周围强直

MRI 表现
- 关节囊肿胀，在 T2WI 上骨髓内可见高信号水肿影
- 增强扫描可见滑膜强化
- 3D FS SPGR 序列上未见软骨受累

【诊断与鉴别诊断】

Calabro 诊断标准

具有以下全部五条可确诊本病：
- 无其他原因的高峰热（39 度或更高），每日 1～2 个高峰
- 关节炎或关节痛或肌痛
- 抗核抗体和类风湿因子阴性
- 至少具有以下表现中的两项：一过性充血性皮疹，全身性淋巴结病，肝大，脾大，一种心肺表现（胸膜炎，肺炎，心包炎，心肌炎）及中性粒细胞增加
- 排除其他原因的高热、皮疹、关节炎或关节痛

鉴别诊断
- 败血症关节炎：多为单发大关节炎，且局部红、肿、热、痛明显
- 系统性红斑狼疮关节病：非糜烂非畸形性关节炎，关节面和关节间隙完好
- 类风湿关节炎：手足小关节侵蚀性关节炎

诊断与鉴别诊断精要

- AOSD 是以高热、皮疹、关节痛和（或）关节炎、咽痛、肌痛为表现，伴有周围粒细胞增高，肝、脾、淋巴结肿大等多系统受累的一种临床综合征
- 受累关节以膝关节与腕关节多见
- 早期急性滑膜炎，晚期关节间隙变窄、关节强直、半脱位

（刘斯润　汪　飞）

重点推荐文献

[1] Esdale JM. Adult Still's disease. In : Kippel J H, Weyand CM, Wort2man RL, eds. Primer on the Rheumatic Disease. 12th ed. Atlanta: Arthritis Foundation, 2001, 427-430.

[2] Evensen KJ, Nossent HC. Epidemiology and outcome of adult—onset Still 8 disease in Northern Norway. Scand J Rheumato1. 2006, 35: 48-51.

[3] 顾菲, 孙凌云. 成人斯蒂尔病研究进展. 中国风湿病学杂志, 2007, 11(7): 435-438.

第6节　与免疫缺陷有关的关节炎

原发性免疫缺陷病（primary immunodeficiency diseases）

- 是一组少见病，与遗传相关，常发生在婴幼儿，全身各系统功能受损
- 可有不同类型的关节炎，如类风湿关节炎和感染性关节炎
- 以大关节受累为主，特别是膝关节

一、遗传性补体缺陷病

【概念与概述】

遗传性补体缺陷病（genetic complement deficiency disease）

- 补体成分缺乏可致炎症反应异常，易发生感染或自身免疫性疾病（autoimmune disease，AD，AID），补体系统的第一前端反应成分。C_1、C_4 和 C_2 缺陷，常伴有免疫复合物性疾病，尤其是 SLE；C_3、H 因子和 I 因子缺乏增加了患者对化脓性细菌感染的易感性；备解素、C_5、C_6、C_7 和 C_8 缺陷的患者则易于发生严重的萘瑟菌感染。这些细菌感染累及关节时可表现为化脓性关节炎
- 同义词：补体缺陷症（complement deficiency disease）、补体缺陷状态（complement deficiency state）

【病理与病因】

一般发病机制

- 补体成分缺乏或补体调节因子缺乏
- 经典和（或）旁路激活系统功能受损
- T 细胞依赖性抗原的抗体反应缺陷
- 造成感染时间延长或免疫复合物在清除时间延长
- 分为四种类型
  - 纯合遗传缺陷
  - 杂合遗传缺陷
  - 补体蛋白功能紊乱
  - 同种异型所致的补体缺陷

遗传学

- 多数补体遗传缺陷属常染色体隐性遗传
- 少数为常染色体显性遗传
- 备解素缺陷属 X 染色体连锁隐性遗传

病因学

- 具有遗传倾向

流行病学

- 遗传性补体缺陷的发病率为 1/10 000，男女发病率相近，但 C_2 缺陷多见于女性，备解素缺陷仅见于男性

相关异常

- 可伴有 SLE、Swiss 型无 γ- 球蛋白血症、DLE、僵直性海绵体炎、慢性肾盂肾炎
- $C_1 \sim C_4$ 缺陷易患自身免疫性疾病和化脓性感染
- $C_5 \sim C_9$ 缺陷易患奈氏菌感染
- C_3 缺陷常引起严重的并发症如复发化脓性肺炎、脑膜炎和腹膜炎

显微镜下特征

- 渗出、增生为主，C_1 抑制物缺陷可导致血管通透性增加、组织水肿

【临床表现】

表现

- 常见体征 / 症状
  - 发热、皮疹、日光过敏、盘状狼疮、脱发、口腔溃疡、胸膜炎、脑膜炎
  - 关节痛疼痛、中枢神经障碍
  - 无丙种球蛋白血症、慢性肾炎综合征
  - 雷诺症候群
  - C_2、C_4 和 C_5 缺陷可毫无症状

流行病学

- 年龄
  - 0 ~ 3 岁婴幼儿常见
- 性别
  - 备解素缺陷仅见于男性
  - C_2 缺陷女性稍多
  - 其他类型的无明显的性别差异

自然病史与预后

- 尚无根治方法，治疗在于减轻症状，控制病情
- 缓解并发的免疫性疾病及预防反复细菌感染

治疗

- 人工合成雄性激素达那唑和司坦唑醇等可刺激正常染色体合成更多的 C_1INH
- 凝血酸可有效控制 HAE 发作
- 输入新鲜血浆
- 并发感染时对抗生素治疗的反应良好

【影像表现】

概述

- 关节病变主要行普通 X 线片检查
- CT 和 MRI 可发现微小骨破坏
- MRI 有助诊断无 X 线异常的关节滑膜炎

X 线表现

- 大小关节均可受累，最常受累的关节是：膝、踝、腕、肩、手足小关节、脊柱
- 轻者仅表现为关节滑膜炎，关节囊肿胀
- 合并淋球菌性关节炎时可表现为关节破坏、关节间隙变窄，骨性关节面模糊、中断，骨性关节面下骨小梁破坏、消失
- 病变严重的病例愈后关节骨性强直，肌肉挛缩

【诊断与鉴别诊断】

诊断标准

- 反复化脓性细菌感染或萘瑟菌感染时应考虑到补体缺陷
- 补体溶血试验 CH50 和 CH100 可确定是否有 C_1、C_2、C_3、C_4、C_5、C_{16}、C_7 及 C_8 功能缺陷
- APH50 测定的溶血试验可检测旁路途径成分缺陷
- 家族史提示有 X 连锁遗传时，确诊仍需对每种补体成分作出定量分析

鉴别诊断

- 补体减低有关的疾病：如烧伤患者伴有的低补体血症和败血症；肾病综合征；肿瘤化疗后的补体减低；镰刀细胞贫血；肺炎球菌和流感嗜血杆菌感染；脾切除术后也出现调理功能障碍

诊断与鉴别诊断精要

- 诊断主要依赖于临床表现和实验室检查
- 大小关节均可受累，影像学检查不具备特征性改变需结合临床与实验室检查
- 可为化脓性关节炎的表现

重点推荐文献

[1] 王建渝，黄宗干. 补体及补体受体缺陷与免疫复合物疾病的研究进展. 四川医学, 1990, 11(4): 227-228.

[2] Yin EZ, Frush DP, Donnelly FL, et al. Primary immunodeficiency disorders in pediatric patients [J].AJR, 2001, 176(6): 1541-1551.

[3] Manson DE, Sikka S, Roifman C. Primary immnodeficiencies: a pictorial immunology primer for radiologists[J]. Pediatr Radiol, 2000, 30(7): 501-510.

二、迟发性低丙球血症

【概念与概述】

迟发性低丙球血症（delayed hypogammaglobulinemia）

- 一组丙种球蛋白失衡的病症，多呈慢性感染过程。最常见者为复发性化脓性呼吸道感染，患者可伴有自身免疫性甲状腺炎、粒细胞减少症、恶性贫血、类风湿关节炎等
- 同义词：普通变异型免疫缺陷病（common variable immunodeficiency CVID）、多样性低丙种球蛋白血症（hypogammaglobulinemia）

【病理与病因】

一般发病机制

- B 细胞不能合成某些免疫球蛋白
- 或 B 细胞只能合成功能不正常的免疫球蛋白

遗传学

- 常染色体病或性染色体异常引起，男女均可发病
- 无明显遗传特征

病因学

- B 细胞的成熟、分化有内在缺陷或 T 细胞免疫调节失常
- 血液中某些免疫球蛋白含量极低或缺乏，而另

　　一些免疫球蛋白可能增高

- 或免疫球蛋白含量正常而功能不正常

流行病学

- 发病率为 1/10 000

显微镜下特征

- 弥漫或局限性组织中的慢性细胞浸润，甚至淋巴滤泡形成
- 血管炎，伴随内膜增生管腔狭小、阻塞，或管壁的纤维蛋白样坏死
- 肉芽肿形成

【临床表现】

表现

- 常见的体征/症状
  ○ 复发性化脓性呼吸道感染、慢性鼻旁窦炎、慢性肺炎的症状
  ○ 自身免疫性甲状腺炎、粒细胞减少症、恶性贫血、类风湿关节炎的症状
  ○ 脾常增大
- 临床病史
  ○ 部分患者（缺乏 IgA 者）伴有吸收不良综合征，且常有肠道蓝氏贾弟鞭毛虫病

流行病学

- 年龄
  ○ 发病较迟，任何年龄均可发病
  ○ 多见于儿童及青壮年
- 性别
  ○ 男女均可累及，无性别差异

自然病史与预后

- 目前尚无根治方法，治疗的目的在于减轻症状，控制病情，本病常见的并发症是感染

治疗

- 主要是应用丙种球蛋白替代疗法（或输新鲜血浆）
- 伴有感染是给予抗菌药物
- 伴有肠道吸收不良综合征者则给予饮食疗法

【影像表现】

概述

- 伴发类风湿关节炎病变时主要行普通 X 线片检查，早期可用 MR

X 线表现

- 掌指关节、近节指间关节和腕关节的对称性病变
- 关节间隙广泛狭窄等类风湿关节炎表现
- 胸部平片或 CT 扫描可显示肺部感染、肺不张、支气管壁增厚或严重的支气管扩张

MR 表现

- 早期可见掌指关节、近节指间关节和腕关节的对称性滑膜炎改变

【诊断与鉴别诊断】

诊断标准

- 血清免疫球蛋白 IgG、IgA、IgM 含量异常
- B 细胞数值常正常或稍低
- 部分患者伴有细胞免疫功能降低

鉴别诊断

- 性联无丙种球蛋白血症（sex-linke dagammaglobulinemia）
  ○ 在婴儿期发病，而普通变化型免疫缺陷病可发生在婴儿、儿童和成人，故难以鉴别
  ○ 诊断通常是依赖血清免疫球蛋白测定

诊断与鉴别诊断精要

- 诊断主要依赖于临床表现和实验室检查
- 影像学不具有特征性改变
- 可伴发类风湿关节炎的表现

重点推荐文献

王安明编译, 陈复兴审校. 儿童原发性免疫缺陷病: 临床和影像学表现. 国外医学临床放射学分册, 2003, 26(2): 125-128.

三、选择性 IgA 缺乏症

【概念与概述】

选择性 IgA 缺乏症（selective IgA deficiency，SIgAD）

- 免疫球蛋白 IgA 极度减少为特征的一种原发性免疫缺陷病。常染色体显性或隐性遗传，由于免疫系统的异常容易并发类风湿性关节炎、系统性红斑狼疮、甲状腺炎与恶性贫血等病的发病率亦增高

【病理与病因】

一般发病机制

- 目前确切的发病机制尚不清楚，可能与 T 细胞或胸腺功能存在某种障碍有关

遗传学

- 常染色体隐性或显性遗传
  - 大多存在 18 号染色体畸变

病因学

- 成熟 B 细胞向浆细胞分化成熟过程障碍
- 或 IgA 特异性抑制 T 细胞被活化致使 B 细胞成熟受阻

流行病学

- 普通人群中发病率约为 0.2%
- 住院患者中的发病率为 0.5%
- 我国汉族人群中的发病率约为 1∶2600
- 本病的发病率在黄种人、白种人及黑种人的发病率有差异

显微镜下特征

- 合并类风湿关节炎镜下见关节软骨细胞周围溶解
- 部分骨小梁间可见结节形成
- 纤维结缔组织形成的类似包膜样结构，中心为较多的组织细胞

【临床表现】

表现

- 最常见的表现是反复发生呼吸道感染，肠道及泌尿生殖道感染亦较多
- 多数患者伴有小肠吸收不良综合征（表现为腹泻）
- 约 50% 的患者对牛奶及其他动物性蛋白质易发生过敏反应
- 约 50% 的患者合并自身免疫性疾病
  - 包括系统性红斑狼疮

- 类风湿关节炎
- 恶性贫血
- 桥本甲状腺炎等
- 中枢神经系统症状部分患者出现智力低下
- 部分患者可无明显的临床症状

流行病学

- 选择性 IgA 缺乏症，儿科中 500～700 人群中即有 1 例，但 2/3 无临床症状
- 不少患者到 40～50 岁，尚未出现明显异常

自然病史与预后

- 多数不需治疗或对症处理
- 少数 IgA 缺乏症能自发缓解

治疗

- 主要是继发症或合并症的处理
- 伴有 IgG_2 减少者可给予丙种球蛋白

【影像表现】

概述

- 关节病变主要行普通 X 线片检查，早期关节改变在 MRI 上显示敏感

X 线表现

- 合并 SLE
  - 可表现为软组织肿胀
  - 骨质疏松
  - 关节变形，多无关节间隙狭窄和侵蚀性改变
- 合并 RA
  - 对称性侵犯手足小关节为特征
  - 关节软组织肿胀
  - 关节间隙变窄、关节面边缘骨侵蚀
  - 骨性关节面下骨质小囊状破坏
  - 骨质疏松
  - 关节畸形和关节强直

MRI 表现

- 显示在侵蚀灶出现之前的骨髓水肿等显示关节骨质侵蚀
- 增强扫描可出现炎性滑膜的强化，主要能显示充填在侵蚀灶内的血管翳

【诊断与鉴别诊断】

诊断标准

- 血清 IgA<5ng/dl，而分泌型 IgA 可缺乏也可不缺乏
- IgM、IgD、IgE 正常，甚至 IgM 还可能轻度升高

- 抗体免疫正常、细胞免疫正常

鉴别诊断
- 牛皮癣性关节炎（arthritic psoriasis）
  - 多有皮肤牛皮癣病病史，好发于手足的远端指（趾）间关节
  - 以病变不对称和指（趾）骨的肌腱、韧带附着部骨质增生为特征

- 痛风性关节炎（gouty arthritis）
  - 呈间歇性发作，半数以上先侵犯第 1 跖趾关节
  - 早期关节间隙不变窄，发作高峰期高血尿酸为特点
  - 晚期形成痛风结节

诊断与鉴别诊断精要

- 诊断主要依赖于临床表现和实验室检查
- 影像学不具有特征性改变
- 当伴 SLE 或 RA 时需要与牛皮癣性关节炎和痛风性关节炎鉴别

重点推荐文献

[1] 冯雷. 美国和日本原发性免疫缺陷病研究进展. 中华儿科杂志, 1990, 28(4): 244-246.

[2] 郭淑玉, 黄桂敏, 张喜儒. 选择性IgA缺陷病8例报告. 上海免疫学杂志, 1985, 5(4): 233-234.

四、先天性全丙种球蛋白低下血症

【概念与概述】

先天性全丙种球蛋白低下血症（congenital agammaglobulinemia）

- 属于性染色体连锁隐性遗传。仅男孩发病，临床上以自幼出现的反复细菌性感染；当累及关节时可表现为化脓性关节炎，约 1/3 的患者可并发幼年特发性关节炎（juvenile idiopathic arthritis，JIA），可累及不同数量的关节
- 同义词：Bruton 病（Bruton disease）、X 连锁无丙种球蛋白血症（X-linked agammaglobulinem ia，XLA）

【病理与病因】

一般发病机制
- 可能由于淋巴样干细胞在分化为前期 B 细胞的过程受阻所引起
- 导致抗体的形成障碍，抗体数量少或缺失
- 并发幼年特发性关节炎主要分七型
  - 全身型幼年特发性关节炎
  - 少关节型幼年特发性关节炎
  - 类风湿因子阴性的多关节型幼年特发性关节炎
  - 类风湿因子阳性的多关节型幼年特发性关节炎
  - 银屑病性幼年特发性关节炎
  - 与附着点炎症相关的幼年特发性关节炎
  - 未分类的幼年特发性关节炎

遗传学
- X 染色体隐性遗传

病因学
- 大多数患者 BTK 基因突变导致白细胞内 BTK 蛋白缺乏

相关异常
- 由于长年反复注射人血清免疫球蛋白，会引起局部注射部位瘢痕形成
- 偶尔发热、皮疹、荨麻疹、哮喘和血压下降等休克样反应

显微镜下特征
- 血中 B 细胞明显减少甚至缺如，骨髓中前 B 细胞发育停滞
- 全身淋巴结、扁桃体等淋巴组织生发中心发育不全或呈原始状态
- 脾和淋巴结的非胸腺依赖区淋巴细胞稀少
- 全身各处浆细胞缺如
- T 细胞系统及细胞免疫反应正常

【临床表现】

表现

- 儿童复发性肺炎（化脓性细菌感染，以呼吸道感染常见，有化脓性支气管炎、肺炎、中耳炎等）可发生脑膜炎、骨髓炎及化脓性关节炎等
- 并发幼年特发性关节炎时可累及全身多个关节肿胀、压痛
- 复发性腹泻、慢性腹泻、恶寒
- 患儿淋巴结发育不良，扁桃体小或缺如，淋巴结及脾均不肿大，儿童身材矮小

流行病学

- 年龄
  - 出生后4~6个月的婴幼儿
- 性别
  - 男性婴幼儿

自然病史与预后

- 目前尚无根治方法，治疗的目的在于减轻症状，控制病情，预防严重的感染性病变

治疗

- 替代疗法，周期性地肌内注射人血清免疫球蛋白
- 抗组织胺药或氢化可的松
- 对各种感染宜于抗生素治疗，对伴有肠道吸收不良综合征者给予饮食疗法

【影像表现】

概述

- 关节病变主要行普通X线片检查，MRI可更早发现滑膜及软骨的改变

X线表现

- 当感染性疾病累及关节时表现为
  - 大关节受累为主，以髋关节最为常见，其次为膝关节和肘关节
  - 关节囊增大、关节内密度增高、关节间隙增宽、甚至大关节脱臼
- 当伴发幼年特发性关节炎以银屑病型颇具特点
  - 远端指（趾）间关节受累、末节指（趾）骨骨质吸收、毁损性指间关节炎和大、小关节的广泛破坏和脱位

【诊断与鉴别诊断】

诊断标准

- 血清免疫球蛋白总量少于250mg/dl
- IgG少于200mg/dl，IgA、IgM、IgD和IgE难以测到
- B细胞很少（<0.5%）或缺如，T/B细胞比值上升，细胞免疫功能正常
- 淋巴结及扁桃体活检缺乏生发中心和浆细胞（而骨髓中有正常量的前B细胞）
- 明确诊断需要对BTK基因进行直接测序

鉴别诊断

- 婴儿期暂时性低丙种球蛋白血症和正常5~9月龄婴儿
  - 血清IgG很低，但高于350mg/dl，而IgA、IgM正常
  - 外周血中B细胞计数正常
  - 淋巴结活检虽缺少成熟浆细胞，但有浆细胞样淋巴细胞
  - 一般不超过18个月即可恢复合成免疫球蛋白的能力

诊断与鉴别诊断精要

- 诊断主要依赖于临床表现和实验室检查
- 影像学不具有特征性改变
- 可能伴有关节感染或银屑病型幼年特发性关节炎

（邱　麟　刘斯润）

重点推荐文献

[1] Kanegane H, Futatani T, Wang Y, et al. Clinical and mutational characteristics of X-linked agammaglobulinemia and its carrier iden-tified by flow cytometric assessment combined with genetic analy-sis[J]. Allergy Clin Immunol, 2001, 108: 1012-1020.

[2] 周国平. 幼年特发性关节炎的诊断与治疗现状. 实用儿科临床杂志, 2009, 24(9): 717-720.

[3] 曾华松. 幼年特发性关节炎国际分类标准及治疗. 实用儿科临床杂志, 2011, 26(9): 721-724.

主要参考文献

[1] 施桂英, 栗占国. 关节炎诊断与治疗. 北京: 人民卫生出版社, 2009.

[2] 刘荣, 张福仕, 李中伟. 银屑病性关节炎系统治疗的进展. 国外医学皮肤性病学分册, 2005, 31: 72-74.

[3] 梁碧玲. 骨与关节疾病影像诊断学. 北京: 人民卫生出版社, 2006.

[4] 白人驹. 医学影像诊断学. 北京: 人民卫生出版社, 2006.

[5] M B Rominger, W K Bernreuter, P J Kenney, et al.MR imaging of the hands in early rheumatoid arthritis: preliminary results. [J]Radiographics 1993(1) 13: 37-46.

[6] Tehranzadeh J, Ashikyan O, Dascalos J. Advanced imaging of earlyrheumatoid arthritis. Radiol Clin North Am, 2004, 42(1) : 89-98.

[7] 余卫, 冯逢, 林强, 等. 类风湿性关节炎腕关节病变的影像学分析. 中华放射学杂志, 2004, 38(4): 348-351.

[8] José AN, Javier N, Eugenia DL. MR Imaging of Early Rheumatoid Arthritis [J]Radiographics 2010 30(1): 143-163.

[9] Oliver JS, Andrea K, Volkmar W, et al. Rheumatoid Arthritis: A Practical Guide to State-of-the-Art Imaging, Image Interpretation, and Clinical Implications [J]Radiographics, 2005 25(3): 381-398.

[10] 盛华强, 赵斌, 耿丽. 强直性脊柱炎的骶髂关节病变: MRI与螺旋CT对照研究. 临床放射学杂志, 2008, 24(08): 1091-1094.

[11] Braun J, Baraliakos X, Golder W, et al. Analysing chronic spinal changes in ankylosing spondylitis: a systematic comparison of conventional x rays with magnetic resonance imaging using established and new scoring systems. Ann Rheum Dis, 2004, 63(9): 1046-1055.

[12] Kay-GA. Hermann, CE. Althoff, US. Spinal Changes in Patients with Spondyloarthritis: Comparison of MR Imaging and Radiographic Appearances.[J] Radiographics, 2005, 25(10): 559-569.

[13] Claudia G, Alexandra G. CT Findings in Diseases Associated with Pulmonary Hypertension: A Current Review Radiographics, 2010, 30(9): 1753-1777.

[14] 李河北, 杜湘珂, 贾园, 等. 手及腕关节MRI对类风湿关节炎的早期诊断价值. 中华放射学杂志, 2004, 38(4): 360-363.

[15] Mease P.Psoriatic arthritis update. Bull NYU Hosp Jt Dis, 2006, 64: 25-31.

[16] Olivieri I, D'Angelo S, Padula A, et al. The challenge of early diagnosis of psoriatic arthritis. J Rheumatol, 2008, 35: 3-5.

[17] Turkiewicz AM, Moreland LW. Psoriatic arthritis: current concepts on pathogenesis-oriented therapeutic options. Arthritis Rheum, 2007, 56: 1051-1066.

[18] Hannu T, Mattila L, Siitonen A, et al. Reactive arthritis following an outbreak of Salmonella typhimurium phage type 193 infection. Ann Rheum Dis, 2002, 61: 264-266.

[19] 黄少弼 肖证宇. 系统性红斑狼疮骨关节肌肉表现 中华骨科杂志, 1996, 16(11): 742-742.

[20] Tasneem A L, Jeffrey P K, Gregory A.H, et al. Imaging Findings in Systemic Lupus Erythematosus. Radiographics July 2004 24(7): 1069-1086.

[21] Jennifer PM, Steven LP, Nestor L. M. Thoracic Manifestations of Systemic Autoimmune Diseases: Radiographic and High-Resolution CT Findings. Radiographics November 2000 20(9): 1623-1635.

[22] 郝伟欣. 干燥综合征的多系统损害. 中国临床医生 2007, 3(11): 8-12.

[23] 郝慧琴, 黄烽. 原发性干燥综合征系统表现及其临床治疗进展. 中华风湿病学杂志, 2006, 15(1).

[24] 戴靖; 李晶; 吴忠; 汤郁等. 32例原发性干燥综合征临床分析. 江苏大学学报(医学版), 2002, 4(4): 12-13.

[25] David AM, David GD, Elizabeth A. J, et al. Abnormal Signal Intensity in Skeletal Muscle at MR Imaging: Patterns, Pearls, and Pitfalls. Radiographics October, 2000, 20: 295-315.

[26] Resnick D. Dermatomyositis and polymyositis. In: Resnick D, eds. Diagnosis of bone and joint disorders. 3rd ed. Philadelphia, Pa: Saunders, 1995, 1218-1231.

[27] Fujino H, Kobayashi T, Goto I, et al. Magnetic resonance imaging of the muscles in patients with polymyositis and dermatomyositis. Muscle Nerve, 1991, 14: 716-720.

[28] 贾丽梅, 曲艺. 系统性硬皮病112例临床分析. 中国皮肤性病学杂志, 2004, 18: 726.

[29] Chung L, Lin J, Furst DE, et al. Systemic and localized scleroderma. Clinics in Dermatology, 2006, 24: 37.

[30] Takehara K, Sato S. Localized scleroderma is an autoimmune disorder. Rheumatology, 2005, 44: 274.

[31] 戴生明, 韩星海, 方利平, 等. 115例白塞病临床特点分析. 临床内科杂志, 2002, 19(1).

[32] Criteria for diagnosis of Behçet's disease. International Study Group for Behçet's Disease. Lancet, 1990, 335: 1078-1080.

[33] Eun. JC, Kyung-HD, Joon B S,et al. Radiologic and Clinical Findings of Behçet Disease: Comprehensive Review of Multisystemic Involvement Radiographics, 2008 2008, 10(6). 1148.

[34] Harris ED, Budd RC, Firestein GS, etal.Kelley's textbook of rheumatology[M].7th ED. Elsevier/Saunders, 2005: 1105-1338.

[35] Resnick D. Diagnosis of Bone and Joint Disorders[M]. 4th ed. 北京: 人民卫生出版社, 2002: 1171-1235.

[36] Noonan CD, Odone DT, Engleman EP, etal. Roentgenographic manifestations of joint disease in systemic lupus erythematosus .Radiology, 1963, 80: 837-843.

[37] 杨磊. 系统性红斑狼疮的关节损害. 中国医师进修杂志, 1985, 8: 22-23.

[38] 梁碧玲. 骨与关节疾病影像诊断学. 北京: 人民卫生出版社, 2006: 694-696.

[39] 李晓建, 陈明华, 郑志忠. H LA-51 与白塞病相关性研究. 中华皮肤科杂志, 2009, 42(1): 22-24.

[40] Schnedl, Wolfgang J, Rainer W, et al. Bone Scintigraphy and Magnetic Resonance Imaging in Adult-onset Still's Disease. Scand J Rheumatol, 1999, 28: 257-259.

[41] 戴冽, 曾庆馀. 成人斯蒂尔病. 中国药物与临床, 2003, 3(4): 335-336.

[42] 徐安辉. 普通变异型免疫缺陷病的影像表现. 放射学实践, 2010, 25(8): 940-941.

[43] 冯雷, 陆华, 宋淑媛, 等. 选择性IgA缺乏症的流行病学、免疫学和临床研究. 中华医学杂志, 1987, 67(6): 343.

[44] Sany J, Jorgensen CH, Anaya JM, et al. Arthritis associated with primary agammaglobulinemia: new clues to its immunopathology[J]. Clin Exp Rheumatol, 1993, 11: 65-69.

[45] Petty RE, Southwood TR, Baum J, et al. Revision of the pro-posed classification criteria for juvenile idiopathic arthritis, Durban1997[J]. Rheumatol, 1998, 27(6): 1568.

[46] 陈英剑, 孙晓明, 胡成进, 等. 原发性免疫缺陷病的实验室诊断. 放射免疫学杂志, 2007, 20(1): 57-60.

关节肌肉、韧带及肌腱运动损伤

11

第1节　肩关节

一、肩袖撕裂

【概念与概述】

- 肩袖撕裂（rotator cuff tear）包括部分及完全撕裂（Rotator cuff partial or full thickness tear）：肩袖组成部分中的一条或多条肌腱部分或完全断裂并脱离肱骨头止点并回缩，以冈上肌腱撕裂发生率最高

【解剖】

- 肩袖由冈上肌腱、冈下肌腱、肩胛下肌腱和小圆肌腱组成，其中冈上肌起于冈上窝，止于肱骨头大结节上部

【病理与病因】

大体病理及手术所见

- 增厚，硬化的肌腱
- 肌腱的断裂
- 肌腱回缩或萎缩

显微镜下特征

- 胶原变性，没有炎症细胞浸润
- 黏液样 / 嗜伊红 / 纤维变性
- 在慢性撕裂中，可见肌肉组织中的脂肪浸润

病因

- 过度使用，如运动中肩部投掷方法不当
- 继发于肩峰撞击综合征
- 继发于胶原血管病变
- 在已有肌腱病变的基础上急性损伤

【临床表现】

- 肩关节疼痛，无力，特别是上举困难，不能超过 90°
- 肩撞试验时疼痛
- 外伤后持续性肩关节疼痛

【影像表现】

概述

- 最佳诊断依据：肩袖肌腱连续性部分或完全中断
- 部位：冈上肌腱，冈下肌腱，小圆肌腱，肩胛下肌腱近肱骨头大小结节附着处
- 形态学
  - 肌腱增厚，表面有空洞或肌腱断裂
  - 肌腱撕裂周围伴有液体积聚

X 线表现

- 肩峰硬化，肩锁关节炎
- 肩峰下骨刺，肩峰畸形
- 肱骨头大结节处骨质硬化，关节面下囊性变

MRI 表现

- T1WI
  - 肌腱增厚，边界信号不清晰，呈低、等信号
  - 肩峰下及三角肌滑囊可见低或中等信号的液体影
- T2WI
  - PD FSE，STIR 上肌腱内高信号，连续性部分或完全中断，冈上肌腱脱离肱骨头大结节止点并回缩（图 11-1-1）
  - 肩峰及三角肌下滑囊高信号液体（图 11-1-2）
  - 肱骨头大结节关节面下高信号的囊变或骨髓水肿

推荐影像学检查

- 最佳检查方法：MRI 冠状面、矢状面 STIR 和

649

FSE T2WI 序列

【鉴别诊断】

粘连性肌腱炎

- 关节囊增厚
- 肩袖滑膜炎

- 冻结肩

类风湿关节炎

- 滑膜增厚
- 类风湿因子阳性
- 多关节受累

诊断与鉴别诊断精要

- 冈上肌腱肱骨头大结节附着处
- T2WI/STIR 序列上肌腱内高信号，连续性部分或完全中断
- 有时伴肱骨头大结节关节面下高信号的囊变或骨髓水肿

典型病例

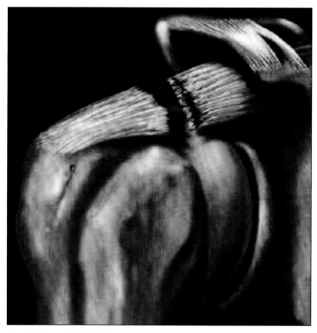

图 11-1-1　**肩袖撕裂**
冠状位示意图：冈上肌腱全层撕裂

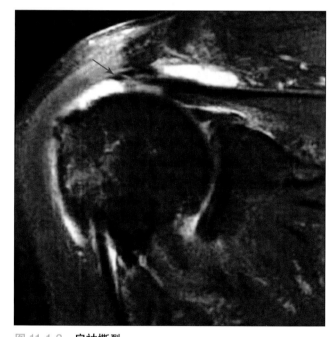

图 11-1-2　**肩袖撕裂**
T2 脂肪抑制序列，冈上肌腱全层撕裂（箭头），肌腱回缩，同时伴发由于撞击引起的肩峰下滑囊炎，在该序列上也表现为高信号

重点推荐文献

Ruotolo C. Surgical and nonsurgical management of rotator cuff tears. Arthroscopy, 2002, 18(5): 527-31.

二、胸大肌撕裂

【概念与概述】

- 胸大肌撕裂（pectoralis major tear）：指胸大肌肌腱与肱骨结节间沟附着处的撕裂

【解剖】

- 胸大肌起于锁骨内侧半、胸骨和上部肋软骨，止于肱骨结节间沟外侧

【病理与病因】

大体病理及手术所见

- 肌纤维断裂
- 肌腱附着部位出血和血肿形成
- 肌纤维回缩变形

显微镜下特征

- 胸大肌肌纤维断裂
- 局部血管损伤
- 撕裂处炎症细胞浸润，肉芽组织增生修复

病因

- 上臂外展、内收、屈曲和上举时，胸大肌肌肉突发抵抗性收缩

【临床表现】

- 急性撕裂时胸大肌区域疼痛
- 上臂内收无力
- 胸大肌肌肉收缩时变形，有时撕裂处可扪及肿块

【影像学表现】

概述

- 最佳诊断依据：在 STIR 和 FSE T2WI 序列上，胸大肌肌腱与肱骨结节间沟连接处高信号
- 部位：好发于前胸壁和上臂的肱骨结节间沟连接处

- 形态学
  - 不同程度的肌腱缺损，有时伴有局部血肿
  - 胸大肌肌腱附着处撕裂

X 线表现

- 有时可见肱骨结节间沟外侧小片骨质撕脱

CT 表现

- 平扫
  - 前胸壁软组织肿胀．
  - 后期：血肿钙化，软组织及肌肉萎缩、疤痕

MRI 表现

- T1WI
  - 肋骨、锁骨和胸骨骨髓低信号
  - 肌肉增大，其内可见低信号
  - 肌筋膜低信号（筋膜周围水肿）
- T2WI/STIR
  - 肋骨、锁骨和胸骨骨髓高信号
  - 肱骨结节间沟外侧高信号（肌腱撕裂）（图 11-1-3，图 11-1-4）
  - 肌肉内可见高信号
  - 肌筋膜高信号（筋膜周围水肿）

推荐影像学检查

- 最佳检查方法：MRI 横断面、冠状面 STIR 和 FSE T2WI 序列

【鉴别诊断】

胸小肌、背阔肌撕裂

- 胸部上外侧深部疼痛
- 平时少见，往往有相关运动病史

锁骨、胸骨和上部肋骨骨折

- 平片上可见骨折线

> **诊断与鉴别诊断精要**
>
> - 发生于胸大肌肌腱与肱骨结节间沟连接处
> - T2WI/STIR 上肱骨结节间沟外侧高信号（肌腱撕裂）
> - STIR 上伴有肋骨、锁骨和胸骨骨髓高信号

典型病例

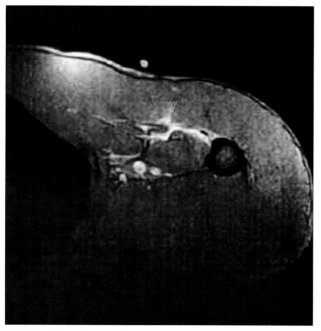

图 11-1-3　胸大肌撕裂
T2WI 脂肪抑制，横断面示左胸大肌肌腱撕裂并回缩（箭头），周围伴高信号的血肿

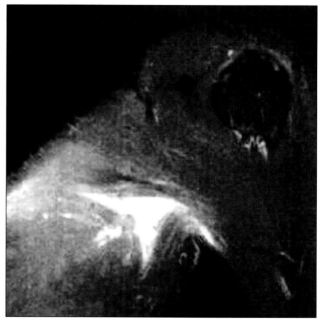

图 11-1-4　胸大肌撕裂
胸壁冠状 T2WI 示左侧胸大肌肌腱全层撕裂伴血肿

重点推荐文献

Dodds SD et al: Injuries to the pectoralis major. Sports Med, 2002, 32(14): 945-52.

三、Bankart 损伤

【概念与概述】

- Bankart 损伤（Bankart lesion）：指肩胛盂唇前下方在前下盂肱韧带附着处的撕脱性损伤

【解剖】

- 关节盂唇：关节囊和盂肱韧带附着于关节盂的纤维组织，高约 3mm，宽 4mm

【病理与病因】

大体病理及手术所见

- 肩关节前脱位时，盂肱下韧带关节盂唇复合体（IGHLC）撕脱
- 肩关节盂唇缺损
- 肱骨头后外侧骨挫伤

显微镜下特征

- 局部出血，撕裂，关节盂唇纤维软骨不同程度的纤维化
- 盂肱下韧带中断

病因

- 最常见于肩关节前脱位

【临床表现】

- 肩关节前脱位发生后，肩关节外展、外旋时疼痛

【影像学表现】

概述

- 最佳诊断依据：盂唇前下方在前下盂肱韧带附着处的分离，有时伴盂唇骨折
- 部位：关节盂唇前下方
- 形态学
  - 盂唇和下盂肱韧带不同程度的撕裂

X 线表现

- 肩关节盂骨折
- 肩关节前脱位

CT 表现

- CT 关节造影
  - 高密度造影剂进入撕裂的前盂唇

MRI 表现

- T1WI
  - 关节前下盂唇的横贯低信号线样影
  - 与骨髓脂肪相对比，关节前下盂唇低信号骨折线
- T2WI/STIR
  - PD FSE，STIR 盂肱下韧带关节盂唇复合体（IGHLC）高信号（图 11-1-5，图 11-1-6）
  - 肱骨头后外侧高信号骨挫伤（Hill-Sachs）
  - 关节盂周围高信号积液

推荐影像学检查

- 最佳检查方法：MRI 和 MRI 关节造影，冠状面、横断面和矢状面 STIR 和 FSE T2WI 序列

【鉴别诊断】

ALPSA 损伤（前盂唇韧带骨膜袖剥脱伤）

- ALPSA 损伤盂唇附着处有完整的骨膜

PERTHES 损伤（盂唇从关节盂附着处撕脱，盂肱韧带与盂唇分离）

- PERTHES 损伤无盂唇内侧移位.
- PERTHES 损伤无盂唇附着处的骨膜中断

肩袖撕裂

- 肩袖肌腱损伤的临床和影像学表现
- 常伴肩峰撞击表现

诊断与鉴别诊断精要

- 好发于盂唇前下方在前下盂肱韧带附着处
- 关节前下盂唇的横贯低信号线样影
- 关节盂周围高信号积液

典型病例

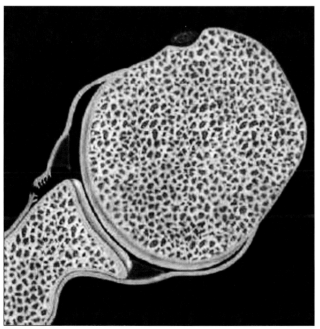

图 11-1-5　Bankart 损伤
横断面示意图，盂肱下韧带盂唇附着处撕裂，同时伴骨膜撕裂

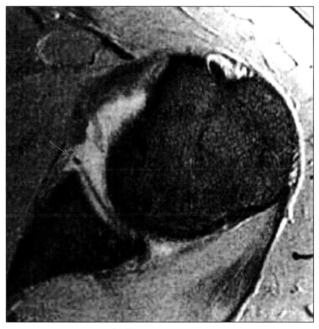

图 11-1-6　Bankart 损伤
T2WI 脂肪抑制横断面，前下盂唇撕裂

重点推荐文献

Burkhart SS et al: Traumatic glenohumeral bone defects and their relationship to failure of arthroscopic Bankart repairs: Significance of the inverted-pear glenoid and the humeral engaging Hill-Sachs lesion. Arthroscopy, 2000, 16(7): 677-94.

四、SLAP 损伤

【概念与概述】

- SLAP 损伤 (superior labrum anterior and posterior, SLAP)：是指肩胛盂缘上唇自前向后的撕脱，累及肱二头肌长头腱附着处
- 目前最广泛应用的仍是 Snyder 1990 年的分类法，最常见的是 Ⅰ - Ⅳ 型
  - Ⅰ 型：肩胛上盂唇磨损、变性，但尚未撕脱，有完整的盂唇缘和肱二头肌腱锚
  - Ⅱ 型：上盂唇及肱二头肌长头腱自肩胛盂撕脱。此型最常见，约占 SLAP 病变的 50% 左右
  - Ⅲ 型：上盂唇桶柄样撕脱，但部分上盂唇及肱二头肌长头腱仍紧密附着于肩胛盂上
  - Ⅳ 型：上盂唇桶柄样撕脱，病变延伸至肱二头肌长头腱

【病理与病因】

大体病理及手术所见

- 裸露的肩胛盂缘上唇
- 肱二头肌长头腱移位

显微镜下特征

- 肩胛盂缘上唇和肱二头肌长头腱纤维软骨变性和撕裂
- 局部滑膜出血

病因

- 肱二头肌长头的强力收缩，导致前上盂唇撕裂。多见于棒球运动员

【临床表现】

- 肩部疼痛，投掷运动员过头动作时加重。有时可出现肩绞锁、弹响及不稳等机械症状

【影像表现】

概述

- 最佳诊断依据：在 STIR 和 FSE T2WI 冠状面上，肩胛盂缘上唇内线样液体信号
- 部位
  - SLAP Ⅰ 型：肩胛盂缘上唇磨损、变性

- SLAP Ⅱ 型：肩胛盂缘上唇，肱二头肌腱锚自肩胛盂撕脱
- SLAP Ⅲ 型：肩胛盂缘上唇桶柄样撕脱，但部分上盂唇及肱二头肌长头腱仍紧密附着于肩胛盂上
- SLAP Ⅳ 型：肩胛盂缘上唇桶柄样撕脱，病变延伸至肱二头肌长头腱

MRI 表现

- T1WI
  - SLAP Ⅰ 型：肩胛盂缘上唇欠规则，中等信号
  - SLAP Ⅰ - Ⅳ 型：肩胛盂缘上唇和肱二头肌盂唇复合体的中等信号
- T2WI/STIR
  - SLAP Ⅰ 型：肩胛盂缘上唇中等 - 高信号变性，无撕裂
  - SLAP Ⅱ 型：肩胛盂缘上唇内线样高信号，肩胛盂缘上唇与肩胛盂上缘距离 >5mm，伴有液体信号（图 11-1-8）
  - SLAP Ⅲ 型：肩胛盂缘上唇分离成两部分，并贯穿肱二头肌盂唇复合体（图 11-1-7）
  - SLAP Ⅳ 型：肱二头肌腱纵向撕裂.伴不同程度的肩袖撕裂表现
  - 有 / 无盂唇旁囊肿
  - MRI 关节造影：造影剂进入 SLAP 损伤区域

推荐影像学检查

- 最佳检查方法：MRI 和外展外旋位（ABER）MRI 关节造影，横断面、冠状面 STIR 和 FSE T2WI 序列

【鉴别诊断】

肩袖撕裂

- 肩袖组成部分各肌腱连续性中断、信号增高，尤其是冈上肌腱累及居多

肩峰撞击

- 喙肩韧带增厚
- 常见 STIR 上肩峰及三角肌下高信号的滑囊炎

诊断与鉴别诊断精要
- 肩胛盂缘上唇内线样液体信号
- 累及肱二头肌长头腱附着处

典型病例

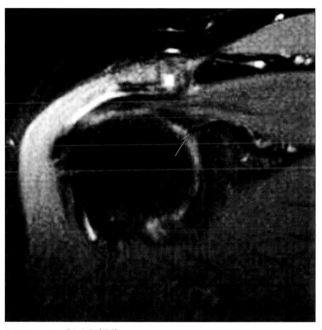

图 11-1-7　SLAP 损伤
斜向冠状面 T2WI 脂肪抑制，SLAP 损伤Ⅲ型，肩胛盂缘上唇分离成两部分（箭头）

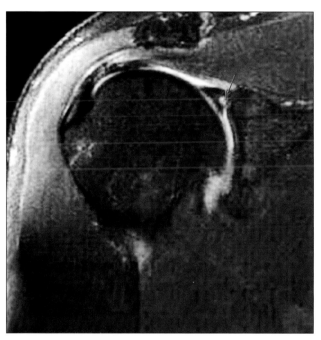

图 11-1-8　SLAP 损伤Ⅱ型
肩胛盂缘上唇内线样高信号（箭头）

重点推荐文献

Bencardino JT et al: Superior labrum anterior-posterior lesions: Diagnosis with MR arthrography of the shoulder. Radiology, 2001, 214(1): 267-71.

五、肱二头肌长头腱撕裂及脱位

【概念与概述】
- 肱二头肌长头腱撕裂及脱位（Long head of biceps tendon tear or dislocation）：肱二头肌长头腱撕裂及肱二头肌长头腱脱离结节间沟走行

【解剖】
- 肱二头肌有两个头，短头腱附着于喙突，长头腱附着于盂上结节和（或）上盂唇，止于桡骨粗隆

【病理与病因】
大体病理及手术所见
- 肱二头肌肌腱中断，增厚硬化
- 肱二头肌长头腱脱离结节间沟，结节间沟内空虚
- 常伴肩胛下肌腱损伤

显微镜下特征
- 肱二头肌肌腱纤维断裂
- 胶原纤维变性退变

病因

- 肩关节慢性长期过度使用
- 肩关节在急性外力作用下，肱二头肌收缩

【临床表现】

- 上臂或肩关节放射痛
- 肱二头肌沟不对称的疼痛

【影像学表现】

概述

- 最佳诊断依据：肱二头肌长头腱沿结节间沟走行线路上的撕裂，肱二头肌长头腱脱离结节间沟，结节间沟空虚
- 部位：肱骨结节间沟，肱二头肌长头腱附着于盂上结节和（或）上盂唇处
- 形态学
  - 肱二头肌肌腱增厚或萎缩，远端回缩

X 线表现

- 继发性改变：肩峰下骨刺，退变
- 肩峰畸形

MRI 表现

- T1WI
  - 肱二头肌长头腱低信号
  - 伴发 SLAP 病变
  - 肱骨结节间沟内高信号（脂肪）
- T2WI/STIR
  - 肱二头肌长头腱周围高信号，连续性部分或完全中断
  - 肌腱边缘不规则，增厚或扁平
  - 肱骨结节间沟内空虚，被高信号液体充填，肱二头肌长头腱游离于结节间沟外（图 11-1-9，图 11-1-10）
  - 伴发肩胛下肌腱损伤

推荐影像学检查

- 最佳检查方法：MRI 横断面、冠状面 STIR 和 FSE T2WI 序列

【鉴别诊断】

SLAP 损伤

- 肱二头肌肌腱起源附着处撕裂
- 肩胛盂缘上唇的不同程度损伤

诊断与鉴别诊断精要

- 肱二头肌长头腱脱离结节间沟，结节间沟空虚
- 盂唇信号正常

典型病例

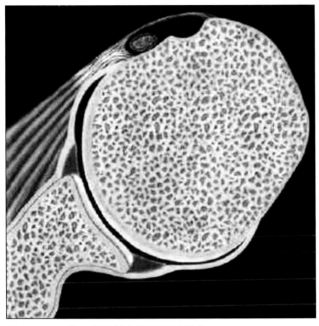

图 11-1-9　肱二头肌长头腱撕裂及脱位
横断面示意图，肱二头肌长头腱从结节间沟内脱离，结节间沟内空虚

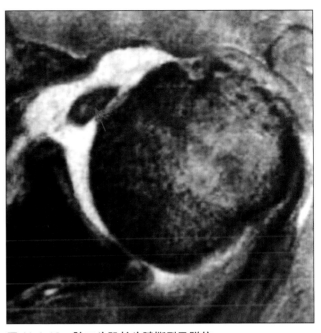

图 11-1-10　肱二头肌长头腱撕裂及脱位
T2WI 脂肪抑制横断面，肱二头肌长头腱从结节间沟内脱离，同时肱二头肌长头腱变性可见高信号（箭头），伴有肩胛下肌腱完全撕裂

重点推荐文献

Beltran JM et al: Shoulder: Labrum and bicipital tendon. Top Magn Reson Imaging, 2003, 14(1): 35-49.

六、肩峰下撞击综合证

【概念与概述】

- 肩峰下撞击综合征（subacromial impingement syndrome）：由各种原因导致肩峰和肱骨头之间肩袖出口狭小，冈上肌腱受压引起的疼痛，关节活动受限等临床综合征

【病理与病因】

大体病理及手术所见

- 肩峰变异，尤其钩状肩峰，表现为肩峰前下方呈钩状
- 肩峰骨质增生

显微镜下特征

- 冈上肌腱胶原变性
- 炎症性肩峰下或三角肌下滑囊炎

病因

- 上臂长期慢性过度上举、外展等使用
- 继发于肩峰骨性结构等的各种变异

【临床表现】

- 肩关节隐匿性疼痛，无力
- 肩关节外展和前屈等活动时加重疼痛

【影像表现】

概述

- 最佳诊断依据：钩状肩峰，冈上肌腱变性，肩峰下滑囊炎
- 部位：骨性肩峰下出口
- 形态学
  - 肩峰下空间 <7mm，肩峰撞击发生风险增高

X 线表现

- 肩峰硬化增白，钩状肩峰
- 肩峰下骨刺，肩锁关节炎
- 肱骨头大结节处硬化增白，关节面下囊性变

MR 表现

- T1WI
  - 冈上肌腱增厚，呈中等信号（图 11-1-11，图 11-1-12）

○ 肩锁韧带增厚

○ 肩峰下及三角肌滑囊可见低或中等信号的液体影

● T2WI

○ PD FSE，STIR 上冈上肌肌腱内高信号，连续性部分或完全中断

○ 肩峰及三角肌下滑囊高信号液体

○ 肱骨头大结节关节面下高信号的囊变或骨髓水肿

○ MRI 关节造影：高信号对比剂进入撕裂的肌腱内

○ T1W 增强：肩峰下滑囊的滑膜强化

推荐影像学检查

● 最佳检查方法：MRI 冠状面、矢状面和冠状面 STIR 和 FSE T2WI 序列

【鉴别诊断】

急性外伤

● 有明确肩外伤史

● 肩关节组成骨骨折

喙突下撞击

● 可见肩胛下肌腱损伤表现

● 有时见肱骨小结节挫伤

● 临床表现上臂内旋疼痛

诊断与鉴别诊断精要

● 肩峰和肱骨头之间肩袖出口狭小

● 肩峰变异

● 肩峰及三角肌下滑囊高信号液体

典型病例

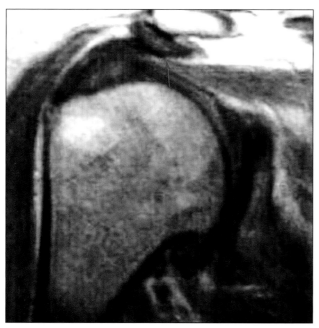

图 11-1-11　**肩峰下撞击综合征**
冠状面质子加权像，喙肩韧带增厚（箭头），下方冈上肌腱增厚变性

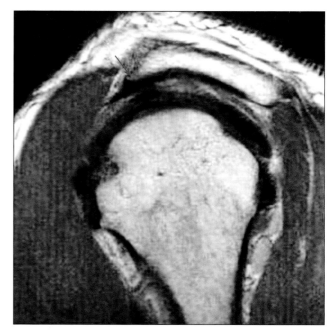

图 11-1-12　**肩峰下撞击综合征**
矢状面质子加权像，钩状肩峰（箭头），肩峰下撞击机会增加

（陈　爽）

重点推荐文献

Bigliani LU et al: Subacrornial impingement syndrome. J Bone Joint Surg Am, 1997, 79(12): 1854-1868.

第 2 节　肘关节

一、肱骨外上髁炎（网球肘）

【概念与概述】

- 肱骨外上髁炎（lateral epicondylitis，tennis elbow）：由肘关节反复或过度使用形成的局部微创伤，导致肱骨外上髁伸肌腱起始处损伤

【解剖】

- 肱骨外上髁炎典型者累及桡侧腕短伸肌起始部，桡侧腕短伸肌起于肱骨外上髁、伸肌总腱，止于第三掌骨底背面

【病理与病因】

大体病理及手术所见

- 肌腱增厚
- 肌腱表浅或深部部分撕裂

显微镜下特征

- 肱骨外上髁损伤处可见血管成纤维细胞，没有炎症细胞
- 桡侧腕短伸肌起始处撕裂伴有组织修复表现

病因

- 长期反复的肘内翻运动，常见于网球运动员
- 长期反复的腕伸或旋后运动

【临床表现】

- 肘外侧疼痛，肱骨外上髁有压痛
- 抵抗肘、腕外伸运动时肘肱骨外上髁侧疼痛加重

【影像表现】

概述

- 最佳诊断依据：在所有 MR 序列上，肱骨外上髁伸肌总腱起始处增厚伴信号不同程度增高
- 部位：肱骨外上髁伸肌总腱起始处，腕桡短伸肌最先累及
- 形态学

  - 肌腱增厚，表面不平整
  - 部分小撕裂或完全撕裂，有时包括肘外侧副韧带撕裂

X 线表现

- 肘外侧软组织肿胀
- 若伴肘关节后脱位时，有时可见肱骨外上髁骨折
- 陈旧性损伤时，骨性关节炎表现，包括游离体、骨质增生、骨软骨硬化和软骨关节面下囊性变（图 11-2-1）

MRI 表现

- T1WI

  - 肱骨外上髁伸肌总腱起始处增厚，呈等、高信号
  - 肱骨外上髁伸肌总腱增厚
  - 尺侧副韧带中等信号
  - 有时肱骨外上髁周围可见低信号游离体和骨折线

- T2WI

  - 肱骨外上髁伸肌总腱起始处高信号（图 11-2-2）
  - 腕桡短伸肌高信号（拉伤）
  - 肘关节组成骨不同程度的骨髓水肿（挫伤）

推荐影像学检查

- 最佳检查方法：MRI 冠状面、横断面质子加权，STIR 和 FSE T2WI 序列

【鉴别诊断】

桡骨头/颈骨折

- X 平片/CT 明确骨折线

肘关节后脱位

- 肘关节遭受突发向后的暴力
- X 平片证实

诊断与鉴别诊断精要

- 肱骨外上髁伸肌总腱起始处增厚伴信号不同程度增高
- 肱骨外上髁骨质增生

典型病例

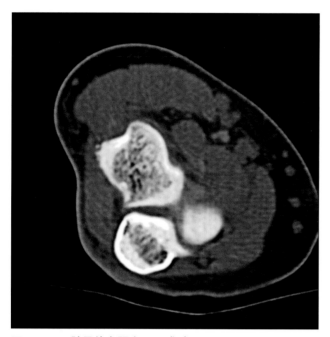

图 11-2-1　肱骨外上髁炎（网球肘）
肘关节横断面 CT，肱骨外上髁骨质增生

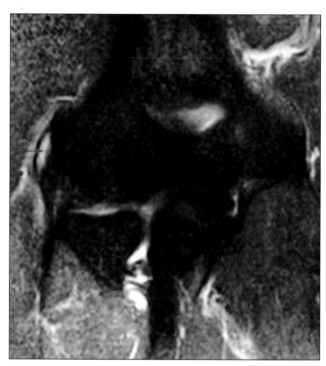

图 11-2-2　肱骨外上髁炎（网球肘）
冠状面 T2WI 脂肪抑制，肱骨外上髁伸肌总腱起始处高信号（箭头）

重点推荐文献

Ciccotti MG: Epicondylitis in the athlete. Instr Course Lect, 1999, 48: 375-381.

二、肱骨内上髁炎（高尔夫球肘）

【概念与概述】

- 肱骨内上髁炎（medial epicondylitis，golfer's elbow）：由反复或过度肘外翻、外旋活动，导致附着于肱骨内上髁的旋前屈肌肌群损伤

【解剖】

- 肱骨内上髁炎典型者累及尺侧腕屈肌和旋前圆肌，后者起于肱骨内上髁上方和尺骨冠突，止于桡骨前外侧面中部

【病理与病因】

大体病理及手术所见

- 肌腱增厚
- 旋前屈肌肌群肌腱表浅或深部部分撕裂
- 可有内侧副韧带撕裂

显微镜下特征

- 肌腱变性
- 旋前屈肌肌腱部分或完全撕裂
- 损伤周围出血或炎症细胞浸润

病因

- 长期反复的肘外翻用力运动
- 高尔夫球手常见
- 投掷活动中的初期突然加速运动

【临床表现】

- 投掷活动时突发肘内侧疼痛
- 肘伸展活动时受限

【影像学表现】

概述

- 最佳诊断依据：在所有 MR 序列上，肱骨内上髁旋前屈肌起始处增厚伴信号不同程度增高
- 部位：肱骨内上髁旋前屈肌肌群起始处
- 形态学
  - 肌腱增厚，表面不平整
  - 部分小撕裂或完全撕裂，包括内侧副韧带

撕裂

X 线表现

- 肘内侧软组织肿胀
- 有时可见肱骨内上髁撕脱骨折
- 肱骨内上髁骨质增生，钙化
- 有时伴有肱骨小头 / 桡骨头骨折（外侧撞击引起）

MRI 表现

- T1WI
  - 肱骨内上髁旋前屈肌腱呈中等信号（图 11-2-3）
  - 肱骨内上髁反应性低信号水肿
  - 内侧副韧带撕裂
  - 外侧撞击表现
- T2WI
  - 肱骨内上髁旋前屈肌腱信号增高（图 11-2-4）
  - 肱骨内上髁旋前屈肌腱连续性中断

- 肱骨内上髁反应性高信号骨髓水肿
- 急性期内侧副韧带撕裂，呈高信号
- 外侧撞击表现：肱骨小头骨髓水肿呈高信号水肿，软骨下骨硬化和囊肿（慢性），游离体呈低信号

推荐影像学检查

- 最佳检查方法：MRI 冠状面、横断面质子加权，STIR 和 FSE T2WI 序列

【鉴别诊断】

内侧副韧带拉伤不伴有肌腱撕裂

- 冠状面 T2WI 有助于鉴别内侧副韧带拉伤和内上髁炎
- 肘内侧副韧带不连续

尺神经炎

- 伴有内上髁炎
- 有 / 无尺神经肿胀
- 临床上有尺神经麻痹表现

诊断与鉴别诊断精要

- 肱骨内上髁旋前屈肌起始处增厚伴信号不同程度增高
- 肱骨内上髁旋前屈肌腱连续性中断

典型病例

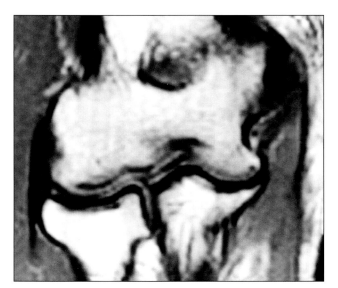

图 11-2-3　**肱骨内髁炎（高尔夫肘）**
冠状面 T1WI，肱骨内上髁旋前屈肌腱中等信号

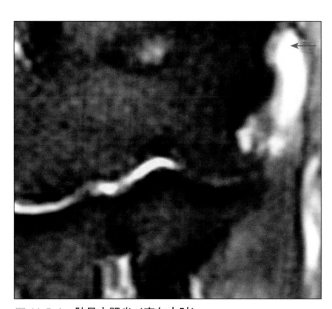

图 11-2-4　**肱骨内髁炎（高尔夫肘）**
冠状面 T2WI 脂肪抑制，肱骨内上髁旋前屈肌腱连续性中断，呈高信号（箭头）

重点推荐文献

Fritz RC. MR imaging of sports injuries of the elbow. Magn Reson Imaging Clin N Am, 1999, 7(1): 51-72.

三、肱二头肌腱远端撕裂

【概念与概述】

- 肱二头肌腱远端撕裂（distal part of biceps tendon rupture）：肱二头肌腱远端于桡骨结节附着处断裂

【解剖】

- 肱二头肌有两个头，短头腱附着于喙突，长头腱附着于盂上结节和（或）上盂唇，止于桡骨粗隆和前臂屈肌腱膜

【病理与病因】

大体病理及手术所见

- 肌腱断裂伴不同程度回缩
- 桡骨结节增生，滑囊炎

显微镜下特征

- 肱二头肌腱远端于桡骨结节附着处不同程度的出血和炎症细胞

病因

- 前臂屈曲突发伸展时偏心收缩
- 举重时用力不当

【临床表现】

- 前臂疼痛
- 肘伸展活动时受限
- 旋前、旋后时扪及捻发感
- 前臂出现球样肿块

【影像表现】

概述

- 最佳诊断依据：肱二头肌腱远端于桡骨结节附着处断裂，肌腱回缩，在所有 MR 序列上肱二头肌腱信号不连续
- 部位：发生于肱二头肌腱远端附着于桡骨结

节处

- 形态学
  - 肌腱部分撕裂或完全撕裂，因肌腱回缩存在空隙

X 线表现

- 桡骨结节增生
- 肘前软组织肿胀

MRI 表现

- T1WI
  - 肱二头肌腱远端周围液体影，呈低信号
  - 肱二头肌腱远端低信号增厚、不平整和回缩
- T2WI
  - 肱二头肌腱远端周围液体影，呈高信号
  - 桡骨结节周围滑囊炎，表现为滑囊增大积液呈高信号
  - 肱二头肌腱远端不连续，回缩（图 11-2-5，图 11-2-6）
  - 有时伴有外上髁炎相应表现

推荐影像学检查

- 最佳检查方法：MRI 矢状面质子加权，STIR 和 FSE T2WI

【鉴别诊断】

肱二头肌肿块

- 常见脂肪瘤，含有脂肪成分，脂肪抑制序列可了解其成分
- 神经瘤

肱肌拉伤

- 肱肌止于冠状突
- 位于肱二头肌深处
- 附近肌肉皮肤去神经化，表现为脂肪浸润

诊断与鉴别诊断精要

- 肱二头肌腱远端于桡骨结节附着处断裂，肌腱回缩
- 肱二头肌腱远端周围液体影，呈高信号

典型病例

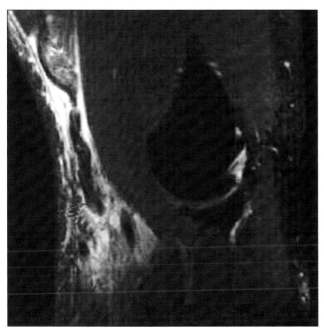

图 11-2-5　肱骨二头肌远端撕裂
矢状面 T2WI 脂肪抑制，肱二头肌腱远端撕裂并回缩（箭头）

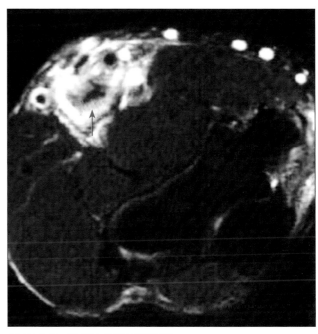

图 11-2-6　肱骨二头肌远端撕裂
横断面 T2WI 脂肪抑制，肱二头肌腱近端撕裂、回缩伴周边高信号血肿（箭头）

重点推荐文献

Williams BD. Partial tears of the distal biceps tendon. MR appearance and associated clinical findings. Skeletal Radiol, 2001, 30(10): 560-4.

四、肱三头肌腱远端撕裂

【概念与概述】
- 肱三头肌腱远端撕裂（Distal part of triceps tendon rupture）：肱三头肌腱远端于尺骨鹰嘴附着处断裂

【解剖】
- 肱三头肌有三个头：①肩胛骨盂下结节；②肱骨后面桡神经沟的上方；③肱骨下 2/3，止于尺骨鹰嘴

【病理与病因】
大体病理及手术所见
- 肌腱断裂伴不同程度增厚硬化

显微镜下特征
- 肌腱胶原变性
- 慢性期，可见脂肪浸润
- 不同程度出血和炎症细胞浸润

病因
- 肱三头肌腱抵抗性偏心收缩
- 常见摩托车外伤
- 常见橄榄球运动

【临床表现】
- 肘关节后侧鹰嘴处疼痛

【影像表现】
概述
- 最佳诊断依据：肱三头肌腱远端附着于尺骨鹰嘴处撕裂或空隙，空隙被出血或肉芽组织充填
- 部位：肱三头肌腱远端近尺骨鹰嘴处
- 形态学
  - 肌腱部分撕裂或完全撕裂，因肌腱回缩存在空隙

X 线表现
- 肘关节侧位片：尺骨鹰嘴撕脱
- 尺骨鹰嘴周围软组织肿胀

- 晚期如合并骨髓炎可见尺骨鹰嘴破坏

MR 表现

- T1WI
  ○ 肱三头肌腱远端尺骨鹰嘴附着处不连续，增厚不规则
  ○ 肱三头肌腱远端尺骨鹰嘴附着处低信号液体影
- T2WI
  ○ 完全撕裂时，肱三头肌腱远端尺骨鹰嘴附着处液体信号，肌腱回缩（图 11-2-7，图 11-2-8）

- 部分撕裂时，肱三头肌腱远端尺骨鹰嘴附着处不规则，信号不均匀，周围高信号液体影
- 尺骨鹰嘴反应性高信号骨髓水肿

推荐影像学检查

- 最佳检查方法：MRI 矢状面质子加权，STIR 和 FSE T2WI

【鉴别诊断】

尺骨鹰嘴骨折

- 直接外伤，可见尺骨鹰嘴骨折线

诊断与鉴别诊断精要

- 附着于尺骨鹰嘴处撕裂
- 信号不均匀，周围高信号液体影

典型病例

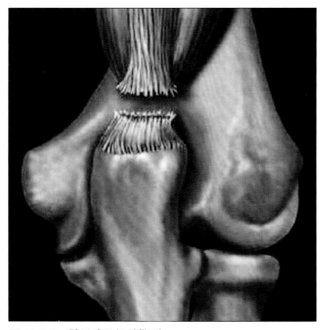

图 11-2-7　**肱三头肌远端撕裂**
肱三头肌腱远端尺骨鹰嘴附着处撕裂示意图

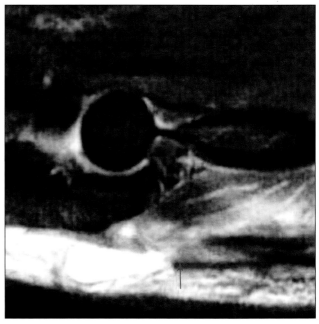

图 11-2-8　**肱三头肌远端撕裂**
矢状面 T2WI 脂肪抑制，肱三头肌腱远端尺骨鹰嘴附着处完全撕裂（箭头）

重点推荐文献

Pina A e. Traumatic avulsion of the triceps brachii. J Orthop. Trauma, 2002, 16(4): 273-6.

五、肘内侧副韧带损伤

【概念与概述】
- 肘内侧副韧带损伤（medial collateral ligament injury）：继发于肘外翻的内侧副韧带前束损伤

【解剖】
- 肘内侧副韧带分三束，互相连贯。前束起自肱骨内上髁的前下面，附着于尺骨冠状突的内侧缘。后束呈扇形，起自肱骨内上髁后面，附着于尺骨鹰嘴的内侧面，中束纤细或缺如，无临床意义

【病理与病因】

大体病理及手术所见
- 内侧副韧带前束增厚及部分或完全撕裂

显微镜下特征
- 变性，部分或完全断裂
- 不同程度出血和炎症细胞浸润

病因
- 反复肘外翻导致内侧副韧带变性和撕裂

【临床表现】
- 肘外翻后肘内侧疼痛
- 举手投掷时肘内侧疼痛

【影像表现】

概述
- 最佳诊断依据：正常低信号的内侧副韧带连续性中断，内侧副韧带前束累及，T2WI 高信号
- 部位：肱骨内上髁
- 形态学
  - 部分或完全撕裂

X 线表现
- 肱骨内侧髁撕脱骨折
- 肱骨内侧软组织肿胀
- 肱骨内侧髁结节骨质增生

MRI 表现
- T1WI
  - 内侧副韧带增厚
  - 内侧髁低信号的骨刺
  - 外侧撞击表现，肱骨内侧髁低信号
- T2WI
  - 内侧副韧带前束高信号（图 11-2-9，图 11-2-10）
  - 内侧副韧带欠连续
  - 肱骨内上髁反应性高信号骨髓水肿

推荐影像学检查
- 最佳检查方法：MRI 冠状面和横断面质子加权，STIR 和 FSE T2WI 序列

【鉴别诊断】

肱骨内上髁炎
- 内侧副韧带低信号完整
- 常见于高尔夫运动

诊断与鉴别诊断精要
- 正常低信号的内侧副韧带连续性中断，T2WI 高信号

典型病例

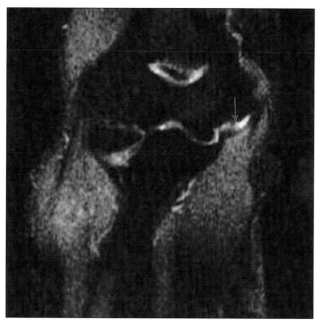

图 11-2-9　肘内侧副韧带损伤
冠状面 T2WI 脂肪抑制，内侧副韧带拉伤，该处呈高信号（箭头）

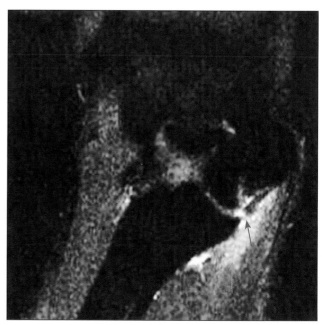

图 11-2-10　肘内侧副韧带损伤
冠状面 T2WI 脂肪抑制，内侧副韧带完全撕裂（红箭头），旋前屈肌腱起始处拉伤（绿箭头）

重点推荐文献

Maloney MD. Elbow injuries in the throwing athlete. Difficult diagnoses and surgical complications. Clin Sports Med, 1999, 18(4): 795-809.

六、肘外侧副韧带损伤

【概念与概述】
- 肘外侧副韧带损伤（lateral collateral ligament injury）：继发于肘过伸的外侧副韧带损伤

【解剖】
- 肘外侧副韧带复合体由内侧副韧带外侧部、外侧副韧带和环状韧带组成，外侧副韧带起自肱骨外上髁的前下面，附着于环状韧带和旋后纤维，环状韧带环绕近端桡骨颈，附着于尺骨桡切迹的前后方

【病理与病因】
大体病理及手术所见
- 外侧副韧带起始部的撕裂伴或不伴肱骨外上髁炎
- 有时可见尺桡骨脱位

显微镜下特征
- 肘外侧副韧带变性，部分或完全断裂

- 不同程度出血和炎症细胞浸润

病因
- 肘过伸运动
- 继发于肘关节脱位
- 长期网球运动

【临床表现】
- 肘关节过伸运动时疼痛

【影像学表现】
概述
- 最佳诊断依据：正常低信号的外侧副韧带连续性中断，T2WI 高信号
- 部位：肱骨外上髁表面
- 形态学
  ○ 部分或完全撕裂

X 线表现
- 肘关节脱位
- 桡骨头颈骨折
- 尺骨冠状突骨折

MRI 表现

- T1WI
  - 外侧副韧带不连续（图 11-2-11）
  - 外侧副韧带周围低信号的水肿 / 出血
- T2WI
  - 外侧副韧带连续性中断伴液体高信号（图 11-2-12）
  - 桡骨头颈、尺骨冠状突骨折后高信号骨髓

水肿

推荐影像学检查

- 最佳检查方法：MRI 冠状面和横断面质子加权，STIR 和 FSE T2WI 序列

【鉴别诊断】

肱骨外上髁炎

- 外侧副韧带低信号完整

诊断与鉴别诊断精要

- 正常低信号的外侧副韧带连续性中断，T2WI 高信号

典型病例

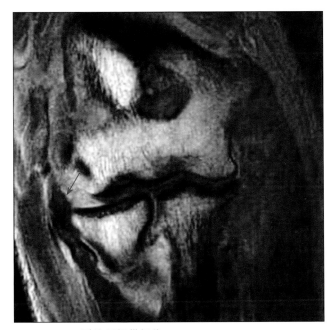

图 11-2-11　肘外侧韧带损伤
冠状面 T1WI，肘外侧副韧带完全撕裂（箭头）

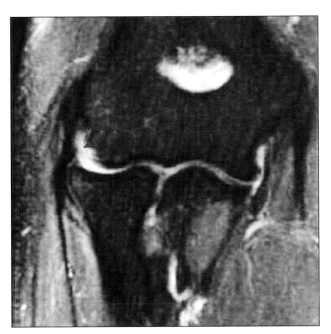

图 11-2-12　肘外侧韧带损伤
冠状面 T2WI 脂肪抑制，肘外侧副韧带完全撕裂，正常低信号消失，代之以高信号（箭头）

（陈　爽）

重点推荐文献

Maloney MD. Elbow injuries in the throwing athlete. Difficult diagnoses and surgical complications. Clin Sports Med, 1999, 18(4): 795-809.

第 3 节　腕关节

一、舟月韧带撕裂

【概念与概述】

- 舟月韧带撕裂（scapholunate ligament tear）：舟骨与月骨之间的韧带断裂

【病理与病因】

大体病理及手术所见

- 急性（<6 周）：部分或完全断裂
- 慢性：继发于腕关节炎

显微镜下特征

- 可见胶原纤维变性，结缔组织，脂肪和弹性纤维断裂

病因

- 轴向压力/腕骨间旋后用力运动
- 继发于尺骨脱位
- 手腕过伸时诱发

【临床表现】

- 腕桡背侧疼痛/软组织肿胀

【影像表现】

概述

- 最佳诊断依据：舟月韧带连续性中断
- 部位：舟月韧带的掌侧、背侧和膜部
- 形态学
  - 根据撕裂程度和部位不同而不同

X 线表现

- 正位
- 舟月关节对位不佳
- 舟月关节间隙 >3mm

- 桡舟间隙狭窄或增宽（正常 4mm）
  - 侧位
- 桡月角增大（腕侧位片月骨轴线与桡骨轴线夹角，正常为 -4.55°±10.25°）
- 舟月角增大（腕侧位片桡骨轴线与桡骨轴线夹角，正常 54.29°±8.20°）

MR 表现

- T1WI
  - 舟月间隙 >3mm
  - 矢状面舟骨掌屈
- T2WI
  - 舟月韧带连续性中断伴线样高信号（图 11-3-1）
  - 舟月韧带周围高信号液体
  - 腕中关节（近、远排腕骨间的关节复合体）与桡腕关节高信号滑膜液体交通
  - 舟月韧带背侧部分中断
  - 舟月韧带膜部穿孔，掌背侧部分完整

推荐影像学检查

- 最佳检查方法：MRI，冠状面、矢状面和横断面质子加权，STIR 和 FSE T2WI 序列

【鉴别诊断】

腕背侧腱鞘囊肿

- 无痛性肿块
- 位于腕背侧关节囊

舟骨骨折

- 好发于舟骨结节，腰部
- 可见舟骨骨折线

诊断与鉴别诊断精要

- 舟月韧带连续性中断
- 周围高信号液体
- 有时伴腕不稳

典型病例

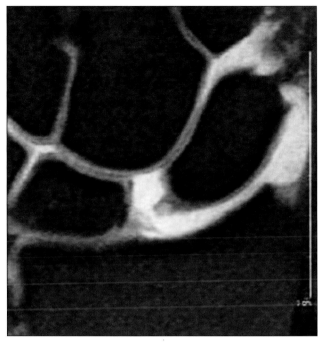

图 11-3-1　**舟月韧带撕裂**
冠状面 T2WI 脂肪抑制，舟月韧带低信号连续性中断

重点推荐文献

Totterman SM. MRI findings of scapholunate instabilities in coronal images: A short communication. Semin Musculoskelet Radiol, 2001, 5(3): 251-6.

二、三角纤维软骨复合体损伤

【概念与概述】

- 三角纤维软骨复合体（triangular fibrocartilage complex，TFCC）损伤：三角纤维软骨复合体中心或周边部分或完全撕裂

【解剖】

- 三角纤维软骨复合体由远端桡尺骨韧带，三角纤维软骨，尺侧韧带，掌尺韧带组成。正常情况下，桡腕关节与腕中关节借近排腕骨、骨间韧带和关节囊相隔，彼此不交通，三角纤维软骨复合体是分隔桡腕关节和桡尺远侧关节的唯一软组织结构

【病理与病因】

大体病理及手术所见

- Palmer 1 外伤
  - A = 三角纤维软骨复合体正中心穿孔
  - B = 尺骨撕脱 + 远端尺骨骨折
  - C = 三角纤维软骨复合体远端撕脱
  - D = 桡骨撕脱 + 桡骨乙状切迹骨折
- Palmer 2 退变
  - A = TFCC 撕裂（退变）
  - B = TFCC 撕裂 + 月、三角 / 尺骨软化（有 / 无尺骨远端骨折）
  - C = TFCC 穿孔 + 月、三角 / 尺骨软化（有 / 无桡骨乙状切迹骨折）
  - D = TFCC 穿孔 + 月、三角 / 尺骨软化，月三角韧带穿孔
  - E = TFCC 穿孔 + 月、三角 / 尺骨软化，月三角韧带撕裂或尺腕关节炎

显微镜下特征

- TFC 中心胶原纤维缩短
- 乏血供改变
- TFC 黏液样变性

病因

- 前臂旋前，腕受压

- 继发于尺骨撞击后

【临床表现】
- 腕尺侧疼痛

【影像表现】

概述

- 最佳诊断依据：TFCC 区域液体贯穿，正常低信号消失或不完整
- 部位：三角纤维软骨，掌侧、背侧桡尺韧带
- 形态学
  ○ 环状穿孔
  ○ 线样垂直或水平状撕裂
  ○ TFCC 缺失（图 11-3-2，图 11-3-3）

MRI 表现

- T1WI
  ○ TFC 中等信号
  ○ 月、三角和尺骨低信号骨髓水肿（尺骨撞击）
  ○ 下桡尺关节半脱位
  ○ T1WI 关节造影：对比剂进入桡腕关节和下桡尺关节，全部撕裂时对比剂进入腕中关节，腕关节三腔相互沟通（图 11-3-4）
- T2WI
  ○ TFCC 中心高信号
  ○ TFCC 周边下桡尺关节内高信号液体影
  ○ TFCC 外周尺骨茎突及外侧高信号液体影
  ○ 桡腕关节通过破损的 TFCC 与下桡尺关节间隙交通
  ○ TFCC 缺如
  ○ 月、三角和尺骨高信号骨髓水肿（尺骨撞击）
  ○ 滑膜炎

推荐影像学检查

- 最佳检查方法：MRI，冠状面、矢状面和横断面质子加权，STIR 和 FSE T2WI 序列

【鉴别诊断】

尺腕伸肌腱炎

- 尺背侧疼痛
- 尺腕伸肌腱腱鞘增厚
- 尺腕伸肌腱腱鞘周围积液

诊断与鉴别诊断精要

- TFCC 正常低信号消失或不完整
- T2WI 中心或周边高信号

典型病例

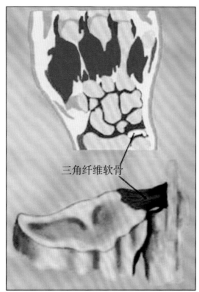

三角纤维软骨

图 11-3-2　三角纤维软骨复合体解剖示意图
TFCC 连接于尺骨茎突与下尺桡关节之间

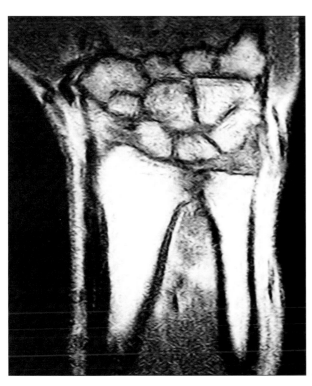

图 11-3-3　三角纤维软骨复合体损伤
冠状面 T1WI，TFCC 缺失，未见正常的低信号

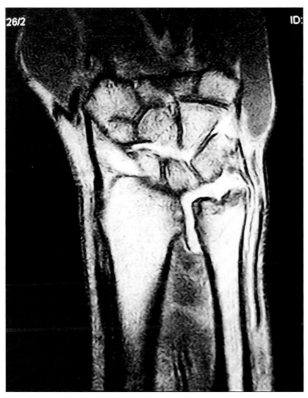

图 11-3-4　三角纤维软骨复合体损伤
冠状面 T1WI 关节造影，TFC 完全撕裂，高信对比剂充填于 TFCC 区域并流向下桡尺关节

重点推荐文献

Haims AH. Limitations of MR imaging in the diagnosis of peripheral tears of the triangular fibrocartilage of the wrist. AJR 2002, 178(2): 419-22.

三、第一背伸间隙腱鞘滑膜炎

【概念与概述】

- 第一背伸间隙腱鞘滑膜炎（Tenosynovitis & tendonitis of first dorsal extensor compartment, De quenrvain's tenosynovitis）：因反复摩擦运动导致腕第一背伸间隙内拇长展和拇短伸肌腱鞘滑膜炎

【病理与病因】

大体病理及手术所见

- 肌腱炎症
- 肌腱增厚

显微镜下特征

- 腱鞘周围炎症和滑膜炎

病因

- 手腕反复抓、握、拧动作
- 继发于拇外伤

【临床表现】

- 腕桡骨茎突处疼痛，拇指运动时加重

【影像表现】

概述

- 最佳诊断依据：腕第一背伸间隙内水肿/积液
- 部位：桡骨茎突水平，拇长展和拇短伸肌腱鞘周围
- 形态学
  - 肌腱增厚

X线表现

- 桡侧软组织肿

MRI表现

- T1WI
  - 腕第一背伸间隙扩大
  - 桡骨茎突水平拇长展和拇短伸肌腱增厚信号不均（图11-3-5）
- T2WI
  - 拇长展和拇短伸肌腱鞘周围高信号积液（图11-3-6）
  - 拇长展和拇短伸肌腱增厚，低中等信号，有时可见纵向分隔
  - 皮下软组织水肿

推荐影像学检查

- 最佳检查方法：MRI，冠状面、矢状面和横断面质子加权，STIR和FSE T2WI序列

【鉴别诊断】

第一腕掌关节炎

- 第一腕掌骨硬化，增生，软骨破坏，关节间隙狭窄

诊断与鉴别诊断精要

- 腕第一背伸间隙内水肿/积液，增厚
- T2WI拇长展和拇短伸肌腱鞘周围高信号积液

典型病例

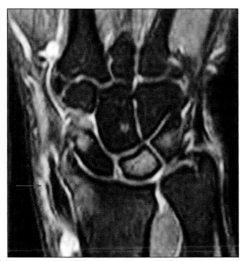

图 11-3-5　第一背伸间隙腱鞘滑膜炎
冠状面 T1WI，拇长展和拇短伸肌腱增厚，低等信号（箭头）

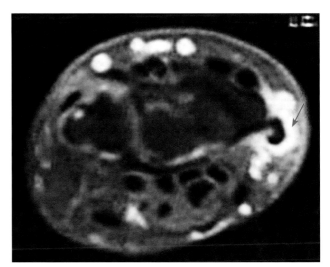

图 11-3-6　第一背伸间隙腱鞘滑膜炎
横断面 T2WI 脂肪抑制，拇长展和拇短伸肌腱鞘周围高信号积液（箭头）

重点推荐文献

Plancher KD et al: Compressive neuropathies and tendinopathies in the athletic elbow and wrist. Clin Sports Med, 1996, 15: 331-71.

四、尺腕伸肌腱炎

【概念与概述】
- 尺腕伸肌腱炎（extensor carpi ulnaris tendinitis，ECU）：因反复长期尺侧偏斜运动导致尺腕伸肌腱鞘滑膜炎

【病理与病因】

大体病理及手术所见
- 尺腕伸肌腱脱位
- 肌腱增厚

显微镜下特征
- 腱鞘周围炎症和滑膜炎

病因
- 反复长期尺侧偏斜运动
- 腕外伤

【临床表现】
- 尺骨远端背伸时疼痛，软组织肿

【影像表现】

概述
- 最佳诊断依据：尺腕伸肌腱鞘扩大伴积液
- 部位：尺骨远端背侧，第六伸肌间隙
- 形态学
  - 不同程度肌腱增厚和肌腱半脱位 / 全脱位

X 线表现
- 尺侧软组织肿
- 骨性关节炎表现

MR 表现
- T1WI
  - 第六伸肌间隙扩大
  - 尺腕伸肌腱增厚信号不均
  - 尺腕伸肌腱半脱位 / 全脱位
- T2WI
  - 尺腕伸肌腱鞘周围高信号积液（图 11-3-7）
  - 尺腕伸肌腱增厚，低中等信号，有时可见纵向分隔
  - 皮下软组织水肿

推荐影像学检查
- 最佳检查方法：MRI，冠状面、矢状面和横断面质子加权，STIR 和 FSE T2WI 序列

【鉴别诊断】

尺侧撞击综合征
- 月三角韧带，TFC，尺月三角骨交界处骨挫伤
- 尺骨正变异（尺骨关节面平行线超过桡骨关节面平行线）
- 伴发 TFCC 损伤
- 尺腕关节炎

诊断与鉴别诊断精要
- 尺腕伸肌腱鞘扩大伴积液
- 皮下软组织水肿

典型病例

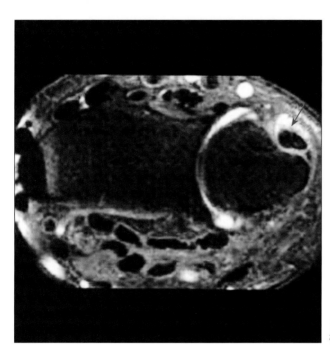

图 11-3-7　尺腕伸肌腱炎
横断面 T2WI 脂肪抑制，尺腕伸肌腱鞘周围高信号积液（箭头）

重点推荐文献

Pitner MA. Pathophysiology of overuse injuries in the hand and wrist. Hand Clin, 1990, 6: 355-64.

五、拇指尺侧副韧带损伤

【概念与概述】
- 拇指尺侧副韧带损伤（ulnar collateral ligament injury）：因过度用力拇外展等运动导致尺侧副韧带撕裂

【解剖】
- 拇指掌指关节是单一的铰链式关节，关节囊两侧各有两个强有力的侧副韧带加强，即固有侧副韧带和副侧副韧带，维持关节的被动稳定性。固有侧副韧带从第 1 掌骨小头的背外侧向远掌侧行走，止于近节指骨基部的外侧结节，宽 4 ~ 8mm，长 12 ~ 14mm，相当厚，能承受30 ~ 40kg 的外力。副侧副韧带从第 1 掌骨髁上固有侧副韧带的掌侧起，部分越过掌侧籽骨，至掌侧纤维软骨，于关节伸直位时紧张

【病理与病因】
大体病理及手术所见
- 拇指尺侧副韧带部分或完全撕裂
- 拇指尺侧副韧带移位

显微镜下特征
- 出血和炎症细胞浸润

病因
- 因过度用力拇外展
- 常见于滑雪及守门运动

【临床表现】
- 第一掌指关节肿痛

【影像表现】
概述
- 最佳诊断依据：第一近节指骨基底部尺侧副韧

带附着处连续性中断

- 部位：第一掌指关节
- 形态学
  - 尺侧副韧带增厚，缩短回缩

X 线表现

- 第一近节指骨基底部撕脱骨折

MRI 表现

- T1WI
  - 拇尺侧副韧带增厚信号不均（图 11-3-8）
  - 第一近节指骨基底部尺侧副韧带附着处欠连续
  - 拇尺侧副韧带周围低等信号
  - 有时第一近节指骨基底部附近可见回缩肿块

- T2WI
  - 拇尺侧副韧带部分撕裂可见韧带增厚，周围积液，第一近节指骨基底部骨髓水肿
  - 拇尺侧副韧带完全撕裂可见韧带内侧移位，韧带回缩到第一掌指关节近端，形成肿块呈低等信号（图 11-3-9）

推荐影像学检查

- 最佳检查方法：MRI，冠状面、矢状面和横断面质子加权，STIR 和 FSE T2WI 序列

【鉴别诊断】

第一掌指关节囊外伤

- 发生于第一掌指关节远端掌侧
- 掌侧关节囊增厚

> **诊断与鉴别诊断精要**
>
> - 第一近节指骨基底部尺侧副韧带附着处连续性中断
> - 韧带增厚信号不均

典型病例

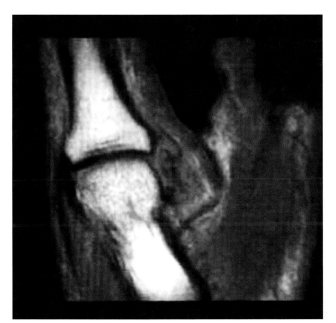

图 11-3-8　**拇指尺侧副韧带损伤**
冠状面 T1WI，拇尺侧副韧带增厚，部分撕裂回缩

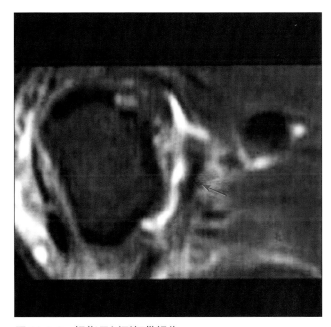

图 11-3-9　**拇指尺侧副韧带损伤**
横断面 T2WI 脂肪抑制，拇尺侧副韧带增厚移位，位于收肌腱膜表面（箭头）

（陈　爽）

重点推荐文献

Stern PJ. Tendinitis, overuse syndromes and tendon injuries. Hand Clin, 1990, 6: 467-76.

第 4 节 髋关节

一、髋周肌肉拉伤

【概念与概述】
- 髋周肌肉拉伤（muscle strain, hip）：因运动拉伸诱发的髋周肌肉如股直肌、腘绳肌群、股长和股大收肌等肌纤维损伤

【解剖】
- 股直肌起于髂前下棘，止于髌骨上缘；股长收肌起于耻骨前面，止于股骨粗线；股大收肌起于坐骨支和耻骨下支，止于股骨粗线及收肌结节；腘绳肌群包括半膜/半腱，股二头肌，半膜肌起于坐骨结节后外侧，止于胫骨上段后内侧，半腱肌起于坐骨结节后内侧，止于胫骨上段前面，股二头肌长头/短头起于坐骨结节后内侧/股骨粗线侧缘，止于腓骨头

【病理与病因】
大体病理及手术所见
- 肌腱连接处不规则变薄
- 血肿
- 肌腱连接处部分或完全撕裂
- 附着处撕脱骨折

显微镜下特征
- 肌纤维出血、坏死、水肿
- Z 形肌收缩纤维损伤

病因
- 髋过度使用，反复微创伤
- 髋过度拉伸
- 运动前热身不充分、疲劳和以前有损伤病史，可诱发拉伤

【临床表现】
- 髋部肌肉相应解剖部位疼痛，无力
- 髋部相应解剖部位的肌肉肿胀

【影像表现】
概述
- 最佳诊断依据：MR T2WI 序列上，受累髋周肌肉的高信号水肿或出血

- 部位：股直肌、腘绳肌群、股长和股大收肌
- 形态学
  - 依损伤程度不同而不同

X 线表现
- 有时可见髂前下棘或坐骨结节撕脱骨折

MRI 表现
- T1WI
  - 轻度损伤时可以无异常
  - 肌肉纤维模糊
  - 低信号液体积聚，皮下低信号水肿
- T2WI
  - Ⅰ度拉伤：肌肉形状完整，肌肉内高信号水肿和出血，呈羽毛状改变；皮下低信号水肿和肌肉内积液（图 11-4-2）
  - Ⅱ度拉伤：肌肉 50% 以上纤维撕裂伴高信号，肌肉局部肿块或缺损（部分回缩）伴出血和肌肉内积液，肌腱连接处增宽．
  - Ⅲ度拉伤：完全撕裂，肌肉回缩，空间隙内被高信号液体充填（图 11-4-1）

推荐影像学检查
- 最佳检查方法：MRI，冠状面、矢状面和横断面质子加权，STIR 和 FSE T2WI 序列

【鉴别诊断】
延迟性发作的肌肉酸痛（DOMS）
- 急性损伤后
- 24 小时后出现酸痛，24 ~ 72 小时达到高峰，然后消退
- 肌肉弥漫性累及
- 间质水肿 / 出血
- 与Ⅰ度拉伤 MR 表现相似

肌肉挫伤
- 肌肉直接损伤史

肌肉感染
- 肌肉局部表浅部分
- 广泛皮下水肿

诊断与鉴别诊断精要

- T2WI 序列上，受累髋周肌肉的高信号水肿或出血
- 相应部位运动史

典型病例

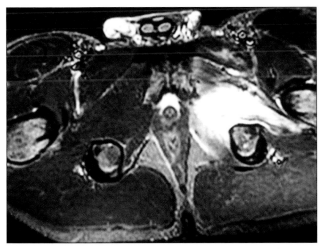

图 11-4-1　髋周肌肉拉伤
横断面 T2WI 脂肪抑制，左大收肌完全撕裂（Ⅲ度），空间隙内被高信号液体充填

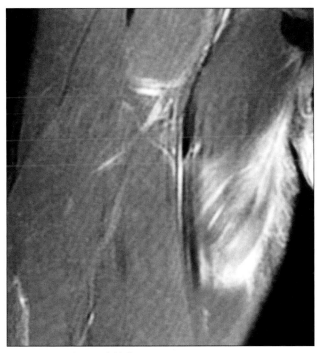

图 11-4-2　髋周肌肉拉伤
冠状面 T2WI，长收肌拉伤（Ⅰ度），表现为典型的肌肉内羽毛状水肿

重点推荐文献

Friden J. Structural and mechanical basis of exercise-induced muscle injury. Med Sci Sports Exerc, 1992, 24: 521.

二、股直肌拉伤

【概念与概述】

- 股直肌拉伤（rectus femoris muscle strain）：因运动拉伸诱发的股直肌偏心收缩，导致肌纤维损伤

【解剖】

- 股直肌起于髂前下棘，止于髌骨上缘，是股四头肌的一部分

【病理与病因】

大体病理及手术所见

- 肌腱连接处不规则变薄

- 肌肉内深部肌腱间接头的损伤：撕裂、纤维化、假性囊肿形成

显微镜下特征

- 肌纤维出血、坏死、水肿

病因

- 股直肌过度使用，反复微创伤
- 外力作用下偏心收缩
- 运动前大腿热身不充分

【临床表现】

- 腹股沟或大腿前方疼痛
- 腹股沟局部肌肉肿胀
- 完全撕裂时，因肌肉回缩腹股沟或大腿前方可

扪及肿块

【影像表现】

概述

- 最佳诊断依据：MR T2WI 序列上，损伤肌肉呈高信号
- 部位：股直肌远端肌肉肌腱连接处（常见），肌肉中段深部肌腱间接头的损伤
- 形态学
  - 急性拉伤累及肌肉深部伴局部出血 / 水肿形成假性囊肿

X 线表现

- 轻度拉伤者无异常表现
- 远端完全拉伤时导致高位髌骨

MRI 表现

- T1WI
  - 低中等信号出血（急性）
  - 亚急性慢性出血时伴周围低信号含铁血黄素沉着
  - 肌肉正常脂肪条纹模糊不清
- T2WI
  - 肌肉高信号水肿（图 11-4-3，图 11-4-4）
  - 局部不均匀信号的血肿
  - 肌肉周围高信号积液
  - 肌肉内深部肌腱低信号瘢痕

推荐影像学检查

- 最佳检查方法：MRI，冠状面、矢状面和横断面质子加权，STIR 和 FSE T2WI 序列

诊断与鉴别诊断精要

- 发生于股直肌远端肌肉肌腱连接处（常见），肌肉中段深部肌腱间接头
- T2WI 损伤肌肉呈羽毛状高信号

典型病例

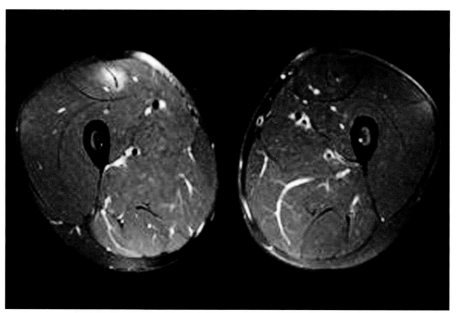

图 11-4-3　**股直肌拉伤**
横断面 T2WI 脂肪抑制，右股直肌近端间接头拉伤水肿

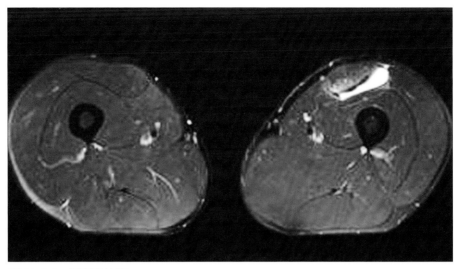

图 11-4-4　股直肌拉伤

横断面 T2WI 脂肪抑制，左股直肌远端拉伤，间隙内可见高信号液体影

重点推荐文献

DeSmet AA. Magnetic resonance imaging of muscle tears. Skel Radiol, 1990, 19: 283-6.

三、腘绳肌腱拉伤

【概念与概述】

- 腘绳肌腱拉伤（hamstring strain）：腘绳肌腱坐骨结节附着处或远端肌肉内纤维损伤

【解剖】

- 腘绳肌群包括半膜 / 半腱，股二头肌，半膜肌起于坐骨结节后外侧，止于胫骨上段后内侧，半腱肌起于坐骨结节后内侧，止于胫骨上段前面，股二头肌长头 / 短头起于坐骨结节后内侧 / 股骨粗线侧缘，止于腓骨头

【病理与病因】

大体病理及手术所见

- 肌腱连接处部分或完全撕裂
- 坐骨结节附着处撕脱骨折

显微镜下特征

- 腘绳肌腱胶原变性
- 肌成纤维细胞增生

病因

- 髋过屈及膝过伸
- 髋后慢性反复微创伤

- 运动前热身不够，疲劳诱发

【临床表现】

- 臀部坐骨结节疼痛，坐下时明显

【影像表现】

概述

- 最佳诊断依据：MR T2WI 序列上，坐骨结节腘绳肌腱连接处高信号
- 部位：坐骨结节
- 形态学
  - 肌腱增厚，断裂

MRI 表现

- T1WI
  - 肌腱增厚，中等信号
  - 肌腱从坐骨结节部分或完全分离（图 11-4-6）
- T2WI
  - 肌腱增厚，中等至高信号
  - 肌腱坐骨结节附着处积液（图 11-4-5）
  - 坐骨结节骨髓水肿

推荐影像学检查

- 最佳检查方法：MRI，冠状面和横断面质子加权，STIR 和 FSE T2WI 序列

诊断与鉴别诊断精要
- 发生于坐骨结节附着处或远端肌肉内
- 肌腱增厚，中等至高信号
- 肌腱坐骨结节附着处积液

典型病例

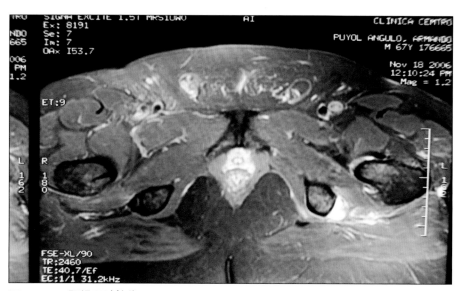

图 11-4-5　腘绳肌腱拉伤
横断面 T2WI，左坐骨结节腘绳肌腱附着处撕裂，正常低信号肌腱消失，代之以高信号，右坐骨结节腘绳肌腱正常

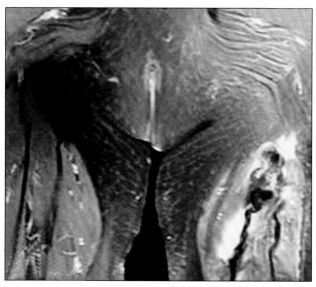

图 11-4-6　腘绳肌腱拉伤
冠状面 T2WI，可见左腘绳肌腱撕裂回缩，呈扭曲状

重点推荐文献

Sallay PI. Hamstring injuries among water skiers: Functional outcome and prevention. Am J Sports Med, 1996, 24: 130.

四、髋臼撞击综合证

【概念与概述】
- 髋臼撞击综合征（femoroacetabular impingement syndrome）：股骨头、颈或髋臼发育不良导致髋屈曲外展时股骨头和髋臼缘相互撞击引起的一系列症状和改变

【病理与病因】

大体病理及手术所见
- 髋臼前缘向前下伸延或（和）股骨头颈交界处外缘凸起呈左轮手枪柄样
- 髋臼和股骨头前外侧方关节软骨变薄或缺失
- 髋臼盂唇撕裂或退变
- 髋臼骨质增生

显微镜下特征
- 髋臼关节软骨裂隙
- 髋臼周围滑膜绒毛状增生

病因
- 髋屈曲及内旋运动
- 股骨头或髋臼发育不良

【临床表现】
- 反复发作的腹股沟和髋部疼痛

【影像表现】

概述
- 最佳诊断依据：股骨头外侧或髋臼边缘软骨的异常信号
- 部位：股骨头外侧，髋臼边缘
- 形态学
  - 髋臼边缘软骨损伤
  - 股骨头颈交界处外侧发育不良

X线表现
- Pince（钳夹）类型：在骨盆正位片上正常时髋臼前缘在后缘内侧，该型两者重叠交叉呈"8"字形（图11-4-7）
- Cam（凸轮）类型：股骨头与颈外侧缘相交处不凹反而凸起（图11-4-8）

MRI表现
- T1WI
  - 髋臼边缘软骨低信号硬化或水肿
  - 股骨头颈交接处外缘突起
- T2WI
  - 髋臼边缘软骨下高信号骨髓水肿，软骨缺失
  - 盂唇线样高信号撕裂，盂唇旁囊肿
  - 股骨头颈交接处高信号骨髓水肿

推荐影像学检查
- 最佳检查方法：超声，MRI，冠状面和横断面质子加权，STIR和FSE T2WI序列

【鉴别诊断】

进行性髋发育不良（DDH）
- 髋臼浅平
- 股骨头移位

骨性关节炎
- 髋关节间隙狭窄
- 髋周骨质增生
- 髋臼关节面硬化

股骨头缺血坏死
- 只累及股骨头
- 股骨头坏死区为低信号反应性骨质增生带围绕

诊断与鉴别诊断精要
- 股骨头、颈或髋臼发育不良
- 股骨头外侧或髋臼边缘软骨的异常信号

典型病例

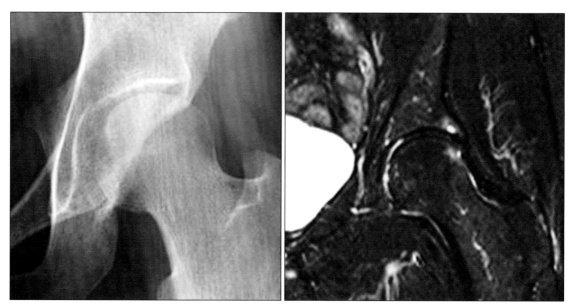

图 11-4-7　髋臼撞击综合征

左髋平片和冠状面 T2WI 脂肪抑制，左髋臼过深，髋臼前缘与后缘相交呈 "8" 字形（Pincer），左髋臼和股骨头外侧因撞击出现高信号骨髓水肿

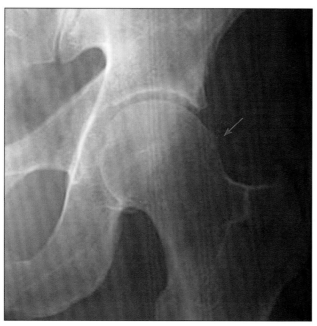

图 11-4-8　髋臼撞击综合征

左髋平片，股骨头颈交界处突起（箭头），头颈角增大（Cam）

（陈　爽）

重点推荐文献

[1] Siebenrock KA. Anterior femoro-acetabular impingement due to acetabular retroversion: Treatment with periacetabular osteotomy. J Bone Joint Surg Am, 2003, 85-A(2): 278-86.

[2] Myers SR. Anterior femoroacetabular impingement after periacetabular osteotomy. Clin Orthop Rel Res, 1999, 363: 93-9.

第 5 节　踝关节

一、跟腱撕裂

【概念与概述】

- 跟腱撕裂（achilles tendon rupture）包括部分及完全撕裂，是指跟腱的部分或完全连续性中断

【解剖】

- 跟腱是足和踝部最长、最坚韧的肌腱，起自腓肠肌和比目鱼肌腱联合处，止于跟骨后部

【病理与病因】

大体病理及手术所见

- 距离跟骨附着处 2 ~ 3cm 的撕裂
- 跟腱后方纤维首先断裂（部分撕裂时也可累及前方纤维）

显微镜下特征

- 跟腱胶原变性，缺乏弹性

病因

- 足间接外伤最常见
- 反复踝关节轻微创伤
- 足过度背屈
- 跟腱肌腱肌肉连接处直接外伤
- 比目鱼肌萎缩
- 继发于类风湿关节炎、系统性红斑狼疮、糖尿病等

【临床表现】

- 跟腱区域疼痛和软组织肿胀

【影像表现】

概述

- 最佳诊断依据：跟腱撕裂间隙内可见高信号液体积聚，跟腱连续性中断
- 部位：距离跟骨附着处 2 ~ 6cm 范围内
- 形态学
  - 跟腱边缘凹凸不平，肌腱撕裂处增厚

MRI 表现

- T1WI
  - 跟腱内中等信号，信号不均匀（图 11-5-1）
  - 跟腱不同程度增厚伴回缩
- T2WI
  - PD FSE，STIR 上肌腱内及周围软组织高信号的出血或水肿
  - 跟腱连续性部分或完全中断，跟腱撕裂间隙内可见高信号液体积聚（图 11-5-2）

推荐影像学检查

- 最佳检查方法：MRI，横断面、矢状面 STIR 和 FSE T2WI 序列

诊断与鉴别诊断精要

- 跟腱撕裂间隙内可见高信号液体积聚
- 跟腱连续性中断

典型病例

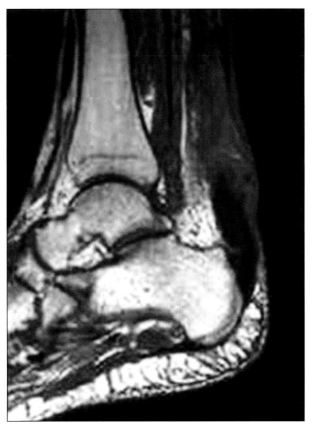

图 11-5-1　**跟腱撕裂**
矢状面 T1WI，跟腱连续性中断，信号不均匀

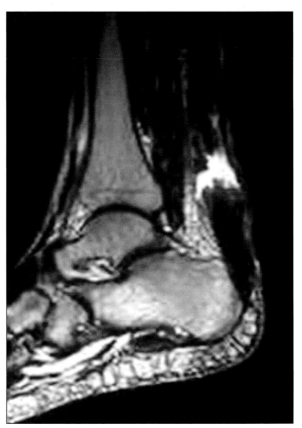

图 11-5-2　**跟腱撕裂**
矢状面 T2WI，跟腱完全中断，撕裂处可见高信号水肿和出血

重点推荐文献

Dwornik L. Radiologic case study. Acute Achilles tendon rupture. Orthopedics, 2002, 25(11): 1239, 1318-20.

二、胫后肌腱撕裂

【概念与概述】
- 胫后肌腱撕裂（tibialis posterior tendon tear）：胫后屈肌腱腱病及撕裂导致足外翻，内翻无力等一系列临床症状

【解剖】
- 胫后肌腱及其腱鞘经过内踝后面和屈肌支持带外侧，止于足舟骨粗隆和内侧楔骨底

【病理与病因】
大体病理及手术所见
- 胫后纵行撕裂
- 肌腱松弛和延长
- 肌腱表面不规则
- 腱鞘和屈肌支持带粘连
- 腱鞘萎缩，瘢痕形成
显微镜下特征
- 胶原变性，退变
病因
- 踝外伤最常见
- 反复踝轻微创伤
- 踝感染
- 足变异：如异常附着点，如副舟骨等
- 继发于类风湿关节炎、系统性红斑狼疮、糖尿病等

【临床表现】
- 踝疼痛和软组织肿胀、内翻无力等

【影像表现】
概述
- 最佳诊断依据：胫后肌腱大小、形态和信号的

变化
- 部位：内踝远侧相当于胫后肌腱中段水平（肌腱乏血供区域）
- 形态学
  - 肌腱球状增大、增厚或完全缺失

MRI 表现
- T1WI
  - 胫后肌腱内中等信号
  - 胫后肌腱纵行撕裂
  - 胫后肌腱增大
  - 完全撕裂时，可见低信号液体积聚
- T2WI
  - FSE T2WI，STIR 上肌腱内及周围软组织高信号的出血或水肿（图 11-5-3）

- 屈肌支持带增厚
- 胫后肌腱腱鞘滑膜炎表现：肌腱撕裂，腱鞘内高信号液体影（图 11-5-4）
- 附着处软骨下高信号骨髓水肿

推荐影像学检查
- 最佳检查方法：MRI，横断面、冠状面和矢状面质子加权，STIR 和 FSE T2WI 序列，其中以横断面为最佳

【鉴别诊断】
腱鞘滑膜炎
- 肌腱本身无改变

内侧胫距关节炎
- 内踝和距骨关节面的硬化

诊断与鉴别诊断精要
- 肌腱内及周围软组织高信号的出血或水肿
- 肌腱撕裂，腱鞘内高信号液体影

典型病例

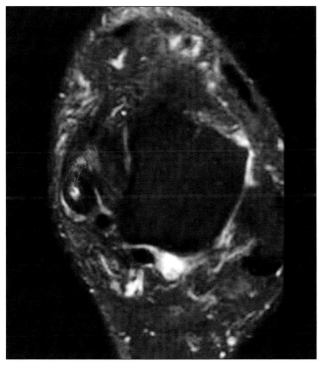

图 11-5-3　胫后肌腱撕裂
横断面 T2WI 脂肪抑制，左胫后屈肌腱内部分撕裂（箭头），肌腱内可见高信号（2 级）

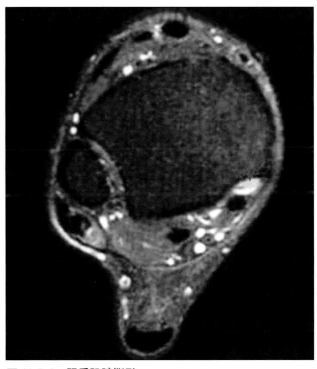

图 11-5-4　胫后肌腱撕裂
横断面 T2WI 脂肪抑制，右胫后屈肌腱完全撕裂（箭头），正常位置内空虚（3 级）

重点推荐文献

Karasick D. Tear of the posterior tibial tendon causing asymmetric flatfoot: Radiologic findings. AJR, 1993, 161: 1237.

三、踇长屈肌腱损伤

【概念与概述】
- 踇长屈肌腱损伤（flexor hallucis longus injury）：踇长屈肌腱腱病及撕裂，踇长屈肌腱是跗骨管内易发腱病和撕裂的肌腱

【解剖】
- 踇长屈肌腱经载距突下的骨纤维管，沿足底内侧前行，止于踇趾远节底

【病理与病因】

大体病理及手术所见
- 踇长屈肌肌腱增厚，部分撕裂
- 载距突下的骨纤维管内液体积聚
- 载距突下的骨纤维管内肌腱完全撕裂不常见

显微镜下特征
- 踇长屈肌腱周围炎症反应

病因
- 反复足屈伸运动
- 跟骨骨折累及载距突
- 芭蕾舞运动
- 踝扭伤
- 继发于糖尿病等

【临床表现】
- 后踝疼痛和软组织肿胀，后踝无力

【影像表现】

概述
- 最佳诊断依据：踇长屈肌腱鞘内高信号液体积聚
- 部位：跟骨载距突下及第一跖骨底
- 形态学
  ○ 肌腱或肌肉回缩
  ○ 肌肉肌腱连接处广泛水肿或局灶性出血

MRI 表现
- T1WI
  ○ 踇长屈肌腱鞘内低等信号液体
- T2WI
  ○ PD FSE，STIR 上腱鞘内高信号的液体影，腱鞘滑膜炎表现（图 11-5-5，图 11-5-6）
  ○ 肌肉拉伤表现：高信号羽毛状水肿或出血

推荐影像学检查
- 最佳检查方法：MRI，横断面、冠状面和矢状面质子加权，STIR 和 FSE T2WI 序列，其中冠状面可以观察跟骨载距突

诊断与鉴别诊断精要
- 跟骨载距突下踇长屈肌腱鞘内高信号液体积聚

典型病例

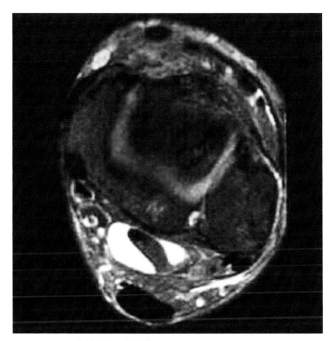

图 11-5-5　**蹈长屈肌腱损伤**
横断面 T2WI 脂肪抑制，左蹈长屈肌腱鞘内高信号液体

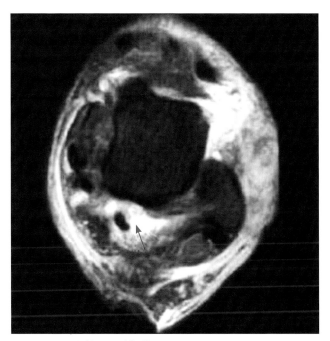

图 11-5-6　**蹈长屈肌腱损伤**
横断面 T2WI 脂肪抑制，左蹈长屈肌腱鞘周围高信号，外伤性腱鞘滑膜炎（箭头）

重点推荐文献

Sammarco GJ. Flexor hallucis longus tendon injury in dancers and nondancers. Foot Ankle Int, 1998, 19(6): 356-62.

四、距腓前韧带撕裂

【概念与概述】
- 距腓前韧带撕裂（anterior talofibular ligament tear）：距腓前韧带的部分或完全断裂

【解剖】
- 距腓前韧带是外侧韧带复合体中最薄弱的一条，自腓骨向前方走行，止于距骨外侧关节面的前方

【病理与病因】
大体病理及手术所见
- 距腓前韧带撕裂和出血
- 距骨前移
- 伴发跟腓韧带损伤时，外侧关节间隙增宽

显微镜下特征
- 急性损伤可见滑膜反应和含铁血黄素沉着
- 慢性可见纤维化，韧带增生或萎缩

病因
- 踝内翻及内旋外伤

- 脚踩球等

【临床表现】
- 踝疼痛和外踝软组织肿胀

【影像表现】
概述
- 最佳诊断依据：距腓前韧带正常低信号的消失和连续性中断
- 部位：沿腓骨前方和距骨外侧关节面的走行方向
- 形态学
  ○ 距腓前韧带一般 5mm 宽，12mm 长

MRI 表现
- T1WI
  ○ 距腓前韧带低至中等信号
  ○ 距腓前韧带部分或完全连续性中断
  ○ 距腓前韧带韧带边缘模糊
  ○ 有时可见外踝的撕脱骨折（图 11-5-8）
- T2WI
  ○ 距腓前韧带周围高信号的液体影，韧带连

续性中断（图 11-5-7）

　● 中到高信号的滑膜增生

　● 外踝软组织水肿和骨髓水肿

推荐影像学检查

　● 最佳检查方法：MRI，横断面质子加权，STIR

和 FSE T2WI 序列

【鉴别诊断】

应力性骨折

　● 好发舟、跖骨

　● 韧带本身无信号改变

诊断与鉴别诊断精要

● 正常低信号的消失和连续性中断

● 沿腓骨前方和距骨外侧关节面的走行方向

典型病例

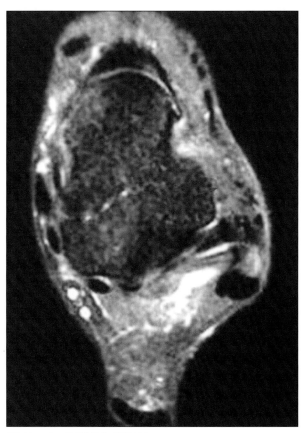

图 11-5-7　距腓前韧带撕裂
横断面 T2WI 脂肪抑制，左距腓前韧带正常低信号韧带结构消失（箭头）

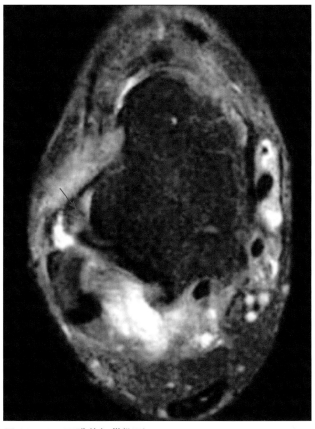

图 11-5-8　距腓前韧带撕裂
横断面 T2WI 脂肪抑制，右腓骨远端撕脱骨折，右距腓前韧带连着撕脱骨折片移位（箭头），周围软组织挫伤水肿

重点推荐文献

[1] Rijke AM. MRI of lateral ankle ligaments injuries. AM J Sports Med, 1994, 21: 527.

[2] Erickson SJ. MR imaging of the lateral collateral ligament of the ankle. AJR, 1991, 156: 131.

五、跗骨窦综合征

【概念与概述】

- 跗骨窦综合征（sinus tarsi syndrome）：跗骨窦和管内容物损伤引起的后足外侧疼痛和关节不稳的一系列综合征

【解剖】

- 跗骨窦和跗骨管是一个位于距下关节后方和跟距关节前方之间的锥形结构，内有脂肪，神经，血管和五条韧带（内侧，距跟骨间，距骨颈，跗骨管韧带），主要起支持跟距关节和限制足内翻的作用

【病理与病因】

大体病理及手术所见

- 骨间韧带撕裂
- 慢性骨关节炎和纤维化
- 跟腓韧带部分撕裂
- 滑膜增生

显微镜下特征

- 瘢痕，含铁血黄素沉着
- 滑膜增生
- 慢性滑膜炎

病因

- 足踝外伤导致的静脉流速缓慢
- 踝内翻等

【临床表现】

- 跗骨窦外侧疼痛

【影像表现】

概述

- 最佳诊断依据：跗骨窦内韧带显示模糊不清，周围滑膜炎
- 部位：距下关节的前后关节面以及距骨的下关节面和跟骨的上关节面
- 形态学
  - 跗骨管和窦大小一般宽 3 ~ 5mm，长 15 ~ 20mm，高 10 ~ 15mm

MRI 表现

- T1WI
  - 跗骨窦间脂肪信号的消失，代之以低至中等信号的液体、滑膜和纤维
  - 骨间韧带和颈部韧带边界不清
  - 跗骨窦顶壁继发的硬化和软骨下囊性变（图 11-5-9）
- T2WI
  - 低中等信号的滑膜纤维化，不均匀信号的滑膜炎（图 11-5-10）
  - 骨间韧带和颈部韧带的缺失和撕裂
  - 伴发外踝韧带的拉伤（如距腓前和跟腓韧带）
  - 跗骨窦顶壁继发的硬化和软骨下高信号囊变

推荐影像学检查

- 最佳检查方法：MRI，矢状面和冠状面质子加权，STIR 和 FSE T2WI 序列

诊断与鉴别诊断精要

- 跗骨窦内韧带显示模糊不清
- 跗骨窦间脂肪信号的消失，代之以低至中等信号

典型病例

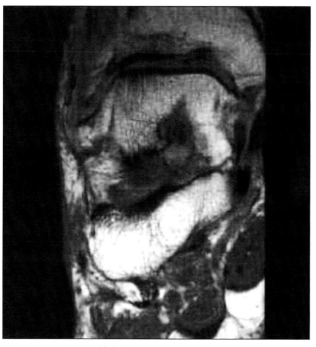

图 11-5-9　跗骨窦综合征
冠状面 T1WI，跗骨窦顶壁继发的低信号硬化（箭头），跗骨窦内结构显示不清

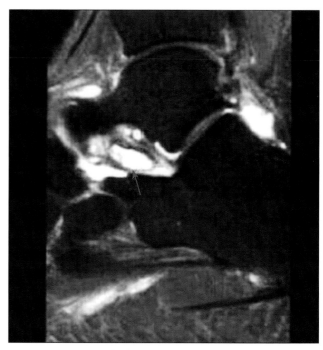

图 11-5-10　跗骨窦综合征
矢状面 T2WI 脂肪抑制，跗骨窦内高信号滑囊炎，跗骨窦内韧带撕裂（箭头）

重点推荐文献

Klein MA. MR imaging of the tarsal sinus and canal: Normal anatomy, pathologic findings, and features of the sinus tarsi syndrome. Radiology, 1993, 186(1): 233-40.

六、三角骨综合征

【概念与概述】

- 三角骨综合征（os trigonum syndrome）：距骨后突外侧结节与三角骨之间软骨结合的断裂引发的一系列撞击综合征

【解剖】

- 三角骨类似于次级骨化中心，为距骨软骨向后扩展形成，三角骨通过软骨结合与距骨相连，常在 7～13 岁之间发生骨化

【病理与病因】

大体病理及手术所见

- 拇长屈肌腱的增厚
- 距骨软骨结合处的裂隙及退行性改变
- 三角骨

显微镜下特征

- 慢性炎症
- 拇长屈肌肌腱炎
- 拇长屈肌肌腱沟的骨膜炎

病因

- 踝反复的轻微创伤
- 常见于芭蕾舞运动员
- 反复跖屈和背屈

【临床表现】

- 后踝疼痛

【影像表现】

概述

- 最佳诊断依据：距骨后突外侧结节与三角骨之间软骨结合处 T2WI 上高信号
- 部位：距骨后突外侧结节

- 形态学
  - 取决于三角骨大小，可以是圆形、卵圆形和三角形

X 线表现

- 边缘光滑带皮质骨的高密度致密影
- 侧位片可见三角骨与距骨分隔开（图 11-5-11）

MRI 表现

- T1WI
  - 含骨髓脂肪成分的扩大三角骨
  - 三角骨与距骨之间低信号的退变硬化和囊

性变
  - 低等信号周围软组织积液
- T2WI
  - 三角骨周围的高信号为距骨后滑囊炎（图 11-5-12）
  - 距骨后和三角骨高信号骨髓水肿和囊性变
  - 伴发高信号的拇长屈肌腱鞘滑囊炎

推荐影像学检查

- 最佳检查方法：MRI，横断面、矢状面质子加权，STIR 和 FSE T2WI 序列

诊断与鉴别诊断精要

- 距骨后三角骨周围 T2WI 上高信号
- X 线侧位片可见三角骨与距骨分隔开

典型病例

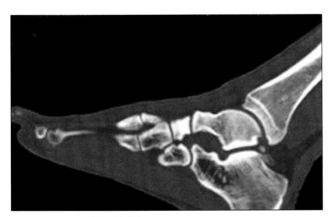

图 11-5-11　三角骨综合征
CT 矢状面重建，距骨后方可见高密度三角骨

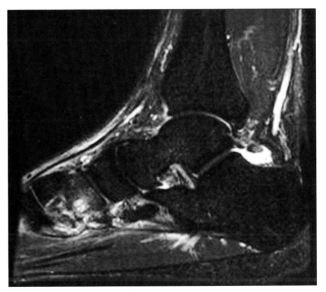

图 11-5-12　三角骨综合征
矢状面 T2WI 脂肪抑制，距骨后方可见高信号滑囊炎，三角骨被包裹在内

重点推荐文献

Cooper ME. Os trigonum syndrome with flexor hallucis longus tenosynovitis in a professional football referee. Med Sci Sports Exerc, 1999, 31: S493-496.

七、足底筋膜炎

【概念与概述】

- 足底筋膜炎（plantar fasciitis）：足底筋膜的炎症反应

【解剖】

- 足底筋膜由内侧、外侧和中央三部分，中央带最厚、最强韧，起自跟骨结节内侧突的跖面，向前分为五支与足趾的屈肌纤维鞘及跖趾关节的侧面相融合。内侧带覆盖拇展肌，但甚薄弱。外侧带也很薄弱，覆盖小趾展肌，在它的外侧另有坚强的纤维带加强，它起于跟骨结节内侧突或外侧突，止于第5跖骨粗隆

【病理与病因】

大体病理及手术所见

- 足底筋膜近端的炎症反应
- 足底筋膜增厚，一般正常3mm，可增厚达7.4mm
- 跟骨结节内侧突骨质增生

显微镜下特征

- 筋膜胶原变性
- 筋膜基质钙化
- 软骨样化生

病因

- 长时间跖屈和足跟部反复轻微创伤

【临床表现】

- 跟骨内侧结节疼痛

【影像表现】

概述

- 最佳诊断依据：T2W上足底筋膜跟骨结节附着处的高信号
- 部位：足底筋膜跟骨结节附着处
- 形态学
  - 取决于炎症程度，正常3~4mm，增厚可达7~8mm

MRI表现

- T1WI
  - 低至中等信号的足底筋膜增厚
  - 跟骨结节低信号骨质增生或侵蚀
- T2WI
  - 足底筋膜增厚呈中高信号（图11-5-13）
  - 皮下软组织水肿
  - 跟骨反应性高信号骨髓水肿（图11-5-14）
  - 有时足底筋膜断裂，周围高信号液体积聚

推荐影像学检查

- 最佳检查方法：MRI，冠状面、矢状面质子加权，STIR和FSE T2WI序列

诊断与鉴别诊断精要

- 足底筋膜增厚
- T2WI上跟骨结节附着处的高信号

典型病例

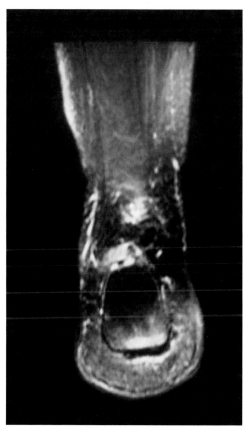

图 11-5-13　足底筋膜炎
冠状面 T2WI 脂肪抑制，足底筋膜跟骨结节附着处的高信号骨髓水肿

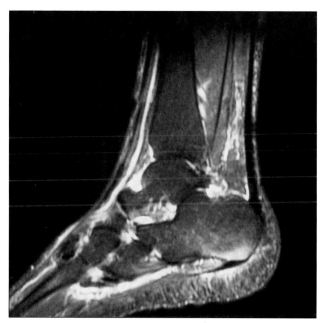

图 11-5-14　足底筋膜炎
矢状面 T2WI 脂肪抑制，足底筋膜跟骨结节附着处的高信号骨髓水肿，足底筋膜局部增厚

（陈　爽）

重点推荐文献

Theodorou DJ. Disorders of the plantar aponeurosis: A spectrum of MR imaging findings. AJR, 2001, 176(1): 97-104.

第 6 节　膝关节

一、前交叉韧带损伤

【概念与概述】

- 前交叉韧带（anterior cruciate ligament，ACL）损伤，指前交叉韧带完全或部分撕裂伴有或不伴有韧带附着处撕脱骨折

【解剖】

- 前交叉韧带起自胫骨髁间区前方，斜向后上方外侧，纤维呈扇形附着于股骨外侧髁内侧面，平均长度 40mm，平均宽度 11mm，由前内侧、后外侧纤维束构成

【病理与病因】

大体病理及手术所见

- 韧带连续性中断
- 韧带纤维走形弯曲并弥漫性增粗、肿胀
- 韧带轮廓模糊伴关节积血、积液

- 可见撕脱骨折的碎骨片

显微镜下特征

- 韧带纤维断裂

病因

- 多与外伤有关
- 常见为外旋时外翻受力
  - 常伴有内侧副韧带损伤和内侧半月板撕裂（O'Donoghue tria，奥多诺体三联征）
- 继发于内翻应力和外旋的前交叉韧带损伤可伴有在关节囊插入处的胫骨外侧缘撕脱骨折（Segond fracture）和内侧、外侧半月板撕裂

【临床表现】

- 膝部肿胀、疼痛及活动受限
- 前抽屉试验阳性，Lachman 试验阳性，轴移试验阳性

【影像表现】

概述

- 最佳诊断依据：前交叉韧带连续性中断
- 部位：中间部位最常见，其次为邻近股骨附着处撕裂，少见于胫骨附着处
- 形态学
  - 前交叉韧带弥漫性肿胀、增厚
  - 走形波浪状

MRI 表现

- 正常前交叉韧带在任何序列为均一的带状低信号结构
  - 邻近胫骨附着处因其下端纤维之间的脂肪和滑液而可见线状或条纹状高信号
- 急性或亚急性损伤
  - PDWI、T2WI 上前交叉韧带信号增高，韧带内可见云状或不定形的高信号类肿物改变，反映水肿或出血（图 11-6-1）
- 慢性损伤

- 前交叉韧带可伴有向后弯曲，表面韧带松弛增加及韧带变薄，瘢痕组织形成可导致韧带局灶性成角畸形
- 完全撕裂
  - 韧带缺失（在冠状面呈空切迹征）或连续性中断（图 11-6-2）
  - 纤维断裂或轮廓不规则、波浪状
- 部分撕裂
  - 韧带走行正常或稍向后弯曲，所有完整、中断的纤维均可见，韧带内可显示水肿和出血
- 前交叉韧带撕裂间接征象
  - 胫骨近端前移（>5mm）、后交叉韧带过度弯曲、股骨髁间窝外侧切迹变深、骨挫伤以及外侧半月板暴露和内侧副韧带损伤（图 11-6-3）

推荐影像学检查

- 最佳检查方法：MRI
  - 最佳评价层面：膝关节外旋大约 15° 的斜矢状面
    - 保证前交叉韧带整个韧带能够在单一层面显示
  - 最佳评价序列：斜矢状面 T2WI PDWI

【鉴别诊断】

- 假阴性诊断
  - 形成的瘢痕组织和前交叉韧带与后交叉韧带的粘连相似于前交叉韧带正常走行、正常信号
- 假阳性诊断
  - 部分容积效应
  - 前交叉韧带内局灶性黏液变
  - 韧带内及周围脂肪

诊断与鉴别诊断精要

- 连续性中断，中间部常见
- 形态改变，信号增高
- 注意脂肪及部分容积效应的假阳性

典型病例

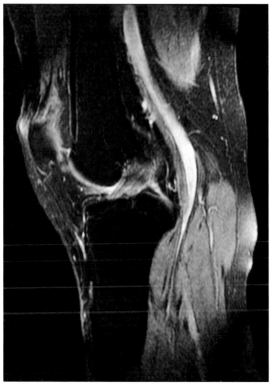

图 11-6-1　前交叉韧带损伤
PDWI 矢状面前交叉韧带弥漫性增厚，轮廓模糊，信号增高，提示前交叉韧带急性损伤

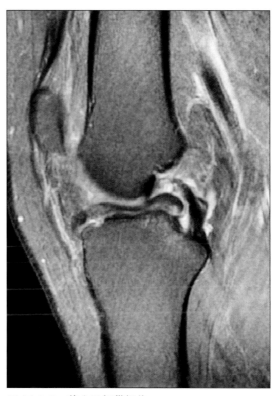

图 11-6-2　前交叉韧带损伤
PDWI 矢状面前交叉韧带连续性中断，其走形平行于胫骨平台（正常两者夹角为 45°），为完全撕裂

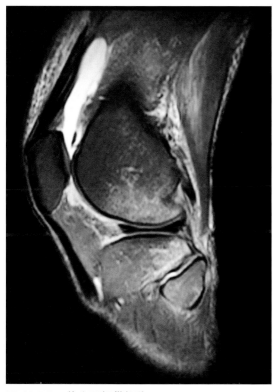

图 11-6-3　前交叉韧带损伤
PDWI 矢状面可见股骨、胫骨骨挫伤及后交叉韧带过度弯曲为前交叉韧带撕裂间接征象

重点推荐文献

[1] Crawford R, Walley G, Bridgman S, et al. Magnetic resonance imaging versus arthroscopy in the diagnosis of knee pathology, concent rating on meniscal lesions and ACL tears: a systematic review[J]. Br Med Bull, 2007, 84: 5-23.

[2] Craig J G, Go L, Blechinger J, et al. Three-tesla imaging of the knee: initial experience[J]. Skeletal Radiology, 2005, 34(8): 453-461.

[3] Huysse WC, Verstraete KL. Health technology assessment of magnetic resonance imaging of the knee[J]. Eur J Radiol, 2008, 65(2): 190-193.

二、后交叉韧带损伤

【概念与概述】

- 后交叉韧带（posterior cruciate ligament，PCL）损伤，指后交叉韧带完全或部分撕裂伴有或不伴有韧带附着处撕脱骨折

【解剖】

- 后交叉韧带起自胫骨髁间区后方，止于股骨髁内侧髁的外侧，平均长度 38mm，宽度 13mm，分为前外侧带和后内侧带

【病理与病因】

大体病理及手术所见

- 韧带连续性中断
- 断端韧带回缩、扭曲
- 可见撕脱骨折的碎骨片

显微镜下特征

- 韧带纤维断裂

病因

- 损伤少于前交叉韧带
  ○ 横断面积较大，强度和张力较高
- 多与外伤有关
- 膝关节扭曲、压砸、撞击或坠落等暴力所致
  ○ 多为膝关节屈曲状态下使胫骨后移的暴力产生（如挡泥板损伤）
- 单一后交叉韧带损伤罕见
  ○ 多伴有其他关节囊、韧带和半月板损伤

【临床表现】

- 膝部肿胀、疼痛及功能障碍
- 关节内撕裂感、关节松弛
- 后抽屉试验阳性，后 Lachman 试验阳性，胫骨结节塌陷，胫骨外旋试验阳性

【影像表现】

概述

- 最佳诊断依据：后交叉韧带连续性中断，断端回缩、扭曲

- 部位：中间部位最常见，股骨和胫骨附着点处少见
- 形态学
  ○ 后交叉韧带增厚、肿胀
  ○ 完全撕裂时断端回缩、扭曲
  ○ 异常高弓

MRI 表现

- 正常后交叉韧带在任何序列为凸面向后的弓形均匀带状低信号
  ○ 老年人偶见后交叉韧带因黏液退变显示中等信号改变
- 急性或亚急性损伤
  ○ T2WI 上后交叉韧带内高信号提示急性或亚急性撕裂的出血或水肿（图 11-6-4）
    ■ 后交叉韧带扭曲或肿物效应较前交叉韧带清
- 慢性损伤
  ○ 韧带松弛，形态变薄
  ○ 瘢痕形成在 T1WI、T2WI 上显示稍低到中等信号强度
- 完全撕裂
  ○ 韧带连续性中断或丧失
  ○ 间隙明显
  ○ 股骨和胫骨附着处撕脱骨折引起的出血和水肿
- 伴随损伤
  ○ 后交叉韧带异常高弓或弯曲表明继发于前交叉韧带撕裂的胫骨前脱位（图 11-6-5）
  ○ 关节积液（积血）常见
  ○ 前交叉韧带撕裂、内外侧副韧带撕裂、内外侧半月板撕裂和骨挫伤或骨折

推荐影像学检查

- 最佳检查方法：MRI
  ○ 最佳评价层面：膝关节外旋大约 15°的斜矢状面

○ 最佳评价序列：T2WI PDWI

○ 矢状面部分容积效应韧带误为部分撕裂

【鉴别诊断】
● 假阳性诊断

> **诊断与鉴别诊断精要**
> ● 连续性中断，中间部常见
> ● 形态异常，信号增高
> ● 多有伴随损伤

典型病例

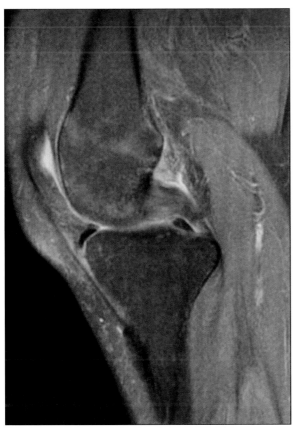

图 11-6-4　后交叉韧带损伤
PDWI 矢状面，后交叉韧带增粗，可见云雾状高信号影，提示为急性损伤

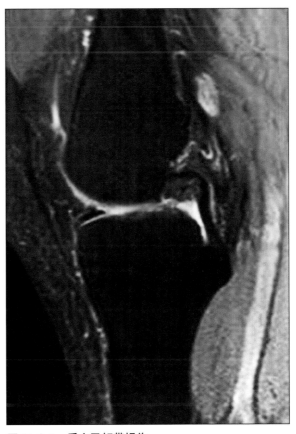

图 11-6-5　后交叉韧带损伤
PDWI 矢状面 后交叉韧带异常高弓，提示伴随胫骨前脱位

重点推荐文献

[1] Camacho MA. The double posterior cruciate ligament sign[J]. Radiology, 2004, 233: 503-504.
[2] Kam CK, Chee DW, Peh WC. Magnetic resonance imaging of cruciate ligament injuries of the knee[J]. Can Assoc Radilo J, 2010, 61(2): 80-89.

三、内侧副韧带损伤

【概念与概述】

- 内侧副韧带（medial collateral ligament，MCL）损伤，指内侧副韧带完全或部分断裂

【解剖】

- 内侧副韧带从股骨内上髁延伸到胫骨内侧大约关节面下 5cm，其后方斜行纤维并入半膜肌腱关节囊附着处，长度约 10cm，宽度约 1.5cm
- 分为浅表和深在带状结构

【病理与病因】

大体病理及手术所见

- 韧带连续性中断
- 韧带增粗、肿胀

显微镜下特征

- 韧带纤维断裂

病因

- 通常发生在伴有外旋时过度的外翻力量作用（剪切损伤）
- 可伴有前交叉韧带、内侧半月板撕裂，股骨外侧髁（典型位于中部）和胫骨平台外侧（典型位于后侧）骨挫伤、嵌插骨折

【临床表现】

- 与撕裂程度有关
  - 不完全撕裂时，撕裂处轻度肿胀，局部压痛，无关节不稳
  - 完全撕裂时，局部血肿，压痛明显，并出现关节不稳（如异常外展）
- 浮髌试验阳性，韧带紧张试验阳性，膝关节外翻应力试验阳性

【影像表现】

概述

- 最佳诊断依据：内侧副韧带连续性中断，断端回缩扭曲或韧带增粗、肿胀，韧带内弥漫性高信号

- 部位：在股骨附着处多见，中部及远端少见
- 形态学
  - 内侧副韧带增厚
  - 断端回缩、扭曲

MRI 表现

- 正常内侧副韧带表现为从股骨内上髁延伸到胫骨干骺端近端的平滑线状低信号结构
  - 在关节面水平内侧副韧带浅表、深在结构被滑囊和周围的脂肪分隔，此状况不应误认为局灶性半月板关节囊分离
- 损伤表现
  - 1 级：明显可见一轮廓稍不规则、增厚的韧带，但无韧带纤维的不连续，水肿和出血可见于平行于内侧副韧带的软组织、皮下脂肪内（图 11-6-6）
  - 2 级：部分韧带纤维不连续或纤维与邻近骨皮质分离明显
    - 急性损伤时韧带内 T2WI 信号增高
    - 韧带变细（图 11-6-7）
  - 3 级：所有浅表的纤维明显不连续，深在结构可累及或不累及
- 伴随损伤
  - 韧带撕脱时局灶出血
    - 位于股骨上髁附着处，远端附着处撕裂伴有波浪状、蚓状轮廓
  - 关节积液（积血）
  - 内侧副韧带内滑囊感染
    - 少量的滑囊积液是正常所见，表现为界清、伸长的积液腔且主要向关节面下方延伸

推荐影像学检查

- 最佳检查方法：MRI
  - 最佳评价层面：冠状面
  - 最佳评价序列：T2WI

诊断与鉴别诊断精要

- 连续性中断，股骨附着处多见
- 形态改变，弥漫性高信号

典型病例

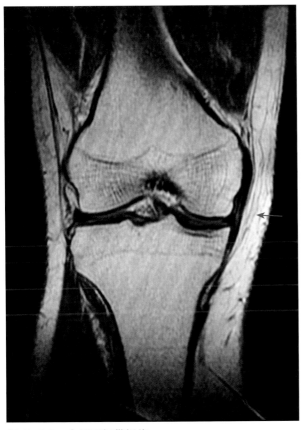

图 11-6-6　内侧副韧带损伤
T2WI 冠状面，内侧副韧带 1 级损伤，内侧副韧带不规则增厚

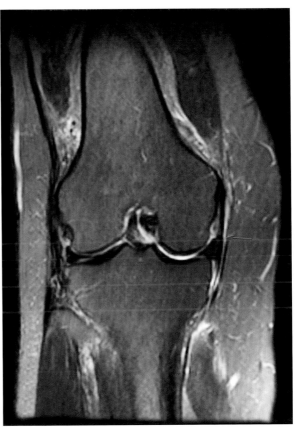

图 11-6-7　内侧副韧带损伤
PDWI 冠状面，内侧副韧带 2 级损伤，信号明显增高，局部分离、变细

重点推荐文献

[1] Wijdicks CA, Griffith CJ, Johansen S, et al. Injuries to the medial collateral ligament and associated medial structures of the knee. J Bone Joint Surg Am, 2010, 92(5): 1266-80.

[2] Miller T T.Imaging of the medial and lateral ligaments of the knee[J]. Semin Musculoskelet Radiol, 2009, 13(4): 340-52.

四、外侧副韧带损伤

【概念与概述】
- 外侧副韧带（lateral collateral ligament，LCL）损伤，指外侧副韧带完全或部分断裂

【解剖】
- 外侧副韧带又称腓侧副韧带，从股骨外上髁向后下方延伸，与在腓骨头上的股二头肌肌腱汇合后止于腓骨头外侧，是膝关节外侧支持结构复合体的一部分，为一强大的圆索状结构，长度为 5～7cm

【病理与病因】

大体病理及手术所见
- 韧带连续性中断
- 韧带增粗、肿胀

显微镜下特征
- 韧带纤维断裂

病因
- 通常发生在膝关节突然内翻所致
- 单一损伤少见，通常伴有后外侧结构损伤

【临床表现】
- 腓骨小头处局限压痛、肿胀，皮下淤血，膝关

节活动障碍

- 有时合并腓总神经损伤
- 膝关节内翻应力试验阳性

【影像表现】

概述

- 最佳诊断依据：外侧副韧带连续性中断，断端回缩扭曲
- 部位：腓骨小头附着处多见
- 形态学
  ○ 外侧副韧带增厚
  ○ 断端回缩、扭曲
  ○ 韧带呈波浪状

MRI 表现

- 正常外侧副韧带表现为带状低信号结构
- 完全撕裂
  ○ 韧带连续性中断，断端回缩、扭曲（图 11-6-8）
  ○ 韧带增厚并 T2WI 信号增高，提示出血和水肿（图 11-6-9）
  ○ 骨性附着处的撕脱，韧带波浪状改变

推荐影像学检查

- 最佳检查方法：MRI
  ○ 最佳评价层面：冠状面
  ○ 最佳评价序列：T2WI 典型图片

诊断与鉴别诊断精要

- 连续性中断，腓骨小头附着处多见
- 形态异常，信号增高
- 单一损伤少见

典型病例

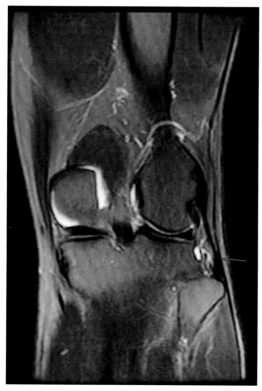

图 11-6-8　外侧副韧带损伤
PDWI 冠状面外侧副韧带连续性中断，腓骨小头附着处信号增高（箭头），提示韧带完全撕裂

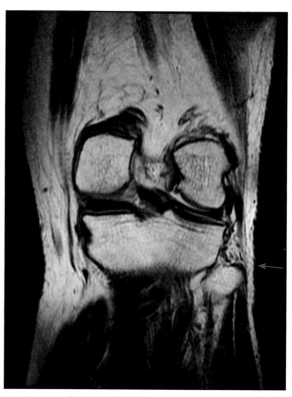

图 11-6-9　外侧副韧带损伤
T2WI 冠状面外侧副韧带腓骨小头附着处弥漫增厚，信号增高（箭头），提示血肿出现

重点推荐文献

[1] Miller T T. Imaging of the medial and lateral ligaments of the knee[J]. Semin Musculoskelet Radiol, 2009, 13(4): 340-52.

[2] Beall DP, Googe JD, Moss JT, et al. Magnetic resonance imaging of the collateral ligaments and the anatomic quadrants of the knee[J]. Radiol Clin North Am, 2007, 45(6)983-1002.

五、后外侧结构损伤

【概念与概述】

- 后外侧结构（posterolateral structure，PLS）损伤，指组成膝关节后外侧结构的一条或多条韧带、肌腱部分或完全断裂，并影响膝关节的稳定性

【解剖】

- 静力装置
  - 外侧副韧带、腘肌腱、腘腓韧带、弓形韧带、豆腓韧带
- 动力装置
  - 股二头肌腱、髂胫束、腓肠肌外侧头
- 腘肌腱分关节囊内和囊外两部分
  - 囊外部分走形较水平
  - 囊内部分走行较垂直且紧贴股骨外髁的外侧面
- 腘腓韧带起自腓骨头尖，向内上方连接到腘肌腱
  - 韧带短、扁、宽，呈斜方形
- 弓形韧带是一个"Y"形的关节囊纤维系统，其主干附着在腓骨头
  - 后支自内侧呈弓状越过腘窝附着在胫骨髁间区后方
  - 前支延伸到股骨外上髁，连接腓肠肌的外侧头
- 髂胫束是阔筋膜的加强部分，沿关节外侧部分延伸且在胫骨前肌结节附着在胫骨近端前外侧面

【病理与病因】

大体病理及手术所见

- 增厚或变细的肌腱、韧带
- 断端回缩、挛缩

显微镜下特征

- 韧带及肌腱纤维断裂
- 不同程度水肿、出血、渗出

病因

- 对膝关节前正中的打击、直接或间接过伸损伤或间接内翻损伤所致
  - 单独后外侧结构损伤少见，多伴随半月板及交叉韧带的复合损伤

【临床表现】

- 膝关节肿胀、疼痛
- 膝关节稳定性改变即屈曲、内翻畸形
- 内收内翻试验阳性、外旋反屈试验阳性、反向轴移征、胫骨外旋试验阳性、后外侧抽屉试验阳性

【影像表现】

概述

- 最佳诊断依据：韧带及肌腱连续性中断
- 部位：多在肌腱及韧带的骨质附着处
- 形态学
  - 肌腱或韧带增粗或变细
  - 轮廓模糊

MRI 表现

- 正常 MR 表现
  - 外侧副韧带表现为带状低信号结构
  - 腘肌腱走形呈螺旋状
    - 正常腘肌腱关节囊外部分有时可见沿肌腱走行的线状高信号，为纤维间脂肪组织
  - 腘腓韧带完整显示率较低，呈低信号带状结构
  - 髂胫束在 MRI 上表现为带状低信号，平行于股骨
- 损伤表现
  - 完全撕裂表现为撕裂部位信号增高和纤维连续性中断，常有断端回缩、挛缩，裂隙处 T2WI 呈高信号
  - 部分撕裂正常低信号的肌腱和韧带内出现散在高信号，局部增粗或变细
  - 急性损伤引起出血、水肿、渗出信号改变（图 11-6-10，图 11-6-11）
    - 完全的外侧副韧带撕裂明显可见韧带的

不连续性和其骨附着处的撕脱，韧带呈波浪状，出血和水肿引起韧带增厚并在 T2WI 显示增高信号

- 二头肌腱远端撕裂可伴有外侧副韧带撕裂并有相似的 MRI 表现
- 髂胫束损伤显示髂胫束内和其周围的水肿变化，髂胫束在其附着胫骨前肌结节处撕脱改变
- 伴随损伤
  - 合并前后交叉韧带撕裂最常见
  - 韧带起止点撕脱骨折
    - 腓骨头及其茎突撕脱骨折（arcuate sign）
    - Segond 骨折，胫骨附着处外后侧关节囊撕脱骨折（图 11-6-12）

推荐影像学检查
- 最佳检查方法：MRI
  - 最佳评价层面
    - 10° 后斜冠状面观察外侧副韧带
    - 40° 后斜冠状面及 40° 内斜矢状面观察腘肌腱
    - 30° 外斜矢状面及 10° 后斜冠状面观察腘腓韧带
    - 其余结构常规冠状面观察
  - 层厚 2～3mm

诊断与鉴别诊断精要

- 连续性中断，多为骨质附着处
- 形态模糊，信号增高
- 结构复杂，伴随损伤较多

典型病例

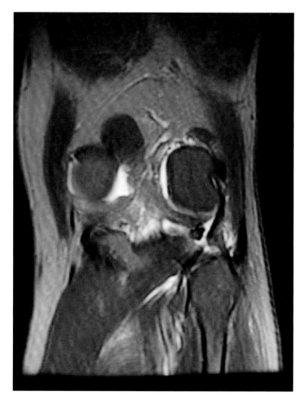

图 11-6-10　外侧副韧带损伤
PDWI 冠状面，膝横韧带、后交叉韧带挫伤

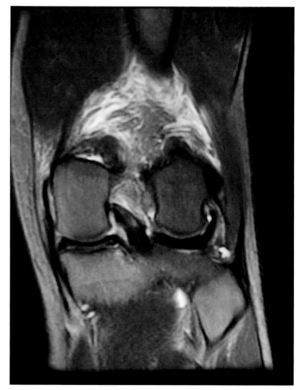

图 11-6-11　外侧副韧带损伤
PDWI 冠状面，腓骨小头上方后外侧结构损伤

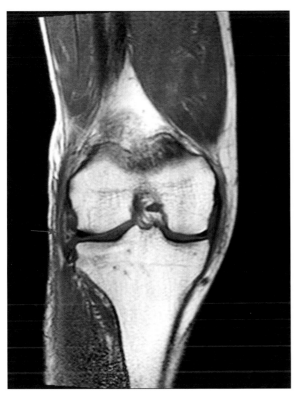

图 11-6-12　**外侧副韧带损伤**
T1WI 冠状面，胫骨外侧髁旁的撕脱骨片，为 Segond 骨折

重点推荐文献

[1] Stannard JP. Media and posteromedial instability of the knee: evaluation, treatment, and results. Sports Med Arthrosc, 2010, 18(4): 263-8.

[2] Levy BA, Stuart MJ, Whelan DB. Posterolateral instability of the knee: evaluation, treatment, results. Sports Med Arthrosc, 2010, 18(4): 254-62.

六、半月板损伤

【概念与概述】
- 半月板（menisci）损伤指半月板内成分异常或形态不完整，包括退变和撕裂

【解剖】
- 半月板是位于胫骨平台和股骨内外髁透明软骨之间的半月状纤维软骨盘
- 分为前角、体部、后角
  - 矢状面 MRI 半月板体部似一个领结状的形态
    - 此结构在层厚 5mm 扫描上可见连续二层，因为半月板体部的平均宽度小于12mm（半月板周缘附着于关节囊纤维层）
  - 半月板横断面为三角形
    - 尖端锐利指向中心
- 分为圆周带（外 1/3）和横行带（内 2/3）
  - 横行带被中间穿通的胶原束分为上、下叶
    - 正常时，胶原束在 MRI 不能与邻近的半

月板相区别
    - 半月板退变、撕裂常见于中间穿通的位置
- 外侧半月板呈致密的"C"形，宽度恒定，周边疏松附着
- 内侧半月板呈半圆形，宽度后部大于前部，周边坚固附着

【病理与病因】
大体病理及手术所见
- 肉眼可见撕裂及碎片
- 水肿、血肿及渗出

显微镜下特征
- 黏液样变性

病因
- 膝关节屈伸时突然的旋转或内外翻
  - 垂直压力和牵拉力
- 外伤性撕裂通常发生在年轻人的外伤，为垂直撕裂
- 退变撕裂更常见于老人，为水平撕裂

　　○ 与膝关节炎相关

【临床表现】

- 膝关节疼痛、活动受限、弹响、交锁等
- 半月板弹响试验（麦氏征）阳性，研磨试验阳性

【影像表现】

概述

- 最佳诊断依据：半月板内点状或条状高信号
- 部位：常见于内侧
  - 内侧半月板后角最易受累、前角次之
  - 外侧半月板撕裂易发生在前角

MRI 表现

- 半月板撕裂的 MRI 诊断基于半月板内信号特征变化及形态变化
- 损伤分级
  - Ⅰ 级（早期退变或变性）：半月板内一个或多个点状或类圆形高信号影，未延伸到关节面
  - Ⅱ 级（严重退变或变性）：半月板内线样高信号影，通常为水平方向，未达关节面，但可达关节囊缘
  - Ⅲ 级（半月板撕裂）：半月板内线样高信号，至少延伸到一个关节面
    - 成人 Ⅰ、Ⅱ 级信号异常反应不同程度的半月板退变、撕裂
    - 儿童或青少年因半月板血供丰富，正常半月板内可见 Ⅰ、Ⅱ 级信号
- 半月板撕裂分类
  - 斜行撕裂：半月板内条状高信号影的走形方向与胫骨平台呈一定角度，达到关节面的上缘或下缘（图 11-6-13）
    - 半月板撕裂最常见类型
  - 水平撕裂：半月板内条状高信号影与胫骨平台平行，达到半月板游离缘或一侧关节面
    - 可伴有半月板囊肿
  - 垂直撕裂：半月板内条状高信号影与胫骨平台垂直，达到关节面
  - 放射状撕裂：半月板内条状高信号影与半月板长轴垂直，累及半月板内缘
    - 通常发生在外侧半月板体部
  - 纵行撕裂：半月板内条状高信号影与半月板长轴平行
    - 冠状面和矢状面表现为垂直或斜行的撕裂
    - 累及范围广，可进展为桶柄状撕裂
  - 桶柄状撕裂：为纵行的垂直撕裂，并伴有向

内侧移位，通常进入髁间窝（图 11-6-15）

- 最常见于内侧半月板
- 半月板缩短、截断或异常小半月板
- 半月板体部缺如
- 半月板碎片内移，常位于髁间窝、交叉韧带旁，形成双前、后交叉韧带征
- 周围型撕裂：又称半月板与关节囊分离
  - 常累及缺少活动度的内侧半月板
  - 半月板外缘与关节囊之间 T2WI 高信号影
  - 半月板内移与关节囊外缘间距增大，易误认为关节积液而漏诊
- 复杂撕裂：两种或以上撕裂的总和
  - 半月板碎裂、移位
  - 外侧半月板的复杂撕裂后角可向邻近前角前方翻转，产生前角假肥大，但后角缺失
- 半月板撕裂并发症
  - 半月板囊肿（图 11-6-17）
    - 半月板周边滑膜液体的积聚
    - 表现为局灶性肿物或关节周围肿胀
    - 常伴有黏液样退变和邻近半月板水平撕裂
    - T1WI 上它们呈不均一低信号改变，T2WI 和 GRE 呈高信号改变
  - 半月板小骨
    - 半月板内局灶性骨化
    - 常位于内侧半月板后角
    - 常含有脂肪在 T1WI 表现为高信号
    - 常伴有半月板撕裂，但病因不清
    - 应与更常见的半月板钙化鉴别（软骨钙质沉积症）

推荐影像学检查

- 最佳检查方法：MRI
  - 最佳评价层面：矢状面和冠状面
    - 非移位的垂直撕裂，包括放射状撕裂在垂直于撕裂走行的平面显示最佳
    - 体部水平撕裂在冠状面显示最佳
    - 前角和后角水平撕裂在矢状面显示最佳
  - 最佳评价序列：T2WI、PDWI

【鉴别诊断】

- 有许多假象易被过度诊断为半月板撕裂
  - 膝横韧带先于半月板前角融合前跨越半月板前角，此位置相似于斜行撕裂
  - 股骨韧带、Humphry、Wrisberg 韧带和外侧半月板后角的最内侧部分之间的疏松结缔

组织产生相对高信号可被误认为撕裂
- 腘肌肌腱和腱鞘走行在外侧半月板后角和关节囊之间时可有不同厚度的带状中等信号改变
- 部分容积效应和流空现象产生的伪影不应与任一半月板损伤混淆

【盘状半月板】
- 半月板异常增大、增厚呈盘状
- 外侧盘状半月板发生率约 10 倍于内侧盘状半月板

- 多数盘状半月板最初无症状但易于撕裂、退变和囊肿形成
- 分为板型、楔型及肥角型
- MRI 表现
  - 在 5mm 层厚的矢状面有 3 个或以上层面显示半月板前后角相连，形成蝴蝶结样改变
  - 在冠状面上半月板最窄处宽度大于 15mm，外侧缘高于对侧 2mm 以上（图 11-6-16）
  - 常伴有半月板损伤

诊断与鉴别诊断精要

- 形态异常
- 明确的高信号达关节面
- 细小韧带、部分容积效应易造成过诊断

典型病例

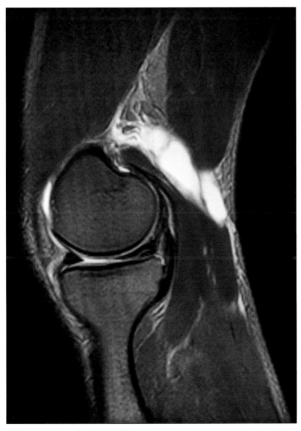

图 11-6-13　**半月板损伤**
PDWI 矢状位，内侧半月板后角内斜行条状高信号，达下关节面，为半月板斜行撕裂

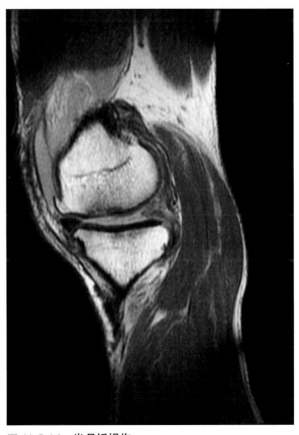

图 11-6-14　**半月板损伤**
T1WI 矢状位，半月板前角前脱位

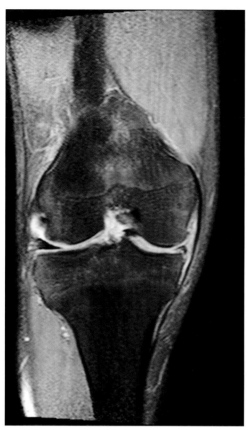

图 11-6-15 半月板损伤
PDWI 冠状位，内侧半月板体部缺如，半月板碎片位
于髁间窝，提示桶柄状撕裂

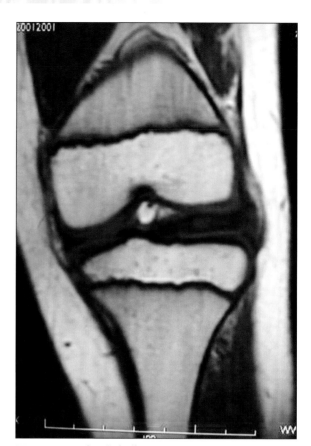

图 11-6-16 半月板损伤
T1WI 冠状位，外侧半月板明显增厚，提示为盘状半月板

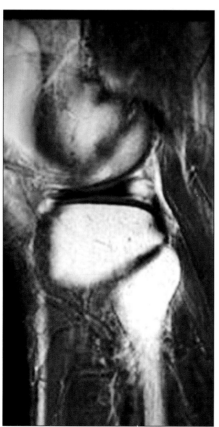

图 11-6-17 半月板损伤
T2WI 矢状位，外侧半月板后角半月板囊肿形成

重点推荐文献

[1] Rosas HG, De Smet A A.Magnetic resonance imaging of the meniscus. Top Magn Reson Imaging, 2009, 20(3): 151-73.
[2] Campbell SE. MR imaging of meniscal cysts:incidence, location, and clinical significance[J]. AJR, 2001, 177: 409-

13.
[3] Keith W, Harper CA, Helms H, et al. Radial meniscal tears: significance, incidence, and MR appearance[J]. AJR, 2005, 185: 1429-34.

七、髌骨不稳定和病变

【概念与概述】
- 髌骨的不稳定和病变（patellar instability and disease），指维持髌骨稳定性的肌腱、韧带等软组织结构和关节的异常导致的髌骨不稳定改变

【解剖】
- 髌骨的稳定性依靠于上方的股四头肌腱、下方的髌腱（髌韧带）、两边的内侧、外侧髌骨支持带
- 正常髌骨的形状不一，包括等边、内侧和外侧面稍凹的髌骨和无内外侧面的髌骨
  - 内侧面的减少和内侧面从凹面向凸面转化都伴有增加髌骨不稳定的可能性
- 轴面正常髌骨的后方尖端正中指向股骨髁间沟的上方，沟角由股骨内、外侧髁的最高点和髁间沟的最低点构成，为 $138°±6°$
  - 沟角变浅（角度大于正常沟角）易发生髌骨不稳定
- 当膝关节半屈曲时，正常位置的髌骨其最大对角线长度大约相等于髌骨下极和胫骨结节之间连线的距离（髌腱长度）

【损伤机制】
- 高位髌骨（图 11-6-20）
  - 最常见于髌腱撕裂
  - 也伴有髌骨外侧半脱位、复发性功能障碍、痉挛性神经肌肉障碍、髌骨软化，胫骨外侧缘撕脱骨折、拉 - 约病（髌骨下极副骨化中心形成）
- 低位髌骨
  - 最发生在股四头肌腱损伤
  - 见于麻痹性神经肌肉障碍，青少年类风湿关节炎，软骨发育不全、胫骨结节外科移位术

【损伤及病变】

髌骨脱位和半脱位
- 髌骨外侧半脱位
  - 髌骨后方尖端向外侧移位（相对于股骨髁

间沟和悬垂在股骨外侧髁之上的髌骨外侧面）（图 11-6-23）
- 过度髌骨外侧压迫综合征
  - 髌骨向外侧倾斜、无半脱位
- 髌骨内侧半脱位、脱位罕见

支持带撕裂
- 内、外侧支持带是纤维性带状结构，分别从股内直肌、外直肌延伸到髌骨
- 内侧支持带厚度薄于外侧、更易于撕裂，反映髌骨易于向外侧半脱位、脱位的倾向
- 正常支持带在 MRI 轴面显示最佳，表现为低信号结构
- 撕裂的支持带表现为低信号，呈波浪状结构与髌骨分离或为邻近髌骨的低信号肿物，代表撕裂的支持带或骨软骨片
  - 可伴有出血、水肿，T2WI 为高信号（图 11-6-21）

股四头肌腱损伤
- 位于膝关节髌上囊的正前方，在矢状面长约 8mm，在冠状面长约 35mm
- 部分或完全撕裂来自于急性损伤或伴有慢性疾病如类风湿关节炎、皮质类固醇治疗之后
- 在 MRI 任何序列正常股四头肌腱表现为条带状低信号影
  - 在 MRI 矢状面正常肌腱表现为二层、三层或四层的层状结构
- 股四头肌腱撕裂为部分或完全的纤维中断（图 11-6-22）
  - 完全撕裂伴有低位髌骨和髌韧带的弯曲
  - 出血、水肿显示在 T2WI 的相应信号

髌韧带撕裂
- 自发性发生在强烈运动后或伴有髌腱炎、类风湿关节炎、红斑狼疮和慢性肾病
- 通常发生在髌骨下极，不常见于胫骨结节
- 在 MRI 正常髌韧带表现为低信号结构
  - 在 T1WI、PDWI 上韧带内偶见中等信号灶
    - 近胫骨附着处，可出现"魔角现象"

- 髌韧带损伤时 T2WI 信号增高，纤维中断、肌腱增厚及回缩（图 11-6-18）
  - 可伴有髌骨下极、胫骨结节的撕脱及高位髌骨

髌骨软化

- 髌骨软化是特发性或外伤后的髌骨关节软骨的退变
- 见于青春期或年轻成人，常表现为髌后关节痛
- 关节镜分为 4 级
  - 1 级显示软骨变软
  - 2 级显示水泡形成
- 3 级显示因水泡破裂导致的表面溃疡、分裂
- 4 级显示软骨下骨暴露

- MRI 表现
  - 1 级、2 级不能区分，在 T1WI 和 T2WI 上可见局灶性关节软骨肿胀伴低信号
  - 3 级病变明显可见关节软骨不规则伴有局灶性变薄。软骨缺失面的液体使 T2WI 和 STIR 序列的信号增高（图 11-6-19）
  - 4 级病变明显可见直接的关节软骨缺失，软骨下骨暴露，穿入软骨和软骨下骨之间的关节积液，常伴有弥漫关节积液

诊断与鉴别诊断精要

- 普通 X 线摄影对髌骨脱位有优势
- 单一韧带、支持带、肌腱损伤较少
- 软骨层变薄，低信号带局限或弥漫缺损

典型病例

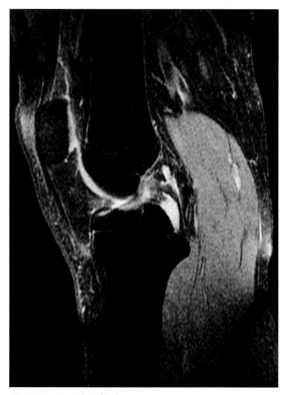

图 11-6-18 **髌骨损伤**
PDWI 矢状位，髌韧带信号增高，提示损伤

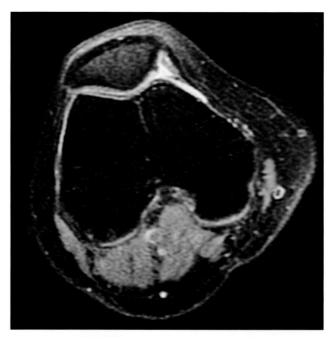

图 11-6-19 **髌骨损伤**
PDWI 轴位，髌骨后缘软骨不规则并局灶性变薄，为髌骨软化

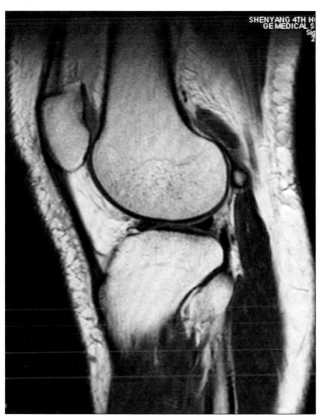

图 11-6-20　高位髌骨
T1WI 矢状位，髌骨位置上移，考虑为高位髌骨

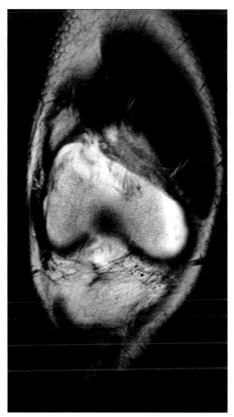

图 11-6-21　髌骨损伤
T2WI 冠状位，内侧支持带弥漫增厚，考虑损伤

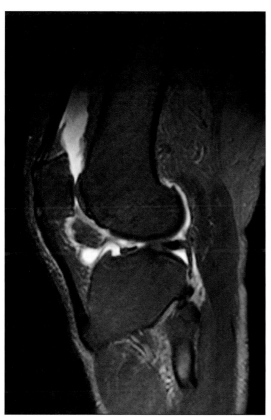

图 11-6-22　髌骨损伤
PDWI 矢状位，股四头肌腱内可见条状高信号，考虑损伤

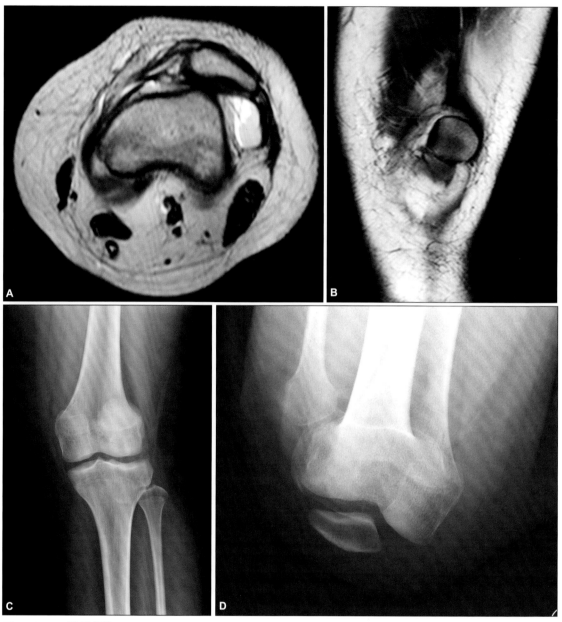

图 11-6-23　髌骨损伤
A. 轴位 T2WI；B. 冠状位 T2WI；C、D. X 线摄片髌骨正轴位。MR 可见髌骨高位并向外侧脱位，内侧支持带损伤并关节积血，DR 髌骨正轴位未见确切异常

重点推荐文献

[1] Amlang MH, Zwipp H. Damage to large tendons: Achilles, patellar and quadriceps tendons[J]. Chirurg, 2006, 77(7): 637-649.

[2] Hinton RY, Sharma KM. Acute and recurrent patellar instability in the young athlete[J]. Orthop Clin North Am. 2003, 34(3): 385-396.

八、关节周围滑膜囊肿

【概念与概述】

- 大量的滑囊位于膝关节周围，可与膝关节交通或不交通
  - 股骨内侧髁后方的腓肠肌和半膜肌滑囊与膝关节交通，此膝关节后方的滑膜囊肿称为贝克囊肿（Baker cyst）
  - 不交通的滑膜囊肿称为腱鞘囊肿、半月板囊肿或关节旁黏液瘤
    - 有两个其他腘窝囊肿少见与关节交通，它们位于腘肌腱之下和腓肠肌内侧头与

二头肌远端之间

【临床表现】

- 任一滑膜囊肿可增大，形成肿物伴有或无疼痛
- 囊肿的破裂伴有软组织渗出

【影像表现】

- MRI是一种有效的评价完整的、破裂的腘窝囊肿的方法（图11-6-24）
- 贝克氏囊肿的特点是一界线清楚，大小不一，液性信号强度的肿物，位于腓肠肌内侧头肌腱

和半膜肌之间

- 滑囊炎表现为囊性肿物、在T2WI上为高信号
  - 通常累及髌前滑囊（主副膝关节）、髌下深滑囊（位于髌韧带远端和胫骨前方）、鹅状滑囊（邻近胫骨前内方）和当髌上囊被滑膜皱襞完全与膝关节分隔时
  - 滑膜炎可因局部原因，如长期跪位下髌前滑囊炎；也可以是全身性炎性病变（如类风湿关节炎和痛风）的一部分

诊断与鉴别诊断精要

- 滑膜的囊性肿物
- 边界清晰，可与膝关节交通或不交通

典型病例

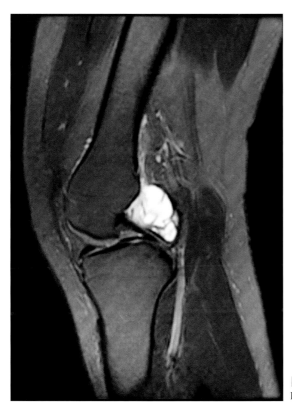

图11-6-24　**关节周围滑膜囊肿**
PDWI斜矢状面，腘窝多发囊肿

（潘诗农）

重点推荐文献

Marra MD, Crema MD, Chung M, et al. MRI features of cystic lesion around the knee[J]. Knee, 2008, 15(6): 423-438.

主要参考文献

[1] Amlang MH, Zwipp H. Damage to large tendons: Achilles, patellar and quadriceps tendons[J]. Chirurg, 2006, 77(7): 637-649.

[2] Beall DP, Googe JD, Moss JT, et al. Magnetic resonance imaging of the collateral ligaments and the anatomic quadrants of the knee[J]. Radiol Clin North Am, 2007, 45(6)983-1002.

[3] Beltran JM. Shoulder: Labrum and bicipital tendon. Top Magn Reson Imaging, 2003, 14(1): 35-49.

[4] Bencardino JT. Superior labrum anterior-posterior lesions: Diagnosis with MR arthrography of the shoulder. Radiology, 2001, 214(1): 267-71.

[5] Bigliani LU. Subacromial impingement syndrome. J Bone Joint Surg Am, 1997, 79(12): 1854-1868.

[6] Burkhart SS. Traumatic glenohumeral bone defects and their relationship to failure of arthroscopic Bankart repairs: Significance of the inverted-pear glenoid and the humeral engaging Hill-Sachs lesion. Arthroscopy, 2000, 16(7): 677-94.

[7] Camacho MA. The double posterior cruciate ligament sign[J]. Radiology, 2004, 233: 503-504.

[8] Campbell SE. MR imaging of meniscal cysts:incidence, location, and clinical significance[J]. AJR, 2001, 177: 409-13.

[9] Ciccotti MG. Epicondylitis in the athlete. Instr Course Lect, 1999, 48: 375-381.

[10] Cooper ME. Os trigonum syndrome with flexor hallucis longus tenosynovitis in a professional football referee. Med Sci Sports Exerc, 1999, 31: S493-496.

[11] Craig JG, Go L, Blechinger J, et al. Three-tesla imaging of the knee: initial experience[J]. Skeletal Radiology, 2005, 34(8): 453-461.

[12] Crawford R, Walley G, Bridgman S, et al. Magnetic resonance imaging versus arthroscopy in the diagnosis of knee pathology, concent rating on meniscal lesions and ACL tears: a systematic review[J]. Br Med Bull, 2007, 84: 5-23.

[13] DeSmet AA. Magnetic resonance imaging of muscle tears. Skel Radiol, 1990, 19: 283-6.

[14] Dodds SD. Injuries to the pectoralis major. Sports Med, 2002, 32(14): 945-52.

[15] Dwornik L. Radiologic case study. Acute Achilles tendon rupture. Orthopedics, 2002, 25(11): 1239, 1318-20.

[16] Erickson SJ. MR imaging of the lateral collateral ligament of the ankle. AJR, 1991, 156: 131.

[17] Friden J. Structural and mechanical basis of exercise-induced muscle injury. Med Sci Sports Exerc, 1992, 24: 521.

[18] Fritz RC. MR imaging of sports injuries of the elbow. Magn Reson Imaging Clin N Am, 1999, 7(1): 51-72.

[19] Haims AH. Limitations of MR imaging in the diagnosis of peripheral tears of the triangular fibrocartilage of the wrist. AJR 2002, 178(2): 419-22.

[20] Hinton RY, Sharma KM. Acute and recurrent patellar instability in the young athlete[J]. Orthop Clin North Am. 2003, 34(3): 385-396.

[21] Huysse WC, Verstraete KL. Health technology assessment of magnetic resonance imaging of the knee[J]. Eur J Radiol, 2008, 65(2): 190-193.

[22] Kam CK, Chee DW, Peh WC. Magnetic resonance imaging of cruciate ligament injuries of the knee[J]. Can Assoc Radilo J, 2010, 61(2): 80-89.

[23] Karasick D. Tear of the posterior tibia1 tendon causing asymmetric flatfoot: Radiologic findings. AJR, 1993, 161: 1237.

[24] Keith W, Harper CA, Helms H, et al. Radial meniscal tears: significance, incidence, and MR appearance[J]. AJR, 2005, 185: 1429-34.

[25] Klein MA. MR imaging of the tarsal sinus and canal: Normal anatomy, pathologic findings, and features of the sinus tarsi syndrome. Radiology, 1993, 186(1): 233-40.

[26] Levy BA, Stuart MJ, Whelan DB. Posterolateral instability of the knee: evaluation, treatment, results. Sports Med Arthrosc, 2010, 18(4): 254-62.

[27] Maloney MD. Elbow injuries in the throwing athlete. Difficult diagnoses and surgical complications. Clin Sports Med, 1999, 18(4): 795-809.

[28] Marra MD, Crema MD, Chung M, et al. MRI features of cystic lesion around the knee[J]. Knee, 2008, 15(6): 423-438.

[29] Miller TT. Imaging of the medial and lateral ligaments of the knee[J]. Semin Musculoskelet Radiol, 2009, 13(4): 340-52.

[30] Myers SR. Anterior femoroacetabular impingement after periacetabular osteotomy. Clin Orthop Re1 Res, 1999, 363: 93-9.

[31] Pina A. Traumatic avulsion of the triceps brachii. J Orthop. Trauma, 2002, 16(4): 273-6.

[32] Pitner MA. Pathophysiology of overuse injuries in the hand and wrist. Hand Clin, 1990, 6: 355-64.

[33] Plancher KD. Compressive neuropathies and tendinopathies in the athletic elbow and wrist. Clin Sports Med, 1996, 15: 331-71.

[34] Rijke AM. MRI of lateral ankle ligaments injuries. AM J Sports Med, 1994, 21: 527.

[35] Rosas HG, De Smet AA.Magnetic resonance imaging of the meniscus. Top Magn Reson Imaging, 2009, 20(3): 151-73.

[36] Ruotolo C. Surgical and nonsurgical management of rotator cuff tears. Arthroscopy, 2002, 18(5): 527-31.

[37] Sallay PI. Hamstring injuries among water skiers: Functional outcome and prevention. Am J Sports Med, 1996, 24: 130

[38] Sammarco GJ. Flexor hallucis longus tendon injury in dancers and nondancers. Foot Ankle Int, 1998, 19(6): 356-62.

[39] Siebenrock KA. Anterior femoro-acetabular impingement due to acetabular retroversion: Treatment with periacetabular osteotomy. J Bone Joint Surg Am, 2003, 85-A(2): 278-86.

[40] Stannard JP.Media and posteromedial instability of the knee: evaluation, treatment, and results. Sports Med Arthrosc, 2010, 18(4): 263-8.

[41] Stern PJ. Tendinitis, overuse syndromes and tendon injuries. Hand Clin, 1990, 6: 467-76.

[42] Theodorou DJ. Disorders of the plantar aponeurosis: A spectrum of MR imaging findings. AJR, 2001, 176(1): 97-104.

[43] Totterman SM. MRI findings of scapholunate instabilities in coronal images: A short communication. Semin Musculoskelet Radiol, 2001, 5(3): 251-6.

[44] Wijdicks CA, Griffith CJ, Johansen S, et al. Injuries to the medial collateral ligament and associated medial structures of the knee. J Bone Joint Surg Am, 2010, 92(5): 1266-80.

[45] Williams BD. Partial tears of the distal biceps tendon. MR appearance and associated clinical findings. Skeletal Radiol, 2001, 30(10): 560-4.

理化因素所致骨与关节疾病

12

第1节 概 述

人们在生产、生活中会遇到各种各样的物理、化学因素，接触或处理不当会导致机体的损伤，损伤多为多系统疾患，骨关节系统是比较常见的易累及的部位。导致损害的常见物理因素包括烧伤、冻伤、电击伤、放射性损伤等，常见化学因素包括铅中毒、化学溶剂中毒等。另外人们长期生活的环境中的某些因素也可对人产生损害，如大骨节病、氟骨症等。对于由于理化因素引起的骨关节损伤，采用正确、合理的影像学评价是非常必要的。

X线平片是最基本的影像学检查方法，可对大部分由于理化因素引起的骨关节疾患做出诊断。理化因素主要导致骨关节的代谢障碍和骨坏死，X线能显示骨量减少和骨量增多，并能显示软组织的骨化和钙化。

CT 和 MRI 在评价理化因素引起的骨关节损伤中应用较少。CT 主要是用来评价 X 线平片不易显示部位的损伤情况，如脊柱、骨盆等，并且用来显示 X 线平片不易显示的轻微骨改变。MRI 用来评价骨髓腔和周围软组织的情况，如骨髓水肿、软组织水肿、肌肉坏死、骨坏死、关节软骨损伤等。

B 超主要用来显示表浅部位的软组织损伤，而对较深部位的骨关节损伤的评价作用有限。

核素扫描很少用来评价理化因素所致的骨关节损伤。

总之，当发生理化因素所致的骨关节损伤时，X 线平片是最常用的影像学检查方法；CT 和 MRI 可用来评价损伤的范围和程度，为临床治疗提供依据。

（屈 辉）

第2节 物理因素所致的骨疾病

烧伤

【概念与概述】

骨与关节烧伤（burn injury of the bones and joints），是由热力、电、辐射等导致的骨关节组织改变，主要包括骨质疏松，骨膜新生骨形成，骨坏死，关节囊旁钙化，关节旁异位骨化，关节破坏等

【病理与病因】

一般特征

- 一般发病机制
  - 烧伤直接导致骨组织变性、坏死
  - 继发性骨关节组织改变，功能障碍
- 遗传
  - 无
- 病因学
  - 热力
  - 化学烧伤
  - 电烧伤
  - 辐射
- 流行病学

713

○ 无

大体病理及手术所见

- 软组织及骨组织坏死

显微镜下特征

- 组织充血、水肿
- 骨组织坏死
- 周围肉芽组织增生

【临床表现】

表现

- 组织烧伤、坏死
- 关节功能障碍
- 继发感染等

流行病学

- 年龄
  ○ 儿童多于成人
- 性别
  ○ 无明显差异

自然病史与预后

- 创面愈合
- 骨坏死和关节功能障碍

治疗

- 药物治疗
- 手术切除坏死组织
- 截肢

【影像表现】

X 线表现

- 骨改变
  ○ 骨质疏松
    - 局限性骨质疏松
    - 全身性骨质疏松
  ○ 骨膜新生骨形成
  ○ 不规则骨化

○ 趾骨、指骨肢端残缺
○ 骨折
○ 骨髓炎
○ 骨坏死和接触性死骨形成

- 关节周围软组织损伤
  ○ 关节囊周围钙化
  ○ 关节旁异位骨化
  ○ 骨刺形成
    - 多见于肘关节
- 关节改变
  ○ 化脓性关节炎
  ○ 自发性关节溶解
  ○ 关节脱位
  ○ 关节破坏
  ○ 关节强直
- 骨关节生长发育畸形
  ○ 骨骺过度生长
  ○ 骨端增大
  ○ 骨干增粗、髓腔扩大

CT 表现

- 临床应用较少
- 能清晰显示 X 线所显示的各种征象

MRI 表现

- 皮肤、肌肉等软组织水肿，坏死
- 骨髓腔水肿，脓腔形成
- 骨内坏死灶、脓腔及死骨形成
- 肉芽组织增生

推荐影像学检查

- 首选 X 线平片
- MRI 用来评价软组织的损伤情况

【鉴别诊断】

- 病因明确，无需鉴别

诊断与鉴别诊断精要

- 有明确的烧伤病因，诊断不难，影像学重点是对骨关节损伤范围和程度的评

（屈　辉）

重点推荐文献

[1] Evans EB, Smith JR. Bone and joint changes following burns; a roentgenographic study; preliminary report. J Bone Joint Surg Am, 1959, 41-A(5): 785-799.

[2] 段承祥. 烧伤后骨关节病变100例X线分析. 中华放射学杂志, 1990, 24(6): 335-338.

第3节 化学因素所致的骨疾病

一、铅中毒

【概念与概述】

铅中毒（saturnism）指铅经食物和呼吸道途径进入人体，引起消化、神经、呼吸和免疫系统急性或慢性毒性作用，通常导致肠绞痛、贫血和肌肉瘫痪等病症，严重时可发生脑病，甚至导致死亡的现象。进入体内的铅可沉积于骨骼，从而影响骨骼的钙磷代谢

【病理与病因】

一般特征

- 一般发病机制
  - 骨骼系统
    - 维生素D（Vit D）和钙代谢紊乱
    - 铅对生长发育必需的多种酶系有抑制作用，如血色素合成酶系，Vit D活化酶系等
    - 过量铅积蓄于长骨组织，影响骨骼生长发育和骨小梁形成
    - 血铅升高，可使甲状腺素和性激素水平降低，垂体、肾上腺素轴的生理功能失调，导致内分泌系统功能紊乱
- 病因学
  - 环境污染：铅矿开采、冶炼，铅白、铅丹和密陀僧及其他化合物的生产，油漆工业、蓄电池生产业、陶瓷器生产、印刷业、橡胶工业、机械制造业以及使用铅化合物的镀锡、镀锌及焊接工业等均可造成铅的污染
  - 使用含铅汽油产生的废气污染
  - 铅作业工人对家庭环境的污染
  - 含铅化合物的化妆品和玩具
  - 其他：如含铅食品（爆米花、皮蛋等），燃煤，被动吸烟等

大体病理改变

- 骨骼系统
  - 铅大都沉淀于骨骼生长最迅速的骨骺和干骺端

显微镜下特征

- 骨骼系统
  - 破骨细胞死亡，核和胞浆含铅包体形成，含铅线粒体沉积物产生以及骨吸收与骨形成缺陷

【临床表现】

表现

- 腹痛、无力易倦、关节痛、头痛、头晕、食欲不振、便秘等
- 铅绞痛，发病可持续数小时至两周，一般大便后疼痛即消失
- 铅色和铅线：皮肤呈特殊的灰白黄色或青紫色，即铅色。齿龈边缘呈灰蓝色即铅线，最常见于门齿龈缘，它是硫化铅黑色颗粒的反应。有时唇、舌、颊颚等处黏膜也有灰紫色的斑点

流行病学

- 年龄
  - 儿童易感，危害重
- 性别
  - 无明显差异

实验室检查

- 儿童高铅血症和铅中毒要依据儿童静脉血铅水平进行诊断
  - 高铅血症：连续两次静脉血铅水平为100～199μg/L
  - 铅中毒：连续两次静脉血铅水平等于或高于200μg/L ；并依据血铅水平分为轻、中、重度铅中毒
    - 轻度铅中毒：血铅水平为200～249μg/L
    - 中度铅中毒：血铅水平为250～449μg/L
    - 重度铅中毒：血铅水平等于或高于450μg/L

治疗

- 环境干预、健康教育和临床治疗相结合的原则

【影像表现】

X线表现

- 骨骼
  - 铅线：长骨干骺端（先期钙化带）呈密度增高、边缘规则的线状或带状影，此为铅中毒的特殊表现，以腕关节、肘关节、踝关节、膝关节为最多见，髋和肩较少见。有时在椎体骨骺区显示有致密的铅线影
  - 梯状铅线：随着骨骼的发育生长，铅线可逐渐移向骨干。若铅系分期间断地进入机体，则铅线在骨干上可排列成相互平行的条状影，形似梯状。铅线影密度高，均匀一致，

与正常骨干界限明显，其宽度与致密度和中毒的期限及铅吸收量成正比，并与骨生长速度有关，生长愈快铅线愈宽。铅线还可见于骨骺的周围，可形成环状致密影。不管骨改变如何广泛或严重，铅中毒都不会发生骨膜反应

- 成人铅中毒：主要表现于颅骨。颅骨内外板密度显著增高，在冠状缝，人字缝和颞鳞缝处，均可见宽1cm的镶边状致密带。四肢长管骨原干骺处亦可见铅线，骨小梁致密，密度增高

推荐影像学检查

- X线平片，对高危人群常规筛查

【鉴别诊断】

- 本病经综合分析，诊断并不困难

诊断与鉴别诊断精要

- X线平片显示骨骼铅线，结合血铅测定，可诊断和鉴别铅中毒

重点推荐文献

[1] Pear M, Boxt M. Radiographic findings in congenital lead poisoning. Radiology, 1980, 136(1): 83-84.

[2] 陈才保. 重新认识X线片上的"铅带（线）"; 国外医学. 临床放射学分册; 1987.

二、酒精性骨坏死

【概念与概述】

酒精性骨坏死（alcohol-induced osteonecrosis），指由于过度饮酒而引起的非创伤性骨坏死或骨梗死。最常见的发病部位为股骨头，但其他关节也可出现骨坏死。临床症状主要表现为髋关节疼痛

【病理与病因】

一般特征

- 一般发病机制
  - 骨骼系统
    - 脂质代谢紊乱、高脂血症
    - 骨髓内脂肪细胞增殖肥大
    - 骨细胞脂肪变性
    - 骨质疏松
    - 股骨头内微循环的改变
- 病因学
  - 过度饮酒

大体病理改变

- 骨骼系统
  - 骨坏死区、新生周边反应带及硬化边
  - 关节面塌陷
  - 软骨关节面下骨折

显微镜下特征

- 骨骼系统
  - 缺血区细胞死亡与早期坏死区周围组织反应
  - 缺血区细胞凋亡与充血
  - 坏死区周边出现反应带，主要是肉芽组织和新生骨
  - 反应区骨组织重建
  - 软骨关节面下骨折与关节面塌陷

【临床表现】

表现

- 一侧或双侧髋关节疼痛
- 晚期，继发骨性关节炎表现

流行病学

- 年龄
  - 中老年人多见
- 性别
  - 男性多于女性

实验室检查

- 无特异性改变

治疗

- 戒酒，药物治疗

股骨头置换

【影像表现】

X 线表现

- 骨骼
  - 早期，无异常改变
  - 中期，关节软骨下的弧形低密度影，斑片状低密度区和硬化区
  - 晚期，关节面塌陷，关节间隙变窄（图12-3-1）

CT 表现

- 骨骼
  - 骨小梁失去正常的架构，骨小梁吸收和增粗并存，可见达关节面的线状高密度影为增粗的小梁
  - 密度混杂的坏死区，可见高密度的死骨和死骨吸收后形成的囊变区；坏死区周围可见增生的骨小梁
  - 关节面断裂、塌陷

MRI 表现

- 骨骼
  - 双线征，见于坏死区周边，在 T2WI 上呈双线征，即内侧为线状高信号，代表新生肉芽组织，外侧为线状低信号，代表坏死区周围的反应性新生骨，此征可见于坏死的早期
  - 坏死区信号混杂，早期其信号与骨髓信号一致，中、晚期呈混杂信号
  - 坏死区周围骨髓水肿明显（图12-3-1）

推荐影像学检查

- MRI，可早期确诊有无骨坏死

【鉴别诊断】

- 其他原因引起的非创伤性骨坏死：主要依靠临床病史来诊断，影像学表现多一致，较难鉴别。但酒精引起的骨坏死周围骨髓水肿和关节积液较其他原因引起的骨坏死多见
- 单纯性骨髓水肿：随诊检查，水肿可完全吸收
- 原发性骨性关节病：关节间隙变窄，关节面硬化

诊断与鉴别诊断精要

- 明确的饮酒史，X 线和 CT 上表现为股骨头内斑片状混杂密度，周边有硬化边，关节间隙不窄，MRI 上可见双线征

重点推荐文献

[1] 李骁, 于学忠, 陈晓亮, 等. 酒精导致股骨头缺血性坏死早期变化实验研究. 中国误诊学杂志, 2003, 3(9): 1304-1306.

[2] 程克斌, 屈辉. 酒精性股骨头坏死. 中国医学影像技术杂志. 2004, 20(4): 500-502.

第4节　地方性骨病

一、大骨节病

【概念与概述】

　　大骨节病（Kashin-Beck disease osteoarthrosis deformaris endemica），是一种慢性地方性、多发性、退行性骨关节病

- 同义词：Kashin-Beck 病、柳拐子病

【病理与病因】

一般特征

- 一般发病机制
  - 软骨变性坏死
- 遗传
  - 表现为同胞相关，亲子相关
  - 基因位点位于 12q24.31～q24.33
- 病因学
  - 与环境硒缺乏有关
  - 与镰刀菌毒素中毒有关
  - 基因
- 流行病学
  - 主要分布在我国、俄罗斯和朝鲜北部

典型病例

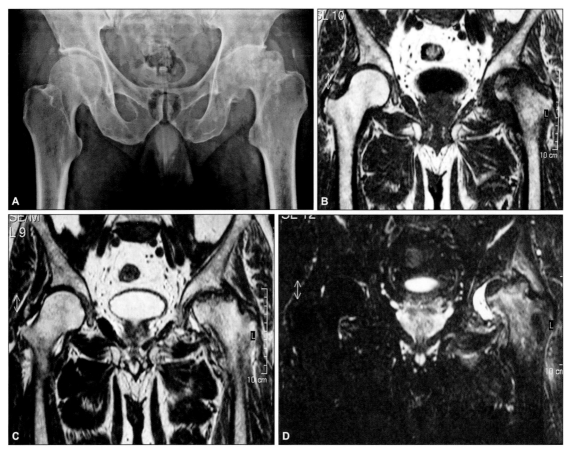

图 12-3-1 左侧股骨头酒精性骨坏死（晚期改变）

患者男性，65 岁，饮酒 40 年，平均每天饮白酒 500ml，左髋关节疼痛 3 年。A. 双髋关节正位片，示左侧股骨头内不规则的高密度骨质硬化影和低密度的坏死区，股骨头变形，关节面塌陷，关节间隙消失，股骨头向外上方移位，与髋臼底距离增大，半脱位，髋臼缘骨质硬化。右髋关节骨质未见异常；B. 双髋关节冠状位 T1WI；C. 双髋关节冠状位 T2WI；D. 双髋关节冠状位脂肪抑制 T2WI，示左侧股骨头内不规则片状低信号灶，其内可见灶状高信号的脂肪组织，股骨头变形，关节面塌陷并半脱位，股骨头、颈部可见弥漫性稍低 T1、高 T2 信号区，为骨髓水肿；左髋关节积液

（程克斌 屈 辉）

- 在我国分布在东北至西藏的狭窄地带
- 呈灶性分布
- 2007 年全国大骨节病病情监测总结报告表明，我国 7 ~ 13 岁儿童 X 线阳性检出率为 4.21%；东部大骨节病病情达到控制水平（X 线阳性检出率 <5%），显著低于我国西部病区（X 线阳性检出率 7% ~ 20%）

大体病理及手术所见
- 软骨坏死
- 坏死区周围修复增生性改变（坏死物吸收、机化、钙化和骨化）
- 骨质增生，骨端增大，关节增大

显微镜下特征
- 软骨萎缩、变性、坏死
- 软骨细胞"去分化"、胶原表型、甲状旁腺激素相关肽（PTHrP）、TGF-p、bFGF、VEGF 的表达异常

【临床表现】

表现
- 儿童期全身乏力，晨起握拳发僵，关节活动不灵
- 手指关节弯曲，指节粗大，踝关节疼痛
- 成年人关节有摩擦音，肌肉萎缩，短指短肢，关节运动障碍，关节畸形

流行病学

- 年龄
  - 发病年龄小，一般在 3~5 岁儿童
- 性别
  - 无明显差异

自然病史与预后

- 控制不当，出现继发性骨关节病

治疗

- 服硒、吃杂粮、改水、讲卫生、换粮、搬迁或异地育人及移民安置和治疗等多种形式的综合预防措施
- 口服非甾体类抗炎药，针灸，理疗
- 关节腔注射透明质酸钠、口服硫酸软骨素和关节游离体摘除术等
- 人工关节置换

【影像表现】

X 线表现

- 儿童手部 X 线征象
  - 干骺端和骺板软骨
    - 出现干骺端凹陷
    - 凹陷周围反应性骨增生
    - 凹陷减少或消失（反映了坏死物的吸收修复）
  - 骨端
    - 凹陷硬化
    - 多长期存在
  - 骨骺
    - 凹陷硬化，变形
  - 腕骨
    - 骨化核缺损，凹陷
    - 腕骨"拥挤"，缩短，变形
- 成人大骨节病 X 线征象：是儿童期大骨节病的后遗骨关节病
  - 椎体、骨盆和四肢大关节

- 骨端缺损，骨干缩短，关节变形
- 关节面硬化，凹凸不平，关节间隙宽窄不一（图 12-4-1）
- 骨端缺血坏死

CT 表现

- 在儿童期应用很少
- 在成人，用来评价关节的严重程度
  - 关节面有无塌陷
  - 骨端有无骨坏死
  - 关节内游离体

MRI 表现

- 多采用梯度回波序列观察软骨，用 T1WI 观察骨髓腔破坏
- 骺线穿通、中断或形态不整、模糊、信号异常
- 先期钙化带中断、凹陷，锥形骨骺
- 骨端骨坏死

推荐影像学检查

- X 线平片，常规检查，价格便宜
- MRI，早期发现软骨变性和评价软骨损伤程度，价格较贵

【鉴别诊断】

- 缺血性骨坏死
  - 股骨头最常见
  - 先发生关节软骨下骨坏死，而后发生骨关节面塌陷
  - 关节间隙保留
- 原发性退行性骨关节病
  - 发病年龄较大，多为中老年人
  - 多见于膝关节、髋关节等负重关节
  - 关节间隙变窄较早出现
- 感染性骨关节炎
  - 多为单关节发病
  - 有感染病史
  - 有骨破坏和脓腔形成

诊断与鉴别诊断精要

- 来自大骨节病高发地区的患者，在儿童期出现手腕部多发软骨坏死，应考虑大骨节病
- 成年人，如有多年大骨节病高发地区居住史，出现多发继发性骨关节病（尤其在腕关节、踝关节），应考虑大骨节病

典型病例

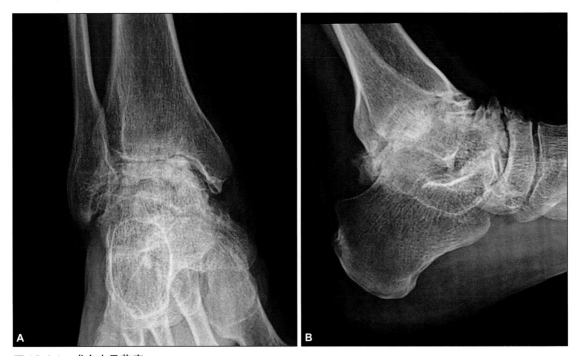

图 12-4-1   成人大骨节病
X 线平片正（A）、侧（B）位，示距骨关节面硬化，塌陷，距骨前后缘骨质增生，胫距关节间隙变窄，距舟关节退变

重点推荐文献

[1] 王云钊.中华影像医学(骨肌系统卷).北京:人民卫生出版社, 2002: 686-690.

[2] 郭雄.大骨节病发病机制与防治研究的新进展及其展望.国外医学(医学地理分册), 2010, 31(1): 1-4.

[3] Y Wang, Z Yang, LA Gilula, et al. Kashin-Beck disease: radiographic appearance in the hands and wrists. Radiology, 1996, 201(1): 265-270.

二、氟骨症

【概念与概述】

氟骨症（skeletal fluorosis），是指长期摄入过量氟化物引起氟中毒并损害骨组织的一种慢性全身性骨病

【病理与病因】

一般特征

- 一般发病机制
  - 氟离子作用于骨骼的磷灰石取代其羟基，影响骨代谢
- 病因学
  - 与环境高氟有关
  - 生活中摄入过量的氟化物
- 流行病学
  - 高氟水型：多见于我国北方，分布广泛
  - 高氟茶型：多见于我国四川省
  - 燃煤污染型：多见于我国南方湖北、四川和贵州等省

大体病理及手术所见

- 骨质疏松
- 骨质硬化
- 两者的混合型
- 骨间膜、韧带、肌腱等骨化

【临床表现】

表现

- 腰腿关节疼痛
- 关节僵直，骨骼变形
- 脊髓、神经根受压迫的症状
- 肌源性损害、肾功能不全

流行病学

- 年龄
  - 任何年龄均可发病
- 性别
  - 无明显差异，生育期妇女症状较重

自然病史与预后

- 病程长，严重者预后较差

治疗

- 对症治疗
  - 缓解疼痛
  - 畸形矫正
  - 椎管减压
- 一般治疗
  - 加强营养，补足蛋白质和补充多种维生素
  - 鼓励患者户外活动
- 病因治疗
  - 改善生活环境，降低氟含量
  - 减少氟的摄入
- 特殊治疗
  - 氟康宁胶囊等药物治疗

【影像表现】

X 线表现

　　WS192-1999 氟骨症 X 线诊断标准（1999 年制定），把氟骨症 X 线影像划分为四种类型，33 种 X 线征象和 I、II、III 期。在一个患者骨关节 X 线片中如出现各期征象时，以最重的征象分期

- 骨增加
  - I 期（早期）
    - 沙砾样骨结构
    - 颗粒样骨结构
    - 骨斑
  - II 期（中度）
    - 粗密骨小梁
    - 细密骨小梁
    - 粗布纹状骨小梁
    - 细密骨小梁部分融合
    - 粗骨征
  - III 期（重度）（图 12-4-2）
    - 普遍粗密骨小梁融合
    - 普遍细密骨小梁融合
    - 象牙质样骨硬化
    - 髂骨鱼鳞样骨小梁
    - 粗网状骨小梁

- 　 特别粗大稀少骨小梁
- 骨减少
  - I 期（早期）
    - 骨小梁变细减少
  - II 期（中度）
    - 普遍性骨质疏松骨密度减低同时伴有轻度前臂骨间膜骨化
  - III 期（重度）
    - 骺下疏松带
    - 干骺端毛刷状征
    - 椎体双框征
    - 假骨折线（Looser 带）
    - 椎体双凹变形加硬化
    - 四肢骨弯曲变形
- 混合（骨转换）
  - I 期（早期）
    - 单纯长骨干骺端硬化带
  - II 期（中度）
    - 四肢骨干骺端骨小梁结构模糊
  - III 期（重度）
    - 皮质骨松化
    - 松质骨均匀硬化
    - 棉絮样骨结构
    - 破毯样骨小梁
- 关节韧带肌腱骨间膜
  - I 期（早期）
    - 前臂小腿骨间膜钙化呈幼芽破土样
  - II 期（中度）
    - 前臂、小腿骨间膜骨化突出
    - 肘屈伸肌腱钙化关节无增大变形
  - III 期（重度）（图 12-4-2）
    - 肘屈伸肌腱钙化骨化刺状突出关节增大变形
    - 骨间膜骨化呈鱼翅样融合

CT 表现

- 评价较复杂部位的硬化情况，如脊柱椎管的狭窄程度
  - 前纵韧带、后纵韧带骨化
  - 黄韧带骨化
  - 椎间盘骨化
  - 小关节增生
- 评价 X 线平片不易显示的除骨骼系统外的骨硬化，如颅内等

MRI 表现

- 评价脊柱脊髓的受压迫情况
  - 韧带骨化
  - 脊髓受压、变性

推荐影像学检查

- X 线平片
- CT、MRI 评价椎管狭窄程度和脊髓压迫情况

【鉴别诊断】

- 原发性骨质疏松
  - 全身骨骼弥漫性骨质疏松
  - 无骨间膜骨化
  - 无局限性骨硬化
  - 无关节周围结构骨化
- 退行性骨关节病
  - 发病年龄较大，多为中老年人
  - 多见于膝关节、髋关节等负重关节

- 无骨间膜骨化
- 无关节周围结构骨化
- 可见脊柱侧弯或生理弯曲变直

- 石骨症
  - 广泛均匀，骨密度增高硬化
  - 骨中骨
  - 夹心椎
  - 髂骨翼年轮样改变
  - 无韧带肌腱骨间膜骨化

- 成骨性转移癌
  - 有前列腺癌、乳腺癌、甲状腺癌等恶性肿瘤病史
  - 硬化区可伴有骨破坏

- 肾性骨病
  - 有肾功能损伤的病史
  - 无韧带肌腱骨间膜骨化

诊断与鉴别诊断精要

- 生活在高氟环境下或摄入过多的氟，X 线平片出现斑片状骨量减少，骨量增多，骨间膜肌腱骨化等，结合血液中氟的测定，可诊断氟骨症

典型病例

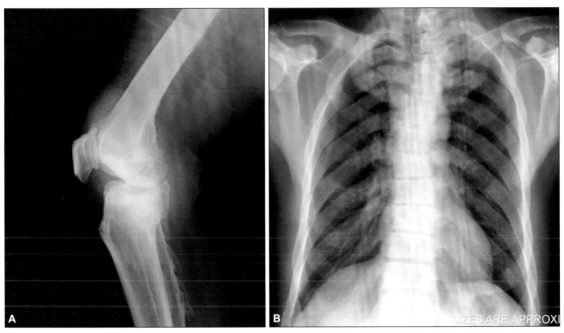

图 12-4-2　**氟骨症**
A. 右膝关节侧位片显示股骨远端、胫腓骨近端骨质增生硬化，呈象牙样；髌骨也见骨质增生，小梁增粗；腓骨后缘处软组织骨化，呈鱼翅样。B. 全胸正位片显示肋骨、锁骨、肩胛骨、胸椎弥漫密度增高，肋骨及锁骨增粗（本图由山西运城中心医院提供）

（程克斌　屈　辉）

重点推荐文献

[1] 王云钊. 中华影像医学(骨肌系统卷). 北京: 人民卫生出版社, 2002: 690-694.
[2] KA Krishnamachari. Skeletal fluorosis in humans: a review of recent progress in the understanding of the disease. Prog Food Nutr Sci. 1986, 10(3-4): 279-314.

主要参考文献

[1] Evans EB, Smith JR. Bone and joint changes following burns; a roentgenographic study; preliminary report. J Bone Joint Surg Am, 1959, 41-A(5): 785-799.
[2] KA Krishnamachari. Skeletal fluorosis in humans: a review of recent progress in the understanding of the disease. Prog Food Nutr Sci. 1986, 10(3-4): 279-314.
[3] Pear M, Boxt M. Radiographic findings in congenital lead poisoning. Radiology, 1980, 136(1): 83-84.
[4] Y Wang, Z Yang, LA Gilula, et al. Kashin-Beck disease: radiographic appearance in the hands and wrists. Radiology, 1996, 201(1): 265-270.
[5] 陈才保. 重新认识X线片上的"铅带（线）"; 国外医学. 临床放射学分册; 1987.
[6] 程克斌, 屈辉. 酒精性股骨头坏死. 中国医学影像技术杂志. 2004, 20(4): 500-502.
[7] 段承祥. 烧伤后骨关节病变100例X线分析. 中华放射学杂志, 1990, 24(6): 335-338.
[8] 郭雄. 大骨节病发病机制与防治研究的新进展及其展望. 国外医学(医学地理分册), 2010, 31(1): 1-4.
[9] 李骁, 于学忠, 陈晓亮, 等. 酒精导致股骨头缺血性坏死早期变化实验研究. 中国误诊学杂志, 2003, 3(9): 1304-1306.
[10] 王云钊. 中华影像医学(骨肌系统卷). 北京: 人民卫生出版社, 2002.

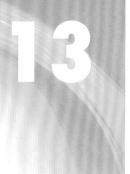

13

脊柱病变

第1节　脊椎退行性变

【概念与概述】

　　脊椎退行性变（degenerative spinal disease）包括椎间盘、椎间关节和韧带的退行性变，为一种渐进性病变

【病理与病因】

一般特征

- 一般发病机制
  - 多始于椎间盘，髓核组织的含水量减少，其原有的弹性生物力学功能减退
  - 椎间盘狭窄和生物力学的改变继发性引起
    - 椎间盘膨出或突出
    - 节段性不稳定
    - 椎体边缘牵拉性骨赘
    - 椎间隙狭窄
    - 椎间隙骨桥形成
    - 椎间关节异常活动和失稳
    - 韧带纤维增生、硬化、钙化或骨化
  - 椎间盘以及椎间关节周围的重要结构受压，产生相关的临床症状
- 病因学
  - 多为生理性老化过程
  - 遗传性、自身免疫性、畸形创伤和慢性劳损等可促其发生
  - 脊柱失稳引起应力分布不均，部分结构持续承受过大的应力是重要致病因素
- 流行病学
  - 常见

大体病理及手术所见

- 椎间盘
  - 高度降低
  - 髓核脱水、纤维环黏液样变性、膨出或突出，侵蚀软骨终板或突入椎体
  - 软骨终板变薄、凹陷、分离、漂移、骨折断裂或软骨终板缺损、消失
- 椎间关节
  - 关节软骨损伤，关节间隙变窄，软骨下骨质增生、硬化，边缘部骨赘形成
  - 关节囊松弛、钙化，关节脱位
- 韧带
  - 纤维增生、硬化、钙化或骨化

显微镜下特征

- 髓核细胞数量大幅减少，内有坏死的细胞碎渣、裂隙和反应性纤维组织增生
- 纤维环黏液变性，纤维肿胀，见增生的软骨细胞团
- 椎间关节损伤性滑膜炎

【临床表现】

表现

- 最常见体征/症状
  - 无症状
  - 颈、腰部及肢体疼痛、肢体发麻
  - 其他体征/症状
    - 颈或腰部功能活动受限
- 临床病史：无

流行病学

- 年龄
  - 老年人
- 性别

○ 男性多于女性

自然病史与预后

● 一般不危及生命，但影响生活质量

● 病程长，进展缓慢

治疗

● 方法可选

　○ 保守治疗

　　■ 针刺、牵引、中药热敷、中频治疗联合应用

　　■ 生物治疗（研究阶段）：直接细胞因子注射治疗；载体介导的基因治疗；细胞移植治疗

　○ 手术治疗

　　■ 会破坏脊柱的稳定性和完整性，有并发症

【影像学表现】

概述

● 最佳诊断依据：脊柱曲度改变、椎体不稳、椎体及其附件增生、硬化，椎间盘膨出，韧带肥厚、钙化

● 部位

　○ 腰椎多见，颈椎次之，胸椎最少

● 范围

　○ 不等，可累及单个或多个节段

● 形态学

　○ 形态学改变多样

X 线表现

● X 线摄片（图 13-1-1，图 13-1-2）

　○ 脊椎生理弯曲变直、侧弯，正位片示侧方移位、旋转性半脱位和侧位片上见前后移位等脊椎不稳定的表现

　○ 椎体终板骨质增生、硬化，椎体边缘骨赘、骨桥形成，椎间孔不同程度变形、变窄

　○ 椎间隙变窄，椎间隙内"真空"征，髓核钙化，椎间隙前方可见游离小骨片

　○ 椎小关节关节间隙变窄，关节面增生、硬化，关节突变尖，关节边缘部骨赘形成及关节面下囊性变

CT 表现（图 13-1-3 至图 13-1-10）

● 平扫 CT

　○ 椎间盘

　　■ 椎间盘向四周均匀膨出于椎体边缘，外周可有弧形钙化，可见"真空"征、髓核钙化

　　■ 硬膜囊前缘及椎间孔内脂肪可受压，脊髓可有或无受压移位

　○ 椎体

　　■ 松质骨呈点状、小片状低密度区及斑点状高密度影

　　■ 边缘部呈花边样、唇样骨质增生、硬化

　○ 椎小关节

　　■ 关节突增生肥大及骨赘形成

　　■ 骨皮质局部增厚、变形，轮廓不规则，边缘部可形成高密度赘生物

　　■ 骨性关节面不规整，关节面下囊变

　　■ 关节间隙变窄、增宽或宽窄不等，关节囊钙化，关节腔内"真空"现象

　○ 韧带

　　■ 黄韧带、后纵韧带肥厚、钙化、骨化，硬膜囊侧后缘后压、移位

　○ 脊柱滑脱

● 增强 CT

　○ 无强化

MRI 表现（图 13-1-11 至图 13-1-13）

● T1 加权

　○ 椎间盘退变：积气和钙化为低信号或无信号

　○ 椎体边缘及椎小关节骨质增生或骨赘及关节囊钙化呈低信号

● T2 加权

　○ 椎间盘退变：呈中低信号，髓核呈低信号，失去正常夹层样结构，偶见横行线状或不规则 T2WI 高信号影

　○ 椎间盘膨出或突出见"椎间盘突出"

　○ "真空征"呈低信号

　○ 黄韧带肥厚呈低信号影，厚度一般大于 5 mm

　○ 后纵韧带肥厚、钙化或骨化见"后纵韧带骨化"

● T1 增强

　○ 不强化

推荐影像学检查

● 最佳检查方法：CT 平扫

● 检查建议

　○ 轴向负荷的 CT、MR 检查可提高阳性率

【鉴别诊断】

　无骨折、骨质破坏及脓肿形成，易于与肿瘤、炎症、外伤等鉴别

> **诊断与鉴别诊断精要**
> - X 线表现为脊柱曲度改变、椎体不稳、椎体及其附件增生、硬化
> - CT 示椎间盘膨出，椎体及椎小关节增生、硬化，韧带肥厚、钙化
> - 无骨质破坏、骨折和脓肿形成

典型病例

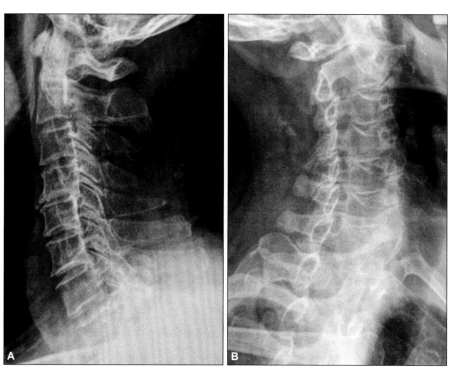

图 13-1-1　颈椎侧斜位片
A. 颈椎曲度变直，椎体不稳，颈 4 椎体向后轻度移位，颈 3-7 椎体边缘骨质增生，颈 4/5 椎间隙变窄；颈椎左侧斜位片；B. 颈 3/4、4/5、5/6、6/7 钩椎关节骨质增生、椎小关节骨质增生，对应的椎间孔不同程度变形、变窄

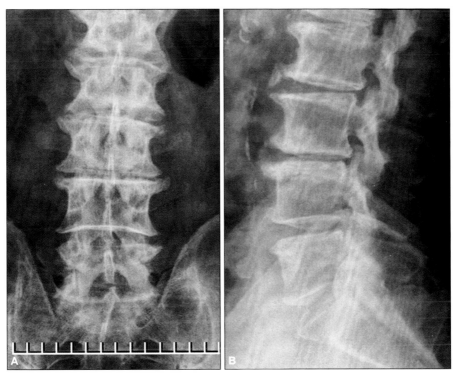

图 13-1-2　腰椎正侧位片

A.正位片示腰椎轻度侧弯，椎体边缘骨刺、骨赘形成，椎间隙变窄，椎小关节骨质增生；B.腰椎侧位片椎体终板增生、硬化，腰 3/4 椎间隙狭窄，腰 2/3 椎间隙前缘游离小骨片，椎小关节增生、硬化

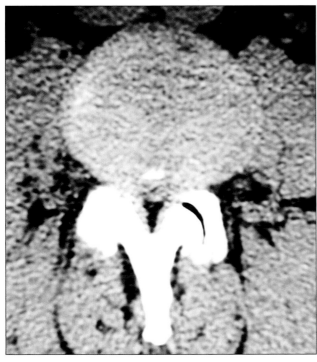

图 13-1-3　CT 片示腰椎间盘膨出

椎间盘边缘均匀超出椎体终板边缘，后缘相对平直，椎小关节积气骨质增生，间隙变窄

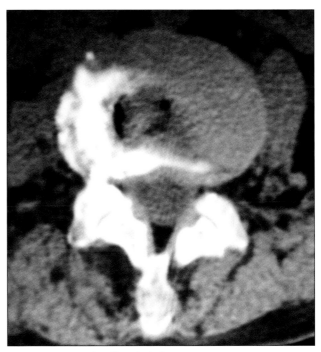

图 13-1-4　CT 片示椎间盘膨出

边缘钙化并椎间盘内气体影，椎小关节骨质增生

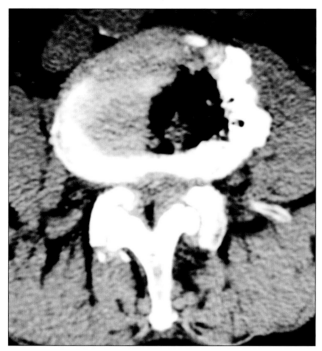

图 13-1-5　CT 片示腰椎椎体边缘骨质增生，椎间盘膨出
其内气体影，左侧黄韧带肥厚，双侧椎小关节骨质增生，间隙变窄

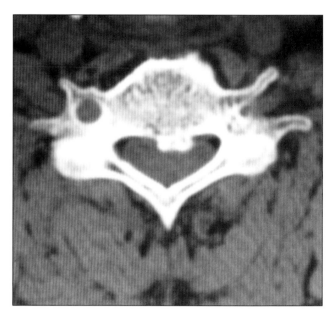

图 13-1-6　CT 片示颈椎后纵韧带骨化

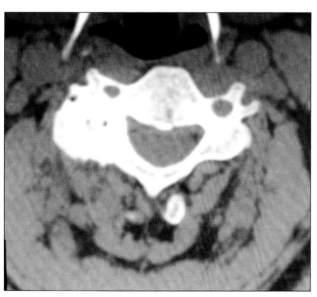

图 13-1-7　CT 片示颈椎右侧关节突关节增生肥大、骨赘形成

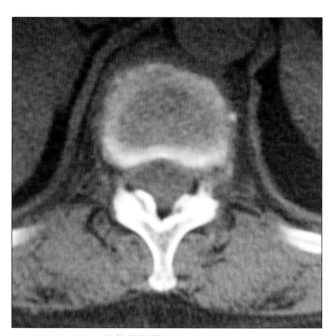

图 13-1-8　CT 示胸椎黄韧带钙化

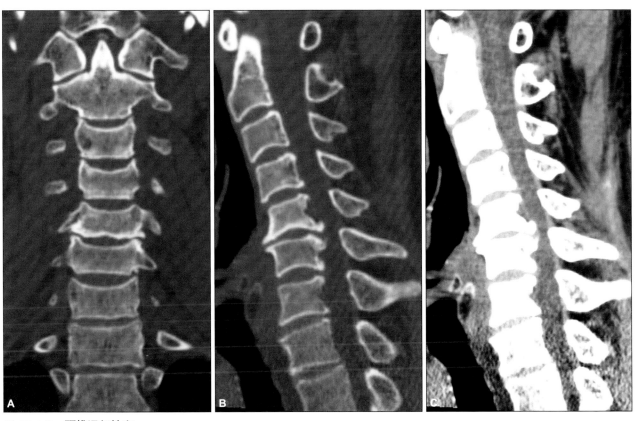

图 13-1-9　**颈椎退行性变**
A. CT 冠状面重建示颈 5/6 钩椎关节骨质增生，颈 5 椎体下终板硬化；B，C. 矢状位重建示颈椎曲度直，椎体不稳，颈 5、6 椎体骨质增生，颈 5/6 椎间隙变窄，骨相邻椎体边缘骨赘形成

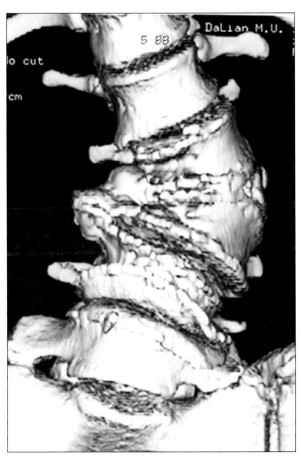

图 13-1-10　**腰椎骨质增生**
腰椎 VR 重建示椎体骨质增生，明显侧弯

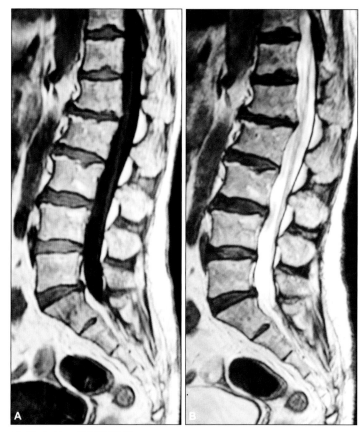

图 13-1-11　椎间盘退变

矢状面 T1WI（A）和 T2WI（B），腰 1/2 椎间盘变扁，腰 1/2、2/3、3/4 椎间盘 T2WI 呈低信号，相邻的椎体内可见条形 T1WI 和 T2WI 高信号影，诸椎体边缘骨质增生

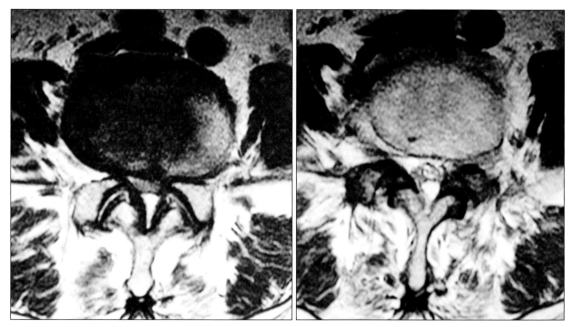

图 13-1-12　椎间盘退变

横断面 T2WI，椎间盘膨出，椎小关节骨质增生，黄韧带肥厚

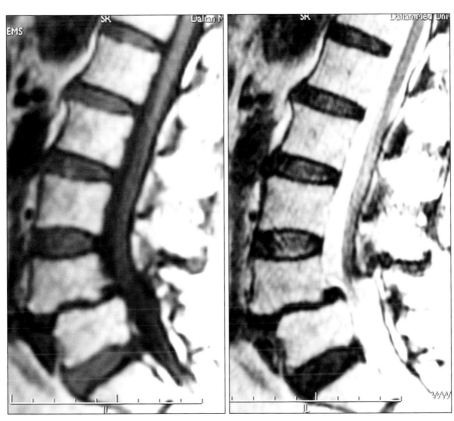

图 13-1-13 **腰椎退变**
矢状面 T1WI（A）、T2WI（B）示腰 4 椎体前移、腰 4/5 椎间盘变扁，信号减低，腰 4、5 椎体相对缘形态不规则，示腰 4/5 不稳

（王绍武　孙美玉）

重点推荐文献

[1] 尚帖利，王云钊. 腰椎间盘退变的 X 线、MRI 表现与病理对照. 中华放射学杂志，2002，36(9): 828-832.
[2] 雷新玮，尹建忠，夏爽，等. 腰椎轴向负荷的 CT、MR 检查对腰

椎退行性病变的诊断价值. 中华放射学杂志，2007，41: 847-850.
[3] 李生文，沈忆新. 腰椎节段不稳的影像诊断进展. 中国脊柱脊髓杂志，2010，20(11): 950-952.

第 2 节　椎管狭窄

【概念与概述】

　　椎管狭窄（spinal stenosis）是指构成椎管的骨、软骨和软组织异常，引起椎管有效容积减少，压迫脊髓、神经和血管等结构而引起一系列临床症状

【病理与病因】

一般特征

- 一般发病机制
  - 分为先天性（发育性）和后天性（获得性）狭窄
    - 先天性者包括特发性狭窄和伴有其他骨骼发育异常的椎管狭窄
    - 后天性者系由各种原因引起椎骨肥大增生和软组织增厚所致

- 依据狭窄部位分为三种类型
  - 中心型狭窄
  - 侧隐窝狭窄
  - 神经孔狭窄
- 病因学
  - 先天性者病因
    - 软骨发育不全
    - 环枢关节发育不良
    - 黏多糖病
    - 低磷性抗维生素 D 佝偻病
    - 先天性椎弓峡部不连及滑脱
    - 先天性脊柱裂
  - 后天性者病因

- 退行性脊椎病
- 脊椎滑脱
- 后纵韧带、黄韧带肥厚、钙化或骨化
- 创伤、手术、炎症、肿瘤
- 特发性弥漫性骨增生及代谢性疾病
- 流行病学
  - 常见

【临床表现】

表现

- 最常见体征／症状
  - 颈椎管狭窄
    - 颈肩痛，可放射至前臂和手指，皮肤麻木、过敏等感觉异常
    - 上肢肌力下降、手指活动不灵，腱反射减弱
    - 四肢乏力、行走、持物不稳等，上下肢肌腱反射亢进，肌张力高，痛觉减退
  - 胸椎管狭窄
    - 下肢先后或同时出现麻木、无力、发凉、僵硬不灵活
    - 间歇性跛行和腰背痛，晚期可出现大小便功能障碍
  - 腰椎管狭窄
    - 中央型椎管狭窄：腰痛，两下肢酸胀、麻木、疼痛及无力，直立、后伸腰及平卧时症状加重，弯腰、下蹲、坐位及屈膝侧卧时症状减轻。典型表现为反复发作的神经性间歇性跛行，严重者可有鞍区感觉减退、排便和排尿功能障碍，下肢感觉和肌力减退
    - 侧隐窝狭窄者根性坐骨神经痛明显，疼痛从腰臀部向下肢放散，常有麻木感
    - 受压的马尾神经或神经根支配区的肌力和感觉减退、腱反射减弱或消失
    - 腰肌紧张及相应的腰旁压痛点，直腿抬高试验及直腿抬高加强试验均为阳性
- 临床病史：腰椎管狭窄者多有慢性腰痛史

流行病学

- 年龄
  - 50 岁以上中老年人
- 性别
  - 男性多于女性

自然病史与预后

- 预后良好
- 进展缓慢，进行性加重
- 术后可能复发

治疗

- 方法可选
  - 手术治疗适应证
    - 经非手术治疗 3 个月症状无缓解或加重
    - 症状发展迅速
    - 肌力减退，肌肉出现萎缩
    - 括约肌功能障碍
    - 影像学证实脊髓有明显压迫
  - 手术治疗常用方法
    - 全椎板切除减压术
    - 椎板间开窗潜形减压术
    - 腰椎管内径扩大成形术
  - 保守治疗

【影像表现】

概述

- 最佳诊断依据：脊柱椎管前后径、侧隐窝、神经孔狭窄
- 部位
  - 颈椎、下胸椎和腰椎
- 范围
  - 所累及节段可多可少，具体见影像学所见
- 形态学
  - 椎管形态不规整，有效椎管变窄

X 线表现

- X 线摄片
  - 椎管矢状径测量
    - 颈椎管 10 ~ 13mm 为相对狭窄，小于 10mm 为绝对狭窄
    - 腰椎管 12 ~ 15mm 为相对狭窄，小于 12mm 为绝对狭窄
  - 脊柱失稳：脊柱侧弯、生理曲度加大或减小，椎体移位及旋转
  - 椎体边缘骨质增生、硬化
  - 椎间隙变窄
  - 后纵韧带和黄韧带的钙化或骨化
  - 关节突关节肥大、密度增高

CT 表现（图 13-2-1，图 13-2-6A、B）

- 平扫 CT
  - 椎管测量，可了解骨性椎管情况，各径线

小于以下标准为异常

- 颈椎椎管前后径小于 10mm
- 腰椎椎管前后径小于 12mm，面积小于 1.5cm²
- 脊椎指数，为椎管最大矢状径与最大横径的乘积与同层面椎体最大矢状径与最大横径乘积之比：小于 1/4.5
- 椎弓根间距小于 20mm
- 侧隐窝矢状径小于 2mm
- 椎间孔宽度小于 2mm
  - 脊柱滑脱，椎体边缘骨质增生
  - 椎间盘膨出或突出
  - 椎间关节增生，肥厚
  - 后纵韧带、黄韧带肥厚、钙化
  - 神经根受压或受牵拉移位，硬膜囊腹侧及两侧缘受压变平
  - 脊髓受压，硬膜外脂肪线受压、消失
- 增强 CT
  - 无重要意义

MRI 表现（图 13-2-2 至图 13-2-7）

- 椎管、椎间孔及侧隐窝变形、狭窄
- 硬膜囊前或侧后缘受压、变形、移位，硬模囊及蛛网膜下腔变小
- 脊髓受压见局限性压迹或局部扁平，严重者可呈小的三角形凹陷
- T1 加权

- 骨质增生、韧带肥厚、骨化均呈低信号
- 脊髓变性、软化呈低信号
- T2 加权
  - 骨质增生、韧带肥厚、骨化均呈低信号
  - 脊髓变性、软化呈高信号
- T1 增强
  - 无强化
- MR 脊髓造影（MRM）椎管狭窄处可有以下表现
  - 胡须型
  - 幕帘型
  - 不全阻断型
  - 完全阻断型
  - 残根型
  - 根囊角改变型
  - 单侧压迹型
  - 喇叭口型
  - 束腰型

推荐影像学检查

- 最佳检查方法：MRI 可直接观察脊膜囊、神经根是否受压，脊髓有无变性、软化
- 检查建议
  - 冠状位及矢状位对病变细节显示有帮助

【鉴别诊断】

对产生椎管狭窄的原因应进行鉴别诊断，一般情况下应无困难

诊断与鉴别诊断精要

- 各种径线测量可了解骨性椎管是否狭窄
- 更重要的是了解有效椎管是否狭窄

典型病例

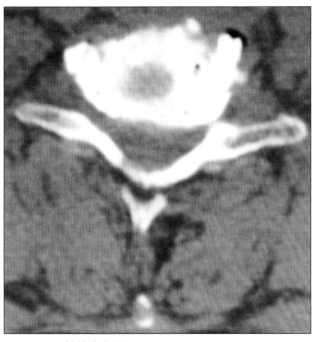

图 13-2-1 椎管狭窄 CT
颈椎椎体及钩椎关节骨质增生致左侧椎间孔狭窄

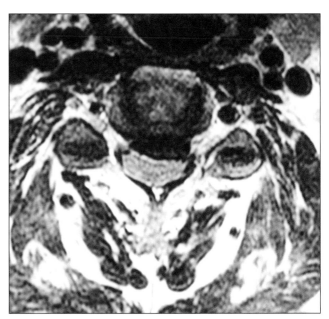

图 13-2-3 后纵韧带肥厚致颈椎管狭窄
横断面 T2WI，椎体后方肥厚的后纵韧带压迫脊髓，椎管狭窄

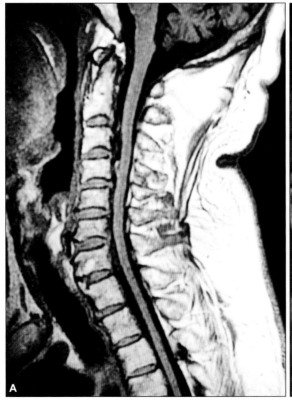

图 13-2-2 后纵韧带肥厚、骨化致颈椎管狭窄
矢状面 T1WI（A）和 T2WI（B），颈 2~3 后纵韧带肥厚、骨化，压迫硬膜囊

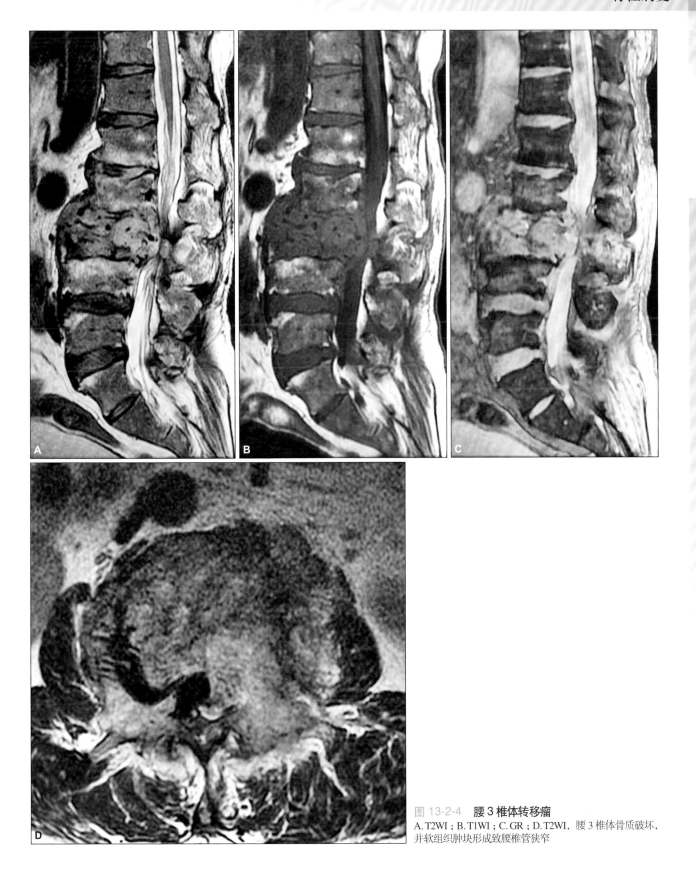

图 13-2-4　腰3椎体转移瘤
A. T2WI；B. T1WI；C. GR；D. T2WI，腰3椎体骨质破坏，并软组织肿块形成致腰椎管狭窄

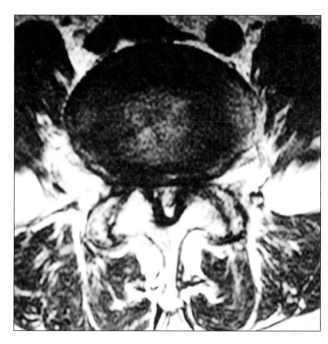

图 13-2-5　**双侧椎间孔狭窄**
横断面 T2WI，椎间盘膨出，椎小关节骨质增生，硬膜囊亦受压

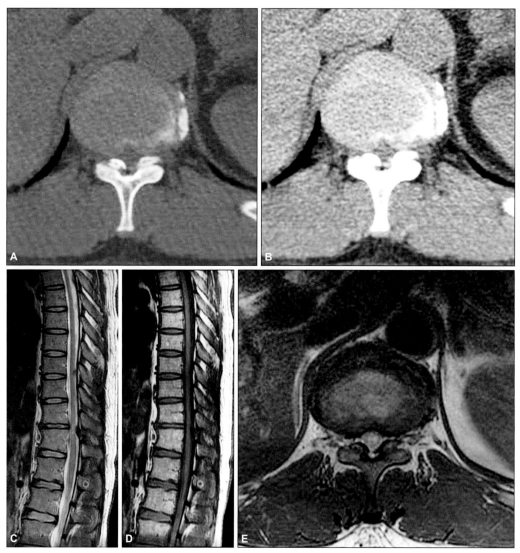

图 13-2-6　**黄韧带肥厚、钙化**
A. 横断面 CT 骨窗；B. 横断面 CT 软组织窗；C. T2WI；D. T1WI；E. T2WI 横断面胸 11/12 椎间盘膨出，黄韧带增厚、钙化致椎管狭窄

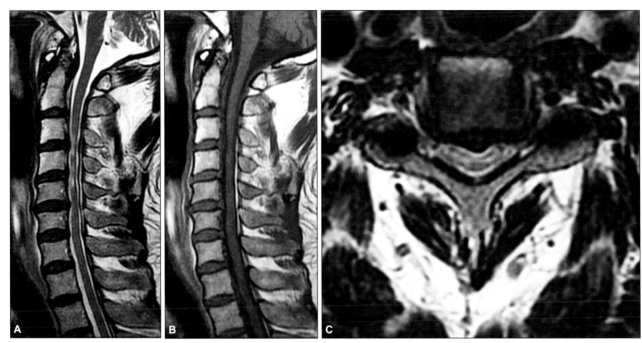

图13-2-7　颈3/4、4/5、5/6椎间盘突出致椎管狭窄，对应的颈髓节段受压致水肿、软化
A. T2WI；B. T1WI；C. T2WI横断面

（王绍武　孙美玉）

重点推荐文献

[1] 魏焕,李立森,金旭.脊髓造影、脊髓CT和MRI对腰椎管狭窄诊断价值的比较研究.吉林医学,2010,31(7): 931-933.

[2] 张雪梅,徐春林,朱卫峰,等.周围型腰椎管狭窄及椎间静脉压迫症的临床与CT分析.医学影像学杂志,2010,20(7): 1027-1030.

[3] 王清,钟德君,王高举,等.颈椎管狭窄伴无骨折脱位型脊髓损伤的MRI表现及手术治疗.中国脊柱脊髓杂志,2009,19(9): 659-665.

第3节　后纵韧带骨化症

【概念与概述】

脊柱后纵韧带骨化（ossification of posterior longitudinal ligament，OPLL）是指脊柱后纵韧带发生病理性异位骨化，引起椎管、椎间孔狭窄，压迫脊髓、神经根，临床上出现脊髓损害及神经根刺激症状，多见于3～6颈椎，胸椎较少，腰椎极少

- 同义词：日本人病（Japanese disease）

【病理与病因】

一般特征

- 一般发病机制
  - 可能与多种激素及生长因子相关
    - 1, 25-二羟维生素 D、甲状旁腺素（PTH）、胰岛素水平等可能与骨化有关
    - 肥胖、非胰岛素依赖型糖尿病可能是OPLL的危险因素
- 遗传学
  - 候选基因单核苷酸多态性位点的变化可能会增加个体在特定环境下的患病概率
- 病因学
  - 病因不明
    - 是一种基于多基因与环境等其他因素相关的复杂疾病
    - 可能与反复的机械应力刺激、饮食生活习惯、创伤、钙磷代谢异常等有关
    - 可能与椎间盘退变有关
- 流行病学
  - 常见：≥ 65 岁亚洲人群发病率 20%～34%
  - 欧洲和美洲发病率大概在 0.01%～1.7%，亚洲和日本更为常见
  - 国人颈椎 OPLL 发病率 1.9%～4.3%

大体病理及手术所见

- 后纵韧带的部分区域被骨组织代替，较正常的

- 后纵韧带明显增厚，且横径增宽
  - 硬膜囊侧光滑、圆润，呈黄白色表面
  - 骨化在椎体后缘较为明显，椎间盘水平处骨化可出现间断

显微镜下特征

- 片状骨化物向纵向及后方延伸，与椎体的韧带起点处相延续，周边为纤维层包绕
- 可见明显的成熟骨、板状结构、哈佛管形成
- 骨化前沿可见由内向外骨化区域、钙化软骨区、纤维软骨区和纤维区分层排列

【临床表现】

表现

- 最常见体征/症状
  - 早期症状不明显：轻微的颈部疼痛
  - 进展期：双手酸麻胀痛，手指活动不灵，双上肢和双下肢乏力，手和前臂肌肉萎缩；四肢腱反射亢进，髌阵挛、踝阵挛阳性，病理反射阳性
  - 严重者双手不能持物，并伴有排尿功能障碍
    - 1/5 的 OPLL 可以发展为进展性、痉挛性局部麻痹，进而导致瘫痪
- 临床病史：40%～50% 的 OPLL 患者可能伴有弥漫性特发性骨肥厚（diffuse idiopathic skeletal hyperostosis，DISH）

流行病学

- 年龄
  - ≥ 60 岁多见，儿童亦见报道
- 性别
  - 男性多于女性，男：女 =3：1

自然病史与预后

- 预后良好
- 部分病例术后骨化有进展

治疗

- 方法可选
  - 手术切除：进展性脊髓病或顽固性神经根疼痛经保守治疗无效者
    - 前路颈椎后纵韧带骨化块摘除术
    - 前路颈椎间盘及后骨赘切除、椎体间植骨融合
    - 后路椎板切除减压术
    - 椎管扩大成形术
    - 颈前路颈椎后纵韧带骨化块飘浮手术
  - 保守治疗

- 对无临床症状的颈椎后纵韧带骨化患者无需治疗
  - 避免颈部外伤，不宜从事颈部容易受伤的职业及运动项目

【影像表现】

概述

- 最佳诊断依据：椎管内后纵韧带区形态不一的骨化影
- 部位
  - 椎管内椎体后缘或偏侧方后纵韧带区，颈椎以颈 3～颈 6 常见
- 厚度
  - 1～7mm
- 形态学
  - 形态不一，条形、平板型、蕈伞型、山丘型、不规则形

X 线表现

- X 线摄片（图 13-3-1 至图 13-3-4）
  - 颈椎侧位片示椎体后方相当于后纵韧带部位有密度增高的骨化影
    - 骨化影与颈椎椎体之间有明确的透明间隙
    - 受累段的椎间隙无明显改变
    - 椎管狭窄：用狭窄率衡量（骨化厚度与颈椎矢状径之比）
  - 影像学分为 5 型
    - 连续型（占 27%）：连续跨越多个椎体和椎间盘后缘
    - 节段型（占 39%）：局限于多个椎体后缘
    - 混合型（占 25%）：既有节段型，又有连续型，其间有跳跃
    - 局限型（占 5%）：局限于一个椎体后缘及相邻终板间
- 脊髓造影
  - 硬膜囊受压，表现为与骨化水平相一致的不全性或完全性硬膜下腔梗阻
    - 要确定受压梗阻范围，通常需作上行性和下行性 2 次造影

CT 表现（图 13-3-5，图 13-3-6）

- 平扫 CT
  - 椎体后缘形态各异的高密度影，部分见松质骨结构
  - 椎体骨质增生、关节突肥大、椎板增厚
  - 椎管狭窄

- 硬模囊、神经根、脊髓受压
  - 增强 CT
    - 增厚、骨化的后纵韧带无强化
- MRI 表现（图 13-3-7，图 13-3-8）
  - T1 加权
    - 低信号，其内可见等或高信号区
    - 硬膜囊脂肪减少
  - T2 加权
    - 低信号肿块，内可见等信号
    - 硬膜外间隙减小，硬膜囊、神经根、脊髓受压

- T1 增强
  - 不强化
- 推荐影像学检查
  - 最佳检查方法：平扫 CT
  - 检查建议
    - 矢状面重建对骨化全面显示有帮助

【鉴别诊断】
- 椎体后缘骨质增生
  - 与椎体后缘融为一体，两者间无间隙
  - 多位于终板后缘中线旁，不连续成带状

诊断与鉴别诊断精要

- 椎管内后纵韧带不规则增厚并骨化，并椎管狭窄

典型病例

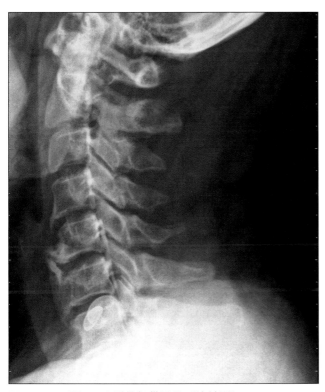

图 13-3-1　颈 5～6 后纵韧带骨化（连续型）
颈椎侧位片示颈 5～7 椎体后缘条形高密度影，与椎体后缘之间可见透亮间隙；颈 5/6 前纵韧带钙化

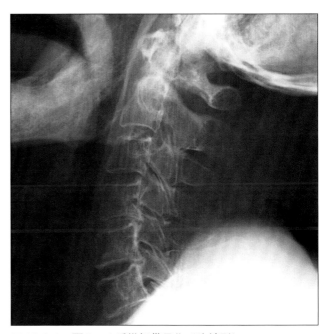

图 13-3-2　颈 2～4 后纵韧带骨化（连续型）
颈椎侧位片示颈 2～4 后纵韧带条形高密度影，与椎体后缘之间可见透亮间隙

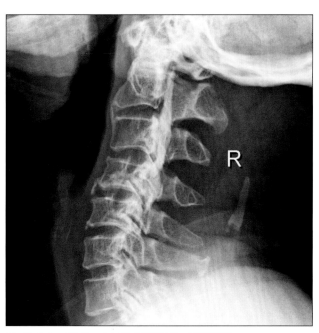

图 13-3-3　颈 2～6 后纵韧带骨化（连续型）
颈椎侧位片示颈 2～5 椎体后缘不规则条状高密度影，另见颈椎骨质增生，项韧带钙化

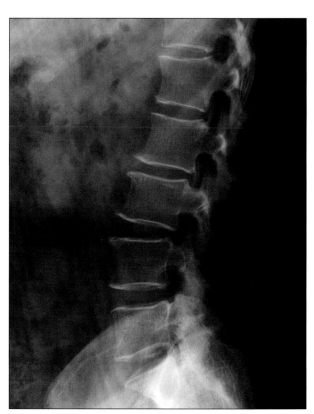

图 13-3-4　腰 1～2、2～3 后纵韧带骨化（节段型）
腰椎侧位片示腰 1～2、腰 2～3 椎体后缘弧形骨化影

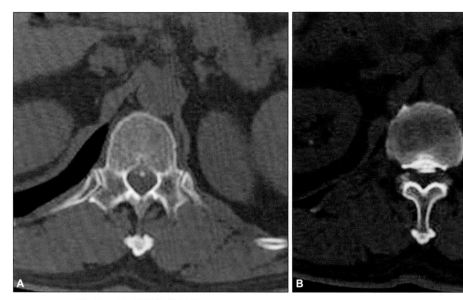

图 13-3-5　胸 11、12 后纵韧带骨化
CT 横断面 A 示胸 11 椎体后缘点状高密度影，B 示胸 12 椎体后缘片状高密度影，硬膜囊受压

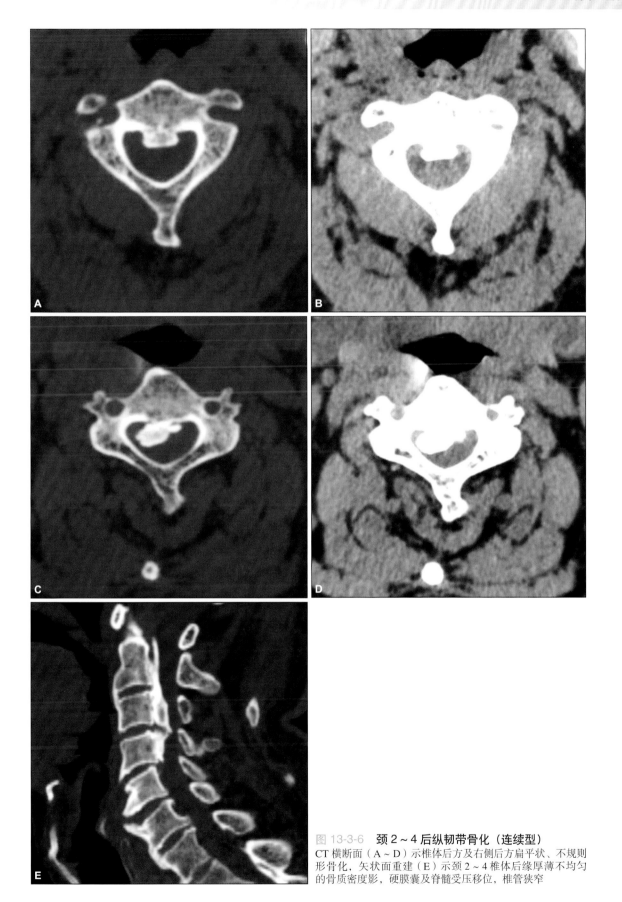

图 13-3-6　颈 2～4 后纵韧带骨化（连续型）

CT 横断面（A～D）示椎体后方及右侧后方扁平状、不规则形骨化，矢状面重建（E）示颈 2～4 椎体后缘厚薄不均匀的骨质密度影，硬膜囊及脊髓受压移位，椎管狭窄

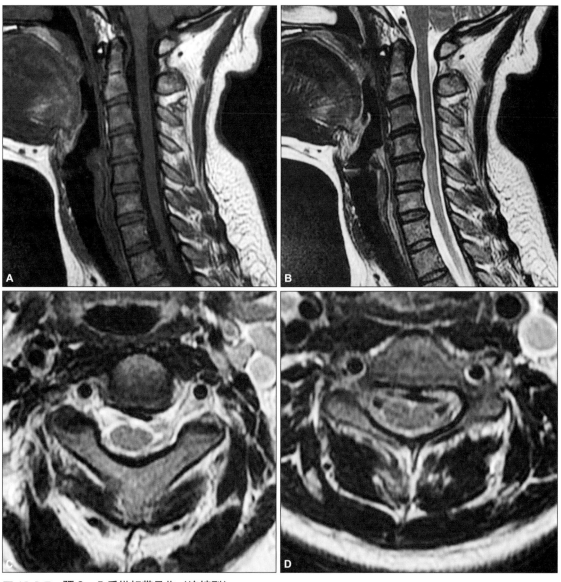

图 13-3-7 颈 2～5 后纵韧带骨化（连续型）
MR 矢状面示颈 2～5 椎体后缘条形 T1WI（A）、T2WI（B）低信号影，横断面 T2WI 示颈 2/3 椎间盘后方及左后方条形低信号影（C），颈 4 椎体后缘横行条状低信号影（D），硬膜囊受压

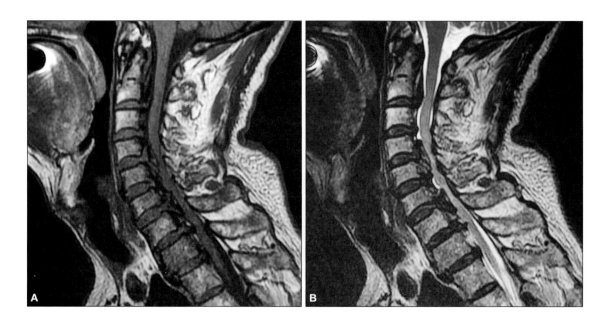

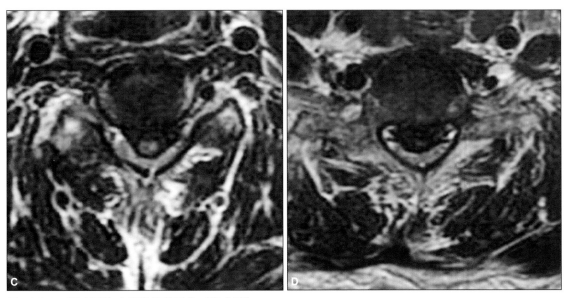

图 13-3-8　颈 1 至胸 1 后纵韧带骨化（混合型）
MR 示颈 1 至胸 1 椎体后缘厚薄不一的 T1WI 等、低信号（A）、T2WI 低信号影（B），部分区域不连续，横断面 T2WI 示颈 4/5（C）、颈 6/7（D）水平椎体后缘山丘状等、低信号影，硬膜囊明显受压，椎管狭窄，脊髓萎缩、软化

（王绍武　孙美玉）

重点推荐文献

[1] 刘洋，袁文. 脊柱后纵韧带骨化性疾病的基础研究进展. 脊柱外科杂志, 2010, 8(2): 120-123.
[2] 王怀云, 何海龙, 叶晓健. 后纵韧带骨化发生机制研究进展. 中华矫形外科杂志, 2008, 16: 1164-1167.
[3] 唐勇, 廖锦元, 曹林德, 等. 颈椎后纵韧带骨化的CT、MRI诊断对比分析. 中国矫形外科杂志, 2008, 16(19): 1516-1517.

第 4 节　脊椎滑脱

【概念与概述】

　　脊椎滑脱（spondylolisthesis）是指因椎体间的连接发生异常导致上位椎体相对于下位椎体的部分或全部滑移，好发于下腰椎，以腰 4～5 最常见，是引起老年人腰痛的主要原因之一

【病理与病因】

一般特征

- 一般发病机制
  - 分为两种
    - 崩裂性（真性滑脱）：椎弓峡部缺损和椎体向前滑动
    - 退变性（假性滑脱）：腰椎椎弓的完整性没有破坏，上位椎体向前、向后或向侧方滑移，同时伴有椎间盘、关节突关节以及周围韧带的退变而导致的椎间关系不稳
  - 分级
    - Ⅰ°：上位椎体移位程度相当于椎体前后径的 0～25%
    - Ⅱ°：上位椎体移位程度相当于椎体前后径的 25%～50%
    - Ⅲ°：上位椎体移位程度相当于椎体前后径的 50%～75%
    - Ⅳ°：上位椎体移位程度相当于椎体前后径的 75% 以上
    - Ⅴ°：上位椎体移位程度相当于椎体前后径的 100% 或更多
- 病因学
  - 分为发育性和获得性两大类
    - 发育性分为高度发育不良和低度发育不良
    - 获得性分为创伤性、手术后、病理性、退行性
- 流行病学
  - 较常见：占人口总数的 5% 左右

大体病理及手术所见

- 椎弓峡部断裂
- 退变性者见椎间关节及椎间盘退变，继发性椎

管、椎间孔和侧隐窝狭窄，椎间关节半脱位、变形，韧带钙化

【临床表现】

表现

- 最常见体征 / 症状
  - 常见症状：下腰痛，并向髋部和下肢放射
  - 压迫症状：间隙性跛行
  - 其他体征 / 症状
    - 腰部前凸度增加，背部触及棘突"阶梯征"

流行病学

- 年龄
  - 崩裂性见于 20～40 岁
  - 退变性见于 60 岁左右
- 性别
  - 崩裂性者男∶女 =2∶1
  - 退变性者女性多见，男∶女 =1∶4

自然病史与预后

- 有椎弓峡部裂者不一定发生滑脱。一旦发生滑脱常逐渐加重，但也可在一定程度上保持相对稳定。极少病例因椎间盘炎而自行发生椎体融合，从而停止进一步滑移
- 病情进展缓慢，预后良好
- 术后可能复发

治疗

- 方法可选
  - 保守治疗
    - 制动、休息、理疗、腰围保护、手法治疗
    - 腹肌和腰背肌的锻炼、减轻体重、有氧运动
    - 硬膜外或选择性神经根注射
  - 手术治疗指征
    - 持续性腰背痛，经保守治疗不缓解，严重影响患者生活者
    - 伴持续性神经根压迫症状或椎管狭窄症状者
    - 严重腰椎滑脱伴有腰骶部畸形者
    - X 线片证实滑脱进展者
  - 手术治疗方法
    - 神经减压术
    - 融合术
    - 滑脱复位术
    - 内固定术

【影像表现】

概述

- 最佳诊断依据：上位椎体向前、后或侧方移位，伴椎弓峡部不连或脊椎退行性变
- 部位
  - 腰椎常见，腰 4/5 为主

X 线表现（图 13-4-1，图 13-4-2）

- X 线摄片
  - 前后位片椎弓峡部裂隙、结构紊乱
  - 侧位片上下关节突之间，自后上斜向前下方裂隙状骨质缺损，边缘可见硬化
  - 左右后斜位示"猎狗"颈部（峡部）一纵行的带状透亮裂隙
  - 侧位示椎体移位，包括前、后和侧方移位，退变性者多不超过Ⅰ°
  - 椎间隙变窄，椎体边缘部骨质增生，终板下骨质硬化

CT 表现（图 13-4-3）

- 平扫 CT
  - 崩裂性者上位椎体向前移位，椎管前后径增加，椎弓峡部不连表现为连续轴位扫描一个椎体在所有层面上均见不到一个完整的椎管骨环
  - 退变性者示"双终板征"，椎间盘退变、膨出，椎间关节炎，椎管变窄
  - 硬膜囊、神经根受压、变形、移位

MRI 表现（图 13-4-4，图 13-4-5）

- 矢状面见椎体移位
- 椎弓崩裂为双侧椎弓根下部偏后出现后上至前下走行骨质缺损，椎管前后径增加
- 退变性者椎间盘膨出，椎间隙变窄，椎间关节增生并半脱位
- T1 加权
  - 峡部裂表现为低信号
- T2 加权
  - 峡部裂表现为低信号

推荐影像学检查

- 最佳检查方法：CT
- 检查建议
  - 容积扫描、MPR 重建可对病变诊断提供帮助

【鉴别诊断】

应注意鉴别真性滑脱和假性滑脱，前者滑移的脊椎的前后径（棘突后缘至椎体前缘）比其下位脊椎的前后径增大；后者无此征象

诊断与鉴别诊断精要

- X线片示上位椎体向前、后或侧方移位
- 椎弓崩裂者示单侧或双侧椎弓峡部不连
- 退变性者示椎间隙变窄，椎间盘膨出、椎间关节增生、变形

典型病例

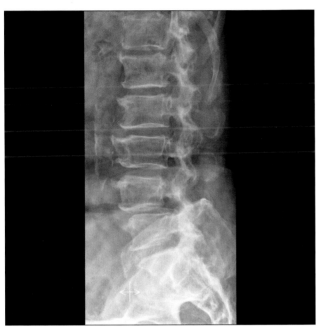

图 13-4-1　**腰 4 椎体前滑脱Ⅰ度**
腰椎侧位片示腰椎退行性变，腰 4 椎体向前轻度移位

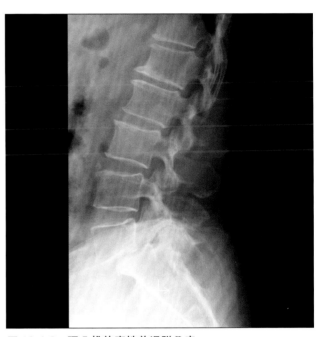

图 13-4-2　**腰 5 椎体真性前滑脱Ⅱ度**
腰椎侧位片示腰 5 椎体向前移位约 1/3 椎体距离，其椎弓峡部可见裂隙及其周围骨质增生硬化。腰 5、骶 1 椎体终板骨质硬化，余胸腰椎骨质增生

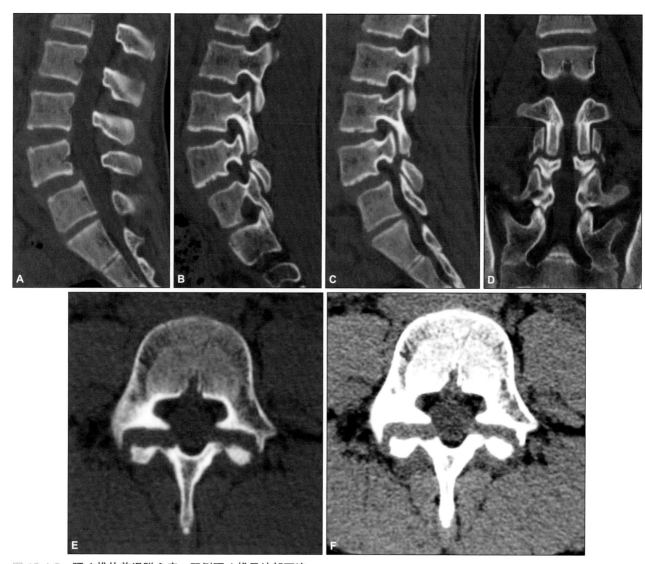

图 13-4-3　**腰 4 椎体前滑脱Ⅰ度，双侧腰 4 椎弓峡部不连**

A. 腰椎 CT 正中矢状面重建示腰 4 椎体轻度向前移位，经双侧椎弓矢状位（B、C）及冠状位（D）示双侧椎弓峡部不连续，横断面（E、F）示双侧椎弓崩裂，其间为软组织密度影

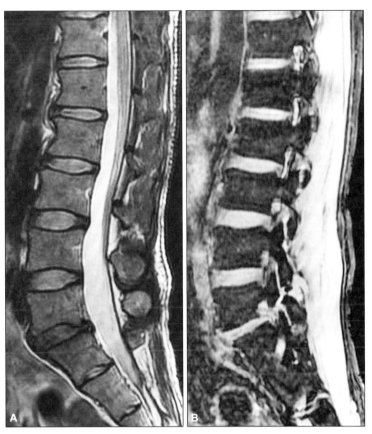

图 13-4-4 **腰 5 椎体前滑脱 I 度**
腰椎 MR 矢状面 T2WI（A）示腰 5 椎体轻度向前移位，腰 5/ 骶 1 椎间盘退行
性变，经右侧椎弓根矢状面 GR 序列（B）示腰 5 椎弓峡部不连续

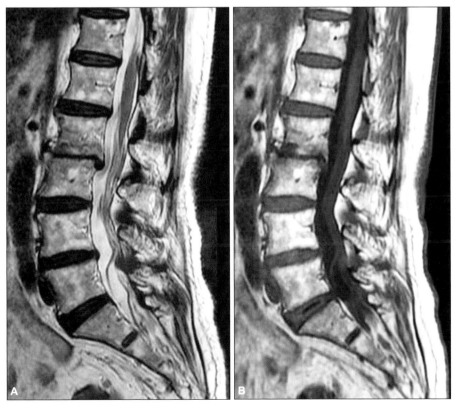

图 13-4-5 **腰 2 椎体后滑脱**
腰椎 MR 矢状面（A，B）示腰 2 椎体轻度向后移位，腰 2/3 椎间隙变窄，腰 4/5 椎间盘膨出，腰
椎退行性变

（王绍武 孙美玉）

重点推荐文献

[1] 蔡成君,刘哲,蒋国强,等.多层螺旋CT在腰椎椎弓峡部裂诊断中的应用.中国中西医结合影像学杂志,2010,8(5):458-459.
[2] 椎弓根角及椎小关节退行性变与腰椎椎体滑脱的相关性研

究.中华放射学杂志,2009,43(2):146-149.
[3] 罗小平,陈奕奕,刘秀祥,等.MSCT容积扫描在诊断腰椎弓峡部裂中的价值.放射学实践,2009,24(5):542-545.

第5节 终板骨软骨炎

【概念与概述】

椎体终板骨软骨炎（endplate osteochondritis）是一种发生于椎体终板的无菌性炎症，常继发于椎间盘退变，是造成患者腰部疼痛的原因之一，脊柱各段均可发病，以腰椎最为常见

- 同义词：椎体终板炎（endplate osteochondritis）

【病理与病因】

一般特征

- 一般发病机制
  - 起源于椎体终板的退行性变
  - 四种类型
    - 骨髓型，占77%：又可分为 Modic Ⅰ型、Ⅱ型、Ⅲ型
    - 椎间盘型，<1%
    - Schmorl 结节型，占13%
    - 混合型，占9%
  - 病因学
    - 病因不明
      - 与局部活动、负重程度等因素有关
      - 自身免疫反应亦为可能的致病因素
  - 流行病学
    - 常见

大体病理及手术所见

- 终板破裂，邻近骨髓不同程度血管化、纤维肉芽组织形成并反应性骨增生

显微镜下特征

- Modic Ⅰ型：邻近椎体骨髓内形成富于血管的纤维组织，处于活动期
- Modic Ⅱ型：椎体内的红骨髓被黄骨髓或脂肪组织取代，处于稳定期
- Modic Ⅲ型：骨质硬化，处于痊愈期

【临床表现】

表现

- 最常见体征/症状
  - 下腰痛、坐骨神经痛、臀部、股后部、大

腿前方等区域疼痛和酸胀感
- 临床病史：脊柱退行性变

流行病学

- 年龄
  - 中老年人
- 性别
  - 男性多于女性

自然病史与预后

- 病程较长，进展缓慢
- 预后良好

治疗

- 方法可选
  - 保守治疗
  - 手术治疗
    - 伴发椎间盘突出等需根据适应证酌情手术治疗

【影像表现】

概述

- 最佳诊断依据：MRI 椎体终板下斑片状异常信号
- 部位
  - 单发或多发，以腰4至骶1常见
  - 多发者多分布在同一椎间隙的上下缘，呈对吻形式
  - 以椎体近双侧缘区域为甚，典型的部位为椎体前上或前下角
- 大小
  - 大小不等
- 形态学
  - 三角形、带状或半球状、不规则形，或沿椎体边缘呈横行带状

X 线表现

- X 线摄片
  - 脊柱退行性变征象（详见本章第一节相关内容）

CT 表现

- 平扫 CT
  - 脊柱退行性变征象（详见本章第一节相关内容）
- 增强 CT
  - 强化不明显

MRI 表现（图 13-5-1，图 13-5-2）

- 软骨终板模糊、变薄、信号异常
- 邻近椎体骨髓受累，呈横行带状、斑片状或不规则形异常信号
- 骨髓型
  - Modic Ⅰ 型：T1WI 呈低信号，T2WI 高信号，T1 增强有强化
  - Modic Ⅱ 型：T1WI 呈高信号，T2WI 呈中等或稍高信号，抑脂序列信号强度下降
  - Modic Ⅲ 型：T1WI 和 T2WI 呈低信号
- 椎间盘型：平扫阴性，增强扫描沿椎间盘边缘见横行线状或带状高信号强化区
- Schmorl 结节型：Schmorl 结节伴周围 Modic Ⅰ 和（或）Ⅱ 型改变
- 混合型：同时出现不同类型和不同时期的病变

推荐影像学检查

- 最佳检查方法：MRI

- 检查建议
  - 增强扫描有助于椎间盘型的检出

【鉴别诊断】

肿瘤

- 转移瘤
  - 多个椎体的溶骨或膨胀性破坏，在 MRI 上表现为骨髓取代，可侵犯附件、椎管或椎旁软组织。一般为 T1WI 低信号；T2WI 中、高或混杂信号与 Modic Ⅰ 型信号相似，但一般不会呈带状对称分布于上下终板
  - 椎间盘很少累及

炎症

- 脊柱结核
  - 椎间盘破坏、椎间隙变窄
  - 骨破坏明显
  - 骨髓水肿常累及整个椎体，T2WI 信号明显升高，增强后强化明显
  - 常见椎旁脓肿
- 化脓性脊椎炎
  - 全身中毒症状较重，病程进展较快
  - 椎体骨髓受侵范围较广泛，椎间盘与椎体界限不清
  - 增强后呈明显均匀或不均匀强化

诊断与鉴别诊断精要

- MRI 上椎体终板下三角形、水平带状或不规则形异常信号，伴有椎间盘退行性变

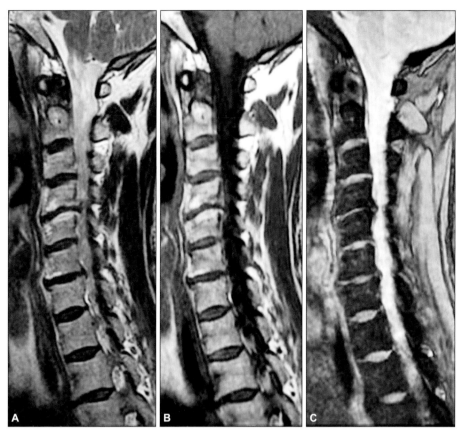

图 13-5-1 颈 4、5、6 椎体终板骨软骨炎（Modic Ⅱ型）

T1WI（A）、T2WI（B）示终板下斑片状高信号影，GR 抑脂（C）后呈等信号

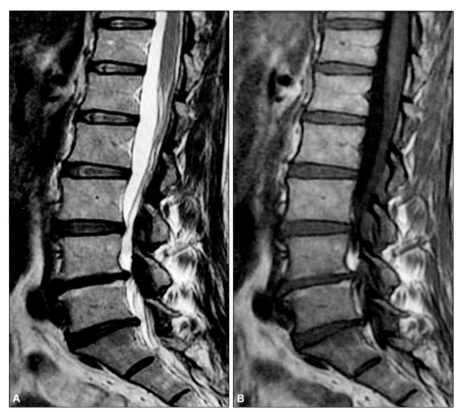

图 13-5-2 腰 4，5 椎体终板骨软骨炎（Modic Ⅱ型）

腰 4/5 间盘退变，相邻终板下见 T1WI、T2WI 高信号影

（王绍武 孙美玉）

重点推荐文献

[1] 张文煜, 廉宗澂, 刘筠, 等. 腰椎终板骨软骨炎的MRI表现与临床意义. 磁共振成像, 2010, 1(4): 286-290.

[2] 张华山, 印隆林, 邓建永. 低场强MRI对腰椎间盘退变伴终板骨软骨炎的诊断价值. 实用放射学杂志, 2009, 25(12):

1775-1777.

[3] 闻建民, 徐庆云. MR自旋回波与TIRM组合序列对椎体终板骨软骨炎的诊断价值. 放射学实践, 2010, 25(8): 923-926.

第 6 节　椎间盘突出症

【概念与概述】

　　椎间盘突出症（disc herniation）是因椎间盘变性，纤维环破坏，髓核突出刺激或压迫脊髓、神经根、马尾神经所产生的一系列临床表现的综合征，其中腰椎间盘突出约占90%，是腰腿痛最常见的原因

【病理与病因】

一般特征

- 一般发病机制
  - 椎间盘周围的纤维环变性，出现裂隙
  - 髓核脱水、变性
  - 软骨终板变薄或不完整
  - 根据突出程度和形态分为四种
    - 膨出
    - 突出
    - 脱出
    - 髓核游离（占 2%~5%）
  - 根据其突出方向分为五种
    - 中央型，在中线位置向后突出
    - 旁中央型
    - 椎间孔型，突向椎间孔
    - 极外侧型，突向椎间孔外口或椎间孔之外
    - Schmorl 结节，穿过终板软骨突向椎体
- 病因学
  - 与椎间盘变性、损伤有关
    - 常由慢性损伤所致，急性外伤使症状加重
- 流行病学
  - 发病率大约为 4.26%
    - 男性 1.9%~7.6%
    - 女性 2.2%~5.0%

大体病理及手术所见

- 椎间盘突出多未突破浅层纤维环
- 椎间盘脱出或游离椎间盘突破纤维环脱出至纵韧带下或游离于椎管内

显微镜下特征

- 髓核细胞分布不均、数量减少、有空泡样变、形态大小不一
- 细胞基质退变，表现为细胞基质疏松，染色深浅不一
- 髓核组织边缘可见大量炎性细胞、巨噬细胞、T 淋巴细胞浸润，局灶性小血管增生

【临床表现】

表现

- 最常见体征 / 症状
  - 颈椎间盘突出：头痛、头颈强直、胸部和上臂疼痛、感觉异常
  - 胸椎间盘突出：疼痛、烧灼感或寒冷感
  - 腰痛、一侧下肢放射痛，咳嗽、喷嚏可加重，活动、弯腰时加剧，休息后减轻
  - 脊柱活动受限，并椎管狭窄有间歇性跛行，棘突压痛
  - 其他体征 / 症状
    - 强迫体位，直腿抬高试验阳性，加强试验阳性，感觉减退
- 临床病史：无

流行病学

- 年龄
  - 青壮年多见，各年龄段均有发病
- 性别
  - 男性多于女性

自然病史与预后

- 预后良好
- 术后可有复发

治疗

- 方法可选
  - 手术
    - 髓核摘除术
    - 椎间孔开窗术
    - 外侧开窗术
  - 微创手术：创伤小
    - 经皮腰椎间盘髓核摘除术（PLD）

- 经皮激光椎间盘气化减压术（PLDD）
  - 保守治疗

【影像表现】

概述

- 最佳诊断依据：椎间盘呈软组织影局限或均匀凸出／脱出／游离于椎体边缘
- 部位；多见于
  - 颈 5/6 椎间盘
  - 中下段胸椎椎间盘
  - 腰 4/5、腰 5/ 骶 1 椎间盘最常见
- 范围
  - 可单个间盘突出，也可多个突出
- 形态学
  - 形态不一，边缘规则或不规则

X 线表现

- X 线摄片
  - 脊柱生理弯曲异常或侧弯
  - 椎间隙均匀或不对称性狭窄，特别是前窄后宽
  - 椎体边缘，尤其是后缘出现骨赘、骨桥或游离骨片
  - 椎小关节增生、肥大、硬化，退行性滑脱等

CT 表现（图 13-6-1 至图 13-6-4）

- 平扫 CT
  - 椎间盘膨出
    - 椎间盘的边缘均匀地超出相邻椎体的边缘
    - 正常椎间盘后缘与相邻椎体终板后缘形态一致即向前微凹，或呈平直或对称性均匀一致呈轻度弧形后凸（后者见于腰 5/ 骶 1）
  - 椎间盘突出直接征象
    - 突出于椎体后缘正中或偏侧的局限性软组织密度影，密度与相应的椎间盘一致
    - 突出的椎间盘边缘可有形态、大小不一的钙化
    - Schmorl 结节
  - 椎间盘突出间接征象
    - 硬膜外脂肪层受压、变形移位甚至消失
    - 硬膜囊和神经根受压、移位
    - 神经根湮没，侧隐窝狭窄
    - 周围骨质结构改变，突出的髓核周围反应性骨质硬化
    - 上、下小关节肥大、骨性椎管狭窄、黄韧带增厚、椎间盘真空征

- 椎间盘脱出
  - 椎体上后缘或下后缘软组织密度影，与突出的椎间盘有狭颈相连
- 髓核游离
  - 髓核游离碎片位于硬膜外，密度高于硬膜囊
- 增强 CT
  - 无强化
  - 或边缘强化

MRI 表现（图 13-6-5 至图 13-6-9）

- 髓核信号减低，椎间隙变窄
- 受压节段脊髓内水肿或缺血改变：T1WI 等、低信号，T2WI 高信号
- T1 加权
  - 膨出：间盘呈边缘光滑的向各方向对称性膨出
  - 突出：突出的髓核突入椎管或／和椎间孔，可压迫硬膜囊前缘出现明显凹陷，最外缘常有一层更低信号影为纤维环外层
  - 脱出：髓核突入椎管呈块状，与未脱出部分之间有窄颈相连，突出部分与未突出部分信号强度相似
  - 髓核游离：椎间盘纤维环及后纵韧带破裂，游离的髓核由此突入椎管
- T2 加权
  - 膨出、突出、脱出、髓核游离：变性、膨／突／脱出及游离的髓核的信号低于正常髓核，形态改变同 T1WI 及 CT 所见
- T1 增强
  - 突出的髓核不强化
  - 或边缘强化
- 磁共振椎管水成像（magnetic resonance myelography，MRM）
  - 根须型：硬膜囊受压，并波及一侧或两侧神经根入口区，多见于中央型
  - 残根型：突出椎间盘偏侧方，波及神经根肩部或腋部，多见于旁中央型
  - 单侧压迹型：突出髓核偏侧方，压迫神经根，多见于旁中央型
  - 根囊角改变型：椎间盘突出累及神经根出口区，多见于极外侧型

推荐影像学检查

- 最佳检查方法：MR

- 检查建议
  - 多平面、多参数成像全面反映椎间盘变性、突出和神经根受压等

【鉴别诊断】

肿瘤

- 椎管内转移瘤
  - CT，上肿瘤软组织肿块的密度 CT 值为 40 ~ 60 Hu，低于突出的椎间盘

- 范围较弥漫，不局限于椎间盘平面
- 可有邻近骨质破坏，增强后见肿块不同程度强化
- 椎间孔内神经纤维瘤
  - 可见局部椎间孔扩大
  - 局部骨质受压侵蚀
  - 增强扫描时肿瘤出现强化

诊断与鉴别诊断精要

- CT 上椎间盘 / 椎体边缘局限性突出的软组织密度影，与椎间盘密度一致
- MR 上椎间盘髓核变性脱水并各向膨隆，或向某一方向突出（主要是向椎管或椎间孔）或游离。突出或游离部分的信号在各序列上与其母体髓核的信号基本相同

典型病例

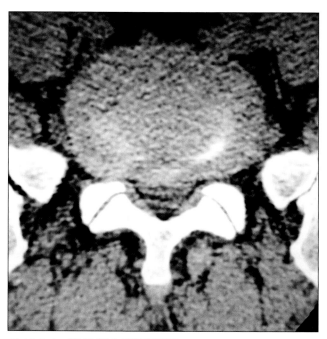

图 13-6-1　**腰 5/ 骶 1 椎间盘膨出**
局部硬膜囊受压

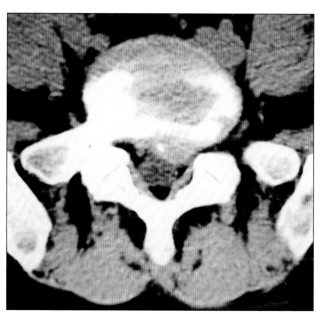

图 13-6-2　**腰 5/ 骶 1 椎间盘突出（旁中央型）**
硬膜囊受压向右后移位

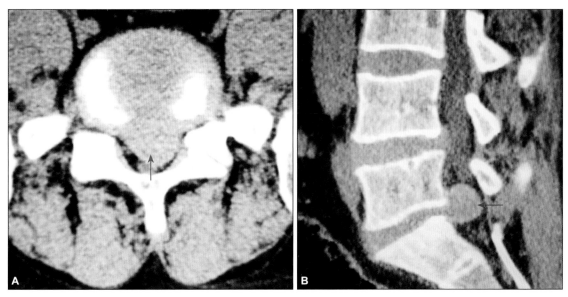

图 13-6-3　腰 5/ 骶 1 椎间盘脱出致椎管狭窄
硬膜囊及神经根鞘受压

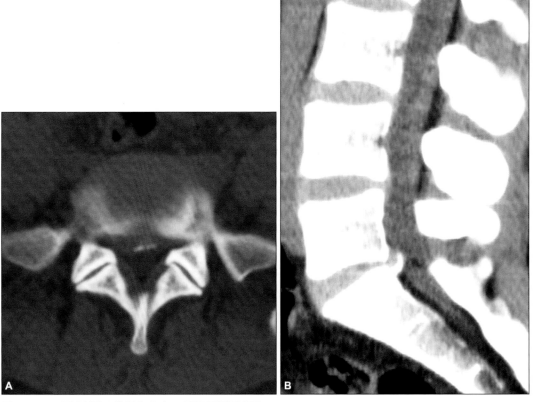

图 13-6-4　腰 5/ 骶 1 椎间盘突出，后缘见弧形钙化

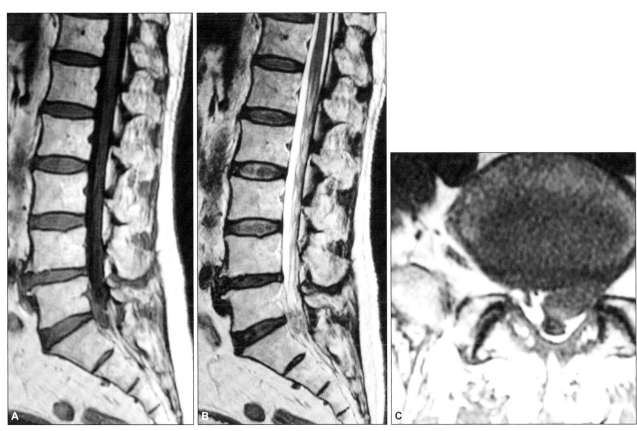

图 13-6-5　**腰椎间盘脱出**
腰椎矢状面 T1WI（A）和 T2WI（B）及横断面 T2WI（C）示腰 5/ 骶 1 椎间盘脱出，位于骶椎的后方

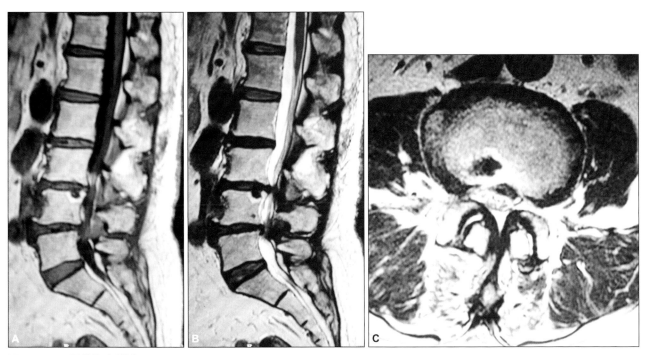

图 13-6-6　**腰椎间盘脱出**
腰椎矢状面 T1WI（A）和 T2WI（B）及横断面 T2WI（C）腰 4 椎体后上缘 Schmorl 结节

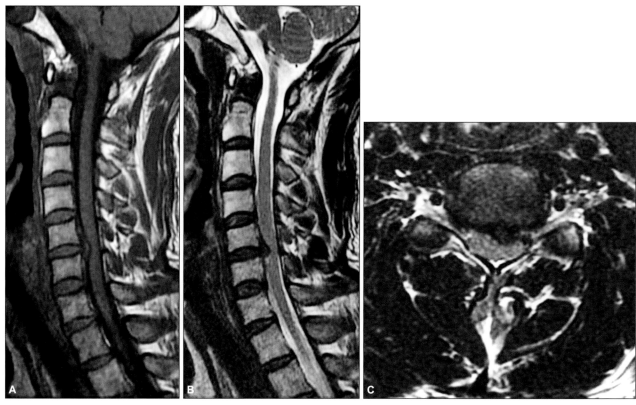

图 13-6-7　**颈 5/6 椎间盘突出（旁中央型）**
A.矢状面 T1WI；B.矢状面 T2WI；C.横断面 T2WI，硬膜囊及脊髓受压变形

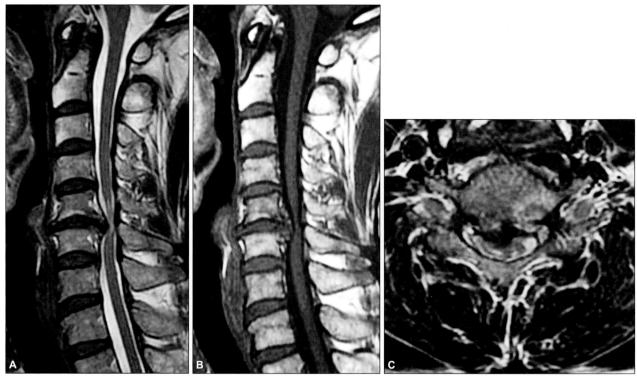

图 13-6-8　**颈 5/6 椎间盘突出**
A.矢状面 T2WI；B.矢状面 T1WI；C.横断面 T2WI。对应的颈髓节段受压变性，椎管狭窄

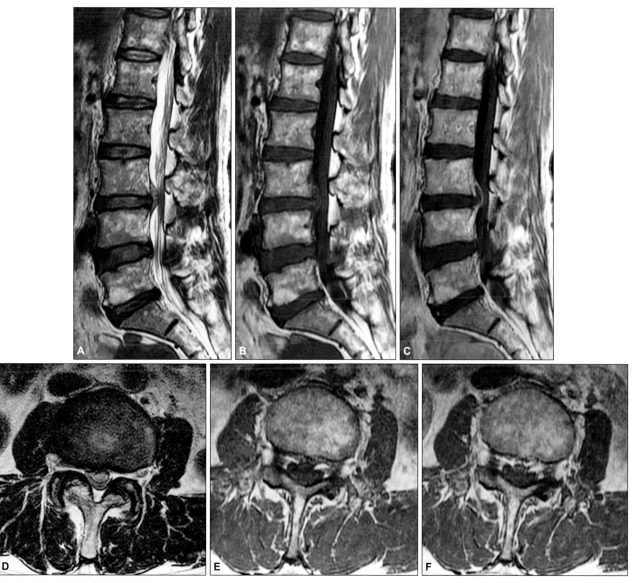

图 13-6-9 **腰 3/4 椎间盘脱出**
A. 矢状面 T2WI；B. 矢状面 T1WI；C. 矢状面 T1WI 增强；D. 横断面 T2WI；E. 横断面 T1WI；F. 横断面 T1WI 增强。增强后边缘强化，硬膜囊及马尾神经受压移位

（王绍武 孙美玉）

重点推荐文献

[1] 胡小新, 陈时洪, 孙兰. 螺旋CT多平面重建对极外侧型腰椎间盘突出症的诊断. 中华放射学杂志, 2003, 37(7): 629-632.

[2] 宋鑫, 林研, 赵卫东, 等. 磁共振椎管水成像在腰椎管内疾患的影像特点及其与手术诊断符合率. 中国脊柱脊髓杂志, 2010, 20: 531-536.

[3] 王洪波, 陈焱君, 吴泽文, 等. MR扩散张量成像在腰椎间盘病变中的临床价值. 中国临床医学影像杂志, 2010, 21(2): 103-106.

第 7 节　椎缘骨

【概念与概述】

　　椎缘骨（marginal cartilage node or limbus vertebra）为发生于椎体前缘的三角形骨块，为边缘性软骨结节的一种特殊类型

　　同义词：边缘骨、椎前边缘体、永存骨骺、椎角离断体、椎前缘软骨结节、椎体额外骨突

【病理与病因】

一般特征

- 一般发病机制
  - 学说不一
    - 外伤所致
    - 为一永存骨骺
    - 系椎间盘突出（髓核向前下方或前上方突入下位椎体前上角或上位椎体前下角）
- 病因学
  - 病因不明
    - 椎体存在某种先天发育缺陷
    - 髓核突出，自椎体软骨板和椎体骨骺交界薄弱区疝入
    - 椎体骨骺与椎体分离，形成三角形的骨块
- 流行病学
  - 少见：占成人脊柱病变的 1% 左右

大体病理及手术所见

- 由髓核和软骨成分、骨质缺损区及骨块构成

【临床表现】

表现

- 最常见体征 / 症状
  - 无症状
  - 其他疾病或异常引起的体征 / 症状
    - 腰腿痛
- 临床病史：无

流行病学

- 年龄
  - 见于任何年龄段，成年以后较多见
- 性别
  - 无性别差异

自然病史与预后

- 病程不等，多在体检或外伤摄片时偶然发现
- 预后良好

治疗

- 症状多不是由此引起，治疗应针对引起症状的

疾病或异常

【影像表现】

概述

- 最佳诊断依据：椎体前上角或下角单发或多发三角形骨块
- 部位
  - 腰 4 椎体，其次为腰 3 和腰 5，骶椎及胸椎少见
  - 一般为单发，少数多发
  - 多在椎体前上角和下角，以前上角多见，位于椎体前 1/3
- 大小
  - 大小不等
- 形态学
  - 三角形

X 线表现（图 13-7-1，图 13-7-2A）

- X 线摄片
  - 侧位片示三角形骨片
  - 周围见皮质样硬化，内为骨松质，后缘为一斜面
  - 对应的椎体前缘为斜形缺损，边缘硬化，厚 2 ~ 5mm
  - 骨块与椎体间夹有一条厚薄不一的透亮带

CT 表现（图 13-7-2B，图 13-7-3）

- 平扫 CT
  - 椎体前缘骨质缺损，边缘硬化，硬化带厚 2 ~ 5mm
  - 骨质缺损区 CT 值 70 ~ 90Hu，与同层椎间盘密度相同
  - 缺损区前方见长条状或节段状游离骨片
- 增强 CT
  - 无强化

MRI 表现（图 13-7-4）

- T1 加权
  - 游离骨块呈低信号，如内有骨髓，可见其内呈高信号
  - 骨质缺损区与椎间盘等信号
- T2 加权
  - 游离骨块呈低信号，如内有骨髓，可见其内呈等、高信号
- T1 增强

- 无强化

推荐影像学检查

- 最佳检查方法：X 线脊柱侧位片
- 检查建议
  - 诊断困难者 CT 重建及 MRI 有帮助

【鉴别诊断】

- 椎体前缘骨质增生
  - 椎体前上、椎体下、后缘或侧缘均可出现
  - 多与椎体骨质相连，为椎体的骨性突出部分，前缘尖锐

- 椎体前缘无缺损区
- 椎间韧带钙化
  - 多位于椎间隙前端正中
  - 呈等腰三角形，基底平齐于椎体前缘，尖端指向椎间盘
  - 椎体前角无局限性缺损
- 椎体骨折
  - 常有急性外伤史
  - 椎体前缘骨块与椎体骨质缺损相吻合
  - 如为急性骨折，骨块与椎体相邻缘无硬化带

诊断与鉴别诊断精要

- 脊柱 X 线侧位片示腰椎体前上角或前下角三角形游离骨块，相对的椎体前缘斜行缺损
- CT 及 MR 上骨块与椎体之间间隙的密度及信号与髓核一致

典型病例

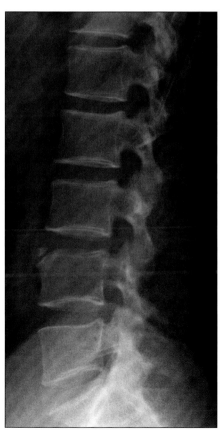

图 13-7-1　腰 4 椎体前上缘椎缘骨

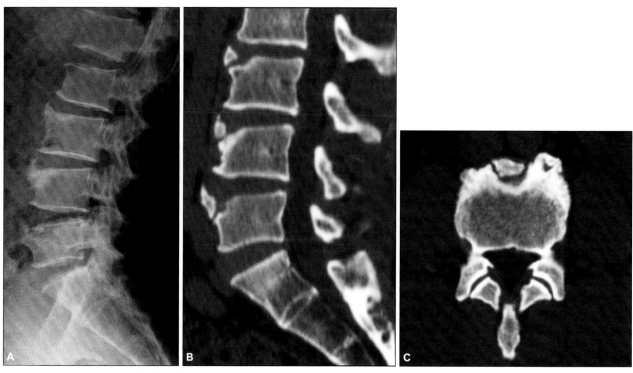

图 13-7-2　腰 3、4、5 椎体前上缘椎缘骨

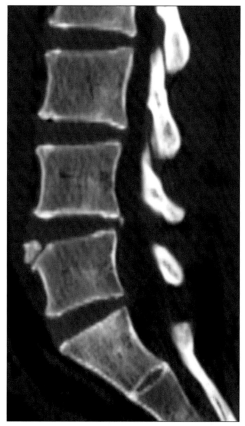

图 13-7-3　腰 5 椎体前上缘椎缘骨

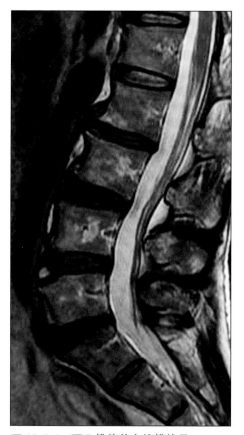

图 13-7-4　腰 5 椎体前上缘椎缘骨

（王绍武　孙美玉）

重点推荐文献

[1] 郑涛. 成人椎缘骨的临床X线诊断回顾. 中外医学研究, 2010, 8(18): 85-86.

[2] 梁菊香, 邓新源, 罗志程. 腰椎前椎缘骨的MRI探讨. 河北医学, 2010, 16(7): 839-841.

[3] 杨宪良, 苏秉亮, 张晓东. 椎缘骨及腰椎软骨结节的CT诊断. 内蒙古医学杂志, 2007, 39(4): 483-484.

第8节　椎体后缘软骨结节

【概念与概述】

　　椎体后缘软骨结节（vertebral posterior marginal cartilaginous node，VPMN）是指在青少年时期，髓核组织经破裂的椎体终板突入椎体后缘松质骨内，导致椎体后缘小骨块与椎体分离突向椎管，压迫马尾及神经根的一种病变，为边缘性软骨结节的一种特殊类型

　　同义词：椎后缘骨

【病理与病因】

一般特征

- 一般发病机制
  - 椎间盘经破裂的软骨板突入椎体与骨突环之间，导致骨突环撕脱、移位、骨化
- 病因学
  - 学说不一
    - 外伤说：外伤或者腰部扭伤为诱因
    - 骨化障碍说：软骨板先天性缺陷
    - 椎间盘突出
- 流行病学
  - 少见

大体病理及手术所见

　　切除的病变区域可见透明软骨、退变的椎间盘组织、骨质缺损和掀起的骨块

【临床表现】

表现

- 最常见体征/症状
  - 腰腿痛
  - 其他体征/症状
    - 间歇性跛行
    - 双下肢麻木、无力
    - 下腰叩击痛
    - 直腿抬高试验阳性
- 临床病史：少数患者有外伤病史

流行病学

- 年龄
  - 以20～30岁居多
- 性别
  - 男性多于女性

自然病史与预后

- 起病隐匿，病程缓慢
- 预后良好

治疗

- 方法可选
  - 手术治疗
    - 椎板减压，病变切除
  - 保守治疗

【影像表现】

概述

- 最佳诊断依据：单发或多发椎体后上角或后下角三角形骨块
- 部位
  - 腰4椎体最常见
  - 一般为单发，少数多发
  - 多在椎体后上角和下角，以后下角多见
- 大小
  - 大小不等
- 形态学
  - 三角形、弧形、形态不一，边缘硬化或毛糙不清

X线表现

- X线摄片（图13-8-1A）
  - 正位片示椎体后缘中部弧状或拱门状上抬，边缘硬化可呈花边状
  - 侧位片示椎体后上和（或）后下角处弧状或切迹状骨质缺损
  - 与缺损区相对应，见形态不一的骨块翘起并突入椎管内
  - 骨块的后下缘为光滑致密的皮质，而前缘多毛糙，与椎体后缘相连或不相连
  - 周围见皮质样硬化

CT 表现

- 平扫 CT（图 13-8-1B，图 13-8-2）
  - 椎体后缘近终板处骨质缺损，边缘硬化，硬化带完整或不完整，厚 1～2mm
  - 骨质缺损区 CT 值 70～90Hu，与同层椎间盘密度相同
  - 缺损区后方见条状或弧形骨块突入椎管内，完全或部分与椎体分离
  - 硬膜囊受压，多合并同层面椎间盘向椎管内突出
  - 部分病例有明显的椎管狭窄征象
- 增强 CT
  - 骨块无强化

MRI 表现

- T1 加权
  - 骨块呈低信号
  - 骨质缺损区与椎间盘等信号
- T2 加权
  - 骨块呈低信号
  - 骨质缺损区与椎间盘等信号
  - 可见硬膜囊及脊髓受压、移位
- T1 增强
  - 骨块无强化

推荐影像学检查

- 最佳检查方法：CT
- 检查建议
  - CT 的 MPR 重建对诊断及鉴别诊断有帮助

【鉴别诊断】

- 椎间盘突出并钙化
  - 钙化一般发生在椎间盘中部
  - 椎体结构完整
  - 椎体后缘无明显缺损
- 椎体后缘骨折
  - 有明确的外伤史
  - 影像表现为骨折块与骨折缺损区大小、形态相对应
  - 急性者骨块与椎体相邻区无硬化带
- 后纵韧带骨化
  - 多在椎间隙后缘居中，颈段最常见
  - 一般不与椎体相连
  - 椎体无骨质缺损区及周围硬化带
- 椎体后缘骨质增生
  - 多见于老年患者，系脊柱退行性变的结果
  - 椎体前、侧缘也可出现，与椎体紧密相连
  - 密度较高，高密度中不含软组织密度影
  - 椎体后缘无缺损区

诊断与鉴别诊断精要

- 脊柱 X 线侧位片示椎体后缘不规则缺损，边缘致密硬化
- 缺损区后方有骨块，并可突入椎管内
- CT 及 MR 上骨缺损区密度及信号与椎间盘一致
- 硬膜囊及神经根受压，可伴有椎间盘突出

典型病例

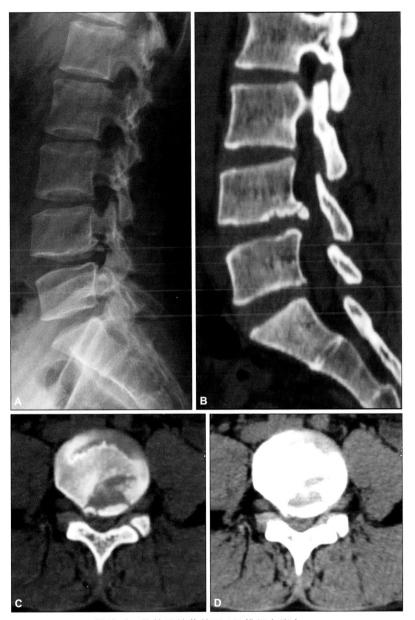

图 13-8-1　腰 4 椎体后下缘软骨结节并腰 4/5 椎间盘膨出

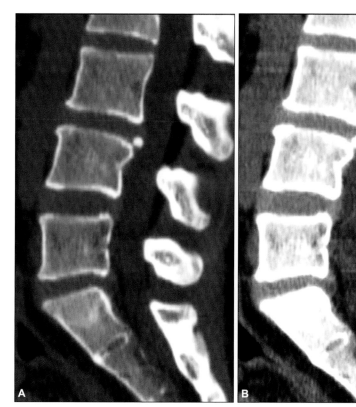

图 13-8-2　腰 4 椎体后上缘软骨结节

（王绍武　孙美玉）

重点推荐文献

[1] 陈延，吴政光. 腰椎椎体后缘软骨结节的CT诊断. 实用放射学杂志，2010, 26(4): 547-549.
[2] 张宇，孙振辉、夏英鹏，等. 腰椎椎体后缘骨软骨病的临床特点与手术治疗. 中国矫形外科杂志，2009, 17(5): 336-340.
[3] 陈炜. 腰椎椎体后缘软骨结节的CT诊断与临床意义分析. 放射学实践，2007, 22(5): 509-510.

第 9 节　椎间盘炎

【概念与概述】

　　椎间盘炎（spondylodiscitis）是椎间隙及椎体终板的感染性疾病，分为原发性和继发性。原发性椎间盘炎少见，可发生于任何年龄，老年人多见；继发性椎间盘炎通常称为手术后椎间盘炎，是脊椎外科手术的一种并发症

【病理与病因】

一般特征

- 一般发病机制
  - 原发性者为经血液循环将细菌带入椎间盘
  - 继发性椎间盘炎为手术、椎间盘穿刺、开放性外伤等将细菌直接带入椎间盘
  - 其他致病因素
- 病因学
  - 细菌性感染；最常见，多为金黄色葡萄球菌
  - 无菌性炎症
  - 自身免疫反应
- 流行病学
  - 少见：原发性者约每年 1.1/10 万
- 相关异常

　　白细胞增高，红细胞沉降率增快，C 反应蛋白（CRP）升高

大体病理及手术所见

- 椎间盘水肿、液化、坏死
- 终板破坏，髓核出血，邻近椎体骨髓充血、渗出、破坏

显微镜下特征

- 椎间盘软骨、纤维环炎性细胞浸润、水肿

- 终板破坏，终板下骨质吸收，血管扩张，肉芽组织生成
- 髓核出血、突出，周围见中性类细胞
- 新生骨形成

【临床表现】

表现
- 最常见体征／症状
  - 局部疼痛：痉挛性、进行性，体位变化时明显
  - 压迫症状：肢体感觉、运动障碍和直腿抬高受限
  - 其他体征／症状
    - 局部深压痛，叩击痛
    - 食欲不振、全身不适、间歇性或持续性高热
- 临床病史：其他部位的感染，或涉及椎间盘的手术（操作）史

流行病学
- 年龄
  - 任何年龄均可发病，多见于老年人
- 性别
  - 无性别差异

自然病史与预后
- 预后良好
- 术后可有复发

治疗
- 方法可选
  - 手术：保守治疗效果不明显，炎症急性期后、病情允许应积极手术
    - 间盘镜后路刮除病灶
    - 后路开窗病灶清除术
    - 前方经腹膜外入路病灶清除术并椎间植骨融合术
    - 前后路联合病灶清除术
    - 病灶清除术联合植骨内固定术
  - 保守治疗
    - 制动、休息、足量的抗生素治疗
    - 治疗时间长，易复发

【影像表现】

概述
- 最佳诊断依据：椎体边缘模糊，终板破坏，椎间隙变窄
- 部位
  - 颈椎、胸椎、腰椎，以腰椎最常见

  - 椎间盘，相邻椎体上下缘
- 范围
  - 椎间盘早期增厚；晚期变扁、破裂或消失
- 形态学
  - 椎间盘：边缘不整
  - 相邻椎体：部分或整个椎体，边界模糊

X 线表现
- X 线摄片
  - 前期无明显异常
  - 后期（4 周后）
    - 病变进展迅速，早期即椎间隙变窄
    - 相邻椎体边缘模糊，终板不规则破坏
    - 上下椎体骨质增生，晚期甚至两椎体骨性融合

CT 表现（图 13-9-1，图 13-9-2）
- 平扫 CT
  - 椎体骨质破坏，尤其是在两椎体的相邻面，周围软组织肿胀
  - 后期椎体相邻面及附近骨质增生硬化，边缘骨质骨赘形成
- 增强 CT
  - 明显强化，如有脓肿表现为周边强化的不强化区

MRI 表现（图 13-9-3）
- T1 加权
  - 椎间隙平面椎旁软组织增厚，呈低信号
  - 椎间盘上下的椎体骨髓呈低信号
- T2 加权
  - 破坏的椎间盘、邻近骨髓及周围软组织呈高信号，坏死液化区信号更高
  - 椎间盘中心低信号裂隙消失
- T1 增强
  - 破坏的椎间盘、邻近骨髓及周围软组织明显强化，脓肿表现为不强化区但其周边可有强化环

推荐影像学检查
- 最佳检查方法：增强 MR
- 检查建议
  - 磁共振对发现早期病变较敏感

【鉴别诊断】

退变
- 脊柱退行性变
  - 发病缓慢，无急性腰痛和发热史
  - 椎体无骨质破坏，增强扫描无强化

○ MR 椎间盘为 T1WI、T2WI 低信号

○ MR 终板下可发生骨髓水肿、骨髓黄髓化和骨质增生而有相应的信号改变

○ 无椎旁脓肿形成

感染

● 脊柱结核

○ 可有结核病症状，起病隐袭、病程迁延

○ 椎体破坏明显可有泥沙样死骨或钙化但无明显的骨质增生硬化，邻近脊椎骨质疏松，椎体破坏明显的可呈楔形变致脊柱后突、成角畸形

○ 常形成结核性脓肿，可位于骨破坏区内、椎间隙和椎旁，有时可形成巨大脓肿

● 脊柱化脓性骨髓炎

○ 椎间盘无受累

肿瘤

● 脊柱转移瘤

○ 多个椎体骨质破坏，上下椎体的骨质破坏多不对称

○ 无椎间盘破坏，无椎间隙狭窄，无椎旁脓肿

诊断与鉴别诊断精要

● 起病急、症状剧烈

● 椎间隙变窄，椎体相邻面骨质破坏出现早，可有脓肿形成

● 增强后椎间盘、相邻椎体及脓肿壁明显强化

● 晚期受累间盘明显变窄甚至骨性融合，骨质增生硬化明显

典型病例

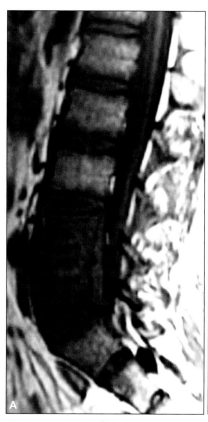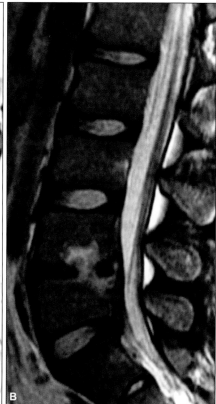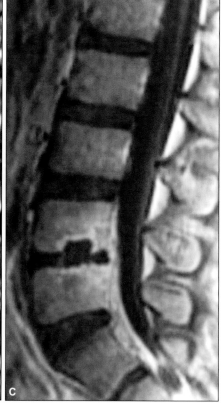

图 13-9-1　腰 4/5 椎间盘炎

MRI 示腰 4/5 椎间盘变扁，正常髓核信号消失。相邻椎体骨质破坏，破坏区 T1WI（A）低信号、T2WI（B）高信号影，增强（C）后仅见边缘强化，提示脓肿形成。腰 4 至骶 1 椎体后缘软组织增厚，增强后见明显较均匀强化。腰 4、5 椎体骨髓亦见强化

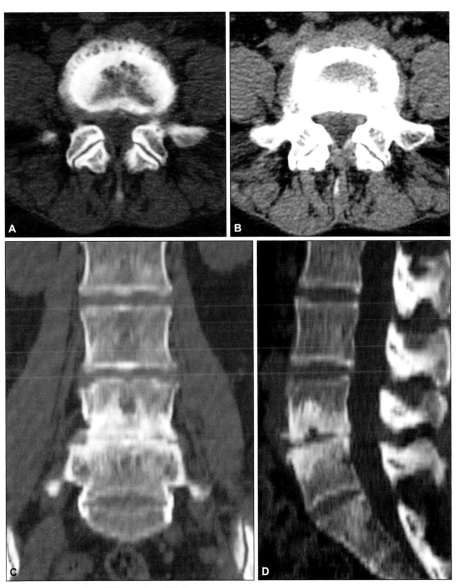

图 13-9-2　腰 4/5 椎间盘炎（晚期）

A. CT 横断面像示腰 4 椎体骨质硬化；B. 边缘见环形软组织密度影；C，D. 冠状面及矢状面重建示腰 4/5 椎间隙明显变窄，椎体相邻面骨质增生硬化并破坏

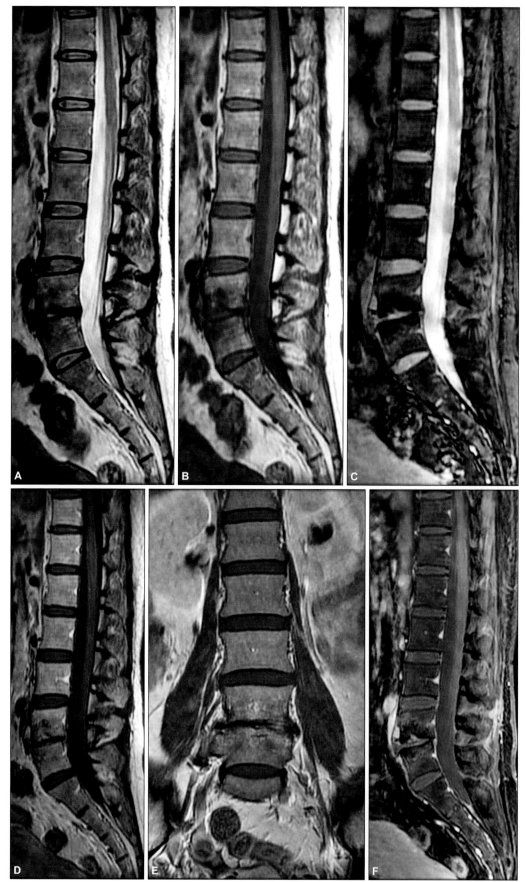

图 13-9-3　**腰 4/5 椎间盘炎**
MRI 示腰 4/5 椎间盘明显变扁，信号减低，相邻椎体不规则骨质破坏，周围见片状 T1WI、T2WI 混杂信号影
（A. T2WI；B. T1WI；C. GR）；增强（D、E、F）后见轻度斑片状强化

（王绍武　孙美玉）

重点推荐文献

[1] 赵尚开, 李银喜, 冉华. 椎间盘炎与脊柱结核的MRI鉴别诊断. 医学影像学杂志, 2010, 20(11): 1700-1702.
[2] 刘玉珂, 张敏, 王锐, 等. 椎间盘炎的MR诊断及临床表现.

实用放射学杂志, 2007, 23: 1665-1668.
[3] 姚炳乾, 董杰, 李政义, 等. 椎间盘炎的MRI影像诊断(附7例分析). 医学影像学杂志, 2006, 16(9): 1007-1009.

主要参考文献

[1] 曹洪海, 李明. 成人退行性脊柱侧凸的研究现状. 中国矫形外科杂志, 2006, 14(1): 63-65.
[2] 曾岩, 陈仲强, 郭昭庆, 等. 腰椎管狭窄症伴退变性腰椎侧凸患者的影像学表现与临床特点. 中国脊柱脊髓杂志, 2007, 17(10): 753-756.
[3] 郭玉芳, 王庆兵, 杜红升. 颈椎后纵韧带骨化症(OPLL)的影像学诊断和分析. 中外健康文摘, 2010, 7: 75-76.
[4] 周先虎, 冯世庆. 退行性腰椎滑脱的发病机制及其手术治疗. 中国矫形外科杂志, 2006, 14(19): 1473-1476.

[5] 张荣恒, 马洪宇, 袁方, 等. 腰椎间盘突出症的CT及MR诊断价值比较. 实用诊断与治疗杂志, 2008, 22(3): 213-214.
[6] 肖利华, 郑晓林, 王志炜, 等. 腰骶脊神经根MR成像术在腰椎间盘突出中的应用. 临床放射学杂志, 2008, 27(7): 930-932.
[7] 任家君. 椎缘骨2例. 中国法医学杂志, 2005, 20(1): 53-53.
[8] 王自立, 陈军, 乔永东, 等. 胸椎椎体后缘骨内软骨结节的发生特点与手术治疗. 中华骨科杂志, 2007, 27(1): 19-25.

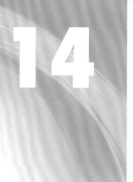

骨与关节其他疾病

第1节　骨增生性疾病

一、结节性硬化

【概念与概述】

结节性硬化症（tuberous sclerosis complex，TSC）是一种斑痣性错构瘤病（phakomatosis），呈常染色体显性遗传，表现为多器官错构瘤（hamartoma）的遗传综合征

- 同义词：Bourmeville 病

【病理与病因】

一般特征

- 一般发病机制
  - 病理机制尚未明了
    - 据骨内多发硬化小结节的生长特点推测，可能在骨骼生长与骨化过程中，成熟的骨小梁发生了融合，不能再吸收和塑型，导致致密骨斑样发育异常
- 遗传学
  - 常染色体显性遗传
    - TSC 的第一个致病基因——*TSC1* 基因：9 号染色体长臂上（9q34），与 AKI 和 ABO 血型连锁，共同编码错构瘤蛋白（hamartin）
    - TSC 的第二个致病基因——TSC2 基因：16 号染色体短臂上（16p13.3），与 I 型多囊肾（PKD）基因近端的 DNA 标记有连锁，编码马铃薯球蛋白（tuberin）
    - *TSC1* 和 *TSC2* 基因是 2 个肿瘤抑制基因，可直接结合，它们可引起同一种表型。TSC1 和 TSC2 的蛋白结合复合物可参与多个细胞信号通路，包括细胞生长、细胞增殖、细胞内信号传导、细胞黏附和细胞迁移等；不结合成复合物时各自起什么作用，目前尚需进一步研究。TSC 基因自发性突变率 50% ~ 80%

- 病因学
  - 常染色体显性遗传性疾病
- 流行病学
  - 发病率：1/9000 ~ 1/6000
  - 1/3 家族性发病倾向，2/3 散在分布
  - TSC 约 40% 累及颅面骨，60% 累及四肢骨

大体病理及手术所见

- 多种器官、多发性、错构瘤性损害：器官发育不良，新生物
  - 错构瘤性损害累及 3 个胚层的组织和器官，如脑、皮肤、肾、视网膜、心脏、肝、肺、骨骼等

显微镜下特征

- 无

【临床表现】

表现

- 最常见体征 / 症状
  - 特征性临床表现：面部血管纤维瘤、癫痫发作和智力障碍
  - 其他临床表现：非外伤性指（趾）甲或甲周纤维瘤，多处色素减退斑（hypomelanotic macules），鲨鱼皮斑（shagree patch），大脑皮质结节，脑室管膜下结节，脑室管膜下巨细胞星形细胞瘤，多个视网膜结节性错

构瘤，单发或多发心脏横纹肌瘤，淋巴管平滑肌瘤病，肾血管平滑肌脂肪瘤；多个肾囊肿，非肾异位瘤（non-renal hamartoma），错构瘤性直肠息肉，视网膜色素缺失斑，脑白质放射移行线（cerebral white matter radial migration lines），骨囊肿，齿龈纤维瘤，皮肤碎纸屑样斑（confetti skin lesions），随机分布的牙釉质多发性凹陷等
- 临床病史
  - 患者常无骨骼症状表现

流行病学
- 年龄
  - 通常青少年多见
- 性别
  - 男性 > 女性

自然病史与预后
- 骨骼病变一般不影响患者的生存
- 可能随骨骼的生长而增大与融合

治疗
- 主要为对症治疗

【影像表现】

概述
- 最佳诊断依据：多发小结节硬化
- 部位：颅面骨、椎体及附件、四肢骨等
- 大小：约 0.3cm（0.2 ~ 3.2cm）
- 形态学：类圆形

X 线表现
- 骨内斑点状或斑片状硬化灶（图 14-1-1）

CT 表现
- 骨骼硬化小结节（图 14-1-1）
  - 骨松质内类圆形硬化影，边界锐利
  - 骨皮质骨化性病变常不规则，并与骨皮质相连、延续
  - 囊样病灶并周围骨硬化环
- 象牙骨样硬化（图 14-1-1）
  - 多发性骨化性病变可融合成大片状，致颅骨内外板相连、椎体及附件硬化、肋骨硬化等
  - 一般患骨形态、大小无明显改变
- 局限性骨皮质增生
  - 短管状骨骨皮质增厚

MRI 表现
- T1WI 和 T2WI 均为低信号改变

超声表现
- 无

核医学表现
- Tc-99m HDP 骨闪烁成像可显示"热区"或"冷区"

推荐影像学检查
- 最佳检查方法：CT
- 检查建议
  - 头颅 CT 检查发现室管膜下多发钙化灶时，应调节到骨窗观察颅面骨是否有多发硬化灶
  - 发现椎体及附件斑片状硬化灶时，应注意是否合并肾、肝等囊肿或错构瘤

【鉴别诊断】
- 成骨性骨转移瘤
  - 相似
    - 骨内多发斑片、结节状硬化灶
  - 不同
    - 骨骼病灶常为边界欠清晰的团片状结节影，常不匀称
    - 有明显与骨骼改变相关的症状
    - 40 岁以上，有原发肿瘤史
    - 近期随访观察病灶范围扩大及新的病灶迅速出现
- 脆弱性骨质硬化症
  - 相似
    - 病因不明，可见于任何年龄的全身性骨病
  - 不同
    - 长骨的骨端与扁平骨、短骨内斑点状骨质增生，常两侧对称性出现，但不侵及骨干，在颅骨、椎体和肋骨少见
    - 无临床症状，皮肤可有豆状纤维化、皮下结节等改变
- 肢骨纹状肥大症（蜡油骨病）
  - 相似
    - 短骨、扁平骨受累的斑点状骨质增生
  - 不同
    - 其典型表现为沿一侧肢体骨的骨皮质呈自上而下的流淌样蜡油，并跨越关节，可抵达趾骨末节，呈多骨偏心性骨皮质的连续条状或斑块状增生，酷似蜡烛旁流附的蜡泪样影像特征
- 骨岛 - 内生性骨疣
  - 相似

- 骨内多发斑片、结节状硬化灶
  - 不同

- 不伴有其他多系统发育障碍性病变
- 好发于骨盆及下肢长骨干骺端骨松质

> **诊断与鉴别诊断精要**
>
> - 临床已诊断为结节性硬化症，无骨骼症状表现
> - 骨松质内类圆形钙化影，边界锐利；骨皮质钙化性病变常不规则，并与骨皮质相连、延续

重点推荐文献

[1] 程建敏, 郑祥武, 黄云较, 等. 结节性硬化症的骨骼影像学特征. 中华放射学杂志, 2007, 41(6): 574-577.
[2] 周光金, 赵玉武. 结节性硬化症的遗传和病理发生机制（综述）. 国外医学遗传学分册, 2005, 28(2): 121-125.
[3] Orlova KA, Crino PB. The tuberous sclerosis complex(Review). Ann N Y Acad Sci, 2010, 1184(1): 87-105.

二、内生性骨疣（骨岛）

【概念与概述】

内生性骨疣（enostosis）是软骨内化骨的发育错误，表现为骨松质内可见岛状成熟的致密骨，为软骨内化骨和骨改建的过程中多余的骨小梁未被吸收的区域

- 同义词：骨岛（bone island），钙化性骨髓缺陷（calcified medullary defect），骨斑（bone spot）

【病理与病因】

一般特征

- 一般发病机制
  - 某些后天原因或先天的原因导致软骨内化骨的异常，软骨内化骨过程中某些区域应被改建吸收的骨小梁不能被改建、吸收，便在骨松质中残留岛状成熟的密集骨质
- 遗传学
  - 未明
- 病因学
  - 软骨内化骨的发育错误
- 流行病学
  - 发病率：无统计数据
  - 分布：骨松质

大体病理及手术所见

- 骨松质内可见小块致密骨

显微镜下特征

- 呈成熟的板层状骨结构环绕于哈佛系统周围，粗大的棘刺状小梁呈放射状伸出，并与周围的骨小梁移行连接。骨岛内也可见一些非板层状、未发育成熟的网织状骨小灶。一般无成骨细胞和破骨细胞

【临床表现】

表现

- 最常见体征 / 症状
  - 骨岛无症状，一般因其他原因照片而偶然发现
- 临床病史
  - 无骨骼症状表现

流行病学

- 年龄
  - 成人＞儿童（发病于儿童，但因无症状而不检查，多为成人因其他原因就医并照片时偶然发现病变，故发现病变统计学成人多于儿童）
- 性别
  - 男性＝女性

自然病史与预后

- 骨骼病变一般不影响患者的生存
- 可能随骨骼的生长而增大与骨皮质融合

治疗

- 一般不需要治疗

【影像表现】

概述

- 最佳诊断依据：松质骨内均匀、致密的骨硬化区

典型病例

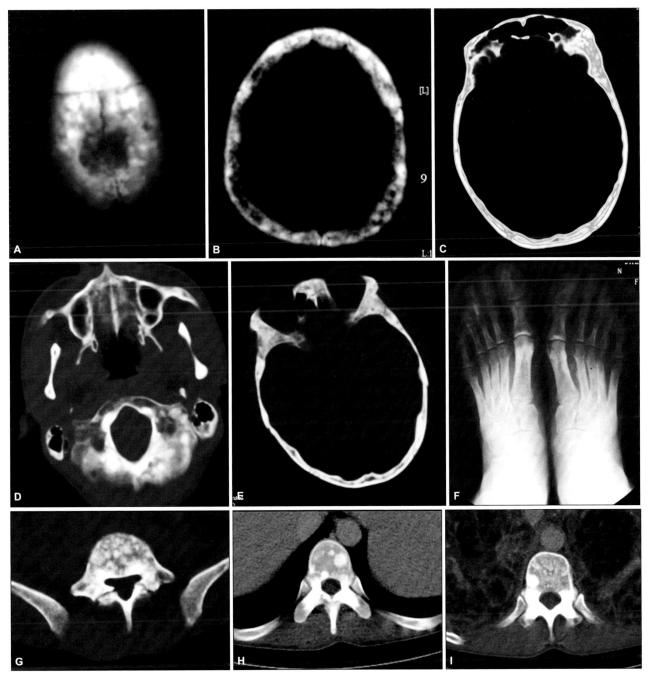

图 14-1-1　结节性硬化
A ~ E. 颅面骨 CT ; F. 双足 X 线平片 ; G ~ I. 脊椎与附件 CT。面部血管纤维瘤、脑室旁大小不等的钙化灶等符合典型结节性硬化症表现，颅面骨、椎体及附件、四肢骨等部位，CT 调节到骨窗时，有时可见多发大小不等，约 0.3cm（0.2 ~ 3.2cm）类圆形骨内斑点状或斑片状骨化灶，一般边界较模糊，无骨刺样改变与骨小梁相连，病灶可与骨皮质相连（本图片温州医学院附属第二医院放射影像科程建敏等提供）

（宋英儒）

- 部位：骨盆、股骨、四肢长骨好发，脊柱及附件少累及，也可发生于其他骨
- 大小：0.1～2.0cm
- 形态学：圆形、椭圆形

X线表现

- 松质骨内圆形或椭圆形的骨化病灶，密度均匀、边界清晰，有的可见其边缘有突起与周围骨小梁相延续。椭圆形病灶的长轴一般与患骨骨皮质平行，病灶大小0.1～2.0cm，大于2cm为巨大骨岛，较为少见（图14-1-2，图14-1-3）

CT表现

- 病灶的CT表现与平片所见大致相同
- 螺旋CT薄层重建可显示病灶周围可见放射状骨刺，骨刺与患骨骨小梁连接并逐渐融合，有时也与骨皮质的内表面相连（图14-1-3）

MRI表现

- 病灶T1WI和T2WI均为低信号改变，与相邻的骨皮质信号一致（图14-1-2）

超声表现

- 无

核医学表现

- 骨岛一般 ^{99m}Tc 骨扫描显像图无核素浓聚，与周围松质骨的代谢水平相近
- 也有少数骨岛核素显像显示核素摄入量增高，其病理机制仍未明

推荐影像学检查

- 最佳检查方法：X线/CT
- 检查建议
  - X线发现无症状、孤立性骨化性病灶，最大的可能就是内生性骨疣

- CT检查如果发现放射状骨刺并与骨小梁逐渐移行相连者，可支持内生性骨疣的诊断

【鉴别诊断】

- 骨斑点病
  - 相似
    - 松质骨内多发圆形或椭圆形骨性致密灶，边界锐利
    - 无症状
  - 不同
    - 有家族史，常染色体显性遗传
    - 病变多发、弥漫性、双侧对称性分布，好发于手足短管状骨、腕骨、跗骨、长骨干骺端等，颅骨、脊柱、长骨骨干等少见
- 骨髓梗死
  - 相似
    - 长骨干骺端内骨性致密灶
  - 不同
    - 骨性致密灶形态不规则呈大片状，密度可不均匀，可进行性发展，两侧常对称性
    - 常找到诱因：减压病、外伤史或使用激素和免疫抑制剂等
- 骨结节性硬化
  - 相似
    - 骨内多发斑片、结节状致密灶
  - 不同
    - 伴有其他多系统发育障碍性病变
    - 好发于颅面骨、椎体及附件、长骨干骺端骨松质

诊断与鉴别诊断精要

- 无症状，一般因其他原因照片而偶然发现
- 松质骨内均匀、致密的骨硬化区
- 病灶周围可见放射状骨刺，骨刺与患骨骨小梁连接并逐渐融合，有时也与骨皮质的内表面相连

重点推荐文献

[1] Adam Greenspan. 骨岛(内生性骨疣)的影像学和病理学特征回顾. 临床放射学杂志, 1996, 15(2): 113-116.

[2] Greenspan A. Bone island (enostosis): current concept -- a review. Skeletal Radiol, 1995, 24(2): 111-115.

[3] Carpintero P, García-Frasquet A, Tarradas E, et al. Bone island and leprosy. Skeletal Radiol, 1998, 27(6): 330-333.

典型病例

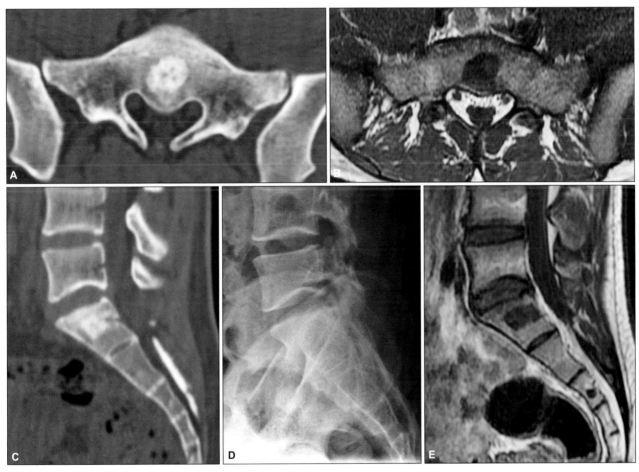

图 14-1-2　内生性骨疣

A、C. CT 检查；D. 平片；B、E. MRI 检查。第一骶椎椎体内可见一约 2cm 大小类圆形高密度病灶，病灶密度不均，其中可见斑点状稍低密度灶，病灶周围可见放射状骨刺，骨刺与患骨骨小梁连接并逐渐融合；MRI 病灶呈均匀长 T1 短 T2 信号改变；平片由于解剖重叠，病灶显示不良，仅隐约可见

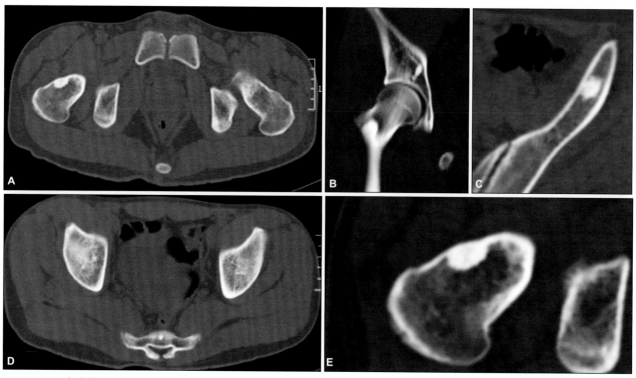

图 14-1-3　**内生性骨疣**

A ~ E. CT 检查。右侧股骨大转子、右侧髂骨翼、骶骨等松质骨内可见多发均匀、致密的骨硬化区，病灶周围可见放射状骨刺，骨刺与患骨骨小梁连接并逐渐融合，有时也与骨皮质的内表面相连

（宋英儒）

三、骨瘤

【概念与概述】

　　骨瘤（osteoma）是密质骨或松质骨过度增生而形成的一种生长缓慢的良性病变，以由大量成熟板层骨或编织骨构成为特点

- 分类
  - 致密型骨瘤：由密质骨组成
  - 疏松型骨瘤：由海绵状松质骨组成

【病理与病因】

一般特征

- 一般发病机制及病因学
  - 尚未明确，可能为炎症或外伤等引起的骨质反应性增生，也可能是从多种病变发展来的终末阶段改变，还有学者认为其是一种良性肿瘤
- 遗传学：未明
- 流行病学
  - 发病率：0.01% ~ 0.04%
  - 分布：
    - 好发于颅骨外板和鼻窦壁（额窦、筛窦多见，蝶窦很少累及）
    - 其次为颌骨，还可见于眶周和内听道

- 少见于管状骨，发生于扁骨及骨外软组织者更少见
- Gardner 综合征患者常有多发的骨瘤、软组织肿瘤和易发生恶变的结肠多发息肉

大体病理及手术所见

- 致密型骨瘤多表现为从骨表面突出的质硬病灶，呈象牙状，白色，边缘清晰 / 圆凸，直径多 <2cm，表面常被覆一薄层纤维膜
- 疏松型骨瘤可位于骨内，而不突出于骨表面，局部骨可膨大

显微镜下特征

- 致密型骨瘤主要由成熟板层骨构成，较少形成哈弗系统和髓腔
- 疏松型骨瘤也由成熟的板层骨和编织骨构成，小梁间髓腔由纤维组织或脂肪组织充填，偶见造血组织

【临床表现】

表现

- 因骨瘤的大小以及位置不同而表现各异
- 最常见体征 / 症状
  - 小的病灶或位于鼻旁者通常无症状而被偶然发现

- 位于鼻窦较大者可堵塞鼻道而引起鼻塞、流涕、头痛以及嗅觉丧失等症状
- 位于眼眶周围者可引起突眼、复视，甚至视力丧失等症状
- 位于外耳道内者可引起外耳道阻塞、传导性耳聋等
- 发生于管状骨、扁骨及骨外软组织者通常无明显症状

流行病学

- 年龄
  - 任何年龄组均可发生，以11～30岁多见
- 性别
  - 男多于女

治疗及预后

- 无症状者通常无需治疗
- 较大者（范围>50%额窦腔）、CT观察骨瘤不断增大者、有症状者均一般采取传统手术切除；切除后一般无复发，预后较好

【影像表现】

X线表现

- 颅骨骨瘤：一般为单发，少数为多发
  - 致密型：大多突出于骨表面，有蒂或宽基底与颅骨外板或骨皮质相连，表现为半球形、分叶状边缘清晰光滑的象牙样高密度影，内部结构均匀密实
  - 疏松型：较少见，可长得较大；自颅板呈半球状或扁平状向外突出，边缘光滑，内部密度似板障或呈磨玻璃样改变（图14-1-4）
  - 骨瘤突起时其表面的软组织也随之突起，但不受侵蚀，不增厚（图14-1-4）
- 鼻窦骨瘤
  - 位于鼻窦的骨瘤多为致密型，有蒂，常呈分叶状突出于鼻窦腔内（图14-1-5）
- 四肢骨骨瘤
  - 多为致密型，突出于骨表面，基底部与骨皮质外表面相连，表面光滑，邻近软组织除受推移外，无肿胀或增厚
- 发生于骨外软组织者
  - X线表现与其钙化或骨化程度有关，多表现为软组织内与周围骨不相连的高密度肿块，有完整包膜

CT表现

- CT能显示X线片上骨瘤所表现的各种征象

（图14-1-4，图14-1-6），还能发现位于外耳道、鼻窦、乳突等较隐蔽部位的小骨瘤，可对其准确定位和测量大小

MRI表现

- 在T1WI及T2WI多表现为与邻近骨皮质一致的低信号，且与宿主骨骨皮质无间隙；注射GdDTPA后无强化
- 偶有病例在T1WI呈低信号，在T2WI病灶内可见高信号成分
- 周围软组织信号一般无异常

推荐影像学检查

- X线平片是最基本的检查方法，简便、经济，但对位于解剖结构复杂的部位或较小的病变显示欠佳
- X线平片表现不典型、或肿瘤体积较小、生长部位较隐蔽时可行CT检查，对于有症状者或需详细观察肿瘤及周围骨质情况时可首选CT
- MRI较少应用，可用于观察周围软组织情况，有助于和其他疾病鉴别

【鉴别诊断】

- 骨岛
  - 是正常松质骨内的局灶性致密性骨块，是软骨内成骨过程中次级骨小梁未被改造吸收的残留部分
  - X线平片/CT上表现为位于骨内的致密影，密度类似于骨皮质，边缘清楚但不锐利，可见有骨小梁与周围正常骨小梁相连，骨外形无改变
  - MRI上表现为低信号或无信号影
- 骨旁骨肉瘤
  - 好发于中年人，多见于股骨远端后部
  - 表现为位于骨表面的高密度肿块，密度多欠均匀，基底部密度较高，周边密度较低
  - 一般体积较大，外形不规则，边缘不光滑锐利，有包绕骨干的倾向，部分病例骨皮质和髓腔可受侵犯
- 骨软骨瘤
  - 发生于软骨内化骨的骨，多自干骺端或相当于干骺端的部位背向关节生长
  - 其基底部由外围皮质骨和中央松质骨构成，且二者均与宿主骨对应的结构相延续
  - 具有厚度各异的软骨帽成分

> **诊断与鉴别诊断精要**
>
> - 好发于颅盖骨和鼻窦，多数情况无症状而被偶然发现
> - 致密型在X线平片上常表现为半球形象牙样高密度病灶，宽基底或有蒂与宿主骨相贴，直径多<2cm，边缘光滑清晰，邻近软组织多无异常
> - 疏松型自颅板呈半球状或扁平状向外突出，边界光滑，内部密度似板障
> - 镜下表现与成熟骨相似

典型病例

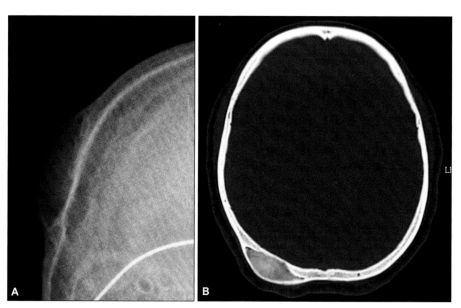

图 14-1-4　右顶骨疏松型骨瘤
A. X 线平片；B. CT 平扫轴位。右顶骨局部膨大，边缘清晰光整，内部呈磨玻璃状改变，周围软组织未见肿胀、增厚

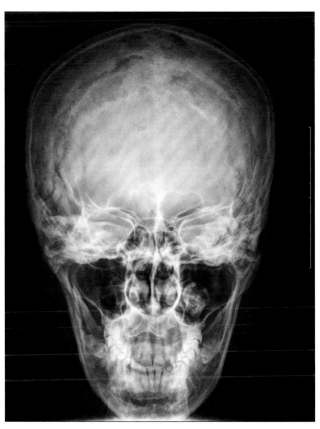

图 14-1-5　**鼻窦骨瘤**
X 线平片显示左侧上颌窦内侧壁类圆形高密度影

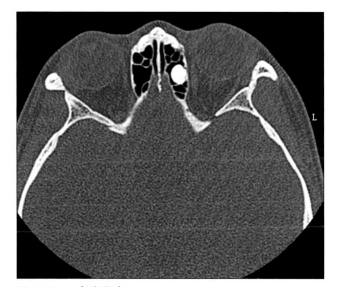

图 14-1-6　**鼻窦骨瘤**
CT 轴位显示左侧筛窦外侧壁类圆形骨性密度影

（张朝晖　王焕军）

重点推荐文献

[1] Greenspan A. Benign bone-forming lesions: osteoma, osteoid osteoma, and osteoblastoma Clinical, imaging, pathologic, and differential considerations. Skeletal Radiol, 1993, 22(7): 485-500.

[2] Georgalas C. Osteoma of the Skull Base and Sinuses. Otolaryngol Clin N Am, 2011, 44(4): 875-890.
[3] 李瑞宗. 骨瘤 // 刘子君. 骨关节病理学. 北京: 人民卫生出版社, 1992: 129-131.

第 2 节　骨溶解性疾病

一、大量骨溶解症

【概念与概述】

大量骨溶解症（massive osteolysis）是一组罕见的特发性进行性大块骨溶解破坏而无生骨能力的症候群

- 同义词：戈海姆 - 斯托综合征（Gorham-Stout syndrome）或戈海姆病（Gorham's disease, GD）、骨消失病（vanishing bone disease）、鬼怪骨（phantom bone disease）、骨溶解病（disappearing bone disease）、急性骨吸收（acute absorption of bone）、原发性淋巴血管瘤（primary lymphangioma）、进行性骨溶解（progressive osteolysis）、特发性大量骨溶解症（idiopathic massive osteolysis）

【病理与病因】

一般特征

- 一般发病机制
  - 病理机制尚未明确
    - 部分学者认为，各种原因引起破骨样多核细胞数增高，使破骨细胞活力增加导致骨吸收
    - 有学者认为，可能与大量血管良性增生并挤压、pH 的改变等引起大量骨质丢失

所致
- 遗传学
  - 非遗传性疾病
- 病因学
  - 病因未明
- 流行病学
  - 发病率：罕见，目前文献报告共 100 例左右
  - 无家族性发病倾向，全部为散在分布

大体病理及手术所见
- 病理特点
  - 病骨大片状消失，被增生的血管和纤维组织替代
- 分期
  - 第一期
    - 血管增生为主
  - 第二期
    - 纤维组织增生为主，最后骨质完全消失，可见薄层纤维组织包围髓腔

显微镜下特征
- 患骨内可见薄壁血管非肿瘤性大量增生，可能为毛细血管增生，呈窦状或海绵状结构，接着骨样组织溶解并被大量纤维组织替代

【临床表现】
表现
- 最常见体征 / 症状
  - 首发症状
    - 局部钝痛、病理性骨折、功能障碍
  - 病变部位不同，临床症状各不相同
  - 病程
    - 进行性缓慢地骨质吸收、破坏，病程可长达 25 年
    - 通常单骨或多骨发病；由一骨发病，病变进行性扩大，可侵犯邻近的骨质
    - 部分病变几年后可自行停止
- 临床病史
  - 自发性，无家族倾向，无代谢、免疫、感染、肿瘤等病因

流行病学
- 年龄
  - 任何年龄均可发病，通常 <40 岁，儿童与青少年多见
- 性别
  - 男性 < 女性

自然病史与预后
- 不受控制地进行性生长，可自限和静止
- 预后不确定
  - 多数呈慢性良性过程
  - 少数迅速发展并危及生命
  - 脊柱患病者预后最差

治疗
- 至今无可靠的有效的治疗方法
  - 局部放射治疗
  - 外科手术固定及自体骨移植
  - 免疫治疗

【影像表现】
概述
- 最佳诊断依据：受侵骨溶冰样消失
- 部位：全身各骨均可发病，肩部和盆部骨质最常受累
- 大小：文献报告无明确的统计数据
- 形态学："咬饼状"骨质密度减低区

X 线表现
- 早期
  - 骨皮质内不规则密度减低病灶，然后髓腔内出现溶骨区
- 进展期
  - 患骨大片状溶冰样消失，无膨胀性趋势，呈"咬饼状"骨质密度减低区，无骨质增生硬化，无骨膜反应，无软组织肿块，无肿瘤骨（图 14-2-1）
  - 病变可侵犯邻近骨质，一般不跨关节侵犯（图 14-2-3）

CT 表现
- 骨窗可清晰显示骨质破坏区的边界，可确定病灶内无骨化（图 14-2-2）
- 对发生于脊椎、骨盆、颅面骨等解剖重叠较多的病灶，CT 可避开重叠（图 14-2-2）
- 二维及三维重建对手术方案的制订有帮助（图 14-2-2）

MRI 表现
- 文献报告不多
  - T1WI 低信号或混杂信号，T2WI 为明显高信号改变，增强扫描病灶可明显强化，周围无软组织肿块（图 14-2-2）

超声表现
- 无

核医学表现

- ^{99m}Tc -MDP 闪烁骨显像：病灶早期一过性浓聚，随后表现为无核素浓聚的"冷区"

推荐影像学检查

- 最佳检查方法：X 线平片
- 检查建议
  - 首选 X 线平片检查，对发生于脊椎、骨盆、颅面骨等解剖重叠较多的病灶，可选用 CT
  - 一般不需要做 MRI 和 SPECT 检查

【鉴别诊断】

- 恶性骨肿瘤
  - 相似
    - 进行性骨质破坏，无自行停止倾向
  - 不同
    - 骨膜新生骨：放射状、袖口状
  - 软组织肿块
  - 肿瘤骨
  - 病变进展快速，可伴恶病质或转移
- 朗格汉斯组织细胞增生症骨浸润
  - 相似
    - 局部不规则骨质破坏，无骨化
  - 不同
    - 病灶边缘骨质硬化
    - 可有层状骨膜新生骨，软组织可肿胀
- 肢端骨溶解症
  - 相似
    - 局部不规则骨质溶解，无骨化
  - 不同
    - 骨质溶解从肢体末端开始，向心性发展

诊断与鉴别诊断精要

- 一个非特异性：病理学表现无特异性
- 三个不一致：临床表现、病理结果、X 线检查三者不呈对应关系
- 四个不具有：无骨质增生硬化，无骨膜新生骨，无软组织肿块，无肿瘤骨

典型病例

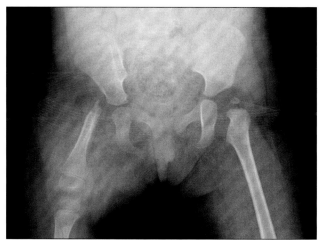

图 14-2-1 **大量骨溶解症**
X 线平片。女性，1.5 岁；右侧股骨近端大片状溶冰样消失，残端不规则如朽木样，无膨胀性趋势，无骨质增生硬化，无骨膜新生骨，右侧大腿软组织缩短、肿大，皮肤皱褶

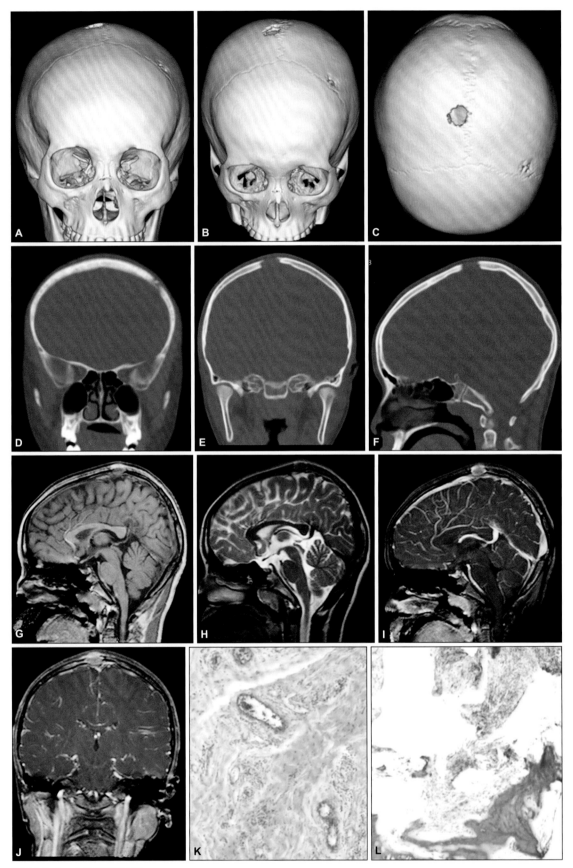

图 14-2-2　**大量骨溶解症**

A～C. CT 三维重建；D～F. CT 二维重建；G. MRI-T1WI；H. MRI-T2WI；I～J. MRI- 增强；K～L. 病理 HE 染色。男，12 岁；颅骨可见两个片状溶冰样骨质溶解病灶，边界不规则，穿透颅骨内外板及板障，无膨胀性趋势，无骨质增生硬化，无骨膜反应，周围软组织不肿；MRI 示病灶呈等 T1 等 T2 信号改变，增强扫描，病灶呈明显均匀强化；病理有骨质破坏，纤维结缔组织、小血管增生

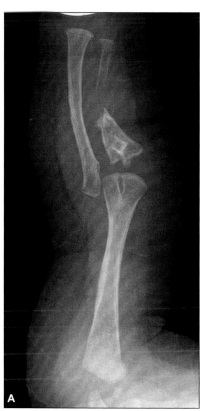
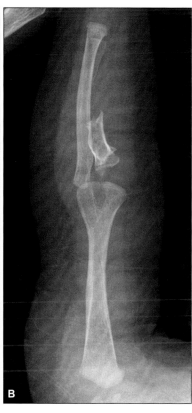

图 14-2-3　**大量骨溶解症**
A，B.正侧位 X 线平片。男性，5.5 岁；左侧尺骨中段大片状溶解消失，残端不规则如朽木样，无膨胀性趋势，无骨质增生硬化，无骨膜新生骨，左前臂缩短、肿大，皮肤皱褶，左肘关节脱位

（宋英儒）

重点推荐文献

[1] Gondivkar SM, Gadbail AR. Gorham-Stout syndrome: a rare clinical entity and review of literature. Oral Surg Oral Med Oral Pathol Oral Radiol Endod, 2010, 109(2): e41-e48.

[2] Dipak V. Patel, MSc Orth, MS Orth, et al. Gorham's Disease

or Massive Osteolysis. Clinical Medicine & Research, 2005, 3(2): 65-74.

[3] 裴凤选, 胡敬花, 刘一星. 大量骨质溶解症的临床X线诊断(附4例报告). 实用放射学杂志, 1997, 13(1): 27-29.

二、特发性肢端骨溶解症

【概念与概述】

特发性肢端骨溶解症（idiopathic limbs/extremity osteolysis，idiopathic acro-osteolysis）为从四肢远端开始发病的，以骨质渐进性、向心性溶解为特征的一组疾病，主要累及指（趾）骨及腕、踝关节的腕、跗骨，可一处或多处骨质溶解

- 包含疾病种类
  - 显性遗传性多中心性骨溶解症（hereditary multicentric osteolysis with dominant transmission）
  - 隐性遗传性多中心性骨溶解症（hereditary multicentric osteolysis with recessive transmission）
  - 无遗传肾病性多中心性骨溶解症（Nonhereditary multicentric osteolysis with nephropathy）
  - 温切斯特综合征（Winchester syndrome）
- 不包括
  - 大量骨溶解症（massive osteolysis）
- 曾经使用的名称
  - 特发性骨溶解症（idiopathic osteolysis）；特异性骨溶解症（essential osteolysis）；进行性特异性骨溶解症（progressive essential osteolysis）；特异性肢端骨溶解症（essential acro-osteolysis）；遗传性骨溶解症（hereditary osteolysis）；家族性骨溶解症（familial osteolysis）；遗传性多中心性骨溶解症（hereditary multicentric osteolysis）；腕骨和跗骨发育不良（carpal and tarsal agenesis）；骨发育不良（bone agenesis）；家族性腕骨发育障碍（familial dysostosis

carpi)；对称性腕骨坏死（bilateral carpal necroses）等

- 目前，特发性骨溶解症的命名及分类尚存在分歧

【病理与病因】

一般特征

- 一般发病机制
  - 病理机制尚未明确
    - 遗传性免疫学缺陷学说
    - 抗体引起的与增生性肾小球肾炎类似的学说
    - 与大量骨溶解症相同的非血管瘤性毛细血管扩张挤压学说
- 遗传学
  - 可有遗传性，家族性倾向
- 病因学
  - 病因未明
- 流行病学
  - 发病率：罕见，目前文献报告少于 50 例
  - 可有家族性发病倾向，也可为散在分布

大体病理及手术所见

- 病理特点
  - 主要累及指（趾）及腕、踝等关节，可一处或多处骨质溶解，病骨大片状消失、萎缩，被增生的血管和纤维组织替代
- 病变发展趋势
  - 指（趾）末端发病，逐渐向心性发展，可多中心、对称性同时发病，也可由单指（趾）到多指（趾），或由一侧到另一侧先后发病
  - 腕、踝跗骨发病，一般多骨、双侧同时发病

显微镜下特征

- 与大量骨溶解症所见大致相同
  - 患骨内可见薄壁血管非肿瘤性大量增生，呈窦状结构，骨样组织溶解，大量纤维组织等

【临床表现】

- 表现最常见体征 / 症状
  - 首发症状
    - 肢端骨关节的变形与功能丧失，可有疼痛
    - 肢端骨质"笔尖样"，相应的皮肤套叠样（图 14-2-4）
  - 病程
    - 数年内进行性缓慢地骨质吸收、破坏，关节变形
- 临床病史
  - 自发性，也有外伤后或合并肾炎的可能

流行病学

- 年龄
  - 儿童发病，一般 <5 岁
- 性别
  - 男性 = 女性

自然病史与预后

- 不受控制地进行性生长
- 呈慢性良性过程，至成年骨溶解病变可静止

治疗

- 至今无可靠、有效的治疗方法

【影像表现】

概述

- 最佳诊断依据：肢体末端或腕、踝跗骨溶冰样、向心性消失
- 部位：肢体末端或腕、踝跗骨受累最常见，少部分病例除肢体末端或腕、踝跗骨骨质溶解外，还并发其他部位的骨溶解
- 大小：文献报告无明确的统计数据
- 形态学：指（趾）骨远端"笔尖样"改变，腕、踝跗骨"咬饼状"改变

X 线表现

- 早期
  - 指（趾）骨远端骨质被溶解、吸收，可残留基底部及关节，或掌指骨呈"笔尖样"改变（图 14-2-5），腕、踝跗骨"咬饼状"改变（图 14-2-4），相应的关节严重变形
- 进展期
  - 患骨数年内逐渐溶冰样消失，向心性发展，尺桡骨及肱骨远端一般不受累，也可畸形、"笔尖样"改变，骨质破坏无膨胀性趋势（图 14-2-4），呈"咬饼状"骨质密度减低区（图 14-2-5），无骨质增生硬化，无骨膜新生骨，无软组织肿块，无肿瘤骨，但受累关节可见变形、肿大，皮肤呈套叠状
  - 病变可侵犯邻近骨质，腕、踝跗骨溶解者常呈多中心发病（图 14-2-5），可跨关节侵犯，可跳跃合并其他骨如肋骨等溶解
- 静止期
  - 至成年骨溶解病变可静止，残留骨关节畸形

CT 表现

- 一般不做 CT 检查，少见文献报告

MRI 表现

- 一般不做 MRI 检查，少见文献报告。我们遇

见一例，MRI 示病变呈稍长 T1 很长 T2 信号改变（图 14-2-5）

超声表现

- 无

核医学表现

- 无

推荐影像学检查

- 最佳检查方法：X 线平片
- 检查建议
  - 首选 X 线平片检查，CT 可避开解剖重叠

【鉴别诊断】

- 继发性肢端骨溶解症：硬皮病、大疱性表皮松解症、类风湿关节炎、系统性红斑狼疮、糖尿病、麻风病、冻伤、Raynand 病、致密性骨发育不全、聚氯乙烯中毒等
  - 相似
    - 腕、踝、指（趾）骨质溶解性破坏，关节畸形，向心性发展倾向
  - 不同
    - 都能找到较明确的病因

- 骨关节结节病
  - 相似
    - 腕、踝、指（趾）骨质破坏，关节畸形，向心性发展倾向
  - 不同
    - 青壮年发病，骨关节周围软组织肿胀
    - 同列指（趾）间关节好发的倾向，囊状缺损或"笔帽状"破坏变形
    - 多存在对称性肺门淋巴结及纵隔淋巴结肿大，肺部浸润和多系统损害，如肝、脾、眼、神经及皮肤损害的特点
- 牛皮癣性关节炎
  - 相似
    - 指（趾）骨骨质破坏，软组织肿胀
  - 不同
    - 发病于手足远侧指间关节
    - 末节指骨骨端呈丛球状扩大或变尖细，形如三角
    - 临床上有牛皮癣的表现

诊断与鉴别诊断精要

- 首选 X 线平片检查：肢体末端或腕、踝跗骨溶冰样、向心性消失
- 病变可侵犯邻近骨质，可跨关节侵犯，可跳跃合并肋骨等溶解
- 肢端骨关节的变形与功能丧失，可有疼痛，儿童发病，一般 <5 岁

典型病例

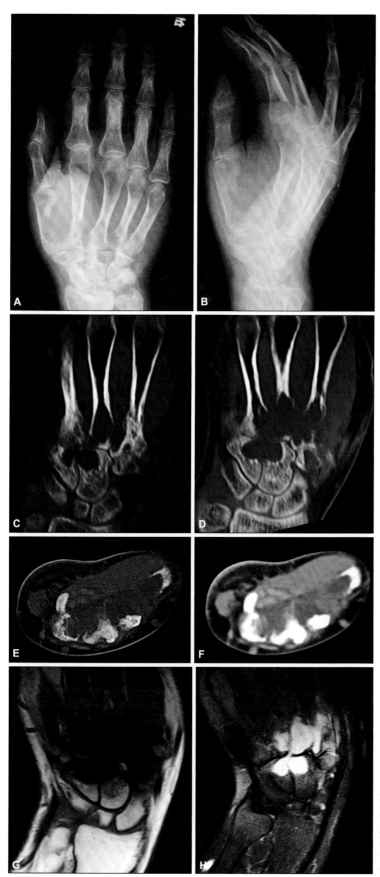

图 14-2-4　**特发性肢端骨溶解症**
A ～ B. 正侧位 X 线平片；C ～ F. CT 及二维重建片；G ～ H.
MRI-T1WI、T2WI ＋脂肪抑制。男，25 岁；右 1 ～ 4 掌骨及
邻近多个腕骨呈"咬饼状"改变，相应的关节严重变形；CT
示骨溶解病灶呈软组织密度，边界相对较清楚，周围软组织
不肿胀，无骨质增生硬化，无骨膜新生骨；MRI 示病变呈稍
长 T1 很长 T2 信号改变（本图由河北医科大学第三附属医院
崔建岭等提供）

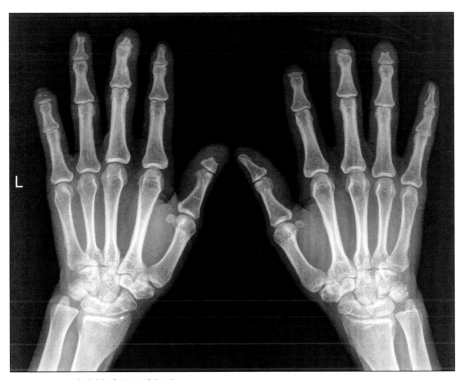

图 14-2-5 **特发性肢端骨溶解症**
双手 X 线平片。男，55 岁；双手远节指骨多个指骨远端骨质被溶解、吸收，基底部及关节残留，残端刀削样改变，无骨质增生硬化，无骨膜新生骨，无软组织肿块，示指等末端呈笔尖样缩短

（宋英儒）

重点推荐文献

[1] Terry Tyler, HD. Rosenbaum.Idiopathic muticentric osteolysis. Presented at the Seventy-sixth Annual Meeting of the American Roentgen Ray Society, 1975, 126(1): 23-31.

[2] Hardegger F, Simpson LA, Segmueller G. The syndrome of

idiopathic osteolysis:classification, review and case report. J Bone Joint Surg, 1985, 67-B: 89-93.

[3] 梁碧玲. 骨与关节疾病影像学.北京: 人民卫生出版社, 2006. 4: 236-242.

三、软骨溶解症

【概念与概述】

特发性软骨溶解症（idiopathic chondrolysis）是一种原因不明且极为罕见的，以髋臼和股骨头骺软骨进行性坏死，继发性关节间隙变窄、关节僵硬为特征，最终导致骨骺闭合前髋关节退行性改变的疾病

【病理与病因】

一般特征

- 一般发病机制
  - 病理机制尚未明了
    - 一般认为与免疫因素有关：慢性滑膜炎导致血管旁的淋巴细胞及浆细胞的侵入，自身免疫造成滑膜萎缩，滑膜供应的软骨营养不足，从而造成关节软骨的萎缩坏死并进行性加重
- 遗传学
  - 非遗传性疾病
- 流行病学
  - 发病率：1/9000 ~ 1/6000（国外统计数字），我国文献报告目前少于 10 例
  - 1/3 家族性发病倾向，2/3 散在分布

大体病理及手术所见

- 早期
  - 可见骨骺早闭，髋关节间隙变窄（图 14-2-6）
- 后期
  - 可见髋臼软骨溶解，头向臼内半脱位，股骨颈萎缩直至碎裂、消失

○ 临床上各种实验室检查排除结核、股骨头坏死、夏科关节等

显微镜下特征

- 病理活检示滑膜呈无菌性炎性改变

【临床表现】

表现

- 最常见体征/症状
  ○ 不发烧，无外伤、无感染、无类风湿关节炎、无系统性疾病病史
  ○ 患侧髋前内侧缓慢出现隐痛，伴进展性关节僵硬和跛行
  ○ 骨盆倾斜，肢体不等长
  ○ 各个方向的活动均受限，伴肌肉痉挛，屈髋、外展、外旋固定
  ○ 血常规检测，尿液分析，类风湿因子，抗核抗体，HLA B27 标记物，血培养和结核菌素试验等多在正常范围内
- 临床病史
  ○ 无明显诱因，或有髋关节滑脱史

流行病学

- 年龄
  ○ 儿童、少年发病，9~15 岁最多见
- 性别
  ○ 女性 >> 男性

自然病史与预后

- 预后不佳
  ○ 髋关节强直
  ○ 预后可能与发病时受累髋关节间隙狭窄程度有关：关节间隙小于 3 mm 者，预后差

治疗

- 主要为对症治疗
  ○ 口服非类固醇类止痛药，如阿司匹林、消炎痛
  ○ 在非负重条件下进行髋关节功能练习：游泳、骑车等
  ○ 禁忌：用石膏和支具制动

【影像表现】

概述

- 最佳诊断依据：排除其他原因的髋关节间隙弥漫性狭窄
- 部位：多为单侧髋关节，髋臼、股骨头软骨；也可双侧发病

- 大小：整个软骨性关节面
- 形态学：带状

X 线表现

- 髋关节间隙狭窄（图 14-2-6）
- 髋关节构成骨骨质疏松，股骨头和髋臼骨性关节面不规则毛糙，可见不均匀带状骨质增生硬化，股骨头凹增大，髋臼面有轻度突出，可见骨赘（图 14-2-6）
- 股骨近端头颈部和大粗隆骨突部骨骺线早闭（图 14-2-6）

CT 表现

- CT 可发现软骨下骨的局部变化，如股骨头及髋臼骨性关节面毛糙、关节面下斑点状或斑片状骨质密度减低区，进行性髋臼、股骨头、股骨颈溶解与变形，周围软组织可见肿胀等，软骨丢失和关节腔狭窄，关节病理性脱位（图 14-2-6）

MRI 表现

- 早期股骨头骨骺软骨不规则斑片状 T1WI 低信号和 T2WI 高信号改变，边界模糊
- 晚期股骨头骨骺溶解变形，周围可见片状水肿带，股骨颈可见片状水肿，可累及髋臼引起水肿，无滑膜肥厚但可伴关节囊少量积液及周围软组织萎缩

超声表现

- 无

核医学表现

- 骨闪烁显像仅见 2 例报告，可见股骨头骨质吸收正常，但髋关节关节面弥漫性核素浓聚，提示炎症反应

推荐影像学检查

- 最佳检查方法：MRI
- 检查建议
  ○ X 线首选
  ○ MRI 最佳

【鉴别诊断】

- 髋关节结核
  ○ 相似
    ■ 关节间隙变窄、骨质疏松
  ○ 不同
    ■ 髋关节软骨溶解症骨性关节面可见带状硬化

- ■ 髋关节结核有结核中毒症状、脓肿形成等，实验室检查可有结核菌素实验阳性，结核抗体阳性
- 股骨头骨骺缺血性坏死
  - ○ 相似
    - ■ 关节间隙变窄，股骨头的塌陷、变扁
  - ○ 不同
    - ■ 股骨头骨骺密度增高、径线小于对侧、后期出现股骨头骨骺塌陷、变形、碎裂，髋关节间隙早期不窄并可宽于对侧
    - ■ 股骨颈可变得短粗并出现囊变

- ■ 经及时治疗变形的骨骺可有相当程度的修复
- 夏科关节
  - ○ 相似
    - ■ 受累关节毁损严重，关节软骨破坏，关节面硬化、塌陷，股骨头碎裂，髋臼中心性脱位等
  - ○ 不同
    - ■ 好发于 40 岁以上患者，局部感觉障碍
    - ■ 存在脊髓结核、脊髓空洞症、麻风、截瘫、末梢神经损伤等病变

诊断与鉴别诊断精要

- 9~15 岁女性儿童，发病无诱因，症状不明显
- MRI 早期股骨头骨骺软骨不规则斑片状 T1WI 低信号和 T2WI 高信号改变，晚期股骨头骨骺溶解变形，周围可见片状水肿带，股骨颈可见片状水肿，可累及髋臼引起水肿
- X 线早期无征象，晚期髋关节间隙狭窄，骨质疏松，骨性关节面不规则毛糙，可见不均匀带状骨质增生硬化，股骨头凹增大，髋臼面有轻度突出，可见骨赘

典型病例

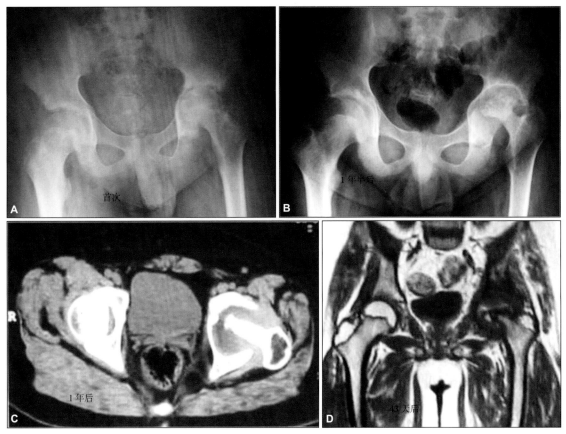

图 14-2-6　软骨溶解症

A ~ B. X 线平片；C. CT 片；D. MRI-T1WI。男，14 岁。一过性疼痛发热 2 年半、渐进性左下肢功能障碍 2 年。首次就诊平片示左侧髋关节间隙明显变窄，骨性关节面毛糙，左髋臼稍内陷。一年半后复查示左股骨头、颈明显变小，股骨头骨性关节面更毛糙，并可见碎裂状改变，左髋臼内陷更明显并左髋关节脱位，关节面下骨质增生硬化不明显；CT 示关节周围软组织肿胀不明显；MRI 示左股骨头、左髋臼变形呈不均匀长 T1 信号改变，周围软组织信号未见明显改变。最后，经手术病理证实为左髋关节软骨溶解症。（本图由解放军总医院骨科朱守荣等提供）

（宋英儒）

重点推荐文献

[1] 朱守荣，梁雨田，卢世璧，等. 特发性软骨溶解症并文献复习. 中国医学影像学杂志, 2003, 11(2): 123-124.

[2] 王洁，李浩宇，顾章平，等. 儿童特发性髋关节软骨溶解症的治疗. 中国矫形外科杂志, 2005, 13(15): 1150-1151.

[3] Mounach A, Nouijai A, Ghozlani I, et al. Idiopathic chondrolysis of the hip. Joint Bone Spine, 2007, 74(6): 656-658.

第 3 节　骨与关节结节病

【概念与概述】

骨与关节结节病（sarcoidosis of bone and join, osteoarticular sarcoidosis）指结节病肉芽肿（即非干酪样变的上皮样细胞肉芽肿）累及骨、关节、骨骼肌及腱和鞘而导致的损害

- 同义词
  - 结节病：冻疮样狼疮；良性淋巴肉芽肿病；结节性结节病；类结核病；Besiner-Boeck-Scheuman 病；Boeck 肉样瘤
- 概述
  - Kienbock 于 1902 年首次报告结节病骨侵犯的 X 线表现
  - 肺部病变病程越长，骨骼受累概率越大
  - 皮肤损害多伴有骨骼与关节病变

○ 骨骼与关节受累者多为成年人

○ 可分为少关节炎、多关节炎和关节痛 3 种类型，其关节表现无特异性

【病理与病因】

一般特征

- 一般发病机制
  - 病理机制尚未明了
    - 可能与遗传及免疫异常有关
    - 可能与微生物感染有关
  - 病理特征
    - 多脏器非干酪性肉芽肿性结节，病变可侵犯全身各脏器和组织
    - 良性倾向，可无任何症状或局部有疼痛、肿胀等，可自行缓解
- 遗传学
  - 可能是一种多基因性遗传病
    - 与白细胞组织相关抗原（HLA）密切相关，而且因人种不同，其表达型也不同
    - 约 10% 患者有家族遗传史
- 病因学
  - 病因尚不清楚
    - 遗传因素：认为结节病可能是一种多基因性遗传病
    - 免疫学因素：有多种学说，可能与多种因子有关，如 T 辅助性诱导细胞（TH-2，CD4），纤维化因子 TGF-β、PDGF、IGF-1，T2 淋巴细胞受体（TCR），成纤维细胞生长因子感受器（FGFR），细胞外基质蛋白（ECM）等
- 流行病学
  - 发病率：(0.06～25.6)/10 万，有逐渐增多的趋势
  - 约 1/3 有家族性发病倾向，2/3 散在分布
  - 世界性分布：美英及北欧多见，我国少见

大体病理及手术所见

- 类似结核性肉芽肿，但不发生干酪样坏死

显微镜下特征

- 上皮样细胞聚集构成栗粒状小结节，并可见少数多核巨细胞，偶有多形核白细胞、嗜酸性粒细胞和浆细胞、成纤维细胞等；结节周围可见淋巴细胞浸润，小结节间为结缔组织间隔；痊愈时，有透明变性和纤维化，并产生弥漫性硬化，形成瘢痕

【临床表现】

表现

- 最常见体征／症状
  - 临床表现多种多样，缺乏特异性表现
    - 骨损害发生率约占 5%，指（趾）端骨改变明显，表现为手、足部肿胀，可伴有或无疼痛，可对称或不对称发病
    - 关节累及约占 20%，一般单关节疼痛开始，随后为多关节疼痛，以膝、踝、腕、肘和肩关节为主，部分呈游走性，无关节畸形，肿胀可有可无，活动可受限，可分为急性型和慢性型
    - 结节病骨关节损害常发生于结节病早期及胸部 X 线表现 II 期的患者
    - 结节病骨关节损害常与皮肤病变如皮下结节和结节性红斑并存
- 临床病史
  - 除骨关节损害外，一般还存在对称性肺门淋巴结及纵隔淋巴结肿大、肺部浸润和多系统损害等特点，且 RF 多阴性

流行病学

- 年龄
  - 骨损害，多见于 20～59 岁成年人
  - 关节累及，平均年龄约 40 岁左右
- 性别
  - 男性＜女性，约 1：2.25

自然病史与预后

- 病程愈长、骨受累的机会愈多
- 关节病变病程：自发病到关节累及为 0.1～2.4 年，平均约 11 个月
- 预后
  - 结节病的预后与人种、遗传基因、起病方式、发病年龄、临床症状及体征、胸部病变的 X 线分期等因素有关
  - 约 2/3 结节病患者可以自然缓解，若 2 年内不能自行缓解，可能存在慢性或持续性原因，故应长期随访，结节病的死亡率为 1%～5%
  - 不能自行缓解者，68%～78% 的患者 10 年内死亡，死亡原因多由于呼吸衰竭、中枢神经系统或心肌受累所致
  - 骨关节受累，一般不直接危及生命

治疗

- 尚无特效疗法

○ 糖皮质激素可使结节病肉芽肿发生退行性改变，减轻症状，减少器官受累

○ 可选用保泰松、氯喹、B-氯苯甲酸钾、硫唑嘌呤、特异性抗肿瘤坏死因子（TNF）-α 药物等控制症状

○ 抗结核药无效

○ 禁用维生素 D

【影像表现】

概述

● 最佳诊断依据：肢端骨质穿凿样囊状透光区，骨与关节病变周围软组织肿胀

● 部位

○ 指（趾）骨多见，亦可累及尺骨、股骨等，

○ 下肢大关节多见

● 大小：0.5～1.5cm

● 形态学：不规则形

X 线表现

● 骨质累及

○ 骨关节破坏可分为三型：弥漫型、囊肿型、残缺型，前两型病变仅局限于骨骼以内，不累及关节，残缺型则关节面破坏，并关节畸形

■ 骨质吸收常见：局限性骨质疏松，有穿凿样囊状透光区，常表现为骨糜烂，也可表现为虫蚀样骨皮质缺损，边界锐利，严重者可有骨折，周围软组织常肿胀

■ 骨质硬化罕见：病变愈合时可见病灶边缘硬化

■ 常累及指、趾骨，亦可累及尺骨、股骨等

■ 黑种人、有皮肤病变者，伴随骨损害多见

● 关节累及

○ 下肢大关节不对称性关节损害为主，可分三类：少关节炎、多关节炎和关节痛，可有或无关节肿胀，可有或无骨质破坏

■ 少关节炎：较多见，关节炎≤4 个，多发生于疾病早期，常影响下肢大关节，呈非对称性，多累及膝关节和踝关节，也可累及腕关节、肘关节及近端指间关节等大小关节，常与结节性红斑并存，无明显的腰痛史，骶髂关节无异常，病程较短，一般不超过 1 年

■ 多关节炎：较少见，关节炎≥5 个，多关节对称性疼痛、肿胀，以近端指间关

节、掌指关节、腕关节、膝关节、踝关节及跖趾关节为主，并有髋关节、肩关节及肘关节受累，病程持续可长达数年，有同列发病及向心性发展倾向，少数可发生关节畸形呈"笔帽样"改变，可伴有晨僵，与类风湿关节炎相似，但类风湿因子多阴性

■ 关节痛：近半数，出现多关节疼痛，以膝、踝、腕、肘和肩等大关节为主，可呈游走性，无关节肿胀、畸形

CT 表现

● 骨质破坏病灶及周围软组织都表现为与肌肉相等或略低密度的改变，密度均匀，边界模糊（图 14-3-1）

MRI 表现

● 受累骨髓及周围肿胀的软组织 T1WI 表现为均匀等信号改变和 T2WI 表现为不均匀高低混杂信号改变（图 14-3-1），增强扫描，可中等度均匀强化

超声表现

● 无

核医学表现

● 用放射性核素可检测到核素浓聚，但无特异性

○ ^{18}F-FDG PET/CT 可显示为"热区"（图 14-3-1）

○ ^{67}Ga SPECT 扫描，"熊猫征"和"λ 征"为典型表现，阳性率约 87%（即肺结节病肿大的淋巴结和肺野内弥漫性摄取 ^{67}Ga 增多，用于诊断与估计胸部病变范围：除双肺大片状核素浓聚外，纵隔＋双肺门淋巴结核素浓聚——"λ 征"；双泪腺＋双腮腺等核素浓聚——"熊猫征"）（图 14-3-2）

推荐影像学检查

● 最佳检查方法：X 线

● 检查建议

○ 首选 X 线检查，MRI 增强扫描有助于明确病变范围，CT 可辅助了解病灶细节

○ 放射性核素扫描可帮助发现全身更多的病变

【鉴别诊断】

● 类风湿关节炎

○ 相似

■ 普遍性骨质稀疏，指（趾）骨及关节好发，可多个小关节发病

- 不同
  - 类风湿关节炎以近侧指间关节较多见且明显，关节面呈糜烂性破坏，关节间隙变窄或消失，类风湿因子阳性
  - 骨关节结节病常见同列指（趾）间关节好发的倾向，向心性发展倾向，囊状缺损或"笔帽状"破坏变形，类风湿因子阴性
- 牛皮癣性关节炎
  - 相似
    - 指（趾）关节周围骨质稀疏，骨质破坏，软组织肿胀
  - 不同
    - 发病于手足远侧指间关节
    - 末节指骨骨端呈丛球状扩大或变尖细，形如三角
    - 临床的牛皮癣表现
- 痛风性骨关节病
  - 相似
    - 常对称发病于第一跖趾关节，呈蜂窝状穿凿样骨缺损，边缘锐利

- 不同
  - 跖趾关节好发的倾向，可见骨膜增生不同，可有继发性的边缘骨赘
  - 局部皮肤或软组织炎性红肿，双能 CT 检查可在局部检测出尿酸盐
  - 血尿酸明显增高
- 神经性关节病
  - 相似
    - 大关节严重破坏、崩解，关节脱位
  - 不同
    - 无同时见双手足多数关节发病、疼痛和活动受限
- 滑膜型关节结核
  - 相似
    - 关节侵蚀、脱位，骨质疏松，软组织肿胀
  - 不同
    - 结节病多存在对称性肺门淋巴结及纵隔淋巴结肿大，肺部浸润和多系统损害，如肝、脾、眼、神经及皮肤损害的特点
    - 结节病有同列指间关节发病趋势，无骨膜增生

诊断与鉴别诊断精要

- 临床已诊断为结节病，发现骨关节肿胀、疼痛等症状
- 骨关节影像学表现无特异性，确诊依赖病理
- 青壮年发病，多器官受累，5 年内多自行缓解

典型病例

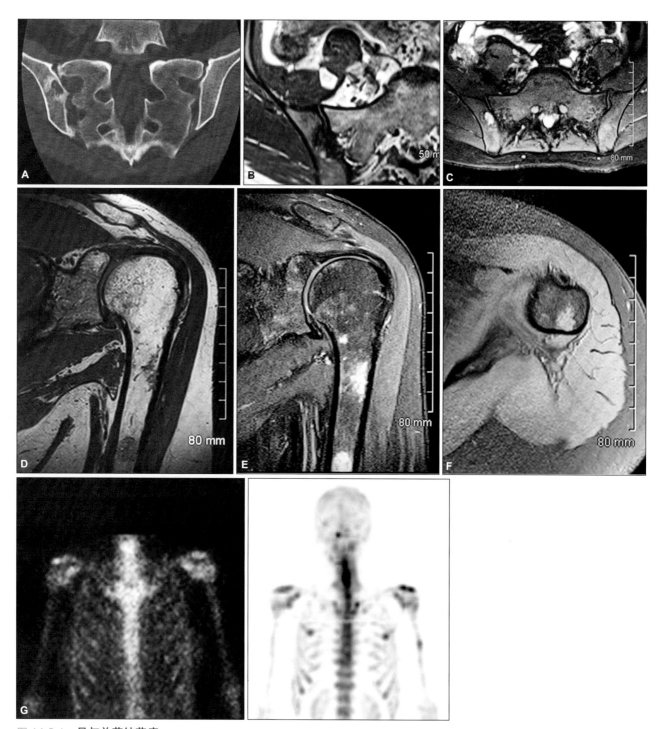

图 14-3-1　**骨与关节结节病**

A. CT 片；B. MRI-T2WI；C. MRI-T2WI 压脂；D. MRI-T1WI；E ~ F. MRI-T2WI 压脂；G. ^{67}Ga SPECT 扫描；H. ^{18}F-FDG PET。结节病累及右髂骨、左肱骨等：第一排左图示右髂骨 CT 可见一约 1cm×2cm 典型骨质破坏区，密度均匀，边界锐利，周围可见小片状骨质硬化；MRI 示病变呈长 T1 长 T2 信号改变，骨质硬化呈低信号。第二排左肱骨中上段可见多发性病变，呈类圆形或斑片状，MRI 病变呈长 T1 长 T2 信号改变，边界清晰或模糊；第三排 ^{67}Ga SPECT 扫描，^{18}F-FDG PET 示左肱骨病变为"热区"（本图由 University of Ottawa 的 Mark E Schweitzer 教授提供）

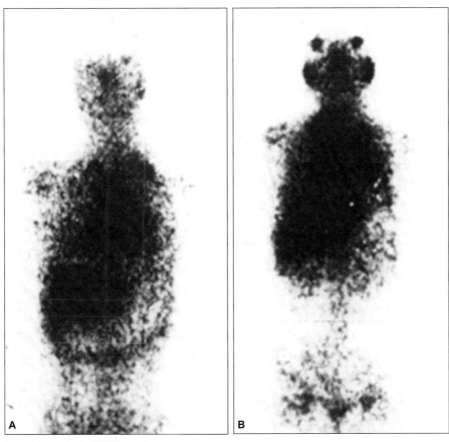

图 14-3-2　**骨与关节结节病**
A ~ B. ^{67}Ga SPECT 扫描。A 为"λ 征"，即除双肺大片状核素浓聚外，纵隔 + 双肺门淋巴结核素浓聚；B 为"熊猫征"，即双泪腺 + 双腮腺等核素浓聚；为典型表现，用于诊断与估计胸部病变范围（本图由北京协和医院路刚等提供）

（宋英儒）

重点推荐文献

[1] 郑毅, 尹义存, 黄火高. 结节病的关节表现. 中华风湿病学杂志, 2002, 6(3): 189-191.

[2] 胡红, 朱元珏. 第六届世界结节病及其他肉芽肿病会议简介. 中华结核和呼吸杂志, 2000, 23(8): 495-497.

[3] H Visser, K Vos, E Zanelli, et al. Sarcoid arthritis: clinical characteristics, diagnostic aspects, and risk factors. Ann Rheum Dis, 2002, 61(6): 499-504.

第 4 节　颞下颌关节疾病

【概念与概述】

颞下颌关节疾病（temporomandibular disorders，TMD）指累及咀嚼肌和（或）颞下颌关节，并具有相关临床症状的一组疾病的总称，非特定某一种疾病

- 疾病种类
  - 关节紊乱病（temporomandibular joint disorders）
    - 多属功能紊乱
    - 关节盘移位：最常见，分为可复性盘前移位、不可复性盘前移位、其他类型的关节盘移位，包括关节盘前移位、关节盘侧向移位和关节盘旋转移位
    - 关节盘形态改变，关节盘穿孔、粘连，各种骨质结构的改变
  - 骨关节病（temporomandibular joint degeneration）
    - 原发性：少见，临床上没有发现明确的相关病因
    - 继发性：占大多数，可找到明确的病因，如关节压力过大或创伤，生化、炎症及免疫等方面的因素等

- 关节炎症（temporomandibular joint osteoarthritis）
  - 感染性关节炎、类风湿关节炎和创伤性关节炎
- 关节肿瘤（temporomandibular joint tumor）
  - 良性肿瘤主要有骨软骨瘤、骨瘤、滑膜软骨瘤等
  - 恶性肿瘤主要有软骨肉瘤、转移性肿瘤等
- 关节强直（temporomandibular joint ankylosis）
- 关节脱位（temporomandibular joint dislocation）

【解剖与检查】
- 解剖与功能
  - 颞下颌关节（temporomandibular joint，TMJ）由下颌骨髁状突、颞骨关节窝、关节结节以及介于二者之间的关节盘和关节囊构成（图14-4-1）

  其中，骨性结构：颞骨关节窝、关节结节和下颌骨髁状突组成（图14-4-1）

  软组织结构：包括关节盘、关节囊和关节韧带（图14-4-2）
  - 关节盘厚度不均匀，从前到后可见4个清晰的分区，即前带、中间带、后带和双板区；后带最厚，前带次之，中间带最薄；三带均由胶原纤维和弹性纤维组成，但前带含有小动脉、毛细血管和神经，中间带和后带无血管和神经；三带均有滑膜覆盖，双板区分上层和下层，上、下层均由胶原纤维和弹性纤维组成，上、下层之间充满含神经血管的疏松结缔组织，是关节盘穿孔和破裂的好发部位，也是关节区疼痛的主要部位之一
  - 关节囊由纤维结缔组织组成，内衬滑膜
  - 关节韧带有3条，即颞下颌韧带、茎突下韧带和蝶下颌韧带
  - 功能：是颌面部唯一的、具有转动和滑动运动的左右联动关节，其解剖和运动都是人体最为复杂的关节，与牙齿咬合、颌面肌功能以及中枢神经系统有非常密切的关系，主要的功能是参与咀嚼、语言、吞咽和表情等
- 影像学检查方法
  - X线检查方法
    - 平片包括薛氏（Schuller）位片及改良薛氏位片、髁突经咽侧位片、颅底位片、后前位片等
    - 断层片可分为曲面断层（Orthopantomography）片、侧位断层片、后前位断层片等
    - 关节造影检查，是用以诊断关节盘可复性或不可复性移位，以及关节盘穿孔的重要手段，尤其是对于关节盘穿孔，更具优势
    - 显示骨质改变较好，对关节软组织的显示效果不佳
    - 简单、经济有效，应用历史较长，是最常用的方法
  - CT检查
    - 对骨组织、牙结构、关节盘、关节间隙的显示优于普通X线片。可显示翼外肌、翼内肌、咬肌及舌体等肌肉影像，但对肌肉内细微的结构仍不能分辨。螺旋扫描可获得横断面，还可做矢状面、髁突翼颌斜位等二维或三维重建，可定性、定量分析骨质改建及颌骨大小形态变化，分析髁突的位置、形态及关节窝的适应性变化，用以诊断和鉴别下颌发育不全及髁突骨折等，还可评价颌肌情况，如咬肌大小、密度与颞下颌关节内紊乱的病程密切相关
  - MRI检查
    - 斜冠状位及斜矢状位上显示正常关节盘最佳，常用于评价髁突运动及位置，显示关节盘的位置及形态，并评价其是否存在内结构紊乱，特别适合诊断关节盘侧方及旋转移位，并可同时显示关节盘、髁状突与关节窝间的关系
    - 对于关节盘病变，如关节盘穿孔等诊断的特异度低，漏诊率较高
    - 能清晰显示翼外肌结构，在张闭口位可见到其肌纤维形态改变，并能看到其病理变化，为TMD早期肌功能紊乱阶段的诊断提供形态学依据
    - 对软组织及骨髓的显示优良，可以观察关节盘位置、形态、运动度、是否有穿孔等情况；可判断是否有退行性关节炎、缺血性坏死、手术后改变及髁突的移位

情况；没有电离辐射，无创伤性，可活体观察关节盘及关节结构，可任意层面成像

【病理与病因】

一般特征

● 一般发病机制

○ 关节紊乱病是一类病因尚未完全清楚，有共同发病因素和临床症状的一组疾病的总称。其发生机制复杂，可能为多因素共同影响的结果：约80%属功能紊乱，约20%有关节内结构紊乱或关节器官破坏，其他因素可能为诱因

■ 功能紊乱主要指咀嚼肌紊乱，轻者有间歇性关节区轻度疼痛和弹响，重者有较难以忍受的疼痛，使咀嚼运动和说话受限制；共同症状有弹响、关节区捻发音、疼痛或闭锁等

■ 内结构紊乱或关节器官破坏主要包括关节盘移位、关节盘各附着松弛或撕脱、关节囊扩张等，还包括外伤引起的关节结构破坏

■ 其他因素：心理和社会因素作用如长期绷着脸、紧咬牙关等，可由早期功能紊乱发展成结构紊乱，最后出现器质性破坏。牙齿研磨、刷牙、歌唱等，使颞颌关节压力过大。年龄增大、缺牙或颞颌关节结构与功能的退化可引起

○ 骨关节病是以关节软骨组织面的破坏与耗损为主要特征，伴发软骨下骨组织改建和滑膜相应病变的一种退行性疾病。其发病机制仍未完全明了，目前共有三种代表性的观点

■ 软骨基质的破坏，软骨细胞所控制的组织分解与合成间平衡的失调及滑膜等软骨外结构的破坏

■ 系软骨基质、软骨细胞和滑膜三者病理改变共同作用的结果

■ 是多因素、多途径发生发展的，包括外伤，年龄，激素水平，交感神经紧张性，关节的过度活动等

○ 关节炎症：包括感染性和非感染性炎症两类

■ 感染性关节炎：主要致病菌是溶血性链球菌、金黄色葡萄球菌、肺炎链球菌或混

合细菌感染。多由相邻组织扩散所引起，如化脓性中耳炎、耳前淋巴结炎、颌骨骨髓炎、颌下间隙脓肿、化脓性腮腺炎等；其次是创伤后继发感染；第三是血源性感染，多见于儿童高热性传染病，如猩红热、麻疹等

■ 非感染性关节炎包括类风湿关节炎、创伤性关节炎等。类风湿关节炎属结缔组织疾病，累及颞颌关节时，不仅关节疼痛、咀嚼困难，还可以造成关节强直畸形。迄今对本病原因和发病机制不明，可能与自身免疫有关，还受内分泌、遗传、营养不良、气候寒凉、潮湿、外伤和神经精神因素影响；龋病、牙周病及急性传染病可以是本病诱发因素。创伤性关节炎一般由于急性创伤或慢性损伤，造成颞颌关节微循环障碍，从而产生病理和形态改变

○ 关节强直：颞下颌关节强直是口腔颌面部一类严重的疾病，由于异常的纤维组织和骨组织在颞下颌关节及关节周围组织生长，最终会取代正常的关节结构，从而造成患者张口受限，甚至完全不能张口

■ 先天性强直罕见，多为出生时产钳或经产道损伤所致

■ 外伤如髁突骨折，下颌骨受外伤间接引起髁突骨折或关节内出血等导致关节强直

■ 非感染性炎症：如类风湿关节炎也可引起关节强直，通常为双侧和纤维性强直；放射治疗直接照射关节区也可引起关节强直

■ 感染性炎症：化脓性关节炎，邻近组织来源的继发性感染等，最终导致关节强直；关节原发性感染如结核、淋病、梅毒、猩红热、伤寒热、放线菌等也可出现少见的关节强直

○ 关节脱位：指开口运动时，下颌髁状突滑出关节窝外，不能自主恢复到原位。按脱位部位，分单侧脱位和双侧脱位。按髁状突脱出方向，分前方脱位、后方脱位、侧方脱位、上方脱位和交叉脱位。后四种类型，非常少见，主要是创伤和肿瘤引起。按脱位发生时间和性质，又分急性脱位、复发

性脱位和陈旧性脱位。临床上以急性前脱位和复发性前脱位较常见

■ 急性颞颌关节脱位：正常开闭口运动，因髁状突与关节盘同步滑动至关节结节下方或稍前方导致。由于咀嚼肌功能紊乱或感冒，大张口打哈欠、呕吐、喊叫、大笑、歌唱；或行口腔、咽喉治疗时间过久、使用开口器、喉镜、气管镜时用力不当；或拔除下颌阻生智齿劈凿力量过大、下颌骨受外力打击等，都可以使关节囊韧带拉长、髁状突滑越关节结节，此时关节盘被挟嵌于髁状突与关节结节之间，反射性升颌肌群痉挛，髁状突不能自主复位

■ 复发性关节脱位：又称习惯性脱位。多数因为急性前脱位治疗方法欠妥，或复位后下颌制动时间太短，再次复发；或因有大脑疾患、长期慢性消耗性疾病，神经、肌肉功能失调所致；少数因颞颌关节结构紊乱、骨关节发育异常如关节凹浅平、关节结节低矮所致

■ 陈旧性脱位：指关节脱位在 2 周以上未复位者。多数因急性前脱位未能及时复位所致，少数因外伤关节肿胀，不能及时确诊并复位造成

● 遗传学
  ○ 无
● 病因学
  ○ 关节内结构紊乱或关节器官破坏
  ○ 心理和社会压力较大，神经肌肉系统功能紊乱
  ○ 关节感染、损伤等
● 流行病学
  ○ 发生人群：20～40 岁，女性＞男性
  ○ 发病率：普通人群中 70% 的人至少患有 TMD 的症状之一，但仅 5% 的人就医。TJD 为 TMD 中最为多见，占普通人群的 20%～40%，且最近 10 年来发病率有明显增高的趋势。1996 年统计，美国约 1 千万人患有关节紊乱病（占总人口的 20%～25%），每年新增患者约 100 万
  ○ 分布：无明显地域或人群好发倾向

大体病理、病理生理及显微镜下特征
● 关节紊乱病
  ○ 咀嚼肌群功能紊乱期
    ■ 包括翼外肌痉挛及功能亢进，关节盘后区损伤等，两侧翼外肌功能收缩不对称，患侧翼外肌水肿、渗出病变等
  ○ 关节内结构紊乱期
    ■ 包括关节盘的各种移位和变性
  ○ 器质性病变期
    ■ 出现关节盘破裂穿孔，早期髁突骨髓腔内充血水肿，可发展为骨质增生硬化及骨赘形成等
● 骨关节病
  ○ 滑膜炎
    ■ 初期特点：内膜细胞层的层数增多
    ■ 早期特点：滑膜内膜增生、细胞增殖
    ■ 中期特点：滑膜增生，内膜细胞退变，细胞间纤维样物质大量增多
    ■ 晚期特点：细胞层数正常，细胞间形成大量的纤维样物质和脂褐素
  ○ 软骨退变
    ■ 初期特点：软骨细胞增生，新陈代谢加快，细胞内粗面内质网和高尔基体增多，同时产生大量的分泌小囊，基质合成加快
    ■ 早期特点：基质的破坏超过了它的合成，关节软骨丧失
    ■ 中期特点：基质合成下降，蛋白酶继续增多，软骨量进一步丧失
    ■ 晚期特点：基质多种成分进一步减少，蛋白酶的合成继续增加，最终软骨极度减少，乃至完全剥脱
  ○ 骨硬化
    ■ 髁突前斜面骨缘模糊、变窄、缺损和骨质增生
● 关节炎与关节强直
  ○ 感染性关节炎关节腔内可见浆液渗出物分离的纤维素形成结缔组织，可以产生纤维性关节强直或骨性强直
  ○ 类风湿关节炎反复发病或病程绵延日久，关节囊滑膜组织增生，形成纤维性肉芽组织，关节粘连时，可以产生纤维性关节强

直或骨性强直

【临床表现】

表现

- 最常见体征 / 症状
  - 颌面部疼痛，最常见
  - 张口受限，较常见
  - 颞颌关节异响，部分关节盘移位患者可见
- 临床病史
  - 常以颌面部疼痛，张口受限，颞颌关节异响等为主诉就医
  - 焦虑、压抑、精神压力等可能诱发或加重病情
  - 非特异性症状：头痛、耳痛、耳鸣、颈肩痛等
  - 可继发于外伤、缺牙等

流行病学

- 年龄
  - 任何年龄：青壮年，以 20 ~ 40 岁好发
- 性别
  - 男性＜女性（少 1/4 左右）

自然病史与预后

- 自然病史
  - 起病隐匿或急性发病，渐进性发展，早期多不就医
- 预后
  - 一般无严重后遗症或并发症

治疗

- 治疗原则：病因复杂，95% 的对症治疗为主，仅 5% 左右需手术治疗
  - 内科治疗：药物止痛，心理治疗，不良咬合习惯的纠正等
  - 手术治疗：外伤、关节盘移位等有明确病因者
- 预防性措施
  - 注意和纠正不良的咬合习惯
  - 放松心情
  - 避免过度、频繁的张口活动

【影像表现】

概述

- 最佳诊断依据
  - 髁突移位，关节盘移位
  - 骨性关节面骨质增生

- TMD：约 80% 患者无异常影像学表现，约 20% 可见各种影像学异常表现
  - 关节紊乱病
    - 咀嚼肌群功能紊乱期：X 线平片检查无阳性表现，CT 检查斜冠状位重建时可见两侧翼外肌功能收缩不对称，MRI 检查患侧翼外肌可见不规则片状长 T1 长 T2 信号改变，并形态较对侧肿大
    - 关节内结构紊乱期：X 线平片及 CT 检查的意义不大，MRI 可清晰显示关节盘的各种移位和变性。可复性关节盘前移位：闭口位时关节盘在髁状突前方，关节结节前下方；开口位时，关节盘回到关节窝正常位置，关节盘可变形伸长，后带膨大，信号基本正常。不可复性关节盘前移位：在闭口位和开口位时关节盘位置均位于髁突前方，关节结节前下方，不回到关节窝内，关节盘形态严重变形，出现圆形、折叠型、伸长型等，关节盘信号基本正常。关节盘内侧、外侧移位：主要表现为关节盘变形，呈低信号改变（图 14-4-3）
    - 器质性病变期：关节造影适合观察关节运动异常，如关节盘前移等，诊断盘穿孔较可靠。早期髁突骨髓腔内充血水肿，此时 X 线平片和 CT 检查可阴性或轻度骨质疏松，MRI 检查可见髁突骨髓腔呈长 T1、长 T2 信号改变；进一步发展为骨质增生硬化及骨赘形成时，X 线平片和 CT 检查可见髁状突磨平、变短，髁状突唇样增生，髁状突硬化，髁状突前斜面模糊不清，颞骨关节窝损缺陷，髁状突前斜面广泛破坏，颞骨关节窝囊样变等，CT 二维、三维重建可清晰显示髁状突磨平、硬化、骨质增生、破坏、囊样变等表现，此时骨质改变的显示 CT 优于 MRI，但 MRI 可同时显示关节盘及翼外肌的病变
  - 骨关节病
    - 初起患侧关节由于关节囊滑膜乳头充血、肿胀、渗出液增加，即滑膜炎期，此时 X 线平片和 CT 检查可阴性或轻度骨质疏松，MRI 检查可见滑膜囊增厚并囊内积

液，髁突骨髓腔呈长 T1、长 T2 信号改变

- 病史在 2 ~ 3 年以上者，髁突增生变形严重，出现面颌不对称畸形，关节活动偶有卡阻，即软骨退变期，此时 MRI 检查可发现软骨性关节面变薄，信号增高及骨性关节面下局灶性骨髓水肿即呈长 T1、长 T2 信号改变，X 线检查可见髁突关节面硬化，骨性关节面不光滑、变薄、断裂或消失，松质骨破坏或囊变
- 晚期即骨质硬化期，可形成骨刺或唇样变，关节间隙变窄，CT 二维、三维重建较平片对骨质病变的显示更清晰，MRI 对骨质硬化病变的显示不敏感。一般髁突骨质吸收性改变多于骨质增生性改变，而颞骨关节面则以骨质增生性改变为主，周围软组织一般无阳性改变

○ 关节炎症：包括感染性和非感染性炎症两类

- 感染性关节炎：X 线片早期无明显变化，肿胀后可见关节周围软组织梭形阴影，开口位片可见髁突活动受限，此时 X 线平片和 CT 检查可阴性或轻度骨质疏松，MRI 检查可见滑膜囊增厚并囊内积液，髁突骨髓腔呈长 T1、长 T2 信号改变；晚期可出现骨质破坏，修复期可出现纤维性或骨性强直，此时 X 线检查及 CT 二维、三维重建，可见髁突和颞骨关节面骨线不光滑、变薄、断裂或消失，松质骨破坏并周围骨质明显硬化，修复期骨质增生形成骨刺或唇样变，关节间隙变窄
- 非感染性关节炎：X 线片显示关节软组织呈梭形肿胀，骨关节面硬化线变薄或断裂，骨小梁破坏或囊变，晚期关节腔消失，呈骨性粘连球形变，CT 显示以上病变更清晰，MRI 则除骨质增生硬化显示欠佳外，对关节囊、软骨、关节盘、骨髓、周围软组织等及其病变的显示更有优势

○ 关节强直 X 线诊断标准：纤维性强直双系列关节结构包括关节窝、髁突及关节间隙变模糊而密度略高。骨性强直双系列关节结构部分或完全被高密度的影像所取代

- X 线断层片对颞颌关节强直可分 4 型：I 型为纤维性；II 型为关节外侧骨桥形成；III 型为髁突颈残端与关节窝骨性粘连，移位的骨折块长到髁突断端前内侧；IV 型为整个关节结构的完全骨化包括颞骨关节窝和髁突
- CT 扫描较 X 线更易发现创伤性颞下颌关节骨性强直的退化关节间隙（图 14-4-4）
- MRI 对诊断纤维性强直较 X 线和 CT 更有帮助，可见关节结构破坏，关节周围组织层次不清，被长 T1、短 T2 信号组织替代

○ 关节脱位

X 线平片、CT、MRI 均可见下颌髁状突滑出关节窝外，CT 二维、三维重建显示最佳，MRI 可同时显示关节盘、关节囊腔、骨髓及周围软组织的水肿等

超声表现

- 一般不做超声检查

核医学表现

- 无

推荐影像学检查

- 最佳检查方法：骨质改变——CT；软骨及滑膜囊、骨髓、肌肉改变——MRI
- 检查建议：一般性了解颞颌关节结构改变和骨质异常时，可选用 Schuller 片和曲面断层片，进行初步筛选；筛选片中可疑骨质异常，可选用关节断层片或 CT 更清楚显示病变；看是否有关节盘移位和穿孔，可选用关节造影或 MRI 进一步检查。CT、MRI 为提高诊断准确性提供更有价值的信息，MRI 越来越成为颞下颌关节疾病基础诊断，及颞下颌关节疾病保守或手术治疗后疗效评价的金标准

【鉴别诊断】

- 颞颌关节疾病以临床诊断为主，影像诊断为辅。影像诊断无异常征象时，不能除外颞下颌关节疾病的可能；相反，影像检查发现阳性征象时，可为临床寻找病因及解释发病机制提供依据
- 临床鉴别诊断
  ○ 除外其他引起颌面部疼痛的原因：耳、鼻、鼻窦疾病，神经性疾病，头痛，腮腺疾病等
  ○ 疼痛是否以颞颌关节为中心，伴关节异响、张口困难等
  ○ 影像学检查可提供器质性病变的依据

诊断与鉴别诊断精要

- 80% 无影像学依据，但 20% 可出现髁突移位，关节盘移位，颞颌关节骨关节病等的影像学依据
- 主要临床表现为颌面部疼痛，颞颌关节异响，张口受限
- 病因复杂，可能与精神紧张、不良咬合习惯等有关

典型病例

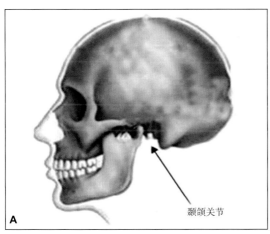

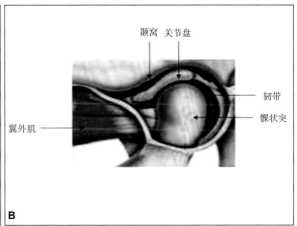

图 14-4-1　正常颞颌关节解剖示意图
颞窝、髁状突、关节盘、韧带、翼外肌

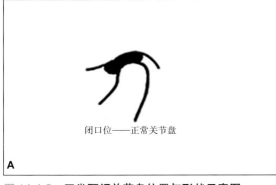

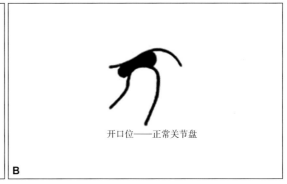

图 14-4-2　正常颞颌关节盘位置与形状示意图
A～B.闭口位与开口位

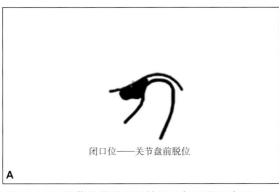

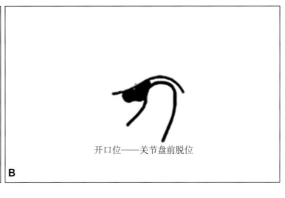

图 14-4-3　关节盘前脱位时的位置与形状示意图

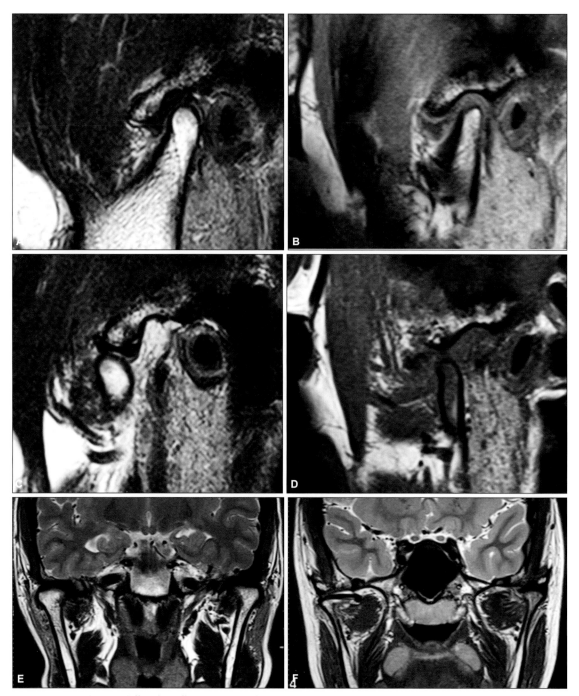

图 14-4-4　正常颞颌关节盘与关节盘前脱位时的位置与形状实际病例 MRI
第一排为闭口斜矢状位。A. 正常；B. 关节盘前脱位；C、D. 为开口斜矢状位，C. 正常；D. 关节盘前脱位。E、F. 为闭口斜冠状位，E. 双侧正常；F. 右侧正常；左侧关节盘前脱位

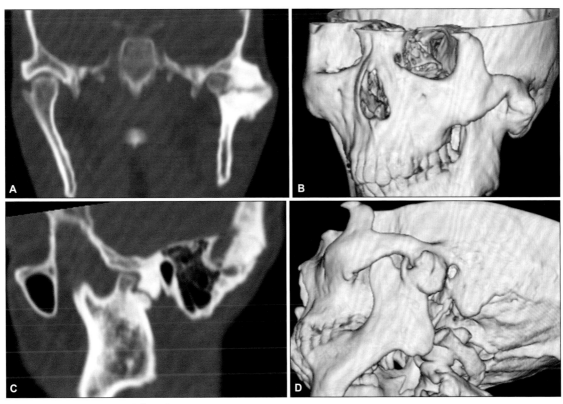

图 14-4-5　外伤性颞颌关节强直
A，C. CT 二维重建；B，D. CT 三维重建。男性，34 岁，开口受限 10 年。右侧颞颌关节正常，左侧颞颌关节间隙及骨性关节面可见，但左外侧髁突颈与颞窝骨性连接，骨性融合区仍可见退化的间隙，左内侧骨质未见异常

（宋英儒）

重点推荐文献

[1] 曹鸿涛，王美青. 颞下颌关节的放射影像学检查新进展. 口腔医学杂志，2002，22(2)：99-101.

[2] George Dimitroulis. Temporomandibular disorders: a clinical update. BMJ, 1998, 317(7): 190-194.

[3] Shirish Ingawale, Tarun Goswami. Temporomandibular Joint: Disorders, Treatments, and Biomechanics. Annals of Biomedical Engineering, 2009, 37(5): 976-996.

主要参考文献

[1] Shigeaki Umeoka, Takashi Koyama, Yukio Miki, et al. Pictorial Review of Tuberous Sclerosis in Various Organs. RadioGraphics, 2008, 10.1148/rg.e32.

[2] Avila NA, Dwyer AJ, Rabel A, et al. CT of sclerotic bone lesions: imaging features differentiating tuberous sclerosis complex with lymphangioleiomyomatosis from sporadic lymphangioleiomymatosis. Radiology, 2010, 254(3): 851-857.

[3] Jonard P, Lonneux M, Boland B, et al. Tc-99m HDP bone scan showing bone changes in a case of tuberous sclerosis or Bourneville's disease. Clin Nucl Med, 2001, 26(1): 50-52.

[4] Cerase A, Priolo F. Skeletal benign bone-forming lesions. Eur J Radiol, 1998, 27 Suppl 1: 91-97.

[5] Adam Greenspan. Sclerosing bone dysplasias-a target-site approach. Skeletal Radiol, 1991, 20: 561-583.

[6] Chen CY, Ying SH, Yao MS, et al. Sphenoid sinus osteoma at the sella turcica associated with empty sella: CT and MR imaging findings. AJNR Am J Neuroradiol, 2008, 29(3): 550-551.

[7] 孟悛非. 骨瘤. // 郭启勇. 实用放射学. 3版. 北京：人民卫生出版社，2007：1162-1163.

[8] 陈赜，王小琦，张志勇，等. 大量骨质溶解症病例报告及文献资料复习. 临床实践，2006，24(20)：113-114.

[9] 侯世文，张建功，邓雪宁，等. 桡骨自溶1例报告. 中医正骨，2009，21(8)：82.

[10] 杨晓玲，袁家骥，陈孟荣，等. 大片骨质溶解症二例. 临床放射学杂志，2001，20(7)：560-561.

[11] F. Hardegger, Lex A. Simpson, G. Segmueller. The Syndrome of Idiopathic Osteolysis. British Editorial Society of Bone and Joint Surgery, 1985, 67(1): 89-93.

[12] Dipak V. Patel, MSc Orth, MS Orth, et al. Gorham's Disease or Massive Osteolysis. Clinical Medicine & Research, 2005, 3(2): 65-74.

[13] B. Kai, A. Ryan, P. L. Munk, et al. Gorham disease of bone: three cases and review of radiological features. Clinical Radiology, 2006, 61(4): 1058-1064.

[14] 罗鹏波，陈雷，刘彩龙，等. 特发性肢端骨溶解症一例. 中国修复重建外科杂志，2009，23(11)：1297.

[15] Hemingway AP, Leung A, Lavender JP. Familial vanishing limbs: four generations of idiopathic multicentric osteolysis.

Clinical Radiology, 1983, 34(5): 585-588.

[16] 边鹏飞, 赵道洲. 儿童特发性髋关节软骨溶解症的诊断及鉴别. 甘肃医药, 2009, 28(12): 49-50.

[17] EE Bleck. Idiopathic chondrolysis of the hip. J Bone Joint Surg Am, 1983, 65(9): 1266-1275.

[18] Tal Laor, Alvin H. Crawford. Idiopathic Chondrolysis of the Hip in Children: Early MRI Findings. AJR, 2009, 192(2): 526-531.

[19] 秦晓蕾, 林尽染, 徐金华, 等. 伴骨损害的结节病. 临床皮肤科杂志, 2007, 36(11): 697-699.

[20] 路刚. 放射性核素显像在呼吸系统疾病中的临床研究与应用. 中国博士学位论文全文数据库: 中国协和医科大学, 1991.

[21] Handa T, Nagai S, Ito I, et al. Multiple bone fractures found in a young sarcoidosis patient with long stable disease. Intern Med, 2005, 44(12): 1269-1275.

[22] Sandra L. Moore, Alvin E. Teirstein. Musculoskeletal Sarcoidosis: Spectrum of Appearancesat MR Imaging. RadioGraphics, 2003, 23(6): 1389-1399.

[23] 栾德广, 路淮英, 张保正. 结节病性关节炎2例. 医学影像学杂志, 2005, 15(10): 893-903.

[24] 王洪武, 李庆棣, 朱元珏. 近20年我国结节病临床与研究现状. 海军总医院学报, 2002, 15(1): 30-40.

[25] 刘裕. 手掌腕骨及肌肉结节病一例. 中华放射学杂志, 1997, 31(10): 703.

[26] 曹来宾, 徐爱德, 徐德永, 等. 骨关节结节病的X线诊断. 青岛医学院学报, 1981, 30(2): 28-31.

[27] Alomar X., J. Medrano, J. Cabratosa, et al. Anatomy of the temporomandibular joint. Semin. Ultra-sound CT MRI, 2007, 28: 170-183.

[28] 尹晓军, 杨驰. 颞下颌关节骨关节病发病机制研究进展. 上海口腔医学, 2002, 11(3): 268-270.

[29] 马绪臣. 颞下颌关节病的基础与临床. 北京:人民卫生出版社, 2000.

[30] Samuel F. Dworkin, Linda LeResche, Michael R. Von Korff. Diagnostic Studies of Temporomandibular Disorders: Challenges From an Epidemiologic Perspective. Anesth Prog, 1990, 37: 147-154.

[31] 石利强, 孟庆江, 史庆辉, 等. 颞颌关节紊乱综合征骨质改变与关节盘穿孔的关系. 中国临床医学影像杂志, 2002, 3(1): 61-62.

[32] 夏依扎·卡玛力. 颞下颌关节内紊乱症磁共振研究. 中国硕士学位论文全文库: 新疆医科大学, 2006.

[33] 马力强, 周晓林. 颞下颌关节紊乱病治疗方法及用药分析. 口腔颌面外科杂志, 2005, 15(3): 291-292.

[34] 马绪臣, 张震康. 颞下颌关节紊乱综合征的命名和诊断分类. 中华口腔医学杂志, 1998, 33(4): 238-240.

软组织病变

第1节　概　述

【概念与概述】

- 软组织构成人体体积的 50% 左右，广义而言，除了人体内脏、骨骼外，其余组织均属于软组织；狭义而言，软组织应指来自中胚层的各种组织
- 软组织病变分类复杂多样，命名混杂，大体上分为非肿瘤性病变及肿瘤与肿瘤样病变
  - 非肿瘤性病变主要包括软组织先天发育异常、感染、寄生虫病、肌炎、钙化骨化等
  - 肿瘤与肿瘤样病变主要包括脂肪组织、纤维组织、平滑肌、横纹肌、腱鞘滑膜组织、脉管组织、周围神经组织、骨与软骨组织及原因不明的软组织肿瘤和肿瘤样病变

【影像学检查方法】

X 线检查

- X 线摄片
  - X 线摄片为首选的影像学检查
  - 对称观察软组织形态、大小及对称性
  - 皮下脂肪透光度、肌组织厚度
  - 异常钙化、骨化及关节形态

CT 检查

- 平扫 CT
  - 对软组织病变定位、定性优于 X 线摄片
  - 详细观察病变大小、形态、边缘、密度及其与邻近组织关系
  - 对邻近骨及关节结构显示良好
- 增强 CT
  - 观察病变强化程度及边缘形态
  - 病变区血供情况及血管包绕、邻近结构受侵改变

MR 检查

- 平扫 MR
  - MR 具有较高的软组织分辨率，多平面成像及不同脉冲序列、不同弛豫参数条件下不同组织具有的信号差异使其十分有益于分辨不同的组织特性
  - MR 各序列对病变信号的敏感性及特异性均优于 CT 和 X 线摄片
- 增强 MR
  - 强化机制与观察内容与 CT 相同，因其软组织分辨率较高，故强化扫描效果优于 CT 增强
- 特殊 MR 检查
  - MRA（MR 血管造影）：可不用对比剂，通过流体的流速效应获得血管成像，观察内容同 DSA（数字减影血管造影）
  - 弥散加权成像：利用水分子的运动成像，显示病变区的水分子运动状态
  - MR 灌注成像：利用对比剂显示组织的灌注特征，显示灌注区达峰时间及灌注曲线
  - MRS：定量测定组织代谢异常

超声检查

- 观察软组织异常回声及回声强度，病变形态、边界、回声强弱及其与邻近器官、血管的关系

核医学检查

- 静脉注射 ^{99m}Tc，观察软组织的灌注及其中钙化及骨化组织的钙代谢情况
- PET：了解软组织病变或肿瘤的糖、氨基酸等物质的代谢情况

（潘诗农）

重点推荐文献

[1] Burgener F A, Meyers S P, Tan R K, et al. Differential Diagnosis in Magnetic Resonance Image. Georg Thieme Verlag Stuttgart. 2001.

[2] 郭启勇. 实用放射学. 3版. 北京: 人民卫生出版社, 2007.

[3] 杨广夫, 刘军, 王欣璐, 等. 软组织病影像诊断学. 西安: 陕西科学技术出版社, 2001.

第2节 正常软组织的影像学表现

- X 线表现
  - 皮下脂肪透光度良好, 密度均匀一致, 呈低密度改变
  - 肌肉走形及形态尚清, 与脂肪边界清晰, 其内未见异常密度, 未见肿胀及萎缩 (图 15-2-1)
- CT 表现
  - 密度分辨率高于 X 线摄片
  - 皮下及腹腔脂肪呈均匀低密度改变, 密度均匀一致
  - 肌肉系统显示清晰, 呈中等密度改变, 3D 后处理成像能清晰显示其走形形态 (图 15-2-2)
  - 增强 CT 能清晰显示血管系统的走行 (图 15-2-3)
- MR 表现
  - 优越的软组织分辨率及多平面成像
  - 骨骼肌表现为低至中等信号, 边界清晰, 肌束间可见高信号脂肪间隔
  - 脂肪组织在 T1WI 表现为高信号、在 T2WI 上表现为中等至稍高信号强度, 脂肪抑制序列信号明显降低 (图 15-2-4)
  - 正常肌腱、韧带在各序列上表现为均一低信号, 轮廓光滑、厚度均一 (图 15-2-5, 图 15-2-6)
  - 较大血管呈低信号流空改变, 增强 MR 显示清晰 (图 15-2-7)
- 超声表现
  - 皮下脂肪呈低回声改变, 回声均匀
  - 肌肉组织表现为中等回声, 边界清晰, 结构连续
  - 血管系统管径清晰, 管腔内为无回声
- 核医学表现
  - PET 正常软组织均无摄取或低摄取
- 比较影像学
  - X 线摄片
    - 空间分辨率较高, 密度分辨率较低
    - 能够显示邻近骨质受侵或受压改变
    - 对钙化敏感
  - CT 表现
    - 密度分辨率高
    - 对病变的定位、定性均优于 X 线摄片
    - 对钙化、脂肪、液性密度显示良好
    - 增强 CT 可以显示病变的范围及血供情况
    - 对一些实质性肿瘤定性较困难
  - MR 表现
    - 软组织分辨率高, 对深部病变显示良好
    - 能够清晰显示病变的范围及与邻近组织情况
    - 多序列、多参数能够分辨不同的组织成分特性
    - 增强 MR 能够显示病变组织的强化程度及边缘形态以鉴别良恶性
    - 对钙化显示不够特异
  - 超声表现
    - 检查快捷、方便
    - 对浅表病变显示良好, 提供病变的范围、回声及血供情况
    - 部分病变可在超声引导下穿刺或治疗
  - 核医学表现
    - 较少用于软组织病变的诊断
    - 骨扫描可以提供恶性病变骨质的侵犯程度
    - PET 可以提供病变及全身的糖及氨基酸的代谢情况以定性

典型病例

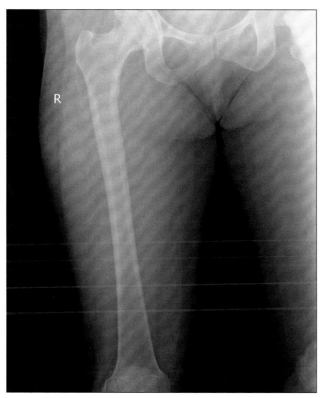

图 15-2-1　正常右股骨正位 X 线摄片
显示皮下脂肪呈低密度，肌肉呈稍高密度改变，分界清晰，密度均匀

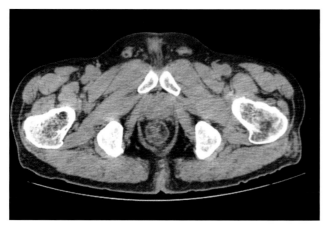

图 15-2-2　正常股骨颈水平 CT 平扫
显示皮下脂肪呈均匀低密度，骨盆周围各肌肉组织界限清晰，呈中等密度

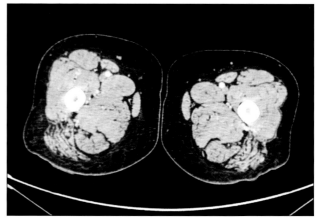

图 15-2-3　正常股骨中段水平 CT 增强
可以清晰显示双侧股动脉及分支走行

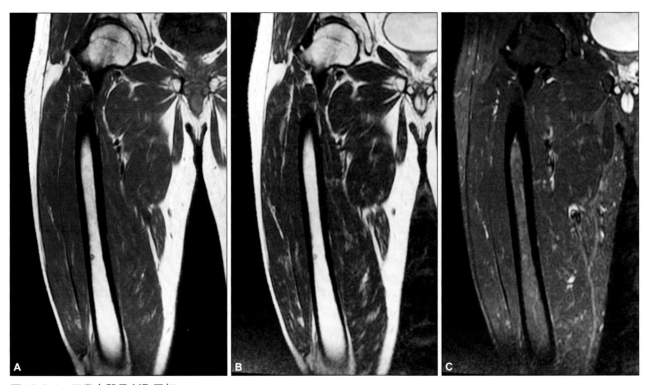

图 15-2-4 正常右股骨 MR 平扫

A. T1WI 冠状面；B. T2WI 冠状面；C. T2 压脂冠状面。皮下脂肪在 T1WI 和 T2WI 均呈高信号改变，分界清晰，脂肪抑制序列信号明显降低。肌肉组织在 T1WI 呈中等信号，T2WI 呈稍低信号

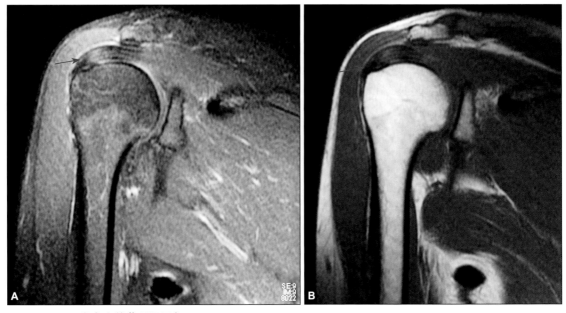

图 15-2-5 正常右肩关节 MR 平扫

A. STIR 冠状面；B. T1WI 冠状面。冈上肌肌腱在各序列均呈低信号改变

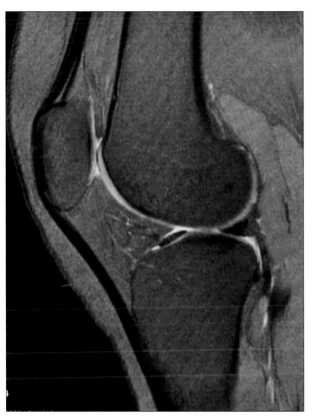

图 15-2-6　正常右膝关节 MR 质子密度序列矢状面，髌韧带呈条状均匀低信号

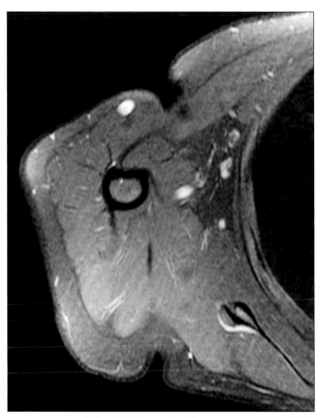

图 15-2-7　正常右肩关节 MR 增强轴面，显示明显强化的血管影

（潘诗农）

重点推荐文献

[1] 郭启勇，陈丽英. MRI磁共振鉴别诊断学. 辽宁：辽宁科学技术出版社，2007：334-354.

[2] Ma LD, Frassica FJ, McCarthy EF, et al. Benign and malignant musculoskeletal masses: MR imaging differentiation with rim-to-center differential enhancement ratios[J]. Radiology,

1997, 202(3): 739-744.

[3] Wang CK, Li CW, Hsieh TJ, et al. Cterization of bone and soft-tissue tumors with in vivo ¹H MR spectroscopy: initial results[J]. Radiology, 2004, 232(2): 599-605.

第 3 节　软组织感染

一、软组织非特异性细菌性感染

【概念与概述】

软组织非特异性细菌性感染（Soft tissue nonspecific bacterial infections），是由单一病菌或多种病菌共同导致的软组织感染性疾病

- 致病菌较多，以金黄色葡萄球菌常见
- 软组织感染的常见表现为软组织脓肿（Soft tissue abscess）
- 同义词：化脓性感染、一般性感染

【病理与病因】

- 病理
  - 细菌毒素和酶致炎症组织坏死、溶解形成脓腔
  - 渗出物、坏死组织、脓细胞、致病菌构成脓液
  - 纤维素使病变局限
  - 周围充血、水肿、白细胞浸润及肉芽组织增生
- 病因学
  - 金黄色葡萄球菌常见
  - 全身多系统感染性疾病常引起
- 流行病学
  - 感染疾病中最常见

【临床表现】

表现

- 常见皮肤及皮下感染的表现
  - 疖、痈、毛囊炎、脓疮、肛周脓肿等
  - 晚期形成脓肿
- 临床体征 / 症状
  - 浅表脓肿：红、肿、热、痛，脓肿形成后可有波动感
  - 深部脓肿：表面水肿及局部压痛，伴全身中毒症状

流行病学

- 年龄
  - 新生儿、老年人及慢性疾病、手术及外伤病史者多见
- 性别
  - 无性别差异

病程与预后

- 大多数为急性感染，预后较好
- 炎症扩散，病菌侵入血液引起脓毒血症，预后较差
- 炎症迁延不愈转为慢性，可重新急性发作

治疗

- 脓肿形成应在超声、CT 引导下切开引流
- 抗菌药物及外敷药物
- 保护感染部位
- 全身支持治疗

【影像表现】

概述

- 影像学检查目的为确定有无感染，感染位置、范围、程度及有无脓肿形成和邻近关节是否受累
- 部位
  - 常见颈部、臀部、大腿、腹膜后
- 大小及范围
  - 可局限，可弥漫

X 线表现

- 皮下脂肪增厚，密度增高呈条网状
- 肌间隙模糊、消失
- 深部脓肿较难显示

CT 表现

- 平扫 CT

- 肌肉密度不均匀降低
- 液性脓腔，边界模糊，壁厚薄不均，内壁尚光整（图 15-3-1，图 15-3-2）
- 如由产气菌感染引起，可有积气及气液平面
- 增强 CT
  - 脓肿壁环形强化

MRI 表现

- T1WI
  - 不均匀低信号
  - 脓液信号更低，低于脓肿壁
- T2WI
  - 不均匀高信号
  - 脓液信号更高，高于脓肿壁
- T1 增强
  - 脓肿壁强化，脓液不强化
  - 周围炎性病变不均匀强化

超声表现

- 境界不清的不规则无或低回声区

推荐影像学检查

- 首选检查方法：超声
  - 无创、经济、方便、快速
  - 对液体敏感
    - 易鉴别囊性和实性病变
  - 可在超声引导下引流，进行细菌培养达到鉴别诊断
- 最佳检查方法：MR
  - 显示病变全貌及邻近解剖关系
    - 包括软组织、骨结构、关节

【鉴别诊断】

软组织肿瘤

- 大部分边界较清，周围组织受压或受侵
- 良性者有包膜，可移动
- 可有强化，可有囊变、坏死、钙化等
- 一般无脓肿壁和脓腔结构

特异性感染

- 结核
  - 慢性经过，有盗汗、低热、消瘦等结核分枝杆菌感染的症状和体征
  - 实验室结核菌素试验阳性
  - 常合并有骨质破坏改变

诊断与鉴别诊断精要
- 金黄色葡萄球菌感染常见
- 典型红、肿、热、痛及全身感染症状
- 脓肿壁呈环形强化

典型病例

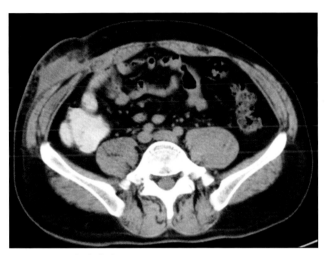

图 15-3-1　腹壁脓肿
腹部 CT 平扫。右腹壁皮下脂肪组织内不规则稍低密度影，内呈近液性密度，周围可见等密度不规则壁，考虑脓肿形成

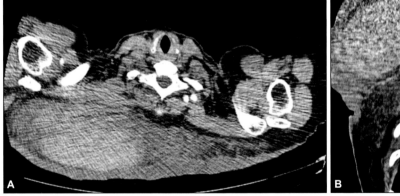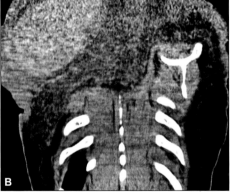

图 15-3-2　背部软组织感染
右背部 CT 平扫及三维重建。A. 轴面；B. 冠状面。右背部软组织弥漫性增厚，可见多发渗出及网格影，其内可见包裹性稍高密度影，抽出为血性，迁延不愈，细菌培养为金黄色葡萄球菌感染

重点推荐文献

[1] Alcaide F, Esteban J.Cutaneous and soft skin infections due to non-tuberculous mycobacteria[J].Enferm Infecc Microbiol Clin. 2010, 28(1): 46-50.

[2] Jaramillo D. Infection: musculoskeletal[J]. Pediatr Radiol,

2011, 41(1): 127-134.

[3] Turecki MB, Taljanovic MS, Stubbs AY, et al. Imaging of musculoskeletal soft tissue infections[J]. Skeletal Radiol, 2010, 39(10): 957-971.

二、软组织结核感染

【概念与概述】

软组织结核感染（soft tissue tuberculosis infections）是由结核分枝杆菌引起的慢性软组织感染疾病

- 可原发于皮肤及皮下结核
- 亦可继发于肺结核的淋巴结结核和继发于骨关节结核的结核寒性脓肿（tuberculosis cold abscess）、窦道形成

【病理与病因】

- 病理
  - 结核结节为主
  - 白细胞浸润、肉芽肿形成、干酪坏死、纤维增生
  - 脓肿及窦道形成
- 流行病学
  - 结核病中较少见

【临床表现】

表现

- 全身症状/体征
  - 盗汗、低热、消瘦、疲乏
- 局部症状
  - 皮肤表面局部隆起、触痛
  - 脓肿、窦道或纤维瘢痕形成
  - 继发于肺结核可有相应呼吸系统症状
  - 继发于骨关节结核可有骨关节功能障碍及畸形

流行病学

- 年龄
  - 儿童、青年、老年多见
- 性别
  - 女性多见

【影像表现】

概述

- 部位
  - 胸壁、腹壁
  - 纵隔、肺门旁、腋窝及颈部淋巴结
  - 腰大肌、髂腰肌等脊柱及关节旁肌肉

X线表现

- X线摄影
  - 皮肤及皮下结核
    - 切线位局部软组织肿胀、隆起
    - 皮下脂肪模糊、水肿
    - 深部病变很难发现或仅见软组织肿胀
  - 淋巴结结核
    - 一侧或两侧肺门增大，纵隔增宽
    - 颈部软组织肿胀
  - 结核寒性脓肿
    - 椎体及椎间隙骨质破坏
    - 椎旁软组织肿胀

CT表现

- 皮肤及皮下结核
  - 平扫CT
    - 软组织肿块形成，边界不清，密度低于或等于正常肌肉密度
    - 邻近肌间隙模糊不清
  - 增强CT
    - 结核病变周围强化
- 淋巴结结核
  - 平扫CT
    - 肺门旁、纵隔、腋窝、颈部等单发或多发增大淋巴结
    - 边界尚清，部分融合成团
    - 可有钙化
  - 增强CT
    - 早期均匀强化
    - 出现干酪样坏死则环形强化
- 结核寒性脓肿
  - 平扫CT
    - 椎体及附件的骨质破坏，侵及椎间隙
    - 椎旁软组织内囊性低密度影，内密度较低，周围组织受压
  - 增强CT
    - 脓肿壁强化明显，脓液不强化

MRI表现

- 皮肤及皮下结核
  - T1WI
    - 软组织肿胀，边界不清，呈高低混杂信号
    - 邻近肌间隙信号降低
  - T2WI
    - 病变信号增高
    - 周围水肿信号显著
  - T1增强
    - 病变周边强化
- 淋巴结结核（图15-3-3）
  - T1WI

- 软组织肿胀，见多发等低信号结节
  - T2WI
    - 结节呈等或稍高信号
  - T1 增强
    - 早期均匀强化
    - 出现干酪样坏死，则环形强化
- 结核寒性脓肿（图 15-3-4）
  - T1WI
    - 脓肿呈低信号改变
  - T2WI
    - 病变信号增高
  - 脂肪抑制序列
    - 可见斑片状高信号的骨质破坏影
  - T1 增强
    - 脓肿壁强化明显，脓液不强化

超声表现
- 境界不规则的低回声

推荐影像学检查
- 最佳检查方法：MRI
  - 显示病变全貌及邻近解剖关系

【鉴别诊断】
- 软组织非特异性感染
  - 病变进展较快，出现红、肿、热、痛及全身中毒症状
  - 边界多不清，脓肿壁厚薄不均
  - 可有积气及气液平
- 淋巴瘤
  - 纵隔、肺门、颈部多区淋巴结肿大
  - 常对称分布
  - 一般边界模糊，常包绕侵犯邻近组织，很少钙化

诊断与鉴别诊断精要

- 乏力、盗汗、低热等结核症状
- 皮肤及皮下结核软组织肿胀无特异性
- 淋巴结结核边界清晰，可有钙化及环形强化（干酪样坏死）
- 结核寒性脓肿伴有骨质破坏

典型病例

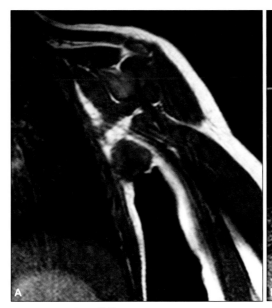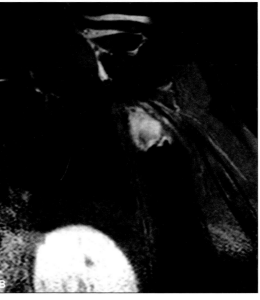

图 15-3-3　**淋巴结核**
左腋窝 MR 平扫。A. T1WI 冠状面；B. T2WI 脂肪抑制序列。3 岁患儿，左腋窝可见类圆形稍长 T1、长 T2 信号结节影，活检为淋巴结结核感染

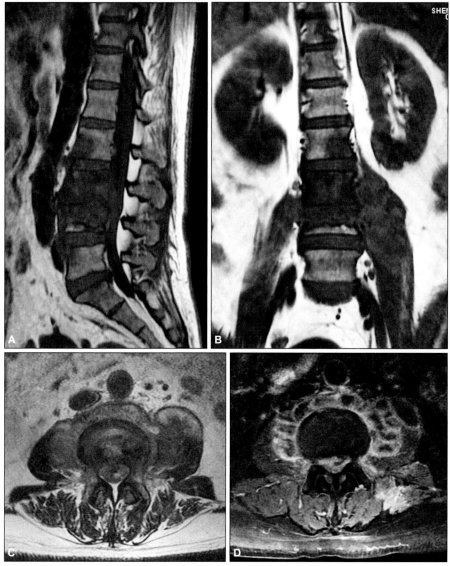

图 15-3-4　腰椎寒性脓肿

腰椎 MR 平扫 + 增强。A. T1WI 矢状面；B. T1WI 冠状面；C. T2WI 轴面；D. T1WI 增强。双侧腰大肌可见多发类圆形及圆形稍长 T1、稍长 T2 信号影，边界不清，局部融合，增强扫描病变呈明显环形强化，T1WI 可见腰椎椎体、椎间隙多发破坏改变。诊断：结核寒性脓肿

（潘诗农）

重点推荐文献

[1] Andronikou S, Bindapersad M, Govender N, et al. Musculoskeletal tuberculosis-imaging using low-end and advanced modalities for developing and developed countries[J]. Acta Radiol, 2011, 52(4): 430-441.

[2] Dunn R, Zondagh 1, Candy S. Spinal tuberculosis: magnetic resonance imaging and neurological impairment[J]. Spine, 2011, 36(6): 469-473.

[3] Rakotoson JL, Rakotomizao JR, Andrianarisoa AC. Huge dorsolumabr cold abscess associated with Pott's disease[J]. Rev Pneumol Clin, 2010, 66(6): 359-362.

第 4 节　软组织寄生虫病

一、软组织囊虫病

【概念与概述】

　　软组织囊虫病（cysticercosis），人吞食绦虫虫卵或有绦虫患者经过其粪内虫卵污染的手经口感染后，虫卵在小肠孵化成六钩蚴，钻入肠壁经血流播散到全身并发育成囊尾蚴（cysticercus），称为囊虫病

- 在绦虫的生活史中人既是中间宿主又可以是最终宿主

【病理与病因】

一般特征

- 感染方式
  - 异体（种）间感染
    - 虫卵随食物进入消化道
  - 自体外感染
    - 自己排出的虫卵再进入消化道
  - 自体内感染
    - 因恶心、呕吐时，肠道逆蠕动虫卵入胃引起感染
- 流行病学
  - 全世界分布，感染率不高
    - 我国以东北、华北、西南较多
  - 人、畜粪便污染环境

大体病理

- 卵圆形，白色半透明囊状物
- 囊壁内有一凹入囊内的头节
- 囊内充满液体

显微镜下特征

- 囊壁菲薄，分两层
  - 内层为纤维组织
  - 外层为肉芽组织
- 囊内为含蛋白液体
- 早期囊尾蚴周围为炎性反应，逐渐被肉芽组织包绕，死后形成钙化

【临床表现】

表现

- 最常见体征 / 症状
  - 皮肤、皮下、肌肉内多发小结节

生化检查

- 囊虫皮试、血和脑脊液 IHA、ELISA 阳性

流行病学

- 年龄
  - 多见儿童、青壮年
- 性别
  - 男性多见

自然病史和预后

- 发病时间各异
- 预后较好

治疗

- 药物疗效显著

【影像表现】

概述

- 最佳诊断依据：软组织内多发囊虫钙化，头颅 MRI 检出头节存在
- 部位
  - 皮下、黏膜下、肌肉中
- 大小
  - 弥漫分布于软组织
    - 头部、躯干较多
  - 皮下结节大小多为 1～2cm
- 形态学
  - 圆形或椭圆形

X 线表现

- X 线摄片
  - 皮下脂肪及肌肉内囊虫钙化，发生于囊虫死后 3 年
    - 皮下脂肪钙化多呈圆形；肌肉内呈梭形，与肌肉走形一致（图 15-4-1）
    - 头节钙化呈小圆点状；囊壁钙化呈环形；头节和囊壁钙化呈靶状；整个囊虫钙化呈圆形

CT 表现

- 平扫 CT
  - 对软组织囊虫钙化的解剖定位更准确
  - 显示脂肪及肌肉内大小不等，点状、圆形或梭形高密度钙化灶

MRI 表现

- 较少应用于躯干及四肢囊虫病检查
- 可明确显示颅内、眶内、球内囊虫各期各型表现

推荐影像学检查
- 最佳检查法：软组织囊虫病首选 X 线摄片配合头颅 MR 检查

【鉴别诊断】
- 与表现为软组织钙化的肿瘤鉴别
  - 多以软组织密度 / 信号为主，内伴钙化
  - 多有明显的组织界限，钙化较局限
- 旋毛虫病
  - 肌肉内细小沙粒样钙化

诊断与鉴别诊断精要

- "米猪肉"食用史
- 四肢、躯干等皮下软组织多发钙化结节
- 结合其他脏器如脑内的典型 MRI 表现可明确诊断

典型病例

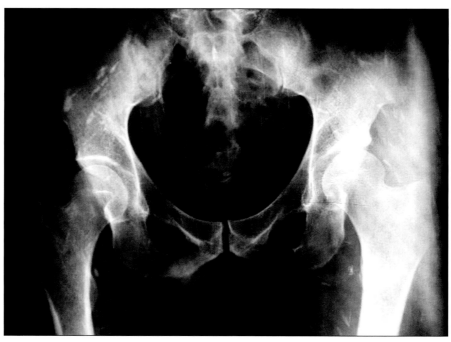

图 15-4-1　软组织囊虫病
X 线摄片骨盆正位。骨盆周围软组织散在米粒状高密度钙化，长约 1.0cm，宽约 0.3cm，其长径与肌纤维一致

重点推荐文献

[1] Yaqoob N, ul Haq E, Thomali K, et al. Cysticercosis of soft tissue[J]. J Pak Med Assoc, 2009, 59(2): 108-110.

[2] Jankharia BG, Chavhan GB, Krishnan P, et al. MRI and ultrasound in solitary muscular and soft tissue cysticercosis[J].

Skeletal Radiol, 2005, 34(11): 722-726.

[3] Yamashita P, Kelsey J, Henderson S O. Subcutaneous cysticercosis[J]. J Emerg Med, 1998, 16(4): 583-586.

二、软组织包虫病

【概念与概述】

　　软组织包虫病（hydatidosis），人吞食细粒棘球绦虫虫卵后，虫卵在十二指肠孵化成六钩蚴，后进入门静脉系统，主要停留在肝，少数可至肺和全身其他部位的寄生虫病，人畜共患

【病理与病因】

一般特征

- 感染方式
  - 细粒棘球绦虫成虫寄生于犬、狼的小肠，虫卵随粪便排出污染水源、牧草及蔬菜
  - 人及其他动物吞食后，虫卵内六钩蚴孵出，通过血循环进入组织
  - 六钩蚴逐渐形成纤维包膜并发育成棘球蚴
- 流行病学
  - 全世界分布
    - 我国主要分布在西北牧区
  - 中间宿主广泛
    - 牛、羊、人等

大体病理

- 单个或多个囊肿
- 囊壁分内、外两层
  - 外为角皮层，内为生发层，合成内囊
  - 外为纤维性包膜，为外囊
- 囊内充满液体，母囊、子囊可钙化

显微镜下特征

- 角皮层由红染的互相平行的板层结构构成
- 生发层由一排柱状细胞构成，核圆深染，向内产生生发囊、子囊及头节
- 外囊纤维包膜含有血管

【临床表现】

表现

- 最常见体征/症状
  - 局部软组织肿胀、包块

生化检查

- Casoni 皮内试验、血和脑脊液 IHA、ELISA 阳性

流行病学

- 年龄
  - 多见儿童、成人
- 性别
  - 男女差异不大

治疗

- 手术摘除内囊为主
- 早期适用药物治疗

【影像表现】

概述

- 最佳诊断依据：软组织内单发或多发囊肿，可见囊壁弧形钙化
- 大小
  - 软组织较少见
  - 大小为数厘米至十几厘米
- 形态学
  - 圆形、类圆形或分叶状

X 线表现

- X 线摄片
  - 局部软组织肿胀或密度增高
    - 部分可见点状、弧状或环状钙化

CT 表现

- 平扫CT
  - 单房或多房圆形、类圆形囊性低密度影
  - 囊内密度近似水，较均匀（图15-4-2）
  - 囊壁较薄，部分见囊壁弧形钙化
  - 囊肿壁分内外两层，内囊可分离，形成"双环征"（图15-4-3）
  - 周围组织压迫改变，伴发感染周围密度不均
- 增强CT
  - 囊壁轻度强化

MR 表现

- T1WI
  - 囊内为低信号，囊壁为中等均匀或不均匀信号
  - 若囊壁钙化，则信号降低
- T2WI
  - 囊内呈高信号，均匀或不均匀，囊壁信号增高
- T1 增强
  - 囊壁强化

推荐影像学检查

- 最佳检查法：CT

【鉴别诊断】

- 与真性囊肿及脓肿鉴别
  - 囊肿边界清晰，内呈均匀液性密度/信号，一般无钙化
  - 脓肿壁较厚，强化明显，钙化少见

诊断与鉴别诊断精要

- 牧区生活史
- 影像学可见囊肿及囊壁弧形钙化，可感染
- 免疫及生化检查可诊断

典型病例

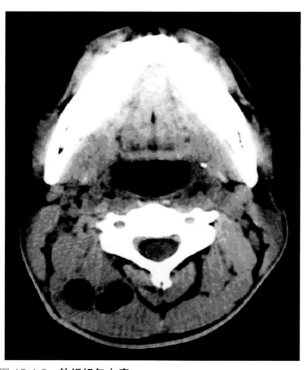

图 15-4-2　软组织包虫病
颈部 CT 平扫。右颈部肌肉组织内可见多发囊性包虫病灶，其 CT 值接近水，病灶边界清晰（此照片由新疆维吾尔自治区中医院放射科邱凌云主任提供）

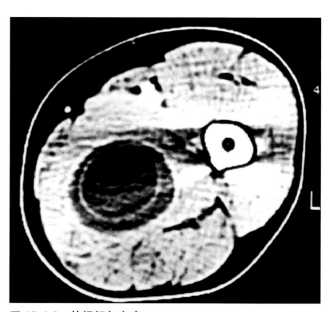

图 15-4-3　软组织包虫病
右大腿 CT 平扫。右大腿中部外侧软组织内囊性占位，边界清楚，囊壁光滑，内囊塌陷，与外囊分离漂浮在囊液中形成"双环征"。（此照片由新疆维吾尔自治区中医院放射科邱凌云主任提供）

（潘诗农）

重点推荐文献

[1] Kiresi DA, Karabacakoglu A, Odev K, et al. Uncommon locations of hydatid cysts[J]. Acta Radiol, 2003, 44(6): 622-636.

[2] Hammami T, Noomane F, Ketata M, et al. Hydatid cyst of the thigh: three cases[J]. Rev Chir Orthop Reparatrice Appar Mot, 2002, 88(2): 193-196.

[3] 塔西甫拉提·阿吾提, 木合拜提·买合苏提, 刘文亚. 肌肉软组织包虫囊肿的CT诊断[J]. 临床放射学杂志, 2008, 27(4)486-488.

第 5 节　软组织钙化与骨化

一、骨化性肌炎

【概念与概述】

　　骨化性肌炎（myositis ossificans），指肌肉或其他软组织发生的异位骨化性疾病

　　同义词：局限性骨化性肌炎、软组织假恶性骨化性肌炎、异位骨化、骨外的局限性非肿瘤性的骨和软骨形成等

【病理与病因】

一般特征

- 一般发病机制
  - 刺激因素
  - 损伤信号
  - 存在基因表达缺陷的间叶细胞接受适当信号后，生成骨样或软骨样细胞
  - 存在连续发生骨化组织的环境
- 病因学
  - 病因不清，外伤是主要诱因

大体病理及手术所见

- 无包膜
- 切面灰白、中心部分较软，呈灰粉或灰黄色
- 质韧、硬或者沙砾感

显微镜下特征

- 早期吸收性成纤维细胞、肌成纤维细胞及小血管增生
- 后期出现增生活跃成纤维细胞、纤维血管组织、软骨样及骨样基质、纤维组织及骨组织

【临床表现】

表现

- 初期可生长较快
- 早期伴疼痛、局部肿胀；邻近关节活动受限
- 起病约一个月后病灶内可出现钙化并逐渐骨化
- 后期肿块缩小但变硬

流行病学

- 年龄
  - 多发生于青少年，以 10～20 岁好发
- 性别
  - 男性多见

自然病史与预后

- 本病具有自限性
- 极少数亦可具有恶性表现，如局部侵袭及远处转移等

治疗

- 放射治疗
- 康复介入治疗
  - 可减少疼痛

【影像学表现】

概述

- 最佳诊断依据：软组织肿块内网状成熟的骨化影
- 部位
  - 臀肌、大腿肌、上臂肌最易发生
  - 也可涉及筋膜、肌腱、骨膜等
- 大小
  - 大小不等，平均直径约 5cm
- 形态学
  - 早期水肿明显，病变边界不清
  - 成熟期肿块界限清楚

X 线表现

- X 线摄片
  - 早期：软组织肿胀，内见片状或层状高密度钙化
  - 中期：出现网状、片状骨化影，开始较模糊后逐渐变清晰，如边缘骨化可表现为"蛋壳"征
  - 晚期：骨化更趋成熟，出现网状骨小梁甚至出现不典型的骨皮质和髓腔，骨化肿块可与骨皮质相连或不相连

CT 表现

- 平扫 CT
  - 早期：软组织肿块内片状、层状钙化，边界不清
  - 中期：出现网状、片状骨化影，外周骨化密度较高，边缘骨化可呈特征性"环状"或"蛋壳"骨化，断面呈类圆形（图 15-5-1）
  - 晚期：与平片所见相同
- 增强 CT
  - 早、中期软组织肿块内可见不均匀强化或环形强化

MRI 表现

- 早期
  - 软组织弥漫性不均匀 T1WI 中等信号，

T2WI 高信号改变
- 其内可见外伤后亚急性出血信号改变
- 中期
  - T1WI、T2WI 信号较早期均降低
  - 病灶边缘可见环状或片状低信号钙化环
  - 病灶周围可见高信号水肿
- 晚期
  - 以大片状低信号骨化、纤维化为主
  - 其内可见高信号的脂肪化改变
- T1 增强
  - 早、中期软组织内可见不均匀强化或环形强化

超声检查
- 肿块呈低回声区

- 钙化、骨化呈高回声

推荐影像学检查
- 最佳检查法：CT
  - 可及时发现肿块内的钙化、骨化影

【鉴别诊断】
- 骨肉瘤或软骨肉瘤
  - 钙化、骨化都不均匀，很少出现环形钙化
  - 钙化、骨化随时间变化不大
  - 有邻近骨质破坏及骨膜反应
- 截瘫后软组织钙质沉积症
  - 病史明确
  - 无软组织肿块，一般不出现骨化
  - 因长期卧床、血液淤滞导致血管钙化

诊断与鉴别诊断精要

- 多有明显外伤史
- 青少年男性多见
- 软组织肿块逐渐变小、变硬，其内出现成熟的骨化影

典型病例

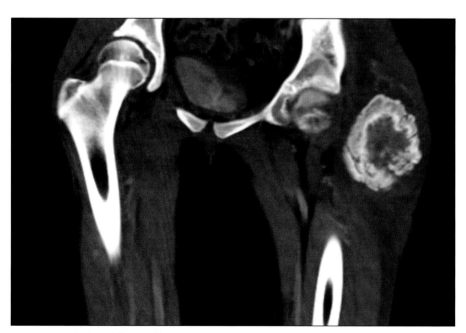

图 15-5-1　**左大腿上部骨化性肌炎**
CT 冠状面图像显示左股骨上段外侧类圆形肿块影，外周为环状高密度骨化区，中心密度与肌肉相仿

重点推荐文献

[1] Tyler P, Saifuddin A. The imaging of myositis ossificans[J]. Semin Musculoskelet Radiol, 2010, 14(2): 201-216.

[2] Kransdorf M J, Meis J M, Jelinek J S. Myositis ossificans: MR appearance with radiologic-pathologic correlation[J].

AJR Am J Roentgenol, 1991, 157(6): 1243-1248.

[3] Demir M K, Beser M, Akinci O. Proliferative myositis[J]. Radiology, 2007, 244(2): 613-616.

二、进行性骨化性肌炎

【概念与概述】

进行性骨化性肌炎（Fibrodysplasia myositis ossificans progressiva），为原因不明的中胚叶发育障碍及代谢异常的遗传性疾病

- 同义词：进行性骨化性纤维发育不良、进行性骨化性纤维增殖症

【病理与病因】

一般特征

- 一般发病机制
  - 结缔组织某些成分遗传方面的缺陷导致继发性钙化及骨化
- 遗传学
  - 常染色体显性遗传
  - 与 BMP-4 蛋白关系密切
- 病因学
  - 病因不清，创伤和感染可加速病变进展

大体病理及手术所见

- 肌肉及皮下大小不等结节
- 切面呈灰白色
- 可有钙化及骨化

显微镜下特征

- 早期为肌纤维细胞减少，胶原纤维增生
- 晚期为肌肉组织被纤维结缔组织取代
- 可见胶原纤维钙化、骨化

【临床表现】

表现

- 多处对称性骨发育异常、异位骨化及骨软骨瘤
- 早期出现局部包块，红肿热痛，继而包块逐渐骨化，最终关节运动功能丧失

流行病学

- 年龄
  - 多发生于 10 岁以下儿童，以新生儿多见
- 性别
  - 男女发病比例 2：1

自然病史与预后

- 预后不佳
- 该病表现为进行性发展
- 最终常因累及呼吸肌、导致呼吸功能障碍而死亡

治疗

- 目前无有效治疗方法
- 手术创伤可加速病情进展

【影像表现】

概述

- 最佳诊断依据：多处肌肉内出现广泛的骨化
- 部位
  - 好发于颈、四肢、躯干等肌肉组织
  - 多由近及远、由中轴骨向四肢骨发展
- 大小
  - 肌肉骨化多小于 4cm
- 形态学
  - 肌肉内钙化、骨化呈结节样或不规则状改变

X 线表现

- X 线摄片
  - 早期局部肌肉肿胀、皮下脂肪水肿，密度增高
  - 中晚期病变肌肉内可见斑点状、条片状或不规则形钙化（图 15-5-1A、B）
  - 病变发展骨化结构取代肌腱、筋膜、韧带等
  - 可合并指趾畸形

CT 表现

- 平扫 CT
  - 可较普通 X 线摄影较早发现病变
  - 早期肌筋膜内肿胀
  - 中晚期肌肉内多中心性钙化，可形成桥状钙化（图 15-5-1C、D）
- 增强 CT
  - 早、中期病变不均匀强化

MRI 表现

- T1WI

○ 受累肌肉呈均匀等、低信号（图 15-5-1E）
- T2WI
  - 高低混杂信号，其内钙化、骨化呈斑条状低信号
- 脂肪抑制序列
  - 可显示极低或高信号的骨化组织（图 15-5-1F）
- T1 增强
  - 早、中期病变不均匀强化

超声检查
- 肌肉内广泛条状高回声钙化

推荐影像学检查
- 最佳检查法：CT
  - 可较早发现异位骨化及骨骼畸形

【鉴别诊断】
- 骨化性肌炎
  - 一般好发于青少年
  - 具有自限性
  - 多于外伤有关、病变局限

诊断与鉴别诊断精要

- 新生儿多见
- 广泛的肿胀、骨化、钙化合并指趾畸形
- 病变广泛，呈进行性

重点推荐文献

[1] Phatak SV, Kolwadkar PK, Phatak MS. Images: fibrodysplasia ossificans progressiva[J]. Indian J Radiol Imaging. 2003, 13(4): 389-391.
[2] Majmudar DK, Hathila NN, Vaishya KB, et al. Fibrodysplasia ossificans progressiva[J]. Indian J Radiol Imaging, 2005,

15(3): 347-348.
[3] Gupta M, Gupta S, Iyer SG, et al. Images: fibrodysplasia ossificans progressiva[J]. Indian J Radiol Imging, 2004, 14(1): 25-27.

三、截瘫后软组织钙化

【概念与概述】

截瘫后软组织钙化（sft tissue calcification in paraplegia），由于脊髓外伤、神经通路受损等导致截瘫的患者，可发生截瘫平面以下的骨关节改变及软组织的钙化

【病理与病因】

一般特征
- 一般发病机制
  - 确切发病机制尚不清
  - 可能与神经营养障碍、肢体废用、臀部压疮、理疗性损伤有关
- 流行病学
  - 发病率几乎占截瘫患者的 50%
- 病因学
  - 主要病因可能为废用固定所致
  - 骨化及钙化的形成与血管淤积有关

【临床表现】

表现
- 截瘫
- 钙化、骨化发展较快，但至一定程度后自行停止
- 可多发或单发
- 有时可出现受累肌肉的肿、痛及关节活动障碍

流行病学
- 年龄
  - 各年龄组均可发病
- 性别
  - 男女发病无明显差别

自然病史与预后
- 本病具有自限性
- 可导致关节活动受限

【影像表现】

概述
- 最佳诊断依据：截瘫患者截瘫平面以下的关节

典型病例

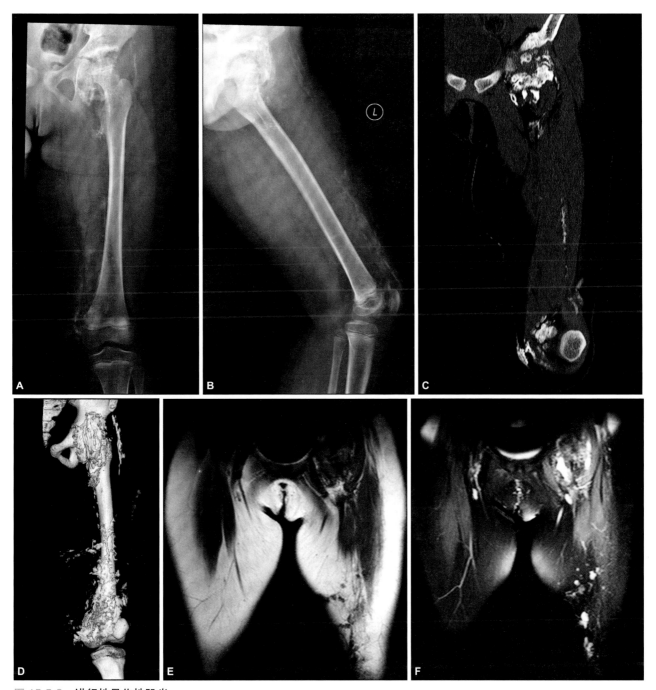

图 15-5-2　**进行性骨化性肌炎**
左股骨 X 线摄片、CT 三维重建及 VR、MR 平扫。A. X 线正位；B. X 线侧位；C. CT 冠状重建；D. VR；E. T1WI；F. T2WI 脂肪抑制序列。6 岁患儿，线片示左股骨周围软组织多发钙化，3DCT 示累及髋臼缘，MR 示左股骨周围肌间隙内多发斑点状长 T1、长 T2 信号钙化。
诊断：进行性骨化性肌炎

周围软组织钙化及骨化

- 部位
  - 多发生于骨盆及下肢膝关节之间
- 大小
  - 病变范围较弥漫
- 形态学
  - 发生于髋部呈絮状或团块状
  - 发生于膝关节周围者多呈小片状或条状

X 线表现

- X 线摄片
  - 关节周围软组织肿胀
  - 发生于髋部者可呈絮状或团块状包绕关节周围的钙化
  - 发生于膝关节者可见股骨髁边缘的小片状及条状钙化
  - 可伴有骨膜增生
  - 可见受累关节周围静脉丛钙化

CT 表现

- 平扫 CT
  - 一般表现同 X 线摄片（图 15-5-2）
  - 截瘫平面以下的关节有时可形成夏科关节或关节软骨变性坏死而出现关节间隙狭窄
- 增强 CT
  - 病变无强化

MRI 表现

- 受累关节周围软组织肿胀，可见条片状、团块状 T1WI、T2WI 低信号钙化、骨化影
- 增强无强化

推荐影像学检查

- 最佳检查法：CT

【鉴别诊断】

- 骨化性肌炎
  - 多发生于青少年
  - 多位于四肢骨肌内，病变多与外伤有关、一般无截瘫，病变局限
  - 肿块于中后期逐渐缩小变硬

诊断与鉴别诊断精要

- 发生于截瘫平面以下的软组织
- 关节周围软组织肿胀及钙化、骨化

典型病例

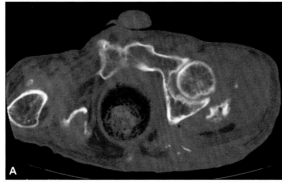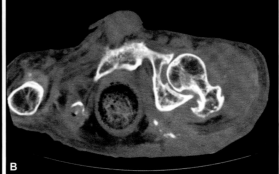

图 15-5-3　软组织钙化
骨盆 CT 平扫。图示患者截瘫 20 年，卧床，盆腔周围软组织内多发钙化

（潘诗农）

重点推荐文献

[1] Hancock D A, Reed G W, Atkinson P J. Bone and soft tissue changes in paraplegic patients[J]. Paraplegia, 1979, 17(3): 267-271.

[2] Liberson M.Soft tissue calcifications in cord lesions[J]. J Am Med Assoc, 1953, 152(11): 1010-1013.

第6节　骨骼肌疾病

一、皮肌炎

【概念与概述】

皮肌炎（dermatomyositis），一种皮肤及肌肉的弥漫性非感染炎症疾病

- 同义词：皮肤异色性皮肌炎

【病理与病因】

一般特征

- 流行病学
  - 占多发肌炎的 63.5%
- 病因学
  - 确切病因尚不清
  - 可能为病毒感染，机体免疫异常及血管病变

大体病理及手术所见

- 肌纤维肿胀，严重者肌肉结构晚期消失，代之以结缔组织
- 水肿性红斑，进而出现表皮萎缩

显微镜下特征

- 肌纤维透明性变或空泡性坏死
- 间质纤维化、肌纤维再生
- 炎性细胞浸润，血管内膜增生
- 表皮角化，棘层萎缩，基底细胞液化变性

【临床表现】

表现

- 眶周的向阳性红斑，Gottron 征
- 肌肉压痛，对称性近端肌无力
- 肌电图显示肌炎改变
- 血清肌酶谱升高

流行病学

- 年龄
  - 以 2～10 岁多见
- 性别
  - 男女发病比例为 1：2

自然病史与预后

- 慢性渐进性，2～3 年趋向逐步恢复
- 少数病例呈反复发作

- 可伴发肿瘤

治疗

- 皮质激素
- 免疫抑制剂
- 维生素类
- 对肌力有影响的拟胆碱药物
- 蛋白同化剂
- 支持疗法

【影像学表现】

概述

- 最佳诊断依据：皮肤及肌肉炎性改变
- 部位：
  - 大腿多见
  - 亦好发于肩、盆、髋及小腿
- 大小
  - 累及范围不等

X 线表现

- X 线摄片
  - 软组织透过度减低
  - 软组织内斑点状、斑片状钙化
  - 激素治疗后可伴有骨质疏松、股骨头无菌性坏死

CT 表现

- 平扫 CT
  - 皮下脂肪呈条状、网格状密度增高
  - 受累肌群密度稍减低，可发生肌肉萎缩
  - 软组织内斑点状、斑片状钙化
- 增强 CT
  - 病变无强化

MRI 表现（图 15-6-1）

- T1WI
  - 高信号脂肪内见条状及网格状低信号
- T2WI
  - 受累肌肉在 T2WI 上呈片状或斑片状高信号
- T1 增强
  - 病变无强化

推荐影像学检查

- 最佳检查法：MR

【鉴别诊断】

- 进行性肌营养不良
  - 骨骼肌进行性萎缩
  - 肌力逐渐减退，最后完全丧失运动能力
  - 有明显的家族发病史
  - MR 亦可见炎症水肿样改变，但以局灶性散

在小斑片状长 T1、长 T2 为主要表现，且常与短 T1、长 T2 的脂肪浸润病变混杂存在

- 截瘫后软组织钙化
  - 患者有外伤后截瘫病史
  - 通常在脊髓损伤半年内出现软组织钙化
  - 多发生于脊髓损伤阶段平面以下
  - 大腿部的钙化常分布于骨干周围的肌腱与结缔组织内

诊断与鉴别诊断精要

- 皮肤及肌肉弥漫性非感染性炎症
- 特征性皮损，对称性近端肌无力
- 受累肌肉弥漫性片状炎症水肿样改变并可见斑点及斑片状钙化

典型病例

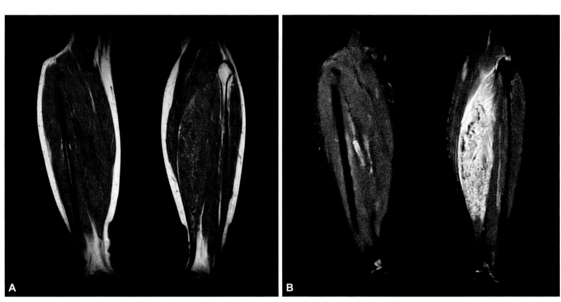

图 15-6-1 皮肌炎
双下肢 MR 平扫。A. T1WI 冠状面；B. T2WI 脂肪抑制序列。左小腿比目鱼肌及腓肠肌外侧头明显肿胀，呈等 T1、长 T2 混杂信号改变，压脂序列信号增高，边界模糊，内可见小斑点状低信号钙化灶。结合病史及肌电图检查诊断：皮肌炎

重点推荐文献

[1] Euwer RL, Sontheimer RD. Amyopathic dermatomyositis (dermatomyositis sine myositis): presentation of six new cases and review of the literature[J]. J Am Acad Dermatol, 1991, 24(6): 959-966.

[2] Fraser DD, Frank JA, Dalakas M, et al. Magnetic resonance

imaging in the idiopathic inflammatory myopathies[J]. J Rheumatol, 1991, 18(11): 1693-1700.

[3] Cantwell C, Ryan M, O'Connell M, et al. A comparison of inflammatory myopathies at whole-body turbo STIR MRI[J]. Clin Radiol, 2005, 60(2): 261-267.

二、多发肌炎

【概念与概述】

多发肌炎（polymyositis），指一组弥漫性、特发性疾病，主要累及骨骼肌

【病理与病因】

一般特征

- 流行病学
  - 发病率：0.5/10 万
- 病因学
  - 确切病因尚不清
  - 可能为与自身免疫紊乱有关，或与病毒感染或遗传因素有关

显微镜下特征

- 肌纤维透变性
- 炎性细胞浸润
- 结缔组织增生致肌萎缩

【临床表现】

表现

- 急性
  - 全身不适、四肢肿胀、疼痛，肌肉触痛，伴有高热、恶心、呕吐、无力等
- 亚急性
  - 症状介于急性与慢性之间
- 慢性
  - 于感染、暴晒及寒冷等原因之后，逐渐出现面部皮疹、肌肉疼痛及无力等
- 其他如心、肾、肺，骨骼、关节、视网膜等也可以受累
- 实验室检查
  - 急性：白细胞升高、红细胞沉降率加快
  - 慢性：抗核抗体阳性、类风湿因子阳性
- 肌电图表现为自发性纤颤和肌病改变、单纯肌病改变或无异常表现

流行病学

- 年龄
  - 多见于 40 岁以上
- 性别
  - 男女发病比例 1 ∶ （2~3）

自然病史与预后

- 数周至数月达高峰，严重者可危及生命
- 单纯多发性肌炎预后良好
- 伴发恶性肿瘤及多种结缔组织病者，预后较差

治疗

- 应用激素或免疫抑制剂治疗

【影像表现】

概述

- 最佳诊断依据：肌群萎缩、信号异常
- 部位
  - 四肢近端好发
  - 亦可见于颈部、咽肌及呼吸肌
- 大小
  - 累及范围不等

X 线表现

- X 线摄片
  - 常无异常发现
  - 合并有其他结缔组织病者，可表现关节骨质破坏、皮下软组织钙化等

CT 表现

- 平扫 CT
  - 急性期无明显异常改变
  - 晚期、慢性期出现肌萎缩，可见受累肌肉束变细，其内可见低密度脂肪束

MRI 表现

- T1WI
  - 常无异常信号改变
  - 出现肌萎缩时，可见肌群信号强度增高
- T2WI
  - 受累肌群信号强度增高（图 15-6-2）
- T1 增强
  - 可见轻度强化

推荐影像学检查

- 最佳检查法：MR

【鉴别诊断】

- 系统性红斑狼疮
  - 颧颊部水肿性蝶形红斑
  - 50% 累及肾
  - 80% 以上患者具有对称性、非侵蚀性、非毁损性多关节炎，影像学表现为关节囊周围软组织肿胀，小关节周围的滑膜炎，可见近关节的骨质疏松
- 皮肌炎
  - 眶周的向阳性红斑，Gottron 征
  - 病变发生年龄较小
  - 影像检查表现肌肉水肿改变，肌肉一般无萎缩

典型病例

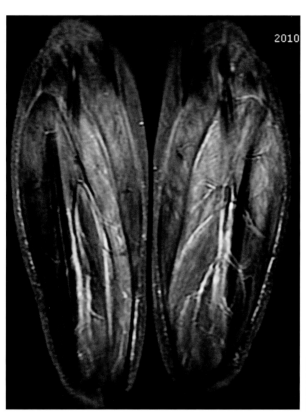

图 15-6-2　**多发肌炎**
双下肢 MR STIR 冠状面。双下肢肌群信号弥漫性增高，病理为大量炎性细胞浸润，诊断多发肌炎（此照片由华中科技大学同济医学院附属同济医院放射科李小明教授提供）

重点推荐文献

[1] Tomasova SJ, Charvat F, Jarosova K, et al.The role of MRI in the assessment of polymyositis and dermatomyositis[J]. Rheumatology, 2007, 46（7）:1174-1179.

[2] Fujino H, Kobayashi T, Goto I, et al.Magnetic resonance imagning of the muscles in patients with polymyositis and dematomyositis[J]. Muscle Nerve, 1991, 14:716-720.

三、假肥大性肌营养不良

【概念与概述】

假肥大性肌营养不良（Pseudo hypertrophic muscular dystrophy）是最常见的一类进行性肌营养不良

● 同义词：肌营养不良症

【病理与病因】

一般特征

● 流行病学
　○ 发病率 3.3/10 万
● 病因学
　○ 与基因突变有关

显微镜下特征

- 肌纤维坏死与再生同时存在
- 结缔组织增生
- 脂肪组织沉积
- 晚期呈纤维脂肪变性、肌纤维运动终板形态改变

【临床表现】

表现

- 5 岁左右发病
- 走路时间延迟、动作笨拙、易跌倒，逐渐走路呈鸭步，翼状肩畸形
- 腓肠肌及臀肌假性肥大
- 约 25% 患儿存在智力低下
- 可伴有心肌损害
- 进行性肌萎缩
- CRK（磷酸肌酸激酶）显著升高
- 肌电图示肌病改变伴有轻度失神经支配电位

流行病学

- 年龄
  - 以 1～10 岁多见
- 性别
  - 主要为男性发病，女性为致病基因的携带者

自然病史与预后

- 预后差

治疗

- 无有效治疗方法

【影像表现】

概述

- 最佳诊断依据：腓肠肌及臀肌假性肥大，而后进行性萎缩，脊柱前凸、翼状肩畸形
- 部位
  - 腓肠肌、臀肌
- 大小
  - 累及范围不等

X 线表现

- X 线摄片
  - 早期：小腿及臀部肌肉肥大
  - 晚期：脊柱前凸，踝、膝、髋关节屈曲，翼状肩畸形，肌肉萎缩

CT 表现

- 平扫 CT
  - 早期：小腿及臀部肌肉增粗、肥大，肌束间隙可见脂肪密度影
  - 晚期：肌肉萎缩、密度减低，肌束间隙脂肪增多，关节畸形扭曲

MRI 表现

- T1WI
  - 早期：肥大肌间隙内条带状脂肪信号影
  - 晚期：脂肪取代肌肉，信号增高，关节扭曲（图 15-6-3）
- T2WI
  - 早期：肥大肌间隙内条带状脂肪信号影
  - 晚期：信号逐渐增高，肌束萎缩（图 15-6-3）

推荐影像学检查

- 最佳检查法：MR

【鉴别诊断】

- 皮肌炎
  - 好发于儿童
  - 肌力减退，四肢近端肌萎缩
  - 肌电图提示肌炎改变
  - MR 上肌间隙及脂肪层出现水肿，而假肥大性肌营养不良脂肪层表现正常

诊断与鉴别诊断精要

- 肌纤维坏死和再生同时进行
- 主要为男性发病，女性为致病基因的携带者
- 腓肠肌及臀肌假性肥大，而后进行性萎缩，伴有脊柱及关节畸形

典型病例

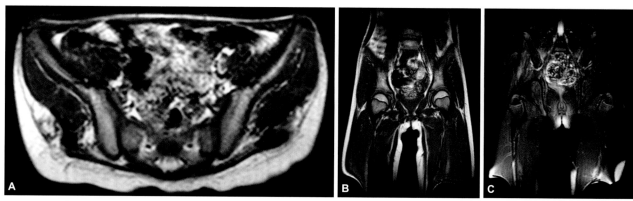

图 15-6-3 假肥大性营养不良

骨盆 MR 平扫。A. T1WI 轴面 ; B. T1WI 冠状面 ; C. T2WI 脂肪抑制序列冠状面。5 岁患儿双髋内收受限, MR 示臀大肌、臀中肌挛缩, 间隔增宽, 信号略增高, 考虑假肥大性肌营养不良晚期表现

重点推荐文献

Engel AG, Franzini-Armstrong C. Myology: basic and clinical[M]. 3rd ed. New York: The McGraw-Hill Companies Inc, 2004: 1321-1445.

四、糖原累积病

【概念与概述】

糖原累积病（glycogen storage disease），由于先天性酶缺乏导致的糖原代谢障碍性疾病，部分类型以肝脏病变为主，部分类型则以肌肉组织受损为主

【病理与病因】

一般特征

- 流行病学
  - 该病少见
- 病因学
  - 糖代谢障碍
  - 第Ⅴ型糖原累积病者因糖原分解酶或合成酶缺乏引起
  - 第Ⅶ型糖原累积病者因磷酸果糖酶缺乏所致
  - 多为常染色体隐性遗传

大体病理及手术所见

- 第Ⅴ型糖原累积病
  - 肌纤维肿胀、变性、坏死
- 第Ⅶ型糖原累积病
  - 肌纤维粗细不均，偶尔出现肌纤维坏死

显微镜下特征

- 第Ⅴ型糖原累积病

- 电镜示肌膜下、肌纤维间隙及肌丝间出现β糖原颗粒沉积
- 第Ⅶ型糖原累积病
  - 肌膜下糖原沉积

【临床表现】

表现

- 第Ⅴ型糖原累积病
  - 儿童少年型：易肌疲劳或间歇性肌红蛋白尿
  - 成年型：运动后肌痉挛、一过性肌红蛋白尿，晚期表现为进行性肌无力、肌红蛋白尿
  - CPK（肌酸磷酸激酶）、LDH（乳酸脱氢酶）正常或升高
  - 血尿肌红蛋白升高
  - 束臂运动试验乳酸不升高或轻度升高
- 第Ⅶ型糖原累积病
  - 与第Ⅴ型糖原累积病相似，表现为肌痉挛、肌红蛋白尿，成年者出现肌无力及肌萎缩
  - CPK（肌酸磷酸激酶）中度升高
  - 束臂运动试验乳酸不升高

流行病学

- 年龄
  - 第Ⅴ型糖原累积病：可见于不同年龄
  - 第Ⅶ型糖原累积病：好发于 20～30 岁

- 性别
  - 男女发病相近

治疗

- 第 V 型糖原累积病
  - 无特异的营养或药物能够显著改善病情
  - 通过高比例复合碳水化合物、低比例脂肪饮食，可对肌肉起到保护作用
  - 规律的低、中强度运动有治疗作用
- 第 VII 型糖原累积病
  - 无特效治疗方法

【影像表现】

概述

- 最佳诊断依据：皮肤及肌肉炎性改变
- 部位
  - 第 V 型糖原累积病：好发于四肢
  - 第 VII 型糖原累积病：好发于下肢
- 大小
  - 累及范围不等

X 线表现

- X 线摄片
  - 病变肢体软组织肿胀、密度减低

CT 表现

- 平扫 CT
  - 肌群肥大

- 病变密度减低、肌间隙增宽
- 增强 CT
  - 病变一般无强化

MRI 表现

- T1WI
  - 病变肌肉间隙增宽、呈高信号
- T2WI
  - 病变肌肉信号增高
- T1 增强
  - 病变一般无强化
- MRS 表现
  - ^{31}P-MRS 显示磷酸肌酸的大量损耗和衰竭

推荐影像学检查

- 最佳检查法：MRS
- 检查建议
  - MRS 可测定病变处代谢产物量的改变，从而对疾病进行诊断

【鉴别诊断】

- 与其他糖原累积病相鉴别
  - 第 V 型糖原累积与第 VII 型糖原累积病临床表现相似
  - 后者可导致贫血、高胆红素血症
  - 前者运动前给予葡萄糖会加重症状，后者则可改善症状

诊断与鉴别诊断精要

- 糖原代谢障碍
- 肌纤维变性坏死
- MRS 可定量病变代谢产物改变

(潘诗农)

重点推荐文献

[1] Chou JY, Jun HS, Mansfield BC. Glycogen storage disease type I and G6Pase-β deficiency:etiology and therapy[J]. Nat Rev Endocrinol. 2010, 6(12): 676-88.

[2] Kannourakis G. Glycogen storage diserse[J]. Semin Hematol. 2002, 39:103-106.

第 7 节　脂肪组织肿瘤

一、良性脂肪瘤

【概念与概述】

良性脂肪瘤（lipoma）是由成熟脂肪细胞增生形成的一种间胚叶肿瘤

- 同义词：单纯性脂肪瘤、分化良好的脂肪瘤、高分化脂肪瘤
- 分型：依据瘤细胞成分不同分为纤维脂肪瘤、黏液脂肪瘤、软骨脂肪瘤、血管脂肪瘤、肌内脂肪瘤等

【病理与病因】

一般特征

- 流行病学
  - 软组织肿瘤中最多见
  - 约占所有软组织良性肿瘤的 25%
- 病因学
  - "脂肪瘤致瘤因子"在各种环境诱因下活性增加，刺激脂肪细胞异常增生

大体病理及手术所见

- 常包膜完整
- 结节状、球状、分叶状或不规则形
- 切面淡黄色、油腻，一般质软
  - 纤维组织多时，质地较硬
- 可伴有出血、液化及骨化

显微镜下特征

- 由成熟的脂肪细胞组成
  - 细胞大小不一
- 瘤组织可见纤维组织包膜、分隔及较多增生血管

【临床表现】

表现

- 肿瘤生长缓慢、大小不一、单发或多发
- 一般无疼痛
- 多为压迫邻近组织及器官而产生症状

流行病学

- 年龄
  - 以中老年人好发，尤其肥胖者
- 性别
  - 男 > 女

自然病史与预后

- 一般可治愈

- 可因不能完全切除而复发
- 恶变者极为罕见

治疗

- 肿瘤较小（直径 1cm 内）一般无需处理
- 肿瘤较大或有压迫症状者宜行手术切除

【影像表现】

概述

- 最佳诊断依据：以脂肪成分为主，包膜较完整的肿块
- 部位
  - 可发生人体任何部位
  - 皮下最常见
    - 颈、肩、腹部、四肢近端皮下
- 大小
  - 数毫米至数厘米，乃至更大
- 形态学
  - 可呈结节状、圆球形或分叶状
  - 沿组织间隙生长者呈不规则形或树枝状
  - 可形成蒂而呈息肉或袋状

X 线表现

- X 线摄片
  - 边缘光滑的类圆形透亮区
  - 密度均匀、界限清楚
  - 较大者凸出于组织表面，周围组织受压

CT 表现

- 平扫 CT
  - 边缘光滑的脂肪性低密度肿块，CT 值为 -60 ~ -120Hu 之间（图 15-7-1）
  - 包膜完整，内可见纤维分隔
- 增强 CT
  - 肿瘤无强化

MRI 表现

- T1WI
  - 边界清楚的均匀高信号肿块
  - 信号强度同皮下组织脂肪信号
  - 内可见等或稍低信号分隔
- T2WI
  - 均匀高信号
    - 较 T1WI 信号略降低
  - 分隔呈等或稍高信号
- T1 增强

○ 肿瘤无强化

○ 分隔轻度强化

● T1 或 T2 压脂序列

○ 肿瘤信号明显降低（图 15-7-2）

○ 分隔信号更加突出

超声检查

● 形态规整、边界清楚

● 实质性低回声

● 无增强效应

推荐影像学检查

● 最佳检查法：CT

【鉴别诊断】

● 皮脂腺囊肿

○ 位于真皮内，与皮肤间无相对移动

○ 内含豆腐渣样分泌物，伴臭味

○ 易感染化脓

● 神经纤维瘤

○ 显性遗传病，有家族史

○ 源于神经干或神经末梢，前者在神经干的方向上移动受限

○ 呈软组织密度或软组织信号，明显强化

诊断与鉴别诊断精要

● 常见皮下结节

● 包膜完整，脂肪密度或信号，无强化

● MR 脂肪抑制序列信号明显降低

典型病例

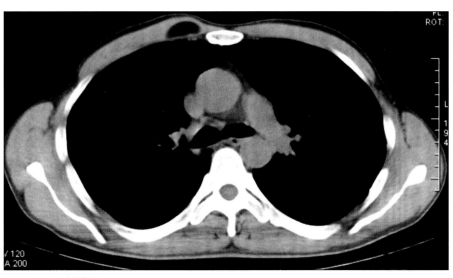

图 15-7-1　**脂肪瘤**
CT 平扫右侧前胸壁皮下软组织内脂肪瘤，CT 值约 -115Hu

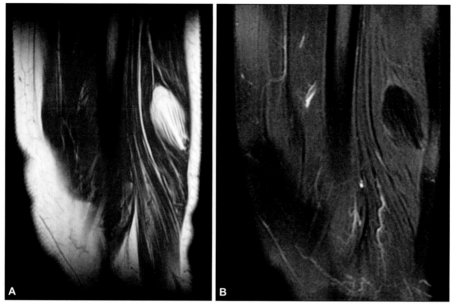

图 15-7-2　肌肉脂肪瘤

右股骨 MR 平扫。A. T1WI；B. T2 压脂。T1WI 右股骨周围肌间内类圆形高信号肿块，脂肪抑制序列信号明显降低。术后病理：肌内脂肪瘤

重点推荐文献

[1] Kransdorf MJ, Bancroft LW, Peterson JJ, et al. Imaging of fatty tumors:distinction of lipoma and well differentiated liposarcoma[J]. Radiology, 2002, 224(1): 99-104.

[2] Wu JS, Hochman MG. Soft-tissue tumors and tumorlike lesions:a systematic imaging approach[J]. Radiology, 2009, 253(2): 297-316.

[3] Kind M, Stock N, Coindre JM. Histology and imaging of soft tissue sarcomas[J]. Eur J Radiol, 2009, 72(1): 6-15.

二、脂肪肉瘤

【概念与概述】

脂肪肉瘤（liposarcoma），由分化或异形程度不同的脂肪细胞组成的软组织恶性肿瘤

【病理与病因】

一般特征

- 流行病学
  - 成人第二常见的恶性软组织肿瘤
  - 占所有恶性软组织肿瘤的 10%～18%
- 组织学分型
  - 分化良好型脂肪肉瘤
    - 脂肪瘤样脂肪肉瘤
    - 硬化性脂肪肉瘤
    - 炎症性脂肪肉瘤
  - 黏液性脂肪肉瘤
  - 圆形细胞（低分化黏液性）脂肪肉瘤
  - 多形性脂肪肉瘤
  - 去分化脂肪肉瘤

- 病因学

病因未明，可能与遗传、环境、射线等有一定关系

大体病理及手术所见

- 单发或多发
- 分叶状或结节状
- 可有假包膜
- 不同组织类型脂肪肉瘤切面不同
  - 分化良好的似脂肪瘤呈淡黄色
    - 其内可见白色纤维分隔
  - 分化较差的切面可呈灰黄色、鱼肉样、胶冻样等

显微镜下特征

- 不同分化程度的脂肪母细胞和成熟的脂肪细胞

【临床表现】

表现

- 常为巨大的软组织肿块
- 因肿块对周围组织的压迫及浸润而出现的局部压迫症状和功能障碍

流行病学

- 年龄
  - 好发于 50～70 岁
- 性别
  - 男略多于女

自然病史与预后

- 进展相对缓慢
- 转移率与组织类型有关
  - 分化越差，预后越差
- 复发率高

治疗

- 以广泛切除为主
- 对放疗较敏感

【影像表现】

概述

- 最佳诊断依据
  - 分化好者含成熟脂肪成分
    - 位于深部软组织
    - 间隔较厚
  - 分化差者可完全不含成熟脂肪成分
    - 黏液性脂肪肉瘤类似囊性改变，仅有局灶性脂肪结节
    - 多形性、圆细胞和去分化脂肪肉瘤多具有恶性肿瘤侵袭性改变，发现脂肪成分提示有意义
- 部位
  - 多位于深部组织
    - 好发于四肢、臀部、腹膜后
- 大小
  - 几厘米至几十厘米
- 形态学
  - 一般为分叶状或结节状，可有假包膜
  - 四肢者多为卵圆形，长轴与肌肉走形平行
  - 腹膜后者多呈不规则形

X 线表现

- 分化良好型脂肪肉瘤
  - 软组织明显肿胀
  - 密度低的透亮影
  - 边缘光整，椭圆形或分叶状
- 分化较差脂肪肉瘤
  - 脂肪透亮区不明显，分界不清
  - 类似肌肉或软组织密度
  - 可见不规则钙化影

- 临近组织受压或受侵

CT 表现

- 分化良好型脂肪肉瘤
  - 边缘光整或不光整，境界清楚
  - 脂肪性低密度肿块，密度不均，可见较厚的条索状纤维分隔
  - 周围水肿较轻，邻近组织受侵不明显
  - 增强扫描示肿瘤不均匀强化，分隔强化明显
- 分化较差脂肪肉瘤
  - 瘤体较大，边界不规则，瘤周水肿显著，邻近组织受侵明显
  - 成分混杂，密度不均
    - 黏液性脂肪肉瘤呈囊性肿块
    - 多形性脂肪肉瘤脂肪成分较少或无，坏死、出血常见
    - 去分化脂肪肉瘤同时含分化较好的脂肪成分及恶性纤维细胞成分，两者分界清晰
  - 增强扫描肿瘤不均匀强化

MRI 表现

- 分化良好型脂肪肉瘤
  - 形态多不规则，脂肪信号为主的软组织肿块
  - T1WI 呈不均匀高信号
  - T2WI 呈较均匀或不均匀中高信号
  - 脂肪抑制序列信号明显降低
  - 肿瘤内可见低信号分隔
  - 增强扫描不均匀强化，非脂肪成分强化明显
- 分化较差脂肪肉瘤
  - 形态不规则，信号不均匀
    - 黏液性脂肪肉瘤呈长 T1、长 T2 信号改变，可有局灶性脂肪信号结节（图 15-7-3）
    - 圆细胞脂肪肉瘤信号混杂、不均，可伴出血、坏死，侵袭性较高
    - 多形性脂肪肉瘤脂肪成分较少，T1WI 呈中等信号，T2WI 呈中等或高信号
    - 去分化脂肪肉瘤信号不均、混杂，可见局灶性、结节样非脂肪区
  - 增强扫描肿瘤多为不规则、不均匀明显强化

超声检查

- 分化良好型脂肪肉瘤
  - 实质性低回声肿块，无增强效应
- 分化较差脂肪肉瘤
  - 实质性低回声肿块

　　○ 内部回声不均

推荐影像学检查

- 最佳检查法：MR

【鉴别诊断】

- 良性脂肪瘤
  - 位置表浅，脂肪成分较多，边界清楚，密度／信号均匀，分隔较薄（<2mm）
  - 分化良好型脂肪肉瘤位置深在，脂肪成分相对少，体积较大，分隔较厚（>2mm）
- 黏液囊肿及其他黏液变性肿瘤

- 黏液囊肿一般界限清晰，密度／信号均匀，不具有侵袭性特征
- 黏液变性的神经源性肿瘤好发神经干，常位于肌间隙，纺锤状，呈稍长 T1、稍长 T2 信号改变，无脂肪成分
- 纤维肉瘤
  - 位于四肢时易于沿神经血管束蔓延
  - 密度／信号不均，可见钙化、坏死，一般无脂肪成分

诊断与鉴别诊断精要

- 分化良好型脂肪肉瘤含较多成熟脂肪细胞，位置深在，分隔较厚
- 分化较差脂肪肉瘤脂肪较少，可见纤维、黏液成分，密度／信号不均，不均匀明显强化

典型病例

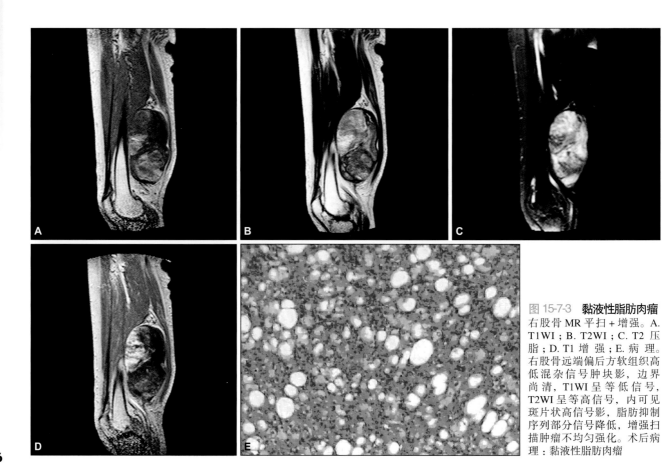

图 15-7-3　**黏液性脂肪肉瘤**
右股骨 MR 平扫＋增强。A. T1WI；B. T2WI；C. T2 压脂；D. T1 增强；E. 病理。右股骨远端偏后方软组织高低混杂信号肿块影，边界尚清，T1WI 呈等低信号，T2WI 呈等高信号，内可见斑片状高信号影，脂肪抑制序列部分信号降低，增强扫描肿瘤不均匀强化。术后病理：黏液性脂肪肉瘤

（潘诗农）

[1] Murphey MD, Arcara LK, Smith JF. Imaging of Musculoskeletal Liposarcoma with Radiologic Pathologic Correlation[J]. RadioGraphics, 2005, 25(5): 1371-1395.

[2] Vliet M, Kliffen M, Krestin G P, et al. Soft tissue sarcomas at a glance: clinical, histological, and MR imaging features of malignant extremity soft tissue tumors[J]. Eur Radiol, 2009, 19(6): 1499-1511.

[3] Drevelegas A, Pilavaki M, Chourmouzi D. Lipomatous tumors of soft tissue: MR appearance with histological correlation[J]. European Journal of Radiology, 2004, 50(3): 257-267.

第8节　纤维组织肿瘤

一、纤维瘤

【概念与概述】

纤维瘤（fibroma）是来源于纤维组织的良性肿瘤

【病理与病因】

一般特征

- 流行病学
  - 发病率约占软组织肿瘤的 2.5%
- 病因学
  - 主要与遗传基因、外伤、人体激素水平、外部环境有关

大体病理及手术所见

- 圆形、卵圆形或分叶状结节
- 有明显包膜
- 切面呈灰白色，质坚韧

显微镜下特征

- 由成纤维细胞、纤维细胞及数量不等的胶原纤维构成

【临床表现】

表现

- 生长缓慢
- 多无症状，少数可有疼痛
- 肿瘤较大可压迫神经、血管

流行病学

- 年龄
  - 多为 20 ~ 60 岁之间
- 性别
  - 男女发病无明显差别

自然病史与预后

- 预后较好，很少发生恶变

治疗

- 以手术切除为主

【影像表现】

概述

- 最佳诊断依据：皮下软组织等肌肉密度/信号结节，无明显强化
- 部位
  - 多发生于体表
  - 亦可发生于卵巢、消化道、口腔、呼吸道、肾等
- 大小
  - 一般 2 ~ 3cm，不超过 10cm
- 形态学
  - 呈圆形或椭圆形，也可呈分叶状

X 线表现

- X 线摄片
  - 皮下软组织内结节状密度增高影
  - 边界欠清，邻近脂肪及肌肉层次模糊
  - 肿瘤较大，邻近骨皮质受压

CT 表现

- 平扫 CT
  - 一般边缘光滑结节
  - 等、稍低或稍高于肌肉密度，其内密度均匀或不均
  - 少见钙化、坏死、囊变及出血
- 增强 CT
  - 可轻度强化或无强化

MRI 表现（图 15-8-1）

- T1WI
  - 均匀或不均匀低信号
- T2WI
  - 均匀低信号或不均匀高信号
- T1 增强
  - 轻度强化或无强化

超声检查

- 边缘光滑、境界清楚

- 呈低、等或强回声
- 一般无增强效应

推荐影像学检查

- 最佳检查法：MR

【鉴别诊断】

- 纤维瘤病
  - 局部呈浸润性生长，没有包膜

- 边界不清，密度/信号不均肿块，增强扫描强化明显
  - 切除不完全时可多次复发，但不转移
- 脂肪瘤
  - 边界清楚，以脂肪成分为主
  - 有完整包膜
  - 脂肪密度，脂肪抑制序列低信号，鉴别较易

诊断与鉴别诊断精要

- 皮下软组织圆形或椭圆形结节，有明显包膜
- 等肌肉密度/信号，一般无强化

典型病例

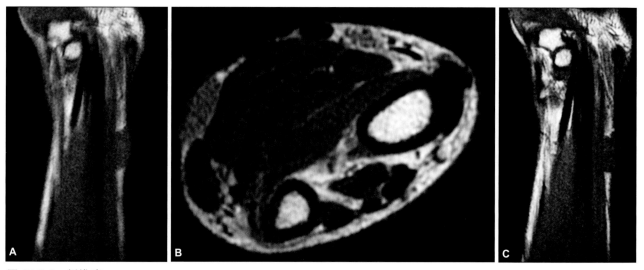

图 15-8-1　纤维瘤

左前臂 MR 平扫。A. T1WI 冠状面；B. T2WI 轴面；C. T1 增强冠状面。左前臂掌尺侧皮下软组织内可见一梭形等 T1、稍长 T2 信号肿块影，增强扫描未见明显强化。术后病理：皮下纤维瘤

重点推荐文献

[1] Giant DT, Bokhari A, Bhatt S, et al.Imaging features of solitary fibrous tumors[J]. AJR Am J Roentgenol, 2011, 196(3): 487-495.

[2] Brisse HJ, Orbach D, Kliijanienko J. Sofe tissue tumours: imaging strategy[J]. Pediatr Radiol, 2010, 40(6): 1019-1028.

二、婴儿纤维性错构瘤

【概念与概述】

婴儿纤维性错构瘤（fibrous hamartoma of infancy，FHI），是一种胚胎发育不良或者错构瘤性良性病变

- 同义词：婴儿皮下肌成纤维细胞瘤

【病理与病因】

一般特征

- 流行病学
  - 较罕见
  - 占儿童纤维增生性肿瘤的 5%
- 病因学
  - 确切组织起源及生物学特征尚不明确
  - 目前认为个体发育错误或错构瘤

大体病理及手术所见

- 无包膜，边界略不清
- 切面呈灰白色，有光泽，可见脂肪组织

显微镜下特征

- 由梭形纤维成分、成熟脂肪组织及未成熟间叶细胞混合组成"器官样"结构

【临床表现】

表现

- 无痛性皮下软组织孤立肿块，可移动，境界不清
- 多数可移动

流行病学

- 年龄
  - 以新生儿至 4 岁好发，2 岁为高峰期
- 性别
  - 男女发病比例为 2：1

自然病史与预后

- 预后良好
- 可复发，不转移

治疗

- 以手术切除为主

【影像表现】

概述

- 最佳诊断依据：境界不清，含有多种成分的软组织肿块
- 部位
  - 多位于腋窝、肩胛部及上臂
  - 也可位于前臂、大腿、腹壁、腹股沟区及颈部
- 大小
  - 数厘米至十几厘米
- 形态学
  - 可呈结节状或圆形
  - 一般活动度较好

X 线表现

- X 线摄片
  - 皮下软组织肿块
  - 境界不清，密度类似肌肉组织
  - 少有钙化
  - 较大者致周围组织受压移位

CT 表现

- 平扫 CT
  - 肿块边界清或不清
  - 不均匀肌肉密度或低密度
  - 周围组织受压改变
- 增强 CT
  - 肿块轻度强化

MRI 表现

- T1WI
  - 不均匀低信号
  - 其内见中等或高信号条片影
  - 脂肪较多者呈不均匀高信号
- T2WI
  - 不均匀低信号
  - 其内见高信号条片影
- T1 增强
  - 不均匀轻度强化

超声检查

- 形态不规整，边界不光滑
- 不均匀性低回声，其内见强回声束（图 15-8-2）
- 无增强效应

推荐影像学检查

- 最佳检查法：MR

【鉴别诊断】

- 婴儿纤维瘤
  - 常发生于肌肉筋膜内
  - 一般无脂肪成分
  - 易感染化脓
- 婴儿肌纤维瘤病
  - 单发或多发结节
  - 其内可见钙化
  - 密度/信号不均

> **诊断与鉴别诊断精要**
> - 新生儿至 4 岁好发
> - 边界不清软组织肿块
> - 可见纤维及脂肪密度 / 信号

典型病例

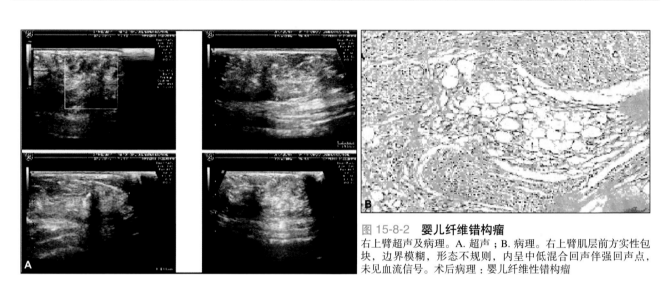

图 15-8-2　**婴儿纤维错构瘤**

右上臂超声及病理。A. 超声 ; B. 病理。右上臂肌层前方实性包块，边界模糊，形态不规则，内呈中低混合回声伴强回声点，未见血流信号。术后病理 : 婴儿纤维性错构瘤

重点推荐文献

McGowan J, Smith CD, Maize J Jr. et al. Giant fibrous hamartoma of infancy: a report of two cases and review of the literature[J]. J Am Acad Dermatol, 2011, 64(3): 579-86.

三、纤维瘤病

【概念与概述】

　　纤维瘤病（fibromatosis）是来源于纤维结缔组织，介于纤维瘤和纤维肉瘤之间的交界性软组织肿瘤，具有局部侵袭潜能的成纤维细胞 / 肌成纤维细胞性肿瘤

- 同义词：软组织韧带样型纤维瘤病、侵袭性纤维瘤病、硬纤维瘤、韧带样瘤、瘤样纤维组织增生
- 分型：腹部外、腹壁、腹内

【病理与病因】

一般特征

- 流行病学
  - 发病率约占软组织肿瘤的 3%
- 病因学
  - 发病原因尚不清楚，可能与外伤、激素及遗传因素有关
  - 与家族性腺瘤状息肉及雌激素水平有关

大体病理及手术所见

- 质地较实、坚韧
- 切面呈灰白色、粗糙
- 无真性包膜，常浸润包裹周围组织

显微镜下特征

- 由梭形成纤维细胞和肌成纤维细胞组成
- 细胞外为大量胶原纤维
- 无病理核分裂

【临床表现】

表现

- 局部软组织肿块，有或无压痛

- 生长缓慢，活动度差
- 肿瘤巨大可影响活动和压迫神经

流行病学

- 年龄
  - 好发于 30～50 岁
- 性别
  - 男女发病比例约 1：2

自然病史与预后

- 有明显的侵袭性生物学行为，顽固常多次复发
- 极少远处转移

治疗

- 治疗以外科手术广泛切除为主
- 放疗及药物治疗也逐渐成为重要的治疗手段

【影像表现】

概述

- 最佳诊断依据：MR 各序列中存在条带状低信号致密胶原成分
- 部位
  - 发生于腹部外（约 60%）、腹壁（约 25%）、腹内（约 15%）
  - 好发于肌肉、腱膜及深筋膜等处
- 大小
  - 直径可在 1～30cm 不等
- 形态学
  - 类圆形、梭形、分叶状或不规则形
  - 长径与受累肌纤维方向一致

X 线表现

- X 线摄片
  - 软组织肿块影，边界不清

- 肿块较大者可压迫周围组织

CT 表现

- 平扫 CT
  - 肿块呈实性，密度欠均匀，边界多不清
  - 与肌肉相比呈高、等、低不均密度
  - 一般无出血、坏死、囊变和钙化
  - 肿块较大者可推挤周围脏器，也可包绕血管
- 增强 CT
  - 轻中度不均匀强化

MRI 表现（图 15-8-3）

- T1WI
  - 等或低信号
- T2WI
  - 低或稍高信号
  - 周围水肿较轻
- T1 增强
  - 轻中度不均匀强化
  - 瘤内胶原纤维低信号带不强化

推荐影像学检查

- 最佳检查法：MR

【鉴别诊断】

- 纤维肉瘤
  - 病程较纤维瘤病短
  - 常有液化、坏死
  - 瘤周水肿明显
- 神经源性肿瘤
  - 肿瘤边界清晰
  - 密度/信号不均，可见出血、囊变、钙化

诊断与鉴别诊断精要

- 多发纤维组织结节
- MR 各序列低信号胶原成分具有重要诊断价值
- 侵袭性生物学行为，复发、转移多见

典型病例

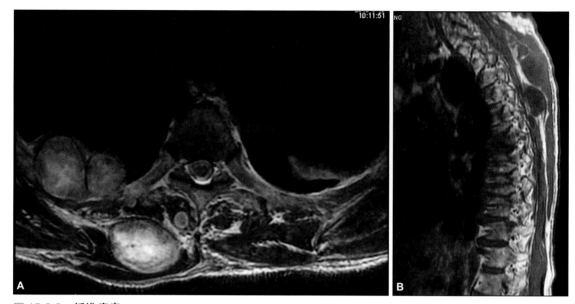

图 15-8-3　纤维瘤病
胸背部 MR 平扫。A. T2WI 轴位；B. T1WI 矢状面。右侧胸壁及背部多发长 T1、稍长 T2 信号结节，T2WI 病变内可见斑片状低信号胶原成分。术后病理：纤维瘤病

重点推荐文献

[1] Sturt NJ, Clark SK. Current ideas in desmoid tumours [J]. Fam Cancer, 2006, 5(3): 275-285.

[2] Dinauer PA, Brixey CJ, Moncur JT, et al. Pathologic and MR imaging features of benign fibrous soft tissue tumors in adults. RadioGraphics, 2007, 27(1): 173-187.

[3] Kotiligam D, Lazar AJ, Pollock RE, et al. Desmoid tumor: a disease opportune for molecular insights[J]. Histol Histopathol, 2008, 23(1): 117-126.

四、黄色瘤

【概念与概述】

黄色瘤（xanthoma）是由全身或局部类脂质代谢障碍引起的瘤样增生性疾病

【病理与病因】

一般特征

- 一般发病机制
  - 类脂质代谢障碍
  - 血脂升高型：黄斑瘤及多发性结节性黄色瘤
  - 血脂正常型：纤维黄色瘤
- 流行病学
  - 该病比较常见
- 病因学
  - 胶原纤维增生和含胆固醇的巨噬细胞局部沉积
  - 家族性高脂血症

大体病理及手术所见

- 黄斑瘤：圆形或类圆形淡黄色斑块
- 多发性结节性黄色瘤：结节状黄色斑块，质软，光滑
- 纤维黄色瘤：可有包膜，切面呈土黄色或棕黄色，质软，内可见纤维条索分隔

显微镜下特征

- 病变内大量吞噬脂质的泡沫细胞
- 局部可见纤维组织和炎症细胞

【临床表现】

表现

- 生长缓慢，无症状或轻度痒感
- 黄斑瘤和多发性结节性黄色瘤血脂增高

流行病学

- 年龄
  - 黄斑瘤多见于老年人
  - 多发性结节性黄色瘤及纤维黄色瘤可发生

于任何年龄

- 性别
  - 黄斑瘤女性多见，男女发病比例为 1 ∶ 5
  - 多发性结节性黄色瘤发病男多于女

自然病史与预后

- 一般预后良好，可治愈
- 预后不良多与高脂血症有关

治疗

- 药物降脂
- 外科切除

【影像表现】

概述

- 最佳诊断依据：受累肌腱或韧带明显增粗，低信号肿块内可见斑片状或条网状高信号脂质沉积
- 部位
  - 黄斑瘤多位于眼睑
  - 多发性结节性黄色瘤手、踝、膝、肩、肘等关节肌腱、韧带处
  - 纤维黄色瘤好发下肢
- 大小
  - 数厘米至十几厘米
- 形态学
  - 圆形、类圆形或结节状

X 线表现

- X 线摄片
  - 皮下限局性软组织肿块或结节影
  - 可单发或多发
  - 边缘光整，瘤内少有钙化
  - 皮下脂肪受压移位，肌间隙模糊

CT 表现

- 平扫 CT
  - 边界光整，形态规则
  - 呈等肌肉密度
  - 较大者压迫周围组织
- 增强 CT
  - 肿瘤轻度强化

MRI 表现（图 15-8-4）

- T1WI
  - 不均匀低信号
  - 其内可见条网或斑片状稍高信号
- T2WI
  - 不均匀低信号
  - 其内可见明显高信号区或不均匀稍高信号区
- 脂肪抑制序列
  - 病变内条网或斑片状稍高信号显著
- T1 增强
  - 肿瘤轻度强化

超声检查

- 形态规整，边界清楚
- 病变呈低回声

推荐影像学检查

- 最佳检查法：MR

【鉴别诊断】

- 痛风结节
  - 软组织的不规则钙化
  - "穿凿样"的偏心性骨质缺损
  - 多伴有骨质受侵及关节畸形
- 钙质沉着症
  - 软组织多发不规则钙化密度 / 信号结节
  - 多为继发性钙磷代谢障碍

诊断与鉴别诊断精要

- 类脂质代谢异常，多伴有高脂血症
- 受累肌腱或韧带明显增粗
- MR 低信号肿块内斑片状或条网状高信号脂质沉积

典型病例

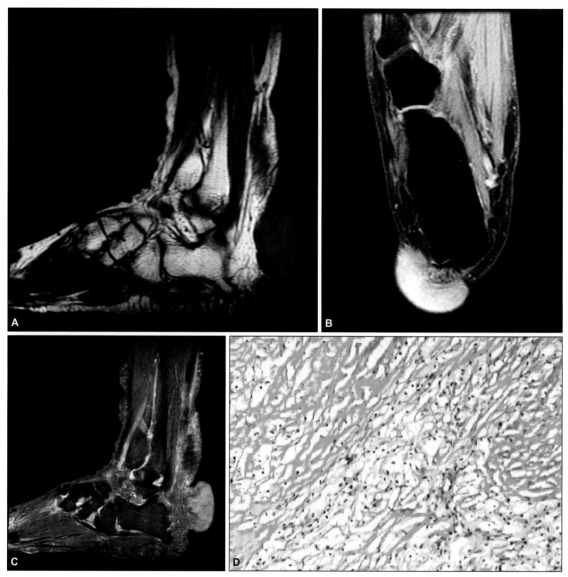

图 15-8-4　跟腱黄色瘤变

踝关节 MR 平扫及病理。A. T1WI 矢状面；B. T2WI 轴面；C. STIR 矢状面；D. 病理。跟腱明显增厚，跟腱处边界可见清晰稍长 T1、长 T2 团块影，脂肪抑脂序列信号降低，内可见模糊条网状稍高信号脂质沉积。术后病理：跟腱黄色瘤样病变

重点推荐文献

[1] Tsouli SG,Kiortsis DN,Argyropoulou ML,etal.Pathogenesis, detection and treatment of Achilles tendon xanthomas. European Journal of Clinical Investigation, 2005, 35(4): 236-244.

[2] Bude RO, Adler RS, Bassett DR.Diagnosis of Achilles tendon xanthoma in patients with heterozygous familial hypercholesterolemia MR vs sonography. Am J Roentgenol,

1994, 162(3): 913-915.

[3] Dussault RG, Kap lan PA, Roederer G.MR imaging of Achilles tendon in patients with familial hyperlipidemia: comparison with plain films, physical examination, and patients with traumatic tendon lesions. Am J Roetgenol, 1995, 164(2): 403-407.

五、纤维肉瘤

【概念与概述】

纤维肉瘤（fibrosarcoma）起源于纤维组织的恶性肿瘤

- 分型：根据年龄分为成人型纤维肉瘤和先天性或婴儿纤维肉瘤

【病理与病因】

一般特征

- 流行病学
  - 约占全部软组织肿瘤的 5%

大体病理及手术所见

- 圆形或类圆形软组织肿块
- 可有假包膜
- 分化良好者切面呈灰白色，质地坚韧
- 分化较差者切面呈灰红色或黄褐色，鱼肉状
- 可见出血、坏死、囊变

显微镜下特征

- 分化好者胶原纤维较多，瘤细胞异型性轻，核呈梭形，分布尚均匀，核分裂象少见
- 分化差者胶原纤维少，瘤细胞稠密，呈圆形、卵圆形或梭形，可见病理核分裂象，血管丰富
- 未分化者瘤胶原纤维极少，细胞异型性显著，排列不规则，核大畸形，病理核分裂象显著，血管丰富

【临床表现】

表现

- 病程长短不一，多数生长缓慢
- 一般没有明显临床症状或触痛
- 边界清楚，可活动
- 晚期时肿瘤较大，与周围组织分界不清；表浅者如侵蚀皮肤可发生皮肤溃烂

流行病学

- 年龄
  - 成人型好发于 20 ~ 60 岁之间
  - 先天性或婴儿型多为新生儿至 5 岁，1 岁以内最多
- 性别
  - 男略多于女

自然病史与预后

- 成人型预后不良，复发及转移
- 先天性或婴儿型明显较成人好，复发及转移率较低

治疗

- 主要以手术切除为主
- 放疗及化疗作为辅助性治疗手段

【影像表现】

概述

- 最佳诊断依据：混杂的肌肉密度/信号软组织肿块，内可见钙化、囊变、坏死、出血，具有恶性生物学行为
- 部位
  - 好发于四肢、躯干、头颈部软组织
- 大小
  - 几厘米至十几厘米
- 形态学
  - 圆形、类圆形或分叶状

X 线表现

- X 线摄片
  - 皮下局部软组织肿块或肿胀
  - 其内可见钙化
  - 边界不清，肌间隙消失
  - 邻近骨质受侵破坏

CT 表现

- 平扫 CT
  - 边界清楚或不清
  - 肌肉密度
  - 内可见斑点状钙化及囊变、坏死、出血
  - 局部可伴骨质破坏
- 增强 CT
  - 肿瘤不均匀强化

MRI 表现（图 15-8-5）

- T1WI
  - 均匀或不均匀的等低信号
- T2WI
  - 均匀或不均匀的中高信号
- T1 增强
  - 肿瘤不均匀强化
  - 邻近骨质及骨髓受侵

超声检查

- 非均质性混合性回声
- 边界清楚
- 内部回声不均

推荐影像学检查

- 最佳检查法：MR

【鉴别诊断】

- 纤维瘤
  - 包膜完整的皮下软组织圆形或椭圆形结节
  - 等肌肉密度 / 信号，一般无强化
  - 无转移及骨质受侵

- 骨肉瘤
  - 以青少年多见，好发于长管状骨的干骺端
  - 肿瘤骨及软组织肿块形成，骨膜反应
  - 密度 / 信号混杂，多高于肌肉

诊断与鉴别诊断精要

- 混杂的肌肉密度 / 信号，可钙化、坏死、囊变、出血
- 邻近骨质受侵及转移

典型病例

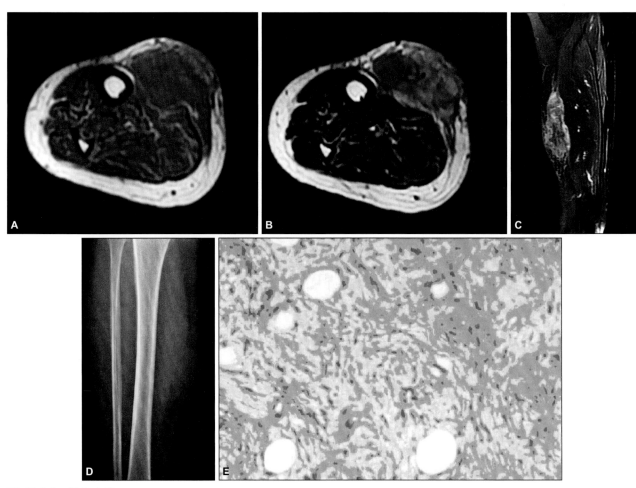

图 15-8-5　**纤维肉瘤**

右胫腓骨 MR 平扫、普通 X 线摄片及病理。A. T1WI 轴位；B. T2WI 轴位；C. STIR 矢状面；D. 右胫腓骨普通 X 线摄片正位；E. 病理。普通 X 线摄片可见右胫骨中段内侧软组织密度肿块，MR 示右胫骨前内侧软组织内等 T1、混杂 T2 信号肿块影，与邻近组织分界不清，脂肪抑脂序列信号较高。术后病理：中度恶性黏液纤维肉瘤

重点推荐文献

[1] Bowne WB, Antonescu CR, Leung DH, et al. Dermatofibrosarcoma Protuberans: A clinicopathologic analysis of patients treated and followed at a single institution[J]. Cancer, 2000, 88(12): 2711-2720.

[2] Kransdorf MJ, Meis-Kindblom JM. Dermatofibrosarcoma protuberans: radiologic appearance[J]. AJR, 1994, 163(2): 391-394.

六、恶性纤维组织细胞瘤

【概念与概述】

恶性纤维组织细胞瘤（malignant fibrous histiocytoma，MFH），起源于软组织原始间叶细胞，以纤维细胞和组织细胞为基本细胞的恶性肿瘤

- 同义词：恶性纤维黄色瘤、恶性黄色肉芽肿、纤维黄色肉瘤、黄色肉瘤及腹膜后黄色肉芽肿

【病理与病因】

一般特征

- 一般发病机制
  - 一般认为来源于未分化的间充质细胞，并分化成为纤维细胞及组织细胞
- 流行病学
  - 占所有软组织肉瘤的 20% 左右
- 病因学
  - 可继发于放射治疗后

大体病理及手术所见

- 结节状、分叶状鱼肉样肿块
- 可有假包膜
- 向上可侵犯真皮形成溃疡
- 向下可侵犯骨骼，引起骨质破坏

显微镜下特征

- 细胞成分复杂、瘤细胞多形及组织结构多样为其特点
- 细胞成分：成纤维细胞、巨细胞、组织细胞、黄色瘤细胞及炎症细胞
- 瘤细胞形态：圆形、梭形或卵圆形、奇异形
- 组织结构：车辐状、多形性、黏液样、肉芽肿样等
- 病理核分裂象多见

【临床表现】

表现

- 局部软组织肿块
- 较大者可出现压迫症状
- 可有厌食、体重减轻、白细胞增多等

流行病学

- 年龄
  - 可发生于任何年龄
  - 40 ~ 70 岁好发，最常见于老年人
- 性别
  - 男性多于女性

自然病史与预后

- 预后差，5 年生存率低
- 复发率高
- 转移常见，最常发生血道转移

治疗

- 广泛切除或根治性切除
- 如手术切除加长期化疗，可提高生存率

【影像表现】

概述

- 最佳诊断依据：不规则软组织肿块，可见出血、坏死、钙化，伴有邻近骨质破坏或骨膜反应
- 部位
  - 常见于四肢，以下肢最多见
  - 亦可发生于躯干、头颈部等
- 大小
  - 数厘米至数十厘米
- 形态学
  - 不规则长圆形或长条形
  - 圆形分叶状

X 线表现

- X 线摄片
  - 大部分位于深部组织
  - 团块状或不规则形肿块
  - 边界尚清
  - 不均匀密度
  - 邻近组织器官受侵

CT 表现

- 平扫 CT
  - 呈多结节状
  - 低密度或略低密度

○ 密度不均，可见坏死、囊变和钙化

○ 侵犯骨骼引起骨膜反应和骨质破坏

- 增强 CT

○ 不均匀强化，实质部分强化，坏死、囊变部分不强化

MRI 表现（图 15-8-6）

- T1WI

○ 低或等信号

○ 伴有出血时信号增高

- T2WI

○ 多呈混杂信号

○ 内可见低信号分隔

- T1 增强

○ 肿瘤不均匀强化

○ 肿瘤实性部分强化明显

○ 可见条片状低信号纤维组织

超声检查

- 境界较清楚的软组织肿块

- 肿瘤回声不均

推荐影像学检查

- 最佳检查法：MR

【鉴别诊断】

- 脂肪肉瘤

○ 成人多见

○ 一般均可见到明显脂肪成分

○ 可由囊变、黏液变、出血、坏死等，钙化少见

- 滑膜肉瘤

○ 好发于四肢关节和腱鞘

○ 30 ~ 50 岁好发

○ MR 肿瘤信号混杂，可见低信号分隔

诊断与鉴别诊断精要

- 不规则形或长条状软组织肿块
- 密度 / 信号混杂，可见出血、坏死、囊变及钙化，常侵犯骨骼引起骨质破坏及骨膜反应
- 肿瘤实性部分强化明显，可见条片状低信号纤维组织

典型病例

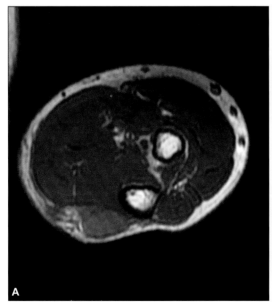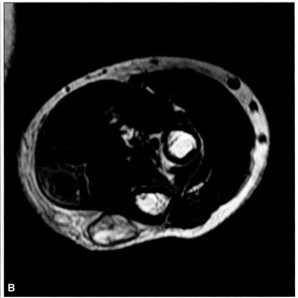

A

B

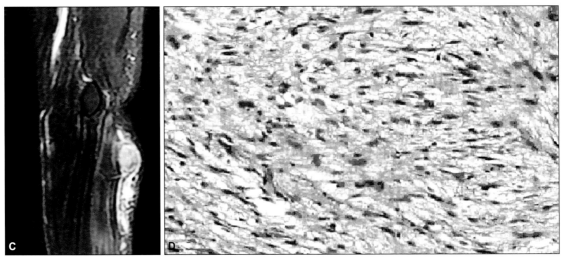

图 15-8-6　恶性纤维组织细胞瘤

左前臂 MR 平扫及病理。A. T1WI 轴位；B. T2WI 轴位；C. STIR；D. 病理。左尺骨近端脂肪层内长条状等 T1、稍长 T2
信号肿块节，脂肪抑脂序列呈稍高信号。术后病理：恶性纤维组织细胞瘤

（潘诗农）

重点推荐文献

[1] Al-Agha OM, Igbokwe AA. Malignant fibrous histiocytoma: between the past and the present[J]. Arch Pathol Lab Med, 2008, 132(6): 1030-1035.

[2] Tateishi U, Kusumoto M, Hasegawa T, et al.Primary malignant fibrous histiocytoma of the chest wall: CT and MR appearance[J]. Journal of Computer Assisted Tomography, 2002, 26(4): 558-563.

第 9 节　平滑肌、横纹肌肿瘤

一、血管平滑肌瘤

【概念与概述】

　　血管平滑肌瘤（angioleiomyoma），是由浅表血管和平滑肌组织增生形成的皮下或真皮深部良性肿瘤

- 同义词：血管肌瘤、血管的平滑肌瘤

【病理与病因】

一般特征

- 一般发病机制
  - 起源于静脉平滑肌
  - 三个组织类型
    - 实体型
    - 静脉型
    - 海绵型
- 遗传学
  - 肿瘤细胞核型为近二倍体核型
- 病因学
  - 病因不明
- 流行病学

- 相对常见
  - 约占软组织良性肿瘤的 4.4%

大体病理及手术所见

- 界限清楚，球形
- 有假包膜
- 直径多 <2cm，实体型体积较其他两型小
- 肿瘤切面灰白或褐色

显微镜下特征

- 镜下表现为典型的编织图像
  - 肌束间存在程度不同的纤维组织、黏液样变性或玻璃样变性
- 肿瘤特有的病理表现
  - 血管壁的平滑肌细胞与瘤细胞无明显界限（图 15-9-1D）

【临床表现】

表现

- 最常见体征 / 症状
  - 局部疼痛和肿块
    - 相应神经干无压痛

- 临床病史：遇寒冷局部疼痛加剧

流行病学

- 年龄：30～60 岁
- 性别：女性患者居多，发生于上肢和头部的病变更常见于男性

自然病史与预后

- 良性，病程迁延
- 预后良好
  - 完整切除后不会复发

治疗

- 以手术切除为主
  - 皮肤表浅者可做局部切除

【影像表现】

概述

- 最佳诊断依据：四肢真皮深层及皮下的边界清楚的孤立性病变
- 部位
  - 四肢远端的皮下组织常见
    - 尤其是踝、腕、小腿最常见
    - 其他部位包括头部和躯干
- 大小
  - 较小，不超过 2cm
- 形态学
  - 圆形或卵圆形
    - 肿块境界清楚

X 线表现

- 无特异性表现
  - 病变定位困难

CT 表现

- 平扫 CT
  - 皮下或真皮深部软组织肿块影，边界清楚

- 增强 CT
  - 中等均匀强化

MRI 表现

- T1 加权（图 15-9-1A）
  - 稍低信号
- T2 加权（图 15-9-1B）
  - 高低混杂信号
- T1 增强（图 15-9-1C）
  - 显著较均匀强化

超声表现

- 皮下或与真皮相连的实性团块
- 边界清楚，内回声少，透声性差

推荐影像学检查

- 最佳检查法：增强 MR
- 检查建议：
  - 确诊需依赖病理组织学和免疫组化检查

【鉴别诊断】

肿瘤

- 神经鞘瘤
  - 肿瘤边界较清，位置不一定表浅
  - 肿瘤沿周围神经方向生长
  - MR 表现"靶征"，易发生囊变、出血、坏死和钙化，实质部分强化明显
- 纤维瘤
  - 肿瘤包膜完整
  - T1 加权、T2 加权均呈低信号
- 平滑肌肉瘤
  - 部位深在
  - 直径大于 2.5cm 者，有恶性可能；超过 6cm，通常都是恶性的
  - 常见坏死和囊变

诊断与鉴别诊断精要

- 发生于四肢远端皮下组织的小软组织肿块应考虑到本病
- 影像学检查无特异性

典型病例

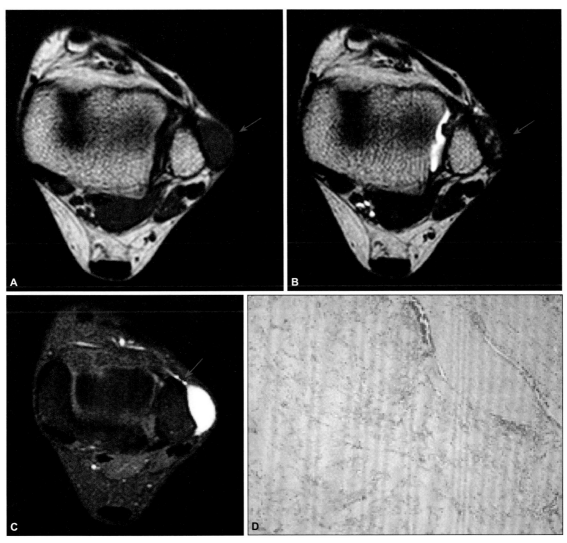

图 15-9-1　外踝血管平滑肌瘤 MR 及病理表现
A. 横断面 T1WI（TR/TE，547/16）示皮下见等肌肉信号软组织结节（箭头），边界清楚，邻近腓骨骨质完整。B. 横断面 T2WI（TR/TE，2500/100）示软组织结节呈稍高信号（箭头）。C. 横断面 T1WI 抑脂增强示软组织结节均匀明显强化，邻近血管结构强化（箭头）。D. 显微镜下显示丰富的血管和分化好的血管平滑肌细胞（HE×100）

重点推荐文献

[1] 刘复生, 刘彤华. 肿瘤病理学. 北京: 北京医科大学、中国协和医科大学联合出版社, 1997: 21.

[2] Ikeda K, Kuroda M, Sakaida N, et al. Cellular leiomyoma of the nasal cavity: findings of CT and MR imaging. AJNR

Am J Neuroradiol, 2005, 26(6): 1336-1338.

[3] Vanhoenacker FM, Camerlinck M, Somville J. Imaging findings of a subcutaneous angioleiomyoma. JBR-BTR, 2009, 92(2): 80-82.

二、平滑肌肉瘤

【概念与概述】

　　平滑肌肉瘤（leiomyosarcoma），是具有明确平滑肌特点的细胞构成的恶性肿瘤

● 分类：深部软组织平滑肌肉瘤（leiomyosarcoma of deep soft tissue），皮肤和皮下组织平滑肌肉瘤（cutaneous and subcutaneous leiomyosarcoma），血管源性平滑肌肉瘤（leiomyosarcoma of vascular origin）

【病理与病因】

一般特征

- 一般发病机制
  - 来源于平滑肌细胞或有向平滑肌分化能力的间叶细胞
  - 六个组织类型
    - 普通型
    - 多形性
    - 上皮样
    - 伴有破骨细胞样巨细胞
    - 黏液型
    - 炎症型
- 遗传学
  - 核型复杂，无一致性表现
  - 与 RB1 基因有关
- 病因学
  - 病因不明
    - 可能与免疫抑制、EB 病毒、辐射等有关
    - 与平滑肌瘤的恶变无关
- 流行病学
  - 约占原发性恶性软组织肿瘤的 7%
  - 深部软组织平滑肌肉瘤最多见，占全部软组织平滑肌肉瘤的 50%
  - 是起源于大血管壁的最常见的肉瘤

大体病理及手术所见

- 界限不清，球形
- 肿瘤切面灰白、灰红或鱼肉样，常合并出血、坏死

显微镜下特征

- 肿瘤组织形态复杂多样，分化程度不一（图 15-9-2D）
  - 根据分化的好坏依次表现为排列平行到逐渐紊乱

【临床表现】

表现

- 最常见体征/症状
  - 缓慢增大的软组织肿块
- 临床病史：在免疫抑制的患者（如艾滋病、骨髓移植患者）中平滑肌肉瘤的发病率较高

流行病学

- 年龄：40~60 岁最常见
- 性别：患者性别比例因肿瘤部位而异
  - 下腔静脉和腹膜后发生的平滑肌肉瘤多见于女性
  - 皮下发生者多见于男性

自然病史与预后

- 恶性度较高
- 预后与肿瘤的大小、部位及深度有关
  - 瘤体越小、部位越表浅者预后越好
- 术后复发率高，60%~90%
- 血行转移常见

治疗

- 手术切除为主
  - 治疗的关键是局部切除干净
  - 对放、化疗不敏感
  - 无需进行淋巴结清扫

【影像表现】

概述

- 最佳诊断依据：中老年四肢深部软组织发生的软组织肿瘤
- 部位
  - 腹膜后和四肢深部软组织最常见
- 大小
  - 体积较大
    - 大小差异较大，5~8cm
- 形态学
  - 圆形结节或不规则团块

X 线表现

- X 线摄片
  - 相邻骨质无异常
  - 软组织肿块密度不均匀

CT 表现

- 平扫 CT
  - 不均匀软组织密度肿块
- 增强 CT（图 15-9-2 A、B、C）
  - 均匀或不均匀中度至显著强化

MRI 表现

- T1 加权（图 15-9-3 A）
  - 不均匀等信号为主
- T2 加权（图 15-9-3 B）
  - 高低混杂信号
    - 低信号：纤维组织、含铁血黄素及骨化组织组成
- T1 增强（图 15-9-3 C）
  - 中度至显著不均匀强化
    - 强化多晚于邻近肌肉

○ 似脓肿样强化

超声表现

- 实性或混合性占位
- 回声不均匀
  ○ 部分中央为液性暗区
  ○ 周边血流丰富

推荐影像学检查

- 最佳检查法：增强 MR
- 检查建议
  ○ 影像学检查均缺乏特异性

【鉴别诊断】

良性软组织肿瘤

- 神经鞘瘤

○ 肿瘤边界较清
○ "靶征"
○ 肿瘤沿周围神经方向生长

- 平滑肌瘤
  ○ 部位表浅
  ○ 深部者多发生钙化
  ○ 坏死、囊变不多见

恶性软组织肿瘤

- 恶性纤维组织细胞瘤、横纹肌肉瘤、恶性神经鞘瘤等
  ○ 影像学表现有重叠
  ○ 应参考患者年龄、临床表现

典型病例

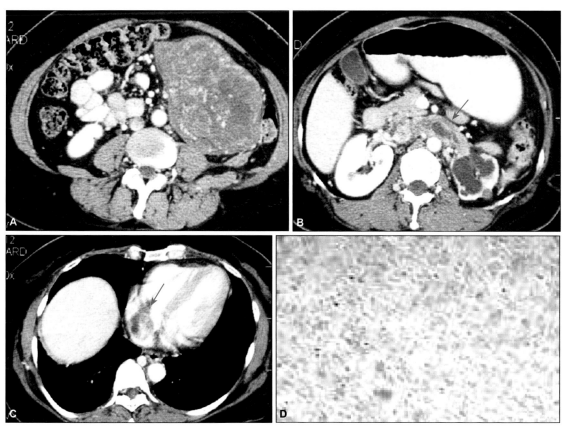

图 15-9-2　腹膜后巨大平滑肌肉瘤 CT 及病理表现

A. 增强；CT 示病灶内血管丰富；B. 肿瘤侵犯左肾静脉（箭头）；C. 肿瘤沿下腔静脉扩散至右心房；D. 显微镜下示平滑肌肉瘤，中 - 低分化

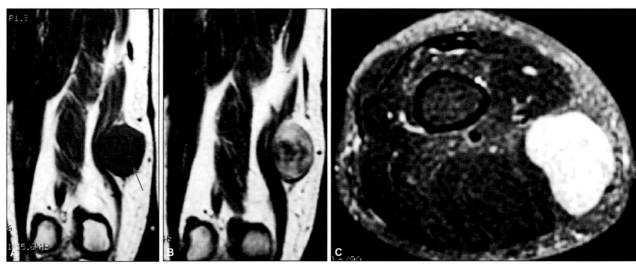

图 15-9-3 股远端内侧平滑肌肉瘤 MRI
A．T1WI 示均匀低信号软组织肿块（箭头）；B．T2WI 示不均匀高信号；C．T1WI 抑脂示病灶明显强化

诊断与鉴别诊断精要

● 发生于中老年腹膜后、四肢深部软组织内，边界不清的结节状或不规则团块状肿块，周边少见包膜或假包膜形成，瘤内多见坏死囊变区

● 影像学检查的目的在于确定病灶的良恶性和边界，利于手术切除

● 确诊仍需病理组织学及免疫组化检查

重点推荐文献

[1] 王云钊, 兰宝森. 骨关节影像学. 北京: 科学出版社, 2005. 552-554.
[2] 罗晓青, 杨光华. 郭立新, 等. 48例软组织平滑肌肉瘤的病理及免疫组化研究[J].临床与实验病理学杂志,2000,16(1);
11-14.
[3] West RB. Expression profiling in soft tissue sarcomas with emphasis on synovial sarcoma, gastrointestinal stromal tumor, and leiomyosarcoma.Adv Anat Pathol, 2010, 17(5): 366-373.

三、横纹肌肉瘤

【概念与概述】

横纹肌肉瘤（rhabdomyosarcoma，RMS），是一种来源于向横纹肌分化的原发间叶组织的恶性软组织肿瘤

● 同义词：肌肉瘤、恶性横纹肌瘤、横纹肉瘤、横纹肌母细胞瘤、成横纹肌性肉瘤

【病理与病因】

一般特征

● 一般发病机制

○ 起源于原始肌肉细胞 - 成横纹肌细胞

○ 四个组织类型

■ 胚胎型：最常见，占横纹肌肉瘤的 50% ~ 60%

■ 葡萄型：胚胎型的变型，占横纹肌肉瘤的 5% ~ 10%

■ 腺泡型：占横纹肌肉瘤的 20% ~ 35%

■ 多形型：占横纹肌肉瘤的 5%

● 遗传学

○ 胚胎型横纹肌肉瘤存在染色体 11p15.5 的异常

○ 80% 以上腺泡型横纹肌肉瘤存在 2 号与 13 号染色体的相互易位

- 病因学
  - 源自未分化的间充质细胞或源自专有的胚胎肌肉组织区
- 流行病学
  - 常见
    - 占全部软组织肿瘤的 10% ~ 20%
    - 是 15 岁以下少儿最常见的软组织肉瘤
    - 是儿童眼眶最多见的恶性肿瘤
    - 儿童发病占所有横纹肌肉瘤的 50%

大体病理及手术所见

- 质地较软
- 不同类型的横纹肌肉瘤对应横纹肌发育的不同阶段

显微镜下特征

- 瘤细胞明显的多形性和异形性，核分裂象多见
  - 胚胎型、腺泡型的肿瘤细胞内常可见到纵纹或横纹

【临床表现】

表现

- 最常见体征 / 症状：肿瘤部位可触摸到比较有弹性且不伴有疼痛的坚硬包块
- 临床病史：约 1/4 的病例侵犯临近骨质
  - 位于空腔器官（如口腔）的横纹肌肉瘤呈特征性的葡萄串样生长

流行病学

- 年龄：平均发病年龄 7 岁
  - 青少年为第二个发病高峰
  - 45 岁以上者罕见
    - 但多形性横纹肌肉瘤几乎只发生于成年人
- 性别：男性占优势

自然病史与预后

- 预后与发病年龄、发病部位及组织学亚型有关
  - 恶性程度高，复发和转移常见
  - 成人预后好，儿童患者的 5 年生存率为 86%
  - 头颈部、膀胱、前列腺、腹膜后、会阴部和四肢者预后较眼眶、泌尿生殖道（不含膀胱）者差
  - 多形型横纹肌肉瘤预后最好
  - 腺泡型预后最差
- 横纹肌肉瘤易发生区域淋巴结转移和血行转移
  - 区域淋巴转移率为 15% ~ 25%
  - 血行转移率可超过 50%
    - 血行转移主要为肺转移，其次为骨、肝、

胸膜和皮肤
  - 葡萄型肉瘤多局部广泛浸润，转移较少

治疗

- 综合治疗
  - 化疗在横纹肌肉瘤中极其重要，是提高生存率的重要方法
    - 尤其是儿童胚胎型横纹肌肉瘤疗效最为显著
  - 尽可能手术广泛切除，最好同时切除区域淋巴结
  - 放射治疗对于横纹肌肉瘤也是一种非常有效的手段，可作为手术治疗的辅助治疗

【影像表现】

概述

- 依据患者年龄、病变部位、影像学表现和生长速度综合诊断
- 部位
  - 多位于无横纹肌的区域
    - 依次为头颈部、泌尿生殖道、四肢、胸部、腹膜后
    - 青少年多见于睾丸旁
    - 单发病变最常见于睾丸旁和眼眶区
- 大小
  - 大小不一，大小与病变位置有关
  - 多在 5 ~ 10cm，也有达 40cm 者
    - 位于深部者病变较大
    - 腺泡型平均直径约 7cm
- 形态学
  - 多不规则

CT 表现

- 平扫 CT（图 15-9-4 A）
  - 等、低或混杂密度影
  - 病灶侵蚀破坏邻近骨质
- 增强 CT（图 15-9-4 B）
  - 显著强化
  - 病灶边界相对欠清晰

MRI 表现

- T1 加权（图 15-9-4 C）
  - 等肌肉信号
- T2 加权（图 15-9-4 D、E）
  - 高信号
    - 出现坏死时，为更高信号
- T1 增强（图 15-9-4 F）

- ○ 显著不均匀强化
- ○ 增强方式有助于确定肿瘤的亚型
  - 胚胎型：常为均匀性或轻度不均匀性强化
  - 葡萄型：多见葡萄串样的多环形强化
  - 其他类型常见坏死，常为不均匀性强化

超声表现

- 肿瘤边缘清楚、光滑
- 内部不均匀回声，中心部出血、坏死和变性
- 肿瘤周边和内部有丰富的血流显示

推荐影像学检查

- 最佳检查法：CT+ 增强 MR
- 确诊需依赖病理组织学检查

【鉴别诊断】

肿瘤

- 鼻咽癌
  - ○ 与发生于头颈部的横纹肌肉瘤鉴别
  - ○ 成人多见
  - ○ 主要累及鼻咽部
- 淋巴瘤
  - ○ 与发生于头颈部的横纹肌肉瘤鉴别
  - ○ 成人多见
  - ○ 密度或信号均匀
- 黏液瘤
  - ○ 与有显著黏液变性的横纹肌肉瘤鉴别
  - ○ 成人多见
  - ○ 位于肌肉内或肌肉间
  - ○ 囊性肿块，形态规则，界清，不均匀轻度强化
- 黏液性脂肪肉瘤
  - ○ 与有显著黏液变性的横纹肌肉瘤鉴别
  - ○ 成人多见
  - ○ 位于肌肉内或肌肉间
  - ○ 含有多少不等的脂肪成分

诊断与鉴别诊断精要

- 发生于儿童头颈部、睾丸旁和四肢的软组织肿瘤应首先考虑到本病
- 发生于成人四肢的较大软组织肿瘤，有坏死、强化明显不均匀时，应考虑到本病，在没有出血、钙化及邻近骨破坏时更要考虑到本病
- 该肿瘤是儿童眼眶最常见的恶性肿瘤

典型病例

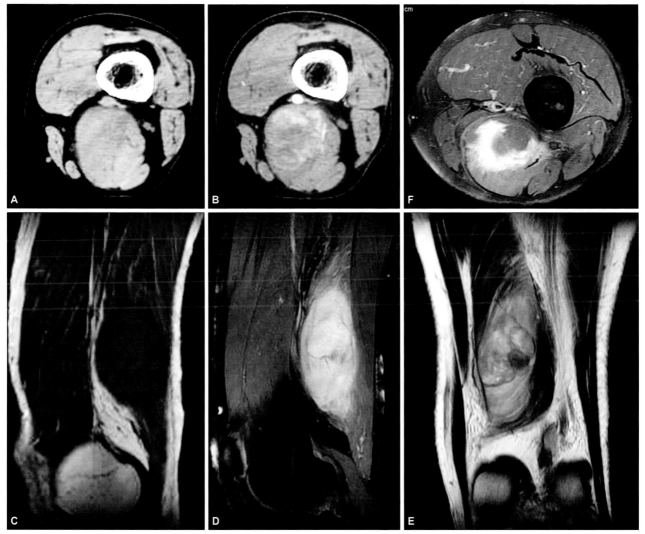

图 15-9-4　大腿多形性横纹肌肉瘤
A. 横断面 CT 平扫示左股半腱肌内稍低于肌肉密度软组织肿块，未见骨化或钙化影。B. CT 增强示病灶明显不均匀强化，边界不清。C. 矢状面 T1WI 示等肌肉信号为主软组织肿块。D. 矢状面 T2WI 抑脂示病灶内信号混杂，等稍高肌肉信号，周围见水肿信号。E. 冠状面 T2WI 示病灶内稍低于肌肉信号片状灶。F. T1WI 增强示病灶明显不均匀强化，边界不清，相邻股骨未见骨质破坏

（王绍武　张丽娜）

重点推荐文献

[1] Stock N, Chibon F, Binh MB, et al. Adult typer rhabdomyo-sarcoma:analysis of 57 cases with clinicopathologic description, identification of 3 morphologic patterns and prognosis[J]. Am J Surg Pathol, 2009, 33(12): 1850-1859.

[2] 吴海波,陈柯,王晓秋.成人梭形细胞横纹肌肉瘤 9 例临床病理学分析. 临床与实验病理学杂志, 2010, 26(1): 56-59.

[3] Laor T. MR imaging of soft risque tumors and turnor-like lesions[J]. Padiatr Radia1, 2004, 34(1): 24-37.

第10节 腱鞘滑膜组织肿瘤及肿瘤样病变

一、滑膜软骨瘤病

【概念与概述】

滑膜软骨瘤病（synovial chondromatosis），是关节的滑膜、滑囊或腱鞘内发生的一种慢性良性疾病

- 同义词：滑膜软骨化生、滑膜骨软骨瘤病、骨外软骨瘤、软组织软骨瘤

【病理与病因】

一般特征

- 一般发病机制
  ○ 滑膜的软骨化生或骨化
- 遗传学
  ○ 克隆性染色体异常
  ○ 核型为近二倍体或假二倍体核型
- 病因学
  ○ 病因不明
    ■ 主要学说有外伤、感染、胚胎、肿瘤、代谢等
- 流行病学
  ○ 少见
    ■ 占腱鞘滑膜组织肿瘤和肿瘤样病变中的6.7%

大体病理及手术所见

- 关节囊内带蒂小骨块，数个、数十至数百个大小不等，灰白色，质硬
- 关节囊外生长带蒂骨块少见
- 滑膜表面多发大小不等的黄色结节，坚硬透明
- 关节腔内中等量微黄色积液

显微镜下特征

- 软骨细胞增生活跃，核肥硕或呈双核（图15-10-2D）
- 病理分三个阶段
  ○ 滑膜组织充血肥厚，弥漫性软骨结节突出于滑膜表面，部分带蒂
  ○ 软骨结节进入到关节腔内成为大小不一、数量不等的游离体
  ○ 滑膜炎症吸收，游离体存在，伴有关节积液
- 多数病变同时含有上述3个阶段的表现

【临床表现】

表现

- 最常见体征/症状
  ○ 关节疼痛、肿胀、异物感或出现捻发音
    ■ 关节绞锁少见
    ■ 可扪及脱落于关节内的游离体
- 临床病史：非特异性，多见关节疼痛、异物感

流行病学

- 年龄：20～50岁，青春期前不发病
- 性别：男性患者居多，男女发病率之比为2：1

自然病史与预后

- 良性，属自限性疾病
- 病程迁延
- 预后良好
  ○ 较易复发
  ○ 极少出现恶变

治疗

- 手术切开或关节镜下摘除关节内的游离体
  ○ 手术治疗范围的选择取决于病变的分期
- 需同时彻底切除病变的滑膜组织
  ○ 关节功能难以恢复正常

【影像表现】

概述

- 最佳诊断依据：单关节内滑膜增生和游离体形成
- 部位
  ○ 全身大关节内
    ■ 膝关节最常见，其次为髋、肩、腕、肘及踝关节
    ■ 髋、腕等关节囊紧张的部位可发生骨质受压和骨质侵蚀
- 大小和数目
  ○ 大小不一，数目不等
    ■ 1mm到数厘米不等
- 形态学
  ○ 滑膜增生后形成的软骨结节脱落于关节腔内
    ■ 软骨结节70%～90%发生钙化、骨化

X线表现

- X线摄片（图15-10-1A）
  ○ "四不一"表现
    ■ 关节内游离体大小、密度、形态和数目不一
  ○ 关节腔内散在的钙化或骨化影
    ■ 早期关节间隙正常

- 晚期有骨性关节炎的表现
- 典型的结节钙化 / 骨化呈环形，提示软骨内成骨过程

CT 表现

- 平扫 CT（图 15-10-1 B、C）
  - 关节腔内钙化或骨化影更明确，更清楚地显示结节的环形钙化 / 骨化
  - 关节腔内积液
    - 侵犯骨骼时，骨性关节面边缘硬化
- 增强 CT
  - 滑膜强化

MRI 表现

- T1 加权（图 15-10-2 A）
  - 等信号：增厚的滑膜
  - 低信号：钙化的游离体
  - 边缘呈低信号，中心与皮下脂肪信号相似：骨化的游离体
  - 不发生钙化和骨化的游离体少见：低 - 等信号
- T2 加权（图 15-10-2 B）
  - 高信号：滑膜、不发生钙化和骨化的游离体
    - 内部低信号分隔：纤维组织所致
  - 低信号：钙化的游离体
  - 边缘呈低信号，中心与皮下脂肪信号相似：骨化的游离体
- GRE 序列
  - 低信号：钙化和骨化的游离体
- T1 增强（图 15-10-2 C）
  - 除钙化、骨化和未钙化的软骨外，其余部位呈明显强化

超声表现

- 可观察关节内的软骨型游离体

推荐影像学检查

- 最佳检查方法：CT+MR
- 检查建议
  - X 线和 CT 对发现关节内钙化或骨化性游离

体敏感

- MR 有利于确定病变的部位和范围

【鉴别诊断】

结核

- 滑膜结核
  - 常有低热
  - 死骨常见
  - 非持重部位的软骨下骨破坏，邻近骨骨质疏松

关节炎

- 骨性关节炎
  - 关节软骨破坏，关节间隙狭窄
  - 滑膜轻度增厚
  - 游离体的数目和钙化较少见
  - 50 岁以上患者多见

肿瘤样病变

- 色素性绒毛结节性滑膜炎
  - CT 上无钙化或骨化
  - 病变内含铁血黄素沉积在各个 MR 序列上均呈低信号
  - 邻近骨质受压侵蚀

肿瘤

- 滑膜肉瘤
  - 关节内者少见
  - 肿瘤浸润性生长，可侵蚀、破坏邻近骨
  - 1/3 发生钙化

其他

- 剥脱性软骨炎
  - 骨端局部硬化、变平
  - 关节间隙变窄，边缘骨质增生
  - 骨端见有与游离骨片相应的凹陷骨质缺损区，可有关节内游离体
- 神经性关节病
  - 关节崩解和脱位，关节内可有大量游离体
  - 关节呈无痛性肿大

诊断与鉴别诊断精要

- 结合临床表现与典型体征，关节内存在多发游离体或游离体少但有滑膜增厚时，可提示本病
- 单个大关节发病，存在滑膜增生和关节内钙化或骨化的游离体
- 早期关节间隙正常，后期关节受累
- 游离结节呈环形钙化 / 骨化，提示软骨内骨化过程

典型病例

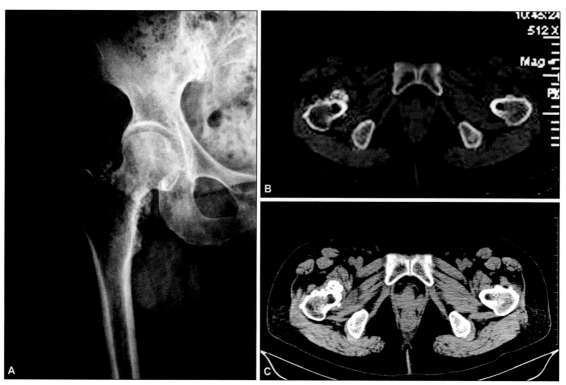

图 15-10-1　**右髋滑膜软骨瘤病 X 线片及 CT**
A. 右髋关节平片示右髋关节周围见游离环形钙化结节，右髋关节间隙正常。右髋关节 CT 骨窗（B）和软组织窗（C）示股骨转子间周围软组织内多发类环形钙化灶

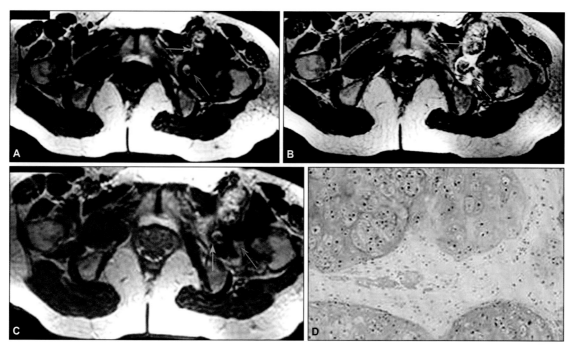

图 15-10-2　**左髋滑膜软骨瘤病 MR 及病理表现**
左髋关节滑膜增厚，T1WI（A）、T2WI（B）均呈低信号，滑囊内结节 T1WI、T2WI 等低信号，边缘见低信号环（红箭头）和 T1WI、T2WI 均呈高信号（绿箭头）；增强后（C），两类结节均呈环形强化（绿箭头和红箭头）；病理切片。（D）关节表面增生的滑膜内见透明软骨岛

重点推荐文献

[1] 沈彬,袁允邦,施新.滑膜骨软骨瘤病40例影像分析.中国CT和MRI杂志,2011,9(1):71-73.
[2] Fuerst M,Zustin J,Lohmann C,et al.Synovial chondromatosis[J].Orthopade,2009,38(6):511-519.
[3] 谢再汉,钟仕森.滑膜软骨瘤病的X线病理分析.现代临床医学生物工程学杂志,2003,9(5):410-412.

二、滑囊囊肿

【概念与概述】

滑囊囊肿(bursal cyst),是滑囊炎症或滑膜通过关节囊的疝出

- 分类:恒定滑囊囊肿,不定位滑囊囊肿(继发性);单纯型,交通型,混合型
- 同义词:腘窝囊肿又称为 Baker 囊肿

【病理与病因】

一般特征

- 一般发病机制
  - 起源于滑膜内膜
- 病因学
  - 病因不明
  - 分为原发型和继发型
    - 过度摩擦
    - 滑膜突出
    - 关节液的流出
- 流行病学
  - 常见
    - 腘窝囊肿在全部人口中的发病率为 10% ~ 41%

大体病理及手术所见

- 界限清楚的囊性肿物
- 单囊,少数多房
- 囊肿壁厚薄不一,由纤维组织构成
- 囊内为滑液、黏液性或血性液体
- 邻近关节者与关节囊相通

显微镜下特征

- 滑膜内壁由滑膜细胞组成

【临床表现】

表现

- 最常见体征/症状
  - 关节附近出现痛性包块或不适感
  - 局部肿胀
  - 神经压迫症状
- 临床病史
  - 继发型:使关节压力升高和关节囊退变变薄

的关节疾病都有伴有本病
    - 关节积液、半月板撕裂和关节的退行性改变者最常见
  - 原发型:损伤或炎症

流行病学

- 年龄:任何年龄
- 性别:腘窝囊肿男性多见;坐骨结节滑囊囊肿年长女性多见

自然病史与预后

- 良性
- 预后良好

治疗

- 根部切除后,关节囊应作贯穿缝合;如关节囊开口较大,应修补缝合
- 行手术切除同时行关节镜探查清理对腘窝囊肿患者疗效佳

【影像表现】

概述

- 最佳诊断依据:关节旁或身体受压部位出现与关节囊相通或不相通的囊性病变
- 部位
  - 有滑囊的部位,关节周围最常见
    - 恒定滑囊:部位恒定,髌骨前滑囊、肩峰下滑囊、坐骨结节滑囊
    - 附加滑囊(继发的滑囊):部位不恒定,由关节滑膜疝出形成,与关节囊相通,脊椎后突畸形处的皮下滑囊
- 大小
  - 大小不一
- 形态学
  - 圆形、卵圆形或分叶状

X 线表现

- X 线摄片
- 关节周围如腘窝区、身体受压部位如坐骨结节处的团块状软组织阴影

CT 表现

- 平扫 CT
  - 邻近关节或骨突,肌肉与肌肉间或肌肉与

肌腱间

- ○ 推挤邻近组织，无侵犯
- 腘窝囊肿有 2 个滑囊：腓肠肌内侧头与股骨内侧髁之间；腓肠肌内侧头浅层与半膜肌肌腱间
  - 坐骨结节囊肿：呈卵圆形或锥形，多房，有分隔；壁及分隔厚薄不均
- 增强 CT
  - ○ 内部无强化
  - ○ 囊壁及分隔均匀强化

MRI 表现

- T1 加权（图 15-10-3 A，图 15-10-4 A）
  - ○ 低信号或稍高信号
- T2 加权（图 15-10-3 B，图 15-10-4 C）
  - ○ 高信号
- T1 增强（图 15-10-3 D，图 15-10-4 D）
  - ○ 囊内无强化
  - ○ 囊壁环形强化

超声表现

- 囊肿形态大小多无规律性，为囊性回声改变
- 多表现为边缘清楚光滑，形状呈圆形、梭形、椭圆形或不规则形的液性暗区
- 无搏动，部分见线状高回声分隔
- 囊肿周边血流分布稀少，内部无明显血流分布

推荐影像学检查

- 最佳检查方法：MR

- 检查建议
  - ○ 高频超声为术前穿刺部位及手术切口的选择提供参考
  - ○ MR 有利于确定病变的部位和范围

【鉴别诊断】

囊性病变

- 腱鞘囊肿
  - ○ 多位于腕背部
  - ○ 体积小
  - ○ 不与关节腔相通
- 黏液性脂肪肉瘤
  - ○ 含有脂肪
  - ○ 囊壁有壁结节
- 腘窝处软组织肿瘤
  - ○ 质硬，无囊性感
  - ○ 关节屈伸肿物大小、硬度无改变

良性肿瘤

- 血管瘤
  - ○ 局部皮肤有颜色改变
  - ○ 关节屈伸肿物无改变
  - ○ 穿刺液为血液
  - ○ 增强后明显强化

诊断与鉴别诊断精要

- 病变位于关节旁或身体受压部位，可与关节腔相通
- 特殊的好发部位：膝、髋、肩、肘、踝等部位，腘窝最常见
- 诊断依靠病史、临床表现和体征，影像学表现为典型的囊性病变

典型病例

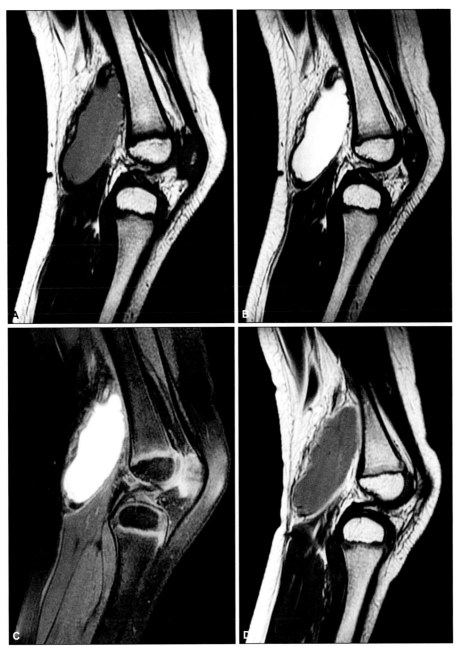

图 15-10-3　**女性，右腘窝囊肿矢状面 MRI**
A. T1WI 示腘窝区椭圆形稍低信号；B. T2WI 病灶示高信号；C. 脂肪饱和质子密度加权成像（fs PDWI）病灶示高信号；D. T1WI 增强后示病灶仅见囊壁强化

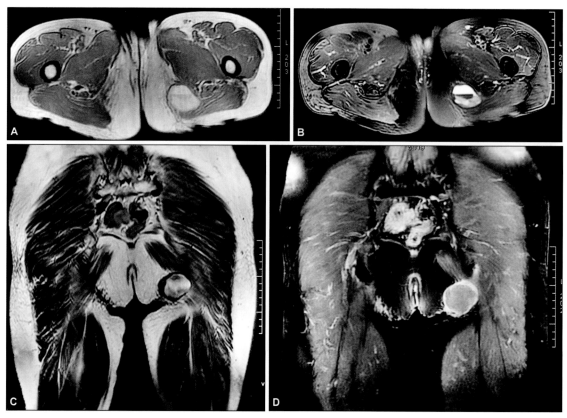

图 15-10-4　左坐骨结节滑囊囊肿 MRI

T1WI 抑脂示左坐骨结节处椭圆形稍高信号（A）；T2WI 抑脂示病灶等高混杂信号（B）；内见液 - 液平面，T2WI 示病灶等高混杂信号（C）；FSPGR 增强后示病灶边缘强化，内部未见强化（D）

重点推荐文献

[1] Fritz LB, Ouellette HA, O'Hanley TA, et al.Cystic changes at supraspinatus and infraspinatus tendon insertion sites: association with age and rotator cuff disorders in 238 patients[J]. Radiology. 2007, 244(1): 239-248.

[2] Punia RS, Gupta S, Handa U, et al. Fine needle aspiration cytology of bursal cyst[J]. Acta Cytol. 2002, 46(4): 690-692.

[3] 李霞. 高频超声诊断腘窝滑膜囊肿34例分析. 现代实用医学, 2010, 22(4): 416-417.

三、腱鞘囊肿

【概念与概述】

　　腱鞘囊肿（ganglion），是发生于关节附近或腱鞘内的囊性肿物

- 同义词：黏液囊肿

【病理与病因】

一般特征

- 一般发病机制
  - 关节囊、韧带或腱鞘结缔组织发生黏液变性和液化形成
  - 起源于关节和肌腱附近
  - 无滑膜内膜结构
- 病因学
  - 经常过度使用：手指、腕部
  - 外伤病史
- 流行病学
  - 常见

大体病理及手术所见

- 皮下囊性肿物
- 包膜完整，单囊或多囊
- 圆形、卵圆形或条形
- 内壁光滑，内含胶冻样黏液
- 不与关节腔或腱鞘滑囊腔相通

显微镜下特征

- 囊壁为胶原纤维束，无细胞成分

【临床表现】

表现

- 最常见体征 / 症状
  - 腕背和足背部半球样隆起于皮下浅表，柔

软可推动，有弹性

 ■ 多发于腕部中央

- 临床病史：女性及糖尿病患者易患该病

流行病学

- 年龄：青壮年
- 性别：女性患者居多

自然病史与预后

- 良性
- 预后良好
  - 可复发

治疗

- 少数病变囊肿可自行吸收
- 多种方法可选
  - 压破、注射硬化剂或激素、抽吸、皮下刺破、囊肿切除等
    - 首选方法为局部封闭法：治愈率略低，但创伤最小
    - 手术切除：治愈率高，复发率低

【影像表现】

概述

- 最佳诊断依据：腕背部、掌侧、足背等处出现圆形、表面光滑、张力较大的囊性包块
- 部位
  - 关节和关节旁组织
    - 腕关节背侧和腹侧最常见
    - 少数发生于膝、肘关节附近
- 大小
  - 1～3cm
- 形态学
  - 卵圆形或分叶状
  - 部分病变有蒂

X 线表现

- X 线摄片
  - 腕、足背部关节附近软组织密度不均匀
  - 骨关节常无骨质改变

CT 表现

- 平扫 CT
  - 腕、足背部关节附近囊性病变
  - 邻关节骨质结构常未见异常
- 增强 CT
  - 囊性病变内部无强化
  - 囊壁及分隔均匀强化

MRI 表现

- T1 加权（图 15-10-5 A）
  - 低信号
- T2 加权（图 15-10-5 B）
  - 高信号
- T1 增强（图 15-10-5 C）
  - 囊内无强化
  - 囊壁环形强化

超声表现

- 彩色多普勒
  - 单房的无回声液性暗区
  - CDFI 无彩色血流信号

推荐影像学检查

- 最佳检查方法：MR
- 检查建议
  - 根据典型的临床病史和发病部位可做出诊断
  - MR 检查可帮助明确病变范围

【鉴别诊断】

- 关节囊积液
  - 积液量大时常分布于关节的四周
  - 与关节腔相通
- 滑膜囊肿
  - 腘窝最常见，邻近腓肠肌内侧头和半膜肌远端附着点的交界部位
  - 体积大
  - 与关节腔相通
- 半月板囊肿
  - 位于膝关节外侧，邻近外侧半月板
  - 常伴有半月板撕裂
- 黏液性脂肪肉瘤
  - 含有脂肪成分
  - 囊壁不光滑，并伴有壁结节

诊断与鉴别诊断精要

- 腕背侧、掌侧或足背等处出现半球形、表面光滑、张力较大的囊性肿块时，应考虑到该病
- 病变生长缓慢，少数可自愈

典型病例

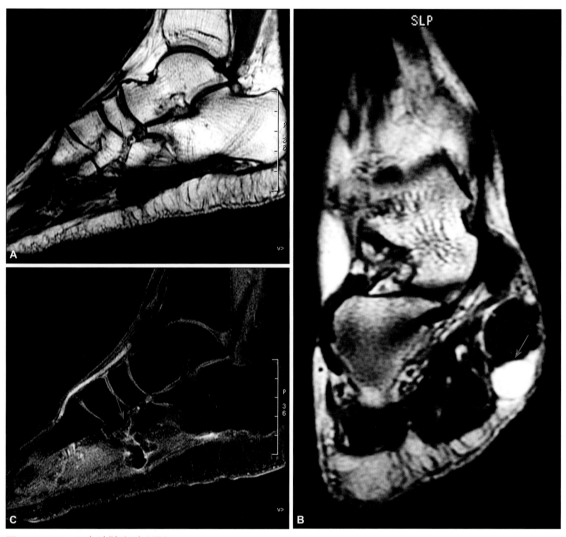

图 15-10-5　足底腱鞘囊肿 MRI
A. T1WI 横断面示病灶位于足底肌腱旁，呈均匀低信号（箭头）；B. T2WI 冠状面示病灶呈均匀高信号，边界清楚（箭头）；C. FSPGR 增强示病灶边缘强化，内部未见强化（箭头）

重点推荐文献

[1] Jou IM, Wang HN, Wang PH, et al. Compression of the radial nerve at the elbow by a ganglion: two case reports[J]. J Med Case Reports, 2009, 3: 7258.

[2] Juan Rosai外科病理学. 9版. 回允中主译. 北京: 北京大学医学出版社, 2006; 2199-2205.

[3] Burgess RA, Pavlosky WF, Thompson RT. MRI-identified abnormalities and wrist range of motion in asymptomatic versus symptomatic computer users[J]. BMC Musculoskelet Disord, 2010, 11: 273.

四、色素性绒毛结节性滑膜炎

【概念与概述】

色素性绒毛结节性滑膜炎（pigmented villonodular synovitis，PVNS），是关节内滑膜组织肿瘤样增生性病变

- 分类：局限型（Limited-type pigmented villonodular synovitis，L-T PVNS），弥漫型（Diffuse-type pigmented villonodular synovitis，D-T PVNS）
- 同义词：滑膜黄色瘤病

【病理与病因】

一般特征

- 一般发病机制
  - 来源于滑膜的良性增生性病变
  - 主要是以滑膜组织的肿瘤样增生和含铁血黄素沉着为特征
- 病因学
  - 病因不明
    - 可能与自身免疫缺陷、外伤、脂肪代谢障碍及原因不明的炎性反应等原因有关
    - 与外伤无关
- 流行病学
  - 人群年发病率大约为百万分之一点八
    - 弥漫型发病率是局限型的4倍

大体病理及手术所见

- 局限型：棕红色或红褐色质韧的肿块，结节周围滑膜无异常改变或有色素沉着而呈黄色
- 弥漫型：绒毛和结节混合在一起，累及整个滑膜，病变呈黄色、棕色及红棕色

显微镜下特征

- 滑膜组织充血、出血
  - 滑膜细胞增生呈不规则绒毛状，内有含铁血黄素沉着
  - 滑膜下层组织富含毛细血管，有大量圆形、棱形的大单核细胞呈结节状增殖，这些细胞是PVNS病变最具特征性的细胞
  - 增殖细胞结节周围有多核巨细胞、泡沫细胞和细胞内外的含铁血黄素

【临床表现】

表现

- 最常见体征/症状
  - 大关节肿胀，轻微疼痛，关节活动受限
  - 临床病史：长时间行走疼痛加重为特点

流行病学

- 年龄：青壮年，20~50岁
- 性别：无性别差异

自然病史与预后

- 良性，病程迁延
  - 极少数恶变，不发生转移
    - 弥漫型更易复发，术后局部复发率为8%~46%

治疗

- 手术切除为主
  - 不易完全切除干净
- 放射治疗作为手术的辅助治疗
  - 骨骺未完全闭合的青少年不宜施行放疗

【影像表现】

概述

- 最佳诊断依据：发生在四肢大关节的滑膜增厚或软组织肿块，MR显示含有含铁血黄素成分
- 部位
  - 负重的大关节
    - 单关节受累以膝关节最常见
    - 其次为髋、踝、肩和肘关节
  - 弥漫型多位于关节滑膜
  - 局限型多位于滑囊
- 大小
  - 体积大，多在4cm以上
- 形态学
  - 卵圆形或分叶状，多结节形或成片状
  - 部分病变有蒂

X线表现

- X线摄片
  - X线表现特异性不强
    - 大关节周围软组织肿胀，密度增高，但无钙化，无明显骨质疏松
    - 邻近骨质外压性改变（骨质凹陷），边缘多有硬化，从关节持重面扩展到关节面边缘
  - 两种表现
    - 滑膜病变广泛、以绒毛状或绒毛结节为主者：滑膜增厚、关节积液
    - 以结节状为主者：密度增高的圆形、椭圆形或分叶状阴影

CT表现

- 平扫CT（图15-10-6 A、B）

- 大关节周围软组织肿块和滑膜增厚
- 关节构成骨骨质受压变形，关节面骨质硬化
- 关节积液密度较一般非血性液体密度高
- 增强 CT
  - 显示强化的滑膜结节和不规则增厚的滑膜

MRI 表现

- 病变内信号表现与其内不同成分的比例有关
- 关节内滑膜增厚呈"海绵垫征""苔藓状""菜花状"
  - T1 加权（图 15-10-6 C）
    - 低信号：含铁血黄素，纤维成分
    - 高信号：脂肪
  - T2 加权（图 15-10-6 D）
    - 低信号：含铁血黄素
    - 高信号：脂肪、水肿、炎症等
  - T1 增强（图 15-10-6 F）
    - 明显不均匀强化：含铁血黄素聚集区域无强化，周边部分强化明显

超声表现

- 滑膜增厚，并有绒毛突起突入腔内，部分融合呈结节状
- 伴有不同程度关节腔积液
- 增生滑膜和突起绒毛内可见丰富血流

推荐影像学检查

- 最佳检查方法：增强 MR
- 检查建议
  - CT 有助于显示 PVNS 的骨质侵蚀和囊性改变，有助于穿刺活检的定位

- 增强 CT 能揭示细小增生的绒毛结节存在
- MR 有利于确定病变内含铁血黄素沉积
- MR 增强有助于明确病变关节外侵犯的范围
- 超声可作为首选的筛查方法

【鉴别诊断】

炎症

- 慢性滑膜炎
  - 滑膜病变范围更广泛
  - 无含铁血黄素沉积

血友病

- 血友病性关节病
  - 第Ⅷ因子缺乏引起，患者有出血倾向
  - 病变内含铁血黄素沉着非结节性和肿块样改变
  - 可引起骨端异常肥大，如发生在膝关节可见髁间窝变深

肿瘤

- 滑膜软骨瘤病
  - 无邻近骨质压迫、侵蚀或破坏
  - 滑膜增厚不明显，可见数量不等的环形钙化或骨化影
  - 无含铁血黄素沉积
- 滑膜肉瘤
  - 大关节附近
  - 侵袭性生长
  - 常发生转移
  - 无含铁血黄素沉积

诊断与鉴别诊断精要

- 30 ~ 40 岁患者出现无明显诱因的关节肿胀，应该考虑到本病的可能性
- 发生于四肢大关节（尤其是膝关节）滑膜异常增厚伴大量含铁血黄素沉积
- 可见骨骼受压侵蚀，而关节间隙多保持正常

典型病例

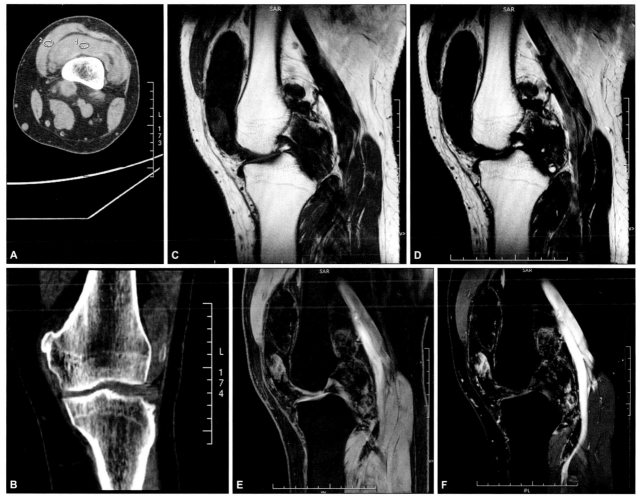

图 15-10-6　左膝关节弥漫型色素性绒毛结节性滑膜炎 CT 及 MR 表现
关节间隙内积液（CT 值 56.9HU），关节退行性改变（A、B）；关节内滑膜增厚呈"海绵垫征"、"苔藓状"，结节主要位于关节内，T1WI（C）、T2WI（D）、FSPGR（E）均以低信号为主，FSPGR 增强（F）关节腔周围结节边缘强化

重点推荐文献

[1] 杨述华，杨操，王洪. 微创手术学.北京:人民卫生出版社，2007: 487-488.

[2] Sharma H, Rana B, Mahendra A, et al. Outcome of 17 pigmented villonodular synovitis (PVNS) of the knee at 6 years mean follow-up[J]. Knee, 2007, 14(5): 390-394.

[3] Sharma H, Jane M J, Reid R. Pigmented villonodular synovitis: Diagnostic pitfalls and management strategy[J]. Current Orthopaedics, 2005, 19(3): 215-222.

五、腱鞘巨细胞瘤

【概念与概述】

　　腱鞘巨细胞瘤（giant cell tumor of the tendon sheath，GCTTS）是来源于腱鞘滑膜的良性肿瘤

- 分类：局限型腱鞘巨细胞瘤（limited-type giant cell tumor of the tendon sheath，L- TGCTTS），弥漫型腱鞘巨细胞瘤（diffuse-type giant cell tumor of the tendon sheath，D- TGCTTS）

- 同义词：结节性腱鞘滑膜炎、Florid 增生性滑膜炎、关节外色素沉着绒毛结节性滑膜炎

【病理与病因】

一般特征

- 一般发病机制
  ○ 来源于关节及腱鞘的滑膜细胞
  ○ 弥漫型 GCTTS 绝大多数由关节内 PVNS 局

部侵袭软组织而成

- 病因学
  - 病因不明
    - 与外伤出血、反复损伤有关
- 流行病学
  - 局限型常见

大体病理及手术所见

- 组织学表现与 PVNS 相同
  - 内含丰富的毛细血管，易出血
  - 局限型：包膜完整

显微镜下特征

- 与 PVNS 表现相同
  - 瘤组织结构多样．由充满含铁血黄素的单核组织细胞、巨细胞和黄色瘤细胞与圆形或多角形细胞和胶原纤维混合而成（图 15-10-8 D）

【临床表现】

表现

- 最常见体征 / 症状
  - 关节附近无痛性小结节、关节肿胀或关节活动受限为首发症状
- 临床病史：半数有外伤史

流行病学

- 年龄：青壮年，30 ~ 50 岁
- 性别：女性患者居多

自然病史与预后

- 良性，病程迁延
  - 极少数恶变，不发生转移

治疗

- 手术切除
  - 不易完全切除干净
    - 弥漫型术后复发率高

【影像表现】

概述

- 最佳诊断依据：发生于手足指趾部肌腱附近的、边界清楚的坚实性无痛性软组织肿块
- 部位
  - 关节附近
    - 局限型：手足指趾小关节附近滑膜、滑液囊及腱鞘最常见
    - 弥漫型：膝踝大关节的滑膜、滑液囊及腱鞘
- 大小

- 局限型：体积小，1cm 左右
- 弥漫型：体积较大
- 形态学
  - 圆形或分叶状

X 线表现

- X 线摄片
  - 关节周围弥漫性软组织增厚
    - 软组织肿块内无钙化或骨化征象
  - 边缘性骨质压迫性侵蚀多见
    - 受侵区与正常骨交界清楚，并见硬化边
    - 周围无骨膜反应
  - 受累关节通常无骨质疏松，关节间隙通常无明显变窄

CT 表现

- 平扫 CT（图 15-10-7 A、B、C）
  - 观察骨质结构更佳
- 增强 CT（图 15-10-7 D）
  - 滑膜强化
  - 软组织肿块均匀明显强化

MRI 表现

- 肿瘤与 PVNS 表现相似
  - 局限型：边界清楚的结节状、息肉状肿块邻近或包绕肌腱
  - 弥漫型：不规则浸润性肿块位于关节外
- 信号与其内的含铁血黄素、胶原纤维组织、脂肪等成分的含量及病程有关
  - 局限型：T1 加权等、低于肌肉信号，T2 加权不均匀等低高信号
  - 弥漫型：T1 加权、T2 加权均以均一低信号为主（图 15-10-8 A、B），增强后病灶明显强化（图 15-10-8 C）

超声表现

- 瘤体回声不均匀
- 局限型有完整包膜
- 血供丰富

推荐影像学检查

- 最佳检查方法：MR
- 检查建议
  - X 线平片及 CT 通常不能明确显示病灶范围，尤其是深部小病灶，由于缺乏密度对比而不易显示
  - MR 有利于确定病变内含铁血黄素沉积
  - MR 增强有助于明确病变关节外侵犯的范围

【鉴别诊断】

肿瘤

- 神经鞘瘤
  - 需与局限型 GCTTS 鉴别
  - 好发于四肢软组织
  - 发生骨质改变较少
  - T1 加权多呈等信号，T2 加权呈周边高信号、中心稍低信号（"靶征"）
- 滑膜骨软骨瘤
  - 需与弥漫型 GCTTS 鉴别
  - 多发的关节内环形钙化或骨化结节并可见关节内游离体
  - 无滑膜增厚和含铁血黄素沉积
- 滑膜肉瘤
  - 需与弥漫型 GCTTS 鉴别
  - 多发于四肢大关节附近
  - 关节周围软组织肿块，可跨关节生长，多伴不规则钙化
  - 侵蚀破坏邻近骨质

肿瘤样病变

- PVNS
  - 与外伤无关
  - 好发于膝髋踝大关节的关节腔
  - 关节内滑膜受累广泛，富含含铁血黄素，常合并关节积液
- 纤维瘤病
  - 体积大，常侵犯骨骼肌、胸腹部筋膜和四肢的近端
  - T2WI 高信号更常见，内见线状低信号区
- 腱鞘囊肿
  - 需与局限型 GCTTS 鉴别
  - 发生在关节或关节旁组织，不与关节腔或腱鞘滑囊腔相通
  - 囊肿壁可出现强化，内无强化

感染性疾病

- 关节结核
  - 需与弥漫型 GCTTS 鉴别
  - 关节周围软组织弥漫性肿胀，邻近骨质疏松，关节端非承重部的骨质先被破坏，可见细小死骨，无含铁血黄素沉着
  - T2WI 上滑膜增生呈高信号，增强可见脓肿不强化

其他

- 痛风
  - 需与局限型 GCTTS 鉴别
  - 临床尿酸增高，常表现为突发性关节红肿热痛
  - 多见于第一跖趾关节
  - T1WI 呈低到中等信号，T2WI 呈混杂高信号
- 类风湿关节炎
  - 需与弥漫型 GCTTS 鉴别
  - 好发双侧手足小关节
  - X 线示关节间隙狭窄、关节骨端周边骨质侵蚀，关节面下小囊变无硬化边
  - 增生滑膜中无含铁血黄素沉着
- 血友病性关节病
  - 需与弥漫型 GCTTS 鉴别
  - 第 VIII 因子缺乏引起，患者有出血倾向
  - 病变内含铁血黄素沉着非结节性和肿块样改变
  - 可引起骨端异常肥大，如发生在膝关节可见髁间窝变深

诊断与鉴别诊断精要

- 本病好发于青壮年女性，手足指趾关节附近，邻近或包绕肌腱生长，边界清楚，肌腱韧带、关节软骨、骨质可局限性受侵
- T1WI 上呈等低肌肉信号，T2WI 信号多样可见因含铁血黄素沉积所致的低信号，增强后肿物明显强化

典型病例

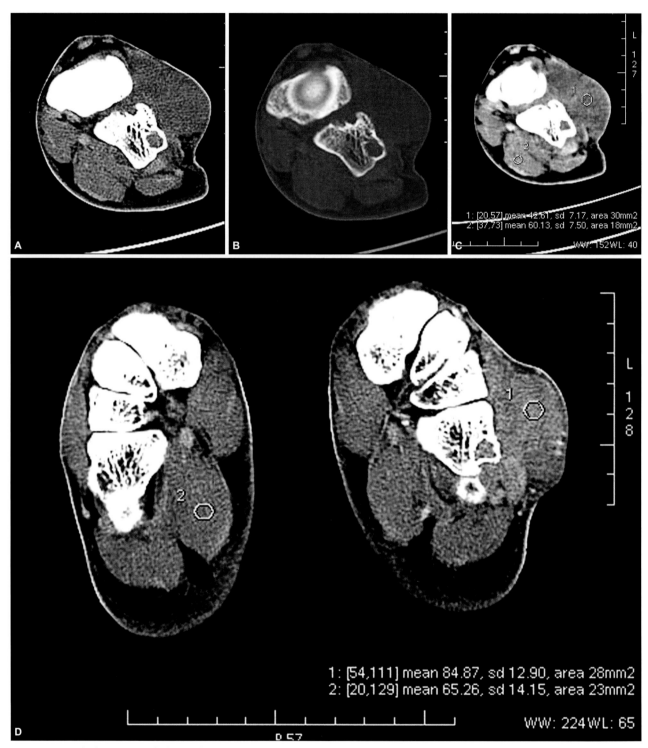

图 15-10-7　左外踝弥漫型腱鞘巨细胞瘤

左外踝关节外软组织肿物（CT 值 42.61Hu），密度略低于周围肌肉组织（A、C 软组织窗），相邻骰骨骨质受累（B 骨窗），增强后（D）病灶明显强化，CT 值 84.87Hu，高于周围肌肉组织密度

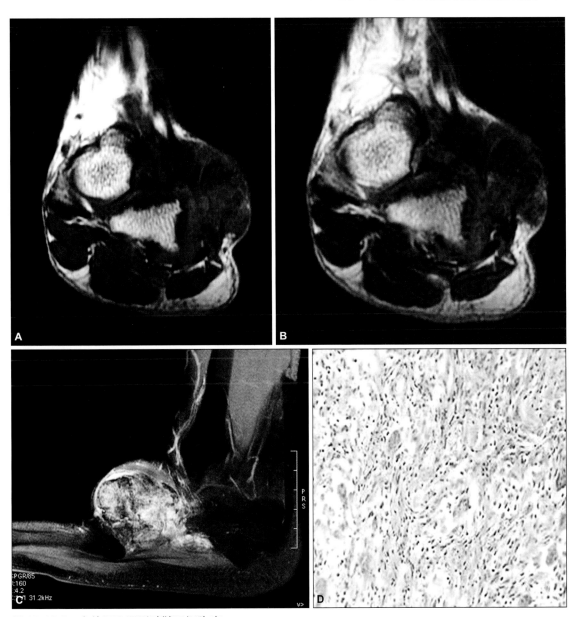

图 15-10-8　左外踝弥漫型腱鞘巨细胞瘤
病例同图 15-10-7 左外踝沿关节外生长软组织肿物，T1WI（A）、T2WI（B）均低信号为主，与相邻肌腱分界不清，增强后 FSPGR（C）示病灶明显强化，病理切片（D）示不同比例的单核细胞、多核细胞及泡沫细胞，并见玻璃样变的纤维组织、血管增生、含铁血黄素沉着和炎性细胞浸润

重点推荐文献

[1] 王云钊, 兰宝森. 骨关节影像学. 北京: 科学出版社, 2002: 561-562.

[2] Darwish FM, Haddad WH. Giant cell tumour of tendon sheath: experience with 52 cases. Singapore Med J, 2008,

49(11): 879-882.

[3] 郁万江, 徐爱德, 杜湘珂. 弥漫性腱鞘巨细胞瘤的影像学诊断, 中国医学影像技术, 2009(25)4: 692-694.

六、滑膜血管瘤

【概念与概述】

　　滑膜血管瘤（synovial haemangioma，SH），是

发生于滑膜表面（包括关节腔和囊）的血管良性增生性病变，不包括发生于腱鞘内的类似病变

　　● 分类：关节附近型，关节内型，关节内外型；局限型，弥漫型

【病理与病因】

一般特征

- 一般发病机制
  - 为错构瘤性，非真正肿瘤
  - 不伴有滑膜增生肥厚
  - 组织学类型
    - 动脉型
    - 毛细血管型
    - 静脉型
    - 淋巴结管型
- 病因学
  - 病因不明
    - 半数与外伤有关
- 流行病学
  - 罕见

大体病理及手术所见

- 海绵状血管瘤型（占50%）
- 少数呈毛细血管瘤型、动静脉型、静脉性血管瘤型
- 关节内与滑膜相连的带蒂息肉样肿物
- 包膜完整，边界清楚

显微镜下特征

- 滑膜血管增多、增粗、静脉石及含铁血黄素沉着

【临床表现】

表现

- 最常见体征/症状
  - 关节局部钝痛、肿胀、出血和活动受限
- 临床病史：轻微外伤后关节疼痛加重，肿胀明显

流行病学

- 年龄：任何年龄
  - 青少年好发
- 性别：男性患者居多

自然病史与预后

- 良性
- 预后良好
  - 弥漫型切除不彻底易复发

治疗

- 早期治疗是关键
- 多种治疗方法
  - 关节镜下血管瘤切除术、开放手术行血管瘤切除术、关节镜下钬激光手术

【影像表现】

概述

- 最佳诊断依据：关节内外（髌上囊最好发）出现边界不清占位效应不明显的软组织肿块
- 部位
  - 多见于膝关节内或外
    - 髌上囊尤其好发
  - 少数发生于肘、踝、腕关节
- 大小
  - 局限型：体积相对小
  - 弥漫型：体积大
- 形态学
  - 结节状

X线表现

- X线摄片
  - 半数病例平片多为正常
  - 部分病例表现为关节周围软组织肿胀、骨关节炎表现或骨质侵蚀现象

CT表现

- 平扫CT
  - 软组织明显肿胀，骨质表面硬化及骨质侵蚀现象
  - 关节内反复出血时，可表现骨质疏松、骨膜新生骨
  - 除非病变侵犯关节外，静脉石一般少见
- 增强CT
  - 关节囊内明显强化的不均质肿块
- 血管造影
  - 血窦不规则囊样扩张，呈粗细不均的迂曲状
  - 出现对比剂滞留表现及动静脉瘘

MRI表现

- 病变内信号表现与其内不同成分的比例有关
  - T1加权
    - 不均匀低-等信号
  - T2加权
    - 不均匀高信号，内部见"花边状"低信号，后者为纤维分隔或粗大流空血管
  - T1增强
    - 病变明显不均匀强化

超声表现

- 边界不清低回声光团

● 血流丰富

推荐影像学检查

● 最佳检查方法：MR
● 检查建议
  ○ X 线平片、CT 和超声无特异性诊断价值
  ○ MR 增强有助于明确病变关节外侵犯的范围

【鉴别诊断】

肿瘤样病变

● PVNS
  ○ 含铁血黄素沉着呈 T1WI、T2WI 和 GRE 大片状低信号区
  ○ 无静脉石、流空血管、低或高信号纤维脂

肋间隔、脉管状强化

关节病

● 血友病性关节病
  ○ 患者有出血倾向
  ○ 受累关节滑膜增厚，但不形成肿块
  ○ 关节骨端可肥大，如发生于膝关节可见股骨髁间窝加深

肿瘤

● 滑膜软骨瘤病
  ○ 滑膜增厚不明显
  ○ 关节内结节和游离体环形钙化、骨化

诊断与鉴别诊断精要

● 不明原因的反复发作的膝关节肿痛、轻微外伤后疼痛加重、自发性关节内积血及关节活动受限的患者，应考虑滑膜血管瘤的可能
● 尽早行 MRI 及膝关节镜检查，以便早期诊断和治疗，避免病程迁延而造成关节软骨的损害

（王绍武　张丽娜）

重点推荐文献

[1] 瞿楠, 姚伟武, 陆志华. 滑膜血管瘤的影像学诊断, 中国医学计算机成像杂志, 2007, 13(6): 453-457.
[2] Rajni, Khanna G, Gupta A, et al. Synovial hemangioma: a rare benign synovial lesion. Indian J Pathol Microbiol, 2008,

51(2): 257-258.
[3] Oumakhir S, Ghfir M, El Ktaibi A, et al. Synovial hemangioma of the ankle.Foot(Edinb), 2010, 20(1): 42-43.

第 11 节　脉管组织肿瘤

【概念与概述】

　　血管源性肿瘤主要是由血管的内皮细胞、外皮细胞或血管球细胞发生的肿瘤，目前比较常用的分类方法是将良性血管性病变分为良性血管瘤和血管畸形，而软组织的血管肉瘤很多位于深部软组织（包括胸腹腔），此类肿瘤具有上皮样细胞形态

一、毛细血管瘤

【概念与概述】

　　毛细血管瘤（capillary hemangioma），是由分化成熟的血管构成的肿瘤，是最常见的血管瘤

● 分类：婴幼儿毛细血管瘤（capillary hemangioma of infant）、疣状血管瘤（verrucous hemangioma）、上皮样血管瘤（epithelioid hemangioma）、后天性丛状血管瘤（acquired tufted angioma）、樱桃色血管瘤（cherry hemangioma）
● 同义词：草莓痣

【病理与病因】

一般特征

● 一般发病机制
  ○ 大量毛细血管和内皮细胞增生而成
  ○ 有显著的动脉供血
● 遗传学

○ 血管发育丛状期发生异常

- 病因学
  ○ 先天性畸形
    ■ 与血管生成调节异常有关
- 流行病学
  ○ 1 岁内的婴儿最常见

大体病理及手术所见

- 紫红色、隆起性包块
- 边界清楚

显微镜下特征

- 以营养血管为中心，增生的毛细血管排列成小叶状（图 15-11-1 D）
  ○ 小叶间为纤维血管组织
  ○ 肿瘤边缘为大的供血动脉和引流静脉

【临床表现】

表现

- 最常见体征 / 症状
  ○ 加压不褪色也不缩小
- 临床病史：位于眼眶者患儿哭闹和低头时突眼可加重

流行病学

- 年龄：1 岁内的婴儿
- 性别：无明显性别差异

自然病史与预后

- 良性
- 预后良好
  ○ 婴儿出生后的前半年生长迅速，至第 10 个月开始消退
  ○ 儿童期常可彻底消失

治疗

- 可自行消退

【影像表现】

概述

- 最佳诊断依据：其发病时间、生长速度以及有无自行消退 3 方面，结合彩超和病理学穿刺，大部分患者均可确诊
- 部位
  ○ 头面部的皮肤和皮下组织
    ■ 尤以口唇及眼睑部为多见
    ■ 其次见于颈部和躯干的皮肤
    ■ 发生于眼眶者多位于肌锥外

- 大小
  ○ 大小不一
    ■ 数毫米至 3cm
- 形态学
  ○ 不规则

MRI 表现

- T1 加权（图 15-11-1 A）
  ○ 等低信号
  ○ 粗大血管：流空信号
- T2 加权（图 15-11-1 B、C）
  ○ 高信号
- T1 增强
  ○ 显著强化
    ■ 眼眶区毛细血管瘤早期明显强化，后期信号迅速下降

超声检查

- 有利于观察肿瘤位置和内部血流信号强度
- 有助于随时观察药物治疗的疗效

推荐影像学检查

- 最佳检查法：MR
- 检查建议
  ○ 因外观具有特征性，婴幼儿常见，故影像学检查较少用

【鉴别诊断】

肿瘤

- 海绵状血管瘤
  ○ 发生于眼眶者多见于成年人
  ○ 球后肌锥内
  ○ 延迟强化
- 眶内淋巴管瘤
  ○ 随年龄增长病变增大，一般不会自行消退
  ○ 囊性部分无强化，实性部分呈边缘强化
- 横纹肌肉瘤
  ○ 婴幼儿多见
  ○ 常侵犯骨质
  ○ 不会自行消退
- 神经鞘瘤
  ○ 成人多见
  ○ 眼眶者肿瘤位于肌锥内
  ○ T2WI 信号低于毛细血管瘤的信号

诊断与鉴别诊断精要

- 发生于婴幼儿眼眶区紫红色隆起性肿块最常见于该病
- 很少行影像学检查
- MRI 表现有特征性，强化显著

典型病例

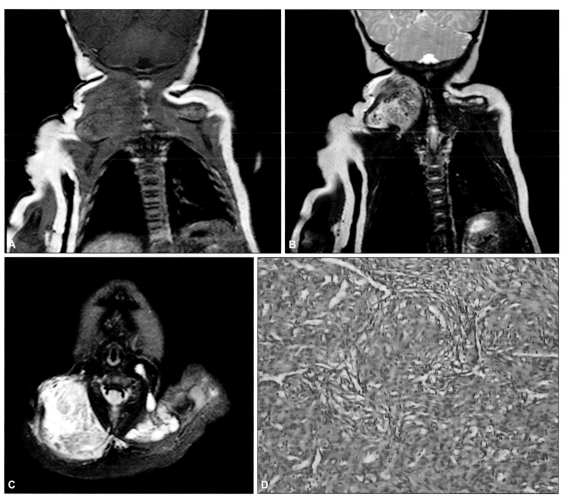

图 15-11-1　新生儿颈部毛细血管瘤
右下颈部偏后外方及肩部皮下浅层见大小约 3.7cm×5.5cm×4.0cm 不规则肿块，边界清晰，T1WI 呈等信号（A），T2WI呈高信号，内见流空信号（B），抑脂后病灶信号未减低（C），相邻肌肉明显受压变薄；镜下示大量毛细血管和内皮细胞增生构成（D）

重点推荐文献

[1] Patton KT, Satcher RL Jr, Laskin WB. Capillary hemangioblastoma of soft tissue: report of a case and review of the literature. Hum Pathol, 2005, 36(10): 1135-1139.

[2] Hamlat A, Adn M, Pasqualini E, et al. Pathophysiology of capillary haemangioma growth after birth. Med Hypotheses,

2005, 64(6): 1093-1096.

[3] Haxhija EQ, Spendel S, Höllwarth ME. Surgical treatment of vascular malformations in children and adolescents. Handchir Mikrochir Plast Chir, 2009, 41(2): 100-106.

二、海绵状血管瘤

【概念与概述】

　　海绵状血管瘤（cavernous hemangioma），是一团发育异常并互相吻合的血管或血窦，非真正的肿瘤

【病理与病因】

一般特征

- 一般发病机制
  - 由粗细不等的血管组成，并包含淤滞的血液
- 遗传学
  - 血管发育网状期发生异常
- 病因学
  - 低流量动脉端的错构瘤畸形
- 流行病学
  - 约占全身海绵状血管瘤的 1%
  - 发病范围广泛
  - 多为单发

大体病理及手术所见

- 质软
- 有假包膜
- 切面呈腔隙状

显微镜下特征

- 大小不一的海绵状薄壁血管组成
- 间质内含有纤维结缔组织和脂肪等非血管组织
- 管腔内常见血栓形成、机化或钙化

【临床表现】

表现

- 最常见体征 / 症状
  - 浅部者呈凹凸不平的蓝色隆起性肿块
  - 深部者呈弥漫性表面颜色较淡的肿块
- 临床病史
  - 发生于眶内者病变的大小不会随咳嗽或头部位置的改变而发生变化，突眼不会加重
  - 常伴有其他综合征：Kasaback-Marritt 综合征、Maffucci 综合征

流行病学

- 年龄：30～40 岁
- 性别：女性患者居多

自然病史与预后

- 良性
- 预后良好
  - 多可治愈
  - 少数复发

治疗

- 综合治疗
  - 手术治疗、穿刺硬化治疗、放疗、激素治疗

【影像表现】

概述

- 最佳诊断依据：四肢、躯干、头面部和颈部软组织内形态各异的富血供病变，T2WI 呈灯泡征，静脉石常见
- 部位
  - 四肢多见
    - 尤以肘、膝深部软组织间隙内多见
    - 也可侵犯局部的肌肉、肌腱、结缔组织、滑膜或骨骼等结构
  - 发生于眼眶者多位于球后肌锥内
- 大小
  - 大小不一
    - 常 <9cm
- 形态学
  - 形态各异
    - 分叶状或不规则形

X 线表现

- 软组织增厚或肢体增粗，皮下脂肪层和肌肉内密度不均匀
- 如发现静脉石有诊断意义，典型静脉石为中空的钙化密度影

CT 表现

- 显示病变内出血、钙化及静脉石等具有优势（图 15-11-2 A、B）
- 邻近骨骼受侵

MRI 表现

- T1 加权（图 15-11-2 C）
  - 等信号至稍高血管信号
  - 信号不一的非血管成分
- T2 加权（图 15-11-2 D）
  - 明显高信号
  - 信号不一的非血管成分
    - 中心低信号：具特征性，纤维脂肪分隔、透明变性或发生血栓的血管
- T1 增强（图 15-11-2 E）
  - 显著强化
    - 脂肪、纤维结缔组织等非血管结构无强化

超声表现

- 显示病变内部蜂窝样密度改变及静脉石

- 瘤体内部缺乏彩色血流信号或仅出现少量斑点状红蓝血流信号的特征性改变

推荐影像学检查
- 最佳检查法：MR
- 检查建议
  - 约半数海绵状血管瘤伴有钙化，X 线和 CT 检查有一定意义

【鉴别诊断】

肿瘤
- 毛细血管瘤
  - 多见于婴幼儿，多见于表浅部位
  - 发生于眼眶者位于球后肌锥外
  - 早期显著强化
- 神经鞘瘤
  - 常位于肌肉组织间隙内
  - 液化、坏死、囊性变多见

- T2 加权实性成分信号低于海绵状血管瘤的信号
- 少数可见钙化，但不是环形
- 恶性软组织肿瘤
  - 与肌肉内海绵状血管瘤鉴别
    - 常无脂肪和纤维组织分隔
    - 常见液化、坏死
    - T2WI 信号低于海绵状血管瘤信号

肿瘤样病变
- PVNS
  - 最好发于膝关节
  - MRI 上主要表现为滑膜增厚、关节囊内的弥漫性或局限性肿块、关节积液和骨侵蚀
  - 典型的 PVNS 结节在 T1 加权、T2 加权上均呈低信号，不同于海绵状血管瘤的 T2 加权低信号钙化灶

典型病例

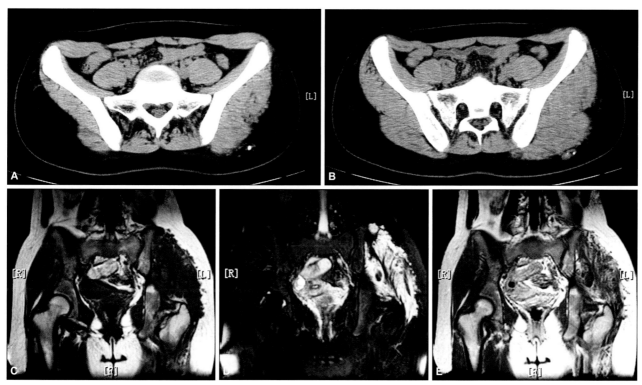

图 15-11-2　**左臀部海绵状血管瘤**
CT 平扫（A、B）示左臀部皮下肌群内边界不清等密度病灶，局部见斑点状钙化影（静脉石）；MRI 检查（C～E）示病灶范围广泛，左侧臀部肌群内不规则病灶，T1WI 呈等信号（C），T2WI 呈等高混杂信号（D）；T1WI 增强后病灶明显延迟强化（E）

重点推荐文献

[1] Melman L, Johnson FE. Intramuscular cavernous hemangioma. Am J Surg. 2008, 195(6): 816-817.

[2] 武忠弼, 杨光华. 中华外科病理学. 北京: 人民卫生出版社,

2002: 2474-2479.

[3] Lora Melman, Frank E, Johnson. Intramuscular cavernous hemangioma. Am J Surgery, 2008, 195(6): 816-817.

三、血管瘤病

【概念与概述】

　　血管瘤病（angiomatosis），是累及身体大片连续区域、或者垂直蔓延累及多个组织平面（包括皮肤、皮下、肌肉和骨骼）、或者穿过肌肉分隔累及相似组织（如多个肌肉）的病变

● 同义词：弥漫性血管瘤，浸润性血管脂肪瘤

【病理与病因】

一般特征

● 一般发病机制
　○ 弥漫性血管瘤广泛分布于软组织内
● 遗传学
　○ 与血管发育异常有关
● 病因学
　○ 先天性畸形
● 流行病学
　○ 罕见
　○ 40 岁前病变明显

大体病理及手术所见

● 病变界限不清
● 病变颜色多样

显微镜下特征

● 含成熟脂肪组织
● 两种结构
　○ 软组织内混合有静脉性、海绵样、毛细血管型血管
　○ 类似于浸润性毛细血管型血管瘤

【临床表现】

表现

● 最常见体征 / 症状
　○ 病变区持续性肿胀
　○ 偶尔肿块大小会有所消长
● 临床病史：可位于躯干大部或多个内脏（如肝、脾、肾和肺）同时发病
　○ 弥漫性肢体肿胀、疼痛、皮肤颜色异常
　○ 后期出现皮肤破溃、关节畸形

流行病学

● 年龄：婴幼儿多见
　○ 20 岁以前发病
● 性别：女性患者居多

自然病史与预后

● 良性病变
　○ 50% 病例多次复发
　○ 无转移和恶变的报道

治疗

● 手术切除
　○ 彻底切除困难

【影像表现】

概述

● 最佳诊断依据：婴幼儿好发，病变广泛、多发的血管瘤
● 部位
　○ 下肢多见
　○ 其次为胸壁、腹部和上肢
● 大小

- 大小不一
  - 几厘米至 20cm 不等
- 形态学
  - 形态各异
  - 多为不规则形
    - 散在、广泛分布

X 线表现

- 对本病诊断价值有限
  - 骨骼和软组织可生长过度，病变与周围软组织分界不清
  - 软组织肿物内密度不均，部分病例可见钙化

CT 表现

- 多组肌肉受累
- 病变与周围软组织分界不清
- 病变内可见钙化或骨化影，病变周围可出现蜿蜒粗大的血管

MRI 表现

- 表现同海绵状血管瘤

超声表现

- 表现同海绵状血管瘤

推荐影像学检查

- 最佳检查法：MR
- 检查建议
  - X 线和 CT 检查观察相邻骨质结构和软组织内钙化有意义
  - MR 有助于观察病变范围

【鉴别诊断】

肿瘤

- 毛细血管瘤
  - 多见于婴幼儿，多表浅
  - 发生于眼眶者位于球后肌锥外
  - 早期显著强化
- 神经纤维瘤瘤 I 型
  - 患者年龄较大
  - T2 加权实性成分信号低于血管瘤病的信号
  - 常合并骨骼的畸形
- 肌肉内血管瘤
  - 好发于青少年
  - 常局限于一组肌肉内
  - 病变部位深在

诊断与鉴别诊断精要

- 发生于婴幼儿弥漫性散在分布于皮肤、皮下和肌肉内的血管瘤性病变，应考虑本病
- 影像学表现类似海绵状血管瘤表现

重点推荐文献

[1] García JJ, Folpe AL. The impact of advances in molecular genetic pathology on the classification, diagnosis and treatment of selected soft tissue tumors of the head and neck. Head Neck Pathol, 2010, 4(1): 70-76.

[2] Vilanova JC, Barceló J, Smirniotopoulos JG, et al. Hemangioma from head to toe: MR imaging with pathologic correlation. Radiographics, 2004, 24(2): 367-385.

[3] Murphey MD, Fairbairn KJ, Parman LM, et al. From the archives of the AFIP. Musculoskeletal angiomatous lesions: radiologic-pathologic correlation. Radiographics, 1995, 15(4): 893-917.

四、血管畸形

【概念与概述】

血管畸形（vascular malformation），是非肿瘤性血管病变，动静脉畸形、静脉畸形、动静脉瘘及其混合性病变都属于有症状的周围血管性病变。动静脉瘘多发生于外伤后，故未放在此节里讲述

- 分类：动脉畸形（arteri malformation，AM），毛细血管畸形（Capillary malformation，CM），静脉畸形（Venous malformation，VM），动静脉畸形（arteriovenous malformation，AVM），淋巴管畸形（Lymphatic malformation，LM），混合畸形（Mixed malformation，MM），AVM 和 VM 最常见
- 同义词：动静脉血管瘤、蔓状血管瘤

【病理与病因】

一般特征

- 一般发病机制
  - AVM：来源于异常的血管和淋巴管，属快速流动血管畸形
  - VM：毛细血管后的静脉扩张，属慢速流动血管畸形
- 遗传学
  - 胚胎肢芽内原始血管的发育障碍或发育异常所致
- 病因学
  - 先天性畸形
- 流行病学
  - VM 占四肢弥漫性病变的 35%
    - 为上肢血管畸形病变中最常见的类型

大体病理及手术所见

- AVM
  - 肿物多柔软，无包膜
  - 多与动脉相通，含多支供血动脉和引流静脉
  - 较正常血管管径增大、管腔扩张、管壁增厚
  - 常合并毛细血管瘤和海绵状血管瘤
- VM
  - 速度缓慢的静脉畸形血流

显微镜下特征

- AVM
  - 血管种类多样，定性困难
    - 伴行的动静脉或静脉内膜因压力增高而增厚即可确诊

- 血管间互不相通，呈节段状或葡萄状
- VM
  - 缺乏正常的静脉瓣
    - 有引流静脉，无供血动脉和动静脉间的分流

【临床表现】

表现

- 最常见体征/症状
  - AVM
    - 眶内者比较特征性的是低头或压迫颈静脉时，眼球突出加重
    - 位于颈部者与颈动脉分支相通
    - 下肢者与股动脉分支相通
    - 动静脉瘘者则可扪及搏动及血管杂音
  - VM
    - 单发肿块多见，伴有疼痛或不疼痛
- 临床病史
  - AVM：常与其他脉管畸形并存
  - VM：常有局部的肌肉萎缩和皮下脂肪增多

流行病学

- AVM 青年多见，VM 儿童多见
- 性别：女性患者居多

自然病史与预后

- 良性
- 无法自行消退
- 预后良好
  - 常见局部复发

治疗

- 常选择外科手术
  - AVM：难以完整切除
  - VM：术后残留病变比术前更具侵袭性

【影像表现】

概述

- 最佳诊断依据：AVM 病变内常见粗大迂曲的流空血管（代表导入动脉和引流静脉）
- 部位
  - AVM：四肢软组织深部多见
    - 下肢占 80%
    - 颈部和耳后亦多见
    - 发生于眼眶者位于内上象限
  - VM：四肢深部软组织多见
    - 下肢相对多见（图 15-11-4 A）
    - 其次为面部、盆腔、椎旁等部位

■ 少数局限于皮下脂肪
- 大小
  ○ 局灶性、节段性、多灶性、弥漫性
- 形态学
  ○ 无明确的实性肿块
  ○ 形态多不规则

X 线表现
- 对本病诊断价值有限
  ○ 可观察邻近骨骼的骨质改变
  ○ 病变区可见致密影（静脉石）

CT 表现
- 对于继发骨骼改变的畸形和侵犯颅内的血管畸形，CT 具有优势
  ○ CT 三维重建技术能够准确地显示病变结构，指导治疗方案的制订和病变的完整去除
  ○ CTA 可显示供血动脉和引流静脉
- 显示病变内静脉石更佳

MRI 表现
- T1 加权（图 15-11-3 A，图 15-11-4 B）
  ○ 低于脂肪信号略高于肌肉信号
  ○ 信号不一的非血管成分，静脉石呈低信号
- T2 加权（图 15-11-3 B）
  ○ 高于脂肪信号
  ○ 信号不一的非血管成分，静脉石呈低信号
- T1 增强
  ○ AVM：早期强化
  ○ VM：延迟强化、不均匀强化
- MRA
  ○ 评价供血动脉和引流静脉佳

超声表现
- 彩色多普勒显示病变的层次、大小、血供等佳
  ○ AVM 与声像图上显示瘤体结构内为较粗大迂曲的管状无回声区，有搏动感，血流丰富，以动脉血流为主，亦可检测到动静脉瘘形成的异常血流信号
  ○ VM 表现为呈蜂窝状的低回声或无回声区，见高回声分隔的混合回声，多呈迂曲扩张的管道或管道与软组织相间的回声，常伴有小强回声斑即静脉石
    ■ 由于静脉血管扩张畸形，血流缓慢，血流信号较弱、散在
    ■ 加压时瘤内彩色血流信号明显变化
- 彩色多普勒在以下方面不如 MRI
  ○ 判断血管瘤的范围方面
  ○ 当周围组织与病变回声接近时难以分辨
  ○ 当病变位置较深有骨组织阻挡，则无法显示

推荐影像学检查
- 最佳检查法：MRA
- 检查建议
  ○ 动脉和静脉造影是有创检查，对病变显示范围小，且无法观察病变区域的解剖结构，逐步已被淘汰
  ○ MR 清楚显示病变范围，并可以观察周围结构的改变
  ○ MRA 无创且有助于观察血管
  ○ MR 增强扫描有助于 AVM 和 VM 的鉴别

【鉴别诊断】
肿瘤
- 软组织肿瘤
  ○ 局部有明显占位效应
  ○ 血供丰富

其他血管性病变
- 动静脉瘘
- 常见于外伤后
  ○ 动静脉间仅有单一的血管交通
  ○ 常见湍流

诊断与鉴别诊断精要

- 位于四肢弥漫性病变中近 1/3 为 VM
- MRA 对评价 AVM 及其周围血管价值较大
- GRE 序列有助于鉴别 VM 内引流静脉、血栓和静脉石

典型病例

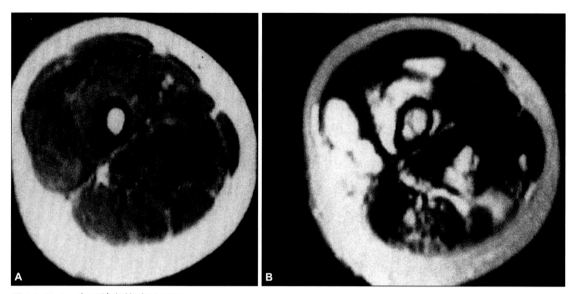

图 15-11-3　右下肢血管畸形 MRI
A. T1WI 示股部肌群内病变呈不均匀略高于周围肌肉信号；B. T2WI 示病变呈高低不等混杂信号，病变内显示畸形血管的圆形血管、血管湖影，高于周围脂肪信号

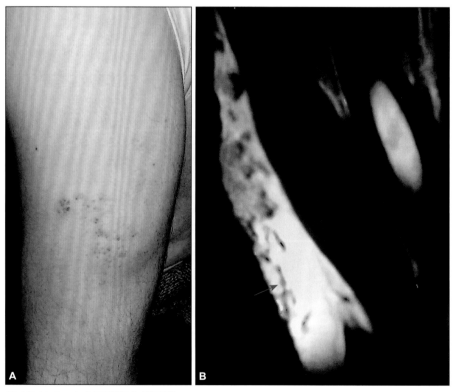

图 15-11-4　左上臂静脉血管畸形
A. 表皮照片示左上臂局部皮肤隆起形成肿块，皮肤颜色呈蓝色；B. 矢状面 T1WI 示皮下脂肪层内低信号肿块浸润（箭头），静脉畸形存在于肿块附近

重点推荐文献

[1] Foy AB, Wetjen N, Pollock BE. Stereotactic radiosurgery for pediatric arteriovenous malformations. Neurosurg Clin N Am, 2010, 21(3): 457-461.

[2] Lee BB, Lardeo J, Neville R. Arterio-venous malformation:

how much do we know? Phlebology. 2009, 24(5): 193-200.

[3] Dubois J, Soulez G, Oliva VL, et al. Soft-tissue venous malformations in adult patients: imaging and therapeutic issues. Radiographics, 2001, 21(6): 1519-1531.

五、血管肉瘤

【概念与概述】

血管肉瘤（angiosarcoma，AS），是一种恶性肿瘤，肿瘤细胞在一定程度上具有正常内皮细胞的形态和功能特点

- 分类：皮肤血管肉瘤（angiosarcoma of skin），软组织血管肉瘤（angiosarcoma of soft tissue）
- 同义词：恶性血管内皮瘤、血管内皮肉瘤

【病理与病因】

一般特征

- 一般发病机制
  - 来源于血管内皮细胞的恶性间叶组织肿瘤
- 遗传学
  - 现已报道的病例均有遗传学异常，研究尚不明确
- 病因学
  - 病因不明
    - 可发生于放疗的照射部位和长期滞留的异物周围
    - 在血管瘤、神经纤维瘤、肌肉内脂肪瘤、平滑肌瘤等良性肿瘤基础上发生
- 流行病学
  - 发病率极低
  - 约占软组织恶性肿瘤的 1%

大体病理及手术所见

- 多结节性出血性肿物
  - 弥漫性出血是特征性表现

显微镜下特征

- 不规则的血管腔组成，内衬有间变程度不同的内皮细胞
- 细胞形态从梭形至上皮样不等

【临床表现】

表现

- 最常见体征 / 症状
  - 三种表现：结节型、弥漫型和溃疡型
  - 患者常伴有其他症状或已存在其他病变

- 凝血异常、贫血、持续性血肿和淤斑
- 临床病史
  - 常见于乳腺癌术后 1～30 年的女性患者
  - 发生于头皮者常伴有溃疡

流行病学

- 年龄：60～70 岁多见
- 性别：男性和乳房切除的女性多见

自然病史与预后

- 恶性度高
- 进展迅速
- 预后差
  - 5 年生存率 10%
  - 术后局部复发占 3/4
  - 局部淋巴结、肝、肺等部位的转移占 1/3

治疗

- 临床上尚未有理想的治疗方法
  - 手术切除是血管肉瘤的主要治疗手段
  - 术前或术后放疗和（或）化疗，有降低局部复发或远处转移的可能

【影像表现】

概述

- 最佳诊断依据：乳腺癌术后女性患者，发生于四肢的富血供边界不清的软组织病变
- 部位
  - 半数位于皮肤和软组织
    - 头颈部（尤其是头皮）最多见
  - 其余位于乳腺、骨骼、肝脾等实质脏器
  - 位于深部软组织者罕见
    - 多为皮肤血管肉瘤向深部侵犯的结果
  - 与乳腺癌有关者：上肢常见
  - 与乳腺癌无关者：头部和小腿的皮肤和皮下组织常见
- 大小
  - 直径几毫米至 10cm 不等
    - 平均 2～3cm
- 形态学
  - 表浅者：初为边缘质硬的淤血斑，后期为隆

起性结节

○ 深部者：多为出血性肿块

X 线表现

- 对本病诊断价值有限
- 与乳腺癌放疗有关的血管肉瘤常出现肢体的水肿

CT 表现

- 平扫 CT（图 15-11-5 A、B、C）
  - 与手术有关者，患肢淋巴水肿
  - 与手术无关者，肿瘤多位于皮肤和皮下组织
    - 以实性软组织密度为主，内见稍高密度影（出血或含铁血黄素形成），偶见钙化
    - 肿瘤与周围组织分界不清，常侵犯邻近肌肉和骨骼
- 增强 CT（图 15-11-5 D）
  - 肿瘤明显强化，不均匀

MRI 表现

- T1 加权
  - 低信号
- T2 加权
  - 信号变化多样
    - 由于肿瘤内血管、纤维组织和含铁血黄素含量不同
- T1 增强
  - 明显强化

PET-CT 表现

- 对查找转移灶具有一定的价值

推荐影像学检查

- 最佳检查法：CT+ 增强 MR
- 检查建议
  - 影像学检查缺乏特征性，MR 有助于了解病灶位置和侵犯范围
  - 确诊须依靠病理配合免疫组织化学法

【鉴别诊断】

肿瘤

- 其他软组织肉瘤
  - 部位多深在
  - 大量出血少见

血管瘤

- 毛细血管瘤
  - 应与高分化血管肉瘤鉴别
    - 婴幼儿眼眶的皮肤和皮下多见
    - 边界清楚
- 海绵状血管瘤
  - 分叶状
  - 边界清楚
  - T2 加权呈灯泡征

诊断与鉴别诊断精要

- 发生于乳腺癌术后女性患者上肢或中老年男性头颈部的软组织病变，应考虑到本病
- 头颈及下肢的病变多表浅，血供丰富
- 影像学检查缺乏特征性，确诊需依靠病理组织学配合免疫组化检查

典型病例

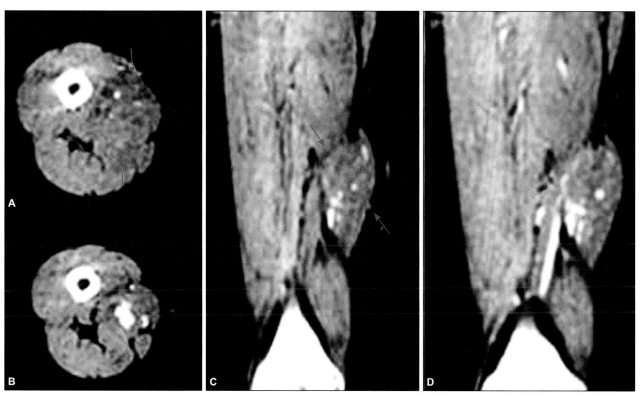

图 15-11-5 **血管肉瘤**
CT 平扫（A，B，C）示右大腿下部内侧一不规则软组织肿块，境界不清（红箭头），密度不均，见多发小斑块状钙化灶（绿箭头）及小片状低密度坏死区，增强扫描（D）肿块呈不均匀网状强化，可见粗细不均的增生血管（绿箭头），并有分隔现象

（王绍武　张丽娜）

重点推荐文献

[1] Koch M, Nielsen GP, Yoon SS. Malignant tumors of blood vessels: angiosarcomas, hemangioendotheliomas, and hemangiopericytomas. J Surg Oncol, 2008, 97(4): 321-329.

[2] Fayette J, Martin E, Piperno-Neumann S, et al. Angiosarcomas, a heterogeneous group of sarcomas with specific behavior depending on primary site: a retrospective study of 161 cases. Ann Oncol, 2007, 18(12): 2030-2036.

[3] 刘正敏，张伟国，王毅. 右大腿上皮样血管肉瘤1例. 中国医学影像技术, 2007, 23(7): 1079.

第12节　周围神经组织肿瘤

一、神经鞘瘤

【概念与概述】

神经鞘瘤（neurilemoma），是由分化的肿瘤性施万细胞构成的良性肿瘤

- 分类：细胞性神经鞘瘤（cellularity schwannoma, CS），退变性神经鞘瘤（ancient schwannoma, AS），黑色素性神经鞘瘤（melanotic schwannoma, MS），丛状神经鞘瘤（plexiform Schwannoma, PS）

- 同义词：施万瘤

【病理与病因】

一般特征

- 一般发病机制
  - 起源于神经鞘膜细胞
- 遗传学
  - 多为散发性
  - 遗传性肿瘤综合征可发生多发性病例

■ 双侧听神经鞘瘤是神经纤维瘤病 II 型的特征

■ 多发性外周神经鞘瘤不合并神经纤维瘤病 II 型的其他特征时称为神经鞘瘤病

■ 色素性神经鞘瘤是 Garney 综合征的组成部分

- 病因学
  ○ 病因不明
    ■ 自然发生或与外伤、其他刺激有关
- 流行病学
  ○ 比较常见
    ■ 约占良性软组织肿瘤的 5%

大体病理及手术所见

- 位于受累神经的一侧
- 包膜完整
- 切面呈淡棕色、黄色或灰白色，有囊变、出血、坏死和钙化

显微镜下特征

- 单一的神经鞘细胞组成，有两种不同的结构
  ○ Antoni A 区：为主，排列致密的肿瘤细胞构成
  ○ Antoni B 区：细胞分布稀疏，伴有显著的间质水肿和黏液变性

【临床表现】

表现

- 最常见体征 / 症状
  ○ 临床症状与病变部位有关
    ■ 多为无痛性肿块
    ■ 多发于感觉神经，故运动异常少见
- 临床病史：与神经纤维瘤病伴发

流行病学

- 年龄：20～40 岁最常见
- 性别：无明显性别差异

自然病史与预后

- 良性，病程迁延
- 预后良好
  ○ 5% 局部复发
  ○ 很少恶变

治疗

- 手术可以彻底切除

【影像表现】

概述

- 最佳诊断依据：累及大神经干、呈偏心性生长

的肌间隙内出现"靶征"的软组织肿块

- 部位
  ○ 头颈部和四肢伸面、屈侧
    ■ 多累及感觉神经，运动神经和自主神经亦可累及，但内脏神经很少累及
    ■ 多位于肌间隙内
- 大小
  ○ 体积相对较小
    ■ 直径 <5cm
- 形态学
  ○ 圆形或纺锤形

X 线表现

- X 线摄片
  ○ 椎间孔扩大
    ■ 发生在脊髓神经根的神经鞘瘤可使其所在的椎间孔扩大

CT 表现

- 平扫 CT
  ○ 肿瘤密度低于肌肉组织
  ○ 肿瘤包膜密度高，边界清楚、光滑
  ○ 脂肪分离征：肿瘤周围残存的脂肪环绕
- 增强 CT
  ○ 肿瘤强化不均匀

MRI 表现

- T1 加权（图 15-12-1B）
  ○ 等或稍低信号
- T2 加权
  ○ 信号混杂（图 15-12-1C）
  ○ "靶征"：中心类圆形低信号，周围高信号（图 15-12-1A）
  ○ 脂肪分离征（图 15-12-1A）
  ○ 神经出入征：肿瘤累及大的神经干时，显示肿瘤两极神经的出入
- T1 增强（图 15-12-1C）
  ○ 实性部分明显强化

超声表现

- 单发，瘤体较小，回声均匀，边界清晰
- 瘤体可移动，与周围组织无粘连；肿瘤累及大的神经干时，可显示与神经的关系
- 彩色多普勒超声有助于与囊肿性病变鉴别

推荐影像学检查

- 最佳检查法：MR
- 检查建议

○ MR 对病变部位和范围的观察最佳

【鉴别诊断】

肿瘤

- 孤立性神经纤维瘤
  ○ 好发于皮肤神经和皮下神经
  ○ 部位表浅
  ○ 呈中心性生长
  ○ 发生坏死、囊变和黏液变性的概率低于神经鞘瘤
- 血管瘤
  ○ 分布范围广泛，肌内、肌间均可出现
  ○ 内常见脂肪和静脉石

○ T2WI 信号呈"亮灯征"，高于其他软组织肿瘤的信号

- 其他可出现"靶征"的软组织肿瘤
  ○ 恶性神经鞘瘤、黏性脂肪肉瘤、软骨肉瘤等出现"靶征"的概率相对较小
  ○ 黏液性脂肪肉瘤、软骨肉瘤多位于肌肉内

肿瘤样病变

- 黏液瘤、腱鞘囊肿等囊性病变
  ○ 黏液瘤多位于肌肉内
  ○ 腱鞘囊肿多位于关节旁
  ○ 轻度或无强化

典型病例

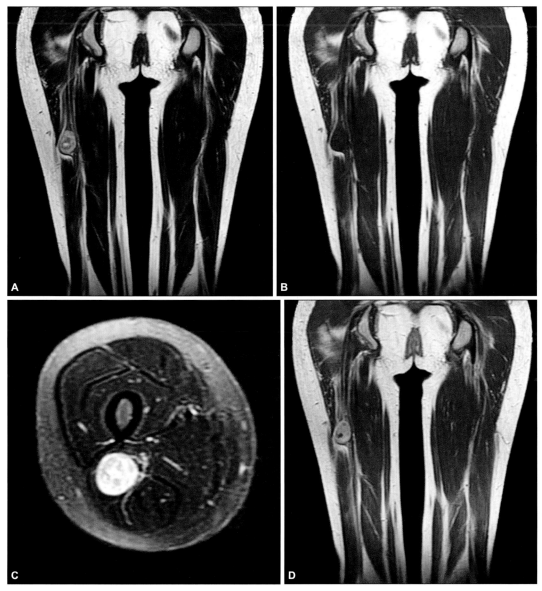

图 15-12-1 **右股后肌群内神经鞘瘤 MRI** 病灶呈"纺锤形"，T2WI（A）示"靶征"及脂肪分离征，T1WI（B）示等信号内见稍低信号，T2WI 抑脂（C）示病灶内信号不均匀，T1WI 增强后（D）病灶明显不均匀强化，内见无强化区

诊断与鉴别诊断精要

- 青壮年头颈和四肢部出现累及大神经干的偏心性生长的软组织肿块，MR出现"靶征"特征时，应考虑本病
- MR表现具有特征性，为沿神经干走行生长的椭圆形肿块，可有靶征、神经出入征和脂肪分离征

重点推荐文献

[1] Isobe K, Shimizu T, Akahane T, et al. Imaging of ancient schwannoma. AJR Am J Roentgenol, 2004, 183(2): 331-336.

[2] Pasquini P, Baiocchini A, Falasca L, et al. Mucosal Schwann cell "Hamartoma": a new entity? World J Gastroenterol, 2009, 15(18): 2287-2289.

[3] Fanburg-Smith JC, Majidi M, Miettinen M.Keratin expression in schwannoma; a study of 115 retroperitoneal and 22 peripheral schwannomas. Mod Pathol, 2006, 19(1): 115-121.

二、孤立性神经纤维瘤

【概念与概述】

孤立性神经纤维瘤（solitary neurofibroma），是神经内界限清楚或神经外弥漫性生长的肿瘤
- 同义词：蔓状神经纤维瘤

【病理与病因】

一般特征
- 一般发病机制
  - 起源于神经内膜
  - 无纤维结缔组织包绕而呈弥漫性分布
- 遗传学
  - 多为散发性
  - 显性遗传
- 病因学
  - 病因不明
    - 可能与染色体异常、先天性发育异常等有关
- 流行病学
  - 比较常见
    - 约占良性软组织肿瘤的5%

大体病理及手术所见
- 与受累神经关系密切，受累神经穿入和穿出肿块
- 无包膜
- 切面灰白色，囊变、出血、坏死等出现的概率小于神经鞘瘤

显微镜下特征
- 由构成外周神经的所有成分共同组成
- 神经鞘细胞、成纤维细胞、神经束膜细胞、轴索、纤维黏液样基质

【临床表现】

表现
- 最常见体征/症状
  - 与神经鞘瘤相似
    - 神经性和压迫性症状
- 临床病史
  - 有12%可伴有神经纤维瘤病

流行病学
- 年龄：20～30岁最常见
- 性别：无明显性别差异

自然病史与预后
- 良性，病程迁延
- 预后良好
  - 少数复发（3%～5%）
  - 有恶变倾向

治疗
- 手术彻底切除

【影像表现】

概述
- 最佳诊断依据：累及周围神经、呈中心性生长的可出现"靶征"的软组织肿块
- 部位：有神经组织分布的任何部位
  - 颈部和四肢的皮肤和皮下组织

- ○ 躯干、纵隔、腹膜后亦较常见
- 大小
  - ○ 体表者：体积相对较小
  - ○ 深部者：体积较大
- 形态学
  - ○ 结节形或纺锤形

X 线表现

- 诊断价值有限
  - ○ 可见肿瘤对周围骨的侵蚀和压迫
  - ○ 发生于脊神经者，可见到椎间孔扩大

CT 表现

- 平扫 CT
  - ○ 肿瘤密度低于肌肉组织
  - ○ 肿瘤边界多不清楚、不光滑
  - ○ 肿瘤对邻近骨质的侵蚀和压迫、椎间孔扩大等改变
- 增强 CT
  - ○ 肿瘤强化不均匀，实性部分明显强化

MRI 表现

- T1 加权（图 15-12-2A）
  - ○ 等稍低信号
- T2 加权（图 15-12-2B）
  - ○ 信号混杂
  - ○ "靶征"：中心类圆形低信号，周围高信号
  - ○ 脂肪分离征：肿瘤周围残存的脂肪环绕
- T1 增强（图 15-12-2D）
  - ○ 实性部分明显强化，囊变和坏死区无强化

超声表现

- 皮下及肌间隙中呈梭形或椭圆形、形态规则的实质性低回声团块
- 边界清晰或欠清晰
- 内部回声大部分均匀，后方回声增强不明显
- 在瘤体的两端寻找有无与神经相延续的声像图
  - ○ 寻找到相连的神经干细尾状低回声，是确定肿瘤来源于神经的重要证据

推荐影像学检查

- 最佳检查法：MR
- 检查建议
  - ○ MR 对病变的部位和范围的观察最佳

【鉴别诊断】

肿瘤

- 神经鞘瘤
  - ○ 发病年龄较孤立性神经纤维瘤大
  - ○ 部位深在，累及大神经干
  - ○ 偏心性生长
  - ○ 发生坏死、囊变和黏液变性的概率高于孤立性神经纤维瘤
- 血管瘤
  - ○ 分布范围广泛，肌内、肌间均可出现
  - ○ 内有脂肪和静脉石常见
  - ○ T2 加权信号呈"亮灯征"，高于其他软组织肿瘤的信号
- 其他可出现"靶征"的软组织肿瘤
  - ○ 恶性神经鞘瘤、黏液性脂肪肉瘤、软骨肉瘤等出现"靶征"的概率相对较小
  - ○ 黏液性脂肪肉瘤、软骨肉瘤多位于肌肉内

肿瘤样病变

- 黏液瘤、腱鞘囊肿等囊性病变
  - ○ 黏液瘤多位于肌肉内
  - ○ 腱鞘囊肿多位于关节旁
  - ○ 轻度或无强化

诊断与鉴别诊断精要

- 累及周围神经的呈中心性生长的软组织肿块，MR 表现"靶征"特征时，结合病变部位及周围压迫症状，应考虑该病的可能
- 影像学表现与神经鞘瘤相似，发生坏死、囊变和黏液变性的概率低于神经鞘瘤

典型病例

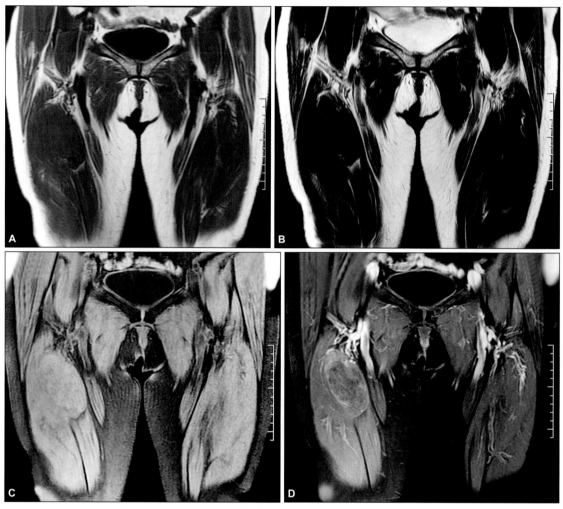

图 15-12-2　右股四头肌上段神经纤维瘤 MRI 表现
MRI 冠状面（A～D）示右股四头肌内类似纺锤形团块灶，信号较均匀，T1WI（A）呈等肌肉信号；T2WI（B）呈等稍高混杂信号；FSPGR（C）呈等肌肉信号；增强后 FSPGR（D）示病灶强化较明显，不均匀

重点推荐文献

[1] Hornick JL, Bundock EA, Fletcher CD. Hybrid schwannoma/ perineurioma: clinicopathologic analysis of 42 distinctive benign nerve sheath tumors. Am J Surg Pathol. 2009, 33(10): 1554-1561.

[2] Plaza JA, Wakely PE Jr, Suster S. Lipoblastic nerve sheath tumors: report of a distinctive variant of neural soft tissue neoplasm with adipocytic differentiation. Am J Surg Pathol, 2006, 30(3): 337-344.

三、神经纤维瘤病

【概念与概述】

神经纤维瘤病（neurofibromatosis，NF），是一种有广泛的皮肤神经异常和多器官、多系统受侵的临床综合征

- 分类：神经纤维瘤病Ⅰ型（NF-1），神经纤维瘤病Ⅱ型（NF-2）
- 同义词：斑痣性错构瘤病、周围型神经纤维瘤病（NF-1）、Von Recklinghausen病（NF-1），中枢型神经纤维瘤病（NF-2）、双侧听神经纤维瘤病（NF-2）

【病理与病因】

一般特征

- 一般发病机制
  - 影响外胚层结构，并伴有特征性的皮肤改变
  - 三个组织学类型
    - 局限型最常见
    - 丛状神经纤维瘤为NF独有：累及一长段重要的神经干并沿分支蔓延，形成"蠕虫袋"状结构
    - 弥漫型少见
- 遗传学
  - 常染色体显性遗传
    - NF-1：患病基因位于17号染色体上，17q11.2
    - NF-2：患病基因位于22号染色体上，22q12.2
- 病因学
  - 病因不明
    - 可能与胚胎发育早期的某些基因变异有关
- 流行病学
  - NF-1：发生率1/（2500～3000）
  - NF-2：1/50 000

大体病理及手术所见

- 切面质硬，胶冻状，灰棕色
- 受累神经纺锤形或蚯蚓状（如丛状神经纤维瘤）

显微镜下特征

- 瘤性Schwann细胞、神经束膜样细胞和成纤维细胞构成
  - 分布在胶原纤维和黏液基质中

【临床表现】

表现

- 最常见体征/症状
  - NF-1：皮肤牛奶咖啡斑
    - 主要为非暴露部位，如腋窝区
  - NF-2：双侧耳鸣和听力丧失
- 临床病史
  - NF-1：常伴有多种复杂的并发疾病
    - 起源于中枢神经系统胶质细胞的肿瘤最常见
    - 伴有其他肿瘤（如神经母细胞瘤、白血病等）
    - 伴有先天性畸形（40%的NF-1合并脊柱畸形等骨质异常）
  - NF-2：双侧听神经瘤
    - 常合并中枢神经系统结构被膜起源的肿瘤
    - 不伴有牛奶咖啡斑或合并其他畸形

流行病学

- 年龄
  - NF-1：1/3患者＜13岁
  - NF-2：青春期或成年早期
- 性别：男性患者略多

自然病史与预后

- 患者预后受神经纤维瘤是否合并NF-1的影响很大
  - 合并NF-1的神经纤维瘤恶性变的概率达5%～13%
  - 非NF-1的神经纤维瘤一般不发生恶变
- 外周表浅的神经纤维瘤从不恶变

治疗

- NF-1无特殊治疗
  - 肿瘤生长迅速且有剧痛时应手术切除，以防恶变
  - 丛状神经纤维瘤应尽早手术
- NF-2需对症治疗，手术治疗效果差，容易复发

【影像表现】

概述

- 最佳诊断依据：结合临床表现做出诊断
  - 符合下列2条或2条以上者即可诊断NF-1型
    - ≥6个直径＞5mm的皮肤咖啡牛奶斑
    - ≥2个任何类型的神经纤维瘤或1个丛

状神经纤维瘤

- 腋窝或腹股沟区雀斑
- 视神经胶质瘤或其他脑实质胶质瘤
- ≥ 2 个虹膜错构瘤（Lisch 结节）
- 特征性的骨性病变，包括蝶骨发育不良，假关节或长骨骨皮质变薄
- 直系一级亲属中有 NF-1 型家族史
- 有以下任何一种异常表现的即可诊断 NF-2 型
  - 双侧听神经瘤
  - 直系一级亲属患 NF-2 型伴有单侧听神经瘤或至少有以下病变中的 2 个：神经纤维瘤、脑膜瘤、胶质瘤、施万细胞瘤（神经鞘瘤）、青少年晶状体后包膜下混浊
- 部位：颈部或四肢大的神经干者最常发生
  - NF-1 颅外型
    - 外周神经分布区
    - 大部分沿神经干走行
  - NF-2
    - 常合并中枢神经系统结构被膜起源的肿瘤
- 大小
  - 大小不一
- 形态学
  - NF-1：圆形、卵圆形或梭形
  - NF-2：形态各异

X 线表现

- 诊断价值有限
  - 可观察病变相邻骨质受侵蚀和压迫等改变

CT 表现

- 平扫 CT
  - NF-1 颅外型：神经纤维瘤的表现
  - 肿瘤密度低于肌肉组织，密度欠均匀
  - 肿瘤边界多不清楚、不光滑
  - 肿瘤对邻近骨质的侵蚀和压迫、椎间孔扩大等改变
  - NF-2：中枢神经系统的表现
- 增强 CT
  - 病变实质部分强化明显，出血、坏死或囊变区不强化

MRI 表现

- NF-1 颅外型
- T1 加权（图 15-12-3A）
  - 与脊髓和肌肉信号相似

- T2 加权（图 15-12-3B、D）
  - 明显高信号
  - 瘤体较大时信号混杂
- T1 增强（图 15-12-3C）
  - 病变实质明显强化
  - NF-2：中枢神经系统的表现
- 双侧听神经瘤的表现
- 其他颅神经瘤：同听神经瘤的表现
- 多发脑膜瘤
- 髓内室管膜瘤、脊膜瘤和椎间孔扩大

超声表现

- 病变区呈弥漫性高低不均匀杂乱回声
- 伴数量不等的不规则条带状高回声
- 与正常皮下脂肪组织、深部肌肉组织分界不清
- CDFl：肿瘤内有丰富血流信号并伴局部血管瘤样扩张，探头加压容易变形，并见散在不规则的管状无回声

推荐影像学检查

- 最佳检查法：CT+MR
- 检查建议
  - CT 显示椎管内、外肿瘤与椎管骨质的关系佳
  - MRI 检查可发现比 CT 更多的颅内病变
  - 依靠 MR 平扫及增强检查可以检出微小的病变
  - 怀疑为 NF 的患者和 NF 患者的随访均应常规行头部和脊柱的 MR 检查

【鉴别诊断】

肿瘤

- 颅脑转移瘤
  - 有原发肿瘤病史
  - 颅内多发病灶
  - 影像学常表现为小结节大水肿
- 淋巴瘤
  - 脑组织深部肿块
  - 无皮肤异常和其他合并先天畸形
  - 无家族史
- 软组织内神经鞘瘤和孤立性神经纤维瘤
  - 累及大神经干
  - 部位深在
  - 无皮肤异常和其他合并先天畸形
  - 无家族史

诊断与鉴别诊断精要

● NF-1 型患者颅内新生物来自中枢神经系统的主要组成成分，如星形细胞和神经元；而 NF-2 型患者颅内新生物来自中枢神经系统的覆盖物，如脑膜和施万细胞

● NF-1 型特征是中枢及末梢神经多发性肿瘤以及皮肤的牛奶咖啡色素斑和血管、内脏损害，常伴有骨骼、皮肤及软组织的各种异常

● NF-2 型特征是双侧听神经瘤并合并中枢神经系统结构被膜起源的肿瘤，很少出现皮肤的牛奶咖啡斑和其他合并畸形

典型病例

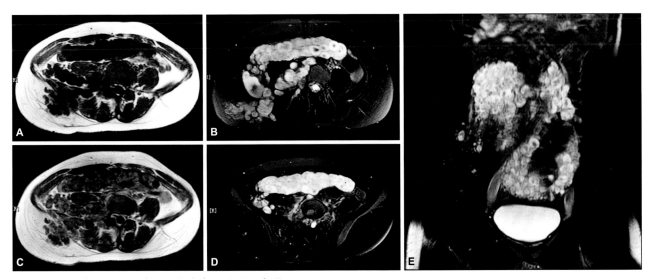

图 15-12-3　**右臀及腹腔神经纤维瘤病 I 型 MRI 表现**
MRI 横断面（A～D）示多发结节状、蠕虫状异常信号灶，T1WI（A）呈略低信号（等肌肉信号）；T2WI（B、D）呈高信号，部分病灶 T2WI 呈中心低信号、周边高信号，表现为"靶征"；增强后 T1WI（C）示病灶强化较明显；冠状面 STIR（E）示病灶分布广泛

重点推荐文献

[1] Shilyansky C, Lee YS, Silva AJ. Molecular and cellular mechanisms of learning disabilities: a focus on NF1. Annu Rev Neurosci, 2010, 33: 221-243.

[2] Ferrari A, Bisogno G, Macaluso A, et al. Soft-tissue sarcomas in children and adolescents with neurofibromatosis type 1.

Cancer, 2007, 109(7): 1406-1412.

[3] Gabhane SK, Kotwal MN, Bobhate SK. Morphological spectrum of peripheral nerve sheath tumors: a series of 126 cases. Indian J Pathol Microbiol, 2009, 52(1): 29-33.

四、恶性周围神经鞘瘤

【概念与概述】

　　恶性周围神经鞘瘤（malignant peripheral nerve sheath tumor，MPNST），是指起源于外周神经或显示神经鞘分化的恶性肿瘤，除起源于神经外膜或外周神经血管系统的肿瘤

- 分类：上皮样型 MPNST（epithelioid MPNST），腺型 MPNST（glandular MPNST），恶性蝾螈瘤（malignant triton tumor）
- 同义词：恶性神经鞘瘤、神经纤维肉瘤

【病理与病因】

一般特征

- 一般发病机制
  - 起源于神经或继发于神经纤维瘤或显示不同程度神经鞘细胞分化的梭形细胞肉瘤
- 遗传学
  - 染色体缺失、结构异常和重组
  - 存在癌基因和抑癌基因的参与
- 病因学
  - 病因不明
- 流行病学
  - 占软组织肉瘤的 5%~10%

大体病理及手术所见

- 沿粗大神经干蔓延生长
- 包膜不完整或无包膜
- 浸润周围组织

显微镜下特征

- 组织形态复杂多变，缺乏特征性
- 易误诊为其他软组织肉瘤

【临床表现】

表现

- 最常见体征 / 症状
  - 局部无痛性肿块
- 临床病史
  - 25%~30% 有家族史
  - 约 2/3 病例是在神经纤维瘤或神经鞘瘤复发恶变的基础上产生的
  - 约 50% 的 MPNST 发生在 NF-1 型患者，尤其是腺型 MPNST

流行病学

- 年龄
  - 成年人好发
  - 20~50 岁多见
  - 合并 NF-1 的患者年龄较不合并 NF-1 的患者轻
- 性别
  - 合并 NF-1 的患者：男性患者居多
  - 不合并 NF-1 的患者：无明显性别差异

自然病史与预后

- 高度恶性
  - 40% 病例术后局部复发
  - 65% 病例发生远隔部位的转移
- 患者年龄与预后无明显相关性

治疗

- 综合治疗为主
  - 手术广泛切除及放疗

【影像表现】

概述

- 最佳诊断依据：侵犯重要的神经干并沿其长轴生长的恶性软组织肿瘤
- 部位
  - 颈部、前臂、下肢、臀部、躯干和腹膜后
    - 合并 NF-1 者多位于头颈和躯干
- 大小
  - 多较大，长径 >10cm
- 形态学
  - 偏心性纺锤形
  - 不规则分叶状

X 线表现

- 对该病的诊断价值有限

CT 表现

- 平扫 CT
  - 密度不均匀，有出血、坏死、钙化、黏液变和囊变
  - 包膜不完整，侵及周边脂肪间隙、器官或后腹壁
  - 肿瘤实质区和黏液区交界面不规则
- 增强 CT
  - 肿瘤实质部分呈不同程度、不同方式强化
    - 斑块状、网格状、岛屿状
  - 动态增强为进行性延迟强化
  - 邻近组织器官受压、推移、侵犯
  - 可包绕、侵及腹膜后血管

MRI 表现

- T1 加权

- ○ 稍低信号
- T2 加权（图 15-12-4）
  - ○ 信号不均匀，稍高至高信号
    - 常见坏死、出血、黏液变和囊变
    - 靶征：肿瘤中心出现钙化且周围有显著的黏液变性
- T1 增强
  - ○ 肿瘤血供丰富，不均匀强化
  - ○ 周围组织水肿无强化

推荐影像学检查
- 最佳检查法：MR
- 检查建议
  - ○ MSCT 尤其是三维重组如 MPR 可多角度、多方位显示肿瘤与周围结构的关系，判断其起源及与血管关系、供血血管

- ○ MR 有利于确定病变的部位和侵犯范围

【鉴别诊断】

肿瘤
- 神经鞘瘤和神经纤维瘤
  - ○ 肿瘤体积小
  - ○ 病灶轮廓规则
  - ○ 邻近骨骼呈压迫性改变
- 神经母细胞瘤
  - ○ 好发于儿童
  - ○ 肾上腺区更多见
  - ○ 钙化多见
- 其他恶性间叶组织肿瘤
  - ○ 纤维肉瘤、平滑肌肉瘤、恶性纤维组织细胞瘤多位于肌肉内
  - ○ 不合并 NF-1

诊断与鉴别诊断精要

- 发生于四肢、躯干和腹膜后的深部软组织内，沿粗大神经干长轴走行的偏心性纺锤形、丛状或不规则形软组织肿块，应考虑到该病
- 影像学表现有一定特征性，当无骨骼破坏和转移时需与良性神经源性肿瘤和其他间叶组织肿瘤鉴别

典型病例

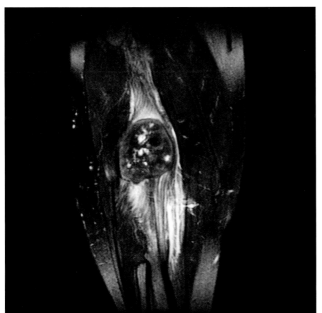

图 15-12-4　**大腿肌间恶性神经鞘瘤 MRI**
T2WI 示病灶以高信号为主，内混杂等低信号，周围见较高水肿信号

重点推荐文献

[1] Wu JS, Hochman MG. Soft-tissue tumors and tumorlike lesions: a systematic imaging approach.Radiology, 2009, 253(2): 297-316.
[2] Wong CS, Chu TY, Tam KF. Retroperitoneal schwannoma: a common tumour in an uncommon site. Hong Kong Med J, 2010, 16(1): 66-68.
[3] 饶圣祥, 曾蒙苏, 王冬青, 等. 软组织神经鞘肿瘤的MRI诊断. 中华放射学杂志, 2005, 39(12): 1293-1296.

五、外周性原始神经外胚层瘤

【概念与概述】

外周性原始神经外胚层瘤（peripheral primitive neuroectodermal tumor，pPNET），是指来源于神经嵴，发生于脑、脊髓和交感神经以外的神经上皮瘤，是特指具有神经外胚层分化形态特征的肿瘤

- 同义词：外周神经上皮瘤、外周性神经母细胞瘤

【病理与病因】

一般特征

- 一般发病机制
  - 起源于神经外胚层，由原始未分化的小圆细胞组成
- 遗传学
  - 出现染色体改变 t（11；22）（q24；q12），并非特有
- 病因学
  - 病因不明
- 流行病学
  - 约占所有软组织肉瘤的 1%
  - 占青少年恶性肿瘤的第二位

大体病理及手术所见

- 肿瘤呈浸润性生长
- 内常有丰富的纤维组织分隔，并可出现出血、坏死、囊变和钙化

显微镜下特征

- 由大量未分化的小细胞构成，类似神经母细胞，核分裂象多见
- 有丰富的纤维血管间隔
- 肿瘤细胞呈实性、片状、分叶状、腺泡状和索条状排列
  - 肿瘤细胞围绕血管周围呈假菊形团状，较具特征性

【临床表现】

表现

- 最常见体征/症状

- 生长迅速的痛性包块
  - 约 30% 病例与神经干关系密切，可引起相应神经的功能障碍
- 临床病史
  - 患者不合并 NF-1
  - 患者尿儿茶酚胺水平多正常

流行病学

- 年龄
  - 约 75% 发生于小于 35 岁的儿童和青少年
- 性别
  - 无明显性别差异

自然病史与预后

- 高度恶性
  - 常迅速出现肝、骨骼、肺和淋巴结等处的转移
  - 3 年生存率仅 50%
- 肿瘤体积大（>5cm）的患者 2 年生存率仅 25%
- 患者年龄小于 4 岁，肿瘤位于四肢或躯干（非中线部位），肿瘤体积小于 200mm³，预后较乐观

治疗

- 最有效的治疗是综合治疗方案
  - 手术、放疗、化疗以及干细胞移植等
  - 手术是 PNET 首选的治疗方法
    - 肿瘤无转移者以手术切除辅以化疗
    - 目前多采用新辅助化疗方法
  - PNET 单纯局部放疗有一定疗效
    - 主要应用于不能完全切除的患者

【影像表现】

概述

- 最佳诊断依据：儿童和青少年，有溶骨性骨质破坏及软组织肿块，肿块内钙化少见
- 部位
  - 常见于颅外骨与软组织内
    - 主要位于躯干和下肢处的深部软组织的肌间隙内
- 大小
  - 直径 6 ~ 10cm 不等

- 形态学
  - 分叶状或结节状

X 线表现

- X 线摄片
  - 可发现邻近骨质的破坏

CT 表现

- 肿瘤边界多不清晰，周围软组织常出现水肿（图 15-12-5A）
- 可出现邻近骨质的破坏
- 钙化少见

MRI 表现

- T1 加权（图 15-12-5B）
  - 稍低至等信号
- T2 加权（图 15-12-5C）
  - 信号不均匀，不均匀高信号
    - 可见坏死、出血和囊变
- T1WI 增强（图 15-12-5D、E）

- 肿瘤实质出现显著强化
- 坏死、囊变和出血部分不强化

推荐影像学检查

- 最佳检查法：CT+MR
- 检查建议
  - X 线和 CT 对发现邻近骨质破坏佳
  - MRI 有利于明确肿瘤在骨和软组织中的范围

【鉴别诊断】

肿瘤

- 神经鞘瘤和神经纤维瘤
  - 肿瘤体积小，边界清楚
  - 病灶轮廓规则
  - 邻近骨骼呈压迫性改变
- 恶性周围性神经鞘瘤
  - 患者多为成年人
  - MRI 上 T2WI 可出现"靶征"，而 pPNET 未见此特征表现

诊断与鉴别诊断精要

- 患者为儿童或青少年，病变位于四肢深部且与神经干紧密相连
- 有溶骨性骨质破坏及软组织肿块，且肿块内无钙化者，应考虑到此病的可能性
- CT 或 MRI 表现具有恶性肿瘤的特征，但缺乏特征性

典型病例

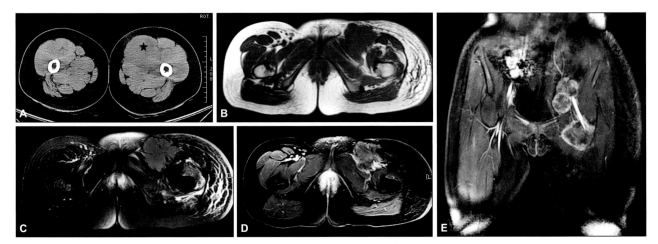

图 15-12-5　**左股外周性原始神经外胚层瘤手术并行 5 周期放疗后，半年复发**
CT 平扫（A）示左股前群内见稍低密度软组织肿块影（黑星号），相邻骨质完整，尚未见骨质破坏征象；MRI 横断面（B～D）示左腹股沟区软组织肿块，T1WI（B）呈等肌肉信号；T2WI 抑脂（C）呈等稍高信号；增强 FSPGR（D）呈明显欠均匀强化，病灶形态不规则，边界欠清；MRI 冠状面（E）示病灶多发，沿股神经走行，分布较深在

（王绍武　张丽娜）

重点推荐文献

[1] Kshirsagar AY, Langade YB, Ahire MD, et al.Metastatic primitive neuroectodermal tumor involving testis. Indian J Pathol Microbiol, 2008, 51(2): 250-251.

[2] Luo W, Xiao EH. CT, MRI and pathologic features of peripheral primitive neuroectodermal tumors: a report of eight

cases with literature review. Ai Zheng, 2008, 27(6): 627-32.

[3] Armbruster C, Huber M, Prosch H, et al. Ewing's sarcoma and peripheral primitive neuroectodermal tumor in adults: different features of a rare neoplasm. Onkologie, 2008, 31(4): 179-184.

第13节 骨与软骨组织肿瘤及肿瘤样病变

一、软组织软骨瘤

【概念与概述】

软组织软骨瘤（chondroma of soft tissue parts），是发生在骨外和滑膜外的良性软组织肿瘤

- 分类：纤维软骨瘤（fiberous chondroma），黏液软骨瘤（myxochondroma）
- 同义词：骨外软骨瘤

【病理与病因】

一般特征

- 一般发病机制
  - 来源于滑膜和腱鞘
- 遗传学
  - 无特异性染色体异常
- 病因学
  - 发育异常或化生有关
    - 与外伤无关
- 流行病学
  - 非常少见
  - 多为中年患者

大体病理及手术所见

- 肿瘤界限清楚
- 可有包膜

显微镜下特征

- 肿瘤细胞有不同的组织学表现
  - 多数由成熟的透明软骨组成
  - 偶有钙化或灶状囊性变
  - 除骨性、纤维性、黏液性间质外无其他成分分化
- 肿瘤细胞 S-100 阳性

【临床表现】

表现

- 最常见体征/症状
  - 无痛性结节或肿块

- 临床病史
  - 无外伤史

流行病学

- 年龄：
  - 任何年龄
    - 30~60 岁多见
- 性别：男性患者居多

自然病史与预后

- 预后好
- 生长缓慢
- <20% 病例复发
- 骨外软骨瘤：未见转化为软骨肉瘤的报道

治疗

- 局部手术切除可治愈

【影像表现】

概述

- 最佳诊断依据：成人手足软组织内含钙化或骨化结节
- 部位
  - 四肢远端常见
    - 手指、足最常见
- 大小
  - <3cm
- 形态学
  - 分叶状

X 线表现

- X 线摄片
  - 病变中心或边缘见环形钙化或骨化（图 15-13-1A）

CT 表现

- 平扫 CT
  - 邻近关节间隙的软组织内稍高密度影，可见钙化或骨化
  - 邻近骨骼不受侵犯或出现受压变形

- 增强 CT
  - 肿瘤不均匀明显强化

MRI 表现
- T1 加权（图 15-13-1B）
  - 混杂信号
    - 病变大部分呈等信号
    - 钙化区呈低信号
    - 骨化区呈高信号
    - 透明软骨区呈稍低信号
- T2 加权
  - 低 - 等 - 高不均匀信号
    - 透明软骨区呈高信号
- T1 增强（图 15-13-1D）
  - 病变呈不均匀明显强化

推荐影像学检查
- 最佳检查法：CT+MR

- 检查建议：
  - X 线和 CT 有利于观察钙化和骨化
  - MR 有助于观察透明软骨区域（病变表面的软骨帽）

【鉴别诊断】
肿瘤
- 软骨肉瘤
  - 多位于四肢肌肉内，发生于手足部者非常罕见
  - 术后常见局部复发
  - 病变形态不规则，密度或信号不均匀，增强后强化形式多样

骨化性肌炎
- 位于手足者罕见
- 常有外伤史
- 病变周边骨化，并逐渐成熟

诊断与鉴别诊断精要

- 发生于手足软组织内的含钙化或骨化结节考虑该病
- MR 信号有一定特殊性

典型病例

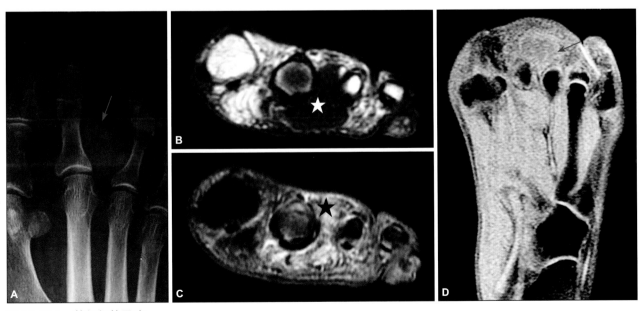

图 15-13-1　**软组织软骨瘤**
X 线摄片（A）右足底远端二、三趾趾间间距扩大，内见类圆形致密结节影（箭头），T1WI（B）病灶呈等信号（白星号），STIR（C）高信号（黑星号），增强后 FSPGR（D）示病灶边缘轻度强化，内部未见强化

重点推荐文献

[1] Falleti J, De Cecio R, Mentone A, et al. Extraskeletal chondroma of the masseter muscle: a case report with review of the literature. Int J Oral Maxillofac Surg, 2009, 38(8): 895-899.

[2] Dahlén A, Mertens F, Rydholm A, et al. Fusion, disruption, and expression of HMGA2 in bone and soft tissue chondromas.

Mod Pathol, 2003, 16(11): 1132-1140.

[3] Robinson P, White LM, Sundaram M, et al. Periosteal chondroid tumors: radiologic evaluation with pathologic correlation. AJR Am J Roentgenol, 2001, 177(5): 1183-1188.

二、骨外软骨肉瘤

【概念与概述】

骨外软骨肉瘤（extraskeletal chondrosarcoma），是软组织发生的软骨肉瘤

- 分类：黏液性软骨肉瘤（myxoid chondrosarcoma，MCS），间叶性软骨肉瘤（mesenchymal chondrosarcoma），去分化软骨肉瘤（dedifferentiated chondrosarcoma，DDCS）
- 同义词：软骨样肉瘤、脊索样肉瘤、副脊索瘤

【病理与病因】

一般特征

- 一般发病机制
  - 原发或由软骨瘤恶变而来
- 遗传学
  - 8、11、19 号染色体异常
  - 特征性易位 t（q;22）（q22;q12）
  - 在骨外 MCS 中检测到 EWS-CHN 融合基因转录物
    - 骨内黏液性软骨肉瘤未检测到 EWS-CHN 融合基因转录物
- 病因学
  - 病因不明
    - 由骨骺软骨游离至骨表面生长而成
    - 起源于骨膜细胞层或起源于肌腱附着的前软骨纤维组织
- 流行病学
  - 发病率很低，占所有软组织肉瘤的 2%～3%
    - 软组织软骨肉瘤多为黏液性软骨肉瘤
    - 间叶性软骨肉瘤发病率低于黏液性软骨肉瘤
    - 软组织内的去分化软骨肉瘤极其罕见

大体病理及手术所见

- 界限清楚
- 常有包膜

显微镜下特征

- 肿瘤细胞具有软骨母细胞特征

- 黏液性软骨肉瘤：具有丰富的黏液基质，血管不丰富，内有纤维分隔
- 间叶性软骨肉瘤：含未分化间叶细胞区和分化好的软骨岛区，间质富于血管
- 去分化软骨肉瘤：软骨肉瘤成分分化好，伴有低分化的纤维肉瘤、成骨肉瘤或恶性纤维组织细胞瘤成分

【临床表现】

表现

- 最常见体征 / 症状
  - 黏液性软骨肉瘤：1/3 患者出现局部疼痛和触痛
  - 间叶性软骨肉瘤：与发病部位有关
    - 四肢者为无痛性、渐进性肿块
- 临床病史
  - 黏液性软骨肉瘤：由软骨瘤恶变而来者 80% 为多发

流行病学

- 年龄：
  - 黏液性软骨肉瘤：中年，40～60 岁
  - 间叶性软骨肉瘤：青年，15～35 岁
- 性别
  - 黏液性软骨肉瘤：男女之比为 2：1
  - 间叶性软骨肉瘤：女性患者居多

自然病史与预后

- 预后不佳
  - 黏液性软骨肉瘤：低度恶性
    - 生存期较长
    - 半数有局部复发
    - <30% 病例出现转移
  - 间叶性软骨肉瘤：高度恶性
    - 预后很差
    - 转移率高，多为肺转移

治疗

- 手术切除为主要方法
  - 骨外黏液性软骨肉瘤：行肿瘤根治性切除
  - 骨外间叶性软骨肉瘤：局部广泛切除

【影像表现】

概述

- 最佳诊断依据：发生于四肢深部软组织内伴有钙化的软组织肿块
- 部位
  - 黏液性软骨肉瘤：2/3 位于四肢深部软组织
    - 大腿和膝关节周围最常见
    - 其次为头颈部
  - 间叶性软骨肉瘤：头颈部和下肢的深部软组织
- 大小
  - 黏液性软骨肉瘤：大小不一
    - 直径 5 ~ 15cm 不等
  - 间叶性软骨肉瘤：直径平均 2.5cm
- 形态学
  - 黏液性软骨肉瘤：圆形或卵圆形
  - 间叶性软骨肉瘤：分叶状

X 线表现

- X 线摄片
  - 肿瘤位于皮质外，常侵蚀骨质
  - 50% ~ 100% 间叶性软骨肉瘤有显著钙化
    - 病变中心部区域性斑点状钙化
    - 病变中心部区域性不规则性钙化（图 15-13-2A）
    - 病变周围部环形或弧形钙化
  - 黏液性软骨肉瘤很少钙化

CT 表现

- 观察钙化更佳（图 15-13-2B）

MRI 表现

- T1 加权
  - 黏液性软骨肉瘤
    - 略低信号
  - 间叶性软骨肉瘤（图 15-13-2C）
    - 等或略低信号
    - 低信号：钙化
- T2 加权
  - 黏液性软骨肉瘤
    - 高信号
  - 间叶性软骨肉瘤（图 15-13-2D）
    - 高信号为主
    - 等 - 高混杂信号：钙化呈低信号
- T1 增强
  - 黏液性软骨肉瘤

- 边缘强化为著，分隔强化
  - 间叶性软骨肉瘤
    - 不均匀或均匀明显强化
    - 病变周围延迟强化

超声表现

- 肿瘤组织呈不均匀低回声，边缘模糊不清，表面呈结节样或菜花状
- 肿瘤内可出血、坏死、囊性变
- 瘤体内因骨化、钙化形成强光团或光斑，后伴浅声影
- CDFI 可观察到肿瘤与周围组织脏器血管的关系及血供

推荐影像学检查

- 最佳检查法：X 线 +MR
- 检查建议：
  - X 线和 CT 有助于观察肿瘤与毗邻骨的关系、钙化
  - MR 在显示软组织内病灶范围及与周围结构关系方面更佳

【鉴别诊断】

肿瘤

- 脊索瘤
  - 含有大量黏液和钙化成分
  - 好发于骶椎和颅底
- 黏液瘤
  - 生长缓慢
  - 密度、信号均匀
  - 无钙化、强化
- 骨外骨肉瘤
  - 罕见
  - 少见黏液样基质
  - 多见肿瘤性成骨
- 滑膜肉瘤
  - 肿瘤血管丰富
  - 少见钙化
    - 点状或斑点状钙化
- 黏液性脂肪肉瘤
  - 部分含脂肪成分
  - 显著强化

肿瘤样病变

- 骨化性肌炎
  - 肿块外围钙化 / 骨化，后者可逐渐成熟

诊断与鉴别诊断精要

- 发生于四肢深部软组织内的软组织肿块并伴有钙化时应考虑该病

- 该病术前诊断较困难，对于疑似病例除常规影像学检查外，行穿刺活检或切开活检，明确病变性质，对于确定治疗方案有指导意义

- 因术后复发及转移可发生在多年以后，故应长时间随访

典型病例

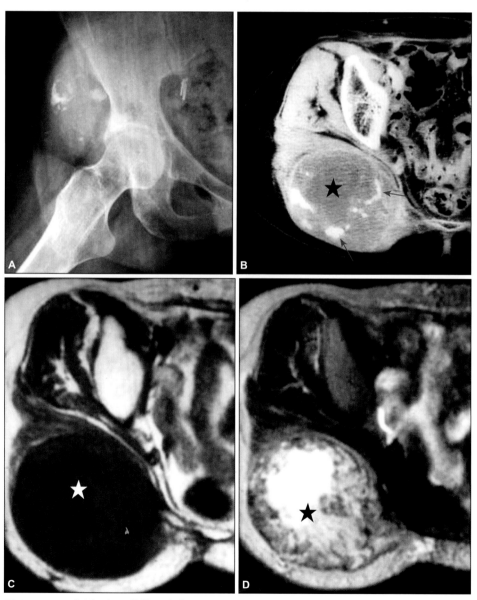

图 15-13-2　右侧臀部骨外软骨肉瘤

X线摄片示右侧臀部见巨大软组织肿块并伴不规则钙化灶（A），CT横断面平扫（B）示右侧臀大肌内低密度软组织肿块（星号）内条片状钙化灶（箭头），T1WI（TR/TE，550/10）示病灶（星号）低于肌肉信号（C），T2WI（TR/TE，3000/75）病灶（星号）呈明显高信号（D），钙化显示不明显

重点推荐文献

[1] Machado I, Giner F, Mayordomo E, et al. Tissue microarrays analysis in chondrosarcomas: light microscopy, immunohistochemistry and xenograft study.Diagn Pathol, 2008, 3 Suppl 1: S25.

[2] Wang WL, Mayordomo E, Czerniak BA, et al. Fluorescence in situ hybridization is a useful ancillary diagnostic tool for extraskeletal myxoid chondrosarcoma.Mod Pathol, 2008, 1303-1310.

[3] Jakowski JD, Wakely PE Jr.Cytopathology of extraskeletal myxoid chondrosarcoma: report of 8 cases.Cancer. 2007, 111(5): 298-305.

三、骨外骨肉瘤

【概念与概述】

骨外骨肉瘤（extraskeletal osteosarcoma，EO），是一种软组织恶性间叶性肿瘤

- 同义词：软组织骨肉瘤

【病理与病因】

一般特征

- 一般发病机制
  - 均有肿瘤性骨组织及软骨性和成纤维细胞性成分
  - 无向其他方向分化的证据
- 遗传学
  - 尚无证据证明存在系统性遗传学差异
- 病因学
  - 多数 EO 起病时即为骨肉瘤
    - 曾受射线照射或有明确创伤史的病例约为 10%
- 流行病学
  - 占全部软组织肿瘤的 1%～2%，占全部骨肉瘤的 2%～4%
  - 发病率极低
    - 2～3 人/（百万·年）

大体病理及手术所见

- 界限清楚
- 有假包膜

显微镜下特征

- 与骨内骨肉瘤组织学变化相似
  - 成骨细胞为主，伴有软骨母和成纤维细胞
  - 多数肿瘤分化差，类似骨内溶骨性骨肉瘤

【临床表现】

表现

- 最常见体征/症状
  - 局部软组织内渐进性肿块
    - 1/3 病例有疼痛
    - 部分病例挤压、侵犯邻近骨骼

- 临床病史
  - 多为原发
  - 部分继发于放疗和外伤
    - 由骨化性肌炎、钙化性血肿转变而来

流行病学

- 年龄
  - 40 岁以上中老年多见
  - 20 岁以下年轻者很少见
- 性别
  - 男性患者略多

自然病史与预后

- 预后很差
  - 高度恶性
    - 术后常见复发
    - 转移率高，多为肺、骨和淋巴结转移

治疗

- 方法多种
  - 一般在诊断后 2～3 年死于转移
    - 多血行转移，部分患者尚伴淋巴结转移

【影像表现】

概述

- 最佳诊断依据：四肢深部软组织内含有肿瘤性骨组织的肿块
- 部位
  - 四肢深部软组织
    - 大腿、骨盆和肩部肌肉组织最常见
    - 其次为腹膜后、纵隔
- 大小
  - 大小不一
    - 直径 5～10cm
- 形态学
  - 分叶状

X 线表现

- X 线摄片
  - 钙化/骨化呈斑点状、弥漫性或团块状（图 15-13-3，图 15-13-4A）

　　○ 钙化／骨化多位于肿块中心部

CT 表现

　　○ 观察钙化／骨化和相邻骨受侵情况更佳（图
　　　 15-13-4B）

MRI 表现

- 肿瘤信号不均匀
　　○ 常见出血、坏死、囊性变
- T1 加权（图 15-13-4C）
　　○ 等、略低、略高信号
　　　■ 钙化或骨化：低信号
- T2 加权（图 15-13-4D）
　　○ 等、略低、略高信号
　　　■ 钙化或骨化：低信号
- T1 增强（图 15-13-4E）
　　○ 不均匀强化
　　　■ 实性成分明显强化

推荐影像学检查

- 最佳检查法：X 线 +MR

- 检查建议：
　　○ X 线和 CT 对诊断钙化／骨化有重要作用

【鉴别诊断】

肿瘤

- 骨外黏液性软骨肉瘤
　　○ 钙化为主，骨化成分相对少见
　　○ 黏液成分为主
　　○ MR 可显示软骨成分，T1WI 信号低，T2WI
　　　 信号很高，不增强或缓慢强化
- 皮质旁骨肉瘤
　　○ 围绕骨干生长，宽基底与骨干相连
　　○ 分化较好，低度恶性，明显骨化

肿瘤样病变

- 骨化性肌炎
　　○ 病变周边的钙化或骨化，后者可逐渐成熟
　　○ 常见于外伤后

诊断与鉴别诊断精要

- 四肢深部软组织内出现的软组织肿块，肿瘤性骨组织位于病灶中心，此时应考虑到该病
- 诊断需足够的软组织切片

典型病例

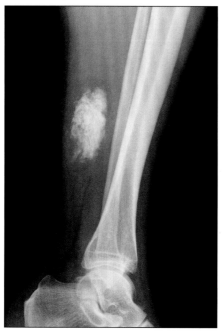

图 15-13-3　**骨外骨肉瘤**
小腿下段后部见软组织肿块，边界不清，其内见团块及斑片状高密度影，所示胫、腓骨骨质未见异常

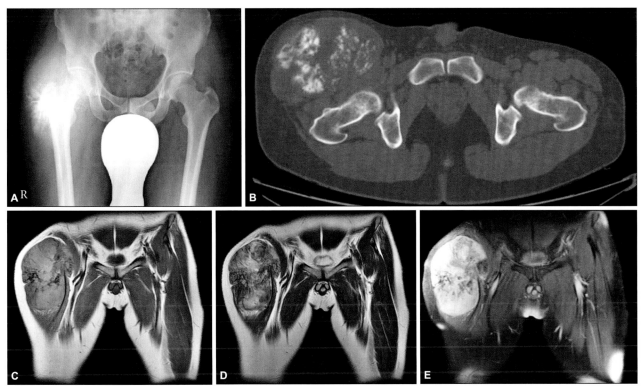

图 15-13-4　右侧髋部骨外骨肉瘤

X 线摄片（A）示右侧髋部股骨上段见巨大不规则钙化 / 骨化灶，CT 横断面平扫（B）示右侧髋部软组织肿块与相邻股骨分界清楚，骨质未见破坏，T1WI（C）示软组织团块等低混杂信号，T2WI（D）示等高混杂信号，增强（E）后病灶明显不均匀强化

（王绍武　张丽娜）

重点推荐文献

[1] Nagano A, Ohno T, Nishimoto Y, et al. Extraskeletal osteosarcoma of the thigh: an autopsy case report. Sarcoma, 2009, 2009: 186565. Epub, 2009, Jun 2.

[2] Sabatier R, Bouvier C, de Pinieux G, et al. Low-grade extraskeletal osteosarcoma of the chest wall: case report and review of literature. BMC Cancer, 2010, 10: 645-649.

[3] Ahmad SA, Patel SR, Ballo MT, et al. Extraosseous osteosarcoma: response to treatment and long-term outcome. J Clin Oncol, 2002, 20(2): 521-527.

第 14 节　其　他

滑膜肉瘤

【概念与概述】

　　滑膜肉瘤（synovial sarcoma，SS），是未分化的间叶组织来源的软组织恶性肿瘤

- 同义词：梭形细胞癌，软组织癌肉瘤

【病理与病因】

一般特征

- 一般发病机制
  - 具有向上皮和间叶组织双向分化的特点
  - 并非来源于滑膜细胞
- 遗传学
  - 特征性染色体易位 t（X;18）（p11;q11）
  - 18 号染色体上 *SYT* 基因融合到 X 染色体上 *SSX* 基因，形成 *SYT-SSX* 融合基因
- 病因学
  - 病因不明
    - 无特异性易感因素
- 流行病学
  - 相对常见
    - 约占软组织恶性肿瘤的 5% ~ 10%

大体病理及手术所见

- 境界清楚（生长缓慢）或为浸润性
- 褐色或灰色

- 缺乏纤维性间质时质地软

显微镜下特征

- 两种分型
  - 双相分化型
    - 数量接近的上皮样细胞和梭形细胞组成
  - 单相型
    - 上皮样细胞或梭形细胞组成

【临床表现】

表现

- 最常见体征 / 症状
  - 疼痛可能是早期唯一的表现
  - 常触及深在的软组织肿块
- 临床病史：特殊部位的肿瘤产生局部症状

流行病学

- 年龄：任何年龄，发病高峰为 15 ~ 35 岁
  - <50 岁者占 90%，<10 岁和 >60 岁均少见
- 性别：男性患者居多

自然病史与预后

- 预后很差
  - 5 年平均生存率为 20% ~ 55%，10 年生存率为 11% ~ 30%
    - 梭形细胞型滑膜肉瘤恶性程度高，预后差
- 预后与年龄、部位、肿瘤大小、有无坏死关系密切
  - 儿童、老年人、远心端病变、坏死区域 <50% 的肿瘤预后相对好
  - 直径 <5cm 者预后好于 >5cm 者
  - 有骨化和（或）广泛钙化的肿瘤预后更好
- 术后局部复发率高
  - 复发率达 50%
  - 肿瘤切除后 10 个月到 2 年内复发
- 易发生转移
  - 转移好发部位：肺、淋巴结、骨骼

治疗

- 以手术切除为主
  - 应争取在瘤体尚小（<5cm）时确诊，积极采取肿瘤广泛切除或根治性切除
  - 区域肿大淋巴结清除
- 术前术后辅以放疗和化疗是提高疗效、改善预后的关键

【影像表现】

概述

- 最佳诊断依据：邻关节深部的含有钙化的软组织肿块
- 部位
  - 四肢近关节旁多见（占 90%）
    - 2/3 发生于下肢，膝关节旁最常见
- 大小
  - 体积较大
    - 85% 的肿瘤直径 >5cm
- 形态学
  - 团块状或分叶状

X 线表现

- X 线摄片
  - 肿块邻近骨质可正常或被侵蚀破坏、出现骨膜新生骨（图 15-14-1A）
  - 软组织肿块内出现偏心性钙化或骨化（图 15-14-1B）
    - 20% ~ 40% 的病例可显示钙化灶
    - 少数病例可伴发广泛的骨样组织形成

CT 表现

- 平扫 CT（图 15-14-2A、B、C）
  - 关节或骨旁偏侧性生长的边界清楚或不清楚的肿块
  - 与周围肌肉组织相比呈等或稍低密度肿块
- 增强 CT（图 15-14-2D）
  - 显著不均匀强化

MRI 表现

- 病变内信号表现与其内不同成分的比例有关
  - T1 加权（图 15-14-3A）
    - 不均匀低至等信号
  - T2 加权（图 15-14-3B）
    - 不均匀高信号，内部见液 - 液平面
    - 低信号条带状分隔
  - T1 增强（图 15-14-3C）
    - 病变明显不均匀强化

血管造影

- 常可见到动脉期丰富的肿瘤血管网
- 明显的肿瘤实体染色
- 静脉期见团状静脉充盈及粗大的引流静脉
  - 部分病例可出现动静脉瘘

超声表现

- 声像图特点与肿块大小密切相关
  - 较小的肿瘤常表现为结节状、类圆形，边界常较清楚，肿瘤内部为较均匀实性低回声区

○ 较大肿瘤常表现为分叶状肿块，边界不清晰、不规整，内部回声也分布不均匀

○ 肿瘤内见低回声区、无回声区或点团状强回声区

推荐影像学检查

- 最佳检查方法：CT+MR
- 检查建议
  ○ CT 的优势在于能够发现细小的钙化以及细微的骨质侵犯
  ○ CT 对于较小的肿块或者发生在较复杂关节部位（如髋、肩关节等）的肿块，CT 亦能提供较 X 线更多的信息
  ○ 对于肿瘤早期的肺部转移，CT 的优势则更加明显
  ○ MR 增强有助于明确病变侵犯的范围

【鉴别诊断】

肿瘤

- 恶性纤维组织细胞瘤

○ 与四肢关节之间没有明确的联系

○ 发病年龄相对偏大（50～70 岁为发病高峰）

○ 影像学表现密度或信号更不均匀

肿瘤样病变

- 腱鞘巨细胞瘤
  ○ 手足小关节多见，多在表浅部位
  ○ 钙化少见
  ○ T2WI 示不均匀高信号内夹杂低信号（含铁血黄素沉着）
- 滑膜骨软骨瘤病
  ○ 关节内病变，不以单一肿块的形式出现
  ○ 早期的滑膜骨软骨瘤病因 X 线无法发现钙化游离体难与之鉴别
  ○ 常合并骨性关节炎

诊断与鉴别诊断精要

- 青壮年的邻关节深部（特别是膝关节）出现含有偏心性钙化的软组织肿块时，应考虑到本病
- X 线、CT 在发现肿块内偏心性钙化、肿块邻近骨质侵蚀或骨膜新生骨等方面具有独特优势
- MRI 能清晰显示肿块与其邻近组织之间的关系，还能揭示肿块内部不同组织成分的信号特点
- 多种影像学检查与临床资料的综合分析，能提高术前诊断的正确率

典型病例

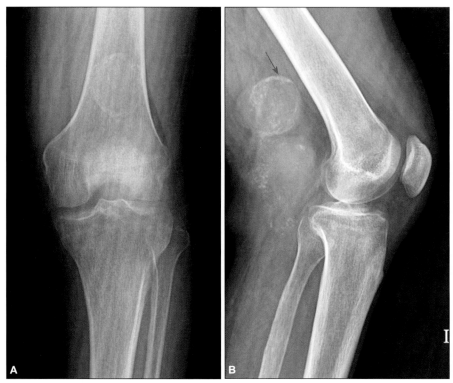

图 15-14-1　**左膝滑膜肉瘤**
X 线摄片 A. 左膝关节正位示构成骨骨质结构正常；B. 左膝关节侧位示腘窝部团块状软组织
肿块内可见钙化（箭头）

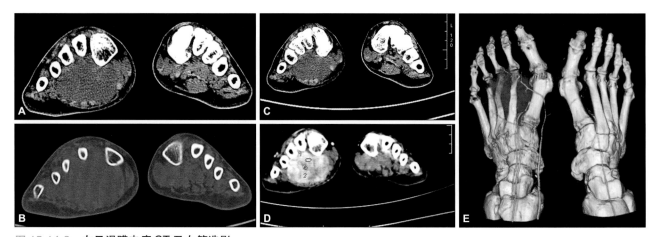

图 15-14-2　**左足滑膜肉瘤 CT 及血管造影**
左足跖骨及足底肌腱间见软组织团块影，稍低于周围肌肉密度，CT 值为 39.4Hu，相邻第 2、3 跖骨受推挤（A、C 软组织窗，B 骨窗），
增强后（D）病灶明显欠均匀强化，CT 值差值为 70~90Hu，CTA（E）显示病灶位置和丰富的肿瘤血管网

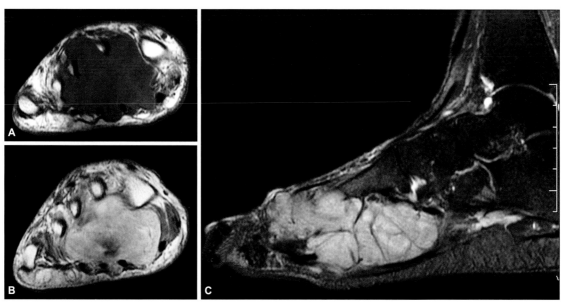

图 15-14-3　左足滑膜肉瘤

病例同图 15-14-2，MRI 左足跖骨及足底肌腱间软组织团块影，T1WI（A）稍低于周围肌肉信号，T2WI 抑脂（B）高信号为主，内见低信号分隔带，增强后（C）病灶明显欠均匀强化，见片状无强化区

（王绍武　张丽娜）

重点推荐文献

[1] 朱雄增. 软组织肿瘤WHO最新分类特点. 临床与实验病理学杂志, 2003, 19(1): 94-96.
[2] Amary MF, Berisha F, Bernardi FC, et al. Detection of SSl8-SSX fusion transcripts in formalin-fixed paraffin-embedded neoplasms: analysis of conventional RT-PCR, qRT-PCR and dual color FISH as diagnostic tools for synovial sarcoma[J]. Mod Pathol, 2007, 20(4): 482-496.
[3] Murphey MD, Gibson MS, Jennlngs BT.Imaging of Synovial Sarcoma with Radiologic-Pathologic Correlation.Radiographics, 2006, 26(5): 1543-1565.

主要参考文献

[1] Alcaide F, Esteban J. Cutaneous and soft skin infections due to non-tuberculous mycobacteria[J]. Enferm Infecc Microbiol Clin. 2010, 28(1): 46-50.
[2] Wijesekera NT, Riddell AM, Moskovic E.Tuberculous psoas abscess mimicking soft tissue tumour.Br J Hosp Med. 2010, 71(10): 593.
[3] Jaramillo D. Infection: musculoskeletal. Pediatr Radiol. 2011, 41(1): 127-134.
[4] Turecki MB, Taljanovic MS, Stubbs AY, et al. Imaging of musculoskeletal soft tissue infections. Skeletal Radiol. 2010, 39(10): 957-971.
[5] Yaqoob N, ul Haq E, Thomali K, et al. Cysticercosis of soft tissue. J Pak Med Assoc. 2009, 59(2): 108-110.
[6] Swoboda-Kopec E, Luczak M, Lukomska B, et al. Bacterial infections of skin and soft tissues in filariasis. Med Dosw Mikrobiol. 1995, 51(3-4): 347-355.
[7] Jankharia BG, Chavhan GB, Krishnan P, et al. MRI and ultrasound in solitary muscular and soft tissue cysticercosis. Skeletal Radiol. 2005, 34(11): 722-726.
[8] 塔西甫拉提·阿吾提，木合拜提·买合苏提，刘文亚. 肌肉软组织包虫囊肿的CT诊断. 临床放射学杂志. 2008, 27(4): 486-488.
[9] Majmudar DK, Hathila N N, Vaishya K B S, et al. Fibrodysplasia ossificans progressiva. Indian J Radiol Imaging, 2005, 15(3): 347-348.
[10] Hagiwara H, Aida N, Machida J, et al. Contrast-enhanced MRI of an early preosseous lesion of fibrodysplasia ossificans progressiva in a 21-month -old boy. AJR. 2003, 181(4): 1145-1147.
[11] De Smet AA, Norris MA, Fisher DR. Magnetic resonance imaging of myositis ossofocations: analysis of seven cases[J]. Skeletal Radiol. 1992, 21(8): 503-507.
[12] Kaplan FS, Glaser DL, Hebela N, et al. Heterotopic ossificans. J Am Acad Orthop Surg. 2004, 12(2): 116-125.
[13] 杨广夫，刘军，王欣璐，等.软组织病影像诊断学. 西安: 陕西科学技术出版社, 2001: 403-418.
[14] Curiel RV, Jones R, Brindle K, et al. Magnetic resonance imaging of the idiopathic inflammatory myopathies: structural and clinical aspects. Ann NY Acad Sci. 2009, 1154(2): 101-114.
[15] Tomasova SJ, Charvat F, Jarosova K, et al. The role of MRI in the assessment of polymyositis and dermatomyositis. Rheumatology. 2007, 46(7): 1174-1179.
[16] Hewer E, Goebel HH. Myopathology of non-infectious inflammatory myopathies-The current status. Pathol Res Pract. 2008, 204(9): 609-623.
[17] Kransdorf MJ, Bancroft LW, Peterson JJ, et al. Imaging of fatty tumors: distinction of lipoma and well differentiated

liposarcoma. Radiology, 2002, 224(1): 99-104.

[18] Barile A, Zugaro L, Catalucci A, et al. Soft tissue liposarcoma: histological subtypes, MRI and CT findings. La Radiologia Medica, 2002, 104(3): 140-149.

[19] Sung MS, Kang HS, Suh JS, et al. Myxoid liposarcoma: appearance at MR imaging with histologic correlation. Radio Graphics. 2000, 20(4): 1007-1019.

[20] Giant D T, Bokhari A, Bhatt S, et al. Imaging features of solitary fibrous tumors. AJR Am J Roentgenol. 2011, 196(3): 487-495.

[21] Warzecha J, Kamand A, Daecke W, et al. Benign soft tissue tumors in orthopedics. Orthopade. 2010, 39(12): 1171-1180.

[22] Brisse HJ, Orbach D, Kliijanienko J. Sofe tissue tumours: imaging strategy. Pediatr Radiol. 2010, 40(6): 1019-1028.

[23] McGowan J, Smith CD, Maize J Jr. et al. Giant fibrous hamartoma of infancy: a report of two cases and review of the literature. J Am Acad Dermatol. 2011, 64(3): 579-586.

[24] Arbona E, Balme B. Xanthomas. Ann Dermatol Venereol. 2010, 137(5): 420-424.

[25] Lee GK, Suh KJ, Lee JH, et al. Lobular capillary hemangioma in the soft tissue of the finger: sonographic findings. Skeletal Radiol, 2010, 39(11): 1097-1102.

[26] Baek HJ, Lee SJ, Cho KH, et al. Subungual tumors: clinicopathologic correlation with US and MR imaging findings. Radiographics, 2010, 30(6): 1621-1636.

[27] Wu JL, Wu CC, Wang SJ, et al. Imaging strategies in intramuscular haemangiomas: an analysis of 20 cases. Int Orthop, 2007, 31(4): 569-575.

[28] 孙佼, 张春林. 四肢骨与软组织血管瘤研究进展. 国际骨科学杂志, 2010, 31(2): 97-99.

[29] 张小占, 史大鹏, 董长宪, 等. 周围软组织血管瘤和血管畸形MRI鉴别诊断. 实用放射学杂志, 2006, 22(9): 1115-1159.

[30] 高远红, 张玉晶, 钱图南, 等. 血管肉瘤的临床分析. 中华放射肿瘤学杂志, 2000, 9(4): 248-251.

[31] Vilanova JC, Barceló J, Smirniotopoulos JG, et al. Hemangioma from head to toe: MR imaging with pathologic correlation. Radiographics, 2004, 4(2): 367-385.

[32] Yoo HJ, Choi JA, Chung JH, er al. Angioleiomyoma in soft tissue of extremities: MRI findings. AJR Am J Roentgenol. 2009, 192(6): W291-294.

[33] O'Sullivan PJ, Harris AC, Munk PL. Radiological imaging features of non-uterine leiomyosarcoma. Br J Radiol, 2008, 81(961): 73-81.

[34] 张朝晖, 孟悛非, 陈应明. 四肢横纹肌肉瘤的MRI和CT影像学特征——附9例报告. 癌症, 2007, 26(9): 1001-1004.

[35] Zhang HY, Yang GH, Chen HJ, et al. Clinicopathological, immunohistochemical, and ultrastructural study of 13 cases of melanotic schwannoma. Chin Med J (Engl), 2005, 118(17): 1451-1461.

[36] Khong PL, Goh WH, Wong VC, et al. MR imaging of spinal tumors in children with neurofibromatosis 1. AJR Am J Roentgenol, 2003, 180(2): 413-417.

[37] Leverkus M, Kluwe L, Röll EM, et al. Multiple unilateral schwannomas: segmental neurofibromatosis type 2 or schwannomatosis? Br J Dermatol, 2003, 148(4): 804-809.

[38] Rekhi B, Ingle A, Kumar R, et al. Malignant peripheral nerve sheath tumors: clinicopathological profile of 63 cases diagnosed at a tertiary cancer referral center in Mumbai, India. Indian J Pathol Microbiol, 2010, 53(4): 611-618.

[39] van den Berg H, van Rijn RR, Merks JH. Management of tumors of the chest wall in childhood: a review. J Pediatr Hematol Oncol, 2008, 30(3): 214-221.

[40] Kransdorf MJ, Meis JM. From the archives of the AFIP. Extraskeletal osseous and cartilaginous tumors of the extremities. Radiographics, 1993, 13(4): 853-884.

[41] Geyer HL, Karlin N. Extraskeletal myxoid chondrosarcoma of the heart and review of current literature. Curr Oncol, 2010, 17(5): 58-62.

[42] Murphey MD, Walker EA, Wilson AJ, et al. From the archives of the AFIP: imaging of primary chondrosarcoma: radiologic-pathologic correlation. Radiographics, 2003, 23(5): 1245-1278.

[43] Okada K, Ito H, Miyakoshi N, et al. A low-grade extraskeletal osteosarcoma. Skeletal Radiol, 2003, 32(3): 165-169.

[44] Boyer T, Dorfmann H. Arthroscopy in primary synovial chondromatosis of the hip: description and outcome of treatment. J Bone Joint Surg Br, 2008, 90(3): 314-318.

[45] 吴猛, 李雄峰. 关节镜下慢性髌前滑膜囊肿的微创治疗. 临床骨科杂志, 2009, 12(5): 598.

[46] 刘颖, 郑卓肇. 关节内局限型色素沉着绒毛结节性滑膜炎MRI表现. 中国医学影像技术, 2010, 26(3): 529-531.

[47] 侯建明, 任彦玲, 叶添生, 等. 膝关节色素沉着绒毛结节性滑膜炎的MRI表现, 医学影像学杂志, 2008, 18(2): 162-164.

[48] 周永昌, 郭万学. 超声医学. 4版. 北京: 科学技术文献出版社, 2003. 1451-1456.

[49] Sanghvi DA, Purandare NC, Jamhhekar NA, et al. Diffuse-type giant cell tumor of the subcutaneous thigh. Skeletal Radiol, 2007, 36(4): 327-330.

[50] Vakil-Adli A, Zandieh S, Hochreiter J, et al. Synovial hemangioma of the knee joint in a 12-year-old boy: a case report. J Med Case Reports. 2010, 4: 105.

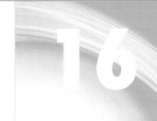

骨关节治疗后影像学

第1节 四肢骨折治疗后影像学

详见第三章第一节

一、概述

【骨折的治疗方法】

治疗骨折的最终目的是使受伤部位尽快、尽可能地恢复正常功能。治疗骨折有三大原则，即复位、固定和功能锻炼

- 复位（reduction）
  - 骨折的治疗原则上应争取解剖学复位，即通过整复纠正骨折段的各种移位，恢复其正常或接近正常的解剖关系。关节内骨折应争取准确的解剖学复位
  - 如骨折段难以完全恢复到解剖位置，可行功能复位，即对骨折的移位进行一定矫正，使得骨折愈合后伤肢的功能可得到良好的恢复
  - 成人长骨骨干行功能复位时允许存在的一定的偏差
    - 短缩：2cm 以内，上肢可略多
    - 移位：侧方移位小于断面横径 1/2，前后方向应更小
    - 成角：小于 10°，上肢及股骨向前外方可略多
    - 旋转：小于 10°，上肢可略多
    - 分离：小于 3cm
  - 儿童骨折整复要求较宽，一般 15° 以下成角

及旋转畸形，轻度的缩短或侧方移位，若无骨骺损伤，在生长发育过程中多能自行矫正

- 固定（fixation）
  - 合适有效的固定可继续维持骨折复位后的对位对线，又可防止不利于骨折愈合的剪力、旋转力和成角的活动，还可为功能锻炼创造条件
  - 常用的固定方法有以下几种：
    - 使用小夹板、石膏绷带、持续牵引等在伤肢外部将其固定于功能位，或者是治疗要求的位置（即保护位）
    - 使用螺钉、钢板、髓内针等在伤肢内部进行固定，但有时需借助外固定作短期或长期的协同固定，使疗效更为确实
    - 使用外固定器进行固定，它兼具上述内外固定方式的特点

【骨折正常愈合过程及常见并发症】

详见第三章第一节

【骨折治疗后的影像学检查方法的选用】

- 治疗后常规采用 X 线复查来了解骨折愈合的情况以及有无并发症的存在
- 对解剖结构复杂部位骨折的复查可用 CT 检查
- 对于骨折邻近软组织结构损伤恢复情况的评价可采用 MRI 检查

重点推荐文献

张铁良, 刘兴炎, 李继云. 创伤骨科学. 上海: 第二军医大学出版社, 2009: 17-18.

二、石膏外固定术

【治疗方法介绍】

石膏外固定（plaster external fixation）是传统的骨折外固定方法。石膏粉末吸水后结晶，可按人体不同部位的形状塑形，且石膏干固后十分坚硬，其硬度经软组织传递到骨折端可使骨折稳定，固定作用可靠

石膏外固定的技术要求

- 适用于较稳定的骨折，多在局部肿胀消退后使用
- 固定范围要超过关节，一般包括骨折的上下两个关节
- 将肢体固定于功能位或保护位，如 Colles 骨折复位的掌屈尺偏位
- 石膏固定应用时不能包扎过紧或过松，不能有局部压迫
- 手足远端外露，便于观察肢体血液循环

【常见并发症】

骨质疏松和肌肉萎缩（muscle atrophy）

- 病因
  ○ 多因长期固定而缺乏活动引起
- 临床表现
  ○ 可见受累肢体变细、疼痛，皮下软组织变薄
- 影像表现
  ○ X 线上骨质疏松表现为骨密度减低、骨皮质变薄、分层及骨小梁稀疏（图 16-1-1）
- 临床处理
  ○ 注意非固定关节的活动及被固定肢体的肌肉舒缩功能锻炼

肢体畸形（limb deformity）

- 病因
  ○ 多由伤肢长期固定于非功能位引起
  ○ 打石膏时，把持伤肢不稳，出现局部移位，也可造成伤肢畸形
- 临床表现
  ○ 矫形部位变形，并可伴有僵硬、疼痛等不适
- 影像表现
  ○ X 线上可见受累骨折端对位对线不良，甚至形成骨性畸形愈合
- 临床处理
  ○ 对骨折断端畸形连接并导致功能障碍者，应手术纠正畸形，重新对位固定，必要时应用内固定

深静脉血栓（deep vein thrombosis）

- 病因
  ○ 多见于骨盆及髋、膝手术石膏固定后患者，下肢水肿、静脉受压、血流缓慢、黏稠度增加，易形成深静脉血栓
- 临床表现
  ○ 患肢肿胀、疼痛，疼痛多为钝痛，采用卧床或抬高患肢能缓解，可伴有直腿伸踝试验阳性；少数患者可并发肺栓塞而导致死亡
- 影像表现
  ○ 在至少 2 个不同方向拍摄的连续静脉造影照片中深静脉不显影，或显示腔内充盈缺损或造影剂截断，可诊断深静脉血栓形成
- 临床处理
  ○ 卧床休息，抬高患肢，行抗凝、溶栓治疗
  ○ 对发病在 6 天内范围较局限的血栓，可考虑静脉血栓取出术

【治疗后影像学检查方法的选用】

- X 线平片可较好地显示石膏固定后患骨的骨质变化情况，是首选检查方法
- CT 可避免石膏与患骨影像重叠的影响，可用于平片显示患骨不佳的情况
- 静脉造影是诊断深静脉血栓的"金标准"

典型病例

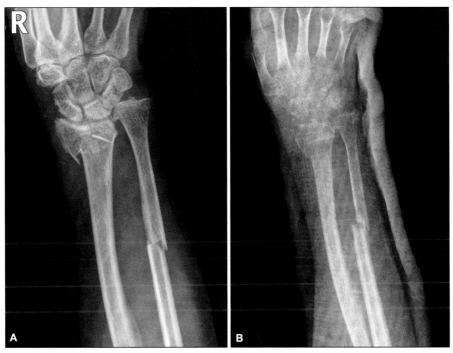

图 16-1-1　石膏外固定术后骨质疏松
尺、桡骨骨折术前（A）及石膏外固定术后 2 个月（B）前臂正位片显示石膏外固定术后尺桡骨及腕骨密度减低，皮质变薄

重点推荐文献

[1] 张铁良, 刘兴炎, 李继云. 创伤骨科学. 上海: 第二军医大学出版社, 2009: 19-20.

[2] 姚建华. 石膏固定的并发症. //胥少汀. 骨科手术并发症预防与处理. 2版. 北京: 人民军医出版社, 2006: 54-55.

三、骨内固定治疗术

【治疗方法介绍】

采用金属螺钉、钢板、髓内针或钢丝等物直接在断骨内或外面将其连接固定起来的手术，称为骨内固定（intraosseous fixation）。使用内固定可较好地保持骨折的解剖复位，有效防止骨折端的剪式或旋转性活动，有助于无痛下早期活动关节，进行功能训练

常用骨内固定物的种类

- 螺钉（screw）：分为普通螺钉与加压螺钉（compression screw）两类，后者螺柱更宽、螺纹更深且与螺柱更接近于垂直
  - 螺钉多与钢板一起使用，也可单独使用
  - 螺钉直接固定主要用于骨端的撕脱性骨折，如内外踝、尺骨鹰嘴等处的骨折；胫腓下关节分离也可用螺钉固定
  - 螺钉不可应用于长斜形或螺旋形管状骨骨折
  - 大的管状骨骨折内固定的力学负荷较重，应尽量避免单独应用螺钉
- 接骨板（bone plate）：分为普通钢板、加压钢板和特形钢板三种
  - 普通钢板：多为直板、圆孔，固定后钢板无活动余地，它仅对骨折断端起固定作用，不起加压作用
  - 加压钢板：为一种高强度植入体，比普通钢板宽厚，可产生压应力，使骨折端向骨折线处靠拢，有利于骨折愈合
  - 普通钢板与加压钢板适合于闭合性或开放性的非稳定性长管状骨骨折
  - 特形钢板是根据骨折部位和类型的不同而设计的特殊形状的钢板，用来将不同类型，

特别是靠近关节部位的骨折进行良好固定

- 髓内钉（intramedullary pin），又称髓内针，通过贯穿于骨的髓腔内，经其纵轴对骨折处进行固定
  - 包括普通髓内钉、弹性髓内钉、带锁髓内钉及加压髓内钉四类
  - 普通髓内钉根据断面不同分为 V 形针与梅花形针
    - V 形针固定作用有限，易出现弯曲、断针，已基本不用
    - 梅花形针抗弯曲能力高、强度大，但抗旋转能力不足
  - 弹性髓内钉为有弹性的实体针，主要包括断面为三角形的 Rush 钉和断面为圆形的 Ender 针
    - 弹性髓内钉抗旋转移位能力较差
    - 经预弯后插入髓腔，可与骨干皮质内板形成三点接触固定来对骨折局部制动
    - 在肌肉收缩和早期负重时可产生轴向加压作用，利于骨折愈合
  - 带锁髓内钉包括自锁及带螺钉锁两种
    - 自锁型进入髓腔适当位置后，拧紧其近端螺帽可使远端的自锁片从钉内伸出、张开并插入松质骨内，从而防止骨旋转及钉脱出
    - 带螺钉锁的两端预先留有钉孔，对骨折固定时，经皮穿入的螺钉垂直通过钉孔，能有效防止骨折处的旋转和侧方移位
  - 加压髓内针通过产生压应力，可促进骨折的愈合
    - 经其远端针孔横穿骨皮质的螺钉，可将其远端固定
    - 在其近端利用螺丝、螺帽等进行加压，可使骨折断端紧密接触
  - 常用于股骨、肱骨和尺桡骨骨折，最适于发生于髓腔峡部的横形、短斜形或螺旋形骨折甚至一骨多处骨折
  - 老年人、儿童以及开放性骨折患者不能轻易行髓内固定，骨折接近干骺端时也不适用
- 骨圆针：是一种圆柱形实体钢针，头部尖锐
  - 主要包括断面直径小于 1.5mm 的克氏针和断面直径大于 1.5mm 的斯氏针
  - 多用于中、小管状骨骨折的内固定或做骨

牵引用

- 钢丝按粗细不同有多种规格，多用于捆绑
  - 力量较小，打结处易折断，多与克氏针、髓内针等联合应用
  - 对髌骨、尺骨鹰嘴、股骨大转子等处骨折可用钢丝张力带固定
  - 长骨粉碎性或长斜形骨折行髓内针固定后，有时也需加用钢丝捆绑

骨内固定技术要求

- 行单纯螺钉固定时
  - 钉入方向应与骨干垂直，穿透对侧骨皮质，不应与骨折线垂直
- 行钢板固定时
  - 钢板长度应达到骨干直径的 4～5 倍，宽度不应小于骨干周径的 1/6
  - 钢板根据骨折形状进行预弯，应置于张力侧，使内固定承受张力，骨骼承受压力
  - 钢板的中点要与骨折线对齐，以对皮质产生压应力，增加固定的稳定性
  - 在骨折线两侧至少应各放 2 枚螺钉，且螺钉不能穿过骨折线，长度以恰好穿过对侧骨皮质为度
  - 螺钉的材料须与钢板的材料相同，不能混用，以免发生电解反应
- 行髓内针固定时
  - 将髓内针打入髓腔时应紧密嵌压，髓内针的外径等于管状骨的内径时固定作用好，针过短、过松是手术失败的主要原因
  - 髓内针的弧度也应根据骨干生理弧度的要求来准备
  - 留在骨外的针尾长度应适当，一般为 2～2.5cm，过短取针困难，过长则易造成局部滑囊炎或损伤周围软组织

【常见并发症】

骨折内固定术后感染

- 病因：
  - 多种多样，主要包括创伤局部污染严重、血运差、无菌术操作不严格、清创不彻底、手术时机不合理、抗生素应用不当等
- 临床表现
  - 不涉及骨折处及内固定的浅层感染一般仅表现为局部的红、肿、热、痛
  - 深层感染则还可有明显的全身症状如发热、

乏力、全身不适等

○ 慢性感染脓肿破出可形成窦道

○ 术后 C 反应蛋白升高，数周内降至正常，若再次升高，则提示感染存在

- 影像表现

○ 局部软组织肿胀，有时可见窦道形成的低密度影

○ 骨质吸收，以钢板固定侧的断端、髓内针、螺钉出骨口处相对明显

○ 累及骨内者可见斑片乃至大片状骨质破坏区；慢性期可见明显骨质增生，局部骨变形，密度增高，髓腔消失（图 16-1-2）

- 临床处理

○ 出现感染后的处理包括使用抗生素、行全身支持治疗等，有脓肿形成时可行局部引流，同时要避免使脓肿与内固定及骨折部位相通

○ 对骨折内固定后深部感染一般要优先保证骨折的愈合，因感染性骨不连治疗很困难。骨愈合后取出内固定，软组织伤口通常在 2 个月后可愈合

○ 骨折内固定术后早期发生感染时，如内固定无松动，可暂不取出，以免骨折部固定不良，影响愈合；但应注意保持伤口引流通畅，每日清洗

○ 如果感染发生在内固定术 4～6 周后，X 线检查不见骨痂形成，却见断端骨质吸收，甚至出现内固定松动，则应取出内固定，改用其他固定方式

废用性骨质疏松（disuse osteoporosis）

- 病因

○ 坚强内固定在骨折早期利于其愈合，但在骨折愈合中后期，因使骨折端产生应力遮挡，可造成骨质吸收，出现废用性骨质疏松

- 临床表现

○ 受累肢体变细、疼痛，皮下软组织变薄

- 影像表现

○ X 线上可见受累骨密度减低，骨皮质变薄，骨小梁稀疏（图 16-1-3）

- 临床处理

○ 注意功能锻炼

再骨折（refracture）

- 定义：骨折临床愈合后，在原骨折处又发生骨折称为再骨折

- 病因

○ 骨折未坚强愈合时即过早取出内固定，又未给适当保护，易发生再骨折

○ 钢板固定的应力遮挡作用使骨折部位不能受到足够强的应力刺激，加上钢板下的骨皮质吸收，去除钢板后易发生再骨折

- 临床表现

○ 原骨折愈合处出现疼痛、肿胀、畸形、异常活动、骨擦音等

- 影像表现

○ 原骨折愈合处又见骨折线，断端有时可见成角、错位（图 16-1-4）

○ 原骨折愈合处的轮廓和密度可能尚未完全恢复正常

- 临床处理

○ 首选带锁髓内钉进行固定，也可用牵引或其他内、外固定方法，一般不需植骨

髓内针折断或弯曲

- 病因

○ 髓内针过细、不够坚固时容易发生折断、弯曲

○ 在骨折未愈合或多段骨折的情况下过早负重或发生局部外伤，使髓内针受到过大的应力可导致其发生折弯或断裂

○ 在骨折延迟愈合或不愈合者，髓内针长期受到应力刺激，易发生折断

- 临床表现

○ 髓内针折断或弯曲多表现为受到长时间或较大应力后，出现疼痛、肿胀、异常活动及变形

- 影像表现

○ X 线检查可显示主针断裂或弯曲，同时可见原骨折断端错位、成角，如有骨痂形成，可见骨痂断裂；有时甚至在新的部位发生骨折

- 临床处理

○ 髓内针折断后一般需行手术取出，重新选择合适的固定方法

○ 髓内针折弯时如局部成角大于生理允许之角度，也应取出并更换；如髓内针折弯角度不大时则不需特殊处理

髓内针长度不合适

- 病因

- 主要因髓内针选择不当所致
- 临床表现
  - 髓内针过长可造成髓内针远端穿过关节面，引起关节疼痛和活动障碍
  - 髓内针过短时，其远端锁针距离骨折线较近，可造成骨折固定不稳，导致骨折愈合困难
- 影像表现
  - X线照片可显示髓内针距离骨端关节面及骨折线的情况
- 临床处理
  - 术中发现髓内针长度不合适应及时处理、更换
  - 如术后才发现髓内针长度不合适，则应根据其对关节的影响以及固定的稳定程度等情况具体分析处理

钢板断裂

- 病因
  - 固定粉碎性骨折时为避开骨折线而减少使用螺钉，未用螺钉处的钢板较薄弱，易发生断裂
  - 钢板放置部位不当，不符合张力带原则，以致张力侧出现分离，钢板可出现疲劳断裂
  - 骨折复位不佳、局部有骨缺损或者钢板与患骨之间贴合不良，局部应力分载不均，钢板承受过多负荷，容易发生折断

- 骨折延迟愈合或不愈合，致使内固定钢板长期承受应力负荷，术后未辅以外固定，钢板容易断裂
  - 过早过猛的功能锻炼，过久频繁的活动，也会使钢板发生疲劳性折断
  - 钢板过短且宽度不够时候，力臂短，钢板承受负荷增加，易发生钢板断裂或者螺钉脱出
  - 钢板本身质量不高或被反复使用、折弯，以致产生微小断裂时，易折断
- 临床表现
  - 钢板断裂表现为患处突然出现疼痛、异常活动及变形，多有局部受到较大应力的诱因
- 影像表现
  - X线检查可显示钢板断裂（图16-1-5），有时还可见原骨折断端错位或发生新鲜骨折
- 临床处理
  - 钢板断裂后一般需行手术处理，可选择带锁髓内针或合适的钢板对患骨重新进行内固定，有时还需植骨以促进骨折愈合

【治疗后影像学检查方法的选用】

- X线平片检查可很好地显示患骨骨质变化和内固定器的情况，是首选检查方法
- 因金属伪影影响和安全方面因素的考虑，CT和MRI检查较少使用

典型病例

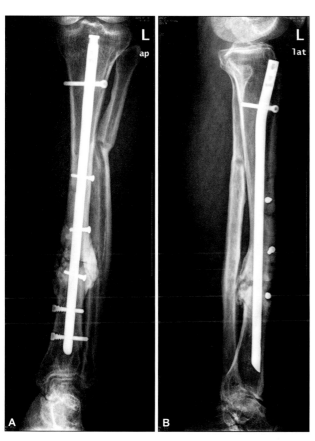

图 16-1-2　内固定术后慢性骨髓炎
胫腓骨正（A）、侧（B）位片显示胫骨中下段增粗变形、密度增高，髓腔消失

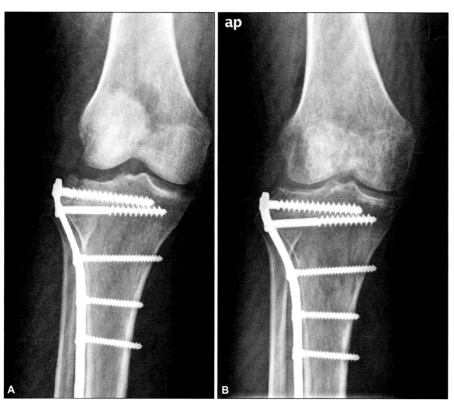

图 16-1-3　内固定术后骨质疏松
右胫骨外侧平台骨折内固定术后 2 天（A）
和 3 个月（B）后的膝关节正位片显示术后
三个月时右膝部各骨密度较前减低，皮质
较前变薄

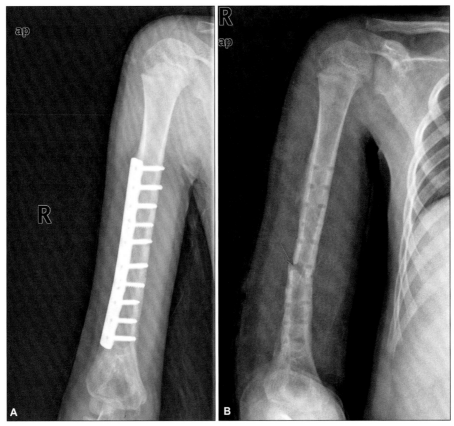

图 16-1-4　内固定术后再骨折

A. 为肱骨骨折内固定术后 X 线平片，肱骨各段已不见骨折线；B. 为拆除内固定物后 X 线平片，显示肱骨再发骨折（箭头）（本图由佛山市中医院袁健祥医生提供）

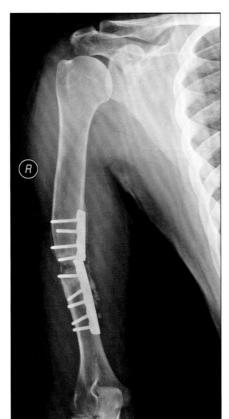

图 16-1-5　内固定钢板断裂

右肱骨 X 线平片显示右肱骨中段骨折内固定术后钢板断裂（本图由佛山市中医院袁健祥医生提供）

重点推荐文献

[1] 裴国献, 任高宏. 长管状骨骨折治疗进展. 中华创伤骨科杂志, 2002, 4(1): 10-13.

[2] 李颖, 江立红, 吴继明. 髓内固定的回顾及思考. 北京: 人民军医出版社, 2006, 49(1): 34-36.

四、骨外固定器治疗术

【治疗方法介绍】

使用骨外固定器（external skeletal fixator）治疗骨折时要于骨折的近段和远段将固定针经皮穿入骨骼内, 用器械连杆将露于皮肤外的针端连接固定, 构成一个稳定的空间力学体系, 既能为骨折端提供稳定的固定, 又不破坏局部血液循环和神经传导, 从而可促进骨折愈合

骨外固定器的种类

- 单边式外固定器
  - 为单平面半针固定, 即固定时钢针穿透骨皮质两侧, 但不穿透对侧软组织和皮肤, 在肢体一侧用连杆将裸露于皮肤外的针端连接固定（图16-1-6）
  - 结构简单易用, 但稳定性较差
- 双边式外固定器
  - 为单平面全针固定, 即固定时钢针横贯被固定骨并传出对侧软组织及皮肤, 针的两端分别固定于肢体两侧的连接杆上（图16-1-7）
  - 在刚性和稳定性方面较强强, 但灵活性缺不如单边式固定器
- 环或半环式外固定器
  - 由固定针、水平槽式圆形或半圆环弓以及与肢体长轴平行的数根纵向连接杆组成, 构成环状或半环槽式构型, 固定针为全针固定, 必要时辅以半针固定（图16-1-8）
  - 可供多方向穿针, 适用于肢体延长及对骨折处加压固定, 从而促进骨折愈合, 但它对组织损伤较大, 结构复杂, 安装调节较难, 且不便于关节活动
- 四边式外固定器
  - 肢体两侧各有2根伸缩滑动的连接杆, 相互之间有横杆等连接结构
  - 与前述环式及半环、全环式外固定器都属多平面固定型外固定装置, 有良好的稳定性, 但安装较复杂

使用骨外固定器的技术要求

- 在合理的范围内应用最细、最少的钢针, 选择合适的位置, 实施多向、多点、多平面穿针
- 在向骨折段穿针前应先矫正骨折的短缩和旋转移位, 从肌肉少的方向进针, 避免固定针对肌肉收缩产生影响
- 进针与出针的位置应尽量远离关节和会阴部同时避开神经血管较丰富的部位, 以防发生严重后果
- 同一骨折段内相邻钢针的距离应尽量长, 而邻近骨折线的两钢针之间的距离应尽量短
- 对于感染性骨折, 固定针距感染灶2cm以上为佳
- 固定器的连接杆则应尽量靠近肢体, 以增强固定针固定的刚度
- 固定针须穿透双侧骨皮质, 且最好通过骨骼的横断面中心
- 所用固定钢针直径一般不应超过被固定骨直径的20%
- 适当轴向加压使骨折端充分接触以吸收外力, 减少固定针的应力, 以免折断
- 每根钢针与连接杆间要紧密固定, 使其均匀受力, 避免某一钢针受力集中
- 对不稳定骨折, 应尽量选用双边外固定支架坚强固定

【常见并发症】

感染

- 病因
  - 针道周围皮肤不洁
  - 无菌操作不严格, 消毒不彻底
  - 使用了污染的手术器械
- 临床表现
  - 轻者仅为针道感染, 可见针孔周围皮肤发红、疼痛, 局部见少量炎性分泌物
  - 重者可发生骨髓炎, 可见针孔扩大、流脓, 周围糜烂, 患肢肿胀, 固定针松动, 甚至出现发热、白细胞升高等全身症状
- 影像表现

○ X 线检查可见针道周围骨质疏松，乃至骨质破坏、骨膜新生骨形成、骨质增生硬化等骨髓炎表现

- 临床处理
  ○ 轻度感染要加强针孔护理，及时清除分泌物，保持周围皮肤清洁干燥，适当应用抗生素治疗
  ○ 严重者拔除固定针，清创引流，根据分泌物培养和药敏实验结果应用抗生素治疗
  ○ 对于骨折仍需固定者可在距原针道 3cm 以上的距离另行穿针，对于多个针道严重感染者应放弃骨外固定器，改用其他固定方法

固定针松脱

- 病因
  ○ 主要见于单边外固定器的半针固定，常见原因包括：
    - 快速钻入固定针时钢针周围骨质灼伤坏死
    - 钻孔时骨钻晃动、反复进退导致针骨界面完整性破坏
    - 固定时间过久导致针道周围骨质吸收，骨质疏松
- 临床表现
  ○ 可见固定针松动，体外部分延长
- 影像表现
  ○ X 线可见针道增宽或边缘不整，周围骨质密度减低，小梁稀疏，固定针向外移位，有时需与既往检查比较才容易发现（图 16-1-9）
- 临床处理
  ○ 对松动的固定针要找出原因进行调整稳固
  ○ 注意保持外固定架的稳定，必要时重新穿针固定

针道骨折

- 病因
  ○ 反复在一个部位穿针
  ○ 使用快速电钻造成骨孔周围骨质灼伤和坏死
  ○ 用粗针固定较小骨骼也可造成针道处骨折
- 临床表现
  ○ 局部疼痛、肿胀，甚至局部变形，出现骨擦音或骨擦感
- 影像表现
  ○ X 线检查可见针道处及邻近区域的骨折线
- 临床处理
  ○ 一般需取出钢针，根据骨折的情况重新进

行复位固定处理

再骨折

- 病因
  ○ 被固定处存在应力遮挡作用，造成局部骨质强度下降（骨质疏松），拆除外固定器后易出现再骨折
  ○ 外固定器拆除过早，骨折尚未完全愈合，也易发生再骨折
- 临床表现
  ○ 局部疼痛、肿胀，甚至局部变形，出现骨擦音或骨擦感
- 影像表现
  ○ X 线检查可见低密度骨折线，局部骨小梁连续性中断，甚至可见断端成角、错位
- 临床处理
  ○ 根据骨折的情况重新进行复位固定处理

固定针折断

- 病因
  ○ 是金属疲劳所致，易发生在钢针与连接杆的固定部位，而螺纹半针的断裂易发生在靠近骨皮质外的螺纹部分，重复使用者尤易折断
  ○ 骨折端存在间隙时，固定针承受全部的外加载荷，其所承受应力的集中部位容易发生断裂
  ○ 各个固定针受力不均，则受力集中者易折断
- 临床表现
  ○ 可见骨外部分断裂，局部有时还可出现疼痛、变形等
- 影像表现
  ○ X 线检查可见钢针断裂
- 临床处理
  ○ 断针露出骨外部分的予以取出，针道内的可不必处理，然后再换部位穿针固定

关节功能受限

- 病因
  ○ 在近关节处穿针，固定针穿越肌肉后限制了关节和肌肉的活动
- 临床表现
  ○ 多见于邻近关节部位的骨折，穿针平面关节活动受限，乃至关节僵硬
- 影像表现
  ○ 常无特殊表现，可见受累关节骨骨质疏松，

周围肌肉萎缩

- 临床处理
  - 对需要穿针固定的骨折端，应使其上下关节处于功能位，如股骨骨折穿针时膝关节应置于 90°～130° 位

骨折局部再移位或成角畸形

- 病因
  - 外伤或外固定器力学设置不当
  - 易发生于单平面半针外固定器
- 临床表现

- 骨折部位又出现畸形并伴疼痛
- 影像表现
  - 可见骨折断端间错位成角（图 16-1-10）
- 临床处理
  - 需重新调整外固定器或改用内固定

【治疗后影像学检查方法的选用】

- X 线平片检查可很好显示患骨骨质变化和外固定器的情况，是首选检查方法
- 因金属伪影影响和安全方面因素的考虑，CT 和 MRI 检查较少使用

典型病例

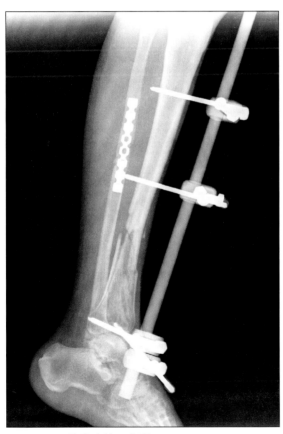

图 16-1-6　单边式外固定器
胫腓骨侧位片显示胫骨下段粉碎性骨折及单边外固定器

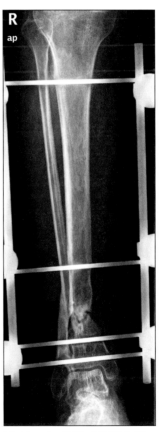

图 16-1-7　双边式外固定器
胫腓骨正位片显示胫骨下段骨折未愈合及双边外固定器

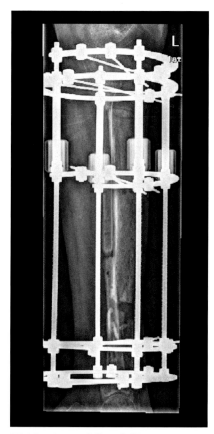

图 16-1-8 环式外固定器

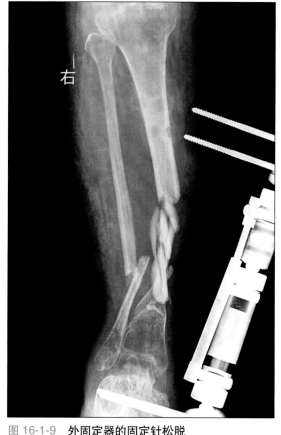

图 16-1-9 外固定器的固定针松脱

胫腓骨正位片显示胫腓骨多发骨折，胫骨处可见单边外固定器，胫骨上段的固定针向外脱出，残留增宽的低密度钉道影，小腿软组织肿胀（本图由佛山市中医院袁健祥医生提供）

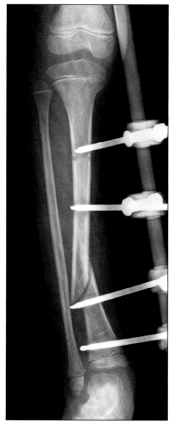

图 16-1-10 外固定后骨折局部再移位成角

胫腓骨正位片示胫骨骨折行单边外固定后，断端局部错位、成角

重点推荐文献

[1] 穆林, 刘丹平. 骨外固定器的临床应用进展. 医学综述, 2007, 13(12): 1631-1633.

[2] 张彼, 孙振辉, 杜文君, 等. 骨外固定常见并发症的分析与处理. 中华保健医学杂志, 2008, 10(3): 180-182.

五、骨骺损伤的治疗

【治疗方法介绍】

骨骺损伤（epiphyseal injury）的类型、累及部位、严重性、患病年龄和骨骺板的生长潜力是影响治疗方案的重要因素

- 多数 SH-Ⅰ型和Ⅱ型骨折可以通过闭合复位和石膏固定进行治疗
  - 复位时须在充分牵引下进行，忌用暴力挤推骨骺，以免加重骨骺损伤
  - 损伤1周以上者不宜强行闭合复位，可待日后截骨矫形
- 复位后无法稳定的、骨折端有软组织嵌入又无法回纳的以及进入关节、影响关节面平整的骨骺骨折（SH-Ⅲ型和Ⅳ型），常需要手术治疗和内固定
  - 内固定物以克氏针为宜，通过于骺端而不通过骺板；如必须通过骺板，最好使用直径不大于2mm的光滑克氏针，垂直骺板插入，以减少其损伤
  - 螺丝钉只能用于固定干骺端或体积较大的二次骨化中心，不应穿过骺板，否则取钉后局部腔隙可形成骨桥
  - 对于克氏针固定失败者应行钢板内固定，此时尽量选用小钢板固定

【常见并发症】

骨生长加速

- 病因
  - 可能因外伤后充血刺激骨骺板过度增生，导致患肢暂时性生长加速
- 临床表现
  - 生长加速主要发生在伤后的最初6~18个月
  - 常在病情发生一段时间后发现两侧肢体长度的差异
- 影像表现
  - X线检查可见患骨较对侧粗而长
- 临床处理
  - 可采用骨骺阻滞术进行治疗

- 如果长度差距大于6cm，就需考虑进行肢体延长或缩短手术

骨生长阻滞

- 病因
  - 多因骺板出现损伤后，在骨骺与干骺端之间出现替代骺板的骨质，即骺板骨桥（physeal bone bridge）所致
  - 如骨桥的区域巨大，可使骺板的生长完全停止，即出现完全性生长阻滞，这种情况很少见
  - 常见的是部分生长阻滞，即骨桥区域的骺板生长停止，骺板的其他区域继续生长，这可导致肢体短缩或进行性的成角畸形或两者同时并存
- 临床表现
  - 骨桥又可根据其发生在骨骺的部位，分为三种类型：
    - 周围型骨桥的位置偏于骺板的一侧，主要导致成角畸形
    - 中央型骨桥被周围健康的骺板所环绕，主要引起肢体短缩
    - 线形骨桥则表现为从一侧到另一侧横穿整个骺板，可同时出现肢体短缩和成角畸形
- 影像表现
  - 在X线片中，生长阻滞可以表现出骨骺板变窄、局部骨密度增高和Harris线消失
  - CT检查采用薄层扫描可以发现穿越骨骺板的骨桥范围，矢状位、冠状位CT图像及三维成像可提供更多骨桥部位和面积的信息（图16-1-11）
  - 骨桥形成的过程在MRI上呈如下表现
    - 血管侵入，形成血管桥：损伤部位出现强化，并逐渐达到峰值
    - 骨质沉积：强化程度逐渐减轻，自周围向中间逐渐骨化
    - 骨桥形成：强化消失，损伤处呈线状或不规则细条带状低信号，穿过高信号的

骺软骨，骨桥内部出现骨髓时在 T1WI 呈高信号改变

- 临床处理
  - 骨桥面积大于受累骺板面积的 50% 时，需行选择性骺阻滞术，阻止成角畸形的出现
  - 骨桥面积小于骺板面积 50% 时，可手术切除，但切除后仍有可能复发
    - 患者尚存两年及以上的生长潜力才适宜用这种疗法
    - 最好在骨桥形成初期施行，超过两年以上的骨桥疗效较差

- 骨桥面积小于骺板面积 50% 的大龄患者，可采用骨骺板牵开术

【治疗后影像学检查方法的选用】
- X 线平片检查可在一定程度显示局部骨质改变和内固定情况，是首选方法
- CT 可较 X 线平片更详细地显示病变区域骨质的变化，提供更多骨桥部位和面积的信息，对于中央型骨桥评价的帮助较大
- MRI 检查在发现骨骺板变化上最为敏感，可显示早期的骨桥形成，从而对可能出现的骺早闭作出早期诊断

典型病例

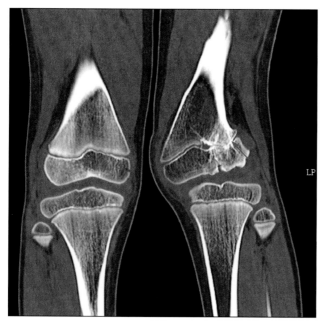

图 16-1-11   **骨后板骨桥**
双膝关节冠状面 CT 图像显示左股骨下端骺板外侧部骨桥形成（箭头）

（张朝晖）

重点推荐文献

[1] 张宜远, 郭源, 吕学敏. MRI在儿童骨骺损伤中的应用研究与进展. 中华放射学杂志, 2009, 43(4): 446-448.
[2] 廉宗澂, 刘筠, 祁吉, 等. 骨骺部位损伤的影像病理动态研究. 医学研究通讯, 2003, 32(9): 22.
[3] 陈博昌. 儿童骨骺损伤的诊断与处理. 临床小儿外科杂志, 2010, 9(3): 168-170.

第 2 节   四肢关节术后影像学

一、半月板部分切除及修复术

【治疗方法介绍】

半月板具有传递负荷、吸收震荡、润滑和稳定关节的生物学功能。对半月板损伤的基本处理原则是在消除临床症状及体征的前提下尽可能保留稳定的半月板成分及其功能。目前，对半月板病变的处理已从开放式的完全切除转变为关节镜下修复和部

分切除

半月板部分切除及修复术的适应证

- 半月板损伤的治疗方案因撕裂部位、形态和患者年龄等情况不同而异
- 有血供的红区（距周缘3mm范围）内的撕裂，特别是发生在青年患者长度小于2cm的纵行撕裂是行半月板修复（meniscal repair）的适应证
- 有部分血供的红-白区（距周缘3~5mm范围）内的撕裂是半月板修补术的相对适应证，是否缝合取决于撕裂程度及形状。儿童和青年患者在此部位发生的单纯横形、短瓣状或"T"形新鲜撕裂，且能够无张力复位者适于缝合修复
- 无血供的白区（距周缘5mm至中央游离缘之间区域）内的部局撕裂行修复术后愈合困难，易再次撕裂，多行半月板部分切除术（partial meniscectomy）
- 老年人愈合能力差，且多伴有骨关节炎，半月板退变较严重，行半月板修补术后容易重新发生撕裂，行半月板切除较修复效果更好

半月板部分切除术的种类及技术要求

- 半月板部分切除的方式有两种：环形切除或节段切除
- 半月板部分切除的技术要求
  - 要注意尽量保留外周的三分之一，因为该区域可吸收大部分承重冲力，对维持半月板的功能至关重要
  - 术后残留半月板的形态应尽可能接近半月板的原始半月形态

半月板修复术的种类及技术要求

- 关节镜下半月板缝合有三种基本方法：由内到外、由外到内和全内缝合
  - 由内到外缝合：经关节镜前入口导人针和缝线，横穿半月板撕裂部，使其复位和稳定后再通过滑膜和关节囊出关节，在关节囊外结扎缝线；常需在关节后方附加切口，放置牵引器，以免缝针从关节内穿出时损伤血管神经
  - 由外到内缝合：缝线从关节外穿过关节囊、滑膜和撕裂半月板的外、内侧部分，对合撕裂处并稳定地缝合在关节囊上。应用该技术可降低后方神经血管损伤的危险，但

操作难度较高

- 全内缝合技术一般采用后内或后外入路，并需要特别的器械及内固定装置，修补时缝线垂直穿过半月板撕裂部位并直接在关节内打结，不必在后方切开关节，损伤小，适用于半月板后1/3的撕裂
- 半月板修复的技术要求
  - 对撕裂缘先进行刨削，产生新鲜且稍粗糙的创面，以利愈合
  - 应尽可能少用缝线，以免半月板过多损伤，造成缝合性撕裂
  - 缝合时应将缝线应反复牵拉，逐渐拉紧后再打结，避免缝线拉断或松弛，同时要使裂伤两侧缘对接曲线流畅，防止凹凸不平

【常见并发症】

撕裂不愈合或复发

- 病因
  - 半月板撕裂范围大、血供差、缝合不当、伤缘对合不佳以及术后过度负荷或外伤，可导致修补术后撕裂不愈合或再发；受损的前交叉韧带未同时修复，也易导致撕裂不愈合
  - 行半月板部分切除术后过度负重、活动或外伤也可致手术部位撕裂复发
- 临床表现
  - 常伴有持续存在或再发的症状，如膝关节活动疼痛、肿胀、绞锁等
- 影像表现
  - MRI表现
    - 半月板切部分除术后体积变小（图16-2-1），残留半月板内出现累及关节面的T2WI高信号多代表着进入半月板裂隙内的滑液，是诊断撕裂复发较可靠的征象
    - 部分切除术后残留半月板内出现T1WI和PDWI高信号，可由多种原因引起，包括邻近残留半月板关节面处的黏液变性、撕裂处的瘢痕等，故其对撕裂复发的诊断准确率较低，低于对未曾手术半月板撕裂的诊断（图16-2-1）；但若半月板切除部分小于其长度的25%，则此差别不大
    - 半月板修补术后在缝合处出现上述信号改变，提示撕裂不愈合或复发；但同样，T1WI和PDWI高信号特异性低，因其可

能为缝合区的纤维血管或纤维软骨瘢痕所致；T2WI 高信号特异性高，但敏感性低

- MR 关节造影通过显示半月板内的造影剂来诊断撕裂的再发或不愈合，诊断准确率高于常规 MRI
- CT 关节造影时造影剂进入半月板，并且延伸达半月板长度或高度的 1/3 以上可诊断半月板撕裂复发或不愈合，敏感性和特异性都较高
- 临床处理
  - 半月板修补术后撕裂不愈合或复发，可酌情行再缝合或切除术
  - 半月板部分切除术后撕裂复发可酌情行次全切除或全切除术

骨性关节炎

- 病因
  - 半月板部分切除或修补术后，其功能受影响，关节软骨胶原成分承受的张力增加，最终将导致关节软骨损伤及骨性关节炎
- 临床表现
  - 可出现疼痛、打软腿、绞锁、活动受限等症状
- 影像表现

- X 线表现
  - 关节间隙变窄，骨性关节面硬化，边缘骨赘形成等
  - 半月板部分切除后关节间隙变窄的程度差异与半月板切除的范围有关，并不能完全代表关节的退变程度
- MR 表现
  - 关节软骨 T2WI 信号增高，厚度变薄
- 临床处理
  - 局部治疗或全身用药缓解疼痛，保持并改善膝关节功能
  - 必要时行手术治疗

【治疗后影像学检查方法的选用】

- MR 和 CT 关节造影对于半月板部分切除或修补术后撕裂复发或不愈合的诊断，具有较高的敏感性及特异性
- 常规 MRI 对撕裂复发或不愈合的诊断作用有限，但对显示分离移位的半月板片段、远离手术部位的新撕裂以及半月板外的病变很有帮助，并可早期发现手术后关节软骨的劳损
- CT 和普通 X 线检查可显示骨性关节炎所致骨性关节面及关节间隙的异常

典型病例

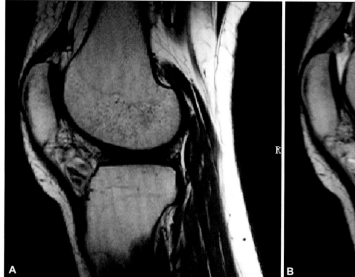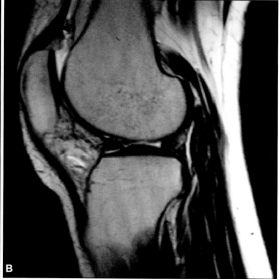

图 16-2-1 半月板部分切除术后 MRI 表现

A. 膝关节矢状 T1WI；B. 膝关节矢状 T2WI。外侧半月板后角体积变小，残留半月板内出现累及关节面的 T1WI 高信号，但 T2WI 中未见高信号，患者无临床症状

重点推荐文献

[1] Toms AP, White LM, Marshall TJ, et al. Imaging the post-operative meniscus. Eur J Radiol, 2005, 54(2): 189-98.

[2] Hantes ME, Zachos VC, Zibis AH, et al. Evaluation of meniscal repair with serial magnetic resonance imaging: a comparative study between conventional MRI and indirect MR arthrography. Eur J Radiol, 2004, 50(3): 231-7.

[3] 宁廷民, 孙磊. 半月板损伤的治疗. 中国矫形外科杂志, 2008, 16(14): 1084-1086.

二、前交叉韧带重建术

【治疗方法介绍】

前交叉韧带（anterior cruciate ligament，ACL）损伤后自身修复能力极差，对其损伤多通过关节镜处理损伤的残端后用移植物替代受损的前交叉韧带进行重建，以达到稳定膝关节的目的

前交叉韧带重建（anterior cruciate ligament reconstruction）

所用移植物种类

- 目前临床上重建前交叉韧带所采用的移植物包括三种：自体肌腱移植物，同种异体移植物以及人工韧带，前两者是目前的主流选择
- 自体肌腱移植物中最常见的是髌韧带、髂胫束、半腱肌和股薄肌肌腱等，其优点是取材方便、价廉，但可对患者造成二次损伤
- 同种异体移植物的优点是不给患者增加创伤，手术时间短，但存在移植物来源少、免疫排斥反应、生物长入延迟、甚至传播疾病的危险
- 使用人工韧带重建前交叉韧带虽然可以获得满意的效果，但由于其造价较高，费用昂贵，应用尚少

前交叉韧带重建术的技术要求

- 行前交叉韧带重建需分别在股骨和胫骨制作骨隧道，然后将移植物通过隧道放置在关节内，并在股骨端和胫骨端固定
- 移植物的两端可带有骨块，如利用髌韧带作移植物时两端可分别带有髌骨和胫骨的骨块
- 胫骨隧道的前缘应该位于沿股骨下端髁间窝顶部所划直线的后方，隧道的中心应该位于胫骨前后缘皮质距离的 1/4 至 1/2；位置太靠前，可能发生顶部撞击，限制膝关节前伸；太靠后可能导致不稳
- 股骨隧道应位于沿股骨干后缘皮质所划直线和沿着髁间窝顶所划直线交点或之后；位置太靠前，可能导致膝关节不稳或活动受限（图 16-2-2）

【术后正常影像表现】

- 移植物的表现受其类型和手术后的时间影响
  - 用髌韧带做移植物时，术后 1 ~ 2 年内移植物在 MRI 都可呈较高信号，可能为血管在其内生长所致；但不应见到横贯移植物断面的液性信号区
  - 手术两年后，在所有常规 MR 序列上，正常移植物都应表现为均匀低信号
- 使用髌韧带自体移植后残留髌韧带的形态和信号都会发生变化
  - 术后早期，髌韧带弥漫增厚，边界不清，手术缺损处及周围 T2WI 信号增高
  - MR 信号的改变多在 12 ~ 18 个月恢复正常，但髌韧带增粗和缺损可持续存在

【常见并发症】

ACL 移植物撕裂（ACL graft tear）

- 病因
  - ACL 移植物撕裂多见于再次受到创伤的情况
- 临床表现
  - 出现膝关节疼痛、不稳的表现
- 影像表现
  - 在 MR 上可见移植物纤维连续性部分或完全中断，局部出现液性 T2WI 高信号；行关节造影时见到对比剂通过不连的移植物纤维
  - 移植物撕裂将导致前交叉韧带功能丧失，表现为胫骨相对股骨和外侧半月板后角前移，同时可见后交叉韧带皱折
  - 胫骨平台后缘皮质到与股骨外侧髁后缘皮质相切直线的垂直距离正常时小于 5mm，大于 7mm 间接提示移植物撕裂，5 ~ 7mm 之间为可疑异常
- 临床处理
  - 完全撕裂多需进行移植物翻修
  - 部分撕裂时，撕裂范围和关节不稳的程度决定着是否需进行翻修

关节前间隙纤维化（anterior arthrofibrosis）

- 病理
  - 在胫骨平台上方 ACL 移植物前方有结节样纤维组织形成

- 病因
  - 尚不明确
- 临床表现
  - 膝关节不能完全伸直或伸膝时痛
- 影像表现
  - ACL 移植物前方出现异常结节，在所有 MR 序列都呈低 - 中等强度信号
- 临床处理
  - 初期可行康复训练和手法松解
  - 手法松解无效或术后已超过 3 个月，则需行手术松解
  - 如纤维化程度很严重，术后六个月以后行手术松解的效果好于过早松解

ACL 移植物撞击（ACL graft impingement）

- 病因
  - 当 ACL 移植物靠近髁间窝的顶部时可发生移植物撞击，与胫骨隧道设置靠前、髁间窝顶部骨赘形成以及髁间窝较小有关
- 临床表现
  - 患者可表现为伸膝时痛或不能完全伸膝
- 影像表现（图 16-2-3）
  - 移植物内见撞击引起的信号增高
  - 移植物增粗，移植物上缘表面因髁间窝顶部变形
  - 胫骨隧道的位置在沿股骨下端髁间窝顶部所划直线的前方
- 临床处理
  - 需行髁间窝成形术以去除髁间窝顶部的部分骨质
  - 必要时需重新制作骨隧道来放置移植物

ACL 移植物腱鞘囊肿（ACL graft ganglion）

- 病因
  - 少见，原因不明
- 临床表现
  - 疼痛不适
  - 延伸至皮下者，局部皮肤隆起，有压痛，触之有波动感
- 影像表现
  - 位于移植物通道内或自其延伸出的囊性病灶
- 临床处理
  - 囊肿较大，疼痛明显时需行手术切除

髌骨骨折

- 病因
  - 通常由切取髌骨骨栓引起，切割过深且不均衡，切割后骨缺损处存在锐利的边角，都可导致髌骨在受到较高应力时发生骨折
- 临床表现
  - 髌骨局部疼痛、肿胀、变形、骨擦音
- 影像表现
  - 平片可见髌骨骨质中断，断端可分离异位
  - MRI 还可显示髌骨周围软组织肿胀，关节内积液等表现
- 临床处理
  - 行髌骨骨折复位内固定

【治疗后影像学检查方法的选用】

- 对前交叉韧带重建术后的评价 MRI 起着重要的作用，必要时需进行 MR 关节造影检查
- CT 和 X 光平片可用于评价膝关节骨性结构和高密度内固定物的情况

典型病例

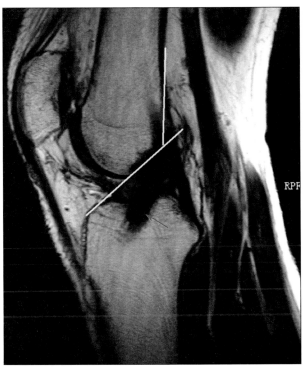

图 16-2-2　正常前交叉韧带移植物

ACL 重建术后 3 年患者的膝关节矢状 T2WI 显示信号和放置位置正常的 ACL 移植物：移植物呈低信号（箭头），胫骨段位于沿股骨下端髁间窝顶部所划直线的后方，股骨段位于沿股骨干后缘皮质所划直线和沿着髁间窝顶所划直线交点之后

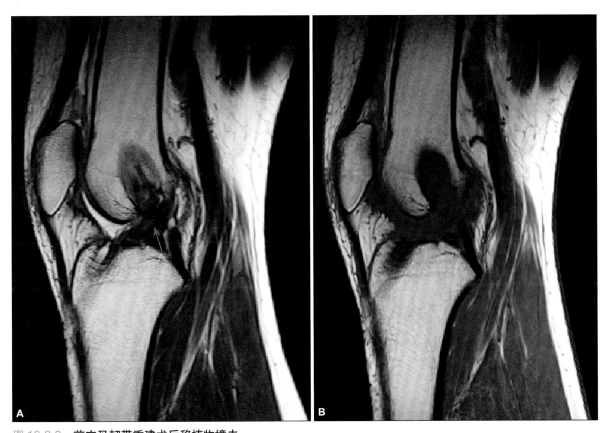

图 16-2-3　前交叉韧带重建术后移植物撞击

A. 膝关节矢状 T2WI；B. 膝关节矢状 T1WI。ACL 移植物胫骨隧道位置偏前，髁间窝水平移植物受压，局部 T2WI 信号增高（箭头）

重点推荐文献

[1] Ilaslan H, Sundaram M, Miniaci A. Imaging evaluation of the postoperative knee ligaments. Eur J Radiol, 2005; 54(2): 178-88.
[2] McCauley TR. MR imaging evaluation of the postoperative

knee. Radiology, 2005, 234(1): 53-61.
[3] 宋小伟, 赵建宁. 前交叉韧带损伤的重建术. 中国矫形外科杂志, 2002, 9(7): 709-710.

三、肩峰成形术

【治疗方法介绍】

肩峰成形术（acromioplasty of shoulder），又称为肩峰下减压术（subacromial decompression），对原发性肩峰下撞击综合征有较好的疗效。其原理是切除部分喙肩弓结构，改变肩峰的形态，使其成为扁平型肩峰，从而增大肩峰下间隙，达到去除撞击因素，恢复肩袖正常功能的目的

肩峰成形术的种类

- 肩关节成形术可行开放手术，也可行关节镜手术
- 关节镜肩峰成形术难度较大，手术时间相对较长，但创伤小，可保留三角肌在肩峰上附着点，手术瘢痕小，术后恢复快
- 切开手术的优点是手术技术简单，无需复杂设备，术后疗效肯定，手术时间相对较短

肩峰成形术的技术要求

- 切除肩部撞击主要发生的肩峰前下 1/3 区域，而保留肩峰上 2/3 三角肌附着处（图 16-2-4）
  - 切除一般应控制在 8mm 以内
  - 术后肩峰的前缘和下缘应不超过锁骨远端对应边缘
  - 切除过多可引起肩峰骨折，切除过少难以起到减压作用
- 切除或切断喙肩韧带，切除有炎症的肩峰下滑囊，必要时行肩袖修补
- 退行性变明显的肩锁关节磨损肩袖时，要修整其下表面，切除骨赘，必要时甚至可切除锁骨外端，切除范围以消除撞击因素，保留喙锁韧带为度
- 若有因喙肱韧带挛缩，限制肩关节外旋活动的情况，可显露并紧靠喙突切断挛缩之喙肱韧带，以改善肩关节活动功能
- 对肱二头肌长头腱断裂者，要将断腱固定于结节间沟，维持其对肱骨头上移的限制作用

- 肩袖肌肉功能失效时喙肩弓可阻止肱骨头向肩关节前上方脱位，因此不可修复性肩袖损伤是肩峰成形术的禁忌证

【术后正常影像表现】

- 肩峰的形态常从钩形或弧形变成扁平状，并且往远端方向逐渐变尖细
- 肩峰局部骨髓可呈水肿表现或由于术后纤维化和骨质硬化而信号降低
- 喙肩韧带被切除后，在 MRI 上不见其轮廓；也可因瘢痕组织或金属伪影导致局部出现异常信号和不规则的形态
- 肩峰下脂肪和滑囊被切除后，局部被肉芽和疤痕组织充填，T1WI 信号多减低
- 肩锁关节骨赘或骨性肥大部分被切除后，可见以前下部为基底的三角形缺损如行 Mumford 手术即锁骨远端切除，肩峰和锁骨端的距离可增宽 1~2mm

【常见并发症】

肩峰骨折（acromion fracture）

- 病因
  - 多因外伤引起肩峰骨折；另外，肩峰组织切除过多而过度变薄，术后过度用力外展上肢时，三角肌牵拉可致肩峰骨折
- 临床表现
  表现为局部持续疼痛、肿胀、变形
- 影像表现
  - 常规肩关节正位和腋位 X 线平片一般即可发现骨折线
  - 对平片显示正常而临床高度怀疑者可行 CT 检查明确诊断
- 临床处理
  对于骨折段明显移位或造成肩峰下间隙狭窄或属于上肩胛悬吊复合体多重损伤一部分的肩峰骨折应手术处理

三角肌分离（deltoid muscle detachment）

- 病因

- 常发生于开放式手术后，可能与将三角肌缝合固定于肩峰操作不当有关
- 缝合线失效或受到过度突然的牵拉断裂也可导致三角肌分离
- 临床表现
  - 多在术后 1～5 个月进行积极的功能康复阶段发生
  - 肩峰下外侧部出现凹陷，外展时明显；少有突发疼痛或撕裂感
- 影像表现
  - MRI 上可见三角肌从肩峰裂开，甚至回缩，局部见液性信号充填
  - 在慢性病例，三角肌分离可导致肌肉的萎缩和脂肪变
- 临床处理
  - 较小的分离可保守治疗
  - 分离范围大于 3cm 时，多需手术将分离的三角肌重新附着固定于肩峰

腋神经损伤（axillary nerve injury）

- 病因
  - 腋神经穿过肩胛下肌的下外侧边界并且与

关节囊的下部关系密切，故在涉及肩的前或下部软组织的手术中易受伤

- 临床表现
  - 三角肌麻痹、萎缩、感觉障碍；方肩，肩外展功能丧失
- 影像表现
  - 去神经化的小圆肌和（或）三角肌水肿，在脂肪抑制 T2 加权图像或 STIR 图像上显示为佳，呈高信号
  - 继之发生的肌肉组织的萎缩和脂肪变性表现为局部组织内脂肪信号成分增多，在无脂肪抑制的 T1WI 和 T2WI 上显示得最好
- 临床处理
  - 牵拉、挤压伤或挫伤，可行非手术治疗，3 个月后无效则应行手术探查
  - 对神经断裂伤应一期修复

【治疗后影像学检查方法的选用】

- 对手术所致神经、肌肉损伤的诊断和评价 MRI 起着重要的作用
- X 光平片和 CT 可用于评价术后肩峰和锁骨的改变

典型病例

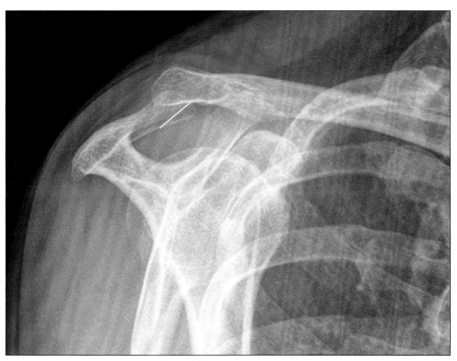

图 16-2-4 **肩峰成形术时切除的肩峰范围**
冈上肌出口位 X 线片，显示需切除的肩峰部分

重点推荐文献

[1] Woertler K. Multimodality imaging of the postoperative shoulder. Eur Radiol, 2007, 17(12): 3038-55.
[2] 施培华, 虞和君, 黄悦, 等. 关节镜下肩峰成形术治疗肩峰

下撞击综合征. 中华骨科杂志, 2004, 24(3): 170-173.
[3] 马利武, 张继源. 开放性肩峰成形术治疗肩峰撞击征合并肩袖损伤. 中华创伤骨科杂志, 2008, 10(10): 940-943.

四、肩袖修补术

【治疗方法介绍】

肩袖修补（rotator cuff repair）是将损伤的肩袖组织重新缝合并固定于骨以阻断肩袖损伤的病理过程、恢复肩关节功能的手术；适用于肩关节持续疼痛，影响生活、工作或运动，经 6 ~ 12 个月保守治疗无效的肩袖撕裂

肩袖撕裂修补术的种类

- 肩袖撕裂的修补可行切开手术也可经关节镜进行，后者创伤小，恢复快，可用于包括巨大撕裂在内的各型肩袖撕裂，效果良好，正逐渐取代前者

- 基于撕裂的形状和边缘的活动性，肩袖撕裂可被分为四型：新月形、U 形、L 形以及回缩、固定的巨大撕裂，分别适用于不同的缝合修补方式

- 新月形撕裂，通常没有明显的断端回缩，可以直接将腱无张力缝合于骨上，或直接应用锚钉行止点重建（图 16-2-5）

- U 形撕裂是向内侧回缩的较大撕裂，直接将撕裂缘缝合于骨上会导致张力过大，需先将撕裂边缘以前 - 后方向缝合缩小裂隙，再以内一外方式将撕裂缘缝合于或用锚钉固定在骨面上（图 16-2-6）

- L 形撕裂有沿肩袖纤维长轴的纵向裂缘和在止点区域的横向裂缘，类似"U"形撕裂，但其撕裂的 2 个舌瓣中常有一个活动度较大；修补时需先将长的撕裂缘以前后方式无张力缝合，再将横轴撕裂缘缝合于或用锚钉固定在骨面上（图 16-2-7）

- 固定、回缩的巨大撕裂，多呈三角形或者烧瓶形，往往需要应用间隙分离技术来获得撕裂缘足够的活动度，然后才能无张力地缝合

- 滑囊侧肩袖有较多神经纤维和血管组织，撕裂后若不缝合，疼痛往往不缓解，故对滑囊侧部分撕裂和累及厚度超过 50% 的关节侧部分撕

裂应予以缝合

肩袖修补术的技术要求

- 肩袖修补需将受累肌腱附着固定于骨，一般是大结节上，可经骨隧道缝合固定也可使用锚钉固定
  - 传统骨隧道法可能由于缝线对隧道的切割而失败
  - 使用锚钉固定，手术暴露少，创伤小，可减少肱骨大结节骨折的危险性
    - 锚钉拧入角度应与肩袖肌腱平面成 45°，与肱骨成 90°，以增加抗拔出应力
    - 位于紧邻关节面的大结节区域的缝合锚的抗拔出应力最强，越靠近外侧强度越差，因此缝合锚不宜过度外移

- 肩袖撕裂常与肩部撞击有关，故肩袖修补往往和肩峰成形、减压术联合应用

- 单纯肩袖修补少见，多用于不伴有其他病理改变及撞击征的较小撕裂

【术后正常影像表现】

- 术后肱骨头在 MRI 可出现水肿样信号改变，可持续存在数年；如果使用经骨缝合，肱骨大结节附近骨髓在 T2WI 的信号强度可很明显增高

- 修复后的肩袖肌腱可因缝合处的液体、肉芽组织、瘢痕、金属伪影的影响有多种 MR 信号表现，形态也可因术式和残留肌腱性质的影响而规则或不规则
  - 大部分手术修复后的肌腱内可见 T2WI 信号增高的区域
  - 部分无症状者中可见肌腱变薄和类似肩袖撕裂的表现，但肌腱信号缺失范围明显小于有症状者

- 关节囊紧张、瘢痕形成、肩袖萎缩或滑囊切除可引起肱骨头术后轻度向上半脱位

- 肩峰 - 三角肌下间隙积液是非特异性的术后表现，并不一定意味着撕裂复发；但若液体进入肩锁关节，则是手术导致肩峰下表面损伤的继发表现

【常见并发症】

肩袖撕裂修复后不愈合或复发

- 病因
  - 肩袖再撕裂的可能原因有锚钉拔出、线结松脱、缝线切割损伤等；肌腱或骨的质量不佳或者物理治疗不当也是可能的原因
  - 肩袖撕裂的愈合受患者的生理状况影响，系统性疾病如糖尿病、类风湿关节炎或术前注射类固醇激素可引起肌腱脆性增加，影响肩袖组织愈合
- 临床表现
  - 肩袖撕裂修复后不愈合表现为术后持续性疼痛和无力
  - 撕裂复发表现为疼痛无力的症状缓解后再发并持续存在
- 影像表现
  - 肩袖肌腱复发或未愈合的撕裂，可为完全或不完全性，MRI 检查可在肌腱内见到累及其全层或部分层厚的类似液体的 T2WI 高信号影；累及被修复肌腱全层且最大径大于 1cm 者相对于较小者更有临床意义
  - MR 关节造影可见对比剂进入肌腱的裂隙内
- 临床处理
  - 不愈合或复发的撕裂巨大且术后疼痛和无力持续达 6 个月者，可行翻修术

锚钉位置不当或脱出

- 病因
  - 手术放置或选择锚钉不当，锚钉质量不佳
  - 骨质疏松者用锚钉缝合易发生锚钉脱出，导致肩袖缝合失败
- 临床表现
  - 疼痛、活动受限、关节内积液是其最常见的临床症状
- 影像表现
  - 锚钉突出于骨外或形成关节内的游离体可导致关节软骨损伤
  - 移位的金属锚钉在 X 线照片上容易被识别，但对锚钉松动、突出到关节腔的情况以及局部溶骨性的改变 CT 可显示得更好
  - 可吸收生物锚钉在 X 线片上不能显影；由于它们不产生任何信号和伪影，MRI 可很好地显示它们位于骨髓或者脱出到关节内的情况及软骨损伤
- 临床处理
  - 锚钉脱出到的位置（如腋窝陷凹）不会引起不适症状者可不用处理
  - 锚钉穿透软骨者需行手术将锚钉移除或使其尖端退回至关节面下

腋神经损伤

- 见肩峰成形术部分

【治疗后影像学检查方法的选用】

- 对肩袖修补术后骨性结构的改变以及金属植入物情况得评价，X 线平片很有帮助
- CT 可避免各种解剖结构重叠的影响，能较 X 线平片提供更多的信息
- 软骨、肌腱、神经和可吸收植入物的情况，可利用 MR 进行评价

典型病例

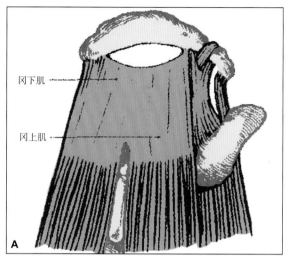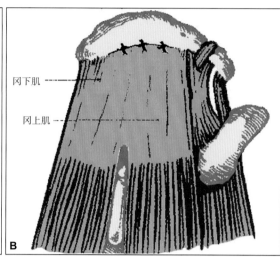

图 16-2-5 **肩袖新月形撕裂**
A.包括冈上肌和冈下肌的肩袖撕裂；B.撕裂修补（摘自：国外医学·骨科学分册，2005，26（2）：88.）

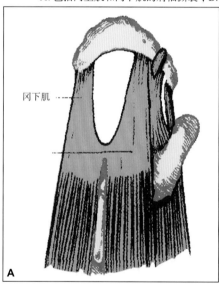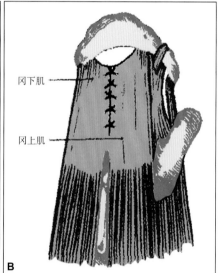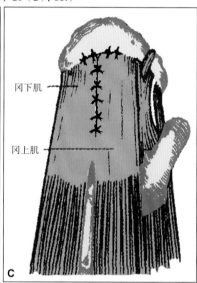

图 16-2-6 **肩袖 U 形撕裂**
A.包括冈上肌和冈下肌的 U 形撕裂；B.U 形撕裂在前后方向的活动度较大。首先应以边缘对合缝合技术将撕裂边缘以前后方向缝合；
C.以内外方式将撕裂缘缝合在骨面上（摘自：国外医学·骨科学分册，2005，26（2）：88.）

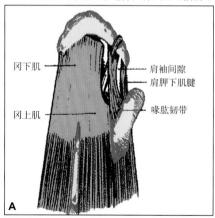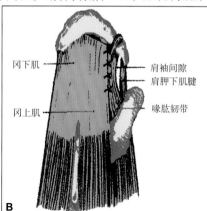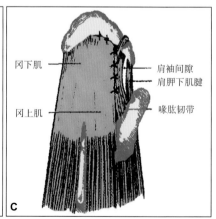

图 16-2-7 **肩袖 L 形撕裂**
A.包括冈上肌和肩袖间隙的肩袖撕裂；B.首先将长的撕裂缘以前后方式无张力缝合；C.将剩余的横轴撕裂缘缝合在骨面上（摘自：国外医学·骨科学分册，2005，26（2）：88.）

重点推荐文献

[1] Mohana-Borges AV, Chung CB, Resnick D. MR Imaging and MR arthrography of the postoperative shoulder: spectrum of normal and abnormal findings. Radiographics, 2004, 24(1): 69-85.

[2] 华英汇, 陈世益. 关节镜下肩袖修补术. 国外医学·骨科学分册, 2005, 26(2): 87-89.

[3] 张亚非, 黄庆森. 肩袖损伤的诊断和治疗进展. 中国矫形外科杂志, 2007, 15(2): 127-129.

五、膝关节置换术

【治疗方法介绍】

膝关节置换术（knee arthroplasty）利用植入的关节假体提供类似于正常膝关节的伸屈和旋转模式，并籍假体本身及膝关节的韧带及软组织平衡获得静态及动态的稳定性，对于终末期或严重的骨性关节炎患者具有确切疗效

膝关节假体所用材料

- 膝关节假体（knee prosthesis）材料以高强度的钴铬合金和超高分子量的聚乙烯为主
- 股骨假体一般为金属假体
- 胫骨假体有全聚乙烯假体以及由金属托和聚乙烯组合两种设计
  - 带金属托的假体可减少聚乙烯蠕变导致的应力不均，并便于翻修手术，因而成为现代膝关节假体的主流选择
- 髌骨假体的设计同样有全聚乙烯和带金属背的两种设计
  - 带金属背的假体需减少聚乙烯的厚度或过多切骨，易导致髌骨假体的磨损、断裂以及髌骨骨折，应用较少

膝关节置换术的种类

- 膝关节置换术包括单髁置换、全膝关节表面置换和铰链式全膝关节置换
- 单髁假体置换保留了十字韧带、对侧股骨胫骨间室及髌骨股骨关节
  - 术中难以通过截骨和软组织平衡来纠正膝关节的力线，因此只适应于膝关节单髁软骨磨损，且韧带完好、内外翻畸形小于10°者
  - 与全膝关节置换比较，单髁膝关节置换的患者康复较快，活动范围增加，可达到较正常的膝关节运动
- 双髁软骨磨损及前十字韧带缺损而侧副韧带完整的患者，可行全膝关节表面置换，采用保留后交叉韧带型和不保留后交叉韧带的后方稳定

型假体
  - 保留PCL者，股骨和胫骨部件之间无机械连接，可在三个平面上进行运动，关节活动度较大，属于非限制型假体（图16-2-8）
    - 年轻、关节稳定结构完好的患者可选择此类保留交叉韧带的假体，可望获得更大的关节活动度，最大限度地维持膝关节自然稳定性
    - 保留的PCL在膝关节活动过程中可能与假体产生生物力学紊乱，在有屈曲挛缩畸形和PCL紧张者中尤为突出
  - 不保留PCL者通过胫骨垫片中央的凸起和相应的股骨髁间凹槽替代PCL的功能，股骨和胫骨部件可在一个以上平面进行运动，属部分限制型假体（图16-2-9）
    - 适用于年龄较大的患者，或有高度屈膝挛缩、内外翻畸形、或后交叉韧带病变者
    - 其缺点是切骨量较多以及过屈时可能导致股骨髁与胫骨假体后缘的撞击而使关节活动度减小
- 膝关节内外侧副韧带不完整、严重不稳、内外翻畸形大于25°以及严重屈曲挛缩畸形、周围骨质缺损者是膝关节表面置换的禁忌证，可选择铰链式膝关节假体置换。对膝关节表面置换失败而需翻修者也可采用此种置换方法
  - 单轴铰链式膝关节假体，只能行单平面屈伸活动，属全限制型假体；假体—骨水泥—骨组织界面应力集中，极易引起假体松动等并发症，已很少用
  - 旋转铰链式假体限制较少，除能行屈伸运动外还具有轴向旋转功能，骨与植入物间的应力低，使关节既稳定又灵活，松动率较低（图16-2-10）
    - 假体股骨端无法在胫骨端上后滚，膝关节屈曲时伸膝装置张力高，髌股关节的压力较大，膝前痛的发生率较高
    - 手术时截骨量较多，日后手术选择余地

有限，应严格掌握适应证

- 人工膝关节假体固定方式包括骨水泥固定和生物学固定
  - 骨水泥固定通过凝固后外观和性状类似水泥的骨黏固剂将假体固定于骨骼内，长期随访结果较好，目前被广泛使用
  - 生物学固定通过骨与假体间直接骨长入而达到固定目的，相应假体价格昂贵，对手术技术和患者的骨质条件要求高，应用尚不广泛

膝关节置换的技术要求

- 进行膝关节置换术要清理关节内的滑膜及骨赘，根据关节破坏或损伤情况行截骨并松解挛缩的肌腱、韧带和关节囊，以平衡软组织，矫正下肢力线
  - 对内翻畸形，需松解内侧限制因素，行内侧副韧带松解
  - 对外翻畸形，适当松解外侧结构，行外侧副韧带和髂胫束松解
  - 对屈曲挛缩，松解后方关节囊，严重的再切除股骨或胫骨部分骨质
  - 假体植入后应使股骨头中心、膝关节中心和踝关节中心位于一直线上
  - 胫骨平台截骨厚度应控制在 8～10mm 以内，并要求替换之胫骨假体应与骨组织切除厚度相等
- 行髌骨置换的患者术后髌前疼痛较未行髌骨置换者轻，但要注意以下方面：
  - 髌骨表面切除后残留髌骨的厚度应在 12mm 以上，否则易发生髌骨骨折及坏死，对于过薄的髌骨不易置换
  - 假体置换后的髌骨总厚度要小于原厚度，否则易发生半脱位及髌腱断裂
  - 髌骨切骨线应平行髌骨的前面，而不能平行其关节面
  - 安放髌骨假体时宁内勿外
  - 恢复正常髌骨轨迹（膝屈曲和伸展时髌骨相对于股骨的运动行程）
- 髌骨不置换时，一般也要咬除周缘增生的骨赘，并要维持其正确的轨迹

【常见并发症】

假体无菌性松动（sterile prosthetic loosening）

- 病因

- 假体设计不符合生物力学要求、安装固定不当、关节软组织不平衡等导致假体位置与轴线不良
- 聚乙烯磨屑等因素引发的生物学效应导致骨溶解
- 骨质疏松、术中截骨量较多等原因导致骨床强度低
- 术后过度活动等因素导致假体承受应力过大
- 临床表现
  - 局部疼痛、肿胀、负重不稳，甚至膝内翻，行走时关节内出现声响等
  - 胫骨假体松动比股骨假体松动更为常见
- 影像表现
  - X 线片显示假体周围有宽度大于 2mm 的低密度透光带，进行性增宽
  - 在连续复查的 X 线片上显示出假体有移动，提示假体松动（图 16-2-11）
  - 有时可见膝内翻、内侧胫骨平台塌陷、骨质缺损等
  - 术后半年以上，核素扫描仍显示假体周围的浓集现象，应考虑松动可能，扫描阴性基本可排除松动
- 临床处理
  - 症状轻者，给予保守治疗，减少剧烈活动
  - 症状重且 X 线片所示假体周围低密度透光带增宽较快者，尽早行返修术

假体周围骨折（periprosthetic fracture）

- 定义
  - 发生在距膝关节假体边缘 15cm 以内或者距膝关节间隙 9cm 以内的骨折，以及在有髓腔柄设计的假体距柄端 5cm 以内的骨折为假体周围骨折
- 病因
  - 术中骨皮质过度切割、扩髓时研磨过多髓腔、骨质疏松、假体周围骨溶解等因素可导致假体周围骨量减少，是假体周围骨折的高危因素
  - 膝关节轴线不正、假体放置不当也是假体周围骨折的危险因素
  - 跌倒或其他损伤是假体周围骨折的直接原因
- 临床表现
  - 主要发生在术后 2～4 年，以股骨假体周围骨折，尤其是股骨髁上骨折发病率为高

○ 临床表现类似普通骨折，部分患者所受暴力小，早期肿胀、畸形不明显

- 影像表现
  ○ 多角度 X 线检查显示骨折线，可帮助确诊（图 16-2-12）
- 临床处理
  ○ 骨折无移位或轻度移位但能手法复位并保持稳定者可行骨牵引或石膏外固定
  ○ 保守治疗失败或骨折伴有假体松动者，应切开复位内固定

假体周围感染（periprosthetic infection）

- 病因
  ○ 早期急性感染发生在术后 3 ~ 4 周内，主要由手术中污染所致
  ○ 晚期感染常发生在术后数月至数年，多由其他部位感染灶血行播散所致
  ○ 肥胖、糖尿病、类风湿关节炎、长期应用激素者更容易发生感染
  ○ 浅表组织剥离多、局部血肿形成、血运差、皮肤坏死是感染发生的诱因
- 临床表现
  ○ 早期急性感染多有急性炎症的体征，术后高温持续，患肢肿胀疼痛，少数患者可见皮肤窦道，局部有分泌物排出
  ○ 晚期感染者可仅有疼痛症状，休息痛，常无红、肿、热表现
  ○ 白细胞总数和中性粒细胞计数可升高，但有时并不明显
  ○ 术后红细胞沉降率进行性增快和 C 反应蛋白明显增高（大于 20mg/L），提升感染的存在，但在早期没有特异性，故主要用于亚急性和慢性感染的诊断
- 影像表现
  ○ 感染的早期，X 线片可表现为无异常，或仅见软组织肿胀
  ○ 病情发展，可见假体周围（即骨水泥型人工关节的骨-骨水泥界面，无骨水泥型人工关节的骨-假体界面）局限骨质破坏
  ○ 骨质破坏范围扩大，可在假体周围形成广泛的透光带，宽度大于 2mm，边缘不清，也可形成较大的局灶性溶骨破坏区，有时还可见骨膜新生骨
  ○ 放射性核素检查的敏感性很高，可显示假体周围均匀的放射性浓聚，但缺乏特异性，不能辨别无菌性松动和感染
- 临床处理
  ○ 对超过 2 周且未得到早期有效治疗的严重感染，或保守治疗效果不佳者，要去除假体，并根据局部情况行关节融合、新假体再植入或截肢术等

下肢深静脉血栓形成

- 病因
  ○ 长时间卧床、制动等因素导致下肢深静脉血流缓慢
  ○ 手术中静脉壁损伤以及失血或输血过多等因素导致血液呈高凝状态
- 临床表现
  ○ 下肢深静脉血栓的形成多发生在术后 1 ~ 24 天，以头 4 天为多
  ○ 先发生在小腿静脉丛内，逐渐向上发展，少有近端孤立的静脉血栓
  ○ 患肢肿胀、疼痛，疼痛多为钝痛，采用卧床或抬高患肢能缓解；深静脉走向常有深压痛；有时还可见浅静脉怒张，术后伤口渗出增多
  ○ 在少数患者则可并发肺栓塞（PE）而导致死亡
- 影像表现
  ○ 静脉造影是诊断深静脉血栓的"金标准"：在至少 2 个不同方向拍摄的连续静脉造影照片中深静脉不显影、或显示腔内充盈缺损或造影剂截断
  ○ 彩色多普勒显像对近端下肢静脉血栓检出率较高，但对无症状的下肢深静脉血栓或远端下肢静脉血栓检出率不高，可用于筛选，其征象包括：
    ■ 静脉增宽，内见低回声或强弱不等的实性回声
    ■ 探头加压静脉腔不可压闭或部分部分压闭
    ■ 无血流或出现充盈缺损
- 临床处理
  ○ 抬高患肢，卧床休息并行抗凝、溶栓治疗
  ○ 对发病在 6 天内范围较局限的血栓，可考虑静脉血栓取出术

【治疗后影像学检查方法的选用】

- 对骨性结构以及金属假体和骨水泥的评价首选

　　X 线平片，必要时可用 CT 检查
- 超声可用于下肢深静脉血栓形成的筛查

- 放射性核素检查对发现假体松动和周围感染敏感性很高，但缺乏特异性

典型病例

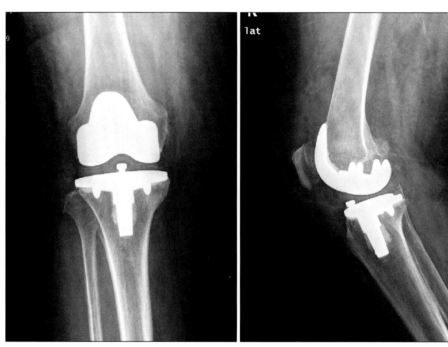

图 16-2-8　保留后交叉韧带型膝关节假体
膝关节正侧位片示采用保留 PCL 型假体置换后的膝关节

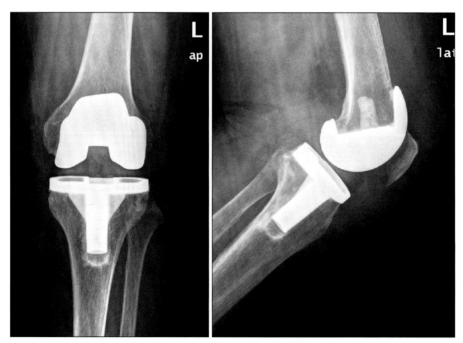

图 16-2-9　不保留后交叉韧带型假体
左膝关节正侧位片示采用不保留 PCL 型假体置换后的膝关节。股骨假体较厚以容纳胫骨垫片中央的凸起

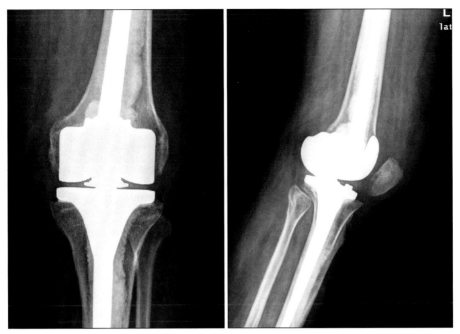

图 16-2-10　膝关节正侧位片示采用旋转铰链式假体置换后的膝关节

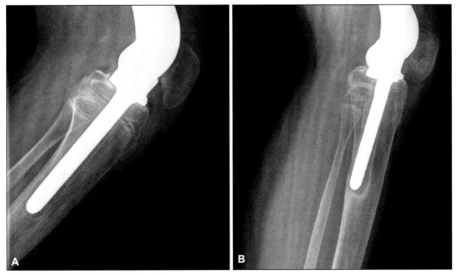

图 16-2-11　**膝关节置换术后假体松动**
膝关节置换术后 4 个月（A）和 11 个月（B）的膝部侧位片：与术后 4 个月的照片相比可见术后 11 个月时胫骨假体下段向后移位，周围有宽度大于 2mm 的低密度透光带

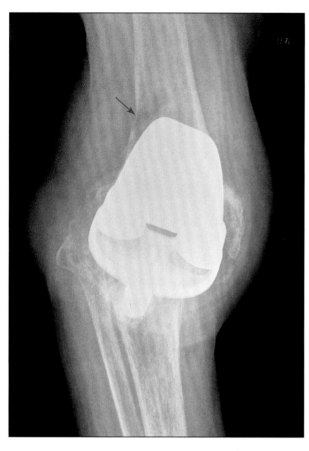

图 16-2-12　**膝关节置换术后假体周围骨折**
膝关节正位片显示股骨假体上方腓侧的骨折线（箭头）

重点推荐文献

[1] 于水莲, 沈鹰. 现代人工膝关节假体的研究与进展. 中国组织工程研究与临床康, 2008, 12(30): 5923-5926.
[2] 张文庆, 万春英, 余屯德. 人工膝关节围假体置换期的临床内容: 应用与问题. 中国组织工程研究与临床康, 2010,

14(9): 1661-1664.
[3] 董纪元, 张健, 王岩. 不同类型人工膝关节假体的功能与其临床应用效果回顾性分析. 中国临床康复, 2006, 10(9): 112-114.

六、髋关节置换术

【治疗方法介绍】

髋关节置换（hip arthroplasty）是指用生物相容性和机械性能良好的材料制成类似人体髋关节的假体，置换被疾病或损伤所破坏的髋关节结构，恢复关节的有效功能，消除疼痛。它是严重髋关节疾患的有效治疗手段

人工髋关节假体所用材料

- 金属股骨头-超高分子聚乙烯臼杯，是目前最流行的假体配伍。但聚乙烯磨损后产生的磨屑可导致骨溶解，人工假体松动，降低了人工关节的使用寿命
- 金属股骨头-金属臼杯，可采用较大直径的假体，松动发生率低于其他组合，但金属磨损产生的金属离子可导致金属过敏、肾毒性等

- 陶瓷股骨头-陶瓷臼杯，能显著减少磨损率，生物相容性好，能诱导骨组织长入，但价格昂贵，脆性高，易破碎

髋关节置换术的种类

- 髋关节置包括髋臼和股骨头的置换
- 髋关节假体（hip prosthesis）的固定方式包括骨水泥固定和生物学固定
  - 骨水泥固定通过凝固后外观和性状类似水泥的骨黏固剂将假体固定于骨骼内，但假体松动率较高，故只在高龄患者、严重骨质疏松患者和一些特殊情况如肿瘤人工关节中才考虑使用
  - 采用生物学固定的假体有羟基磷灰石等特殊材料涂层外套或微孔外套，通过人体骨长入并在其内相互愈合而固定假体。生物学固定的无菌性松动发生率低于骨水泥，

目前已逐渐成为髋关节固定的首选方式

髋关节置换的技术要求

- 髋臼置换需切除髋臼缘骨赘、关节盂唇、圆韧带等臼内软组织及软骨面，露出软骨下骨质，扩大髋臼窝，最后将人工髋臼压放在髋臼床的黏固剂上
  - 髋臼内壁薄，扩臼时要避免锉透；如穿透臼底应加补金属网及骨片，以防骨水泥进入盆腔
  - 人工髋臼应调整和保持于外倾45°和前倾10°~15°位，其边缘最多不能超出原臼缘0.5cm（图16-2-13）
  - 要将髋臼周围溢出的黏固剂刮除，但不能损坏骨与臼帽间的骨水泥
- 常规股骨头置换要切除股骨头和多余股骨颈，扩大股骨髓腔后插入固定人工股骨头假体
  - 股骨颈切线上端起自股骨颈基底部外上缘，切向内下方，止于小转子上1.0~1.5cm，保留股骨距（股骨上端颈干连接处内侧的多层纵行密质骨板），切骨面向前倾斜15°~20°
  - 扩大股骨髓腔时避免假体柄从股骨干侧壁穿出，同时应将髓腔内的松质骨全部刮除，使假体或骨水泥直接与皮质骨接触，以增加牢固性
  - 要在保持人工股骨头适度外翻（130°~140°）及前倾（15°）的位置下插入股骨头柄，至股骨距恰好托住人工股骨头底面内侧为止，并注意使假体基座与股骨颈切面平行紧贴
  - 选用、安放人工股骨头时应注意恢复股骨的解剖偏心距（股骨头或股骨头假体中心至股骨轴线的垂直距离）
  - 不论用何种假体，都应使小转子上缘至髋臼间的距离恢复正常；过长易致疼痛和中心型脱位，过短则易发生跛行，且容易损害髋臼（图16-2-13）
  - 用骨水泥固定插入髓腔内的假体柄时，要清除所有骨屑、血液及凝块，将骨水泥整块均匀充填在髓腔内，下端要超过骨头柄的下端
  - 行生物学固定时假体的表面必须与骨组织紧密接合，应避免二者之间的微细活动，

术后6周内一般不能负重

- 人工髋臼和股骨头固定牢靠后即可检查并清除骨赘、多余骨水泥及散在软组织中的骨片等，最后将人工股骨头复位放进人工髋臼

【常见并发症】

假体无菌性松动

- 病因
  - 同膝关节置换术后假体松动
- 临床表现
  - 下肢痛，休息缓解，行走或负重时加重，关节不稳，单足站立试验阳性
  - 髋臼侧和股骨侧假体松动分别好发于手术10年后及术后5~10年间
- 影像表现
  - X线平片显示假体周围宽度超过2mm的透亮区时，进行性增宽（图16-2-14）
  - 在连续复查的X线片上显示出假体有移位、下沉者，提示假体松动
  - 术后半年以上，核素扫描仍显示假体周围的浓集现象，应考虑松动可能，扫描阴性基本可排除松动
- 临床处理
  - 症状轻者，给予保守治疗，减少剧烈活动
  - 症状重且X线片所示假体周围低密度透光带增宽较快者，尽早行返修术

假体脱位（prosthetic dislocation）

- 病因
  - 软组织失衡（多由肌肉的大粗隆止点固定失败或股骨颈切除过多所致）
  - 假体位置不良，肢体长度恢复不当
  - 患者过度活动或外伤
- 临床表现
  - 局部畸形、疼痛、活动受限等
  - 多为后脱位，女性发生率更高
- 影像表现
  - X线检查可见人工股骨头脱出髋臼外（图16-2-15）
  - CT在判断假体位置和脱位方向时有优势
- 临床处理
  - 首选的治疗方法是麻醉下牵引复位、卧床制动
  - 对于复发性脱位的患者则应该根据病因的不同给予相应的手术治疗

假体周围骨折

- 病因
  - 术中骨皮质过度切割、髓腔过多研磨、骨质疏松、假体周围骨溶解等因素可导致假体周围骨量减少，是假体周围骨折的高危因素
  - 假体柄安放位置不良或骨水泥填塞不均导致股骨干局部应力集中，也是假体周围骨折发生的危险因素
  - 外伤多为引起股骨假体周围骨折的直接原因
- 临床表现
  - 疼痛、活动受限，有时可见局部畸形
  - 常发生在术后数月至数年间
  - 多发生于股骨侧假体，尤其好发于假体柄尖端处
- 影像表现
  - 多角度X线检查显示骨折线，可帮助确诊（图16-2-16）
  - 各种骨折依部位、骨量和假体的情况在X线上呈相应的表现
- 临床处理
  - 移位的骨折需要进行复位、固定；松动严重的假体需要进行翻修；骨缺损严重者须植骨重建

假体柄变形 / 断裂

- 病因
  - 假体柄材料、加工工艺或设计有缺陷，或选用不当
  - 假体置入方向与骨干长轴不一致，在内翻位置入时尤易致假体断裂
  - 股骨距组织切除不当、近端髓腔骨水泥填充不够、骨水泥断裂以及发生股骨近端骨溶解的情况下假体近端缺乏支撑，易变形或断裂
  - 患者体重大，活动强度高也易导致假体柄断裂或变形
- 临床表现
  - 多发生在术后两年内；多见于假体柄中或近侧1/3，很少发生在远侧1/3
  - 多数患者表现为突发大腿疼痛、负重时加重，常有外伤史
- 影像表现
  - X线检查可见假体变形或断裂的形态、置入方向、骨水泥的完整性及假体与骨水泥间有无透亮裂隙等，有助于诊断（图16-2-17）
- 临床处理
  - 行手术翻修

髋周软组织异位骨化（ectopic ossi›cation）

- 病因
  - 术中关节周围软组织的长时间牵拉伤
  - 术中骨碎片未清理干净，进入关节周围软组织中
  - 术后并发症如感染和髋关节脱位可增加异位骨化的发生率
  - 患者个体素质和髋关节原发病也影响异位骨化的发生，如强制性脊柱炎和严重髋关节骨性关节炎患者术后异位骨化发生率高
- 临床表现
  - 异位骨化常始发于术后3~6周
  - 患髋休息疼痛，局部压痛，肌肉痉挛，可伴皮肤红肿、低热及红细胞沉降率增快
  - 严重者表现为关节活动受限，甚至关节强直
- 影像表现
  - 手术3周后在髋周软组织出现稀疏、边界不清的薄层高密度影；此后病变密度逐渐增高，2个月后进入成熟期，可见骨小梁结构（图16-2-18）
  - 严重者大量异位骨形成，相互间距离减少，甚至连接融合
- 临床处理
  - 多数患者的异位骨化无临床意义
  - 影响到关节活动或疼痛明显者可行手术切除
    - 一般认为应等1年后异位骨化灶完全成熟时再手术
    - 手术对疼痛、关节功能改善作用尚不确定

下肢深静脉血栓形成

- 参见膝关节置换中的内容

假体周围感染

- 参见膝关节置换中的内容

【治疗后影像学检查方法的选用】

- 参见膝关节置换中的内容

典型病例

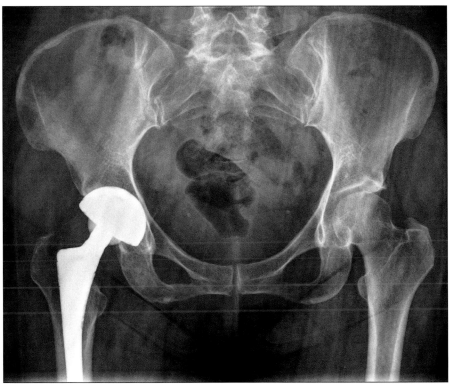

图 16-2-13　髋关节置换术后正常 X 线表现
骨盆正位片示右髋关节置换术后假体正常表现

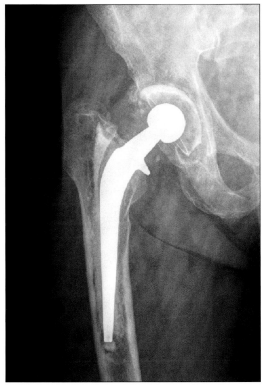

图 16-2-14　髋关节假体无菌性松动
右髋关节正位片显示股骨假体与骨水泥之间的透亮带

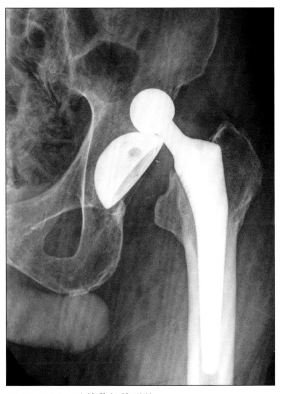

图 16-2-15　髋关节假体脱位
左髋关节正位片显示左髋关节置换术后假体脱位

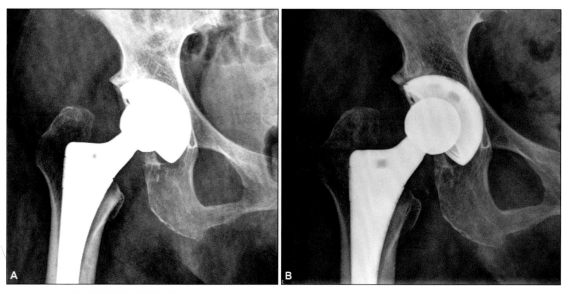

图 16-2-16　髋关节假体周围骨折
A.右髋关节置换术后一个月髋关节正位片显示股骨大粗隆骨质疏松；B.术后两个月髋关节正位片显示粗隆部骨折

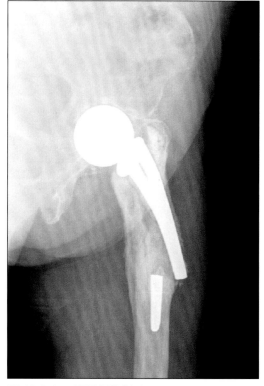

图 16-2-17　股骨假体断裂
左股骨上段 X 线照片示假体下段断裂

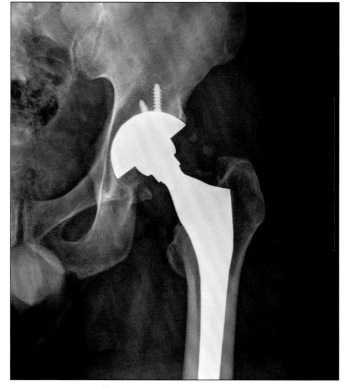

图 16-2-18　髋周软组织异位骨化
左髋关节正位片示关节置换术后髋周软组织内出现骨化影

（张朝晖）

重点推荐文献

[1] 廖正凯, 蔡林. 髋关节置换术后并发症的研究进展. 骨与
　　关节损伤杂志, 2004, 19(7): 499-500.
[2] 刘新剑.髋关节假体的设计、选择与置换.中国组织工程
研究与临床, 2008, 12(30): 5919-5922.
[3] 吴海山,刘福存.髋关节置换术后股骨假体周围骨折的分
型与处理原则.中华外科杂志, 2009, 47(3): 185-186.

第 3 节　脊柱术后影像学

一、脊柱手术常见一般并发症

不同部位、不同种类脊柱疾病的手术方法虽然不同，但大多数脊柱手术具有常见的一般并发症，包括术中、术后早期和术后晚期并发症。

脊髓、神经根损伤

- 常见原因
  - 术中操作失误或粗暴，减压不均匀
  - 穿刺路径和金属器械植入位置不当
  - 脊柱术后滑脱、变形、植骨块或出血的压迫
  - 包括脊髓水肿、出血的急性损伤和缺血、变性、坏死的慢性损伤
- 临床表现
  - 脊髓损伤表现为损伤平面以下不同程度的神经功能障碍
  - 神经根损伤表现为相应侧神经根支配区的皮肤感觉障碍或合并有相应运动功能障碍，常表现为单侧根性疼痛
- 影像表现
  - X 线平片无法直接显示脊髓和神经根本身损伤的情况；但可粗略地间接反映脊髓和神经根损伤的原因，如：椎管减压不均匀，椎弓根钉位置不当，植骨块大小或位置不合适
  - CT 可清楚显示脊髓急性血肿，表现为脊髓内高密度灶，相应节段脊髓可伴有水肿增粗表现；但 CT 平扫难以显示脊髓缺血、变性的慢性损伤以及神经根本身的损伤。CT 较 X 线平片可更好地观察脊髓和神经根损伤引起的原因。CT 椎管造影（CTM）有助于临床发现神经根损伤情况
  - MRI 可清楚地显示脊髓和神经根的损伤。脊髓水肿表现为脊髓内斑片状或大片状边界不清的异常信号，T1WI 呈略低或等信号，T2WI 呈稍高信号，可伴有脊髓肿胀、增粗，以横断面 T2WI 显示最佳（图 16-3-1）。脊髓出血灶的 MRI 信号表现因其处于不同时期而异，符合血肿演变的一般规律。脊髓变性表现类似脊髓水肿，局部坏死、软化后表现为 T1WI 低信号，T2WI 高信号影，可伴有局部脊髓萎缩变细。神经根的损伤常表现为神经根增粗，T2WI 信号增高

- 临床处理
  - 脊髓和神经根损伤较轻且无持久损伤因素存在时，采取对症处理。如：术中操作一过性刺激引起神经根痛时，可采用非甾体抗炎药消除症状
  - 因内固定器械或植骨块植入位置不当等非一过性因素引起的脊髓和神经根压迫，应进行相应手术减压处理
  - 脊髓损伤严重时，应按脊髓损伤急救处理，可制动并给予甲泼尼龙冲击治疗

脊椎椎间盘感染

- 常见原因：手术无菌操作不严格，术中止血不彻底形成血肿或术后引流不畅等因素而引起脊椎骨髓炎和椎间盘炎，目前十分少见，常发生于术后早期
- 临床表现：术后术区疼痛加重，活动受限，伴有全身高热、局部压痛；血检白细胞计数升高，红细胞沉降率加快
- 影像表现
  - 多局限于术区椎间盘及脊椎，少数还表现为椎管内硬膜外脓肿和椎旁脓肿
  - 脊椎骨髓炎：X 线平片和 CT 表现为脊椎椎体或附件溶骨性骨质破坏，早期骨髓炎骨质增生不明显，后期可伴有较明显的骨质增生，邻近软组织肿胀。MRI 可清晰显示病灶累及范围及其椎管内外结构的关系
  - 椎间盘炎症：X 线平片和 CT 表现为椎间隙变窄，椎体终板下骨质侵蚀破坏，后期可伴有椎体骨质反应性增生。MRI 上椎间盘正常结构消失，代之以含水量较高的异常信号，T1WI 呈低信号，T2WI 呈高信号；邻近椎体终板破坏，终板下椎体骨质常伴有片状骨髓水肿信号，T1WI 呈低信号，T2WI 呈稍高信号，边界不清；增强后病灶区不同程度强化（图 16-3-2）
  - 硬膜外脓肿和椎旁脓肿：颈椎及腰椎节段脓肿形成多位于腹侧，胸椎节段脓肿形成则以背侧多见。椎旁脓肿在 X 线平片仅表现为椎旁软组织增厚，内可见气体影。CT 增

强检查可清楚显示脓肿腔和脓肿壁，前者呈不强化的低密度影，后者呈厚环状明显强化。MRI 上脓腔呈液性信号，增强后脓肿壁环状强化，壁较厚（图 16-3-3）。脓肿周围软组织见较广泛水肿信号

- 临床处理
  - 应早期抗感染治疗，根据细菌培养药敏试验结果应用敏感抗生素治疗
  - 脓肿形成时，应立即采取病灶清除手术治疗，彻底清除脓液和坏死组织
  - 根据临床情况，必要时采取患段脊椎植骨融合手术
  - 辅以制动休息、营养支持等支持疗法

硬膜外假性囊肿

- 常见原因：手术过程中撕裂硬脊膜或术后硬脊膜缝合不牢所致的硬膜囊外椎管内或椎旁软组织内的包裹性液体积聚，其壁为反应性纤维组织而非硬脊膜或蛛网膜，也称假性脊膜膨出
- 临床表现
  - 硬膜囊外椎管内假性囊肿较大时，可产生脊髓和神经根压迫症状或体征
  - 椎旁软组织内假性囊肿多无相应临床症状或体征
- 影像表现
  - CT 和 MRI 上硬膜外囊肿的密度和信号与脑脊液相同，增强后囊肿薄壁可呈线状强化，囊腔不强化（图 16-3-4）
  - CT 脊髓造影（CTM）上硬膜囊内造影剂经撕裂缺口进入硬膜外术区囊腔内，具有确

诊意义

- 临床处理
  - 硬膜囊外椎管内假性囊肿出现脊髓和神经根压迫症状或体征时，需手术治疗
  - 椎旁软组织内假性囊肿多保守观察即可，必要时亦可手术治疗

术后脊柱不稳或滑脱

- 常见原因：脊柱手术不同程度地破坏了维持稳定的解剖结构，加上术中或术后不恰当处理而出现并发症的影响
- 临床表现：术后脊柱节段区域的疼痛不适，休息后可减轻，可伴有神经根刺激压迫症状
- 影像表现
  - 脊柱不稳的判定：脊椎过屈、过伸位 X 线平片表现为上位椎体相对于相邻下位椎体向前或向后移位大于 4mm 或上位椎体下终板与下位椎体上终板之间的角度大于 10°（图 16-3-5）
  - 脊椎滑脱程度的判定：根据自然体位侧位 X 线平片上位椎体移位的距离占相邻下位椎体上终板长度的比例分为轻度（小于 1/3）、中度（介于 1/3 和 2/3 之间）和重度（大于 2/3）滑脱（图 16-3-6）
- 临床处理
  - 对于术后脊柱不稳早期、病情不严重者，可行非手术治疗，包括制动、理疗等
  - 非手术治疗无效或病情严重时，应行手术治疗

典型病例

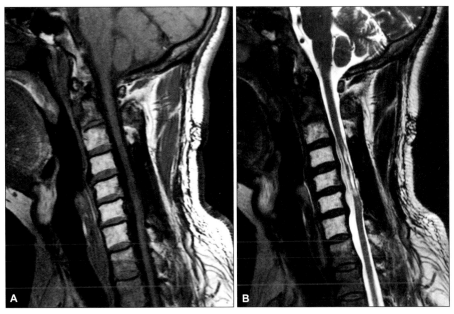

图 16-3-1　颈椎术后并发症
A，B. 分别为颈椎矢状位 T1WI 和 T2WI，颈椎后入路单纯椎板切除减压后颈髓后凸损伤变性，表现为颈 4～6 椎体水平脊髓向减压区漂移，髓内见条状异常信号，T1WI 呈等信号，T2WI 呈高信号

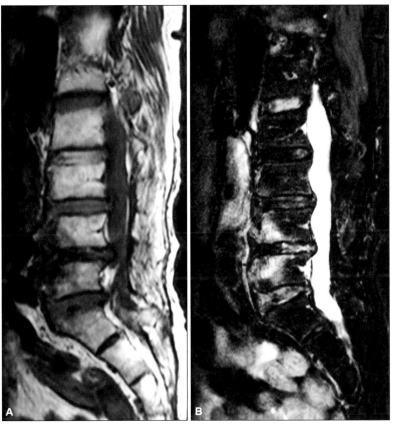

图 16-3-2　腰椎术后并发症
A，B. 分别为腰椎矢状位 T1WI 和脂肪抑制 T2WI，腰 4/5 椎间盘突出摘除术后复发并椎间盘炎，表现为椎间盘向后突出，脂肪抑制 T2WI 信号增高；邻近椎体终板下见片状骨髓水肿，T1WI 呈稍低信号，脂肪抑制 T2WI 呈明显高信号

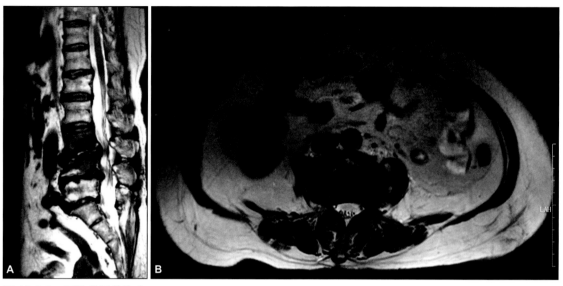

图 16-3-3　**腰椎术后并发症**

A，B. 分别为腰椎矢状位和横轴位 T2WI，腰 3/4 椎间盘突出摘除术后椎间盘炎并腰大肌脓肿形成，腰 3/4 椎间盘破坏，T2WI 信号增高；腰大肌肿胀，椎周软组织内见多发小脓肿

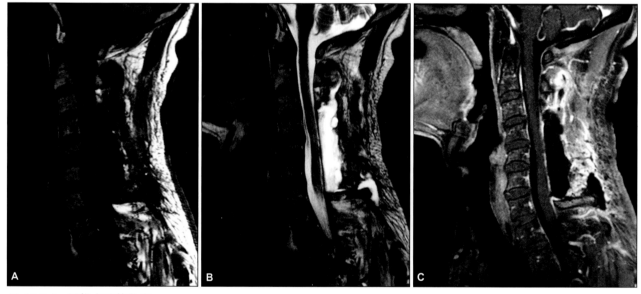

图 16-3-4　**颈椎术后并发症**

A ~ C. 分别为颈椎矢状位 T1WI、T2WI 和增强 T1WI，颈椎后入路单纯椎板切除减压后术区硬膜外假性囊肿形成，囊腔内液体与脑脊液信号相同，增强扫描后薄壁线状强化

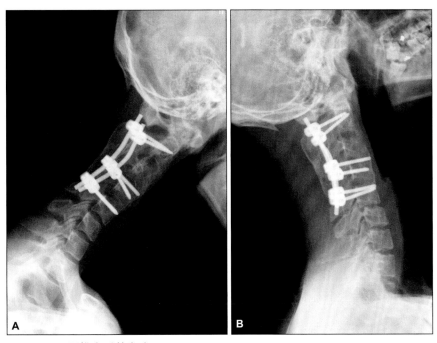

图 16-3-5　**颈椎术后并发症**
A、B.分别为颈椎过屈、过伸位 X 线平片，颈椎椎间关节及椎体融合内固定术后 1 年骨性愈合但出现颈椎不稳，表现为动力位 X 线平片上颈 5 椎体相对于颈 6 椎体前后移位

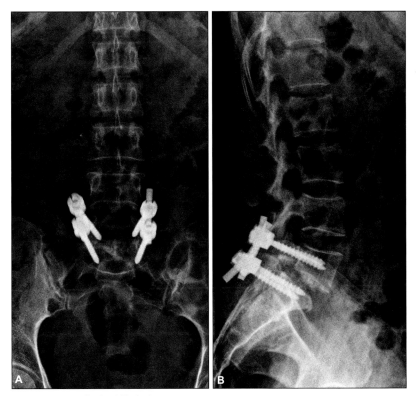

图 16-3-6　**腰椎术后并发症**
A、B.分别为腰椎正位和侧位 X 线平片，腰椎全椎板切除术椎弓根内固定后腰椎轻度滑脱，表现为腰 5 椎体相对于骶 1 椎体轻度前滑脱

重点推荐文献

[1] 贾连顺. 现代脊柱外科学. 北京: 人民军医出版社, 2007: 440-455.

[2] 杨海涛, 王仁法, 李峰, 等. 脊柱手术后并发症的MR表现及鉴别诊断. 中国临床医学影像杂志, 2007, 18(5): 344-347.

二、椎管减压术

【治疗方法介绍】

椎管减压术的（decompression of spinal canal）目的是借助外科方法扩大狭窄节段椎管的容积，直接解除来自椎管前壁或（和）后壁对脊髓和神经根的压迫，消除脊髓和神经根受压所引起的临床症状。该方法适用于发育性骨性椎管狭窄，以及继发于脊椎退行性变、外伤、肿瘤或医源性等因素所致的后天获得性椎管狭窄

椎管减压术的种类

- 手术方法：按照减压手术入路不同可分为：前入路手术、前外侧入路手术和后路手术，必要时前、后联合入路手术
- 术式分类：
  ○ 前入路减压手术：针对解除脊髓、神经根来自椎管前壁的压迫，包括摘除突出的椎间盘或同时摘除增生的骨赘，或前路椎体次全切除。前入路减压术常需同时配合前入路椎间植骨融合＋内固定术、或人工椎间盘置换术来稳定手术脊椎节段，其中前路椎体次全切除减压术后需加钛网重建钛板固定术
  ○ 后入路减压手术：针对解除脊髓、神经根来自椎管后壁的压迫，可分为局限性椎板切除术、广泛性椎板切除术和椎管扩大成形术三种。局限性椎板切除术一般切除椎板数目 ≤ 3个，手术创伤小，维持脊椎稳定性较好，但减压不够彻底，常采用半椎板切除；广泛性椎板切除术切除椎板数目多，切除范围大，手术创伤大，术后易发生广泛性瘢痕组织粘连和脊柱不稳、前后凸畸形；椎管扩大成形术保留椎板，实行椎板"单开门"或"双开门"法向后翻起椎板扩大椎管容积后加以内固定，此式避免局限性椎板切除减压不彻底和广泛性椎板切除影响脊柱稳定的不足，目前常用"双开门"法避免"单开门"带来的椎管扩大成形效果不稳定、术后关门的缺陷。后入路椎板切除减压术常需同时配合后入路椎间植骨融合＋内固定术以稳定手术脊椎节段

椎管减压术的技术要求

- 手术方式的选择要在彻底减压与维持脊柱稳定

性之间均衡考虑，尽可能达到以最小的创伤满足充分减压的目的
- 在椎间盘摘除前入路椎管减压术中，应完全去除病变椎间盘，显露后纵韧带，必要时切除后纵韧带和椎体后缘骨赘，使脊髓完全减压
- 在前路椎体次全切除减压钛网重建钛板固定术中，注意彻底减压，彻底切除病变椎体上下方椎间盘和大部分前皮质骨、骨松质和后皮质骨；术中尽量保留终板，其软骨面刮至点状出血即可；测量减压椎体终板间的距离，将合适直径的钛网裁剪成相应长度，内填充并压紧减压获得的碎骨块后置入减压骨槽内，低于椎体前缘 1～2mm
- 在椎管扩大成形术中，劈裂棘突时应保护好硬脊膜和脊髓保留椎板；采用高速磨钻在关节突关节内缘的椎板处作纵形骨槽，注意不要切断椎板而形成铰链做活页状，向后翻转椎板扩大椎管；采用移植骨或人工骨间隔物填入撑开的两个的半椎板间，防止关门并重建椎管结构

【术后正常影像表现】

- 椎间盘摘除术后椎间盘缺如，椎间隙内同时见植入的移植骨质或人工金属椎间盘，移入物位置正常，术后椎间隙保持原来高度（图16-3-7，图16-3-8）
- 前路椎体次全切除减压钛网重建钛板固定术后影像学上表现为钛网位置良好，椎间高度维持正常（图16-3-9）
- 局限性或广泛性椎板切除术后影像学表现为椎板骨质部分或完全缺如（图16-3-10），全椎板切除术后常包括棘突、椎板和关节突关节内侧 1/3～1/2 部分骨质缺如（图16-3-11）
- "双开门"椎管扩大成形术后影像学表现为棘突正中部骨质不连续并向两后侧分开，分离的棘突间见移植骨或间隔物填充，并有金属丝或骨夹内固定影

【常见并发症】

术后椎间盘再突出

- 常见原因：髓核摘除不彻底
- 临床表现：椎间盘突出术后相应脊椎节段出现脊髓和神经根受累后的感觉障碍和运动障碍
- 影像表现
  ○ X线平片不能直接显示术后椎间盘的突出
  ○ CT可显示术后突出的椎间盘，表现为无强

化的软组织密度影

○ MRI 可更清楚地直接显示突出的椎间盘，表现为稍低信号影，周围可伴有环状强化（图 16-3-12）

- 临床处理

○ 影像学显示术后椎间盘再突出，但无相应临床表现时，可不予临床处理

○ 术后椎间盘再突出出现相应临床表现时，要采取手术治疗，切除椎间盘

术后椎管再狭窄

- 常见原因：椎管减压术不够充分，内固定器械或植骨骨质突入椎管内，术后硬膜外血肿压迫或瘢痕组织粘连，椎管成形术后失败再"关门"等因素，常见于术后晚期

- 临床表现：相应手术脊椎节段的椎管狭窄症状和体征，不同的脊椎节段表现有所不同，但都会不同程度地出现脊髓和神经根受累后的感觉障碍和运动障碍

- 影像表现

○ X 线平片提供的信息不多，不能显示术后椎管再狭窄的原因、程度和脊髓、神经根压迫情况（图 16-3-13）

○ CT 可清楚显示引起术后椎管再狭窄的骨质和金属器械情况：椎管成形术后的再"关门"、突入椎管的内固定器械或植骨

○ MRI 可直接显示椎管狭窄后脊髓和神经根受压情况（图 16-3-14）

- 临床处理

○ 一旦明确诊断，即需要手术翻修治疗

术后其他并发症

- 参见"脊柱手术常见一般并发症"相关内容

【治疗后影像学检查方法的选用】

- X 线平片检查借助人体生理负重下自然体位、过屈和过伸功能体位准确评价椎管减压术后脊柱的排列和稳定性，发现术后可能存在的脊柱不稳或滑脱

- CT 可用于评价后入路椎管减压术所造成的椎板骨质缺损和椎管大小，发现可能存在的术后椎管再狭窄

- MRI 可用于评价椎管减压术后脊髓和神经根的情况，对于术后出血、感染、脊髓和神经根损伤、硬膜外假性囊肿、椎间盘再突出、硬膜外纤维化等并发症均能清楚显示并作出诊断

典型病例

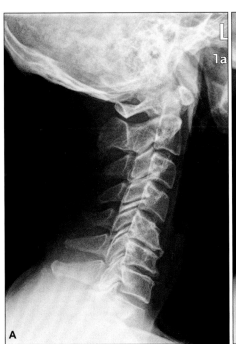
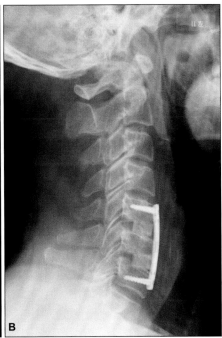

图 16-3-7　**椎管减压术**

A、B. 分别为颈椎术前和术后侧位 X 线平片，前入路颈椎间盘突出摘除术后椎体间前部植骨融合和螺钉 - 板内固定术，植入骨块位置正常，术后椎间隙恢复原来高度，内固定良好

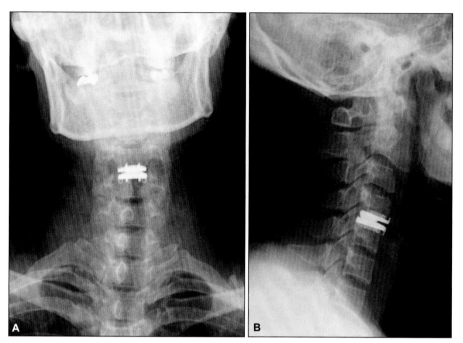

图 16-3-8 椎管减压术

A、B.分别为颈椎正位和侧位 X 线平片，前入路颈椎间盘突出摘除术后人工椎间盘植入，植入的人工椎间盘位置正常，术后椎间隙恢复原来高度

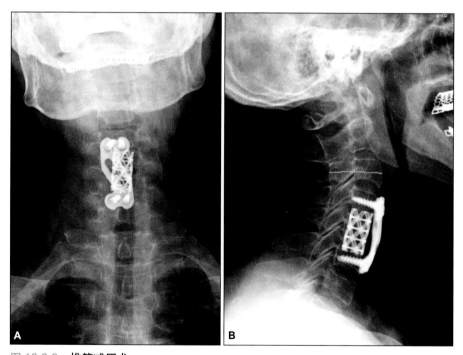

图 16-3-9 椎管减压术

A、B.分别为颈椎正位和侧位 X 线平片，前路颈 5 椎体次全切除减压钛网重建钛板固定术后，钛网位置良好，椎间高度维持正常

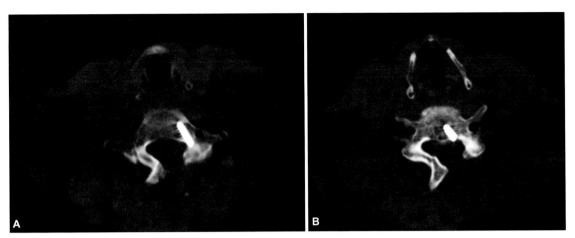

图 16-3-10 **椎管减压术**
颈椎不同层面的 CT 平扫，颈椎半椎板切除术后，表现为左侧椎板术后骨质缺如，并见断裂的螺丝钉

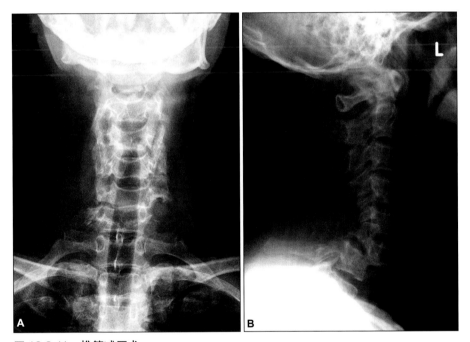

图 16-3-11 **椎管减压术**
A、B.分别为颈椎正位和侧位 X 线平片，颈椎广泛性全椎板切除术后棘突、椎板和关节突关节内侧部分骨质缺如

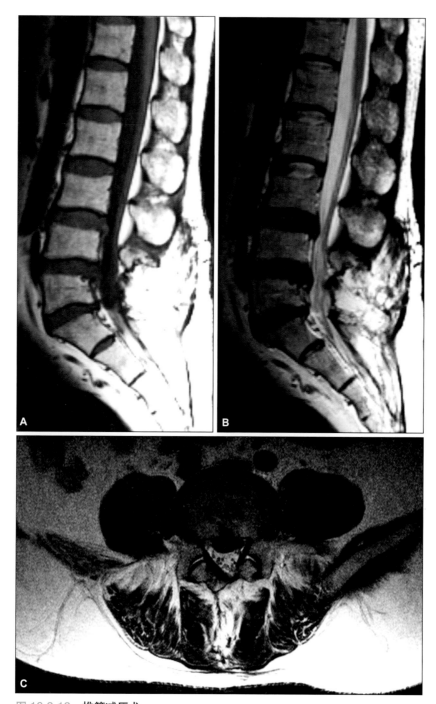

图 16-3-12　**椎管减压术**
A～C.分别为腰椎矢状位 T1WI、T2WI 和横轴位 T2WI，腰 4/5 椎间盘突出摘除术后再突出，腰 4/5 椎间盘向正后方突出

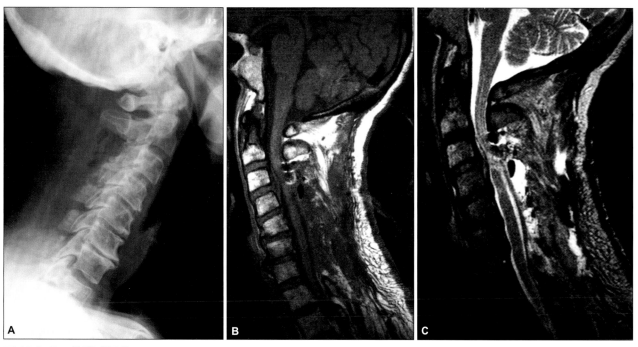

图 16-3-13 **椎管减压术**
A ~ C.分别为颈椎侧位片、矢状位 T1WI 和 T2WI，MRI 清楚显示后路颈椎单纯椎板切除术后颈 3/4 椎间盘突出，压迫脊髓，相应水平椎管狭窄，X 线平片未能显示术后椎管再狭窄的原因

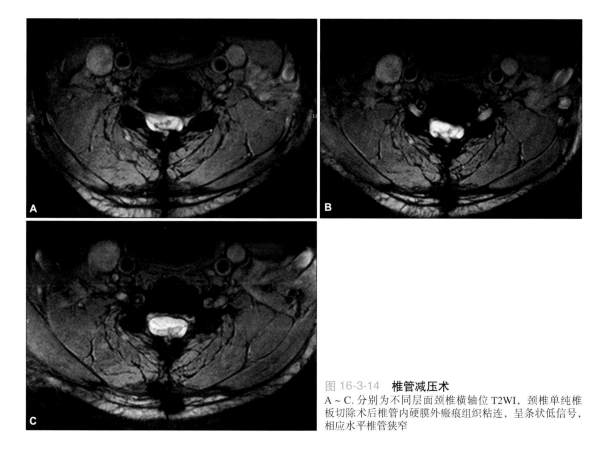

图 16-3-14 **椎管减压术**
A ~ C.分别为不同层面颈椎横轴位 T2WI，颈椎单纯椎板切除术后椎管内硬膜外瘢痕组织粘连，呈条状低信号，相应水平椎管狭窄

重点推荐文献

[1] 贾连顺. 现代脊柱外科学. 北京: 人民军医出版社, 2007: 291-321.

[2] 彭新生, 陈立言, 潘滔. 脊柱外科新手术剖析. 广州: 广东科技出版社, 2006.

三、脊柱植骨融合术

【治疗方法介绍】

脊柱植骨融合术的（bone grafting-fusion of spine）目的是借移植骨将患椎和正常脊椎实现骨性融合体，减少过度活动，保持脊柱稳定，防止或纠正脊柱畸形，恢复脊柱生理曲度，从而使整个脊柱能正常发挥功能。该方法适用于脊柱滑脱、脊椎肿瘤、脊椎脓肿、脊柱外伤和椎间盘突出等疾病

脊柱植骨融合术的种类

- 手术入路：前路融合和后路融合。颈椎植骨融合术常采用前入路；而胸腰椎植骨融合术以后入路常用
- 术式分类：可按脊椎不同融合部位分为椎体间融合术、椎间关节融合和棘突间融合术（图16-3-15，图16-3-16，图16-3-17），其中椎体间融合术又包括椎体间前部、后部和全部融合
- 植骨材料分类：自体骨（以髂骨最常用，取骨引发较多并发症）、同种异体骨（存在传染病的传播和缺乏组织相容性，术后不融合率与椎间高度丢失较高）、异种骨以及骨替代材料（主要是磷酸钙复合物）
- 椎间融合器：目前，应用椎间融合器进行脊柱融合逐渐取代单纯植骨融合技术。常用的椎间融合器有圆柱形金属椎间融合器（Cage）、盒式中空椎间融合器、带一体化钛板内固定的中空椎间融合器（PCB）等

脊柱植骨融合术的技术要求

- 术前必须了解邻近节段的椎间盘情况，以决定是否扩大融合节段
- 术中利用X线机透视定位，准确判断脊柱植骨融合的节段，避免椎节定位错误
- 术中减压骨槽的前后缘做成唇状以锁定植骨块，防止植骨块移动
- 术中彻底切除椎间盘，但上下椎体终板不需要过多切除，以免引起支撑力下降而发生椎体塌陷或增加固定螺钉载荷而脱出
- 采用椎体撑开器撑开椎间隙，但椎间隙前部不要撑开过大，以免植骨块承受压力过大出现坏死、吸收、塌陷
- 植骨块的大小，以手术时是椎间隙前部增高2~5mm为宜。植骨量要充足，植骨紧密
- 单纯植骨融合有条件者应采用合适的内固定，术后3个月内要严格局部制动
- 若采用椎间融合器进行脊柱融合固定，术前应在X线平片上测量欲固定节段椎间隙的高度、椎体前后径和横径，要减去X线平片的放大率，估计出所用合适型号的椎间融合器

【术后正常影像表现】

- 过屈过伸动力位X线平片上无明显活动或椎间活动小于3°
- 植骨块与椎体（或附件）间或融合器周围未见透亮带，植骨融合的椎间高度未见明显减小
- 无植骨床的骨质硬化，无植骨块的吸收、塌陷、移位
- 融合的相邻椎体（或附件）间见连续的骨小梁桥接（图16-3-15，图16-3-16，图16-3-17）
- 无融合器或金属内固定器的松动、移位或断裂

【常见并发症】

脊柱植骨融合失败

- 常见原因：由于患者存在骨质疏松，植骨块大小、形态和力学强度不合适，脊柱稳定性差，内固定植入物的应力遮挡，术后制动不严格，术后感染等多种因素，引起植骨块的移位、脱出，吸收、塌陷，植骨不愈合、假关节形成以及脊柱曲度异常等一系列并发症
- 临床表现
  ○ 植骨块的移位、脱出：引起邻近器官、组织的压迫而出现相应临床症状
  ○ 植骨块的断裂、塌陷：常出现脊柱的前曲或后凸畸形，可导致脊髓或神经根损伤症状
  ○ 假关节形成：植骨术后1年仍未骨性融合者即可诊断，临床表现出现局部明显的脊柱不稳症状
- 影像表现
  ○ 植骨块的移位、脱出：植骨块向前或后方移位或脱出于植入区，局部可伴有脊柱前屈或后凸畸形
  ○ 植骨块的吸收、塌陷：植骨块所在椎间隙逐渐变窄，可伴有相邻椎体终板断裂、脊柱前屈或后凸畸形
  ○ 植骨不愈合、假关节形成：植骨块和椎体间仍见透亮间隙存在，欲融合的相邻椎体间无连续的骨小梁桥接（图16-3-18），术后12个月在屈伸动力位X线平片上见椎体与植骨块间有大于2mm的移位

- 临床处理
  - 轻微的植骨块移位、脱出、吸收或塌陷者，一般无需手术翻修，但需严格制动，密切观察
  - 植骨块移位或脱出引起明显临床症状者，植骨块的吸收、塌陷引起较明显的脊柱前曲或后凸畸形者，或植骨块不愈合者，均可采取手术翻修治疗
  - 脊柱融合术后出现脊髓压迫症状者，应立即手术治疗

植骨融合术后相邻节段退变

- 常见原因：脊柱融合术后的生物力学性质发生改变，脊柱活动不能均匀分布于未融合节段，而是在融合节段相邻的上下节段存在应力集中，加速相邻节段的退行性变
- 临床表现：术后6个月，甚至3~5年后又逐渐出现神经功能障碍，表现相应的临床症状和体征
- 影像表现
  - X线平片表现为脊柱植骨融合邻近节段的椎间隙变窄，椎体终板下骨质增生硬化，椎体边缘骨质增生形成骨赘，椎间小关节增生硬化（图16-3-19）
  - CT和MRI直接显示椎间盘的退变情况，包括椎间盘膨出、突出、脱出和髓核游离
- 临床处理
  - 病情较轻者，可采取非手术治疗，包括局部制动、消炎镇痛等
  - 非手术治疗无效或病情严重者，需行手术治疗

术后其他并发症

- 参见"脊柱手术常见一般并发症"相关内容

【治疗后影像学检查方法的选用】

- X线平片可良好地显示不透X线的植骨块和椎间融合器等移入物的位置、形态和密度情况；借助过屈和过伸功能体位X线平片可准确评价脊柱植骨融合术后脊柱的排列和稳定性
- CT可用于评价椎间植骨块愈合情况，发现可能存在的植骨融合失败
- MRI对于术后出血、感染、脊髓和神经根损伤、植骨融合术后相邻节段早期退变等并发症均能清楚显示并作出诊断

典型病例

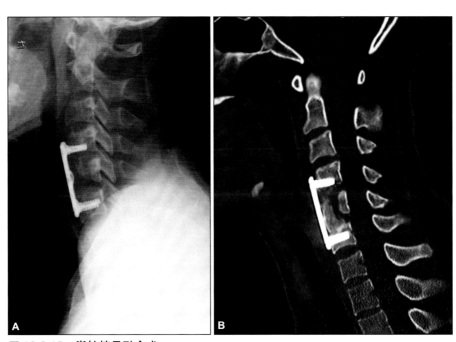

图16-3-15 脊柱植骨融合术

A、B.分别为颈椎侧位X线平片和矢状位重组CT图像，前入路椎体间植骨术并板-钉内固定术，椎体间植骨融合，椎间高度正常，内固定良好

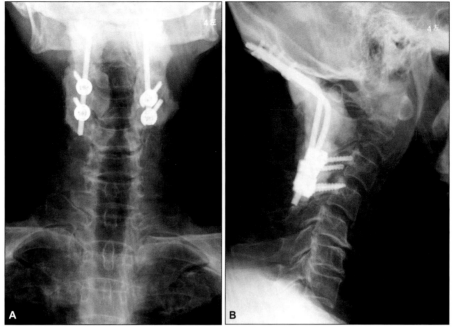

图 16-3-16　脊柱植骨融合术

A、B.为颈椎正位和侧位 X 线平片，枕颈融合内固定，颈椎椎间关节植骨骨性融合，内固定良好

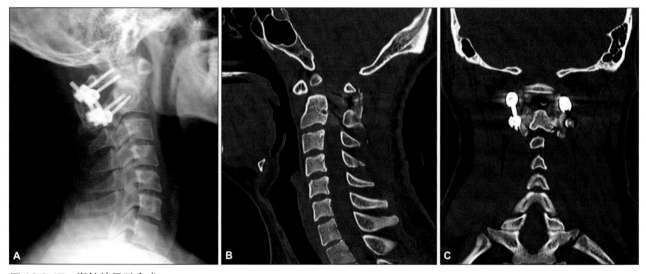

图 16-3-17　脊柱植骨融合术

A~C.分别为颈椎侧位 X 线平片、矢状位和冠状位重组 CT 图像，寰椎后弓与颈 2 椎棘突间植骨融合固定术，植骨骨性融合，内固定良好

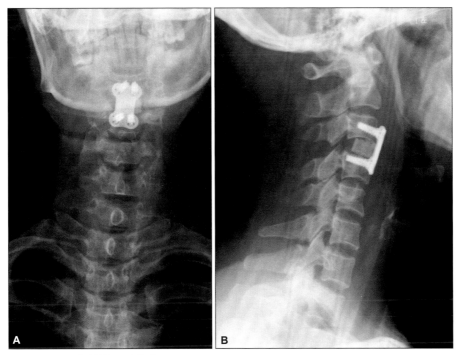

图 16-3-18　脊柱植骨融合术
A、B.分别为颈椎正位和侧位 X 线平片，前路颈 3/4 椎间植骨融合术并板 - 钉内固定，植骨块厚度较大，椎间小关节分离，植骨不愈合

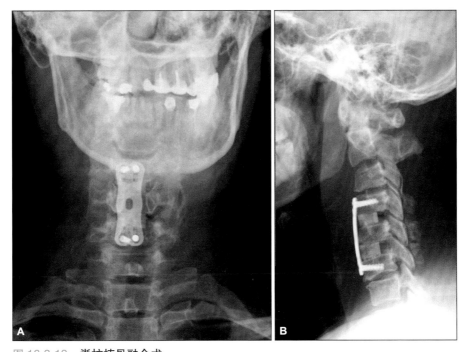

图 16-3-19　脊柱植骨融合术
A、B.分别为颈椎正位和侧位 X 线平片，前路颈 4/5、颈 5/6 椎间植骨融合术并板 - 钉内固定术后10 个月，颈 3/4、颈 6/7 椎间盘退行性变，再次行后路椎板切除减压术

重点推荐文献

[1] 贾连顺. 现代脊柱外科学. 北京: 人民军医出版社, 2007: 260-290.

[2] 彭新生、陈立言、潘滔. 脊柱外科新手术剖析. 广州: 广东科技出版社, 2006.

四、脊柱器械内固定术

【治疗方法介绍】

　　脊柱器械内固定术的（internal screw fixation）目的主要在于借内固定器械重建脊柱稳定性，配合脊柱植骨融合术和脊柱矫形术，在保持脊柱稳定的环境下促进移植骨的骨性愈合，提高脊柱融合的成功率，改善畸形矫正效果，并使患者术后早期活动。该方法用于脊柱侧凸、脊柱不稳定性骨折、脊柱滑脱、脊椎肿瘤、脊椎感染和椎间盘突出等疾病

脊柱器械内固定术的种类

- 内固定植入物的材料分类：不锈钢和钛合金
- 内固定器组成：金属棒、金属板、金属钩、金属丝、螺丝钉
- 内固定系统：常用的有金属棒-钩固定系统、金属板-钉固定系统、金属棒-钉固定系统和板-棒-多轴螺丝钉内固定系统等

脊柱器械内固定术的技术要求

- 手术入路：前、后入路均可，视具体临床情况而定，选择入路安全、软组织损伤性小和术野显满足手术要求的手术入路
- 术中体感诱发电位监护脊髓功能，避免内固定操作引起脊髓损伤
- 合理选择内固定系统要固定的目标区。对于脊柱不稳内固定时，仅固定受累的不稳节段，不可随意扩大固定节段，以免引起脊柱活动的过多损失和邻近节段的早期退行性变
- 术前仔细阅读影像学资料，设计好导针的入点和方向，确定导针所要到达的位置和深度，选择合适的螺丝钉大小和长度，术中X线透视定位，确保螺丝钉安全、准确地植入

【术后正常影像表现】

- 脊柱器械内固定位置正确、固定牢靠，无内固定器松动、脱出、断棒、脱钩等异常表现（图16-3-20）

【常见并发症】

脊柱内固定失败

- 常见原因
  - 螺丝钉植入位置不良：常因术前影像学资料评估不够仔细、螺丝钉长度或进钉方向选择不当以及术中X线透视定位不准确所致
  - 螺丝钉或连接钉松动：螺丝钉因植入目标区骨质疏松、钉道与螺丝钉粗细不匹配或

螺丝钉植入后应力过大引起；连接钉常因连接不牢固而松动、脱出

  - 内固定物断裂：常因内固定本身材质不佳或植入后应力过大所致
- 临床表现：螺丝钉植入位置不良，可引起脊髓和神经根损伤症状；螺丝钉松动或内固定断裂，可出现脊柱不稳的相应临床表现
- 影像表现
  - 螺丝钉植入位置不良：X线平片或CT显示螺丝钉位置不在术前计划的预定位置（图16-3-21）
  - 螺丝钉或连接钉松动：X线平片或CT显示螺丝钉位置发生改变（图16-3-22）
  - 内固定物断裂：X线平片或CT显示内固定物不完整，出现断裂线，包括断棒、断钉和断线（图16-3-23）
- 临床处理
  - 螺丝钉植入位置不正确，但未出现相应临床表现时可不予处理
  - 螺丝钉松动或内固定物断裂时，需根据临床实际情况决定是否实施翻修手术

脊柱不稳或滑脱

- 常见原因：因内固定器械位置不良而发挥不了内固定作用，或原内固定的脊柱不稳节段出现内固定松动、断裂，导致内固定不牢靠
- 临床表现、影像表现及临床处理：参见本节相关内容

脊柱内固定术后相邻节段退变

- 常见原因：脊柱不稳节段内固定后脊柱运动功能的丢失，邻近脊柱节段活动代偿，邻近节段应力增加，诱发早期退行性变
- 临床表现、影像表现及临床处理：参见本节相关内容

术后其他并发症

- 参见"脊柱手术常见一般并发症"相关内容

【治疗后影像学检查方法的选用】

- X线平片可良好地显示不透X线的金属内固定器的位置、形态和完整性情况，发现可能存在的内固定失败情况；过屈和过伸功能体位X线平片可准确评价脊柱内固定术后的排列和稳定性，发现术后的脊柱不稳或滑脱
- CT可作为X线平片检查后的补充检查手段，评价内固定植入的准确位置

● MRI 对于术后出血、感染、脊髓和神经根的
损伤、脊柱内固定术后相邻节段早期退变等并

发症均能清楚显示并作出诊断

典型病例

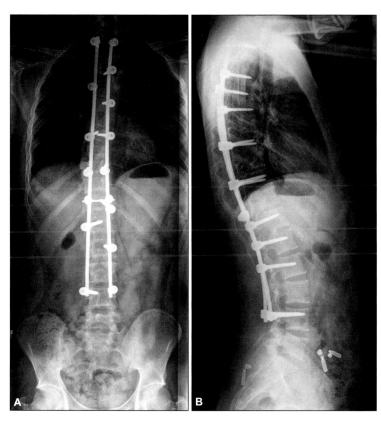

图 16-3-20　脊柱器械内固定术
A、B. 分别为胸腰椎正位和侧位 X 线平片，后入路金属棒 -
椎弓根螺丝钉胸腰脊柱固定术，内固定器良好

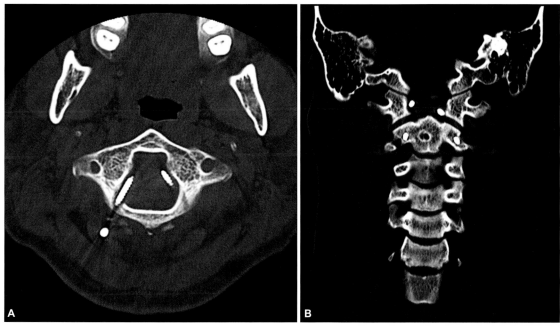

图 16-3-21　脊柱器械内固定术
A、B. 分别为颈椎横轴位和冠状位重组 CT 图像，螺丝钉位置不良，钉尖插入椎管内

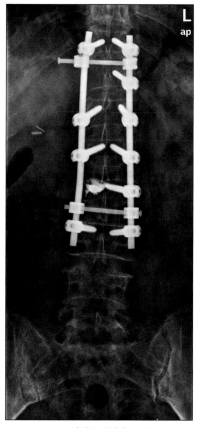

图 16-3-22　脊柱器械内固定术
胸腰椎正位 X 线平片，后路金属棒 - 钉内固定术后，上方的连接钉松脱

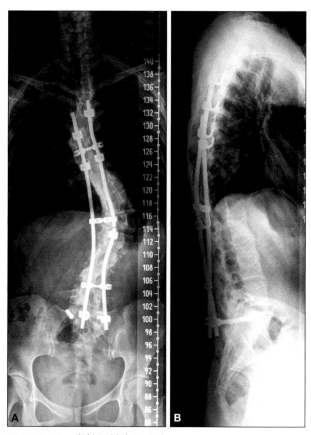

图 16-3-23　脊柱器械内固定术
A、B.分别为胸腰椎正位和侧位 X 线平片，脊柱侧凸后入路矫形内固定术后金属棒断裂

重点推荐文献

[1] 贾连顺. 现代脊柱外科学. 北京: 人民军医出版社, 2007: 322-357.

[2] 彭新生, 陈立言, 潘滔. 脊柱外科新手术剖析. 广州: 广东科技出版社, 2006.

五、脊柱椎体成形术

【治疗方法介绍】

椎体成形术（vertebroplasty）是近年来微创脊柱外科常用于治疗疼痛性椎体病变的技术，主要是通过椎弓根间接或直接向椎体内注入骨水泥或人工骨方法，以达到增强椎体强度和稳定性、防止塌陷、缓解疼痛，甚至恢复椎体高度的目的。此手术方法目前常选择骨水泥作为注入物，适用于骨质疏松性椎体压缩性骨折、椎体骨髓瘤、侵袭性椎体血管瘤、溶骨性椎体转移瘤

椎体成形术的种类

● **手术入路**：采用经椎弓根、椎弓根外、后外侧和前外侧途径入路均可，视具体临床情况而定。目前，颈椎手术因椎弓根途径很难操作而采用前外侧途径，胸腰椎手术多采用经椎弓根后入路，而后外侧途径入路仅用于腰椎

● **手术方法**：椎体成形术可分为经皮椎体成形术（percutaneous vertebroplasty，PVP）和经皮椎体后凸成形术（percutaneous kyphoplasty，PKP）。PVP 和 PKP 的技术核心都是将骨水泥注入椎体内，从而加强病变椎体强度，缓解疼痛。所不同的是，PVP 穿刺成功后即向患椎体内注入骨水泥，仅能固定椎体，缓解疼痛，但不能矫正椎体后凸畸形，对恢复椎体高度的作用有限；PKP 穿刺成功后需先植入特定器械（球囊）进行椎体扩张形成一个空腔，再注入骨水泥。PKP 是在以较低的压力下注入骨水泥，故较 PVP 更为安全，并既可恢复压缩椎体的强度和硬度，又可部分恢复压缩椎体的

高度，矫正后凸畸形

椎体成形术的技术要求

- 每次椎体成形术不应超过 3 个目标椎体，以降低大量被骨水泥栓塞的髓质引起的肺栓塞风险
- X 线透视监测穿刺针的行径和位置，避免穿刺过程中可能引起的脊髓、神经根和血管的损伤；而且将穿刺针尖置于椎体前中 1/3 交界处并注入少量造影剂观察静脉回流情况以减少骨水泥通过椎体间静脉渗漏入椎管的可能性
- PVP 中注入骨水泥可用 1ml 注射器，骨水泥灌注应 X 线透视下缓慢进行，尽量使骨水泥扩散均匀，快速注入会使患者感到不适且增加渗漏的机会
- PVP 中骨水泥开始固化后再取出穿刺针，以免穿刺针移走后骨水泥通过穿刺孔渗漏的可能；套管取出前应先多旋转操作，可避免骨水泥随套管的取出而被带入软组织
- PKP 中应选择合适的可扩张球囊规格，采用造影剂扩张球囊，在 X 线透视下缓慢逐步扩张植入椎体内的球囊，每次增加 0.5ml，直至球囊扩张充分
- 椎体成形术中 X 线透视实时监测骨水泥的灌注量和走向，早期发现骨水泥渗漏入椎管、椎体周围静脉、椎间盘或椎周软组织的情况
- 患者在手术结束后 1h 内应保持仰卧位，使含聚甲基丙烯酸甲酯（PMMA）的骨水泥 90% 在术后 1h 达到最大强度

【术后正常影像表现】

- 椎体内骨水泥分布均匀，无骨水泥渗漏，PKP 术后椎体形态和高度可大致恢复正常，脊柱稳定性好

【常见并发症】

骨水泥渗漏

- 常见原因：与骨水泥配制比例和骨水泥注射时机、注射量和注射压力等因素有关，骨水泥渗漏是最常见的直接并发症
- 临床表现：骨水泥渗漏的位置不同，其临床表现有所不同：①骨水泥漏入椎管内硬膜外，压迫脊髓出现相应的神经症状和体征；②骨水泥漏入椎间孔，压迫神经根出现神经根痛；③骨水泥溢入邻近椎旁软组织或椎间盘内，临床多

无症状；④骨水泥溢入椎旁静脉，回流至肺可引起肺动脉栓塞的临床表现

- 影像表现
  ○ 渗漏的骨水泥在 X 线平片或 CT 上表现为不同渗漏部位的高密度影，常与手术椎体内骨水泥相连（图 16-3-24，图 16-3-25）
  ○ X 线平片或 CT 可显示骨水泥渗漏位置、范围和渗漏量，尤其 CT 断层成像可清楚显示漏出骨水泥与椎管内及椎管周围结构的关系
  ○ 骨水泥引起的肺动脉栓塞在 CT 上表现为肺叶动脉或节段动脉内高密度影，并可伴相应肺叶、段梗死
- 临床处理
  ○ 骨水泥漏入椎旁软组织或椎间盘（隙）内，多无需处理
  ○ 骨水泥漏入椎间孔出现神经根痛时，可采用非甾体抗炎药的减轻症状
  ○ 骨水泥漏入椎管内造成脊髓压迫，应立即手术摘除漏出的骨水泥
  ○ 对于有症状的肺栓塞患者，多采用抗凝药物治疗

术后椎体再塌陷

- 常见原因：骨水泥扩散不理想，脊椎椎体骨质疏松明显
- 临床表现：术后相应椎体术区的出现剧烈疼痛
- 影像表现：骨水泥填充后的患椎椎体高度减低，骨小梁断裂嵌插，可伴有骨皮质断裂（图 16-3-26）
- 临床处理：选择其他增加患椎椎体强度的手术方式，或进行椎体形成翻修术

术后其他并发症

- 参见"脊柱手术常见一般并发症"相关内容

【治疗后影像学检查方法的选用】

- X 线平片可良好地显示不透 X 线的骨水泥的分布和椎体形态，发现可能存在的骨水泥渗漏和术后椎体再塌陷；过屈和过伸功能体位 X 线平片可准确评价椎体成形术后的脊柱排列和稳定性
- CT 可用于观察椎体成形术中骨水泥的分布情况，发现骨水泥渗漏的细节情况

典型病例

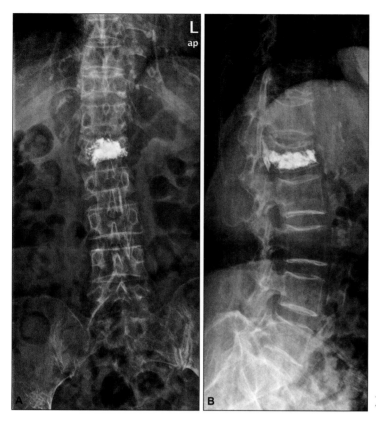

图 16-3-24 **脊柱椎体成形术**
A、B.分别为腰椎正位和侧位 X 线平片，腰 1 椎体轻度压缩性骨折行 PVP 术，少量骨水泥渗漏入椎管内

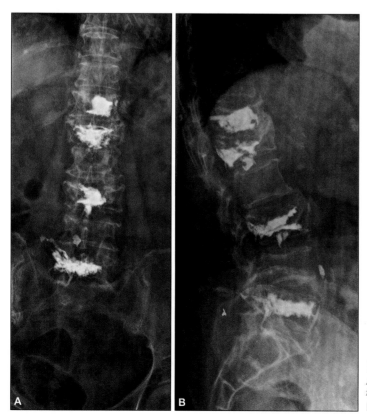

图 16-3-25 **脊柱椎体成形术**
A、B.分别为腰椎正位和侧位 X 线平片，腰椎骨质疏松并多个椎体压缩性骨折行 PKP 术，少量骨水泥渗漏入椎管内、椎间隙内和椎旁

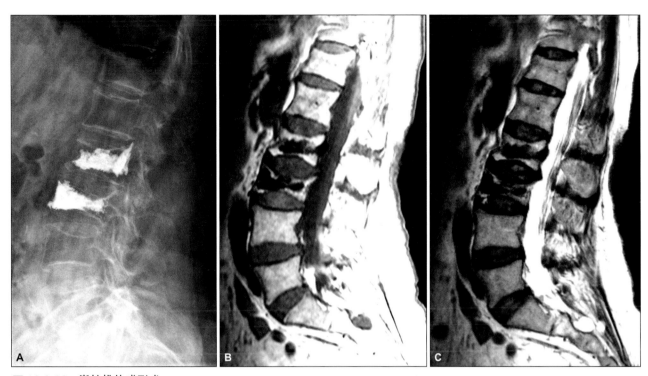

图 16-3-26 **脊柱椎体成形术**
A～C.分别为腰椎侧位 X 线平片、矢状位 T1WI 和 T2WI，腰椎骨质疏松并腰 2、3 椎体压缩性骨折行 PKP 术后，腰 3 椎体塌陷变扁

（高振华）

重点推荐文献

[1] 贾连顺. 现代脊柱外科学. 北京: 人民军医出版社, 2007: 1233-1244.

[2] 彭新生, 陈立言, 潘滔. 脊柱外科新手术剖析. 广州: 广东科技出版社, 2006.

第 4 节　骨肿瘤术后影像学

一、刮除术

【治疗方法介绍】

刮除术（curettage）属于囊内切除，适用于局限于骨内的良性骨肿瘤和肿瘤样病变，如：内生软骨瘤、软骨母细胞瘤、软骨黏液纤维瘤、骨巨细胞瘤、骨囊肿、邻关节骨囊肿、动脉瘤样骨囊肿、骨纤维异常增殖症等

手术的类型

- 刮除植骨术：病灶刮出后骨质缺损区填充以骨质。骨内复发率依肿瘤种类、生物学特性和术后时间不同而异，其总的复发率较刮除骨水泥填充术高

- 刮除骨水泥填充术：病灶刮出后骨质缺损区填充以骨水泥。骨水泥聚合散热和单体的毒性可杀灭残留腔壁上的肿瘤细胞，起到临界切除的

效果，术后复发率低于刮除植骨术

手术的技术要求

- 合理的手术入路
- 足够大的骨窗，彻底切除病变
- 高速磨钻磨除瘤床，充分灭活瘤壁
- 刮除植骨术者，骨质缺损区填充自体骨、同种异体骨、人工骨或两种骨混合
- 刮除骨水泥填充术者，骨质缺损区填充骨水泥或混合有化疗药物的骨水泥
- 必要时加以外固定或内固定术

【术后正常影像表现】

- 刮除植骨术后早期表现为病灶刮除后空腔边界清楚，内见密度不均匀的高密度植骨影，术区周围软组织水肿；随着时间推移，植入骨质与周围正常骨质分界不清，逐渐融合，未见新发骨质破坏区，术区周围软组织水肿减退（图

967

16-4-1)

- 刮除骨水泥填充术后早期表现为病灶刮除后空腔边界清楚，内见填充的密度较均匀的高密度骨水泥影，术区周围软组织水肿；随着时间推移，填充骨水泥与周围正常骨质分界清楚，未见新发骨质破坏区，术区周围软组织水肿减退（图16-4-2）
- 若同时采用内固定术，则内固定器完整，位置良好

【常见并发症】

术后骨内复发

- 常见原因
  - 刮除术属于囊内切除，手术切除不彻底时局部易复发
- 临床表现：术区出现疼痛不适，局部活动受限，有时可触及包块
- 影像表现
  - 刮除植骨术区植入骨质吸收，出现新的骨质破坏（图16-4-3）
  - 刮除骨水泥填充术区骨水泥与周围骨质分界不清晰，骨水泥周围出现新的骨质破坏（图16-4-4）
  - 可伴有骨膜反应和软组织肿块
- 临床处理
  - 刮除植骨术后骨内复发者，可行病灶刮出骨水泥填充术，必要时行瘤段切除术

- 刮除骨水泥填充术后骨内复发者，可采取瘤段切除术

术区软组织肿瘤复发

- 常见原因：术中正常软组织保护不佳受到肿瘤污染，肿瘤在软组织内种植
- 临床表现：术区出现疼痛不适，有时可触及包块
- 影像表现
  - CT或MRI显示术区软组织内结节或肿块，增强检查后不同程度强化（图16-4-5）
- 临床处理
  - 术区软组织肿瘤复发者，根据临床情况可行病灶切除术

术后其他并发症

- 参见本节"恶性骨肿瘤保肢术后改变"相关内容

【治疗后影像学检查方法的选用】

- X线平片可清楚地观察术区骨水泥的填充和植入骨质的融合情况、内固定器有无断裂和松动、术后有无骨折、肿瘤复发和肺转移瘤等，但难以显示早期骨肿瘤的复发和小的肺转移灶
- CT和MRI可早期显示出X线平片不能显示或显示不清的骨内和软组织内复发灶，可作为X线平片的重要补充检查方法
- CT可较早地筛检出X线平片不能显示的肺内小转移灶

典型病例

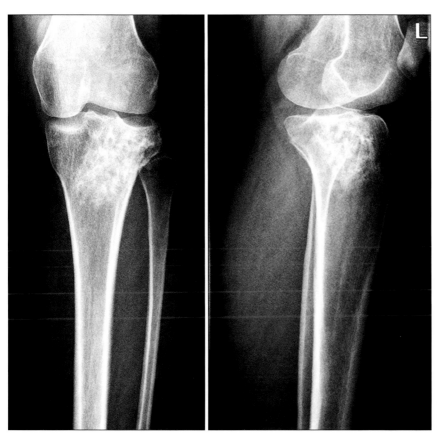

图 16-4-1　左胫骨上端骨巨细胞刮除术
左胫腓骨上段正侧位平片。左胫骨上端骨巨细胞瘤刮除植骨术后 3 年移植骨融合，未见并发症征象

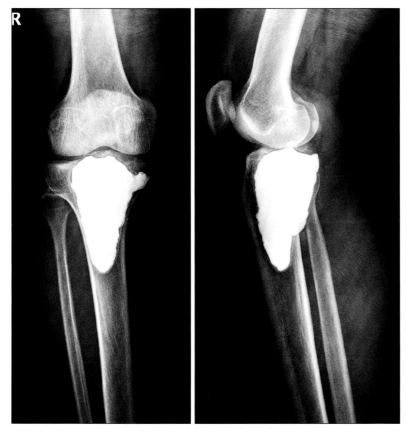

图 16-4-2　刮除术
右膝关节正侧位平片。右胫骨上端骨巨细胞瘤刮除骨水泥填充术后 3 年未见异常

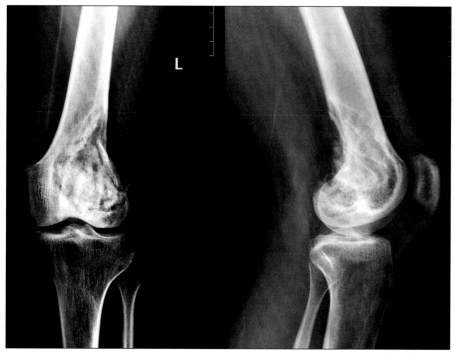

图 16-4-3 **刮除术**
左膝关节正侧位平片。左股骨下端骨巨细胞瘤刮除植骨术后半年骨内复发，植入骨质吸收，出现新的骨质破坏

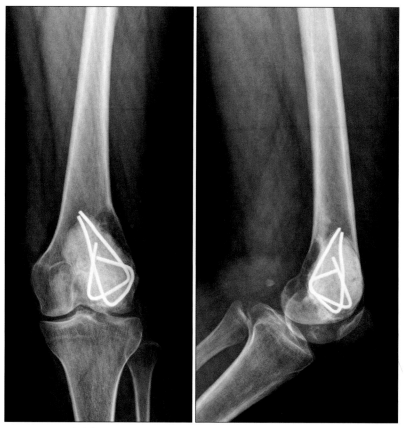

图 16-4-4 **刮除术**
左膝关节正侧位平片。左股骨下端骨巨细胞瘤刮出骨水泥填充术后 3 年骨内复发，填充骨水泥周围出现新的骨质破坏

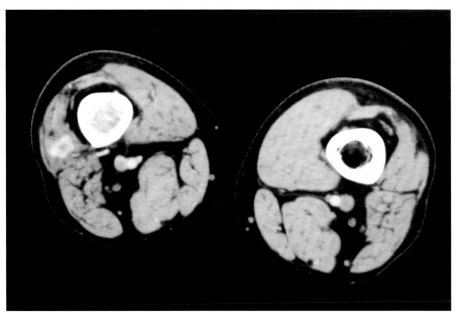

图 16-4-5　**刮除术**
横断面 CT 增强扫描。右股骨下端骨巨细胞瘤刮出骨水泥填充术后 3 年骨内和软组织内复发，术区软组织内见强化结节

重点推荐文献

[1] 高振华, 王晋, 尹军强, 等. 四肢长骨骨巨细胞瘤刮除后两种植入材料的疗效对比. 中国肿瘤临床, 2011, 38(16): 978-980.

[2] Ayerza MA, Aponte-Tinao LA, Farfalli GL, et al. Joint preservation after extensive curettage of knee giant cell tumors. Clin Orthop Relat Res, 2009, 467(11): 2845-2851.

二、边缘性切除术

【治疗方法介绍】

边缘性切除术（marginal excision）属于边缘性切除，适用于生长在骨皮质内或骨表面的良性骨肿瘤，如：骨膜软骨瘤、骨软骨瘤、骨样骨瘤和骨化性纤维瘤等

手术的技术要求

- 合理的手术入路
- 彻底切除病变
- 骨软骨瘤要切除肿瘤骨性基底、软骨帽和纤维膜
- 骨化性纤维瘤常需连同骨膜做大块皮质骨切除
- 骨样骨瘤要完整切除瘤巢，但无必要清除瘤巢周围的全部增生骨质
- 必要时骨质缺损区植入自体骨并加以外固定或内固定术

【术后正常影像表现】

- 术后早期表现为病灶完全切除，同时伴有植骨者在骨质缺损区见填入的高密度骨质影，术区

周围软组织水肿（图 16-4-6）

- 随着时间推移，骨质缺损区边界光滑，植入骨质与周围正常骨质融合，未见新发骨质破坏区，术区周围软组织水肿减退
- 若同时采用内固定术，则内固定器完整，位置良好

【常见并发症】

术后复发、恶变

- 常见原因
  - 手术切除不彻底而复发
  - 有时因手术刺激出现原发肿瘤的复发恶变，如骨软骨瘤的术后复发恶变
- 临床表现：术区出现肿痛不适，并可触及包块
- 影像表现
  - 肿瘤术后复发表现为术区出现类似原良性骨肿瘤的影像学表现（图 16-4-7）
  - 肿瘤复发时可恶变，出现相应恶性骨肿瘤的影像学征象
- 临床处理
  - 术后复发但仍为良性肿瘤者，可再行边缘

性切除术

- ○ 术后复发且恶变者，应按原发恶性骨肿瘤
  处理

术后其他并发症

- 参见本节"恶性骨肿瘤保肢术后改变"相关
  内容

【术后影像学检查方法的选用】

- X 线平片可清楚地观察术后骨质情况、内固定
  器有无断裂和松动、术后有无骨折，但难以显
  示早期骨肿瘤的复发
- CT 和 MRI 可较早地显示 X 线平片不能显示
  或显示不清的骨内复发、恶变灶

典型病例

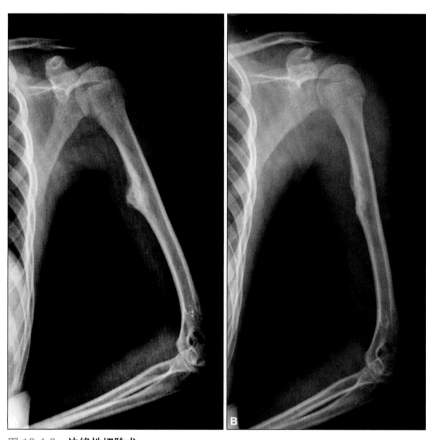

图 16-4-6　边缘性切除术

A、B. 分别为左肱骨干骨膜软骨瘤术前和术后肱骨侧位片。左肱骨干骨膜软骨瘤边缘性切除术后改变，未见并发症征象

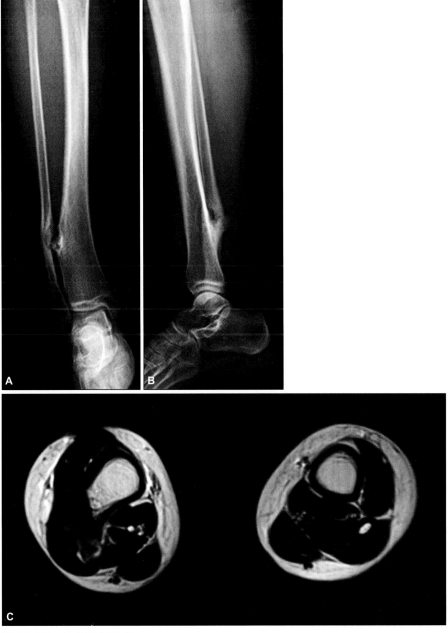

图 16-4-7 边缘性切除术
A、B、C.分别为右胫腓骨正、侧位平片和右小腿横断面 T2WI。右胫骨骨软骨瘤边缘性切除术后 2 年复发，部分软骨帽仍存在

重点推荐文献

[1] 徐万鹏,冯传汉.骨科肿瘤学.2版.北京:人民军医出版社, 2008: 414-423.
[2] Luevitoonvechkij S, Arphornchayanon O, Leerapun T, et al.
Periosteal chondroma of the proximal humerus: a case report and review of the literature.J Med Assoc Thai, 2006, 89(11): 1970-1975.

三、恶性骨肿瘤保肢术

【治疗方法介绍】

- 恶性骨肿瘤保肢术（limb salvage surgery）属于非破坏性手术，在按最佳外科边界完整切除肿瘤的前提下尽量保留正常组织，便于完成后续的修复重建，适用于能按最佳外科边界切除恶性肿瘤，复发率不高于截肢术，肿瘤切除后修复重建的肢体功能不差于截肢后安装假肢的功能，术后肢体有康复能力，患者一般情况和预后良好，愿意积极配合治疗的患者。当然，不同的肿瘤部位和外科分期，其具体手术类型（主要指保肢术的重建方法）不同，相应术后转归和并发症表现亦不完全相同

手术的类型

- 单纯瘤段切除术：将肿瘤所在瘤段切除
- 瘤段切除后骨移植术：肿瘤所在瘤段切除后自体或异体骨移植重建
- 瘤段切除后瘤骨骨壳灭活再植术：瘤段截下后去除肿瘤组织及非骨组织，残留骨壳灭活后回植原位重建
- 瘤段切除后人工假体置换术：瘤段切除后金属人工假体置换重建

手术的技术要求

- 合理的手术入路
- 最佳的手术外科边界
- 单纯瘤段切除术和瘤段切除后骨移植术者，瘤段切除要完整
- 瘤段切除后瘤骨骨壳灭活再植术者，瘤段截下后去除肿瘤组织要彻底，残留骨壳灭活要充分
- 瘤段切除后人工假体置换术者，术前要制订合适的肿瘤型人工假体

【术后正常影像表现】

- 单纯瘤段切除术者，肿瘤所在骨体整体切除后骨质缺如，被切除骨体残端边缘清楚，无溶骨性骨质破坏（图 16-4-8）
- 瘤段切除后骨移植术者，瘤段切除后自体骨或同种异体骨植入，重建的关节对应关系良好；被移植入的骨段断端融合良好；内固定无松动、断裂，随访过程中术区亦骨质破坏或软组织肿块出现（图 16-4-9）
- 瘤段切除后瘤骨骨壳灭活再植术者，早期表现为植入的灭活瘤骨骨壳与正常骨边界清楚，骨

与关节的连续性恢复良好，术区软组织水肿，内固定正常随着时间推移，植入骨质与周围正常骨质之间形成骨痂，未见新发骨质破坏区，术区软组织水肿减退

- 瘤段切除后人工假体置换术者，人工假体位置正常，假体无松动、断裂，随访过程中残留骨未见新发的骨质破坏，术区亦无软组织肿块出现（图 16-4-10）

【常见并发症】

术后复发

- 常见原因
  - 外科切除瘤段边界不当，肿瘤切除不在安全范围内
  - 术中含有瘤细胞的小骨片不慎落入软组织内
- 临床表现：术区出现疼痛不适，并可触及包块
- 影像表现
  - 切缘骨内、移植骨与正常骨交界处、假体与正常骨交界处出现新发的骨质破坏
  - 软组织残留骨内出现原发骨内肿瘤的影像学表现（图 16-4-11）
- 临床处理
  - 一经诊断，可采取手术切除治疗

术后骨折

- 常见原因
  - 瘤骨骨壳灭活后骨质强度减弱
  - 术后人工假体松动
  - 术后功能锻炼负重或轻微外伤
- 临床表现：术区出现疼痛不适，局部活动受限
- 影像表现
  - 移植骨或内固定周围骨质连续性中断（图 16-4-12）
- 临床处理
  - 根据临床情况，可选择外固定术
  - 必要时进行内固定术

术后异位骨化

- 常见原因
  - 术中操作粗暴，软组织损伤较大
  - 积血冲洗、引流不彻底
- 临床表现：术区软组织肿胀，逐渐变硬，可触及硬性包块
- 影像表现
  - 早期术区软组织肿胀
  - 中晚期，术区见软组织肿块，内见钙化、

骨化影（图 16-4-13）

- 临床处理
  - 病变较小者，采取临床保守观察即可
  - 病变较大且影响邻近部位的功能时，可考虑手术切除治疗

肺转移瘤

- 常见原因
  - 肿瘤细胞随血流到达肺部，并停留、种植在肺部
- 临床表现：早期常无相应临床症状，晚期出现相应肺部症状
- 影像表现
  - 肺外围区的单发或多发类圆形结节（图 16-4-14）
- 临床处理
  - 结合临床情况，若单个肺转移结节，可选择切除术
  - 多发肺转移结节者，可选择药物化疗

【治疗后影像学检查方法的选用】

- X 线平片检查经济方便，适应证较广且无明显的检查禁忌证，并可清楚地观察移植物的位置、被移植入的骨段融合情况、内固定器和假体有无断裂和松动、假体周围有无骨折等术后情况
- CT 检查存在金属伪影，在一定程度上会影响图像细节的观察，但 CT 扫描时采用去金属伪影技术可减轻此伪影影响，可早期显示出 X 线平片不能显示或显示不清的肿瘤复发灶。此外，CT 可较早发现肺内小转移瘤
- MRI 可作为 X 线平片的重要补充，用于协助诊断术后感染和术后早期异位骨化并发症

典型病例

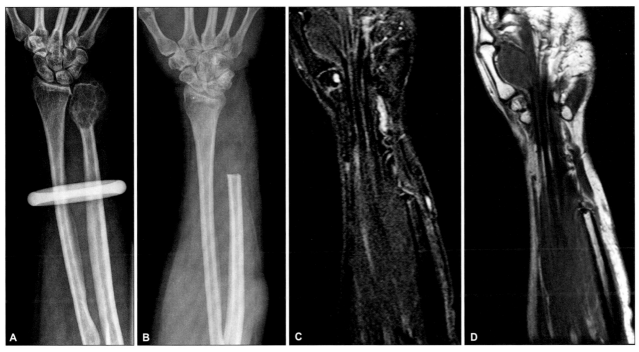

图 16-4-8 A-D　**左尺骨远端骨巨细胞瘤切除术后**
分别为术前 X 线平片、术后 X 线平片和术后 MRI 脂肪抑制 T2WI、增强 T1WI 扫描。左尺骨远端骨巨细胞瘤瘤段切除后改变，未见并发症征象

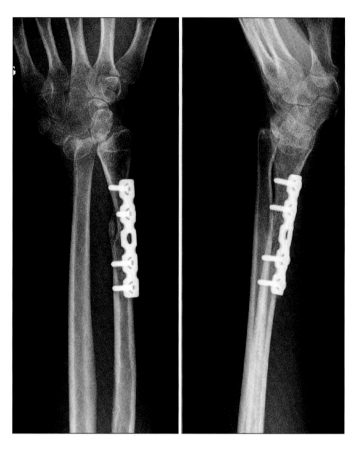

图 16-4-9　左桡骨骨巨细胞瘤术后
正侧位平片。左桡骨骨巨细胞瘤瘤段切除后自体腓骨移植融合术后
11 个月复查移植骨融合，未见并发症征象

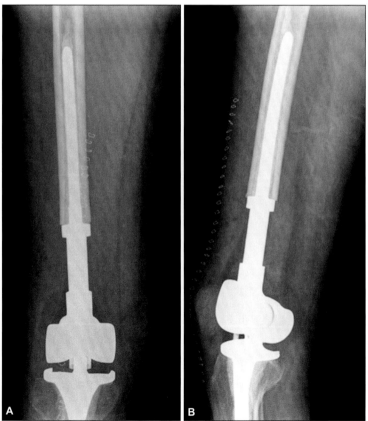

图 16-4-10　右侧股骨侵袭性成纤维瘤术后
A、B. 分别为右股骨下段及膝关节正、侧位平片右侧股骨侵
袭性成纤维细胞瘤瘤段切除后人工膝关节假体置换术后改
变，人工假体位置正常

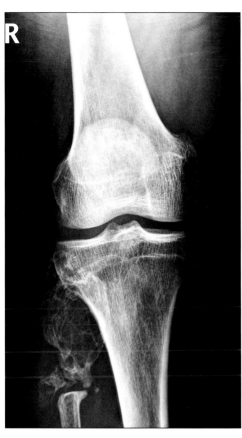

图 16-4-11　右腓骨小头骨巨细胞瘤术后
右膝关节正位平片。右腓骨小头骨巨细胞瘤单纯瘤段切除术后 3 年残留小骨片复发

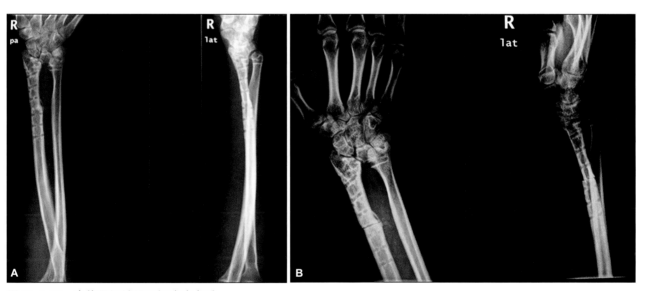

图 16-4-12　右桡骨远端骨巨细胞瘤术后
A、B.分别为移植骨骨折前、后右桡尺骨正侧位片。右桡骨远端骨巨细胞瘤瘤段切除后腓骨移植重建融合良好，内固定撤出后骨折

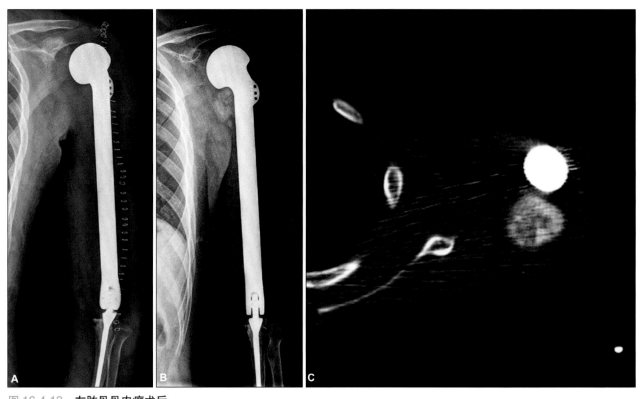

图 16-4-13　**左肱骨骨肉瘤术后**

A～C.分别为左肱骨骨肉瘤行瘤段切除、带肩肘人工关节置换术后 3 天和 4 个月时的肱骨正位片和术后 4 个月时的肱骨 CT 平扫。术后 4 个月肩周软组织内出现异位骨化，呈钙化性组织肿块，边界清楚

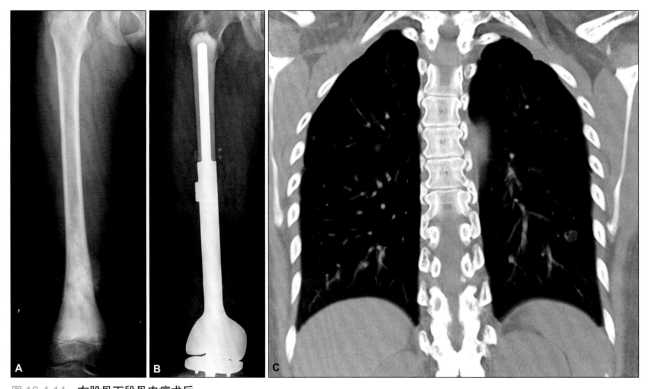

图 16-4-14　**右股骨下段骨肉瘤术后**

A～C.分别为右股骨下段骨肉瘤术前股骨正位片、瘤段切除人工膝关节置换术后股骨正位片和术后 6 个月时胸部 CT 冠状位重组图像，人工膝关节对位良好，局部未见并发症征象，双肺内多发类圆形转移瘤灶

（高振华）

重点推荐文献

[1] 高振华, 马玲, 孟俊非. 四肢骨巨细胞瘤体肢术后的局部影像学评价. 中国医学影像技术, 2012, 28(9): 1723-1726.

[2] McGough RL, Rutledge J, Lewis VO, et al. Impact severity of local recurrence in giant cell tumor of bone. Clin Orthop Relat Res, 2005, 438: 116-122.

主要参考文献

[1] 陶澄, 何爱咏. 骨折与脱位的治疗方案选择原则. //何爱咏, 王万春, 李国华. 骨科治疗方法选择与并发症防治. 北京: 人民军医出版社, 2003: 9-21.

[2] 杨新伟, 王秋根. 骨折内固定术后感染的诊断和治疗. 医堂综述, 2008, 14(23): 3623-3625.

[3] 蔡余力, 朱绍亮, 杨清毅, 等. 骨骺损伤及其并发症的治疗进展. 解剖与临床. 2007, 12(6): 434-435.

[4] 詹新立, 周江南. 骺板损伤的诊断与治疗的新进展. 临床小儿外科杂, 2003, 2(2): 115-118.

[5] 周祖彬, 朱越, 赵金忠. 关节镜下半月板全切除和部分切除的短期疗效比较. 临床骨科杂志, 2009: 12(2): 153-155.

[6] 吴伟, 陈世益. 半月板损伤修复的研究进展. 中国运动医学杂志, 23(6): 657-659.

[7] 黄迅悟, 常青, 白一冰. 膝关节镜治疗半月板损伤10年回顾. 中国矫形外科杂志, 2003, 11(18): 1254-1256.

[8] 李文锋, 王予彬, 侯树勋. 关节镜下半月板损伤修复的治疗方法. 中国修复重建外科杂志, 2006, 20(10): 1031-1033.

[9] Horton LK, Jacobson JA, Lin J, et al. MR imaging of anterior cruciate ligament reconstruction graft. AJR Am J Roentgenol, 2000, 175(4): 1091-1097.

[10] Recht MP, Kramer J. MR imaging of the postoperative knee: a pictorial essay. Radiographics, 2002, 22(4):765-74.

[11] White LM, Kramer J, Recht MP. MR imaging evaluation of the postoperative knee: ligaments, menisci, and articular cartilage. Skeletal Radiol, 2005, 34(8): 431-52.

[12] 敖英芳, 王健全, 余家阔, 等. 膝关节镜下前交叉韧带重建术.中国运动医学杂志, 2000, 19(1): 13-14.

[13] 吴晓明, 高伟, 李凡, 等. 肩峰骨折的分型方法及治疗. 中华创伤骨科杂, 2010, 12(10): 901-905.

[14] 尹东, David Stanley. 关节镜下肩峰成形术治疗肩峰下撞击综合征. 中国内镜杂志, 2005, 11(12): 1241-1243.

[15] Mohana-Borges AV, Chung CB, Resnick D. MR Imaging and MR arthrography of the postoperative shoulder: spectrum of normal and abnormal findings. Radiographics, 2004, 24(1): 69-85.

[16] Ostlere S. Imaging the shoulder. Imaging, 2003, 15(4): 162–173.

[17] Woertler K. Multimodality imaging of the postoperative shoulder. Eur Radiol, 2007, 17(12): 3038-55.

[18] Ostlere S. Imaging the shoulder. Imaging, 2003, 15(4): 162–173.

[19] Gumina S, Di Giorgio G, Perugia D, et al. Deltoid detachment consequent to open surgical repair of massive rotator cuff tears. Int Orthop. 2008, 32(1): 81- 84.

[20] Park HB, Keyurapan E, Gill HS, et al. Suture anchors and tacks for shoulder surgery, part II: the prevention and treatment of complications. Am J Sports Med, 2006, 34(1): 136-144.

[21] 马立峰, 郭艾. 膝关节假体周围骨折的诊断与治疗. 国际外科学杂志, 2010, 37(1): 54-56.

[22] 衣明, 黄荣, 李书忠. 人工全膝关节置换后的感染发病机制与诊断及治疗. 中国组织工程研究与临床康复, 2011, 15(9): 1671-1674.

[23] 霍兴华, 闫长虹, 吴琪. 人工关节置换术后下肢深静脉血栓的研究现状. 医学理论与实践, 2011, 24(6): 639-640.

[24] 张星火, A. T. Wild, 于振山, 等. 非置换髌骨的非骨水泥型全膝关节置换术中期疗效.中国修复重建外科杂志, 2008, 22(6): 669-672.

[25] 方恺. 人工膝关节置换后的假体周围感染. 中国组织工程研究与临床康复, 2010, 14(30): 5650-5653.

[26] 肖敏, 张强. 膝关节置换的适应证及假体选择. 中国组织工程研究与临床康复, 2011, 15(17): 3200-3201.

[27] 秦四清, 姚建锋, 李毅, 等. 人工膝关节置换术治疗重症膝关节疾病92例临床分析. 中国骨与关节损伤杂志, 2008, 23(1): 21-23.

[28] 吴帅, 孙水, 张伟, 等. 可旋转铰链式膝关节假体在膝关节严重畸形治疗中的应用研究. 中国矫形外科杂志, 2009, 17(5): 352-354.

[29] 吕丹, 孙明林. 人工髋关节置换后假体无菌性松动的因素及其防护治. 中国组织工程研究与临床, 2009, 13(13): 2553-2556.

[30] 李军, 朱天岳, 文立成, 等. 髋关节置换术后迟发性感染的诊断与治疗. 中华骨科杂志, 2005, 25(11): 674-678.

[31] 田华, 张克, 刘岩, 等. 全髋关节置换术后脱位的原因分析及处理. 中国矫形外科杂志, 2008, 16(3): 185-187.

[32] 及松洁, 周一新. 髋关节置换后不稳定的相关研究现状. 中国组织工程研究与临床, 2008, 12(13): 2505-2510.

[33] 白鹤, 赵劲民, 杨志, 等. 人工髋关节置换术后股骨假体周围骨折. 中国组织工程研究与临床, 2008, 12(9): 662-1664.

[34] 丘如诚. 临床骨科并发症学. 北京: 中国医药科技出版社, 2007.

[35] 胥少汀. 骨科手术并发症预防与处理. 2版. 北京: 人民军医出版社, 2006.

[36] 戴力扬. 脊柱手术常见并发症的影像学表现. 颈腰痛杂志, 2002, 23(3): 257-259.

[37] 顾洪生, 刘尚礼. 三维重建技术在脊柱外科中的研究及应用进展. 骨与关节损伤杂志, 2002, 17(6): 473-475.

[38] 朱襄明, 杜龙庭, 杨朝湘, 等. 腰椎间盘突出症手术常见并发症MRI随访观察. 放射学实践, 2005, 20(11): 999-1002.

[39] 杨海涛, 王仁法, 李峰, 等. 脊柱手术后并发症的MR表现及鉴别诊断. 中国临床医学影像杂志, 2007, 18(5): 344-347.

[40] Sarrazin JL. Imaging of postoperative lumbar spine. J Radiol, 2003, 84(2): 241-250.

[41] 彭新生, 陈立言, 潘滔. 脊柱外科新手术剖析. 广州: 广东科技出版社, 2006.

[42] 张士杰, 耿孟录, 陈秀民, 李永革. 临床脊柱外科学. 北京: 科学技术文献出版社, 2008.

[43] 贾连顺. 现代脊柱外科学. 北京: 人民军医出版社, 2007.

[44] 徐万鹏, 冯传汉. 骨科肿瘤学. 2版.北京: 人民军医出版社, 2008: 414-423.

[45] 高振华, 马玲, 孟俊非. 四肢骨巨细胞瘤体技术后的局部影像学评价. 中国医学影像技术, 2012, 28(9): 1723-1726.

[46] McGough RL, Rutledge J, Lewis VO, et al. Impact severity of local recurrence in giant cell tumor of bone. Clin Orthop Relat Res, 2005, 438: 116-122.

[47] 高振华, 王晋, 尹军强, 等. 四肢长骨骨巨细胞瘤刮除后两种植入材料的疗效对比. 中国肿瘤临床, 2011, 38(16):

978-980.

[48] Ayerza MA, Aponte-Tinao LA, Farfalli GL, et al. Joint preservation after extensive curettage of knee giant cell tumors. Clin Orthop Relat Res, 2009, 467(11): 2845-2851.

[49] Luevitoonvechkij S, Arphornchayanon O, Leerapun T, et al. Periosteal chondroma of the proximal humerus: a case report and review of the literature. J Med Assoc Thai. 2006, 89(11): 1970-1975.

[50] 徐万鹏, 李佛保. 骨与软组织肿瘤学. 北京: 人民卫生出版社, 2008.

[51] 孟悛非. 骨肌系统影像诊断与临床. 北京: 人民军医出版社, 2009.

骨关节与软组织疾病的介入放射学

第1节　骨关节与软组织介入诊断和治疗基本方法介绍

肌肉骨关节疾病介入诊断和治疗各自的基本方法在以下具体的章节中均有相关介绍，本节主要介绍大部分介入诊断和治疗尤其是血管性介入诊断和治疗均需要的数字减影血管造影（digital subtract angiography，DSA）设备和技术

一、DSA 基本原理

【血管造影】

血管造影是将对比剂注入血管内，使血管显影的 X 线检查方法

【数字减影血管造影】

由于血管与骨骼及软组织像重叠，致使血管显影不清。数字减影血管造影是采用计算机处理数字化的影像信息，以消除骨骼和软组织的技术，是广泛应用于血管造影机和数字胃肠机等 X 线成像设备的高级应用功能。当前，血管造影已经普遍使用 DSA 技术

【DSA 的基本原理】

DSA 的基本原理是行血管造影时用数字化动态 X 线成像设备在 "对比剂到达目标血管前" ——→ "血管内出现对比剂" ——→ "血管内对比剂浓度达高峰" ——→ "对比剂被廓清" 这段时间内获得一系列的多幅数字化图像，用计算机在数字化图像之间进行减影处理

- 具体做法：取一幅血管内不含对比剂的图像作为蒙片和一幅含对比剂的同一部位的图像，将这两幅图像的数字矩阵经计算机相减，两幅图像的相同的数字矩阵亦即相同的影像互相抵消，剩下的只有在一幅图像上才有的含对比剂

的血管影像，而两幅图像上都有的骨骼和软组织影均消失或部分消失，达到减影或部分减影的目的（图 17-1-1，图 17-1-2）

目前，数字减影血管造影同样也扩展到数字减影 "非血管" 造影，以下又称为非血管性 DSA

二、常用的 DSA 应用方法

【静脉法 DSA（IVDSA）】

凡经静脉途径置入导管或套管针以注射对比剂行 DSA 检查者，皆称之为 IVDSA

- 如将导管尖端或套管针置于外周浅静脉（外周法）、或将导管尖端置于上腔静脉或右心房（中心法）注射对比剂行 DSA 并显示动脉者，称之为非选择性 IVDSA
  - 外周法或中心法，都属 DSA 最初采用 "经静脉注射对比剂来显示动脉的再循环法"。由于前者的缺点较多，现已很少应用
  - 中心法主要用于主动脉及其主干病变行 IADSA（动脉法 DSA）有困难的病例，如大动脉炎、主动脉缩窄症等
- 如将导管尖端置于或邻近于受检静脉、心腔或其静脉血流回路之邻近部位行 DSA，称之为选择性 IVDSA

【动脉法 DSA（IADSA）】

- 穿刺途径：有经股动脉、肱动脉及腋动脉穿刺等途径，在特殊情况下还有经颈动脉和锁骨下动脉穿刺途径
- 造影方法：将导管尖端置于主动脉受选部位近

端 2cm 处造影者，称为非选择性 IADSA；如将导管尖端深入到靶动脉主干或其分支（如行肝动脉造影时将导管置于肝总动脉或肝固有动脉）者，称为选择性 IADSA 或超选择性 IADSA

- 临床应用
  - 非选择性 IADSA 多用于主动脉或其主干病变的诊断，如动脉导管未闭、主肺动脉间隔缺损、肾动脉狭窄以及心脏病变，如左向右分流的室间隔缺损、主动脉瓣和二尖瓣病变及永存共同动脉干等
  - 选择性 IADSA 则被广泛应用于脏器的各种病变，如肌肉骨关节系统肿瘤和其他疾病的诊断

【非血管性 DSA】

目前在介入诊断和治疗过程中，针对胆道系统、呼吸道系统、泌尿道系统、消化道系统、子宫输卵管腔道系统、鼻泪管系统以及异常瘘管等的狭窄与梗阻的造影诊断，球囊扩张成形术后、引流管置入术后、支架成形术后等的管腔通畅情况的效果评价，均多采用 DSA 技术

三、DSA 在介入治疗中的应用价值

- 经皮血管内导管治疗是介入放射治疗的主要手段，现已广泛用于各种疾病的治疗，如动脉内灌注化疗栓塞术治疗肿瘤、动脉栓塞治疗大出血和血管畸形、血管溶栓术、血管成形术、心瓣膜扩张术、动脉粥样斑块切除破碎术、血管内支撑器、经颈静脉肝内门体分流术等
- 介入治疗在 DSA 系统下操作方便，能实时观察到造影结果，动态、实时、清晰地观察导管、导丝的动作和行程以及对比剂出入血管和器官的过程，从而缩短了造影和介入治疗的时间。同时也可降低造影剂的浓度和用量，从而可减少对比剂的副作用

典型病例

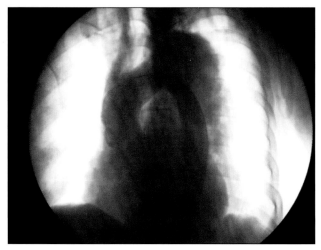

图 17-1-1　胸主动脉行血管造影
未行数字减影血管造影，胸主动脉影与骨骼和软组织影重合，显示不清晰

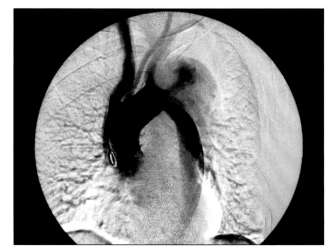

图 17-1-2　胸主动脉行 DSA
骨骼和软组织影被"减影"，不显示，可清晰显示胸主动脉

（李鹤平）

重点推荐文献

[1] 李鹤平, 杨建勇. 介入放射学发展历史.//杨建勇, 陈伟. 介入放射学理论与实践. 北京: 科学出版社, 2005:1-23.

[2] 欧阳墉, 欧阳雪晖. 数字减影血管造影术的基本原理和技术.//欧阳墉. 数字减影血管造影诊断学. 北京: 人民卫生出版社, 2000: 1-15.

[3] 余建明. DSA的工作原理与操作技术.//余建明. 数字减影血管造影技术. 北京: 人民军医出版社, 1999: 183-370.

第2节　骨关节与软组织疾病的血管性介入诊断

骨关节与软组织疾病的血管性介入诊断主要是指血管造影。而血管造影诊断主要应用于良、恶性肿瘤和肿瘤样病变。肌肉骨关节肿瘤一般分为良性和恶性，后者又分为原发性和继发性。对于肌肉骨关节肿瘤的诊断，临床一般采用 X 线（平片和 CT）、MRI 及超声检查，DSA 一般用于良恶性的鉴别及肿瘤的介入治疗（包括疗效判断）。

骨关节与软组织肿瘤的 DSA 表现

现在公认骨关节与软组织肿瘤之 DSA 检查和诊断优于常规血管造影，对肿瘤血管、肿瘤染色、血管浸润、软组织受侵犯等均较后者显示清楚，有利于定性、定位。

【肿瘤 DSA 表现的共同特征】

- 肿瘤供血和病理血管：骨关节和软组织肿瘤几乎都是由病变附近软组织的许多大的动脉供血，很少见到骨干滋养动脉、骨膜和软骨膜动脉、骨骺和干骺动脉的增粗。新生血管表现为细小、变形、迂曲、管径粗细不均，走向紊乱，造影剂在此停留可延长，此为肿瘤与炎症的主要鉴别点。少数良性肿瘤，如巨细胞瘤、动脉瘤样骨囊肿、血管瘤及神经鞘瘤也可有部分或全部此种变化
- 动静脉瘘
- 毛细血管的动静脉连接部扩张或循环增加，使肿瘤处静脉早期显影
- 肿瘤周围正常动脉阻塞中断：为肿瘤局部浸润、阻塞所致，此项为恶性肿瘤的常见征象
- 无血管区：通常位于肿瘤中央，为肿瘤坏死、动脉栓塞和血肿所致
- 骨外软组织侵犯：此为恶性肿瘤的常见表现，如良性肿瘤出现此征象，则表明已有恶性变
- 血管湖：为肿瘤内无一定形态的造影剂充盈区，且存留时间较长，可能为血管壁弹性消失、管腔扩张所致
- 肿瘤周围动脉及其分支的受压移位征象：此为良恶性肿瘤的常见征象，动脉可稍有扩张、增粗、有时呈抱球状

【常见肿瘤的 DSA 表现】

- 骨样骨瘤：为多血管性肿瘤，病灶区显示为浓密的、无定形血管染色，没有毛细血管显示，病灶的供血动脉主要来自周围的软组织，染色通常持续到静脉期
- 骨瘤：与正常血管相似
- 骨母细胞瘤：为轻度多血管性肿瘤，由病灶周围软组织动脉供血，没有大的异常动脉、静脉阻塞、血管侵蚀及肿瘤染色等，亦没有软组织块影
- 巨细胞瘤（图 17-2-1）和动脉瘤样骨囊肿（图 17-2-2，图 17-2-3）
  - 巨细胞瘤 DSA 表现为轻度或中度血运增加，肿瘤表面螺旋状小血管和多囊状肿瘤染色有一定特征性。静脉期可见血管湖，不同于一般良性肿瘤。此外，也有良性肿瘤之共同表现——血管被推移，包绕肿瘤。恶性变时，血运变丰富，并可见血管浸润、动静脉瘘、周围软组织受侵犯等。生长不活跃的良性巨细胞瘤，或瘤内出血、坏死时，可表现为乏血性肿瘤，约占 10%
  - 动脉瘤样骨囊肿的 DSA 表现与富血的良性巨细胞瘤相似，但供血动脉往往较粗，其多数囊内可见造影剂呈斑片状集聚，可见静脉早显
- 骨肉瘤（图 17-2-4，图 17-2-5）
  - 供血血管：肿瘤由周围软组织来的动脉供血，供血动脉通常较粗，可移位，但一般不被肿瘤侵蚀，第二、三级血管则常因肿瘤的侵蚀而发生阻塞
  - 病理血管：可见各种大小和形状的新生血管，造影剂滞留时间延长。溶骨型和混合型易于显示肿瘤的血管网。成骨型则可见来自肿瘤周围组织的很多小动脉分支呈放射状指向肿瘤中心，由于供血血管的穿越，使骨膜呈阳光放射状增生。DSA 有利于显示成骨型的血管图像
  - 静脉早期显影：因通过肿瘤的血液循环速度加快，约 86% 的肿瘤有静脉早期显影
  - 肿瘤染色：肿瘤血管及染色很不均匀，在不规则网状结构的某一部位有许多增粗的血管。肿瘤染色区域内可见因血肿、坏死、骨折、成软骨组织和分化良好的成纤维组

织造成的少血管区或无血管区

- 引流静脉：引流静脉通常扩张，可因肿瘤压迫而移位，管壁可遭侵蚀。大部分的溶骨型及混合型肉瘤有血管湖
- 周围软组织：98%的骨肉瘤侵入周围软组织
- 软骨性肿瘤：发育成熟的正常软骨并无血管，而良性或分化好的恶性软骨性肿瘤可有较少血管或无血管，分化不良的软骨肿瘤中则有较多的血管显示

- 纤维肉瘤、恶性纤维组织细胞瘤、滑膜肉瘤和血管外皮肉瘤等软组织肿瘤常为多血管性肿瘤，可见肿瘤血管、肿瘤染色、静脉早显、血管移位和包绕等改变
- 骨转移瘤的血管造影表现（富血或乏血性）与其原发性肿瘤相似，如肾癌、甲状腺癌的骨转移为富血管性，支气管肺癌、胃肠道癌的骨转移常为乏血管性

典型病例

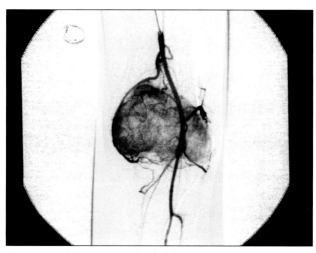

图 17-2-1　股骨下端骨巨细胞瘤行 DSA
显示肿瘤有多支粗大的供养动脉，血管受推压呈肿瘤包绕征象，瘤内血管丰富但缺乏血管侵蚀破坏表现，肿瘤染色边界光滑清楚

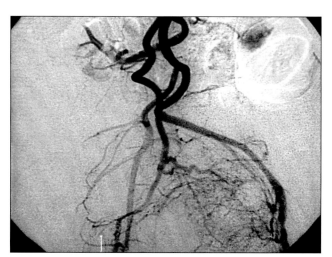

图 17-2-2　DSA 显示右坐骨巨大膨胀性病变
有大量不规则血管包绕，分支众多，并增粗明显

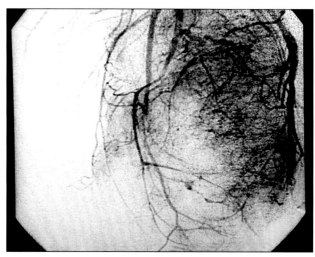

图 17-2-3　DSA 显示右坐骨巨大膨胀性病变
粗大供血动脉及病理性小血管

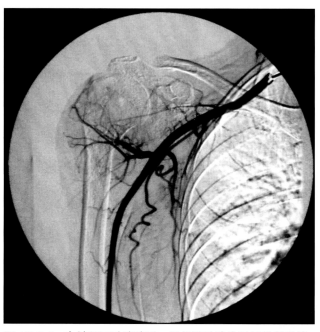

图 17-2-4　右锁骨下动脉造影，见旋肱动脉为肿瘤供养动脉

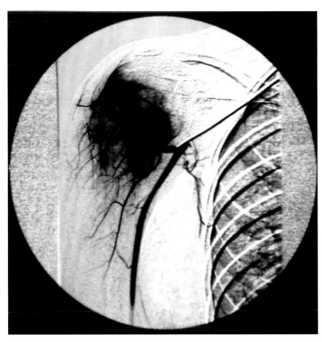

图 17-2-5　**右锁骨下动脉造影**
旋肱动脉供养肿瘤，DSA 表现为瘤区内大量新生血管，肿瘤染色显著，染色区边界模糊不整

(李鹤平)

重点推荐文献

[1] 祖茂衡. 血管造影诊断.//郭启勇. 介入放射学. 3版. 北京: 人民卫生出版社, 2010: 186-199.
[2] 李鹤平，孟俊非. 骨与软组织肿瘤介入放射学.//徐万鹏, 李佛保. 骨与软组织肿瘤学.北京: 人民卫生出版社, 2008: 115-118.

第3节　骨关节与软组织的非血管性介入诊断

肌肉骨关节疾病的非血管性介入诊断实际上是指在影像设备引导下进行的经皮穿刺活检术，通常在 X 线透视或者 CT 扫描引导下进行，目前较新的活检器械也可在 MRI 环境下进行操作

一、经皮骨穿活检的器材和设备

【骨活检针】

用于骨穿活检的针具形式有多种，常用的有 Tru-cut 切割针、Ackmann 环钻针等

【导引设备】

导引设备的运用取决于病灶的部位、大小、性质和操作者的习惯，如病灶部位表浅、邻近的重要器官少或为溶骨性病变者，一般常可在 X 线电视透视导引下经皮穿刺活检，而 X 线透视难以分辨的肌肉软组织病变、关节软组织、解剖关系较复杂的躯干骨如脊椎及骨盆等，以 CT 设备导引经皮穿刺活检较为适宜。软组织内的病变或四肢骨纯溶骨性病

变其骨皮质完全破坏者可用超声进行导引。CT 导引的优点是能够选择较佳的活检路径并可帮助判断活检针是否位于病灶中最可能取得成功的病理学诊断的区域内，以及在邻近有重要大血管的情况下，引导穿刺针避开这些血管。超声导引的优点是方便，设备要求成本低，可避免活检针穿刺到血管

二、经皮穿刺活检的术前准备

【患者准备】

对有临床出血倾向的患者应术前检查血小板计数、出凝血功能等，如有血友病病史者应慎重进行经皮穿刺活检。对精神紧张的患者应予以耐心说明，减轻其精神负担，或在术前给予适量的镇静剂

【器械准备】

器械包括穿刺活检包；消毒用品；穿刺活检针；病理固定液、取样试管和玻片；局麻药物等

【影像检查准备】

为选择合适的活检区及穿刺路径，穿刺活检前应有病变部位的 X 线平片、CT 或 MRI 片，详细阅读分析以熟悉病变区域的情况，这有利于活检成功，取材部位选择溶骨性病变区最易于获得阳性结果

三、骨骼软组织经皮穿刺活检术操作步骤

【术前定位】

将病变部位置于 X 线透视下或 CT 扫描架内，用不透 X 线的物体做标记，定好穿刺的皮肤入点及设计好穿刺路径

【局部消毒麻醉】

做穿刺部的常规皮肤消毒，并从穿刺点开始局麻，麻醉范围应从皮肤一直达到骨膜，局麻的满意程度对活检过程成功与否有一定影响

【导引及路径技术】

四肢骨骼病变的活检可在电视透视下引导穿刺，

股骨头颈区及骨盆邻近有较多大血管，CT 引导可避开血管，较为适宜。脊椎各部的活检，最好是用 CT 引导（图 17-3-1）

四、经皮肌肉骨关节病变穿刺活检的结果评价与并发症

【结果评价】

肌肉骨关节系统经皮穿刺活检的文献报道诊断正确率为 66%～91%，准确率往往与病灶性质、取材点的选择、取材量的多少、操作者的熟练程度及活检针的适用性、标本的处理、病理组织学诊断水平的高低以及活检术前治疗等因素有关

【并发症】

肌肉骨关节系统经皮穿刺活检的并发症不到 1%，包括疼痛、出血及血肿形成、感染、疾病扩散、结核性窦道形成等一般并发症，以及气胸、神经损伤所致的肺炎、瘫痪、病理性骨折等与穿刺部位相关的并发症

典型病例

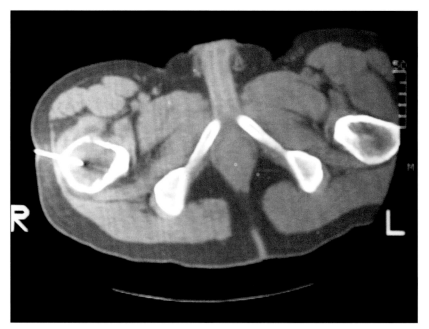

图 17-3-1　CT 导引下右股骨粗隆区穿刺活检
病理诊断为动脉瘤样骨囊肿

（李鹤平）

重点推荐文献

[1] 祖茂衡. 经皮活检技术.//郭启勇. 介入放射学. 3版. 北京: 人民卫生出版社, 2010: 179-186.

[2] 肖越勇. 影像引导下经皮脊柱活检术.//肖越勇. 脊柱介入治疗技术. 北京: 人民军医出版社, 2008: 187-200.

[3] 吴恩惠, 刘玉清, 贺能树. 肌骨病变的经皮活检.//吴恩惠, 刘玉清, 贺能树. 介入治疗学. 北京: 人民卫生出版社, 1994: 381-383.

第4节 骨关节与软组织疾病的血管性介入治疗

一、软组织病变的血管性介入治疗

【蔓状血管瘤】

- 临床特征：蔓状血管瘤的特点是血管瘤中包含许多小动脉和小静脉的交通，同时存在动静脉畸形，因此发展较快，可明显导致局部功能障碍，外科手术常难以清除干净，复发率高

- 影像诊断：超声多普勒和DSA是诊断的可靠方法。DSA可显示患部动脉显著增粗，造影剂排空迅速，提示血流量大及循环速度快，末梢的小静脉呈多囊状扩张，与畸形小动脉直接相通，或出现动静脉短路，病肢的肢端反而有时呈现缺血，甚至溃破（图17-4-1，图17-4-2）

- 血管性介入治疗：蔓状血管瘤如能用手术完全切除是最理想的治疗方法，临床上对范围较大者采取分期切除。但对于范围广泛并潜行于肌间软组织内的蔓状血管瘤，外科治疗非常棘手。近年来运用介入性血管内栓塞的方法取得较好的效果，但仍待进一步完善。方法是：将导管引至血管瘤供血动脉，行动脉造影了解血管瘤的大小、分布、动静脉瘘的位置，以及引流静脉的情况，进一步行介入治疗

二、软组织恶性肿瘤的血管性介入治疗

这类肿瘤常见有纤维肉瘤、软骨肉瘤、龙文肉瘤等，发生于肢体软组织内，不伴有骨骼的病变，血供较为丰富，生长速度较快。介入治疗的目的是杀灭瘤细胞、廓清瘤周组织、缩小瘤体、堵塞载瘤血管以利于进一步手术切除，减少出血，减少转移率的发生

三、良性骨肿瘤和肿瘤样病变的血管性介入治疗

【动脉瘤样骨囊肿】

- DSA诊断：引入导管至动脉瘤样骨囊肿的供血动脉近端，行动脉造影。动脉瘤样骨囊肿的动脉造影表现为：供血动脉增粗迂曲，分支增多，呈多血管肿瘤改变，但通常缺乏一条真正的主要供养血管，周围软组织供血在肿瘤周围形成乱麻状或螺旋状粗细不一的小血管，其间可散在大小不等的血管隙或血窦，可有动静脉瘘存在，周围血管有推压及移位，肿瘤染色浓而不均匀

- 血管内栓塞治疗：在引入选择性栓塞治疗以前，一些动脉瘤样骨囊肿病例对外科医生来说处理较为困难，尤其是位于脊椎、骶骨和骨盆的病灶，或者是较大的动脉瘤样骨囊肿，外科医生极为头疼的问题是难以刮除干净和术中大量出血。同样，放射治疗也不能令人满意。在动脉造影基础上，作动脉瘤样骨囊肿供养动脉的超选择插管然后经导管注入栓塞材料，主要选用聚乙烯醇（PVA）以及不锈钢圈联合，如果供养血管超选择插管很成功，则无水乙醇是一种非常有效的栓塞剂

【其他良性骨肿瘤】

主要适应证是骨血管瘤和骨巨细胞瘤，这两种良性骨肿瘤的发生、临床表现及病理特点与动脉瘤样骨囊肿很接近，所以也常应用选择性动脉栓塞作为常规治疗或术前治疗，方法与动脉瘤样骨囊肿的选择性栓塞治疗类似

四、恶性骨肿瘤的血管性介入治疗

【概述】

- 恶性骨肿瘤的血管性介入治疗最先由 Hekste 于 1972 年报道，随后在临床逐步得到开展，至今，应用动脉内灌注化疗结合保肢手术已取得较显著效果，5 年生存率提高到 47% ~ 74%，存活期的延长和患肢功能的保全使患者获得疾病和心理上的双重医治

- 动脉内灌注化疗主要有三个方面优点：一是瘤区药物浓度比静脉化疗高 6 ~ 30 倍，而全身不良反应减少；二是控制肿瘤的生长浸润，减少种植复发机会；三是抑制肿瘤生长后减少术中出血

- Feldman 于 1975 年首次报道应用动脉栓塞的方法治疗骨肿瘤，目的有两个：一是作为手术治疗前准备，以减少术中出血，二是针对难以手术切除的解剖复杂部位如脊柱或骨盆的恶性骨肿瘤作为保守治疗，限制肿瘤的生长

【介入治疗操作方法】

- 选择性动脉内灌注化疗：做肿瘤供血动脉的选择性插管及造影，明确肿瘤供血动脉的情况以及瘤内血管情况，将导管置于肿瘤供血动脉，通过导管缓慢注入稀释的化疗药物

- 单纯动脉栓塞：该方法最多用于手术前准备，动脉插管与造影方法同上述。分别对不同的肿瘤供血动脉行超选择插管，然后经导管注入栓塞材料达到阻断肿瘤血供的目的

- 动脉内化疗栓塞：是动脉内灌注化疗和单纯动脉栓塞的结合

典型病例

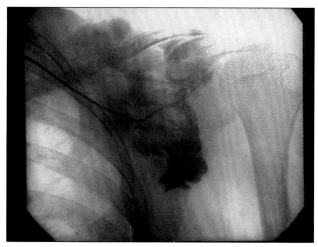

图 17-4-1　**肩胛部蔓状血管瘤**
血管造影显示静脉期多个囊状扩张的血窦

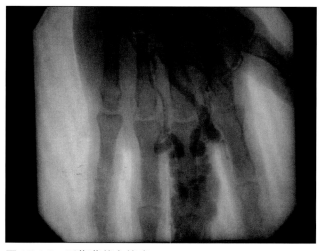

图 17-4-2　**手指蔓状血管瘤**
动脉造影显示掌深浅弓分别有扩张迂曲的动脉支供应血管瘤，动脉分支与静脉性畸形血管团直接交通

（李鹤平）

重点推荐文献

[1] 田锦林. 脊柱肿瘤经血管栓塞治疗.//肖越勇. 脊柱介入治疗技术. 北京：人民军医出版社，2008: 201-205.

[2] 李鹤平，杨建勇. 骨骼、关节与四肢疾患的介入治疗.//李麟荪，贺能树，杨建勇. 介入放射学. 北京：科学出版社，2004: 318-323.

[3] Renan Uflacker著，祁吉译. 骨肌系统病变的栓塞、血流阻断和灌注治疗.//Renan Uflacker著，祁吉译. 内脏和非血管疾病的经皮治疗. 天津：天津科学技术出版社，2004: 167-180.

第5节　骨关节与软组织疾病的非血管性介入治疗

肌肉骨关节疾病的非血管性介入治疗方法主要有"腰椎间盘突出症的介入治疗"和"经皮椎体成形术和后凸成形术"，这几种方法将在以下第6节、第7节介绍，本节主要叙述此外的非血管性介入治疗方法

一、经皮穿刺局部药物注射治疗

该治疗方法的原理是在透视或CT扫描定位下，经皮对某些骨骼病变进行病灶内穿刺，然后注入药物达到治疗目的，常应用于动脉瘤样骨囊肿、单纯性骨囊肿和嗜酸性肉芽肿等骨肿瘤样病变的治疗，少数用于恶性骨肿瘤治疗

【单纯性骨囊肿】

单纯性骨囊肿的治疗目的主要是促使病骨的硬化修复而预防病理性骨折，故也称骨囊肿硬化治疗（sclerotherapy）。骨囊肿内注射皮质醇（甲泼尼龙）治疗首先由Scaglietti在1974年应用，其治愈率大于70%。Adomsbaum在1993年报道使用药物为无水乙醇进行该法治疗，追踪12～18个月，均愈合良好，无并发症。但在有分隔的骨囊肿和纯溶骨性囊肿，由于药物的分布不均或达不到一些骨房内，故疗效较差

【动脉瘤样骨囊肿】

动脉瘤样骨囊肿是一个常见的良性骨肿瘤样病变，常用手术或血管栓塞治疗。目前认为，利用无水乙醇引起血栓和成纤维性的作用特性治疗动脉瘤样骨囊肿，是一个相对简单、安全、微侵袭性而避免手术的治疗操作，其通过终止囊肿的继续膨胀和

诱发骨内新骨形成达到治疗目的

【骨嗜酸性肉芽肿】

该病在治疗上有不同的争议，有人认为该病有自愈倾向，不需治疗，但一般主张手术切除或放疗以加速病变痊愈、减轻并发症。近年来应用局部注射皮质激素治疗。Cohen报道该法疗效肯定，患者多在一周内消除肿块和疼痛。推测皮质激素通过减轻毛细血管扩张和通透性，减少渗出水肿、抑制各种炎症细胞聚集浸润的作用达到治疗，后期则抑制毛细血管和成纤维细胞增生，进一步抑制肉芽组织形成

二、经皮骨样骨瘤抽吸切除术

尽管骨样骨瘤引起较明显的局部骨皮质增生，形成极厚的骨壳，但真正的瘤巢体积却不大。外科手术时难以从增厚的骨质中精确地定位找到瘤巢，大面积切除增生骨质则可能使患者肢体功能恢复的时间延长。近年来提出用影像手段导引下经皮切除骨样骨瘤，以取代外科手术

骨样骨瘤的介入治疗分为普通的钻切和射频毁损等，介入途径是一致的，骨样骨瘤多发生于四肢，尤其胫骨，所以多在透视下引导即可，亦可用CT引导。将穿刺针在影像导引下穿刺进入骨样骨瘤的瘤巢，再用钻头置于瘤巢内钻切病灶，或将射频电极置于巢内用射频加热到90℃，持续4分钟以毁坏瘤巢

（李鹤平）

重点推荐文献

[1] 李鹤平，孟悛非. 骨与软组织肿瘤介入放射学.//徐万鹏，李佛保. 骨与软组织肿瘤学. 北京: 人民卫生出版社, 2008: 115-118.

[2] 陈伟. 骨肿瘤与肿瘤样病变的非血管性介入治疗.//杨建勇，陈伟. 介入放射学临床实践. 北京: 科学出版社, 2002: 303-308.

第6节　腰椎间盘突出症的介入治疗

腰椎间盘突出症是一种常见病。长期以来，半椎板切除术及开窗式椎间盘切除术一直是脊柱外科领域治疗腰椎间盘突出症的传统方法，但手术损伤大，术后合并症多（占13%）

- 腰椎间盘化学髓核溶解术（chemonucleolysis，CN）目前国内临床上治疗腰椎间盘突出症基本上采用胶原酶
- 经皮腰椎间盘切除术（percutaneous lumbar

discectomy，PLD）1975 年 Hijikata 首先报道经皮腰椎间盘髓核切除术，其原理与传统开窗式椎间盘切除术相仿，通过切除椎间盘组织，降低椎间盘内压，达到减轻或解除神经根受压为目的

一、经皮腰椎间盘切除术

自 1975 年日本学者 Hijikata 首次报告经皮腰椎间盘切除术治疗腰椎间盘突出症，1985 年美国学者 Onik 发明自动椎间盘切除器以来，PLD 技术不断更新和进步，现已在世界各国广泛推广应用。我国自 90 年代初始，PLD 技术亦逐渐被各级医院医生和患者所接受

【PLD 治疗腰椎间盘突出症的基本原理】

通过椎间盘侧方穿刺、纤维环开窗，将部分髓核组织切吸、摘除，降低椎间盘内压力，使突出部分得以回纳，从而减轻对神经根及椎间盘周围痛觉感受器的压迫性刺激。神经根受压有椎间盘外来的压力和椎管内容积相对减少两种因素，椎间盘内压力降低可减轻神经根的压迫，但突出部分的髓核组织回纳，对减轻神经根的压迫起了更重要的作用。因此，可回纳的腰椎间盘突出是 PLD 的最佳适应证

【PLD 适应证】

- 主诉为坐骨神经痛和（或）腰痛，一侧或双侧下肢活动受限、跛行
- 有下肢特定区域的皮区感觉异常
- 有轻瘫、马尾受压症状、废用性肌萎缩或腱反射改变等体征
- 至少 4 周的保守治疗无效
- CT 或 MRI 检查诊断为包容型或后纵韧带内型腰椎间盘突出，并与临床症状和体征相一致

具备以上第 4、5 项，同时有第 1～3 项中的任何一项均可行 PLD 治疗，但对影像学检查表现脱出明显的后纵韧带外型或游离型的病例可不考虑第 4 项，直接采用胶原酶溶解术或外科手术治疗

另外，目前已将 PLD 用于治疗腰椎间盘炎，在临床上取得一定的效果，可缩短康复时间，减少费用

【PLD 禁忌证】

- 相对禁忌证

在选择 PLD 术前，应注意结合临床表现和病程的长短，综合分析资料后征得患者及家属的同意才能实施 PLD 治疗

有以下情况的患者行 PLD 治疗时要慎重：

- 病变腰椎间盘曾经有外科手术病史，再次复发或多发的椎间盘突出，应排除术后粘连引起的坐骨神经痛
- 曾用过木瓜酶或胶原酶溶解法治疗，但疗效不佳，PLD 前必须行 MRI 检查，证实仍有椎间盘突出
- 轻度小关节退行性病变、黄韧带肥厚、椎间盘髓核钙化、后纵韧带钙化、后缘软骨板撕裂
- 轻度骨性椎管狭窄、侧隐窝狭窄
- 腰椎间盘变性出现"真空征"、退行性腰椎滑脱（Ⅰ°以下）
- 非游离型的脱出，纤维环破裂口宽大者
- 腰椎间盘膨出伴退行性变，有下肢放射疼痛或肌萎缩，但直腿抬高试验阴性者

- 绝对禁忌证

有下面情况的患者禁止接受 PLD 治疗：

- 严重小关节退行性病变、严重骨性椎管狭窄、Ⅱ°以上的腰椎滑脱
- 髓核脱出游离，不可回纳的脱出
- 严重心、肺功能不全者
- 椎管内游离骨片、软骨碎片游离椎管内
- 椎管内肿瘤、活动性腰椎结核
- 对局部麻醉药禁忌者
- 精神状况异常者

【PLD 的器材】

PLD 的器材包括穿刺引导套管系统；髓核切割器；髓核钳等

【PLD 的疗效】

经皮穿刺腰椎间盘切除术治疗腰椎间盘突出症的疗效，国内外学者报道的有效率在 43%～85% 之间，这与各位学者的病例选择标准不同有关

二、腰椎间盘化学髓核溶解术

椎间盘是人体最早发生退变的组织，20～30 岁时，有的已有明显的破损而出现裂隙。随着年龄的增长和退变继续，髓核中黏液多糖和水分减少，髓核内缩并趋向胶原化，周围纤维环增厚，胶原纤维成为整个椎间盘的主要成分。胶原酶是一种能作用于椎间盘胶原蛋白的水解酶，它能够迅速地选择性地溶解髓核和纤维环中的胶原蛋白。根据胶原酶对

胶原具有特异而专一的降解作用,借助注射使酶液到达、集聚在椎间盘病变部位,通过突出物(主要成分是胶原)水解后吸收减压而达到治疗目的

在临床开展胶原酶化学髓核溶解术的时候,一定要慎重使用胶原酶的用药量和浓度,尽量做到个体化用药(每个患者椎间盘突出程度不同,椎间盘的变性程度也不同,需要溶解的变性髓核量自然也就不同,使用的胶原酶量也应该不同),在能达到治疗效果的前提下,尽量减少胶原酶的用量,增加胶原酶应用的安全性

【腰椎间盘化学髓核溶解术的穿刺方法及药物用量】
- 盘内、盘外注射法目前还没有统一用药量标准
  - 椎间盘内注射法:腰椎间盘突出症行胶原酶椎间盘内注射的穿刺方法类同 PLD 的方法,药物用量为 600U+ 生理盐水 1～2ml
  - 椎间盘外注射法:目前椎间盘外注射法采用的方法较多,有经椎间孔硬膜外腔前间隙注射法、经棘突间硬膜外腔后间隙注射法、经骶管注射法及经棘突间脱出髓核直接穿刺法等。前三者的药物用量多为 1200U+ 生理盐水 3～5ml,第四种方法的药物用量为 600U+ 生理盐水 2ml。如属于纤维环膨出型或纤维环未破裂的突出型不宜用椎间盘外注射法,椎间盘突出如属于纤维环破裂、后纵韧带破裂者宜采用胶原酶盘外注射法

【腰椎间盘化学髓核溶解术的适应证】
- CN 的适应证与 PLD 的类似
  - 绝对适应证

患者有腰椎间盘突出症的典型病史、症状及体征,如腰腿痛、客观上有神经损伤表现等;CT 和(或)MRI 确诊为腰椎间盘突出症;对保守治疗无效,精神状态良好者
  - 相对适应证

轻度腰椎滑脱、腰椎管狭窄同时伴有椎间盘突出;腰椎间盘突出症手术后症状复发或术后症状改善不明显,仍有髓核组织突出、压迫神经根,体征同髓核组织突出部位相符者

【腰椎间盘化学髓核溶解术的禁忌证】
CN 的禁忌证与 PLD 的略有不同,它包括:
- 对药物过敏者绝对禁用,过敏体质者慎用
- 非椎间盘源性的腰腿痛,如椎管肿瘤等,重度或快速进展的神经损伤
- 出现马尾综合征
- 严重的腰椎滑脱、骨性椎管狭窄、侧隐窝狭窄
- 椎间盘炎或椎体感染
- 妊娠妇女和 14 岁以下的儿童,患有代谢性疾病者
- 椎间盘髓核脱出并游离于椎管内,突出物钙化或骨化
- 精神状况异常者

【腰椎间盘化学髓核溶解术的操作技术】
- 椎间盘内注射法
- 经椎间孔硬膜外腔前间隙注射法
- 经棘突间硬膜外腔后间隙注射法
- 经棘突间直接穿刺脱出髓核组织法
- 硬膜外腔侧隐窝穿刺法
- 经骶裂孔置管注射法

【腰椎间盘化学髓核溶解术的疗效】
腰椎间盘化学髓核溶解术治疗腰椎间盘突出症的疗效,国内外学者报道的有效率在 81%～94.5% 之间,这与操作技术有关,也与椎间盘突出类型、程度、突出物大小、是否伴有合并症以及病程长短等有关

(李鹤平)

重点推荐文献

[1] 孟晓东, 肖越勇. 椎间盘突出症胶原酶溶解术.//.肖越勇. 脊柱介入治疗技术. 北京: 人民军医出版社, 2008: 97-105.
[2] 庄文权, 李鹤平. 腰椎间盘突出症的介入治疗、经皮椎体成形术和后凸成形术.//杨建勇, 陈伟. 介入放射学理论与实践. 北京: 科学出版社, 2005: 305-432.
[3] 滕皋军, 何仕诚, 郭金和. 经皮腰椎间盘摘除术.//滕皋军. 经皮腰椎间盘摘除术. 江苏: 江苏科学技术出版社, 2000: 89-151.

第 7 节 经皮椎体成形术和后凸成形术

一、经皮椎体成形术

骨质疏松和外伤导致的压缩性骨折和脊椎肿瘤常引起持续性疼痛。1987 年 Galibert 等首先报道经皮椎体成形术（percutaneous vertebroplasty，PVP）的临床应用，该方法源于以往治疗脊椎巨大血管瘤的方法，即在开放性手术中将骨水泥填入病变椎体以加固被血管瘤侵犯的椎体

PVP 是一种影像引导下经皮穿刺进行的治疗技术，文献报道 PVP 后椎体加固、止痛以及脊椎稳定的作用明确，得到大量的应用。PVP 的应用范围已扩展到治疗大部分溶骨性和疼痛性的脊椎病变，包括骨质疏松、椎体血管瘤及溶骨性椎体转移瘤等，部分替代了外科手术的椎体切除术

【PVP 的适应证】

经皮椎体成形术主要适用于下列疾病：

- 骨质疏松症：常发生于老年患者，PVP 能立即止痛并增加脊椎强度，使其恢复日常活动，减缓骨质疏松进一步加重

- 椎体血管瘤：椎体血管瘤在临床上很常见，大多是无症状的良性病变。当引起疼痛时，放疗曾是主要的治疗方法，但由于可引起各种并发症，有逐渐被 PVP 取代的趋势

- 椎体转移瘤和骨髓瘤：脊柱的溶骨性转移瘤和骨髓瘤常疼痛剧烈，病变常为多灶性，部分患者一般状况差，手术较为困难。放疗常在 1 ～ 2 周后才有止痛作用，且影响骨重建，增加椎体塌陷的机会，而 PVP 能立即缓解疼痛、增加脊椎强度，而且可与放疗、化疗联合应用。放疗前为防止椎体塌陷，可先行 PVP 术。放疗或化疗后疼痛不能缓解者，也可行 PVP 术。有硬膜外侵犯者要慎重考虑。有学者报道放疗后复发的脊椎嗜酸性肉芽肿患者经 PVP 治疗取得良好的效果

- 脊柱外其他部位肿瘤：Cotton 等对 12 例行经皮穿刺髋臼成形术治疗转移瘤 9 例，骨髓瘤 3 例，注射 4 ～ 8ml 骨水泥，取得满意的临床效果

二、经皮椎体后凸成形术

骨质疏松性椎体压缩性骨折后凸成形术（percutaneous kyphoplasty，PKP）是由 Reiley 在 20 世纪 90 年代初提出并发展起来的一门具有许多潜在优势的全新技术。其主要方法是在椎体内导入一根套管，然后插入可膨胀气囊，将压缩的骨折椎体复位到原来的高度并形成一个可填充骨水泥的空腔，最后填充骨水泥，增强椎体刚度和强度，达到缓解疼痛，矫正后凸畸形的目的

【PKP 的适应证与禁忌证】

严格掌握适应证是后凸成形术取得成功的关键。后凸成形术主要治疗骨质疏松性椎体压缩性骨折引起的疼痛

- 骨质疏松性椎体压缩性骨折引起的慢性疼痛经休息、正规药物治疗无缓解时可考虑行后凸成形术

- 椎体压缩性骨折患者出现与脊柱后凸相关的严重并发疾病如肺容量减少致限制性呼吸疾病，腹部容量减少致食欲下降、营养不良时，也是椎体后凸成形术的适应证

- 伴有神经根症状或脊髓压迫症状的椎体压缩性骨折是否为椎体后凸成形术的适应证，仍存有争议

- 无条件行紧急椎管减压术的医院、椎体后方骨皮质广泛破裂的患者及有凝血机制障碍的患者，不适合行后凸成形术

（李鹤平）

重点推荐文献

[1] 廖正银, 游昕, 罗德云. 经皮椎体成形术.//肖越勇. 脊柱介入治疗技术. 北京: 人民军医出版社, 2008: 145-169.

[2] 庄文权, 李鹤平. 腰椎间盘突出症的介入治疗、经皮椎体成形术和后凸成形术.//杨建勇, 陈伟. 介入放射学理论与实践. 北京: 科学出版社, 2005: 305-432.

主要参考文献

[1] 祖茂衡. 经皮活检技术.//郭启勇. 介入放射学. 3版. 北京: 人民卫生出版社, 2010.

[2] 李鹤平, 孟悛非. 骨与软组织肿瘤介入放射学.//徐万鹏, 李佛保.骨与软组织肿瘤学.北京: 人民卫生出版社, 2008: 115-118.

[3] 肖越勇. 影像引导下经皮脊柱活检术.//肖越勇. 脊柱介入治疗技术. 北京: 人民军医出版社, 2008: 187-200.

[4] 田锦林. 脊柱肿瘤经血管栓塞治疗.//肖越勇. 脊柱介入治疗技术. 北京: 人民军医出版社, 2008: 201-205.

[5] 孟晓东, 肖越勇. 椎间盘突出症胶原酶溶解术.//肖越勇.脊柱介入治疗技术. 北京: 人民军医出版社, 2008: 97-105.

[6] 廖正银, 游昕, 罗德云. 经皮椎体成形术.//肖越勇.脊柱介入治疗技术. 北京: 人民军医出版社, 2008: 145-169.

[7] 李鹤平, 杨建勇. 介入放射学发展历史.//杨建勇, 陈伟. 介入放射学理论与实践. 北京: 科学出版社, 2005: 1-23.

[8] 庄文权, 李鹤平. 腰椎间盘突出症的介入治疗、经皮椎体成形术和后凸成形术.//杨建勇, 陈伟. 介入放射学理论与实践. 北京: 科学出版社, 2005: 305-432.

[9] Renan Uflacker著, 祁吉译. 骨肌系统病变的栓塞、血流阻断和灌注治疗.//Renan Uflacker著, 祁吉译.内脏和非血管疾病的经皮治疗. 天津: 天津科学技术出版社, 2004: 167-180.

[10] 李鹤平, 杨建勇.骨骼、关节与四肢疾患的介入治疗.//李麟荪, 贺能树, 杨建勇. 介入放射学. 北京: 科学出版社, 2004: 318-323.

[11] 陈伟. 骨肿瘤与肿瘤样病变的非血管性介入治疗.//杨建勇, 陈伟. 介入放射学临床实践. 北京: 科学出版社, 2002: 303-308.

[12] 欧阳墉, 欧阳雪晖. 数字减影血管造影术的基本原理和技术.// 欧阳墉. 数字减影血管造影诊断学. 北京: 人民卫生出版社, 2000: 1-15.

[13] 滕皋军, 何仕诚, 郭金和. 经皮腰椎间盘摘除术.//滕皋军.经皮腰椎间盘摘除术. 江苏: 江苏科学技术出版社, 2000: 89-151.

[14] 余建明. DSA的工作原理与操作技术.//余建明. 数字减影血管造影技术. 北京: 人民军医出版社, 1999: 183-370.

[15] 吴恩惠, 刘玉清, 贺能树. 肌骨病变的经皮活检.//吴恩惠, 刘玉清, 贺能树. 介入治疗学. 北京: 人民卫生出版社, 1994: 381-383.

中英文专业词汇索引

附　录

图目录